高等学校"十四五"医学规划新形态教材

"十二五"普通高等教育本科国家级规划教材

（供临床·基础·预防·护理·检验·口腔·药学等专业用）

预防医学
Yufang Yixue

第4版

U0213463

主 编 蔡 泳

副主编 王春华 吴思英 夏 敏

编 者（按姓氏汉语拼音排序）

安 珍	新乡医学院	王建明	南京医科大学
蔡 泳	上海交通大学	王艳红	北京协和医学院
操基玉	安徽医科大学	吴琪俊	中国医科大学
常睿捷	上海交通大学	吴思英	福建医科大学
戴江红	新疆医科大学	夏 敏	中山大学
黎燕宁	广西医科大学	谢 虹	蚌埠医学院
林丹华	北京师范大学	徐 刚	上海交通大学
刘 静	清华大学	张 帆	海南医学院
罗剑锋	复旦大学	赵 莉	四川大学
毛辉青	青海大学	赵 琦	复旦大学
乔永霞	上海交通大学	钟朝晖	重庆医科大学
沈 恬	上海交通大学	周小军	南昌大学
王春华	蚌埠医学院	朱静芬	上海交通大学
王皓翔	中山大学	朱益民	浙江大学

编写秘书 常睿捷

中国教育出版传媒集团

高等教育出版社·北京

内容提要

本书是高等学校"十四五"医学规划新形态教材。全书共 4 篇 30 章。

第一篇环境与健康，阐明了环境与健康的关系、环境污染对人群健康的影响规律，以及针对环境危害因素的控制策略。全篇分别介绍了生活环境、职业环境、膳食及心理社会因素和行为因素与健康的关系。第二篇疾病预防控制与公共卫生服务，突出了临床预防的特点。第三、第四篇介绍了人群健康研究中的医学统计学方法和流行病学方法。与同类教材相比，本书致力于培养学生临床实践工作中的预防思维，结合临床工作特点，安排临床预防服务、健康管理、健康风险评价、健康教育与健康促进、社区卫生服务、卫生保健策略、循证医学方法等教学内容，有助于打破学科壁垒，实现知识技能的融会贯通。

本书定位明确，内容深入浅出、循序渐进，文字精练，图文并茂，便于学生自学。适合临床、基础、预防、护理、检验、口腔、药学等专业本科生使用，也可作为临床医务工作者的参考用书。

图书在版编目（CIP）数据

预防医学 / 蔡泳主编 . -- 4 版 . -- 北京：高等教育出版社，2022.5

供临床、基础、预防、护理、检验、口腔、药学等专业用

ISBN 978-7-04-058336-6

Ⅰ. ①预… Ⅱ. ①蔡… Ⅲ. ①预防医学 - 医学院校 - 教材 Ⅳ. ① R1

中国版本图书馆 CIP 数据核字（2022）第 038336 号

策划编辑 瞿德竑　　责任编辑 张映桥　　封面设计 张　志　　责任印制 朱　琦

出版发行	高等教育出版社	网　址	http://www.hep.edu.cn
社　址	北京市西城区德外大街4号		http://www.hep.com.cn
邮政编码	100120	网上订购	http://www.hepmall.com.cn
印　刷	涿州市京南印刷厂		http://www.hepmall.com
开　本	889mm×1194mm　1/16		http://www.hepmall.cn
印　张	31.5	版　次	2004 年 8 月第 1 版
字　数	953 千字		2022 年 5 月第 4 版
购书热线	010-58581118	印　次	2022 年 5 月第 1 次印刷
咨询电话	400-810-0598	定　价	69.80元

物 料 号　58336-00

数字课程（基础版）

预防医学
（第4版）

主编　蔡　泳

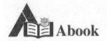

预防医学（第4版）

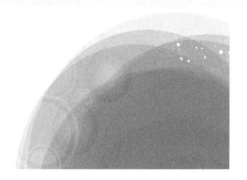

　　预防医学（第4版）数字课程与纸质教材配套使用，是纸质教材的拓展和补充。数字课程内容与纸质教材对应，有教学微课视频、PPT等，以方便广大教师教学和学生学习。

用户名：	密码：	验证码：	5360 忘记密码？	登录　注册

http://abook.hep.com.cn/58336

扫描二维码，下载Abook应用

前言 FOREWORD

庚子年初,蔓延全球的新型冠状病毒曾让世界一度停摆,人类的生命健康受到了严重威胁。在这场与病毒较量的突发"战疫"中,医疗和预防体系面临着前所未有的巨大挑战,世界各国对公共卫生的重视程度也得到了前所未有的提升,基于医防融合的教育改革迫在眉睫。

传统医学观已然无法适应信息时代保护亚健康人群、疾病预防与康复、应对老龄化等诸多诉求。医学教育以维系人类健康福祉为终极目的,势必需要将大健康的理念和内涵贯穿在医学生培养的全过程中,真正落实"从以治病为中心向以健康为中心的转变"。拓展医学人才培养模式,培养具有公共卫生素养的大众健康守护者,是处于全球科技革命、健康中国战略、医教协同发展三大机遇交汇期的中国医学教育的重要目标。

预防医学作为现代医学的重要组成部分,是临床医学、基础医学及其他医学相关专业学生必须掌握的基础学科。古语说,"工欲善其事,必先利其器"。面对如此重要的任务及始料未及的新挑战,预防医学研究的加速发展和教材的推陈出新迫在眉睫。

本教材以"人群—环境—健康"为基本模式,继承了本书编写的一贯原则,强调科学性、先进性和实用性。全书共4篇30章。绪论简要介绍了公共卫生与预防医学的基本概念,后四篇分别从环境与健康、疾病预防控制与公共卫生服务、人群健康研究中的医学统计学方法及流行病学方法四个方面系统介绍预防医学的基本理论和方法,帮助医学生把握预防医学经典理论与科学思维的精髓,洞察学科发展趋势,实现学科交叉融合。在加强学生基本理论学习的同时,本教材着力提升学生大健康观下的医学素养,为大众健康促进服务奠定基础。

本教材第一篇除介绍生活环境、职业环境及膳食对健康作用的一般规律外,更新了社会心理因素与健康相关内容,进一步阐明行为与健康的关联。第二篇主要阐述了常见传染病、地方病、慢性病和伤害的流行特征及其主要危险因素、防制策略等。此外,结合公共卫生热点,本篇也介绍了突发公共卫生事件及其应急管理、健康风险评估、健康教育与健康促进、社区卫生服务及卫生保健策略等内容。全篇旨在助力促进医防结合,丰富学生疾病预防的知识与技能,使其明确临床预防与社区卫生服务的联系,高效开展疾病的临床预防和健康管理工作。第三篇和第四篇分别阐述了医学统计学基础及常见流行病学研究方法,着重培养医学生收集资料、统计分析与表达凝练能力。此外,引入了系统综述及 Meta 分析方法,以培养学生的循证医学思维,为未来开展临床研究奠定方法学的基础。

本版教材的修订遵循本科教材"三基"、"五性"、"三特定"的编写要求。在第3版基础上,进一步优化图表、精炼文字、调整结构,融入了学科发展新内容、新案例、新热点,并借助数字化技术编写新形态教材,配备了丰富的教学案例以支持 PBL、CBL 教学法的实施,以期为教师提供更多元的教学手段,为学生提供更丰富、更易获取的阅读资源。

人才培养系百年大计,医学教育久久为功。本次教材的编写正值医学教育迈入改革浪潮之际,编委会全体同仁结合长期教学实践中积累的宝贵经验,积极对各章节内容进行了精心打磨、审慎修改,力图打造"教师好教,学生易学"的优质精品教材,助力高质量医学人才的培养。

教材编写期间,上海交通大学医学院、蚌埠医学院、中山大学、福建医科大学等各位编委所在学校的领导对教材编写工作给予了高度重视和大力支持。同时,在定稿阶段的文字处理、编排及部分插图制作工作中,编写秘书常睿捷和相关工作人员陈英杰、葛鑫、夏旦妮、刘尚滨、刘宇洁、王蓉希、陈慧、徐晨、喻晓月和董媛媛等付出了辛勤的劳动。在此,我谨代表全体编委向所有关心与支持本教材编写和出版工作的领导、同行,致以衷心的感谢!

限于编写水平,本教材难免有疏漏及不足之处,恳请广大读者不吝批评指正。

蔡 泳

2021 年 12 月

目录 CONTENTS

绪 论

第一节 预防医学与公共卫生概述

一、预防医学的概念与特点

(一)预防医学的概念

预防医学(preventive medicine)以人群为主要研究对象,应用生物医学、环境医学和社会科学的理论,以及流行病学与医学统计学等的原理和方法,研究疾病发生和分布的规律,探讨人群的健康水平及其与环境的关系,制定疾病的防制对策,通过实施公共卫生策略和措施,达到促进人群健康、预防疾病和减少伤残的目的。预防医学作为一级学科,与基础医学、临床医学一样,是现代医学的重要组成部分。

预防医学由许多二级学科(如卫生统计学、流行病学、环境卫生学、职业卫生与职业医学、营养与食品卫生学、卫生毒理学、儿童少年卫生学、健康教育学、社会医学、卫生经济学、卫生管理学等 20 多门学科)组成,涉及的内容十分广泛。

(二)预防医学的特点

预防医学与临床医学各有分工和侧重点,两者既有密切的联系又有区别。预防医学的特点有:①预防医学的工作对象是群体,主要着眼于健康人群和无症状的患者,采取积极的预防措施;②研究方法上注重微观和宏观相结合,更侧重于人群健康和疾病与环境(生活、工作、社会环境)关系的宏观领域;③采用的预防对策具有较临床医学更大的人群健康效益(图绪–1);④重视与临床医学的结合,将疾病预防的理念、措施整合于临床治疗之中。

二、公共卫生概述

公共卫生(public health)的定义有许多,本书重点介绍其 3 个定义,一是 Winslow 教授对公共卫生的定义,二是美国医学研究所(Institute of Medicine, IOM)对公共卫生的定义,三是我国对公共卫生的定义。

1. Winslow 教授的定义 1920 年,美国耶鲁大学 Winslow C A 教授将公共卫生定义为:"公共卫生是通过有组织的社区努力来预防疾病、延长寿命、促进健康和提高效益的科学和艺术。这些努力包括:改善环境卫生,控制传染病,教育人们注意个人卫生,组织医护人员提供疾病早期诊断和预防性治疗的服务,以及建立社会机制来保证每个人都达到足以维护健康的生活标准。以这样的形式来组织这些效益的目的是使每个公民都能实现其与生俱有的健康和长寿权利。"

Winslow 的定义内涵非常丰富,包括了公共卫生的早期目标(控制传染病和环境卫生),以及当前越来越重要的健康促进和社区卫生服务等工作。该定义明确了公共卫生的本质,其中,4 个关键词起到了画龙

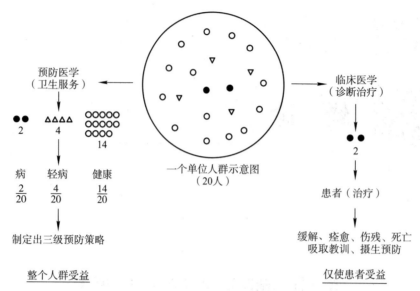

图绪 -1 预防医学与临床医学对人群健康效益的比较

点睛的作用:①"科学和艺术"明确了公共卫生的本质既是一门科学,又是一门艺术。科学是反映自然、社会、思维等客观规律的分科的知识体系,而艺术则是人的知识、情感、理想、意念综合心理活动的有机产物,是人们现实生活和精神世界的形象表现。公共卫生的服务对象是人群,要在人群中预防疾病、延长寿命及促进健康和效益,离不开对客观世界中群体健康和疾病规律的发现(科学),也离不开主观世界的创造和表达(艺术),更离不开被服务对象的理解与感受。②"有组织的社区努力"明确了公共卫生解决问题的途径。公共卫生要综合治理影响群体健康的问题涉及面广,个体不可能单枪匹马去完成,所以需要整个社区参与,有组织有计划地去解决。只有人人参与,才能人人健康,才能使整个群体都能生存和发展。③"建立社会机制"则提出要保证每个人都达到足以维护健康的生活标准,必须通过建立社会机制予以保证,否则只能是良好的愿望而已。④"与生俱有的健康和长寿权利"明确了公共卫生的使命。人类社会的工业化、城市化和全球化进程,一方面是全人类的福音,另一方面也可能威胁和损害了人类的"健康权",现代公共卫生就是为了保护所有人"与生俱有的健康和长寿权利"而诞生的。

2. 美国医学研究所的定义 该定义是 1988 年美国医学研究所在《公共卫生的未来》中提出的。该书将公共卫生定义为:"通过保障人人健康的环境来满足社会的利益。"该定义的前提是确保每个成员的健康是整个社会的利益所在。美国医学研究所将公共卫生基本服务确定为以下内容:①监测社区卫生状况,确定社区内重大公共卫生问题;②诊断和调查社区公共卫生问题和公共卫生危险因素;③将公共卫生问题公布于众并教育社区居民使其具备认识社区公共卫生问题的能力;④动员和建立社区联盟来认识和解决社区公共卫生问题;⑤制定政策和计划来支持个人和社区的卫生工作;⑥执行卫生法规保障健康和安全;⑦为社区居民联系需要的个人医疗保健服务,通过各种方式确保基本的医疗保健服务;⑧确保公共卫生和医护队伍的质量和能力;⑨评价公共卫生服务的效果、享有率和质量;⑩开展公共卫生研究,探索解决重大公共卫生问题的新思路和新方法。

3. 我国对公共卫生的定义 在 2003 年全国卫生工作会议上,时任国务院副总理吴仪在会议报告中对公共卫生作了如下定义:"公共卫生就是组织社会共同努力,改善环境卫生条件,预防控制传染病和其他疾病流行,培养良好卫生习惯和文明生活方式,提供医疗服务,达到预防疾病、促进人民身体健康的目的。"因此,公共卫生建设需要政府、社会、团体和民众的广泛参与,共同努力。其中,政府主要通过制定相关法律、法规和政策,促进公共卫生事业发展;对社会、民众和医疗卫生机构执行公共卫生法律法规实施监督检查,维护公共卫生秩序;组织社会各界和广大民众共同应对突发公共卫生事件和传染病流行;教育民众养成良好卫生习惯和健康文明的生活方式;培养高素质的公共卫生管理和技术人才,为促进人民健康服务。这是我国政府在总结战胜严重急性呼吸综合征(severe acute respiratory syndrome,SARS,又称非典型病原体肺炎)的经验之后,首次对公共卫生提出明确定义,符合我国的实际情况。

三、预防医学与公共卫生的联系与区别

预防医学是现代医学中的一个重要学科体系,公共卫生则是国家为保障全体国民健康所提供的服务及其相应的服务体系。两者既具有密切的联系,又有一定的区别。预防医学是公共卫生措施的理论和实践基础,而公共卫生工作实践又为预防医学不断补充新的内容。没有预防医学理论的指导,公共卫生就成为无源之水;而没有公共卫生实践,预防医学也将成为空中楼阁。但公共卫生所涉及的范围更为广泛,开展公共卫生服务时,除需要预防医学各相关学科的知识和技能外,还需要结合其他学科的理论和方法,如环境工程学、社会学、心理学、教育学、法学、管理学等,以及需要有关行政管理部门对公共卫生措施的贯彻执行。实施公共卫生服务需广泛发动社会各方面的力量,体现了"大卫生观念"。

四、预防医学与公共卫生的发展简史

预防疾病的思想在我国古代就出现了萌芽,如《黄帝内经》中就提出"圣人不治已病治未病",元代医学家朱震亨在《丹溪心法》中提出"与其救疗于有疾之后,不若摄养于无疾之先;盖疾成而后药者,徒劳而已。是故已病而不治,所以为医家之法;未病而先治,所以明摄生之理"。这些论述体现了预防医学的思想基础。古希腊医学家希波克拉底认为:"知道是什么样的人患病,比知道这个人患什么病更重要"。在公元前4世纪他提出了疾病预防的思想,在其著名的《论空气、水和所在》著作中最早提出关于自然环境与健康和疾病关系的系统表述,而流行(epidemic)一词也是这一时期在他的著作中出现的。

1. 第一次卫生革命　从16世纪中叶起,人体解剖学、生理学得到了迅速的发展,之后病理学、微生物学等学科也相继形成,使人们对疾病的真相有了进一步的认识,从对疾病在躯体的表面现象,逐步认识到发生疾病的一些内在规律。詹纳(Edward Jenner)发明的牛痘接种法,成为18世纪医学发展史中的一个重要成就。由于工业的发展,都市人口增长,于是威胁居民健康的因素,除了传染病以外,还增加了物理和化学因素所致的职业危害。但当时仍多限于以个体为对象进行治疗和预防,以个体为对象进行疾病预防的科学即卫生学(hygiene)也应运而生。

19世纪末到20世纪初,人类从战胜天花、鼠疫、霍乱、白喉等烈性传染病的经验中,逐渐认识到仅从个体预防疾病的效果不理想,必须以群体为对象进行预防,需通过采取免疫接种、检疫、监测、消毒、隔离、消灭病媒动物、无害化处理垃圾粪便、保障食物和饮用水安全等措施,达到预防疾病的目的。于是,疾病预防由个体预防扩大到社会性群体预防,其特点是把人群预防作为解决卫生问题的主要措施,其标志是以防治传染病和寄生虫病为主要目标实施大规模的人群预防和公共卫生措施。由于大规模地开展了预防接种和实施环境卫生措施,传染病的发病率、病死率有了明显下降,这就是医学史上著名的第一次卫生革命。通过这次卫生革命,预防医学的学科体系也更加完善。

2. 第二次卫生革命　自20世纪40年代以来,传染病的发病率、病死率有了明显下降,但慢性非传染性疾病(简称慢性病)上升为主要死因,如恶性肿瘤及心脑血管疾病等疾病已成为影响人类健康的主要原因。精神卫生和心理健康的问题也日益突出,人群的疾病谱、死因谱发生了明显的变化。慢性病多发生于中老年人群,且具有发病机制复杂(常涉及多种因素)、病程长、潜伏期长、不易根治等特点。采用传统的生物医学手段进行防治,效果往往并不理想。这种变化使人们意识到,疾病预防不能光靠生物医学手段,而要通过改善环境、改变不健康行为与不良生活方式,才能更有效地预防慢性病。预防医学必须由单一的群体预防发展成为全社会的综合性预防,由单一的卫生部门、政府负责发展成为通过搭建社区平台、提高全体民众参与的主动预防。这就是始于20世纪60年代的第二次卫生革命。其鲜明特点是在生

物－心理－社会医学模式指导下,以行为干预为主的健康教育、健康促进措施与公共卫生措施并重,从单纯的生物因素扩大到从生物、心理、社会因素多个方面来研究疾病、防治疾病,通过综合卫生措施,发展早期诊断技术,加强疾病监控及其相关的危险因素控制,改善生活环境,提倡健康的生活方式,开展健康促进活动。

第一次卫生革命主要是在人群中实施公共卫生措施,这依赖于政府的干预。第二次卫生革命则依赖于个体和群体层面的行为改变,这既需要政府制定宏观政策作为导向,更需要个人及社会两方面的积极参与。

3. 第三次卫生革命　1999 年,Breslow 教授在《美国医学会杂志》(JAMA)刊文提出了第三次卫生革命的概念。《美国预防医学杂志》于 2004 年在"主编的话"中,进一步明确了第三次卫生革命的概念,第三次卫生革命是以健康生态学模式为指导,实施健康促进的综合干预措施来提高人群健康水平和生活质量,促进人类健康。

第二节　健康的概念与医学模式

一、健康及影响健康的因素

(一) 健康的概念

健康观是指人们对健康的看法,是人们对健康与疾病本质的认识。传统的医学观认为无病就是健康,健康被简单地定义为没有症状和体征,是一种单因单果的消极健康观,但医生容易操作,因而被广泛接受;其缺陷是认识过于狭隘,仅从外表观察,考虑疾病的生理、病理学变化,而忽视了生理、病理和心理方面更复杂的过程。

根据 1948 年世界卫生组织(World Health Organization,WHO)宪章中对健康的定义,"健康是指整个身体、精神和社会生活的完好状态,而不仅仅是没有疾病或不虚弱",认为健康是一种"状态(state)",即把健康和疾病视为并存于一个连续统一体中的动态过程。事实上,人的健康状态往往是波动于健康与疾病之间的过程中。要达到这一总体状态,其基本要求是一个人的体魄、精神和社会适应状态都应与其年龄、性别和所处的社会环境以及地域情况相称。这是一种积极的健康观,其意义在于全面地考虑到人们的生物、心理与社会因素对健康和疾病的作用,能给人以全方位维护健康状态的启迪。

(二) 影响健康的主要因素

影响健康的主要因素包括环境、行为与生活方式、卫生服务和生物遗传四大类(图绪 –2)。

1. 环境因素　包括自然环境(物理、化学、生物因素,以及建筑环境等)和社会经济环境(个人收入、社会地位、教育、文化背景、就业和工作条件等)。

(1) 自然环境(natural enviroment)　影响健康的自然环境因素可以分为:①物理因素:包括气温、气湿、气压等气象条件,噪声和振动,电磁辐射和电离辐射等;②化学因素:主要是指生活和职业环境中各种有机和无机化学物,如农药、杀虫剂、铅、苯、汞、二氧化硫、二氧化硅粉尘、食品添加剂等;③生物因素:主要是指外环境中的细菌、真菌、病毒、寄生虫、支原体等各种病原微生物等,其所导致的疾病主要是急慢性传染病,如流行性感冒(简称流感)、疟疾、血吸虫病等。这些因素可来源于自

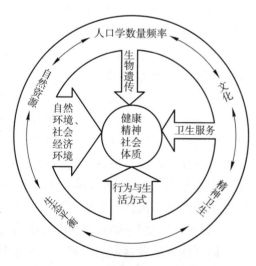

图绪 –2　影响健康的主要因素

然环境的各种物质,工业生产和农业耕种等条件产生的各种有害物质,其存在的载体可以是空气、水、土壤和食物,其接触途径可通过呼吸道吸入、消化道摄入吸收、皮肤渗入和被咬伤等。

(2) 社会经济环境(social and economic environment) 文化背景和社会支持网络(包括人们的信仰、价值观、行为规范、风俗习惯、生活方式和人际关系等)影响个体健康状况;教育、文化程度与健康状况也有密切关系,文化程度增加了就业和收入,并提高了人们改善生活条件和自我保健的能力;个人收入和社会地位也是重要的健康影响因素,健康状况每一步的改进都与经济收入和社会地位的提高有关。此外,一个繁荣和社会福利公平的社会,人们会拥有更高的健康水平。

2. 行为与生活方式(behavior and lifestyle) 不良生活方式可对人类的健康造成严重危害,如吸烟、酗酒、滥用药物与吸毒、不健康的饮食习惯、缺乏体力活动、精神紧张等。这些危害健康的行为在疾病的发生中的作用也越来越受到人们的关注。个人的行为和卫生习惯又与人们具有健康生活的知识、态度,处理这些问题的技能及社会支持环境有关。

3. 卫生服务(health services) 包括各级医疗、预防机构及社区卫生服务等医疗卫生资源的公平合理配置及利用,完备和质量保证的服务网络,卫生服务的可及性,以及医疗卫生制度的保障,对人群健康有着重要的促进作用。

4. 生物遗传因素(biogenetic factors) 人体的基本生物学特征是健康的基本决定因素,遗传因素影响着个体的健康问题和疾病状况,如先天性缺陷或残疾。

二、医学模式

医学模式(medical model)是人类对健康观、疾病观等的总体概括,它从医学科学中抽象出某些特征,构成医学科学的思维方法,从而指导医学工作者观察、思考、解释和解决医学科学中的问题。医学模式的发展经历了神灵主义医学模式、自然哲学医学模式、机械论医学模式、生物医学模式、生物－心理－社会医学模式。从20世纪80年代起,医学模式逐步从生物医学模式(biomedical model)向生物－心理－社会医学模式(bio-psycho-social medical model)转变,这种转变对预防医学乃至医学本身产生了深远的影响。

(一) 生物医学模式

生物医学模式即以生物学的方法研究和解释医学,致力于寻找每一种疾病特定的生理病理变化,并发展相应的生物学治疗方法。其特点是使用还原论方法(reductive method)寻找特异性,因而称之为单因单果直线式思维方式。生物医学模式极大地促进了现代医学的发展,如计划免疫的普遍实施控制了许多严重危害人类健康的传染病的流行,乃至成功消灭或即将消灭一些传染病,如天花、脊髓灰质炎等疾病,再如,以青霉素为代表的一系列抗生素的发明与使用,使许多原来致命的疾病可以治愈。所以,这一模式长期以来是医学界占统治地位的思维方式。但这一模式也有其自身的缺陷,由于它只承认人的生物属性,而否认其社会属性;只重视机体生理活动,而忽视心理社会因素在疾病发生中的作用,因此,它无法解释某些疾病的心理社会因素,以及疾病对人造成的种种身心不适;无法解释生物学与行为科学的相关性;无法提供有效的非药物治疗方式;也无法解释心身疾患和生活质量降低等问题。

(二) 生物－心理－社会医学模式

美国医学家 Engel G L 于1977年首先提出了生物－心理－社会医学模式这个概念。他认为,"为了理解疾病的决定因素以及达到合理的治疗和卫生保健模式,医学模式必须考虑到患者及其生活环境,并通过医生的作用和卫生保健制度来制约疾病的破坏作用。"合理的医学模式应涉及人本身(包括医患双方)及其所处的自然与社会环境。生物－心理－社会医学模式是一种多因果、立体网络式的系统论思维方式。这一模式代表了现代医学的发展方向,深刻地揭示了医学的本质和发展规律,从单纯的生物因素扩大到人的社会、心理因素,涉及了人类疾病与健康各种有关的因素。"生物－心理－社会医学模式"的思想根源可以追溯到1948年 WHO 给出的健康定义。现代医学模式改变了人们对疾病和健康问题的思维模式,对医学研究、医生的诊疗、疾病的预防与控制及医疗卫生事业变革产生了巨大的影响,其主要意义在于:①为医学发展指出了更明确的方向,要求生物医学的研究从生物、心理、社会因素出发,对健康和疾病进行综合研究,在考虑人类健康问题时,对病因、病理、症状、诊断、治疗、护理、康复的分析、判断都必须重视心理和社会因素的影响,并研究社会因素对生物、心理因素的作用特点、方式和规律;②它深刻揭示了医学的本质和发展规律,揭示医生的诊疗模式需作调整,对疾病要从生物、心理和社会的三维空间考虑并做出综合诊断;③揭示了医疗保健事业改革的必然性,要求从多方面、多层次积极贯彻预防为主方针,调整卫生服务模式,包括扩大服务范围、增加服务内容和实施专科医疗与基本医疗协调性的服务。

(三) 健康生态模型

生物 – 心理 – 社会医学模式的主导地位已为国际上绝大多数学者所肯定,并广泛地运用于医学实践之中,引领当地医学的发展。但是,近些年新发传染病的流行,如 2003 年 SARS 流行,2014 年发生于非洲部分国家的埃博拉流行,2015 年发生于中东地区和韩国的中东呼吸综合征,以及 2019 年新型冠状病毒肺炎(corona virus disease 2019,COVID-19),引发人们对该模式的理性思考。最近半个世纪正是环境科学和生态学大发展的重要时期,生物 – 心理 – 社会医学模式无法体现环境与生态科学的最新成果,致使其审视健康、疾病和健康问题时缺乏时代的高度。健康决定因素究竟是如何作用于人体来影响健康的,国内外学者对此进行了大量研究,从不同角度提出了多种医学模式的概念,如整体医学模式、生物 – 心理 – 社会 –伦理医学模式、健康生态医学模式、生物 – 心理 – 社会 – 生态医学模式等。所有这些,均有待于实践的检验和时间的验证。

目前比较公认的是健康生态学模型。健康生态学模型(health ecologic model)强调个体和人群健康是个体因素、卫生服务以及物质环境和社会环境因素相互依赖和相互作用的结果,且这些因素也相互制约,并以多层次的交互作用来影响个体和群体的健康(图绪 -3)。该模型的结构分为 5 层:第一层:核心层,是先天的个体特质(如年龄、性别、种族)和其他生物学因素以及一些疾病的易感基因等。第二层:是在核心层之外的个体行为特点,如饮食习惯、吸烟、饮酒、运动等。第三层:是家庭和社会网络,如家庭关系、养育方式、社会关系网等。第四层:是生活环境和工作条件,包括工作以及职业因素、社会经济地位(收入、教育)、自然和人造环境(后者如交通、供水、食品安全和卫生设施以及城市规划等方面)、公共卫生服务、医疗保健服务等。第五层:最外一层(即宏观层面),是全球、国家及当地的社会(如公平性、城市化、人口流动、文化价值观等)、经济、文化、卫生和环境条件,以及有关政策等。尽管我们常觉察到的是包括基因敏感性在内的个体水平的健康影响因素对健康的作用,但从人群健康的角度看,宏观层面的条件和政策(如社会经济与物质环境因素)是起决定性的上游因素,这些因素又间接影响着中游因素(心理、行为与生活方式),并与中游因素和下游(生物和生理)因素一起对健康产生交互作用,成为"原因背后的病因"。该模型作为一种思维模式,对指导预防医学和公共卫生实践具有重要的理论指导意义。正确的健康观和医学模式是引领现代医学发展的理论基础。

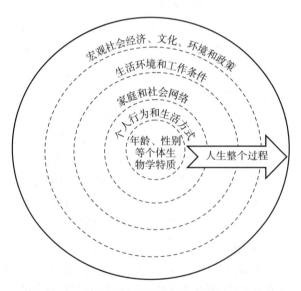

图绪 -3 健康生态学模型

第三节　三级预防策略

一、疾病预防的机会

各种影响健康的因素中,有些可在短期内引发健康问题,如传染病、急性中毒。而更多时候人们是由于长期反复接触影响健康的因素后,才引起生理功能的损害,最后导致疾病的发生。在人的一生中,从宏观的社会和物质环境影响,到父母的基因、母亲妊娠时营养状况、婴幼儿时期营养状况、家庭环境影响,以及个人生活习惯和成年期工作环境等,对个体的生理功能和精神心理等健康状况都有长期的影响。这些致病因素长期作用于人体,使机体的组织、细胞发生病理改变,在致病因素的持续作用下致病效应累积,并超过机体的再生或修复能力,最终机体从代偿发展为失代偿,造成重要器官功能失调,产生病理改变或疾病。从健康到疾病是一个动态过程,也就是说,影响一个人健康的因素时刻与其相伴,从最完善的体魄逐步受到损害,以至得轻病到重病,是一个连续谱,其间并没有明确的界限。从健康到疾病发生乃至最终结局(痊愈或死亡)的全过程称为疾病自然史,其大致可以分为易感期(stage of susceptibility)、亚临床疾病期(stage of subclinical disease)、临床疾病期(stage of clinical disease)和康复期(stage of recovery)。

无论是从健康疾病连续谱理论来看,还是从疾病的自然史来看,在疾病发生前有相当长的一个阶段,可以采取相关措施来预防疾病的发生,为疾病的预防提供了机会,称为预防的机会窗(window of opportunity for prevention)。早期发现、早期诊断、及时干预或治疗可以阻断疾病的进程。某些疾病可能有一定的先兆,早于病理改变阶段,表现出对某病的易患倾向,如血清胆固醇升高可能是冠心病的先兆,空腹血糖增高可能是糖尿病的先兆。对这些高危人群采取一定的干预措施可能阻止其进一步向疾病阶段发展。即使已经到了疾病的临床阶段,也可以采取有效的治疗及其他综合干预措施,阻止、延缓疾病进展,或预防并发症的发生。

二、三级预防

根据疾病发生发展过程以及健康影响因素的作用规律,通常将疾病预防策略按等级分类,称为三级预防(three levels of prevention)策略。

1. 一级预防(primary prevention)　又称病因学预防,即在疾病尚未发生时,针对病因或危险因素采取措施,从而预防或推迟疾病的发生。包括根本性预防措施、针对社会和环境的预防措施、针对个体和人群的预防措施。根本性预防是从全球性预防战略和各国政府策略及政策角度考虑,建立和健全社会法规、经济、文化等方面的措施。如为了保障人民健康,从国家角度以法令或法规的形式,颁发一系列的法律或条例,如食品卫生法、传染病防治法及肺尘埃沉着病防治条例等,以预防有害健康因素进入公众的生活环境。

针对社会和环境的预防措施,包括制订各种法规、卫生标准和有益于健康的公共政策,提供清洁安全的饮用水和食品,采取针对大气、水源、土壤的环境保护措施,禁止在公共场所吸烟,利用各种媒体开展健康教育等。通过上述措施提高公众健康意识,防止致病因素危害公众健康,创造并维护有利于健康的自然条件和社会条件,减少致病因素对人群健康的影响。

针对个体和群体的预防措施有非特异性措施(如婚姻及生育咨询)和特异性措施(如免疫接种),包括以下几方面:①开展健康教育,培养个体良好的行为与生活方式,注意合理营养和加强体育锻炼;②提高人群免疫水平,有组织地进行预防接种,预防疾病;③预防遗传性疾病,做好婚前检查,禁止近亲结婚;④做好妊娠和儿童期的卫生保健工作;⑤慎重选择医疗措施和药品,预防医源性致病因素的危害。

近年来,有学者提出"初级预防"或"根本预防"(primordial prevention),即采取措施以阻止危险因素在人群中的出现,其采取的预防措施比一级预防更超前。

2. 二级预防（secondary prevention）　也称"三早"预防，即疾病的早期发现、早期诊断、早期治疗。慢性病多是致病因素经过长期作用引起的，而且疾病的发展过程较长。对于某些早期可能逆转的疾病，早期检测和预防性体检显得尤为重要。早期发现疾病的措施包括普查、筛检、周期性健康检查、高危人群重点项目检查及设立专科门诊等。

3. 三级预防（tertiary prevention）　即临床期预防，对已患病者，采取及时、有效的治疗措施，防止病情恶化，预防并发症和伤残；对已丧失劳动力或伤残者，提供适宜的康复治疗，及时做好功能恢复、心理康复，使患者尽量恢复生活和劳动能力，并能参加社会活动及延长寿命。

对不同类型的疾病，有着不同的三级预防策略。对于病因明确且是人为因素的疾病，采取一级预防较易见效，如职业因素所致疾病、医源性疾病；对于多病因疾病，则需对其各个危险因素开展有针对性的一级预防，同时兼顾二级和三级预防，通过筛检、早期诊断和治疗改善其预后，如心脑血管疾病、糖尿病；即使是病因尚未明确的疾病，综合性预防措施一般也有效果，如采取一级预防可减少恶性肿瘤的发生，而采取二级预防可显著改善其预后。但是，同类措施会因预防的目标疾病不同而属于不同级的预防，且在疾病自然史的各个时期，很难划出明确的界限，故一级、二级和三级预防在概念和实践中有时会有重叠。

第四节　公共卫生服务

一、公共卫生服务的概念

公共卫生以预防和控制疾病、保障和促进国民健康为宗旨。公共卫生的核心功能分别为：开展公共卫生监测、应对公共卫生问题、提供公共卫生服务和开发国民健康潜能。这些核心功能的发挥应在国家主导下进行，起到保障和促进国民健康的作用。公共卫生措施是指以预防医学的基本观念和理论为基础，根据公共卫生宗旨和核心功能所采取的社会性实践的总称。

1. 开展公共卫生监测　公共卫生监测是通过长期、持续、系统地收集群体健康相关的资料，经过归纳、分析和评价，并将监测结果及时传播到应该知道的人和组织，从而有助于公共卫生行动。公共卫生监测的开展情况体现了国家公共卫生水平。中华人民共和国成立后，我国公共卫生从传染病报告开始，逐步扩大到死因监测、综合性监测点监测、慢性病监测、环境监测、职业病监测、行为监测、症状监测、媒体公共卫生信息监测等。

2. 预防性卫生服务　预防性卫生服务应覆盖所有的国民，包括计划免疫、传染病现场调查、病家消毒和随访；基本医疗保健服务包括组织健康体检、计划生育、婚前和孕产期保健、妇幼卫生、老年保健；组织爱国卫生运动，在农村改水改厕、改善环境卫生，在城市改进社区和公共场所的卫生等。

3. 疾病预防与控制　包括治理空气和水污染；保障水和食物的安全；防制病毒性肝炎、结核病、获得性免疫缺陷综合征（又称为艾滋病）、性病等传染病问题，地方病和寄生虫病问题，心脑血管疾病、恶性肿瘤等慢性病问题，职业中毒与职业伤害问题，精神卫生问题，出生缺陷和遗传病问题，营养缺乏和营养过剩问题等。

4. 突发公共卫生事件的应对　突发公共卫生事件是指突然发生，造成或者可能造成社会公众健康严重损害的重大传染病疫情、群体性不明原因疾病、重大食物和职业中毒以及其他严重影响公众健康的事件。突发公共卫生事件应对包括：卫生行政部门应制订突发公共卫生事件应急预案；突发事件发生后，卫生行政主管部门应当组织专家对突发公共卫生事件进行综合评估，初步判断突发事件的类型，提出是否启动突发事件应急预案的建议，并上报上一级行政机构批准后实施。对有明确病因或危险因素的疾病实施健康保护措施，如免疫接种，对新发和复燃的传染病流行、食物中毒、化学中毒、药物不良反应事件、核辐射泄漏、医源性事件、突发的食品污染、生物恐怖事件等进行动态监测，开展流行病学调查，采取预防和控制措施。

5. 健康促进　通过健康教育、健康促进,提高国民公共卫生素质,开发国民健康潜能,是实现公共卫生宗旨的必要条件。通过社会动员,传播公共卫生和健康知识,改变有害健康的不良卫生行为,如吸烟、酗酒、药物滥用等,实行自我保健,合理营养及健康的生活规律,加强体育锻炼和体力活动。

6. 卫生服务研究　通过卫生政策研究及卫生管理研究,一方面,改进医疗卫生服务,加强社区卫生服务。另一方面,开展卫生法规和卫生标准的制订与研究,加强卫生执法。

二、我国卫生工作方针和主要卫生成就

(一) 我国卫生工作方针

卫生方针是国家在一定历史阶段提出的卫生工作发展的总方向、卫生基本政策的概括。我国卫生工作方针是以党和国家的基本路线、方针、政策为依据,针对社会主义发展的不同历史阶段而制定。中华人民共和国成立后,为迅速改变旧中国遗留下来的极端落后的卫生状况,制定了卫生工作四大方针,即"面向工农兵,预防为主,团结中西医,卫生工作与群众相结合"。中华人民共和国成立以来,特别是改革开放以来,我国卫生事业有了更大的发展,在1991年第七届全国人民代表大会第九次会议审议通过的卫生工作方针对原卫生工作方针进行了补充、完善和发展,即"贯彻预防为主,依靠科技进步,动员全社会参与,中西医并重,为人民健康服务"。在1997年1月发布的《中共中央、国务院关于卫生改革与发展的决定》,提出了新时期卫生工作的方针是"以农村为重点,预防为主,中西医并重,依靠科技与教育,动员全社会参与,为人民健康服务,为社会主义现代化建设服务"。

2009年3月,中共中央、国务院下发了文件《关于深化医药卫生体制改革的意见》(简称《意见》),酝酿已久的新一轮医改正式启动。《意见》提出了"坚持公共医疗卫生的公益性质,坚持预防为主、以农村为重点、中西医并重的方针"。深化医药卫生体制改革,是加快我国医药卫生事业发展的战略选择,也是实现人民共享改革发展成果和逐步达到"人人享有基本医疗卫生服务"目标的重要途径。

2016年10月,中共中央、国务院印发了《"健康中国2030"规划纲要》,文件将习近平总书记在全国卫生健康大会讲话中的38个字确立为新时期我国卫生与健康工作方针,俗称"38字卫生方针",即"以基层为重点,以改革创新为动力,预防为主,中西医并重,将健康融入所有政策,人民共建共享"。

(二) 我国卫生工作的成就及面临的挑战

七十多年来,通过认真贯彻"预防为主"的卫生工作方针,执行一系列卫生法律法规、条例、卫生标准和管理办法,如传染病防治法、食品卫生法、母婴保健法、肺尘埃沉着病防治条例、学校卫生工作条例等,使传染病得到有效控制,工、矿企业的劳动条件逐步得到改善,中小学生体质得到了明显提高,食品卫生得到了保证,保障了人群的健康,我国卫生工作有了很大的发展,取得了举世瞩目的成就。为了提高人群免疫力,我国较早开展了计划性预防接种,如由于实行普种牛痘,1962年我国已不再有野毒株引起的天花,比世界范围内消灭天花的时间提早了16年;从1995年起,我国居民中已再未发现野毒株所致脊髓灰质炎病例,并有效控制了古典型霍乱、鼠疫、回归热、黑热病、斑疹伤寒等严重危害人民健康的传染病;许多地方病,如疟疾、麻风病、丝虫病和血吸虫病也已得到基本控制;自20世纪50年代以来,我国甲类、乙类传染病的总发病率、病死率一直平稳下降。全国法定传染病报告发病率由1970年的7 000/10万下降到2020年413.63/10万,死亡率从20/10万下降到1.88/10万;婴儿死亡率也由中华人民共和国成立前的200‰下降为2020年的5.4‰。人口平均期望寿命在中华人民共和国成立前为35岁,到2020年人均期望寿命已达77.8岁。我国各级卫生机构也有了巨大的发展,全国城乡卫生服务体系已基本形成,保证了广大居民的基本医疗条件。

尽管我国的卫生工作取得了举世瞩目的成就,但工业化、城镇化、人口老龄化、疾病谱变化、生态环境及生活方式变化等,也给维护和促进健康带来一系列新的挑战,健康服务供给总体不足与需求不断增长之

间的矛盾依然突出,健康领域发展与经济社会发展的协调性有待增强,需要从国家战略层面统筹解决关系健康的重大和长远问题。

2016 年 10 月,中共中央、国务院印发并实施《"健康中国 2030"规划纲要》,该规划纲要以推进健康中国建设,提高人民健康水平为目标。计划到 2030 年,促进全民健康的制度体系更加完善,健康领域发展更加协调,健康生活方式得到普及,健康服务质量和健康保障水平不断提高,健康产业繁荣发展,基本实现健康公平,主要健康指标进入高收入国家行列。到 2050 年,建成与社会主义现代化国家相适应的健康国家。

当前,我国正通过深化医药卫生体制的改革,积极应对卫生工作面对的挑战,通过逐步完善国民健康政策、健全卫生保障制度、加强卫生监督管理、创新体制机制、建设覆盖城乡居民的基本医疗卫生服务体系等措施,不断提高全民健康水平,促进社会和谐。

第五节　医学生学习预防医学的意义和学习方法

一、医学生学习预防医学的意义

(一)《爱丁堡宣言》和五星级医生概念

1988 年,世界医学教育会议发布了《爱丁堡宣言》,指出:"医学教育的目的是培养促进全体人民健康的医生",要求医学生必须获得不仅对个人而且对人群有促进健康和处理疾病的能力。1995 年 WHO 提出了五星级医生(the five star doctor)的全球性策略,提出未来的医生应具有以下 5 个方面的能力:①卫生保健的提供者(care provider):能根据患者预防、治疗和康复的总体要求,提供医疗照顾;②医疗决策者(decision maker):能从临床实际需要、费用、伦理和患者的多方面情况,综合考虑和合理选择各种诊疗技术;③健康教育者(health educator):医生不仅只是诊疗者,还应承担健康教育的任务,主动、有效地促进个体和群体的健康教育;④社区卫生领导者(community health leader):参与社区卫生决策,根据个人、社区对医疗卫生保健的需求,成为社区医疗保健服务的组织者或领导者;⑤服务管理者(service manager):协同卫生部门及其他社会机构,开展卫生保健,并承担相应的患者管理和医疗费用管理的职能,真正做到人人享有卫生保健。这些观点已被许多国家政府接受,已成为 21 世纪医学教育的目标。

(二) 防治结合的重要性

医学作为一门多学科共同参与、协同发展的综合性学科,其学科的交叉融合与分解分化贯穿了医学发展的整个历史。由于现行医疗卫生服务系统结构和医学教育等原因,目前,临床医学与预防医学之间存在严重脱节,如对于传染病,大多数临床医生认为自己只需要承担治疗任务,而预防纯粹是公共卫生的责任。事实上,临床医生在传染病的"防"与"治"两个方面均承担着重要的作用。传染病的监测和报告,患者的隔离和管理工作,都只有临床医生才有能力和条件来完成。临床医生隔离和管理患者并进行相应的治疗,是疾病控制中最为有效的手段之一。针对上述情况,1991 年 Kerr L White 在《弥合裂痕》一书指出,要促使临床医学专业学生重视人群观点,将医学的双重使命(即治疗疾病和预防疾病)结合起来。

进入 21 世纪后,医学界不仅仍然面对传染病的问题,慢性病对人群健康的威胁也日益严重,而预防和控制这些人群健康的问题都需要临床医生的积极参与。在慢性病控制方面,特别是对二级预防和三级预防措施的落实,医疗机构有着更大的优势。我国卫生服务越来越强调预防,突出预防为主,强调临床与预防的整合。就医学教育而言,临床医学专业学生应掌握预防医学的基本理论和技能。作为一名未来的医务工作者,学好预防医学具有非常重要的现实和战略意义。我国的临床医生应对预防从战略上觉醒。

(三) 未来医学的发展趋势

未来医学将从治愈医学向照顾医学发展,临床医疗实践将与预防、保健更加密切、有机地整合。实际上,每一个个体的治疗,无不包含着预防的成分。显而易见,三级预防的观念是符合以健康为目标的照顾医学,这种综合性的预防策略涉及预防、医疗、康复、心理、社会等许多领域,需要多学科人员共同承担,其中主要的承担者是临床医生。慢性病患者中有很多临床病症是无法治愈的,需要医护人员提供全方位的、连续性、综合性医疗预防服务。临床医务工作者无论是专科医生还是全科医生都应该成为贯彻三级预防的主力军,在三级预防策略实施中发挥不可替代的重要作用。

二、预防医学的主要学习内容与学习方法

根据医学模式转变和培养 21 世纪新型医生的要求,本书主要内容如下。

1. 环境与健康　从环境对人体健康影响出发,阐明生活环境、职业环境、食物以及社会环境因素与健康的关系,以及这些因素对健康的影响和作用规律。

2. 疾病的预防和控制　阐述对人群健康有较大影响的常见疾病的发生、发展规律及其影响因素、防制策略,如以环境为主要危险因素的传染病、地方病及职业病,以行为生活方式为主要危险因素的心脑血管疾病、恶性肿瘤、糖尿病等。此外,还介绍了伤害防制、突发公共卫生事件应急措施、健康教育与健康促进、临床预防服务和社区卫生服务。

3. 人群健康的研究方法　医学统计学和流行病学是预防医学的重要组成部分,也是现代医学的重要基础方法之一。运用流行病学和医学统计学的原理和方法,描述、分析环境各种因素对健康的影响,了解其内在的联系,评价环境中主要致病因素对人群健康和疾病的作用规律及各种干预措施的效果,从而为制定疾病的预防策略提供科学依据。

根据现代医学的发展趋势,要求所有医学生,除了掌握基础医学和临床医学的常用知识和技术外,还应树立预防为主的观念,学会如何了解健康和疾病在人群中的分布情况,如何分析环境因素和人的行为及生物遗传因素。通过探寻人群健康和疾病作用规律,确定对人群健康影响的主要因素,制定防制对策,达到促进个体和群体健康、预防疾病、控制疾病的目的。

（蔡　泳）

数字课程学习

📥 教学 PPT　　　📝 自测题

第一篇　环境与健康

环境是人类起源、生存和发展的物质基础。人类的生存和发展是与环境相互适应、相互作用和相互制约的结果。人生活在环境之中,人类的生产和生活活动时刻影响着环境,同时也受到环境的影响。随着人类的进步,科学和技术的发展,自然环境和社会环境演变得越来越繁杂,环境因素对人体健康的影响也越来越多样化和复杂化。探讨自然环境中大气、水、土壤、食物中的物理因素、化学因素和生物因素对人体健康的影响,以及职业环境中有毒有害因素的暴露对作业人群健康的影响,并研究社会环境因素中的社会制度、社会经济和社会文化等对人体的生理、心理及社会适应能力等方面的影响,充分利用对人体健康有益的环境因素,预防和控制不利的环境因素,促进人群健康,是预防医学的基本宗旨。

第一章　人与环境

第一节　环境与人群健康

现代人类环境是地球表面的物质和现象,以及与人类长期相互作用的各种自然因素及社会要素构成的统一体,是以人类为中心的非常复杂的生态系统,是人类生存发展的物质基础,也是与人类健康密切相关的重要条件。环境中既存在对人类健康有利的因素,也存在对人类健康不利的因素。人体的自稳系统对环境相关因素一定范围的变化具有调节作用,以维持人体处于正常状态。

一、环境及环境因素

(一) 环境的定义

环境(environment)是围绕着某一中心事物(主体)并对该事物产生某些影响的所有外界事物(客体),即环境是指某个主体周围的介质、条件和状况。一般所说的环境是指以人类为中心事物的环境,是指围绕着人类客观存在的各种介质、条件和状况的总和。预防医学是以人类为中心,将其他事物作为人类的环境,其实人类也可以是其他事物的环境,而且对于人类社会而言,人类其他个体也是某个个体的环境。所以,人类既不存在于环境之外,也不存在于环境之上,而是存在于环境之中。由于不同的学科研究内容和关注主体有所区别,因此,就有了许多不同学科描述的环境定义。WHO公共卫生专家认为,环境是指特定时刻由物理、化学、生物及社会各种因素构成的整体状态,这些因素可能对生命机体或人类活动直接或间接地产生现时或远期作用。广义的人类环境既包括以空气、水、土壤、植物、动物等自然因素为内容的物质因素,也包括以制度、意识、文化习俗等社会因素为内容的非物质因素;既包括非生命体形式,也包括生命体形式。

(二) 环境因素

环境因素是指构成环境的因素,主要包括生物因素、化学因素、物理因素和社会心理因素。

1. 生物因素　人类环境中的动物、植物与微生物等各种生物构成自然环境的生物因素,这些生物通过食物链的方式相互之间进行能量传递与物质转移,保证生态系统的完整性和生态平衡。生物因素是人类某些疾病发生的主要原因之一,如病原微生物引起的霍乱、结核病等烈性传染病,历史上曾是威胁人类健康的主要疾病。近些年先后出现的艾滋病、牛海绵状脑病(疯牛病)、SARS、H_1N_1流感、COVID-19感染等新发传染病,也是致病生物因素所引起的危害人类健康的疾病。

2. 化学因素　天然环境中的化学物质组成和变化规律比较稳定,这种特性是人类生存的物质条件。但由于自然灾害,如洪水、地震、风暴等,可使局部地区环境的化学组成发生很大变化;工业生产过程排放出大量废气、废水、废渣和农业生产施用大量农药化肥等,污染空气、水、土壤环境,使得对人体有害的化学物质成分增加,这些化学污染物,可造成人类急、慢性化学性中毒或潜在性危害。

3. 物理因素　充足的阳光和适宜的气候是人类生存的必要条件。但是,恶劣的气温、气湿、气流、气压等气象条件和过强的自然原因产生的电磁辐射、噪声、紫外线等物理因素会对人类健康造成危害。另外,人类生产与生活等活动也可对环境造成物理性污染因素,如使用机械与交通运输工具产生的噪声、振动;使用无线电通信设备产生的电磁辐射等,可使人们周围环境物理性状发生异常改变,更易产生健康危害。

4. 社会心理因素　包括政治、经济、文化等。社会因素与自然环境因素一样对人类健康的作用具有双重性,即良好的社会环境因素(如政治稳定、经济条件优越、文化氛围融洽等)可促使人精神愉快,心身健康。反之,可使人精神紧张,甚至诱发某些疾病的发生。

(三) 环境的分类

预防医学将人类环境分为自然环境(物质环境)和社会环境(非物质环境)。按照不同的分类方法还可以把环境分为不同的特定环境。如按属性可分为物理环境、化学环境和生物环境等;按环境要素可分为大气环境、水环境、土壤环境及生物环境等;按照人类活动可分为生活环境、工作环境、学习环境、娱乐休闲环境等;按照人类生存环境的空间范围可由近及远、由小到大地分为聚落环境、区域环境、海洋环境、地理环境、地质环境和宇宙环境等。以下介绍几个特定环境的概念。

1. 自然环境　指围绕人类并可以直接或间接影响人类生产、生活活动的物质和能量总和。自然环境又分为原生环境和次生环境。前者是指天然形成的,几乎未被人为活动影响的自然环境,其中许多因素是人体健康的必需条件,而某种元素含量异常,也会影响当地居民健康;后者是指由于人类生产、生活以及社会交往等活动使天然形成的环境条件发生了改变的物质环境,如生活环境与生产环境。人类在改造环境的活动中如能重视环境中的物质、能量的平衡,会使次生环境优于原生环境,对人类健康产生良性影响,否则可能使次生环境质量低于原生环境,对人类的健康产生恶性影响。

2. 社会环境　指人类在生产、生活和社会交往等活动过程中建立起来的上层建筑体系,由各种非物质因素组成,包括政治制度、经济体制、文化传统、社区治安、邻里关系等。它不但可直接影响人类健康,而且可通过影响自然环境质量与人们生活习惯和行为,间接影响健康。

二、环境与人群健康关系

(一) 自然环境的组成

人类的自然物质环境根据其基本组成,可以划分为五个自然圈,即大气圈、水圈、土壤圈、岩石圈和生物圈。生物圈是指适宜于生物生存的地球表层,它的范围是从海平面以下约 11 km(太平洋最深处)到海平面以上约 10 km 的高空。这个范围包括了大气圈下层和岩石圈上层,以及整个的水圈和土壤圈。生物和人类是地壳物质发展到一定阶段的产物,并且构成了不可分割的系统。这种生物群体与其周围的环境依次进行着能量流动和物质循环,共同组成的平衡系统,称为生态系统(ecosystem)。因此,与人类关系最大的环境主要是生物圈,生物圈本身实际上就是一个非常精巧而又非常复杂的巨大生态系统,它是由许多大大小小的生态系统所组成,生态系统的组成可以理解为自然环境的组成。

1. 生态系统的组成　生态系统由生产者、消费者、分解者和无生命物质组成,四个部分构成一个有机的统一整体,相互之间沿着一定的途径,不断地进行着物质循环和能量流动,在一定条件下保持着暂时的相对平衡。

2. 生态系统的能量流动　太阳辐射能是生物圈内各种生命活动的主要能源。一切生物都要消耗能量,才能维持生命。能量的流动主要依靠食物链为传送带。由生产者转给消费者,再由消费者转给分解者。分解者将动植物尸体分解,将复杂的有机物转变为简单的无机物,在分解过程中把有机物贮存的能量释放到环境中去。各级生物的呼吸作用也要消耗部分能量。生态系统中能量的流动是单向流动,由高级到低级,由集中到分散,在流动中能量逐级降低,大部分能量都转变为热能而不能回收。

3. 生态系统的物质循环　生命的维持除需要能量外,还依赖许多化学物质。生态系统内的能量流动必然与物质循环相结合。化学物质在生态系统的各个要素之间的循环流动称为物质循环。各种化学物质通过空气、水、土壤、食物等介质,以吸入、食入、接触、渗透等方式进入生物体内,参与新陈代谢,经机体充分利用后,最后复归于环境。各类生物(包括人类)的生命维持主要依靠以下几个生态系统中最基本的物质循环。

(1) 水循环 是江、河、湖、海和地上的水通过蒸发进入大气层,然后以降水形式回到地面,再流入江、河、湖、海的过程。

(2) 碳循环 二氧化碳通过植物的光合作用转化为糖类(碳水化合物),动物摄入这些糖类,一部分通过氧化作用产生能量而呼出二氧化碳;一部分以粪便排出,返回土壤;一部分储存于体内,死亡后返回土壤。回到土壤的含碳化合物,经微生物分解和氧化作用,又成为二氧化碳回到大气,再参与光合作用。

(3) 氮循环 植物从土壤中吸收硝酸盐等含氮分子,在体内与复杂的含碳分子结合生成各种氨基酸,后者经合成生成蛋白质。动物摄入这些蛋白质,使之构成体内组织的一部分。动物死后,蛋白质回到土壤,经微生物分解转化为氨基酸、胺类、硝酸盐类,再被植物吸收。

(4) 氧循环 大气中的氧是由光能在光合作用中分解水分子而产生的,氧是维持生命所必需的元素。动物吸入氧气,把体内的含碳化合物氧化,转化为能量,排出二氧化碳。

(二) 自然环境的特征

1. 整体性 物质环境的各种因素(物理的、化学的、生物的)不是孤立存在的,而是互相依存、互相影响、互相联系的,具有整体性。环境中的碳、氧、氮、硫等物质在全球的生物化学循环中与整体环境之间有着密不可分的联系。如煤炭、石油等燃料燃烧导致二氧化碳等气体在大气中的含量增加,引起地球平均气温上升,造成温室效应;工农业生产导致土壤污染,土壤中的污染物可通过地面径流污染地面水,再通过渗透污染地下水;或通过扬尘污染空气;或通过植物吸收污染食物等等。这些情况说明某一环境因素的变动都与整体环境息息相关。

2. 区域性 环境虽然具有整体性,但经常呈现区域性特征。如自然疫源性疾病和生物地球化学性疾病都具有严格的区域特征,自然疫源性疾病由于病原体与所处地区内自然地理条件相适应,以及宿主生活习性的选择性、生存特点决定了自然疫源性疾病的区域性特征。生物地球化学性疾病则由地质地理等自然因素造成地球某些化学元素在地球外壳的分布不均匀,呈现明显的区域性特征。又如厂矿排出的有害废水对水系的污染多局限在下游沿岸一定地区范围内,而厂矿排放的有害气体对大气的污染则多波及厂矿周围一定范围的环境。

3. 多变性 环境因素的多变性是指在自然和生物转化及人们生活行为的作用下,使环境从内部结构到外在状态处于不断变化中。人类认识环境多变性意义在于可以促使人类主动地与自然界本身的运动相适应、相协调,使环境变迁向有利于人类生存发展,减少和消除不良环境因素作用,防止环境退化,保护健康。

4. 生物富集 生物富集又称生物浓缩,是指生物体从周围环境中吸收某种浓度较低的元素或不易分解的化合物并逐渐积累,使生物体内该元素或化合物的浓度超过环境中浓度的作用过程。生物富集必须具备的条件是:①环境化学物质易为各种生物吸收;②进入生物体内的环境化学物质较难分解和排泄;③环境化学物质在生物体内富集和逐渐积累时,不会造成该生物体致命伤害;④生物富集多通过食物链进行。生物富集的程度与环境中元素或化合物的种类和浓度、不同生物的生理生化特性及环境因素等有关。

(三) 自然环境与人类健康的关系

自然环境是人类赖以生存的物质基础,人类与自然环境之间最本质的联系是物质和能量的交换。一方面,人体从周围的自然环境中摄取各种必需的营养物质,通过机体自身的分解、合成构成机体的组织和细胞成分,并产生能量供给机体生长发育以及维持各种生理活动;另一方面,机体在代谢过程中产生的许多分解产物通过不同途径排入周围环境。机体通过这种新陈代谢的方式,不断与周围环境进行物质和能量交换,以维持机体的生命活动。

1. 人类和自然环境的对立统一性 人类由于同自然环境长期接触,使机体与环境在物质上得到统一与平衡。据科学测定,人体血液中的60多种化学元素的含量比例,同地壳对应化学元素的含量比例十分相似。人和环境的这种物质和能量交换也可使环境中污染物进入人体,从而改变生物机体的正常组成和功能。

2. 人类与物质环境间作用的双向性 人类为了生存发展,提高生活质量,维护和促进健康,需要开发利用环境中的各种资源。人类利用改造环境的能力和规模越大,环境质量发生的变化也越大,被破坏的环境对人类产生的不良影响也就越大。如果环境质量下降超过机体所能承受的限度,就会造成机体生理功能破坏,甚至导致人类健康近期和远期的危害。

3. 自然环境对人类健康影响的双重性

(1) 良好的自然环境对人类健康的促进作用 良好的物质环境是人类健康的重要保证,清洁且未受污染的水、空气、土壤,适度的太阳辐射、微小气候和优美的绿化等,都对人类健康起着促进作用。因此,保持自然环境与人类的和谐性,对维护和促进健康有着十分重要的意义。

(2) 不良的自然环境对人类健康的危害作用

1) 生物地球化学性疾病 与人体健康密切相关的微量元素,在不同地理条件下,其分布不同。通常山区易发生活泼微量元素的缺乏症,如缺碘引起地方性甲状腺肿,低硒与克山病的发生有关。平原、低洼地区易导致活泼微量元素的过多症,如氟过剩引起氟骨症。

2) 有害的放射性物质 有些地区蕴藏的矿物含有放射性物质对人体健康有害,如铀矿、磷矿等,常含有强烈的放射性物质,可造成当地人贫血及白血病等疾病的发病率增高。

3) 环境污染对人类健康的危害 见后文详细叙述。

(四) 社会环境与人类健康的关系

社会环境是人类自身创建的,人既是社会环境因素的唯一决定者,同时又是社会环境因素的影响对象。社会环境中的社会制度、社会经济和社会文化等因素主要通过对人的生理、心理以及社会适应能力等方面起作用,直接或间接地影响人类的健康。

第二节 环境污染对健康的影响

一、环境污染的来源

(一) 环境污染的概念

由于人为的或自然的原因,有害物质或因子进入环境,使环境的组成与性质发生改变,并在环境中扩散、迁移、转化,进而使环境的结构与功能发生变化,环境的生态系统被破坏,对人类或其他生物的生存和发展产生直接的、间接的或潜在的有害影响的现象,称为环境污染(environment pollution)。严重的环境污染称为公害,由公害导致的区域性的疾病,称为公害病。环境自然污染是由森林火灾、火山爆发、地震、风暴、洪水暴发等自然灾害以及特殊地质条件和某些化学元素的大量累积所造成的污染。环境人为污染是由人们在生产、生活活动中排出的工业"三废"、生活"三废"污染了空气、水、土壤和食物或产生噪声等,使其化学、物理、生物学性状恶化,环境质量下降,生态平衡破坏,影响人类健康。

(二) 环境污染源与污染物

1. 环境污染源 污染源(pollution source)是指向环境排放有害物质或对环境产生有害影响的场所或设备与装置。环境污染源一般有以下几类。

(1) 生产性污染源 如工业生产过程中排出"废气""废水""废渣",称为工业"三废"。农业生产中排放的化肥和农药。生产性污染排放含有大量对人体健康有害的物质,如未经处理或处理不当,大量排放到环境,就可能造成空气、水、土壤、食物等环境的污染。生产性污染是有组织排放,污染物数量大、成分复杂、毒性大,如果处理及时,治理则相对较易。

(2) 生活性污染源　居民生活过程中排出粪便、垃圾和污水称为生活性"三废"。生活性污染是城乡居住区环境污染的主要来源。

(3) 交通运输性污染源　随着汽车数量迅速增加,交通运输工具产生的噪声、振动和各种废气污染物越来越多,对城市居民健康产生越来越严重的危害。

(4) 其他污染源　如电磁波通信设备可产生微波和其他电磁辐射波;医用和军用的各类放射性废弃物;火山爆发、森林火灾、地震等自然灾害释放的大量烟尘、废气等,都可造成环境污染。

2. 环境污染物　污染物(pollutant)是指进入环境并引起环境污染的有害物质。环境污染物按其属性分为以下三大类。

(1) 化学性污染物　这类污染物最多,经常被关注的环境污染也多指化学污染物污染,包括铅、汞、铬、镉等重金属;SO_2、NO_x、CO 等有害气体;农药、化肥等农业化学污染物以及新出现的许多化学物质等。

化学污染物可根据是否在环境中发生变化分为一次污染物和二次污染物。一次污染物是指从污染源直接进入环境,其理化性质未发生改变的污染物,如镉、汞、CO 等;二次污染物是指一次污染物排放到环境后,在环境物理、化学、生物因素作用下发生变化,或在环境中与其他化学物质发生化学反应,形成理化性质与一次污染物不同的新污染物,如酸雨、过氧乙酰硝酸酯、有机汞等。

(2) 物理性污染物　是指现代工业生产过程、通信信息生产使用过程、现代生活方式等引起的,可对人体健康造成危害的物理性污染物,包括噪声、振动、电离辐射、电磁辐射、射线等。

(3) 生物性污染物　在以急慢性传染病为主要疾病的年代,环境生物性污染物对人类健康的危害较为突出,这类污染物包括寄生虫卵、致病菌、病毒等。

(三) 环境污染物的转归

污染物转归是指污染物进入环境后,在环境物理、化学和生物因素的作用下,发生分布或迁移、生物转化、生物富集和自净作用的全部过程。转归过程可使污染物的数量与性质发生变化。其变化过程极为复杂,既可在整体上使污染物浓度下降,又可在局部使污染物浓度增加;既可将有机物无机化,又可将无机物有机化;既可使某些污染物的毒性降低,又可使某些污染物的毒性增加。污染物在环境中的转归结果主要取决于污染物本身的理化性质和其所处的环境条件等。

1. 分布或迁移　由于环境因素的综合作用,污染物在环境中可发生分布或空间位置的移动。迁移是指环境污染物在不同环境介质或同一环境介质中位置的移动,是物理过程,无新的污染物物产生。转化是指环境污染物在环境介质中或在生物体内发生化学反应(包括光化学、电化学、生物化学等)产生新的污染物的过程。在非生物环境中,其分布、转化和迁移多是通过稀释、扩散、溶解、沉降等物理作用由浓度高处向浓度低处迁移,从而使浓度逐渐下降,同时也可通过氧化、还原、水解、中和等化学变化使污染物分解或无害化。在生物环境中,污染物可通过食物链在各种生物体内转移,并可产生生物富集。污染物分布或迁移具有以下特点:①梯度性,污染物在环境中浓度随着离污染源的距离增加而降低;②广泛性,污染物在非生物环境和生物环境中均可分布;③多向性,污染物可在生物体之间以及生物环境与非生物环境之间相互迁移。

2. 生物转化　进入生物体的环境化学物,在体液或组织内参与机体固有的复杂过程,使其本身化学结构发生一系列变化,称为生物转化,生物转化后污染物的生物毒性可发生改变,大部分污染物经生物转化后毒性降低或消失,称为生物解毒作用。而有的污染物经生物转化后变成毒性更大的新物质,这种现象称为生物活化作用。如苯并(a)芘,芳香胺等致癌物生物转化使前致癌物变为终致癌物,毒性增大。

3. 环境的自净作用　污染物进入环境后,在自然的物理、化学或生物因素作用下,经过一定时间,环境污染物浓度的逐渐降低、危害逐渐减少,该过程称为环境的自净作用(self-purification)。环境自净的能力不是无限的,污染物在环境中自净程度受环境的结构、状态、污染物本身的性质、数量等因素的影响。环境的自净是依靠环境因素自身的力量消除环境污染物,是净化环境的重要途径。环境的自净作用主要有三种方式:①物理作用,通过稀释、扩散、沉降、冲洗、吸附与蒸发等物理作用使污染物浓度降低;②化学作用,通过中和、氧化、还原、水解等化学反应,使污染物分解失去毒性作用,或使毒性高的变成毒性较低的物质而达到自净;③生物作用,在微生物的作用下使有机污染物的无机化、腐殖质化过程,或通过环境微生物的作用使某些病原体失去致病作用等。

(四) 环境污染物的体内吸收、分布、代谢和排泄

环境污染物对机体损伤的程度与性质取决于受影响机体器官内化学物暴露的剂量。而暴露剂量不仅与外环境中污染物的浓度、机体接触剂量有关,还取决于污染物的吸收、分布、代谢与排泄过程。

1. 吸收　环境污染物经呼吸道、消化道和皮肤以及皮肤附属器官(皮脂腺、汗腺、毛囊等)途径通过机体生物膜进入血液的过程称为吸收(absorption)。

(1) 消化道　消化道是环境化学物进入人体的主要途径。许多化学物可以随食物和饮水进入消化道。另外,由呼吸道清除或吸入后黏附于鼻咽部的粉末状物,可被吞入消化道。消化道的任何部位都有吸收功能,但主要在小肠吸收,肠道黏膜上的绒毛,可增加小肠吸收面积约 600 倍,大多数化学物在消化道以扩散方式被吸收,部分毒物可以借助营养物质运载转移的载体进入血液。胃肠道吸收速度受胃肠内容物、pH 及其蠕动的影响。化学物吸收后首先经过肝转化解毒或不转化(以原型形式)进入血液循环。经消化道吸收的毒物可在肝肠循环过程中反复吸收。

(2) 呼吸道　环境中呈气体、蒸气和气溶胶(烟、尘、雾等颗粒物)形态的化学物都可经呼吸道吸入。由于肺泡的总表现面积大(50 ~ 100 m²),肺泡壁薄(1 ~ 4 μm),肺泡间毛细血管丰富,污染物经肺泡吸收进入血液其吸收速度仅次于静脉注射。整个呼吸道黏膜都有吸收作用。经呼吸道吸收的污染物,不经肝转化或解毒,由肺泡直接吸收进入血液循环。气体及蒸气态污染物多以单纯扩散方式吸收,影响气态污染物经呼吸道吸收速度的主要因素是肺泡气和血液中物质的浓度(分压)差和溶解度。颗粒物质的吸收主要取决于颗粒物的粒径和溶解度。颗粒物粒径不同滞留在呼吸道的位置不同。气溶胶(粉尘、烟和雾)状态的污染物经呼吸道吸收受粒子大小、分散度、溶解度、呼吸道结构及清除功能的影响。此外,活动强度、肺通气量与肺血流量及环境气象条件等因素也可影响污染物经呼吸道吸收。

(3) 皮肤　污染物通过表皮吸收需通过表皮角质层、连接角质层、表皮和真皮连接处的基膜三层屏障后,可经乳突毛细管进入血液。因此只有同时具有脂溶性和一定水溶性的化学物,而且相对分子质量比较小的物质才能被吸收,如有机磷、苯胺、硝基苯,能穿透角质层的表皮屏障到达真皮层而被吸收。汞、砷等无机盐能经毛囊、皮脂腺和汗腺吸收。皮肤对毒物的吸收率,受皮肤完整性、毒物的脂溶性、挥发度、浓度及 pH 等因素影响,经皮吸收的污染物也可不经肝解毒而直接进入血液循环。

2. 分布与贮存　环境化学物经不同途径吸收后,随血液和淋巴液分散到全身各组织的过程称为分布(distribution)。污染物理化性质不同在体内各器官组织的分布也不一样,器官或组织的血流量及对毒物的亲和力是影响化学物在体内的分布关键因素。吸收入血液的环境化学物仅少数呈游离状态,大部分与血浆蛋白(主要是白蛋白)结合,并随血液运送到器官和组织。例如,给动物染毒铅 2 h 后,50% 吸收剂量的铅分布在肝内,一个月后,体内的铅 90% 以铅盐的形式沉积在骨骼组织。苯、二硫化碳等脂溶性化学物主要分布于骨髓等富脂肪组织,并可通过血脑屏障作用于中枢神经系统。人体长期接触某些环境化学物时,如果吸收量超过消除量,可使化学物在体内的量随时间推移逐渐积累增多,即蓄积现象。化学物仅在组织或器官中的蓄积,未产生明显的毒作用过程称为贮存,蓄积的组织或器官称贮存库(storage depot)。污染物在组织或器官中蓄积,并产生毒作用,称为靶器官或靶部位。物质蓄积是引起慢性中毒的物质基础。毒物进入体内后,并未发现在体内明显贮留,但由该物质引起的功能损伤却逐渐累积,导致机体对该毒物的反

应性增强,这种现象称为功能蓄积(functional accumulation)。

3. 代谢转化　进入机体的环境化学物,在体液或组织内参与机体固有的生化过程,使其化学结构发生一系列变化,此过程被称为生物转化(biotransformation)。生物转化过程一般都通过两个阶段:第一阶段(又称 I 相反应),以降解反应为主包括氧化、还原、水解作用;第二阶段(又称 II 相反应),以结合反应为主。生物转化主要在肝进行,因肝内富含能代谢环境化学物的酶体系,许多化学物的最终代谢产物水溶性明显增高,有利于其随尿或胆汁排除。经过体内的转化,多数环境污染物的毒性降低,这种现象称之为生物解毒作用(detoxication)。解毒能力是机体的一种防御功能,但这种功能是有限的,而且受年龄、性别、营养状况及遗传特性的影响。与此相反,一些化学物进入体内经过生物转化可使毒性增强,这种现象称之为生物活化作用(bioactivation)。例如苯并(a)芘,芳香胺等通过生物转化后可将前致癌物转化成终致癌物,使其毒性增强。

4. 排泄　环境污染物及其代谢产物主要通过四种途径从机体内排出:①经肾随尿排出;②经肝、胆通过胆汁经过肠道随粪便排出;③挥发性物质也可直接经呼吸道呼出;④随各种分泌液如汗液、乳汁、唾液、月经、胎盘及毛发指甲等途径排出。化学物排泄的主要途径是肾,其次是呼吸道与肠道。肾是排出化学物及其代谢产物极为有效的器官,决定化合物最终排出与否的关键过程是肾小管的重吸收,因为只有极性、解离或水溶性的化合物才不被重吸收而随尿排出体外。化学物在排出过程中可引起排出器官的损害,如镉、汞经尿排出引起肾近曲小管损害,汞随唾液排出时可引起口腔炎,砷经汗腺排出可引起皮炎。胎盘、乳汁排出量虽然很少,但其毒作用后果较严重,应引起重视。

二、环境污染对健康的危害

(一) 环境污染对健康危害的种类

1. 急性危害作用(acute injury effect)　是指环境中大量或毒性较大的有毒有害污染物作用于机体,在短时间内使机体出现中毒症状或死亡。环境污染引起的急性危害作用多见于:①发生严重的生产及泄漏事故,使大量的有害有毒污染物在短时间内进入环境;②环境条件急剧恶化,不利于污染物的扩散稀释,使较多的污染物积聚在局部环境中;③环境生物性污染引起的急性传染病暴发流行。

2. 慢性危害作用(chronic injury effect)　是指环境中有害有毒物质低浓度长期作用于机体所产生的慢性危害。污染物是否产生慢性危害作用与其理化性质、暴露时间以及在体内的蓄积作用等因素有关。环境污染慢性危害作用包括以下几方面。

(1) 非特异性危害作用　主要是指污染物或因素作为疾病的促进因素或者通过降低机体对疾病的抵抗力等来影响健康。如环境污染引起唾液溶菌酶含量下降、接触二氧化硅粉尘的人群肺结核患病率增高等。

(2) 慢性疾患　在低剂量环境污染物或因素长期作用下,直接造成机体患慢性疾患。如空气污染物长期作用和气象因素变化可导致慢性支气管炎、阻塞性肺气肿、支气管哮喘等。

(3) 持续性积蓄危害　在环境中有些污染物如铅、镉、汞等重金属及其化合物和有机氯化合物 DDT 等脂溶性强、不易降解,长期暴露于这些物质会导致体内持续性蓄积,当污染物剂量蓄积到一定水平或机体处于特定生理病理状态(妊娠、疾病等)时,就可造成健康危害。

3. 环境污染的特殊危害作用

(1) 致癌作用(carcinogenesis)　是指环境中有害物质或因素引起人类或动物发生恶性肿瘤的作用。环境致癌因素按照其属性可分为三类:①物理性因素,如放射性物质可引起白血病、肺癌,紫外线长期强烈照射可引起皮肤癌;②化学性因素,苯并(a)芘可引起皮肤癌、肺癌和胃癌,砷及其化合物可引起肺癌与皮肤癌等;③生物性因素,如 EB 病毒可引起鼻咽癌,人乳头瘤病毒 16 型可引起宫颈癌等。

(2) 致畸作用(teratogenesis)　是指环境有害物质或因素引起后代先天性缺陷的作用。先天性缺陷是指婴儿出生前已经形成的发育障碍,包括形态结构异常(畸形)和智力低下两个方面。具有致畸作用的化学物质称为致畸物。常见的致畸物有 DDT、甲基汞、沙利度胺(反应停)、环磷酰胺、放射线以及风疹病毒等。

(3) 致突变作用(mutagenesis) 是指环境有害物质或因素使生物机体遗传物质发生突然改变的作用。突变可表现在两个方面:①染色体畸变,包括染色体数目和结构的异常;②基因突变,包括 DNA 链上一个或几个碱基对的改变。能够引起突变的物质称为致突变物。如果突变发生在体细胞,则常会导致体细胞的增殖异常而形成肿瘤;如果突变发生在生殖细胞,则可导致不孕、早产、死胎或畸形及遗传性疾病。

(4) 免疫毒性作用(immunotoxicity) 是指环境污染物或因素对生物机体免疫系统或功能产生的危害作用。环境污染物对免疫系统的影响包括:①对免疫功能的抑制作用,某些环境污染物可使机体的免疫反应过程的某一个或多个环节发生障碍而出现免疫抑制作用;②作为致敏原引起机体变态反应,这些污染物进入机体可与组织蛋白结合形成具有免疫原性的物质;③引起自身免疫反应,环境污染物进入机体造成机体自身免疫耐受性被破坏的危害。环境污染物对免疫系统或功能的毒作用可能表现为双向性,即同一污染物可在不同条件下表现对机体的免疫抑制或过敏反应。

4. 环境污染的间接危害作用 环境污染的间接危害作用是指环境受到污染后先造成生态破坏、资源价值下降、物品损坏、人们生产生活受到影响等后果,然后对人类健康产生影响。例如,湖泊或者海洋等水体中某些微小的浮游生物、原生动物或细菌,在一定的环境条件下突发性地增殖和聚集,引起一段时间一定范围内水体变色即赤潮现象。赤潮是水体富营养化的结果,可引起海洋异变,局部中断海洋食物链,使海域一度成为死海,给海洋环境、海洋渔业和海水养殖业造成严重危害。另外,有些赤潮生物可分泌毒素,这些毒素可被食物链中的某些生物摄入,如果人类食用这些生物,就会导致中毒甚至死亡。此外,空气污染可引起温室效应、臭氧层破坏和酸雨等,间接地对人类生产、生活及健康造成危害。

(二) 环境污染对健康危害的特征

1. 广泛性 环境受污染后影响的人群范围广、人数多,包括不同年龄、不同性别的人群,甚至影响到未出生的胎儿。

2. 复杂性 环境污染物作为致病因素对健康危害多属于多因多果性质,关系十分复杂。如受污染环境中可有多种污染物同时存在,各种毒物间可以产生联合毒性作用;同一种污染物可由受污染的空气、水、食物等不同途径进入人体,同一个体可摄入不同种环境污染物等。

3. 多样性 环境中存在各种污染物,对人体健康危害作用形式表现出明显的多样性,既有直接的,也有间接的;既有急性的,也有慢性的;既有局部的,也有全身的;既有近期的,也有远期的等等。

4. 长期性 一些环境污染物可长时间滞留在环境中,并长时间作用于人体,在浓度较低时,污染物造成的健康危害在短时间内不明显,不易被察觉,需要数年甚至几十年才表现出来,有的到下一代才表现出来。

(三) 环境污染对健康危害的影响因素

环境污染对人群健康的危害程度,由于个体暴露水平、年龄、性别、体质等因素的不同,产生效应的程度不同,有人未出现健康危害,有人表现代偿性功能改变或处于亚临床状态,有人出现严重的疾病状态,有人甚至因此而死亡。一般情况下,未出现健康危害者居多,有代偿性功能改变者次之,发病者仅少数,死亡者则更少,这样形成的金字塔形的分布模式,构成了人群的健康效应谱(spectrum of health effect)。健康效应谱是指环境致病因素作用于机体,机体出现从生理、生化到病理的一系列变化过程。在临床上,一般只能看到明显的患者,即犹如只看到"冰山之巅"。而预防医学,需要了解整个"冰山",即整个健康效应谱的全貌。环境污染物对健康危害的性质与程度主要受以下三个因素影响。

1. 污染物因素

(1) 污染物的理化性质 污染物的理化性质对污染物在环境中的稳定性、进入机体的机会以及在体内的生物转运和生物转化过程均具有影响,它决定其对健康危害的程度、性质与部位。污染物的化学结构是最主要的影响因素,如一氧化碳和二氧化碳,在化学结构只差一个氧,但其毒性就完全不同。污染物的溶解度也可直接影响其毒性大小,溶解度越大,毒性越大。

(2) 污染物的作用剂量　污染物对人体健康的危害程度,主要取决于污染物进入人体的量或人体暴露的浓度或强度。一定的作用剂量引起一定的生物学效应。在环境医学研究中,作用剂量与健康危害程度的关系有以下两种评价方法。

1) 剂量－效应关系(dose-effect relationship)　即有害物质的摄入量与摄入该化学物质的机体呈现某种生物学效应程度之间的关系。例如,体内胆碱酯酶活性随着有机磷农药进入机体数量的增加而降低。

2) 剂量－反应关系(dose-response relationship)　是指一定剂量的有害物质与在受影响群体中呈现某一生物学效应并达到一定程度的个体在群体中所占比例的关系,一般以百分率表示。剂量－效应关系是对个体而言,剂量－反应关系是对群体而言。实际研究工作中很难确定污染物进入机体的数量,常以人体对污染物或因素的暴露水平来代表作用剂量,即以暴露水平－反应关系来代表剂量－反应关系,因为污染物或因素暴露水平越高,其作用于人体的剂量越大。

(3) 污染物的作用时间　在一定的剂量或暴露水平的条件下,污染物的作用时间是影响污染物健康危害的重要因素。由于生物机体对污染物具有一定的缓冲能力,环境中许多污染物需要在体内蓄积达到一定的量,才能对健康造成危害。污染物在体内的蓄积量与其摄入量、生物半衰期和作用时间三个因素有关。其中摄入量主要取决于环境中污染物的浓度,生物半衰期是指污染物在生物体内浓度衰减一半所需要的时间。污染物蓄积量越大,持续作用时间越长,健康危害也就越大。

2. 机体因素　由于机体因素不同,人群中不同的个体在接触同一环境污染物、同一暴露时间或同一暴露条件下,所产生的有害生物学效应不同,有的可不出现效应,有的出现严重危害甚至死亡。常见影响污染物健康危害的机体因素有以下几种。

(1) 健康状况　人体的健康状况对污染物的生物学效应有直接影响。当一种疾病存在时,特别是某污染物的毒作用部位和方式与该疾病相同,机体就会明显增加对污染物危害作用的敏感性。

(2) 生理状况　不同性别、不同年龄或不同生理过程等对污染物的危害作用敏感性不同。机体在不同发育阶段,其组织、器官、系统生物功能都存在差别,特别是那些通过体内代谢后毒性发生改变的污染物,受生理状况的影响更大。

(3) 遗传因素　遗传因素可明显影响污染物对机体的毒性,如红细胞中葡糖－6－磷酸脱氢酶缺乏症的人,对硝基苯类化合物引起的血液危害特别敏感;完全缺乏血清抗胰蛋白酶因子的人,对刺激性气体造成的肺损伤特别敏感。

(4) 营养条件　污染物在体内的生物转化反应主要由微粒体混合功能氧化酶系(MFO)催化。必需脂肪酸与蛋白质缺乏一般可抑制 MFO 的活性。MFO 活性的减弱对污染物的毒性有不同的影响。凡是经 MFO 代谢活化的污染物,必需脂肪酸与蛋白质缺乏可使污染物毒性降低;而经代谢解毒的污染物,必需脂肪酸与蛋白质缺乏可造成污染物毒性作用增强。

3. 环境因素　环境因素在一定程度上可通过直接或间接的方式影响污染物对人体的危害程度。如气温、气湿和气流可改变污染物在环境中的存在形式、浓度和空间分布情况,从而影响污染物的吸收量。在高温、高湿的生产环境中,由于不利于汗液的蒸发,颗粒性污染物容易被汗液黏附在皮肤表面,增加其对健康的危害作用。另外,环境污染物常常与其他物理、化学因素同时作用于人体,从而产生联合毒性作用。如空气中 CO 和 H_2S 可相互促进增加各自中毒的严重性。

三、环境污染物的健康危险度评价的基本概念

健康危险度评价(health risk assessment, HRA)是指收集和利用毒理学试验资料和人群流行病学资料等科学数据,按一定的评价准则和技术线路,对环境有害因素作用于暴露人群的健康危害进行综合定性和

定量评价的过程。健康危险度评价的目的是确定人群可接受的最大危害程度。大多数化学物都具有毒性，但不是在暴露情况下都会对环境和人类产生有害效应。是否产生有毒有害效应取决于特定暴露条件下，化学物毒作用特征、剂量–反应关系及人体实际接触的剂量。环境危险度评价的用途，主要有预测产生远期健康危害的类型、程度，研制空气、水、土壤、食品中某种有害物质的暴露限值，预防措施的效果评价等。健康危险度评价的内容主要包括以下几方面。

1. 危害鉴定（hazard identification） 是健康危险度评价的第一步，属定性评价阶段。其目的是在特定暴露条件下，确定环境有害物质是否对健康产生有害效应及其有害效应的特征。

2. 暴露评价（exposure assessment） 暴露是指环境介质中有毒有害物质，通过呼吸道、消化道和皮肤进入机体的过程。没有人群的暴露，化学物质即使有毒也就不会造成危害。暴露评价的目的是测量或评估环境化学物质作用于人群的剂量、频率和持续时间。

3. 剂量–反应关系的评定（dose–response assessment） 剂量–反应可定量评价暴露与健康之间的关系。

4. 危险度特征分析 是在危害鉴定、暴露评价和剂量–反应关系评定等综合评价基础上，采用定性和定量的方法，分析和判断环境有害因素对暴露人群发生某种危害的可能性大小、危害程度以及不确定因素分析，形成报告提交给决策人员，作为管理决策的依据。

四、环境污染的预防与控制

环境污染是全球的重大问题，消除和减少环境污染对人类健康的危害，是全人类的共同目标。保护环境，走可持续发展的道路是一项涉及各个领域、各个部门的综合系统工程，需要采取法律、行政、经济、科技和教育等多方面的措施。

（一）合理制定环境保护的规划

首先是要把环境保护的内容和要求纳入国民经济和社会发展的总体规划之中。我国政府早就确立了"经济建设、城乡建设、环境建设要合理布局，同步规划、同步发展、同步实施"的三同步策略，要求在城市和区域规划中实行功能分区，排放"三废"的企业应安排在区域主导风向的下风侧和水源的下游，工业区与居民区保持一定距离并间隔绿化带。

（二）通过法律政策监督管理

法制管理就是对环境保护的行为规范作出规定，通过国家监督来强制实施。我国于1989年12月正式颁布了《中华人民共和国环境保护法》。多年来还相继制定了一系列环境保护相关的法律法规，卫生部门也制定了与防治污染及其健康危害直接相关的一系列卫生标准，一个符合国情的环境管理法制体系，在我国已逐步形成。在贯彻执行环境法规的同时，还需配合制定相应的政策措施。依据实践经验，我国提出了预防为主、防治结合，谁污染谁治理及强化环境管理的三大环境保护政策。这些政策包括：①环境影响评价制度，即规定拟建的重大工程建设规划和开发项目，事先必须对其对环境造成的影响进行调查、预测和评价，以便优化选址、工程设计和生产工艺，选择最佳方案，制定防治对策，将其对环境的不良影响减少到最低限度；②"三同时"制度，即一切新建、改建和扩建项目的防治污染措施，必须与主体工程同时设计、同时施工、同时投产的原则；③排污收费制度；④环境保护目标责任制；⑤城市环境综合整治、定量考核制度；⑥排污许可证制度，即总量控制管理；⑦污染限期治理制度；⑧污染集中控制制度等。

（三）通过健康宣教提高民众环保意识

充分利用各种宣传媒介和教育方式，提高全民族的环境保护和可持续发展意识，是环境保护的一项长期基础工作。通过全民教育使公民和各级决策者正确认识人类与环境、环境与发展的辩证关系，了解环境保护对创建清洁、适宜的生活与劳动环境，保护和促进自身健康，维持生态平衡，促进经济发展和社会进步的重要意义。提高公民参与环境管理的能力与自觉性，使人们的行为与环境相和谐，使保护环境成为一种社会公德，形成良好的社会氛围，如提倡低碳生活等。

(四) 提高科技水平,促进高新技术的应用

提高各行各业科学技术水平,采用高新工程技术措施来消除和减少污染物排出,主要内容包括推行清洁生产、合理利用能源与资源、加强对污染物处理能力、发展生态农业等。发展高新科技环保行业,净化、利用和治理污染物是减少污染,环境保护的一项基本建设,也是落实可持续发展战略的根本性措施。

(五) 深入开展环境污染与健康关系的研究

为避免环境污染对人类健康的危害,为环境污染的治理、环境管理及决策提供科学依据,必须开展环境污染对人群健康影响的系统和环境监测,这也是公共卫生和预防医学的重要基础工作。其研究内容包含以下几个方面。

1. 环境监测　合理设置环境监测点,完整连续掌握各类环境污染的真实可靠信息。包括各种化学物质在空气、水体、土壤和生物体内水平的监测;噪声、振动、电磁波、热能、放射性等物理性指标的监测;以及污染物的食物链作用引起的生物品质恶化和生物群落的改变等生态系统监测。

2. 人群健康监测与管理　对不同环境因素暴露人群,特别是高危人群进行定期的健康检查和询问调查,并建立居民健康档案。健全各种环境相关疾病如肿瘤、出生缺陷、传染病与职业病的登记报告制度,长期系统地搜集疾病和死亡资料,建立数据库并统计分析。

3. 环境污染对健康影响的调查研究　采用环境毒理学和环境流行病学研究方法,通过收集污染区与非污染对照区的环境因素监测结果,结合人群发病率、患病率、死亡率等统计资料,找出环境因素暴露的剂量 – 反应关系。采用动物实验方法,建立动物暴露模型,探讨环境污染物毒理学效应。必要时选择敏感人群进行生理、生化、免疫、遗传等健康效应指标的检查,阐明整个人群在不同暴露水平下所产生的各种生物效应,了解全面的健康反应。微观的方法是指在严格控制条件下进行的体内、体外毒理学实验研究,希望能从人的整体、细胞到分子水平上,揭示环境因素可能产生的各种健康危害的性质、特征及其机制,特别是寻找低剂量水平下早期判断亚临床状态的特异与非特异危害的敏感指标,并开展远期效应的深入研究。

（操基玉）

数字课程学习

⬇ 教学 PPT　　✍ 自测题

第二章 生活环境与健康

第一节 空气环境与健康

一、空气的性状及其卫生学意义

(一)空气的物理性状及其卫生学意义

空气的物理性状包括太阳辐射、空气离子和气象因素等,这些因素在不同条件下相互作用、共同影响,形成不同的气候和天气。天气和气候对人类生活、健康与疾病有着广泛的直接或间接影响。

1. 太阳辐射 是产生各种复杂天气现象的根本原因,是地球上光和热的源泉。太阳辐射由紫外线、可见光与红外线等射线组成。紫外线的波长为 200~400 nm,对人体具有色素沉着作用、红斑作用、抗佝偻病作用和消毒作用等;可见光的波长为 400~760 nm,它作用于视觉器官产生视觉,视觉分析器对不同波长可见光的色觉可呈现出红、橙、黄、绿、青、蓝、紫等不同颜色;波长 >760 nm 的为红外线,人体吸收红外线后,局部的温度增加、促进新陈代谢及细胞增生,并具有抗炎镇痛作用。

2. 空气离子 空气中的各种分子和原子,在紫外线、宇宙线的作用下,或在雷击、瀑布或海浪的冲击下,失去外层电子而成为带有正电荷的正离子(阳离子),游离的电子附在另一中性分子或原子上,成为带负电荷的负离子(阴离子)。这种使空气中性分子或原子形成正、负离子的过程称为空气离子化。空气负离子的生物学作用有改善肺部的换气功能,调节中枢神经系统,使人精神振奋;同时还有一定的镇静作用,可改善人们的睡眠状态。

3. 气象因素 包括气温、气湿、气流、气压等。气象因素可以对机体体温调节功能、免疫功能、心血管功能、神经系统功能和新陈代谢功能等起到调节作用。当气候变化激烈,超出机体代偿能力时,可引起心血管疾病、关节疾病和呼吸系统疾病等。

(二)空气的化学性状及其卫生学意义

空气是无色、无臭、无味的混合气体。虽然空气密度随着海拔高度的增加而降低,但正常情况下空气各组成成分几乎是恒定的,按体积百分比计,氮占 78.08%,氧占 20.95%,氩占 0.93%,二氧化碳占 0.03%,其他成分如氢、氖、氦、氙、臭氧等占微量。空气的化学组成是地球经过长期演化而形成的,其相对稳定的组成对人的健康至关重要。空气中的氧是人类呼吸与物质代谢所需的唯一天然来源。成年人每天需吸入空气 10~15 m^3。当空气受到污染后,空气的化学组成发生改变,可直接或间接地危害人类健康。

(三)空气的生物学性状及其卫生学意义

空气中一般无天然的微生物,尤其是无原生的病原微生物,因为空气中没有这些微生物生存所需要的必要基质。但是在一定的条件下,某些外来的微生物可以在空气中存活一段时间。这些外来微生物,可能造成空气的生物性污染,引起呼吸道传染病的流行。

二、空气污染及其对健康的危害

(一) 空气污染及其来源

1. 空气污染(air pollution)　是指由于人为或自然原因,使空气中含有一种或多种污染物,并达到一定浓度,超过其自净能力,对人类、动物及植物产生不良影响的空气状况。

2. 空气污染来源　空气中的污染物按其形成可分为一次污染物和二次污染物。前者是直接来源于污染源的污染物,如 SO_2、NO_x、CO、硫化氢等;后者则是由一次污染物在大气中与其他物质发生化学反应或在太阳辐射作用下发生光化学反应而形成的新的污染物,如 SO_3、H_2SO_4、NO_2、HNO_3、醛类等。空气污染来源如下。

(1) 生产性污染　是空气污染的主要来源,工业企业污染物主要来源于燃料的燃烧和工业生产过程的排放,如 SO_2、NO_x、CO、硫化氢、二硫化碳、烃类及重金属等有害的化学物质均是工业企业生产性污染物。农业生产污染物主要来源于化肥的施用、农药的喷洒等。

(2) 交通性污染　火车、轮船、汽车、飞机等交通运输工具,在燃料的消耗过程中排出大量的颗粒物、NO_x、CO、多环芳烃和醛类等污染物,其污染特点是小型、分散、流动性大。随着交通运输业的发展,交通废气已成为城市空气污染的重要来源。

(3) 生活性污染　城市居民的生活炉灶与采暖锅炉的燃料燃烧过程排放大量空气污染物,特别是采暖季节,它是居住区空气污染的主要来源。

(二) 影响空气污染程度的因素

1. 污染源的排放情况

(1) 排放量　污染物排放量是决定空气污染程度最基本的因素。污染物排放越多,造成空气污染的程度越严重,污染物浓度就会越高。

(2) 排出高度　排出高度是指污染物排出口(烟囱等)的有效排出高度,是烟囱本身高度与烟气抬升高度之和。同样排放量的污染物,从较高的排出高度排出,其烟波断面较大,污染物稀释程度较大,污染物浓度也较低。

(3) 与污染源的距离　空气污染物排出后,向下风侧逐渐扩散、稀释,然后接近地面。与人群接触机会较多的近地面处与污染源距离越远,污染物稀释程度越大,其浓度就越低。

2. 气象因素

(1) 风和湍流　风和湍流对空气污染物在大气中的扩散和稀释起着决定性作用。空气的水平运动叫风,风以风速和风向表示,风速和风向时刻都在变化。风向能反映污染源周围受影响的方向,风速决定了污染物被稀释和扩散的范围。不规则的空气流动叫湍流。湍流的强弱受垂直气温结构、风速和地面起伏状况影响,湍流强,有利于空气污染物的扩散和稀释。

(2) 气温　正常大气对流层垂直温度每增加 100 m 高度,温度降低 0.65 ℃。这种对流层温度递减的特性,有利于空气污染物的扩散。如果遇到对流层温度随高度的增加而上升或不变,即逆温现象,就不利于空气污染物扩散,造成近地面的空气严重污染,历史上多次烟雾事件的发生都与逆温现象有关。

(3) 气压　气流(风向和风速)是受气压影响的,因此,气压会影响空气污染物的扩散方向和稀释程度。

(4) 气湿　是指空气中含水分的程度。空气湿度大,不利于空气污染物扩散;空气干燥,则有利于污染物扩散。

3. 地形

(1) 山地和谷地　在该区域,白天,山坡受日照而增温,气温比谷地高,山坡空气上升,形成谷风,可将山坡上污染源排放的空气污染物向上扩散,减轻谷地空气污染。到了夜晚,太阳下山,山坡气温低于谷地,冷空气向谷地下沉,形成山风,会将山坡上的污染物扩散到谷地。

(2) 陆地和水面 陆地与大面积水体(海洋、江、湖等)相连接处,白天,水陆太阳热辐射效应区别明显,陆地空气温度比水面高,形成水面吹向陆地的水风,而夜间陆地温度比水面低,形成陆地吹向水面的陆风。根据不同的污染源位置及温差的大小产生不同的污染物扩散方向和稀释程度。

(3) 城市热岛 人口密集、建筑物林立的现代城市,热量散发远远大于周围郊区,犹如"热岛",其热空气上升,周围冷空气流向城市,可将周边郊区的污染物吹向城市造成市区空气污染。

(三) 空气污染对健康的危害

1. 空气污染对人类健康的直接危害

(1) 急性中毒 若空气污染物的浓度在短期内急剧增高,使周围人群吸入大量污染物可造成急性中毒。急性中毒主要由烟雾事件和生产事故引起。烟雾事件是空气污染造成急性中毒的主要类型,根据烟雾形成的原因,可分为煤烟型烟雾事件和光化学烟雾事件。煤烟型烟雾事件是由煤烟和工业废气大量排放且得不到充分扩散造成严重空气污染引起的。主要污染物为 SO_2 和烟尘,如 1952 年 12 月发生在伦敦的烟雾事件,致使许多人都感到呼吸困难,眼刺痛,流泪不止。仅仅 4 日内,死亡人数达 4 000 多人,随后的 2 个月内,又 8 000 多人陆续丧生。光化学烟雾事件是由汽车尾气中 NO_x 和碳氢类化合物在强烈太阳紫外线作用下经过一系列光化学反应产生的光化学氧化剂(如 O_3、甲醛、丙烯醛、过氧乙酰硝酸酯等),蓄积于空气中形成具有强烈氧化性和刺激作用的一种浅蓝色烟雾所引起,如 1955 年 9 月在洛杉矶发生的烟雾事件,致使许多人眼痛、头痛、呼吸困难。两日内,65 岁以上的老年人死亡 400 余人,为平时的 3 倍多。生产事故引起空气污染所致急性中毒事件虽不经常发生,但一旦发生,其危害往往较为严重,如 1984 年 12 月 3 日凌晨发生在印度博帕尔市的 40 吨异氰酸甲酯泄漏事件,引发了 20 世纪最严重的一场灾难,中毒死亡人数达 8 000 人,受伤人数达 500 000 人。

(2) 慢性炎症 长期吸入空气污染物可引起眼和呼吸系统的慢性炎症,如结膜炎、咽喉炎、气管炎等,严重者引起慢性支气管炎和肺气肿。

(3) 变态反应 空气中某些污染物如甲醛、SO_2、某些洗涤剂等具有致敏作用,使机体发生变态反应。

(4) 致癌作用 大量调查资料显示,大气污染程度与肺癌的发生率和死亡率有关,城市人群肺癌的发病率高于郊区,而郊区高于农村,农村高于边远山区。空气污染物中含有致癌物苯并(a)芘、石棉和砷、镍、铬等重金属的颗粒物,具有致癌作用。

(5) 致畸作用 国内外大量流行病调查发现,空气污染的工业区,新生儿以及婴儿死亡率明显高于对照区。

(6) 非特异性疾病多发 空气污染严重地区,居民唾液溶菌酶和 sIgA 的含量均明显下降,血清中免疫球蛋白含量不足,使机体抵抗力降低,易患感冒及呼吸系统疾病等。

2. 空气污染对人类健康的间接危害

(1) 温室效应 温室气体包括 CO_2、甲烷(CH_4)、O_3、氯氟烃(CFCs)等。由于大量燃料燃烧排放 CO_2,又因大面积森林砍伐而缺乏足够的植物来吸收 CO_2,使空气中 CO_2 含量上升,温室效应增强,使全球气温上升。全球气候变暖可使两极冰川融化,海平面上升,沿海低地被淹没,陆地面积减少,陆地和海洋生态系统受到影响,植物群落、浮游生物发生改变。气温增高有利于病原体的繁殖生长,可造成某些传染病、寄生虫病、食物中毒等发病率明显上升。

(2) 形成酸雨 酸雨是指 pH 低于 5.6 的酸性降水。形成酸雨的主要原因是空气中 SO_2、NO_x 等污染水气,经过氧化、凝结而成。酸雾可刺激呼吸道并发生慢性炎症,特别对婴幼儿影响更大。水体酸化可使鱼群减少,水生植物也受到影响,并影响水体自净。酸雨还腐蚀建筑物,破坏输水管网,使水质恶化。我们国家大多地区因煤中含硫量较高,形成的酸雨以硫氧型为主。

(3) 破坏平流层的臭氧层 臭氧层位于距离地球表面 20 ~ 50 km 的大气平流层中,正常情况下臭氧的形成与破坏基本保持动态平衡。空气中存在氯氟烃(CFCs)、氮氧化物等污染物时,可破坏臭氧层,使臭氧层变薄,甚至形成空洞。臭氧层每减少10%,可导致人类接触紫外线的量升高15%~20%。其后果可使皮肤老化,免疫系统功能抑制,皮肤癌发生率增加和白内障等眼病增加。

三、常见空气污染物及其对健康的危害

(一)二氧化硫

二氧化硫(SO_2)是一种水溶性的无色的刺激性气体,空气中的SO_2主要来自煤、石油、天然气等含硫燃料的燃烧,有色金属冶炼等工业生产过程也是空气中SO_2的重要来源。SO_2在潮湿或有雾的空气中,与水结合形成H_2SO_3,继而氧化成为H_2SO_4,其刺激和腐蚀作用加强。人体吸入SO_2后,SO_2刺激上呼吸道平滑肌内的外周神经感受器而产生反射性收缩,使呼吸道管腔变窄,同时阻力增加,分泌物增多,甚至形成局部炎症或腐蚀性坏死。长期吸入浓度为10 mg/m^3的SO_2,使呼吸道的黏膜分泌功能和纤毛运动受抑制,引起慢性鼻炎、慢性支气管炎;H_2SO_3气溶胶可进入肺的深部,引起慢性阻塞性肺疾病。SO_2与颗粒物共存时,可产生联合作用,其毒作用比SO_2单独存在时的危害大,吸附在含有三氧化铁的金属氧化物颗粒物上的SO_2,可被催化形成硫酸雾,其刺激作用比SO_2大10倍。SO_2与苯并(a)芘联合作用时可增加苯并(a)芘的致癌作用。我国《环境空气质量标准》(GB 3095-2012)中规定,空气中SO_2 1 h平均浓度限值为0.50 mg/m^3(二级浓度限值),24 h平均浓度限值为0.15 mg/m^3(二级浓度限值)。

(二)氮氧化物

氮氧化物(NO_x)是NO,NO_2,N_2O等氮与氧化合物的总称。煤油、重油燃烧时产生NO,NO易被氧化为NO_2,空气中的NO_x多以NO_2的形式存在。NO_x主要作用于呼吸道深部细支气管及肺泡。因其在水中溶解度小,故对上呼吸道和眼睛黏膜的刺激作用较小。进入呼吸道深处的NO_x能缓慢地溶解于肺泡表面的液体中,逐渐形成亚硝酸及硝酸,对肺组织产生剧烈的刺激与腐蚀作用,使肺毛细血管通透性增加,导致肺水肿。NO_x还会与烃类化合物在紫外线的作用下发生光化学反应,形成光化学烟雾,对人类健康产生危害。我国《环境空气质量标准》(GB 3095-2012)中规定,空气中NO_2 1 h平均浓度限值为0.20 mg/m^3(二级浓度限值),24 h平均浓度限值为0.08 mg/m^3(二级浓度限值)。

(三)颗粒物

颗粒物是我国大多数城市的首要空气污染物,是影响城市空气质量的主要因素。悬浮在空气中的粒径(空气动力学当量直径)小于100 μm的颗粒物通称总悬浮颗粒物(TSP),其中粒径小于10 μm的称可吸入颗粒物(PM_{10}),粒径小于2.5 μm的称细颗粒物($PM_{2.5}$),粒径小于0.1 μm的称超细颗粒物($PM_{0.1}$)。人体吸入颗粒物后,不同粒径的颗粒物滞留在呼吸道的部位不同。粒径大于5 μm的颗粒物多滞留在上呼吸道,对黏膜产生刺激和腐蚀作用,常引起慢性鼻咽炎、慢性支气管炎;粒径小于5 μm的颗粒物多滞留在细支气管和肺泡内部,并与多种污染物产生协同作用,损害肺泡和黏膜,引起支气管和肺部炎症。

空气中$PM_{2.5}$由于粒径小,比表面积大,易吸附较多的有害物质,如重金属、有机物等,且在空气中悬浮时间长,可由呼吸道进入肺泡,部分$PM_{2.5}$还可透过肺泡上皮,经肺组织间隙进入血液循环,到达机体的组织或器官,其毒效应已引起广泛关注。有研究发现,$PM_{2.5}$能透过血脑屏障、胎盘屏障进入大脑皮质和胎儿体内,对中枢神经系统和胚胎产生毒性。目前,大气$PM_{2.5}$暴露损伤心血管系统、神经系统及免疫系统已得到充分研究。美国癌症协会长达16年的队列研究发现,$PM_{2.5}$平均浓度每增加10 μg/m^3,人群总死亡率、心肺疾病死亡率以及肺癌的死亡率分别增加4%,6%和8%。国际癌症研究机构已确认$PM_{2.5}$为一类致癌物。当前,多数发展中国家,面临着严重的大气污染问题,其中大气雾霾的影响尤为突出,雾是由大量悬浮在近地面空气中的微小水滴或冰晶组成的气溶胶系统,是近地面层空气中水汽凝结(或凝华)的产物。霾也称灰霾(烟霞),是指原因不明的大量烟、尘等颗粒物悬浮而形成的浑浊现象,霾的核心物质是空气中悬浮的灰尘颗粒,气象学上称为气溶胶颗粒。一般相对湿度小于80%时的大气浑浊、视野模糊导致的能见度恶化是霾造成的,相对湿度大于90%时出现的大气浑浊、视野模糊导致能见度恶化是雾造成的。

我国《环境空气质量标准》(GB 3095-2012)中规定,空气中 PM_{10} 24 h 平均浓度限值为 0.15 mg/m^3(二级浓度限值),$PM_{2.5}$ 24 h 平均浓度限值为 0.075 mg/m^3(二级浓度限值)。

(四) 臭氧

空气中臭氧(ozone,O_3)主要来源于汽车尾气所排放的氮氧化物和碳氢类化合物发生光化学反应后所生成产物,是光化学烟雾的指示物。自然本底的 O_3 浓度很低,在 0.4 ~ 9.4 $\mu g/m^3$ 之间,近年来由于汽车保有量的增加,我国一些地区大气 O_3 污染日益严重,空气中臭氧浓度达到 400 $\mu g/m^3$ 以上,超过国家臭氧控制标准(臭氧 8 h 浓度日平均值一级为 100 $\mu g/m^3$,二级为 160 $\mu g/m^3$)数倍。O_3 的水溶性较小,易进入呼吸道的深部。短期暴露于高浓度的 O_3 可以强烈刺激人的呼吸道,造成咽喉肿痛、胸闷咳嗽、引发支气管炎和肺气肿。高浓度的臭氧暴露会导致中枢神经系统损伤,出现头晕头痛、视力下降、记忆力下降等症状;臭氧对人体皮肤的损伤作用主要是破坏皮肤组织和细胞中的维生素 E,致使人的皮肤脂质过氧化水平增加,出现起皱、出现黑斑;臭氧还会破坏人体的免疫功能,诱发淋巴细胞染色体病变。

(五) 多环芳烃

多环芳烃(polycyclic aromatic hydrocarbon,PAH)是指两个或两个以上苯环偶合形成的稠环芳烃。主要来源于各种含碳有机物的热解和不完全燃烧。其中的苯并(a)芘是第一个被发现的环境化学致癌物,而且致癌性很强,故常以其作为 PAH 的代表。大量研究证明,长期暴露于苯并(a)芘可引起皮肤癌、肺癌和胃癌。

四、空气污染的预防与控制

(一) 全面规划、合理布局

工业企业是空气污染物的主要来源。因此对工业企业的建设实行预防性卫生监督,做到全面规划、合理布局是防止居住区空气污染的根本措施。工业企业建设原则上项目不宜过多、过于集中,应远离居民区,其位置应在居住区主导风向的下风侧,保证生产性废气易于扩散。此外,还应注意城市交通网络规划。

(二) 改革工艺过程

用无毒或低毒原料代替毒性大的原料。生产过程尽量采用密闭化、自动化和管道化,减少污染物的排出。采用消烟除尘设备、气体净化装置,加强综合利用,变废为宝。控制燃煤污染,逐步以无烟燃料替代有烟燃料,以液体或气体燃料替代固体燃料,以减少煤烟和 SO_2 的排放。改善交通工具和生活燃料的构成和工艺技术水平,减少其污染物排放。

(三) 建立绿化带

建立绿化带是行之有效的防治空气污染措施。绿色植物除美化环境外,还具有调节气候、滤除和吸附灰尘,吸收空气中有害气体等功能。增加城市绿化面积(包括种树、栽花、植草)可减轻城市的空气污染,特别是居住区与工业区的隔离带和道路两旁的绿化尤为重要。

(四) 加强卫生监督监测,严格执行空气质量标准

空气质量标准是空气中有害物质的法定最高限值。它是防止空气污染、保护居民健康、评价空气污染程度、制订空气防护措施的法定依据。卫生监督部门要严格执行空气卫生标准,对超标现象认真分析、及时妥善处理。

第二节　室内环境与健康

居住环境是人们生活环境的重要组成部分,随着居民生活水平的提高,居住环境已从简单的生活模式类型转变为生活、学习、工作、娱乐等各种不同功能的综合模式。现代人越来越多的时间是在居住环境度过的,因此居住环境因素与人类健康的关系非常密切。良好的居住环境如微小气候适宜、光线充足、空气

清洁、安静整齐等可改善居民的身心健康,增强其对疾病的抵抗力,防止疾病发生与传播。反之,不良的居住环境如寒冷、炎热、潮湿、噪声、不合格的建筑装饰材料与家具等逸散出的有害物质以及现代家用电器带来的不利因素均可影响居民的生理功能和精神状况,降低机体的抵抗力,对居民健康产生危害。

一、居住环境微小气候及其基本卫生要求

(一) 居住环境微小气候

由建筑物的墙、屋顶、地板、门窗等围护结构的作用,形成了与室外不同的室内气候,称为室内微小气候。微小气候由以下四种气象因素组成。

1. 气温 居室的气温主要取决于太阳辐射和大气温度,也受生活环境中各种热源的影响。气温是居室微小气候的主要因素,对体温调节起主导作用。当气温在短时间内变化较大时,人体的体温调节系统就可能出现紧张,甚至使机体的正常生理生化功能发生障碍,易发生感冒、关节炎、中暑等疾病。一般人可耐受的居室温度,冬季的下限为 8 ~ 10℃,夏季的上限为 28 ~ 30℃。居室温度随年龄、性别、健康状况、居住地区不同有所差异。气温还会影响某些传染病的流行。

2. 气湿 气湿是表示居室空气中的含水量,常以相对湿度表示。相对湿度是指绝对湿度(实际湿度)与饱和湿度的比值,用百分数表示。居室的气湿过大或过小对机体都是不利的。相对湿度大于 80% 为高气湿,高气湿不利于汗液蒸发;相对湿度低于 30% 为低气湿,低气湿可使口腔黏膜和皮肤干燥或皲裂。居室相对湿度随着室内气温的变化而变化。冬季气湿过大会加快体温的散失,使人感觉更冷;夏季气湿大,不利于机体散热,使人感觉闷热。

3. 气流 居室的气流(风速)不仅受室外大自然风力的影响,还受局部区域热源及通风设备的影响。不同季节的气流对机体的影响是不同的。人体的体温调节在风速为 0.5 m/s 时就开始受到明显影响,不利的气流主要影响机体的对流和蒸发散热,导致机体的热平衡紧张。气流能影响人们的呼吸过程、能量代谢和精神状态等。一般认为,室内气流速度 < 0.5 m/s 为适宜。

4. 热辐射 微小气候的热辐射是指居室内的人体表面与周围各物体表面之间的热交换,通过热辐射的交换形式,使温度高的物体向温度低的物体辐射散热,直至物体之间的温度相同。周围物体向人体传递热辐射叫正辐射,此时人体得到热量;反之,人体向周围物体传递热辐射叫负辐射,人体失去热量。人体对正辐射感觉明显,如夏季易感周围物体较热。

(二) 室内微小气候对健康的影响

人体的代谢过程不断产生热量,同时机体不断地通过传导、对流、辐射和蒸发等方式与外界环境进行热交换。机体的产热和散热速率处于基本平衡状态称为热平衡。人体的热平衡是在神经系统调节下进行的复杂过程。居室内的微小气候在一定范围内变动时,机体可以通过体温调节机制来增减产热量和散热量,以达到体温平衡。良好的居室微小气候能使机体的体温调节处于正常(非紧张)状态,维持机体的热平衡,人们的主观感觉良好,机体发挥正常的生理功能,处于安静状态,能够保持正常的工作、学习和休息。

如果居室微小气候超出机体调节的范围就会出现体温调节异常,进而影响机体多系统的生理功能,降低机体抵抗力,容易患病。因此,室内微小气候的各个因素都必须保持在一定的范围内,以保持机体正常的体温调节功能。

(三) 居室微小气候的基本卫生要求

人体热感觉的个体差异很大,而且是在居室微小气候的几个因素综合作用下产生的,因此,常用有效温度作为居室微小气候综合评价指标来表示这些因素综合作用的热感觉指标。为了保证室内微小气候对人体健康的良性作用,我国《室内空气质量标准》(GB/T 18883–2002)规定,夏季空调室温 22 ~ 28℃,相对湿度 40% ~ 80%,气流 ≤ 0.3 m/s;冬季采暖室温 16 ~ 24℃,相对湿度 30% ~ 60%,气流 ≤ 0.2 m/s。

二、居住环境空气质量与健康

（一）室内空气污染来源

1. 室外来源　室外空气中的各种污染物包括工业废气和汽车尾气都可通过门窗、孔隙等进入室内，造成室内空气污染。另外，也可人为地把室外污染物带入室内。

2. 室内来源

（1）燃料燃烧、烹调油烟等　室内生活燃料燃烧或加热会产生许多污染物，不同的燃料类型、不同的燃烧条件、不同的燃烧温度以及不同烹调原料与程序，所产生的污染物种类和数量不同。常见的污染物有二氧化硫、二氧化碳、一氧化碳、氮氧化物、烃类、可吸入颗粒物及特定油烟成分等。烹调油烟是具有"中国特色"的一类污染物，烹调油烟（cooking oil fumes，COFs）是指食用油及食物高温加热后产生的油烟和燃烧烟气的混合气体，当温度达到 250℃时，出现大量成分复杂的油烟气。据研究，收集烹调油烟的油烟气进行气相色谱 – 质谱分析，共测出 220 多种组分，有醛、酮、烃、脂肪酸、醇、芳香族化合物、脂、杂环化合物等。这些物质与人类的致畸、致癌、致突变作用有关，且来自高温煎炸的排放物已被国际癌症研究机构确认为人类潜在 2A 致癌物，对机体具有遗传毒性、免疫毒性、肺毒性以及潜在致癌性等。

（2）人的生理活动　包括人体的呼出气、汗液、大小便等可排出 CO_2、氨类、硫化氢等内源性污染物；呼出气中可能含有苯、苯乙烯、氯仿等外源性污染物；通过咳嗽、打喷嚏等喷出的流感病毒、结核分枝杆菌、链球菌等生物污染物。

（3）香烟烟雾　香烟在燃烧过程中产生大量的有害化学物质，烟雾中 90% 为气体，主要是 CO、CO_2、挥发性亚硝胺、氨、烃类、酚类等，还包括焦油和尼古丁，以及镉和放射性物质等颗粒物。由于我国吸烟人数众多，因此吸烟引起的室内空气污染越来越引起重视。

（4）室内建筑装饰材料及家具　随着化工工业的发展，许多新的化学物质随建筑材料、装饰材料（包括油漆与涂料）、家具与家庭用品等带入居住环境；还有以工业废渣或矿渣烧制成的砖瓦等建筑材料向室内释放大量有机物和放射性物质。这是目前最受关注的室内空气污染来源。

（5）其他　造成室内空气污染的来源还有空调冷却水或冷凝器中的军团菌，家用电器导致的电磁辐射，复印机、打印机、计算机等散发的有害气体等。

（二）室内空气污染对健康的危害

1. 引起中毒性疾病　室内空气中高浓度的一氧化碳暴露可引起急性中毒，低浓度暴露则可诱发动脉粥样硬化、心绞痛、心肌梗死等；长期接触高浓度甲醛可引起肝功能和肺功能的异常；甲醛、二氧化硫、氮氧化物、可吸入颗粒物等可对机体皮肤黏膜产生刺激作用；空气中的氟、砷可导致氟中毒和砷中毒等。

2. 诱发癌症　来自建筑材料（如大理石、地面砖等）或地基土壤的氡气由呼吸道进入机体形成内照射，容易诱发肺癌；燃料不完全燃烧的产物苯并（a）芘能诱发皮肤癌、肺癌和胃癌；烹调油烟可诱发肺癌；室内吸烟及被动吸烟是引起肺癌的主要原因之一。

3. 引起变态反应性疾病　室内空气中尘螨、甲醛、花粉等都可成为变应原，引起变态反应，如过敏性哮喘、过敏性皮炎，甚至过敏性紫癜等。

4. 引起感染性疾病　空气中的细菌、病毒可引起流行性感冒、麻疹等呼吸道传染病；空调冷却水或冷凝器中的嗜肺军团菌可引起军团病。

5. 导致病态建筑物综合征　病态建筑物综合征的常见症状有：①眼、鼻黏膜及喉黏膜刺激症状；②嘴唇等黏膜干燥；③皮肤经常生红斑、荨麻疹、湿疹等；④容易疲劳；⑤易引起呼吸道感染症状；⑥经常有胸闷、窒息样的感觉；⑦经常引起原因不明的过敏症；⑧经常有头痛、眩晕、恶心等感觉。这些症状在离开该建筑物后能得到明显改善,可能与室内甲醛等挥发性有机物有关。

6. 导致空调综合征　长期在空调环境下工作学习生活的人,因室内空气不流通,新风量减少,出现鼻塞、头晕、打喷嚏、耳鸣、乏力、记忆力减退等症状,以及与皮肤过敏相关的症状,如皮肤发紧发干、易过敏、皮肤弹性变差等,这类现象称为"空调综合征"或"空调病"。

(三) 常见室内空气污染物对健康的影响

1. 一氧化碳对健康的影响　一氧化碳(CO)主要来自含碳燃料的不完全燃烧与吸烟过程。CO经呼吸道进入血液,与血液中的血红蛋白(Hb)结合成碳氧血红蛋白(HbCO),其结合力比O_2与Hb的结合力大200～300倍,且HbCO解离速度比HbO_2慢3 600倍,减少了Hb的携氧能力,从而导致组织缺氧。CO对全身的组织细胞均有毒性作用,尤其对大脑皮质的影响最为严重。我国《室内空气质量标准》(GB/T 18883–2002)规定,室内CO最高容许浓度1 h均值≤10 mg/m³。

2. 甲醛对健康的影响　甲醛(HCHO)是一种无色、有强烈刺激性气味的气体,具有较高的毒性。主要来源于室内家具与某些装饰材料,如胶合板、中密度纤维板、壁纸、油漆、涂料、黏合剂等材料均含有甲醛或可水解为甲醛的化学物质。这些残留的或分解出来的甲醛会逐渐向室内释放,最长释放期可达十几年。由低至高不同浓度的甲醛从使人感觉异味和不适,到直接使人流泪、咽喉疼痛、恶心、呕吐、咳嗽、胸闷甚至肺气肿。长期低剂量接触甲醛可降低机体免疫功能,引起神经衰弱、记忆力减退,引发慢性呼吸道疾病、肺功能下降。儿童和孕妇对甲醛尤为敏感,长期接触会引发妊娠综合征,造成新生儿染色体异常。长期接触甲醛还会导致鼻咽癌、脑癌、结肠癌、白血病等严重疾病。2006年IARC将甲醛列为确认致癌物,可以引起人类鼻咽癌。

3. 总挥发性有机物对健康的影响　WHO定义的总挥发性有机物(TVOC)是一组沸点从50℃至260℃的易挥发性化合物,其主要成分为烃类、氧烃类、含卤烃类、氮烃及硫烃类、低沸点的多环芳烃类等,多达900多种,其中部分已被列为致癌物,如氯乙烯、苯、多环芳烃等。建筑材料、室内装饰材料及生活和办公用品是室内TVOC的主要来源。由于TVOC并非单一的化合物,各化合物之间的相加、相乘作用不够清楚,且不同时间、地点TVOC的组分也不尽相同,因此对人体健康的影响多有变化。主要危害有:引起机体免疫功能异常;影响中枢神经系统,出现头晕、头痛、无力、胸闷等症状;感觉性刺激,嗅味不适;刺激上呼吸道及皮肤,出现变态反应;影响消化系统,出现食欲不振、恶心等,甚至可损伤肝脏和造血系统。

4. 氡对健康的影响　氡是无色、无味、有天然放射性的一种惰性气体,氡原子的衰变产物称为氡子体。常温下氡及其子体在空气中能形成放射性气溶胶而污染空气。室内氡的来源主要有花岗岩、砖沙、水泥及石膏之类的建筑材料,特别是含有放射性元素的天然石材向室内释放,或通过水泥地面和墙壁连接处的裂缝、地面的缝隙、空心砖墙上的小洞以及污水坑和下水道等进入室内。高浓度氡会导致机体血细胞出现变化;氡衰变过程产生的α粒子可在人的呼吸系统造成辐射损伤,诱发肺癌。

(四) 室内空气质量标准

我国《室内空气质量标准》(GB/T 18883–2002)是由国家质量监督检验检疫总局、国家环境保护总局、卫生部制定的。2002年11月19日批准发布,自2003年3月1日起正式实施。该标准引入了室内空气质量概念,明确提出"室内空气应无毒、无害、无异常嗅味"的要求。其中规定的控制项目包括化学性、物理性、生物性和放射性污染。规定控制的化学性污染物质不仅包括人们熟悉的甲醛、苯、氨、氡等污染物质,还有可吸入颗粒物、CO_2、SO_2等13项化学性污染物质。《室内空气质量标准》结合了我国的实际情况,既考虑到发达地区和城市建筑中的风量、温湿度以及甲醛、苯等污染物质,同时还根据一些不发达地区使用原煤取暖和烹饪的情况,制定了此类地区室内一氧化碳、二氧化碳和二氧化氮的污染标准。《室内空气质量标准》适用于住宅和办公场所,其他室内环境可参照本标准执行。

三、居住环境噪声与健康

从物理学观点看,噪声是指各种频率、不同强度的声音无规律地杂乱组合或单一频率一定强度的声音持续刺激;而从生理观点看,噪声是指凡是人们主观上不需要的声音,即使是优美的音乐在不需要的时候出现也是噪声,这种声音可干扰人们休息、睡眠、学习、思考和工作,使人厌烦。因此噪声的定义及标准的制定并不完全根据声音的客观物理性数据,还要参考人的主观感觉、心理状态及所处环境。噪声现已成为主要居住环境污染之一。

(一) 居住环境噪声的来源

居住环境噪声可由不同性质、不同距离、不同方向的噪声源自身发出或经建筑物发射的噪声组合而成。一般居住环境噪声的来源可分为如下几类。

1. 交通噪声　由各种机动车辆、火车、飞机、轮船等交通工具在发动和运行中产生的噪声。交通噪声音量较宽,一般在 $50 \sim 100$ dB(A)。交通噪声是城市居住环境中分布最广、危害最大的噪声来源,其具有较强的昼夜规律,夜间虽然产生噪声的车流量下降,但对沿街的居民影响更大。

2. 工业噪声　工业噪声是指由工矿企业的织布机、风动工具、球磨机、锻压机等机械或高速运转设备的撞击和马达等产生的噪声。工业噪声持续时间和强度与工业生产有关,有一定的规律性,对周围居住环境的居民影响较大。

3. 施工噪声　施工噪声主要由建筑工地的搅拌、打桩、切割、装卸等产生的噪声构成。这类噪声具有多样性、突发性、冲击性和不连续性特点,也是我国现阶段城市居住环境噪声污染的重要来源。

4. 生活噪声　生活噪声包括来源于居室外的集贸市场的嘈杂声,娱乐、体育场所和宣传工具的高音噪声,电视机、洗衣机等家电设备使用时发出的噪声以及家庭生活产生的各类声响造成的噪声。

(二) 居住环境噪声对健康的影响

1. 噪声对睡眠休息的影响　连续噪声大于 40 dB(A)可影响睡眠的生理过程,使入睡时间延长、深度变浅、多梦、觉醒时间缩短、醒后疲倦等。反复长时间的噪声刺激,可对中枢神经造成影响,使大脑皮质兴奋与抑制过程失去平衡,导致条件反射异常,脑血管功能紊乱,脑电位改变引起神经衰弱综合征,造成长期睡眠不良,出现头晕、头痛、易怒、易倦、耳鸣等症状,甚至影响体温调节。

2. 噪声对听觉的影响　在噪声持续作用下,可使听力暂时性减退,听觉敏感度降低,听阈提高,进而造成听力疲劳。噪声频率越高,引起听力疲劳越严重。

3. 噪声对工作的影响　噪声作用产生烦恼、厌烦等不良情绪反应,使人容易疲劳,反应迟钝,注意力不集中,工作效率降低,差错率增加,工作质量下降。噪声对工作效率影响程度与噪声强度、频率、性质等有关。

4. 噪声对健康的其他影响　长时间噪声反复刺激可引起心室组织缺氧,导致心肌损害,出现呼吸脉搏加快、心律不齐、血压升高、皮肤血管收缩、冷汗等表现;噪声对消化系统可引起胃肠功能紊乱、食欲减退、胃液分泌减少等影响。

四、提高居住环境质量的措施

(一) 合理选择居住区位置

在进行城市土地利用规划时,应根据当地地理、气象、工农业发展等因素,将居民居住区选择在空气清洁、日照通风良好、周围环境无各种污染源的地段,与闹市、工业区和交通要道隔离,且在间隔的防护地带内进行绿化。

(二) 选择良好的住宅朝向

住宅朝向是指住宅建筑物主室窗户所面对的方向,它对住宅的日照、采光、通风、室内微小气候及空气清洁度等都有很大影响。住宅朝向的选择应全面考虑当地气象条件、地理环境和建筑用地等情况。选择的原则是：在节约用地的前提下，要使居室在冬季能得到尽量多的日照，夏季能避免过多的日照，并有利于自然通风。我国大部分住宅适宜的朝向是南向。

（三）保持适当的住宅间距

住宅间距是住宅建筑物之间的距离，足够的住宅间距可影响室内日照、通风与采光。一般按使室内在冬至日不少于 1 h 满窗的日照时间的要求。根据日照要求确定的间距随纬度、季节、住宅朝向、建筑物高度和长度以及住宅所处地形等而有所不同。住宅间距一般应为前排建筑物高度的 1.5 ~ 2.5 倍。

（四）保证适当的住宅卫生规模

住宅卫生规模是指根据卫生要求确定的居室容积、净高、面积和进深等。

1. 住宅容积　是指每个居住者所占有的室内空间。居室容积与居住者的生活方便舒适、室内微小气候和空气清洁度有关。以评价空气清洁度指标——室内空气中二氧化碳的含量不应超过 0.07% 推算人均居室容积应为 25 ~ 30 m³。

2. 居室净高　是指室内地板到天花板之间的高度。住宅面积相同的情况下，居室净高越高其容积就越大，越有利于自然采光、通风和改善室内微小气候。我国《住宅设计规范》（GB 50098-2011）规定居室净高为 2.4 ~ 2.8 m。

3. 居住面积　为了保证居室空气质量，应有足够的活动范围，避免过分拥挤和减少传染病的传播机会，每人在居室中应有一定的面积。根据每人所占有的居室容积和居室净高，可计算出应有的居住面积。随着经济发展和人民生活水平的提高，我国居民人均居住面积已在不断增加。

4. 居室进深　是指开设窗户的外墙内表面至对面墙壁内表面的距离，可影响室内日照、采光及通风换气。一般居室进深与居室宽度之比不应大于 2∶1，以 3∶2 比较适宜，以便室内家具的布置。

（五）保证室内空气质量的措施

1. 建筑材料和室内装修材料无害化　首先应选择不散发有害物质、不易沾上尘埃和易于清洗的建筑材料和装饰材料。把建筑装饰材料先放在空旷处暴露，可减少甲醛等 TVOC 含量，在建筑材料表面刷上涂料可减少氡溢出。另外，严格按照住宅装饰装修工程施工规范进行施工，以减少室内空气污染。

2. 改进燃料结构，降低烹调油烟　改进生活燃料结构，如逐步推广煤气化；电力供应充足地区推广电热烹调；以集中式采暖取代分散式采暖；改善炉灶和采暖设备，保证烟道畅通，注意改进燃烧方式、提高燃烧效率，以降低室内污染物的浓度；改变烹调习惯，减少油炸、油煎，烹调时减低用油，减少油烟逸散。另外，厨房可安装除油烟机和排风扇，以降低局部污染物浓度。

3. 加强室内通风，正确使用空调设备　居室经常开窗换气，特别是刚装修的房间或新家具放置后，需经一定时间充分通风后再居住。设有空调的室内，也应保证空调使用后能进一定的新风，空调过滤装置应定期清洗或更换，正确使用室内空气治理的产品。

4. 禁止室内吸烟，养成卫生习惯　提倡不吸烟，禁止在室内吸烟，减少被动吸烟的危害。坚持正确的清扫方式，养成清洁卫生的个人习惯。

（操基玉）

第三节　饮水与健康

水是构成机体的重要成分之一，成年人体内水分含量占 60% 左右，新生儿则可高达 80%。水是一切生命过程必需的基本物质，在人类生活和生命活动中具有极其重要的作用，健康成年人平均每日需水量为 2.5 ~ 4 L。一般水源水中含有多种无机矿物盐，所以水也是供给机体所需必需元素的重要来源之一。

一、水资源的种类及其卫生学特征

水资源(water resource)是指全球水体中对人类生存、发展可用的水量,主要是指逐年可以得到更新的淡水量。地球上的天然水资源有地表水、地下水和降水三大类。影响天然水水质的因素非常多,主要有水形成的地理背景,气象条件和水的种类等。

(一)地表水及其卫生学特征

地表水(surface water)是由降水或高山积雪融化后在地面径流汇集而成的水体,包括江河水、湖泊水、池塘水、水库水等。地表水的水量和水质受流经区地质情况、气候、季节、居民活动等因素的影响。地表水具有含矿物质较少、水质较软、水量充足、取用方便等优点,且与空气直接接触,溶解氧含量较高,对水中有机物的自净能力强。但地表水暴露于地表,极易受自然泥沙、工业废水、生活污水及农药化肥的污染,浑浊度大,含有较多的悬浮物和病原微生物,且可能含有化学污染物,易引起介水传染病和急、慢性毒物中毒,因此,必须加强地表水的防护和管理。

(二)地下水及其卫生学特征

地下水(underground water)是由降水及地表水渗入地下,在土壤和岩层的间隙中积聚而成的水。地下水按其所在位置、深度、流动状况可分为浅层地下水、深层地下水和泉水,其中泉水是由浅层或深层地下水通过地表缝隙自行涌出的地下水。地下水经过地表的渗滤,物理性状较好,水质透明清洁,悬浮物和细菌含量少,且不易受污染,便于防护。但地下水所含矿物质较多,水质较硬;溶解氧含量较低,水体自净能力差;且地层复杂,受污染后不易查清其污染来源及途径,一旦发生污染不易消除。由于地下水浑浊度低,水质好,是一种较为理想的饮用水水源,目前常作为一些农村地区分散式供水和一些城镇集中式供水的首选水源,但开采过度,易造成地层下陷,故应注意合理开采和利用。天然矿泉水来自深层地下水,以含一定量的无机盐和微量元素为特征。

(三)降水及其卫生学特征

降水(precipitation)包括雨、雪、霜、冰雹等。不同地区的降水量受季节、气候等因素影响大,水量无法保证,但在缺水地区常作为饮用水水源。由于各地区环境条件和空气中的化学成分不同,降水的化学成分也存在差异。在空气较为清洁地区,降水水质洁净,含氧量高,硬度低,但在空气污染地区,降水往往因吸收和溶解空气中的各类污染物而水质下降。

二、水环境污染及其对健康的影响

(一)水体污染及其来源

1. 水体污染的概念　水体污染(water pollution)是指由于自然因素或人类活动,使得进入水中的污染物超过了水体自净能力而导致天然水的理化性质和水生态系统发生改变,从而影响了水的使用价值,造成水质恶化,对人类健康产生危害或破坏生态环境的现象。

2. 水体污染的来源　水体污染主要由人为活动所引起,其来源包括工业污染源、农业污染源和生活污染源三大部分。

工业废水为水域的重要污染源,具有数量大、分布广、成分复杂、毒性大、不易净化、难处理等特点。农业生产过程使农田水质和土壤含有大量有机质、植物营养物、病原微生物、农药及化肥等污染物,因水土流失致使这些污染物流入江、河、湖、水库等水体造成污染。随之流失的氮、磷、钾等元素,造成藻类以及其他生物异常繁殖,引起水体透明度和溶解氧含量的变化,致使水质恶化,从而产生不同程度的水体富营养化污染危害。生活污染源主要是城市生活中使用的各种洗涤剂和污水、垃圾、粪便等,目前我国生活污水排放量已超过工业废水。生活污水中人畜粪便引起的生物污染,易引发介水传染病的流行,在经济欠发达地区此种情况较为严重。此外,由于合成洗涤剂的大量使用,污水中磷、氮等含量显著增加,这也是引起水体富营养化的主要原因。医院污水作为一类特殊的生活污水,其排放量也不容忽视。医院污水主要是医院医治患者时产生的医疗污水和生活污水,其中含有大量致病性生物,易引起人群疾病流行,同时可能存在放射性污染物,因此国家对医院污水排放制定了专门的规定。

(二) 水体污染对人体健康的危害

不良水环境是造成人类患病和死亡最常见的环境因素之一。据 WHO 估计,每年至少有 500 万人死于水传播性疾病,世界各地每年约有一半以上的人口处于这类疾病的威胁之中。水体污染对人类健康的危害主要包括生物性、化学性和物理性三类污染所产生的危害。

1. 生物性污染对健康的危害　水体遭受生物性污染的途径较为广泛,与人体健康密切相关的是病原体污染和水体富营养化。水体中的病原微生物主要来自人畜粪便、生活污水、医院污水以及屠宰、畜牧、制革、制药等工农业废水,若以被污染的水体作为饮用水水源,且未经消毒或消毒不彻底,则可导致介水传染病(water-borne communicable diseases)的发生,对人体健康产生危害。常见介水传染病有 40 多种,一般以肠道传染病多见,包括霍乱、痢疾、伤寒等细菌性疾病,肝炎、脊髓灰质炎等病毒性疾病,以及血吸虫病、阿米巴痢疾等寄生虫病。介水传染病的流行特点有:①水源一次大量污染后可出现暴发流行,绝大多数病例的发病日期集中在该病最短和最长潜伏期之间;②病例的分布与供水范围一致,绝大多数患者都有饮用同一水源水的历史;③对污染源采取治理措施,加强饮用水的净化和消毒后,疾病的流行能迅速得到控制。水体富营养化会引起藻类的生长和种群组成发生变化,破坏水生态系统的同时,有些藻类能够产生毒素危害人类和水生生物的健康。

2. 化学性污染对健康的危害　饮用水中危害人体健康的化学物质非常多,常见的有如下几种。

(1) 氰化物　水体中的氰化物主要来源于炼焦、选矿、电镀等工业企业排放的废水。氰化物急性中毒主要表现为中枢神经系统的缺氧症状和体征,严重者出现昏迷甚至死亡;慢性中毒主要表现为一系列神经衰弱症状,还可出现肌肉酸痛及活动障碍等。测定尿液和唾液中硫氰酸根含量是评价外源性氰化物中毒的重要指标。

(2) 汞和甲基汞　来源于汞矿冶炼、化工、仪表等工业企业废水的汞,进入水体后可在厌氧菌的作用下转变为甲基汞或二甲基汞,汞和甲基汞都可引起机体中毒。1953—1956 年发生在日本熊本县水俣湾,致使 2 248 人中毒、1 004 人死亡的水俣病就是由于当地居民长期食用受甲基汞污染的鱼贝类而引起的慢性甲基汞中毒,临床表现为步态不稳、言语不清、肢端麻木等中枢神经系统受损伤症状。

(3) 镉　水体中镉污染主要来自土壤镉和含镉工业废水。水中的镉可在生物体内富集,通过食物链进入人体,引起慢性中毒。镉被机体吸收后会选择性地在肝、肾组织蓄积,肾是镉中毒的“靶器官”,因其损伤肾小管,导致患者出现糖尿、蛋白尿和氨基酸尿。镉还会使骨骼的代谢受阻,造成骨质疏松、萎缩、变形等一系列症状。先后使日本富山县神通川下游地区 258 人患病,其中 128 人死亡的痛痛病事件就是因镉在体内蓄积致病的,其主要症状为全身性疼痛,发生多发性病理骨折,从而引起骨骼变形,身躯显著萎缩,同时出现头痛、头晕、流涎、恶心、呕吐、呼吸受限、睡眠不安等症状。

(4) 酚　饮用水中酚类化合物主要来源于炼焦、炼油、造纸等企业的工业废水,该类化合物都有特殊臭味,可使水质恶化。酚进入体内后代谢迅速,其危害主要是急性中毒,表现为大量出汗、肺水肿、吞咽困难、肝及造血系统损害症状、黑尿等。有些酚类化合物如五氯酚等具有激素样作用,可干扰机体内分泌系统。

(5) 多氯联苯　为无色或淡黄色油状或树脂状,性质稳定,不易水解和氧化,工业上常用作增型剂、绝缘剂、橡胶软化剂等,如未经处理或处理不彻底任意排放,可造成水源污染。多氯联苯进入人体内可蓄积于脂肪组织及器官中,引起中毒,表现为皮疹、色素沉着、水肿、无力、呕吐等。多氯联苯还可通过胎盘屏障进入胎儿体内,危害胎儿健康。历史上的“米糠油事件”就是由多氯联苯污染食用油所引起的公害事件。

3. 物理性污染对健康的危害

（1）放射性污染 人体接触或饮用含放射性物质的水可引起外照射或内照射损伤,导致躯体性效应和遗传性效应。大量研究表明,胎儿和青少年对放射性物质更加敏感,其损伤表现为胎儿畸形和青少年生长发育障碍。

（2）水体热污染 水体热污染的危害主要是某些高热流出物对水生生态的影响,破坏水生态系统,对人体造成间接危害。

三、生活饮用水的基本卫生要求

（一）生活饮用水水质卫生标准制定的原则

饮用水(drinking water)是指供人生活的饮水和生活用水,其水质优劣直接关系到人类的生活质量和健康。我国在制定生活饮用水卫生标准时依据的主要原则为以下几方面。

1. 保证流行病学上的安全 饮用水不得含有各种病原体包括致病微生物和寄生虫卵,以防止介水传染病的发生和传播。

2. 感官性状良好 清洁水应无色、透明、无臭、无异味。如水中有异味,可能是水被污染。当水质受到某种污染时,可呈现出特定的颜色。

3. 化学性状良好,不含任何有害物质 为了使水质有良好的化学性状,所含化学和放射性物质应对人体健康有益无害,并保证终身饮用安全。

4. 监测指标和标准限值合理可行 除了饮用水水质应符合上述卫生标准外,在选择指标和确定标准限量值时还要考虑经济技术上的可行性。

（二）生活饮用水水质标准及用水量标准

1. 生活饮用水水质标准 为了贯彻"预防为主"的方针,向公民提供安全卫生的饮用水,保证公民的健康,我国卫生部 1985 年制定了《生活饮用水卫生标准》(GB 5749-1985),2001 年颁布了《生活饮用水卫生规范》,2006 年对《生活饮用水卫生标准》进行了修订,修订后的《生活饮用水卫生标准》(GB 5749-2006)中的指标数由原来的 35 项增加至 106 项(表 2-1),感官性状和一般理化指标由 15 项增加至 20 项,并修订了浑浊度限值;毒理学指标中无机化合物由 10 项增至 21 项,并修订了砷、铅、镉、硝酸盐、四氯化碳等限值,有机化合物指标增项幅度最大,由 5 项增至 53 项;微生物学指标由 2 项增至 6 项;饮用水消毒剂指标由 1 项增至 4 项,其中常规水质监测指标 42 项,非常规水质监测指标 64 项,具体指标见表 2-2 和表 2-3。新的标准对饮用水的水质安全要求更高。

表 2-1 《生活饮用水卫生标准》修订前后指标比较

指标类别	原标准 (GB 5749-1985)	修订后 (GB 5749-2006)
感官性状和一般理化指标	15	20
毒理学指标		
无机化合物	10	21
有机化合物	5	53
微生物学指标	2	6
消毒剂	1	4
放射性物质	2	2
总计	35	106

表 2-2　水质常规指标及其限值

指标	限值
1. 微生物指标[①]	
总大肠菌群（MPN/100 mL 或 CFU/100 mL）	不得检出
耐热大肠菌群（MPN/100 mL 或 CFU/100 mL）	不得检出
大肠埃希菌（MPN/100 mL 或 CFU/100 mL）	不得检出
菌落总数（CFU/mL）	100
2. 毒理指标	
砷（mg/L）	0.01
镉（mg/L）	0.005
铬（六价，mg/L）	0.05
铅（mg/L）	0.01
汞（mg/L）	0.001
硒（mg/L）	0.01
氰化物（mg/L）	0.05
氟化物（mg/L）	1.0
硝酸盐（以 N 计，mg/L）	10 地下水源限制时为 20
三氯甲烷（mg/L）	0.06
四氯化碳（mg/L）	0.002
溴酸盐（使用臭氧时，mg/L）	0.01
甲醛（使用臭氧时，mg/L）	0.9
亚氯酸盐（使用二氧化氯消毒时，mg/L）	0.7
氯酸盐（使用复合二氧化氯消毒时，mg/L）	0.7
3. 感官性状和一般化学指标	
色度（铂钴色度单位）	15
浑浊度（NTU- 散射浊度单位）	1 水源与净水技术条件限制时为 3
臭和味	无异臭、异味
肉眼可见物	无
pH（pH 单位）	不小于 6.5 且不大于 8.5
铝（mg/L）	0.2
铁（mg/L）	0.3
锰（mg/L）	0.1
铜（mg/L）	1.0
锌（mg/L）	1.0
氯化物（mg/L）	250
硫酸盐（mg/L）	250
溶解性总固体（mg/L）	1 000
总硬度（以 CaCO$_3$ 计，mg/L）	450

续表

指标	限值
耗氧量（CODMn 法，以 O₂ 计，mg/L）	3 水源限制，原水耗氧量 > 6 mg/L 时为 5
挥发酚类（以苯酚计，mg/L）	0.002
阴离子合成洗涤剂（mg/L）	0.3
4. 放射性指标②	指导值
总 α 放射性（Bq/L）	0.5
总 β 放射性（Bq/L）	1

注：① MPN 表示最可能数；CFU 表示菌落形成单位。当水样检出总大肠菌群时，应进一步检验大肠埃希菌或耐热大肠菌群；水样未检出总大肠菌群，不必检验大肠埃希菌或耐热大肠菌群。

② 放射性指标超过指导值，应进行核素分析和评价，判定能否饮用。

表 2-3　饮用水中消毒剂常规指标及其要求

消毒剂名称	与水接触时间	出厂水中限值	出厂水中余量	管网末梢水中余量
氯气及游离氯制剂（游离氯，mg/L）	至少 30 min	4	≥0.3	≥0.05
一氯胺（总氯，mg/L）	至少 120 min	3	≥0.5	≥0.05
臭氧（O₃，mg/L）	至少 12 min	0.3		0.02 如加氯，总氯≥0.05
二氧化氯（ClO₂，mg/L）	至少 30 min	0.8	≥0.1	≥0.02

2. 生活用水量标准　水在保持个人卫生、改善生活条件和促进人体健康方面，有着重要意义。城乡给水必须充分供应各项用水量，才能使人们的日常生活保持较高的卫生水平。我国由建设部发布的《城市居民生活用水量标准》（GB/T 50331-2002）是在为加强城市供水管理，充分利用水资源、保障水资源的可持续发展，促进城市居民合理用水、节约用水，科学地制定居民用水价格，准确核定居民用水量的前提下编制的。标准规定，各地在制定本地区的城市居民生活用水量地方标准时，应符合本标准的要求。《农村生活饮用水量卫生标准》中规定的用水量指维持日常生活的家庭个人用水，包括饮用、洗涤、冲洗便器等室内用水和居民区浇洒道路、冲洗、绿化等室外用水。乡镇居民区生活用水量与乡镇规划、住宅发展规划、水源条件、生活习惯和生活水平等因素有关。

四、保证生活饮用水卫生的措施

生活饮用水的供水方式有两种，即集中式供水和分散式供水。集中式供水指由水源集中取水，然后对水进行净化和消毒，并通过输水管和配水管网送到供水站和用户。分散式供水指居民分散地直接从水源取水。集中式供水服务人口多，卫生状况与居民健康关系更密切。

（一）水源的选择与防护

1. 水源的选择　一般首选深层地下水，然后是泉水、浅层地下水；选择地表水为水源的，其选择顺序为江河水、湖泊水、水库水、池塘水。集中式供水水源选择时，应综合考虑以下四项原则：①水量充足，就是水源水量应能满足城镇或居民点的总用水量，并考虑到近期或远期的人口发展；②水质良好，要求水源水的感官性状、一般化学指标、生物学指标、毒理学和放射性指标均应达到相应要求；③便于防护，应该选择卫生状况较好，取水点防护条件优越的水源；④技术经济上合理和可行，要做到投资少、效益高。

2. 水源水的卫生防护　以湖泊、水库等作饮用水水源时,应在取水点周围半径不小于 100 m 的水域内设置卫生防护带,防护区内不得从事一切可能污染水源的活动。以河流为饮用水水源的,取水点上游 1000 m 至下游 100 m 水域内,不得排入工业废水和生活污水,也不得在河流附近堆放各种废渣、垃圾和有毒物品等。以地下水作饮用水水源时,水井周围应有一定距离的卫生防护带,周围无各种污染源,如厕所、粪坑、污水沟、畜圈等,水井要有井台、井栏、井壁、井底等结构,且应该严密不漏水。

(二) 水质处理

水源水质一般情况下不能达到生活饮用水水质标准的要求,必须经过净化处理。常规的水质净化工艺包括混凝沉淀(或澄清)、过滤和消毒,目的是除去原水中的悬浮物质、胶体物质和病原微生物等。

1. 混凝沉淀(coagulation-sedimentation)　天然水中的细小颗粒,特别是胶体颗粒很难自然下沉,需要加入混凝剂使其互相黏附聚合成较大颗粒后才能沉降下来,该过程称为混凝沉淀。常用的混凝剂有金属盐类和高分子类,金属盐类最常用的混凝剂有铝盐和铁盐,如明矾、硫酸铝、三氯化铁、硫酸亚铁等。高分子类混凝剂有聚合氯化铝和聚丙烯酰胺等。

2. 过滤(filtration)　过滤是指浑水通过石英砂等滤料层,以截留水中悬浮杂质和微生物等的净水过程。过滤可使水的浊度降低,达到生活饮用水水质标准的要求,可去除水中大部分病原微生物,可使水中残留的微生物失去悬浮物的保护,为进一步消毒创造条件。选用的滤料应无毒、化学性能稳定,不会恶化水质,且有足够的机械强度,不能被微生物利用和分解,颗粒粒径均匀。自来水厂应用最多的滤料是石英砂,也可以无烟煤、药用炭、磁铁砂等作为滤料。

3. 消毒(disinfection)　是水处理的最后环节,是预防肠道传染病,保障饮水安全的重要手段。常用的饮用水消毒方法有氯化消毒、二氧化氯消毒、紫外线消毒和臭氧消毒等,其中应用最为广泛的是氯化消毒。氯化消毒的原理是:氯制剂溶于水后,在常温下很快水解成次氯酸。次氯酸分子小、不带电荷、易于穿过微生物的细胞壁,同时它又是一种强氧化剂,可破坏细菌的多种酶,并损害其细胞膜,使蛋白质、RNA、DNA 等释出而导致细菌死亡。饮用水氯化消毒的氯制剂主要有液氯、含氯石灰(漂白粉)、含氯石灰精(漂粉精)等。含氯化合物中氯的价态大于 −1 者为有效氯(available chlorine),具有杀菌能力。含氯石灰含有效氯为 28% ~ 33%,含氯石灰精含有效氯为 60% ~ 70%。氯化消毒的具体方法有以下几种。

(1) 普通氯化消毒法　适用于水质变动小、污染轻、不含酚的水源水。加氯量为 0.5 ~ 2.0 mg/L,加氯接触时间为 30 ~ 60 min。对污染较重的水,加氯量可以达 3 ~ 5 mg/L。加氯量的多少要以游离性余氯(residual chlorine)为标准,游离性余氯是指加氯氧化杀菌后水中测得的有效氯含量。水质标准要求加氯接触 30 min 后水中游离性余氯含量不应低于 0.3 mg/L,管网末梢水中游离性余氯含量不低于 0.05 mg/L。

(2) 过量加氯消毒法　用于污染严重的水源,加氯量可达普通加氯量的 10 倍以上,使余氯量达到 1 ~ 5 mg/L。此种消毒后的水需用亚硫酸钠、亚硫酸氢钠、硫代硫酸钠或药用炭脱除过量的余氯。

(3) 持续加氯消毒法　在实际工作中常采用的各种持续消毒法,如在竹筒、广口瓶等容器上打几个小孔,里面放入一次消毒用量 20 ~ 30 倍的含氯石灰或含氯石灰精,将其以绳悬吊于水中,容器内的消毒剂借水的振荡由小孔中漏出,可持续消毒 10 ~ 20 日。持续消毒器上孔的大小和数目多少可根据余氯测定结果确定。

(三) 水的安全输送

1. 配水管网系统卫生防护　主要应做好管道检漏、清洗和消毒,供水过程中应维持一定水压,防止因缺水出现虹吸现象导致污染。同时,还应作好管材的卫生管理、卫生防护,配水管材和嵌接物应无毒无害。

2. 高层水箱的卫生防护　目前城市高层建筑常采用高层水箱或水塔进行二次供水,其卫生防护包括水塔(箱)的设计、布局要合理,塔顶应加盖;所采用建筑材料、涂料和使用的除垢剂应无毒无害,且定期清洗消毒;落实专人负责卫生管理工作;建立定期检查、水箱养护和环境保洁制度。

(四) 生活饮用水卫生监督管理

生活饮用水卫生监督管理是指卫生行政机关依法对生活饮用水实施卫生监督管理,并对违反《生活饮用水卫生监督管理办法》的行为予以处罚的卫生监督活动。为保证生活饮用水卫生安全,保障人体健康,我国政府根据《中华人民共和国传染病防治法》及《城市供水条例》的有关规定,制定了《生活饮用水卫生监督管理办法》。本办法适用于集中式供水、二次供水单位和涉及饮用水卫生安全相关产品的卫生监督管理。国家卫生健康委员会主管全国饮用水卫生监督工作,县级以上地方人民政府卫生行政部门主管本行政区域内饮用水卫生监督工作。

第四节　土壤与健康

土壤是陆地表面具有肥力的适合植物生长的疏松层,由地壳中岩石长期的风化和生物学作用形成。土壤是大气圈、水圈、岩石圈和生物圈之间的纽带;是联系无机界和有机界的中心环节,它既是陆地生态系统的核心及其食物链的首端,又是许多有毒有害废弃物的容纳和处理场所。

一、土壤的卫生学意义

(一) 土壤的组成

土壤是由固相、液相和气相组成的三相多孔体系。土壤固相包括土壤颗粒、有机质和微生物,其中土壤颗粒占土壤固相的 90% 以上,其主要来源于成土母岩。土壤液相主要是土壤水分,其主要来源于降水和灌溉水。此外,空气中水汽的凝结,以及地下水通过虹吸作用上升也是土壤水分的来源。土壤气相是指土壤孔隙中的混合气体,其来源于空气和动植物的生理生化过程所产生的气体,是动植物和土壤微生物生长发育必不可少的因素。

(二) 土壤特点

1. 土壤组成的复杂性　由于成土母岩和天气气候的不同,土壤的成分组成和形态特征也不同,且与大气、水体保持动态联系。土壤成分中以土壤颗粒含量最多,由于其流动性较大气和水要小,所以土壤中的污染物质转移速度相对缓慢,在空间上则集中于排放口地区,在时间上浓度降低过程用时很长。

2. 土壤中微生物含量多　土壤微生物是土壤中最原始的有机体,主要有细菌、真菌、放线菌、原生动物和藻类等。土壤微生物主要集聚在土壤表层和植物根际中,每克表层土壤中可达数亿个。土壤微生物直接参与土壤中有机物和无机物的氧化、还原、分解及腐殖质形成等各种反应过程,因此利用土壤微生物的作用,促进土壤中生活废弃物和动植物残体自净以及净化粪便、污水和垃圾等有重要的卫生学意义。致病微生物和蛔虫卵在土壤中有一定的存活能力,能引起破伤风、蛔虫病等。许多病原菌在土壤中可存活数十日,有的形成芽孢可在土壤中存活数年。

3. 土壤是复杂胶体系统　土壤颗粒中小于 1 μm 的粒子都具有胶体的性质,它包括以腐殖质为主的有机胶体和黏土矿物的无机胶体。土壤胶体的比表面积和表面能均较大,而且带有大量电荷,对分子态物质的物理吸附作用较强,与土壤中离子态物质的代换吸收作用也较强。因此,有毒物质可以与土壤胶体形成难溶性的"潜毒物质",不易进入土壤溶液,而暂时退出生物循环。但土壤酸碱度发生变化后,"潜毒物质"重新被释放,被植物吸收,可通过食物链对人体健康产生危害。

4. 土壤背景值和环境容量　土壤背景值(background value of soil)亦称本底值,是指该地区未受污染的天然土壤中各种元素的含量。土壤中各种元素的背景值是评价化学污染物对土壤污染程度的参照值,是地方病防治工作的科学依据,同时也是制订土壤卫生标准和评价水土化学环境对居民健康影响的重要依据。由于各地区成土母岩、土壤种类和地形地貌的不同,造成不同地区土壤背景值的差异。土壤对某污染物的环境容量(environmental capability)是指一定时间内、一定环境单元、在不超过土壤卫生标准的前提下,土壤对该污染物还能够容纳的最大负荷量。例如,某地土壤中砷的背景值为 9 mg/kg,土壤砷卫生标准为 15 mg/kg,则该地区土壤对砷的环境容量为 6 mg/kg。不同土壤的环境容量不同,这与土壤的净化能力有关。

5. 土壤污染物对健康影响的多样性 土壤中有害物质对生物圈产生的危害绝大多是通过间接途径从土壤进入植物或渗到地下水和地表水,然后进入食物链。有些毒物则通过挥发或随尘土进入大气,再被机体吸收。土壤中病原体可通过直接接触传播肠道传染病和土源性蠕虫病等。

二、土壤污染对健康的危害

土壤污染(soil pollution)是指由于人类生产和生活活动产生的有害物质进入土壤并积累到一定程度,超过了土壤自净能力引起土壤恶化,影响作物的生长发育,直接或间地危害人畜健康的现象。

(一) 土壤污染的来源

1. 按照污染物来源分类

(1) 生活污染 主要包括人畜粪便、生活垃圾和生活污水等。

(2) 工业和交通运输等污染 主要是工业废水、废气、废渣以及机动车废气污染和核废料污染。

(3) 农业污染 以农药和化肥污染为主。

(4) 其他污染 如灾害污染和电子垃圾污染等。

2. 按照土壤污染类型分类

(1) 水型污染 多通过污水灌溉(sewage irrigation)污染土壤,主要包括未经处理的工业废水、生活污水和医院污水。污灌区土壤中污染物浓度分布特点为排放口附近污染物浓度较高,且污染物一般多分布于较浅的耕作层。但在渗水性强、地下水位高的地区容易污染地下水。

(2) 固体废弃物型污染 工业废渣、生活垃圾粪便、污水处理厂的污泥、农药和化肥等直接弃入土壤,或者不合理的堆放等,经水淋洗后对土壤的污染。其特点是污染范围比较局限和固定,但也可通过风吹雨淋而使污染范围扩大。有些重金属和放射性废渣污染土壤,持续时间长,不易自净,影响长久。

(3) 气型污染 污染物来自大气沉降物,主要污染物有酸雨、铅、镉、砷、氟等。气型污染分布的特点和范围受大气污染源性质和气象因素的影响。

(二) 土壤污染的特点

1. 隐蔽性 相较于大气和水体污染,土壤污染不易察觉。污染物进入土壤后能够与土壤成分结合,一些污染物会被土壤生物分解或吸收,从而改变其本来的性质和特征。而且,土壤将污染物输送给农作物,通过食物链影响人畜健康时,土壤可能会继续保持生产能力。因而,土壤污染具有隐蔽性。

2. 累积性 土壤中的有害物质不易扩散和稀释,土壤对污染物具有吸附、固定作用,其中也包括植物吸收。特别是重金属和放射性元素都能与土壤有机质或矿物质结合,并且通过在土壤中累积达到较高的浓度,长期存在于土壤中,表现出较强的累积性和地域性等特点,成为顽固的环境污染问题。

3. 长期性和不可逆转性 某些污染物一旦进入土壤后,很难分解甚至不能分解,如一些重金属进入土壤后对土壤环境的污染基本上是一个不可逆转的过程。有些可以被吸附,有些可以被络合成难溶的络盐,长期存在于土壤中。许多有机化合物在土壤中半减期长,分解缓慢,对土壤环境的污染也需要较长的时间才能降解,尤其是一些持久性有机污染物不仅在土壤环境中很难被降解,而且可能产生毒性较大的中间产物。例如,农药六六六和 DDT 在我国已禁用 20 多年,但至今仍然能从土壤环境中检出,主要由于其中的有机氯难以降解。

4. 不均匀性 由于土壤性质差异较大,而且污染物在土壤中迁移慢,导致土壤中污染物分布不均,空间变异性较大。

(三) 土壤自净

土壤自净(soil self-purification)是指土壤本身通过吸附、分解、迁移、转化等作用而使土壤污染物浓度降低甚至消失的过程。土壤自净可使病原体死灭,各种有害物质转化到无害的程度,土壤逐渐恢复到污染前的状态。土壤自净一般包括下面几个方面。

1. 土壤的吸附和滤过作用　土壤中颗粒物粒径越小,比表面积越大,其吸附作用越强,滤过作用越弱。土壤可以吸附和阻留多种化合物、有机质、病原微生物和重金属等。

2. 有机物的净化

(1) 土壤有机质的无机化作用　土壤中的含氮有机物包括蛋白质、腐殖质、氨基酸、尿素等,以蛋白质含氮量最高,可达 $15\% \sim 19\%$。含氮有机物在土壤微生物(氨化细菌)的作用下,分解成氨或铵盐,称为氨化阶段。如果土壤中氧气充足,氨化过程中产生的氨和铵盐在亚硝酸菌和硝酸菌的作用下,进一步被氧化成亚硝酸盐和硝酸盐,称为硝化阶段。含碳的有机物在有氧条件下可以被分解成二氧化碳和水,并释放出热量,在厌氧条件下可以生成甲烷、有机酸等还原性物质。含硫和磷的污染物,在有氧条件下,最终可以转化成为硫酸盐和磷酸盐而达到无机化;在厌氧条件下,可以产生硫醇、硫化氢和磷化氢等恶臭物质。

(2) 有机物的腐殖质化(humify of organism)　有机物在土壤微生物的作用下分解成为简单化合物的同时,又重新合成复杂高分子化合物的过程称为腐殖质化(humify),所合成的物质称为腐殖质(humus)。腐殖质是质地疏松,呈褐色,含氮量很高的有机化合物,主要含有蛋白质、糖类、脂肪、木质素、腐殖硫等。腐殖质的化学性质稳定,不易分解,且病原菌已经死灭,不招蚊蝇,无不良气味,故卫生安全性较大。腐殖质是良好的农业肥料,人工堆肥处理有机物就是使大量的有机物在短时间内转化成为腐殖质而达到无害化的目的。

3. 病原体的死灭　土壤中的病原微生物由于环境不利(日光的照射,土壤中不适宜病原微生物生活的环境条件等)、微生物间的拮抗作用、噬菌体作用及植物根系分泌的杀菌素等诸多因素的作用而死亡。一般病原体进入土壤后,在数小时到数月内死亡,有芽孢、荚膜的细菌可存活数年,蛔虫卵可存活一年左右。

4. 有害物质的迁移和转化　进入土壤中的化学污染物在微生物的作用下,可逐步降低其毒性,但大多数化学性质为比较稳定的物质(如重金属、农药),能长期存在于土壤中,不易降解,而且能随土壤理化性质的改变而改变其存在形式,进而影响其迁移方向。

(四) 土壤污染的危害

1. 生物性污染的危害

(1) 生物性污染的来源　未经过无害化处理的患者、带菌者、带虫者粪便;含有病原体的工业废水、医院污水、生活污水;未处理的病畜粪便和尸体。

(2) 常见的病原体　肠道细菌,如痢疾志贺菌、伤寒沙门菌、霍乱弧菌;钩端螺旋体;病毒;寄生虫卵,如蛔虫、鞭虫、钩虫卵;破伤风梭菌;炭疽杆菌;肉毒梭菌等。

(3) 土壤中病原体影响健康的方式

1) 人-土壤-人　人体排出的病原体直接或经施肥、污水灌溉污染土壤,在被污染的土壤上种植蔬菜瓜果,人与污染的土壤直接接触或生食蔬菜瓜果而感染得病。土壤中的病毒在传播肠道传染病上也有一定的流行病学意义;苍蝇有可能将土壤中的病原体机械地传播给人;土壤是蠕虫卵和幼虫生长发育的必需环节,土壤在寄生虫病的传播上有特殊的流行病学意义。

2) 动物-土壤-人　患病的动物排出病原体污染土壤,人与土壤直接接触而感染得病。主要有钩端螺旋体病、炭疽病等。

3) 土壤-人　天然土壤中含有致病菌,人与污染的土壤接触而感染疾病。主要有破伤风、肉毒中毒和一些真菌病(由生长在土壤或蔬菜中的真菌和放线菌所引起),其中真菌病的一般传播途径是通过吸入孢子或侵入受伤的皮肤而发生局部或全身性真菌感染。

2. 化学性污染的危害

(1) 镉与痛痛病(itai-itai disease)

1) 镉 土壤镉污染的来源有气型污染(燃煤中镉含量 1～2 mg/kg)、水型污染(使用含镉的污水灌溉农田)和使用含镉的化肥(有些磷肥中含镉量高达 170 mg/kg)的污染。土壤中镉的本底值约为 0.06 mg/kg,一般不超过 0.5 mg/kg。土壤中的镉超过 1.0 mg/kg 时,可以认为土壤被污染。

镉不是人体必需元素,它主要通过消化道和呼吸道进入人体,消化道的吸收率约为 5% 以下,呼吸道的吸收率在 20%～40%。镉进入人体后,可分布到人体的各个器官,主要与富含半胱氨酸的蛋白质结合,形成金属硫蛋白。据报道,40～60 岁健康成年人体内含镉量约为 30 mg,其中 10 mg 存在于肾,尤其肾皮质含镉量最高,4.1 mg 存在于肝,其他分布于肺、胰、甲状腺等器官中。

2) 痛痛病 是首先发生在日本富山县神通川流域的一种含镉废水灌溉农田而引起的公害病,因为患者患病后全身非常疼痛,终日喊痛不止,因而取名为"痛痛病"。该病 1946 年正式报道病例,1968 年证实并指出"痛痛病"是由镉引起的慢性中毒。发病原因是神通川上游某铅矿的含镉选矿废水和矿碴污染了河水,其下游用河水灌溉农田使土壤受到污染,土壤中的镉可以迁移到稻米中,产生了"镉米",人们长期食用"镉米"和饮用含镉的水而患病。痛痛病被日本定为第一号公害病。患者多为育龄妇女,主诉为疼痛,早期从腰背部疼痛开始,然后肩、膝、髋关节疼痛,逐渐扩散到全身。患者骨质疏松,四肢弯曲变形,脊柱受压缩短变形,全身多发性骨折,行动困难。由于镉对肾小管的损害,患者尿中低分子蛋白质增多,同时或随后尿中磷酸盐、氨基酸和糖增多,肾小管上皮细胞退化坏死、管腔扩大、间质纤维化,导致肾功能异常。由于肾功能的损害,引起钙、磷代谢障碍,尿钙增加,维生素 D 的代谢障碍,骨质脱钙。该病多在营养不良条件下发病,最后患者多因全身极度衰弱和并发其他疾病而死亡。镉在人体内的生物半减期为 10～25 年,而痛痛病的潜伏期 2～8 年,当镉在人体内蓄积到一定量后开始患病,目前该病无特效疗法,病死率很高。该病的预防措施是合理处理工业废水,这也是防止镉污染的关键,一旦土壤被镉污染,消除镉污染相当复杂和困难。应该保证土壤镉含量不超过卫生标准(1.0 mg/kg),成人每周摄入的镉不超过 500 μg。

(2) 铅污染 铅在地球上分布很广,其用途也非常广泛。主要用于电缆、蓄电池、铸字合金和防反射线等材料生产,也是油漆、农药、一些医药的主要原料。自然条件下土壤中含铅量在 2～200 mg/kg(平均为 10 mg/kg)。土壤中铅污染的来源主要有工业污染源如铅冶炼厂和蓄电池工厂废气、废水和废渣中排放的铅。据 1971 年对英国阿旺河口塞汶城的一个铅锌冶炼厂的调查发现,其周围表层 0～5 cm 的土壤中,铅含量距工厂越近浓度越高,从工厂向外,铅含量依次为 100 mg/kg、20 mg/kg、10 mg/kg、5 mg/kg,土壤的污染范围可达到数公里。使用含有四乙基铅汽油的交通工具所排放的废气也是铅的主要污染来源。日本一些公路周围的表层土壤中铅含量高达 91.6 mg/kg,在距公路 2 m 以外的土壤中,铅含量也达到 41.8 mg/kg。

铅不是人体所必需的元素,理想的人体中铅含量应该为零。铅可以通过食物、空气、水及吸烟等来源摄入到体内。据估计 70 kg 体重的人体内含铅量约为 200 mg,其中 90% 的铅存在于骨骼中。铅主要通过消化道进入人体,其次通过呼吸道和皮肤进入人体。通常摄入的铅仅有 5～10% 被吸收,90% 以上通过粪便排出。进入人体血液中的铅,形成可溶性的二盐基磷酸铅和蛋白质结合物,被送到肝、肾、肺、脾、大脑中,其中以肝和肾浓度最高。铅最后由软组织转移到骨骼,形成不溶性的磷酸铅而沉积在骨密质中。人体内铅的蓄积量,随着年龄的增加不断增加。据报道,美国人从婴儿到中年,骨铅增加 10 倍,肺铅增加 3 倍,肾铅增加 3 倍。日本青年体内平均铅含量为 78 mg,而老年人体内铅含量为 131 mg。铅在人体内的生物半减期为 1 460 日,体内长期有铅蓄积。铅中毒的主要症状有食欲不振、口中有金属味、失眠、头痛、头晕、肌肉关节疼痛、腹痛、便秘等症状;铅可以引起造血系统的损害,导致贫血;还可以引起神经系统的损害,表现为神经衰弱症候群。目前关于铅对儿童智力产生的不可逆转的损害以及铅对肾的影响,已经受到广泛注意。

(3) 铊污染 铊是一种典型的剧毒重金属。土壤中铊多伴生于铅、锌、铜的硫化矿中。工业冶炼和生产所排出的含铊废水、废气和废渣污染土壤,对人体健康产生危害。有报道贵州兴义地区某矿矿渣中含有铊化物达 106 mg/kg,经过雨水淋溶后进入土壤中,土壤中铊的浓度为 50 mg/kg,土壤中的铊被植物吸附后富集,蔬菜中的铊含量可达到 11.4 mg/kg,当地居民食用这些食物后出现铊中毒。

铊中毒的主要症状是头痛、头晕、记忆力减退、失眠等神经衰弱症候群,患者表现四肢乏力、视力减退、周围神经炎以及脱发、足跟痛等症状。铊进入体内后,与蛋白质和酶的巯基结合,抑制酶的活性,引起大脑、小脑、脊髓前角细胞和周围神经细胞发生病变,还可以引起视神经纤维的病变和坏死。铊在体内还可以抑制钾离子的功能,影响心肌和其他神经肌肉的兴奋性。动物实验表明,铊可能有致突变和致畸作用。

(4) 农药污染 目前,农业生产中使用的农药种类很多,常见的农药为有机磷农药、有机氯农药、有机砷农药、氨基甲酸酯类和有机汞农药五大类。其中以有机氯农药在土壤中蓄积性最强,危害大,影响广泛。有报道六六六在土壤中的消失时间为 6.5 年,DDT 为 10 年。农药进入土壤后对人体健康的影响主要是通过农作物、地表水和地下水等途径对机体产生影响。

(五) 土壤的卫生防护措施

1. 粪便、垃圾的无害化处理 人畜粪便无害化处理常用的方法有粪尿混合密封发酵法、堆肥法和沼气法。通过上述方法可以杀灭病原菌和大部分寄生虫卵。垃圾的无害化处理的方法有垃圾的压缩、粉碎和利用,垃圾的卫生填埋,生活垃圾的热解等方法。

2. 工业废渣的处理 处理工业垃圾常用的方法是综合处理、回收和利用。如有毒的工业废渣可以利用化学处理法、焚烧法、固化法处理;塑料废渣可以利用加热成型、获得再生塑料或热解后提取有效成分;化工废渣除提取有效成分外,还可以填埋或用焚烧法处理。土壤对重金属元素几乎没有自然净化处理的能力,重金属在土壤中的蓄积必然对人体健康产生危害。因此,防止重金属对土壤的污染是十分重要的。

3. 污水处理 污水灌溉必须符合我国《农田灌溉用水水质标准》(GB 5084–2021)。生活污水、医院污水含有病原微生物必需经过无害化处理后,才能排放和利用。

4. 合理使用农药和化肥 对毒性较大、在土壤中残留期长的农药和化肥应该控制使用范围和用量。大力研究和生产高效、低毒、低残留的农药和化肥。

（操基玉 安 珍）

数字课程学习

⬇ 教学 PPT   ✍ 自测题

<table>
<tr><td>第三章</td><td>职业环境与健康</td></tr>
</table>

生产劳动是保证人类生存的基本活动之一,可提供人类生活所需要的物质,还能促进人类健康。但在生产环境和生产劳动过程中会存在许多对劳动者健康产生不良影响的因素,甚至可致职业病(occupational disease)。识别和评价各种职业性有害因素及其作用条件,早期发现其对健康的不良影响,可有效地控制或消除这些有害因素,预防职业病的发生和发展,促进劳动者健康,提高劳动能力。

第一节　职业相关疾病

一、职业性有害因素

在生产环境及生产劳动过程中存在的可能直接危害劳动者健康的因素,称为职业性有害因素(occupational hazards),或称生产性有害因素。职业性有害因素的种类随工农业生产的快速发展而逐渐增多,但随着科学技术的发展和人类对其的认识的深入,有些有害因素也逐渐被控制或消除。

职业性有害因素按其性质可分为下列四类。

1. 化学性因素　①生产性毒物:常见的有金属及其化合物,有机溶剂,苯的氨基和硝基化合物,刺激性气体,窒息性气体,高分子化合物及农药等。②生产性粉尘:可分为无机粉尘(二氧化硅粉尘、石棉尘等)、有机粉尘(动植物性粉尘、水泥尘)以及混合性粉尘。

2. 物理性因素　①异常气象条件:生产场所的高温、强热辐射,特别是与高湿作业相结合可引起劳动者中暑。②异常气压:在高气压环境转向正常气压环境时,如减压过快或降压幅度过大,可使溶解在人体组织和血液中的空气形成气泡而阻塞血管和压迫组织,引起减压病(decompression sickness);在加压过程中,如加压速度过快,可致鼓膜穿孔。高空飞行、宇航作业、高原作业(海拔 3 000 m 以上)时,机体处于低气压、低氧环境,可发生航空病及高山病(mountain sickness)。③非电离辐射:是指紫外线、可见光、红外线、激光和射频辐射(包括高频电磁场和微波)等。④电离辐射:是指能引起物质电离的辐射,如 X 射线、γ 射线、β 粒子、中子流等。⑤噪声与振动。

3. 生物性因素　有的生产过程可接触某些致病病原体,例如加工处理皮革、兽毛等作业,可接触到炭疽杆菌、布鲁菌等病原体;在森林作业时,可接触远东型脑炎病毒而患森林脑炎。

4. 其他有害因素　除上述职业性有害因素外,还有一些劳务过程中存在的因素也能危害工人健康。例如某些作业使人体长时间处于强迫体位(固定的姿势),可引起脊柱变形、下肢静脉曲张、扁平足等;运动系统长期处于过度紧张状态,可引起肩神经及肌肉痛、肌肉痉挛、肩周炎、滑囊炎等;长期注视微细部位和近距离微小物体,可引起视力紧张,易出现眼痛、头痛等;脑力劳动过度紧张,可引起失眠、神经衰弱等。

近年来,随着医学模式的转变,职业心理因素越来越受到重视。在职业过程中,劳动者对职业的规划、职业认同等因素与所在的企业现状的吻合程度；劳动者对工资报酬的认同、与上级领导和同事的关系等均可影响劳动者的健康。

此外，工作场所生产环境中也可能存在职业性有害因素，如厂房面积过小，厂房建筑或配置不合理；采暖通风不良；采光照明不佳；安全卫生防护不完善等。

职业性有害因素能否对职业工人的健康造成健康损害，主要取决于接触方式、浓度（或强度）及作用时间等。在一般情况下，作用于机体的职业有害因素需要达到一定数量时，才能引起健康损害。在同一接触水平下，个体受损害的程度主要取决于遗传因素、年龄、性别、营养和健康状况、免疫功能、生活方式及个人习惯等。

二、职业性病损

职业性有害因素对劳动者引起的健康损害包括职业病、职业性多发病（又称与工作有关疾病）、工伤和早期健康损害。

广义上讲，职业病是指劳动者在工作中接触的职业性有害因素作用于人体的强度和时间超过机体的代偿限度，造成的损害机体不能恢复，从而导致一系列功能性和（或）器质性病理变化，出现相应的临床表现。在有害因素作用于人体的早期，仅出现代谢和生理功能的轻微变化，机体可以通过自身的修复机制使机体恢复到原来的状态，此时如能早期发现、早期诊断、早期治疗，可防止职业病的发生或发展。

职业性有害因素还能使机体的抵抗力降低，易发生疾病，或使已有的疾病加重，从而表现为职业人群中常见病、多发病的发病率增高或病情加重。例如，矿工、司机中的消化性溃疡、高温作业工人中的消化不良等，此类疾病称为职业性多发病。与职业病不同，职业性有害因素虽与此类疾病的发生和发展有关，但不是唯一的或主要的病因，职业性多发病往往有多种病因，而职业性有害因素仅为条件之一，这类疾病的发病率可能较高，但它们不属于法定职业病范围。

（一）职业病范围

由于职业病涉及劳动保险待遇问题，许多国家以法律的形式对职业病范围做出明确规定，称为国家规定的职业病（或法定职业病）。各国规定的职业病名单不尽相同，主要是根据本国的经济条件和科技水平来制订。因此，职业病不仅是一个医学概念，而且具有法律意义。

我国卫生部于1957年公布了《职业病范围和职业病患者处理办法规定》。该规定将危害职工健康比较严重的14种职业性疾病列为我国法定职业病，以后又陆续补充了3种。1987年，卫生部、劳动人事部、财政部及中华全国总工会联合颁布了新的《职业病范围和职业病患者处理办法》。根据2005年5月起实施的《中华人民共和国职业病防治法》，卫生部、人力资源和社会保障部、国家安全生产监督管理总局、中华全国总工会4部门联合于2013年修订了《职业病目录》，将职业病名单扩大为以下10大类132种：①职业中毒，共60种，如铅及其化合物中毒、汞及其化合物中毒、氯气中毒、氮氧化合物中毒、一氧化碳中毒、硫化氢中毒、苯中毒、农药中毒等。②呼吸系统疾病，19种，如肺尘埃沉着病（又称尘肺）中的硅沉着病（又称硅肺）、石棉沉着病（又称石棉肺）等。③物理因素所致职业病，共7种，如中暑等。④职业性放射性疾病，11种，如外照射急性放射病、放射性肿瘤等。⑤职业性传染病5种，如炭疽、森林脑炎、布鲁菌病等。⑥职业性皮肤病，共9种。⑦职业性眼病，有3种。⑧职业性耳鼻喉疾病4种，如噪声性聋、铬溃疡、酸蚀症等。⑨职业性肿瘤，共11种。⑩其他职业病，有3种。

根据我国政府的规定，经诊断的法定职业病须向主管部门报告。凡属法定职业病患者，在治疗和休息期间及在确定为伤残或治疗无效而死亡时，均按劳动保险条例有关规定享受应有的待遇。

（二）职业病的特点

劳动者接触的有害因素种类较多，疾病临床表现形式多样，而职业病涉及的因素也很多，但具有以下共同特点。

1. **职业病病因明确**　职业性有害因素是疾病的病因。不接触该职业有害因素不会发病,控制了职业性有害因素或限制其作用强度,就可有效地预防或控制职业病的发生。

2. **有明确的剂量 – 效应(或反应)关系**　职业病病因大多可定量检测,绝大多数情况下,有害因素的接触水平、接触时间与发病或损害的严重程度之间,能确定明确的剂量反应(效应)关系。

3. **群发现象**　接触同一种职业性有害因素的人群中可出现同一种职业病,即不同时间、不同地点、不同的人群,如果接触同一种有害因素,会出现同一种职业病的发生。该地工作人群中,不接触这种有害因素则不会出现职业病的发病。

4. **早发现,早治疗**　绝大多数情况下,如能早期发现,及时处理,则预后良好。

随着科学技术水平的提高,生产条件和劳动操作过程都在迅速地发生变化,因而职业病名单和其临床表现也随之不断发生改变。近年来,重症职业病已明显减少,而轻症职业病成为主要形式,因而早期检出临床前期的变化具有十分重要的意义。新技术和新化学物的广泛应用,也会出现一些过去不熟悉的新的职业性损害,有待进一步研究。

(三) 职业病的诊断和处理原则

职业病的诊断是一项科学性和政策性很强的工作,它涉及劳保待遇、劳动能力鉴定,关系到国家、企业及职业工人切身利益等一系列问题。因此,应根据国家颁布的职业病诊断标准及有关规定,要求防止误诊、漏诊。职业病诊断依据为国家卫生行政部门颁布的疾病诊断标准和分级诊断标准。

诊断职业病应综合分析三方面的资料:职业史(职业病危害接触史)、工作场所职业病危害因素情况、临床表现与辅助检查结果。职业史是确定职业病的前提,没有职业史就不能诊断为职业病。详细询问职业史,深入调查生产环境,可以获得接触有害因素的种类、接触方式、接触(或暴露)的浓度(或强度)、接触时间、有没有防护措施及使用效果、同工种人群的健康损害情况等资料,以分析判断职业性有害因素对健康的损害状况。临床表现与辅助检查结果,则可提供有害因素作用于机体可能产生的功能性或器质性病变的证据,除此之外,还要排除其他非职业性疾病,因为非职业性疾病可与职业病的临床表现相似,应予鉴别。职业病往往病变可累及全身各器官或系统,涉及临床医学的各个分支,如内科、外科、皮肤科、眼科、耳鼻喉科等。因此,对职业病的正确诊断应具有较强的临床知识和技能。

对已确诊为职业病的患者应及时给予治疗,根据国家卫生行政部门颁布的《职业病诊断标准》中的处理办法和患者的病情,可脱产或不脱产治疗。对尚不能确诊者,应定期检查。根据具体情况分别确定永久调离、暂时调离及暂不调离。凡已确诊为法定职业病者,应按国家规定给予劳保待遇。

三、职业卫生服务与健康监护

1. **职业卫生服务**(occupational health service, OHS)　是以职业人群和职业环境为对象的一种特殊形式的医疗卫生服务。包括:①作业场所的环境监测。②职业工人的健康监护。③职业有害因素的收集、判别、评价、上报、发布。④职业环境急救设备的配置与急救组织的建立。⑤职业健康教育与健康促进等。

2. **健康监护**(health surveillance)　以预防为目的,根据劳动者的职业接触史,通过定期或不定期的医学健康检查和健康相关资料的收集,连续性地监测劳动者的健康状况,分析劳动者的健康变化与所接触的职业有害因素的关系,并及时地将健康检查和资料分析结果报告给用人单位和劳动者本人,以便及时采取干预措施,保护劳动者健康,健康监护不仅能早期发现健康损害,及时采取措施,防止其进一步发展;还可以评价生产环境卫生条件和防护措施,有助于发现新的职业性有害因素。由此可见,健康监护工作对职业病防治具有重大意义,也是职业病监督的重要工作职责。健康监护工作主要内容有职业健康检查、离岗后健康检查、应急健康检查和职业监护健康档案管理等。健康检查包括以下几方面。

(1) **就业前健康检查**(preplacement health examination)　是指对准备从事某种作业的人员在参加工作前进行的健康检查,包括基础健康问答和全面的体格检查。其目的在于掌握被检者就业前的健康状况及有关基础数据,特别是与从事该作业可能产生的健康损害有关的状况和基本生理、生物化学参数,便于发现早期健康受损情况。

就业前健康检查的另一个重要目的是发现职业禁忌证。职业禁忌证是指就业者具有不适合从事某种作业的疾病或解剖、生理状态,在此种状态下如接触该种职业性有害因素,可导致原有病情加重,或诱发疾病的发生或对某些职业性有害因素特别敏感,甚至有时还可能影响子代健康。

(2) 定期健康检查(periodic health examination) 即每间隔一定时间对从事某种作业人员的健康状况进行检查。其目的是及时发现职业性有害因素对职工健康的早期损害的亚临床状态。定期检查的时间间隔可根据有害因素的性质和危害程度、作业人员的接触水平以及生产环境是否存在其他有害因素等而定。一般认为,危害较大的职业性有害因素或过量接触,可能引起严重后果的,每半年或 1 年检查一次;低水平接触或对健康影响不严重的,每 2~3 年检查一次;生产场所同时存在其他有害因素,应考虑职业性有害因素的联合作用。定期检查的项目,除一般检查外,主要以有害因素可能损害的器官或系统为重点。

为了早期发现有害因素对健康的损害,在定期检查时应尽可能采用早期检测方法。这类方法应力求具有较高的敏感性、特异性和可靠性,并兼有简便、快速、费用低等优点。

(3) 职业病普查 在接触某种职业性有害因素的人群中普遍进行健康检查,以检出职业病患者和观察对象。通过普查,还可检出具有职业禁忌证的人。

四、职业病管理

1. 职业健康监护档案的管理 职业工人健康监护档案是健康变化与职业性有害因素之间关系的客观记录,是职业病诊断鉴定的重要依据之一,同时还是法院审理健康权益案件的证据。职业健康监护档案包括职业史、既往史、职业性有害因素接触史、健康体检结果、职业病患病情况和治疗结果及现场职业性有害因素监测结果等。职业健康监护档案的记录应完整、详细、连续,劳动者有权查阅、复印自己的职业健康监护档案,用人单位应如实、无偿提供,并在复印件上签章。

2. 职业病诊断与报告 根据《中华人民共和国职业病防护法》的规定,职业病诊断应当由省级以上人民政府卫生行政部门批准的医疗卫生机构承担。劳动者可以在用人单位所在地或者本人居住地依法承担职业病诊断的医疗卫生机构进行职业病诊断。承担职业病诊断的医疗卫生机构在进行职业病诊断时,应当组织三名以上取得职业病诊断资格的执业医师进行集体诊断。职业病诊断证明书应当由参与诊断的医师共同签署,并经承担职业病诊断的医疗卫生机构审核盖章。

用人单位和医疗卫生机构发现职业病患者或者疑似职业病患者时,应当及时向所在地卫生行政部门报告。确诊为职业病的,用人单位还应当向所在地劳动保障行政部门报告。

3. 职业病的卫生监督 县级以上人民政府卫生行政部门依照职业病防治法律、法规、国家职业卫生标准和卫生要求,依据职责划分,对职业病防治工作及职业病危害检测、评价活动进行监督检查。

第二节 物理因素职业病

在生产中,与劳动者健康密切相关的物理性因素包括气象条件(如气温、气湿、气流、气压等),生产性噪声和振动,电磁辐射(包括电离辐射和非电离辐射)等。在上述因素中,除了激光是由人工产生之外,其他因素在自然界中均有存在。在正常情况下,有些因素在适宜范围之内,不但对人体无害,反而是人体生理活动或从事生产活动所必需的(如气温、可见光等);然而,超出适宜范围则会对人体健康产生不良影响。因此,对于物理因素的预防措施不是设法消除或替代,也不能一概而论地降低其水平,而应该采取措施将其控制在"正常范围"或"适宜范围"之内。

一、噪声

从卫生学角度讲,凡是使人感到厌烦的或不需要的声音都为噪声(noise),在某些情况下音乐也可能是噪声。噪声不但是一种职业危害,也是一种社会公害。在生产过程中产生的一切声音可称为生产性噪声或工业噪声,区别于生产性噪声的还有环境噪声和生活噪声。

(一) 生产性噪声的分类及接触机会

1. 机械性噪声　由于机械的转动、撞击、摩擦而产生,如织布机、球磨机、电锯、机床、搅拌机等发出的声音。

2. 流体动力性噪声　由于气体压力突变引起气体分子的振动或液体流动而产生的声音,如汽笛、空压机、通风机等发出的声音。

3. 电磁性噪声　由于电机交变力相互作用而产生,如发电机、变压器等发出的声音。

(二) 噪声对人体的危害

噪声对人体的危害是全身性的,不仅对听觉系统有损伤,也可对心血管系统、神经系统以及全身其他组织器官产生不良影响。

1. 听觉系统　噪声对听觉器官的影响是生理移行至病理的过程,即先出现暂时性阈移,再逐渐成为永久性阈移,造成病理性听力损伤必须达到一定的噪声强度和接触时间。

(1) 暂时性阈移(temporary threshold shift,TTS)　指人或动物接触噪声后引起听阈变化,脱离噪声环境后经过一段时间听力可恢复到原来水平。

1) 听觉适应　短时间内接触噪声,可出现不适、耳鸣,听力降低 10~15 dB,脱离噪声环境数分钟后可恢复。听力下降即听到声响的阈值提高,从而减轻噪声的伤害。听觉适应是一种生理保护现象。

2) 听觉疲劳　持续暴露于强噪声环境或多次接触脉冲噪声,使听力下降,离开噪声环境后,听阈提高超过 15 dB,需要数小时甚至数十小时才能恢复,称为听觉疲劳。

听觉适应和听觉疲劳属于可逆性听力损失,可视为生理保护性效应。

(2) 永久性阈移(permanent threshold shift,PTS)　随着接触噪声的时间继续延长,可使听觉疲劳逐渐加重,听力不能完全恢复,变成永久性阈移。永久性阈移属不可逆的病理性改变。根据损伤的程度,又分为听力损失或听力损伤以及噪声性耳聋。它属于职业病范畴,是一种慢性进行性感官系统的损害,主要发生于某些职业人群中。噪声强度越大,持续时间越久,造成的听力损伤也越大。目前国际上工业噪声安全标准大多定在 85~90 dB 的范围。

噪声性耳聋病变的进展可分为 4 个阶段:①听阈开始下降时属功能性改变,螺旋器无形态学改变;②毛细胞出现退行性变化,萎缩破坏;③内、外毛细胞均完全萎缩消失,支持组织也开始萎缩;④螺旋器全部萎缩消失,仅残留基膜及被覆在上面的一层上皮细胞。根据听力下降的程度可区分为下列各等级聋:听力下降 25~40 dB 为轻度耳聋,41~55 dB 为中度耳聋,56~70 dB 为重度耳聋,71~90 dB 为严重度耳聋,超过 90 dB 为全聋。

2. 听觉外系统　噪声可引起听觉器官之外的其他系统的改变,噪声引起的非听觉器官不良影响包括:头痛、头晕、心悸、睡眠障碍、注意力不集中、记忆力减退和全身乏力等症状;心率加快或减慢,血压不稳(长期接触以高血压多见)等心血管系统的变化;胃肠功能失调,食欲缺乏,胃紧张度降低,胃蠕动减慢,胃液分泌减少等消化系统影响;肾上腺皮质功能改变,免疫功能降低,脂质代谢失调以及生殖功能失调等。总之,噪声的危害是全身性的,听力损失只是一个重要方面。

(三) 影响噪声危害的因素

1. 噪声强度和频谱特征　噪声强度越大,对人体危害也越大。一般认为,80 dB 以下的噪声不引起器质性的变化;85 dB 以上的噪声,听力损失检出率随声级增强而增加。在接触强度相同的情况下,高频噪比低频噪声对人体的影响更大。

2. 接触时间　接触噪声时间越长对人体影响越大,有时噪声强度虽不太大,但作用时间很长,也能引起听力损害。工作日内安排一定的工间休息,使工人在休息期间离开噪声环境,有利于听觉疲劳的恢复。

3. 噪声的性质　频率和强度经常发生变化的噪声比稳态噪声危害大,接触脉冲噪声的工人无论噪声聋、高血压及中枢神经系统调节功能失调等检出率均显著高于接触稳态噪声人群。

4. 个人防护和个体感受性　在同样条件下,对噪声敏感或机体健康不良的个体,特别是有耳病者会加重噪声的危害程度。佩戴防声器有一定的防护效果,可以推迟或减轻听力损伤。

(四) 控制噪声危害的措施

1. 控制噪声源　改革工艺和生产设备,控制和消除噪声源是防制噪声危害的根本措施。如采用无声的液压代替噪声高的煅压,用弹性材料代替钢件等。

2. 控制噪声传播　可采用隔声(用隔离材料或装置密闭噪声源,防止噪声的传播,如隔声罩、隔声墙、隔声门窗等)、消声(此方法是控制流体动力性噪声的主要措施,如在风道、排气管口等部位安装各种消声器,以降低噪声)、吸声(采用吸声的多孔材料装饰车间内表面来吸收声能,或在工作场所内悬挂吸声体,降低噪声的强度)等。

3. 加强个体防护　在生产环境噪声暂时得不到有效控制或需要在高噪声条件下工作时,合理使用个人防护用品是保护听觉器官的一项有效措施,如合理使用防声耳塞、耳罩等。

4. 预防保健措施　对接触噪声的工人加强健康监护。参加噪声作业的工人应进行就业前健康检查,对患有明显的听觉器官、心血管及神经系统器质性疾病的患者,禁止参加有噪声的作业。在岗期间定期健康检查,以听力检查为重点,以早期发现听力损伤,及时采取有效的保护措施和防护措施。

5. 制定合理的作息时间　适当安排工间休息。对生产环境噪声强度超过卫生标准的,根据噪声强度的大小,限制工作时间。

二、振动

物体沿直线或弧线经过某一中心位置(或平衡位置)来回重复的运动,称为振动。与卫生学有关的振动特征参数主要有:振幅、频率、加速度。由生产或工作设备产生的振动称为生产性振动。

(一) 生产性振动的分类及主要接触机会

生产性振动按其作用于人体的部位和传导方式,分为局部振动(segmental vibration)和全身性振动(whole body vibration)。

1. 局部振动　又称手传振动,是指手部接触振动源,振动通过手臂传导至全身。常见的接触机会有:使用风动工具,如风铲、凿岩机、铆钉机、气锤或捣固机等;使用电动工具,如电锯、电钻、电刨等;以及使用高速转动工具,如砂轮机、抛光机、油锯等。

2. 全身振动　是指人体足部或臀部接触工作地点或座椅的振动,振动通过下肢或者躯干传导至全身。如拖拉机、收割机、火车、汽车等交通工具的驾驶,或者钻井平台、混凝土搅拌台、振动筛操作台等作业。

(二) 振动对机体的危害

1. 局部振动　可对人体神经系统、心血管系统、骨骼肌肉系统、听觉器官、免疫系统和内分泌系统等多方面产生不良影响。

局部振动可引起手臂振动病,属于我国法定职业病,它是长期从事手传振动作业而引起的以手部末梢循环和(或)手臂神经功能障碍为主的疾病,该病可引起手臂骨关节－肌肉的损伤,其典型表现是振动性白指(vibration-induced white finger,VWF),发病部位一般多在上肢末端,典型表现为发作性手指变白。

局部振动病的诊断原则:根据我国《职业性手臂振动病诊断标准》(GBZ 7-2014),具有长期从事局部振动作业的职业史和主要临床表现,结合末梢循环功能和周围神经功能检查,进行综合分析,排除其他疾病所致类似疾病,方可诊断。

手臂振动病目前尚无特效疗法,主要是做好定期健康检查,以早期发现患者,早期脱离有害环境,治疗主要是综合治疗,包括扩张血管、营养神经、运动治疗等。

2. 全身振动　一般为低频率、大振幅的振动。适宜的全身振动非但无害而且有益健康,但在生产过程中,接触全身振动的强度大、时间长,可产生多器官、多系统的不良影响。

全身振动首先引起作业能力下降,继而有疲劳、嗜睡、头晕、焦虑、血压升高、心率加快、每搏输出量减少等症状。低频率、大振幅的全身振动,如车、船、飞机等交通工具的振动,可引起运动病,亦称晕动病,是由于不同方向的振动加速度反复过度刺激前庭器官所引起的一系列急性反应症状。

(三)振动危害的预防措施

1. 消除或减低振动源的振动　通过工艺改革、技术革新以及采取减振、隔振等措施,消除或减低振动源的振动,如用液压、焊接工艺代替煅压、铆接工艺,用水爆清砂代替风铲清砂等。

2. 加强个体防护　合理配置和使用个人防护用品,如发放隔振和防寒手套、防寒工作服等。

3. 预防保健及组织措施　及时做好职业健康监护,加强就业前健康检查和定期健康检查,早期发现职业禁忌证和早期发现健康损害者;改善作业环境、限制作业时间和振动强度。

三、高温

(一)高温生产环境中的气象条件及其特点

生产环境的气象条件主要包括气温、气湿、气流、热辐射等,由这些因素构成了工作场所的微小气候。

1. 气温　生产环境中的气温主要取决于大气温度,同时受到生产过程中的热源、太阳辐射和人体散热等的影响,这些因素均可使温度上升。

2. 气湿　生产环境中的湿度常以相对湿度表示。相对湿度在80%以上为高气湿,在30%以下称为低气湿。高气湿主要来自水分的蒸发和蒸汽的排放,多见于纺织、印染、造纸、制革、屠宰以及潮湿的矿井等作业场所。低气湿可见于冬季高温车间中的作业。

3. 气流　生产环境中的气流除受自然界的风力影响外,主要与厂房中的热源有关。热源使空气加热而上升,室外的冷空气从门窗空隙或通风处进入室内,造成空气对流。温差越大,产生的气流越强。

4. 热辐射　物体因本身的温度因素而以电磁辐射的形式向外散发的能量称为热辐射。主要指红外线和部分可见光。红外线不直接加热空气,但可使受照物体加热。太阳光照射、生产环境中各种热源等均能产生大量热辐射。当周围物体表面温度超过人体体表温度时,物体向人体传递热辐射而使人体受热,称为正辐射;反之,当周围物体表面温度低于人体表面温度时,人体向周围物体辐射散热,称为负辐射。热辐射强度以每分钟每平方厘米表面接受多少焦耳(J)热量表示[$J/(cm^2 \cdot min)$]。

生产环境中的气象条件除随外环境气象条件改变而变动外,还受生产场所的厂房建筑、通风设备、工艺过程和热源情况等诸多因素的影响。因此,生产环境气象条件具有多变性,即不同地区、不同季节生产环境气象条件变异很大,同一工作场所在一日内的不同时段、不同地点,气象条件都可能存在明显差异。

(二)高温作业的类型

高温作业系指工作地点有生产性热源,工作地点气温高于本地区夏季室外通风计算温度2℃或2℃以上的作业。高温作业按其气象条件的特点分为下列三个基本类型。

1. 高温、强热辐射作业　又称干热作业,是指气温高、热辐射强度大,而相对湿度较低的作业。如冶金工业的炼钢、炼铁等车间,机械制造工业的铸造、热处理等车间,玻璃、陶瓷等的炉窑车间,火力发电厂和轮船的车间等。

2. 高温、高湿作业　又称湿热作业,其气象特点是高气温、高气湿同时存在,而热辐射强度不大。高湿度的形成,主要是由于生产过程中产生大量水蒸气或生产上要求车间内保持较高的相对湿度所致。例如印染、缫丝、造纸等工业中液体加热或蒸煮时,车间气温可达 35℃ 以上,相对湿度常高达 90% 以上;潮湿的矿井内气温可达 30℃ 以上,相对湿度达 95% 以上,如通风不良就会形成高温、高湿和低气流的气象条件。

3. 夏季露天作业 夏季在农田劳动、建筑、搬运等露天作业中,除受太阳的辐射作用外,还接受被加热的地面和周围物体发出的辐射线。露天作业中的热辐射强度较低,但其作业的持续时间较长,加之中午前后气温升高,形成高温、热辐射的作业环境。

(三) 高温作业对机体的影响

1. 对机体生理功能的影响

(1) 体温调节 高温作业者的体温调节受生产环境的气象条件和劳动强度的共同影响。前者以对流方式作用于体表,经血液循环使机体加热。后者不仅可作用于体表,还可加热机体深部组织。此外,进行体力劳动时,随劳动强度的增加和劳动时间的延长,体内代谢产热也会不断增加。高温环境的劳动者所受到的机体内外环境的热负荷使人体获热增加,当获热造成机体中心血液温度增高时,在中枢神经(下丘脑)调解下,可反射性引起散热反应,即出现皮肤血管扩张,皮肤温度上升,汗腺分泌增强等反应,机体通过对流、热辐射和汗液蒸发途径散热,同时会因中枢受到抑制而减少产热,从而使机体产热与散热处于平衡,以维持体温在正常范围。当环境温度高于皮肤温度或热辐射强度很大时,人体对流、热辐射散热受阻,机体主要散热途径为汗液蒸发,湿热风小的环境又可降低蒸发散热的效率。如果机体在环境的受热和体内产热明显超过机体散热能力时,即可造成体内热蓄积,主要表现为体温上升。如蓄热过量,超出体温调节能力则可因机体过热而发生中暑。一般认为,中心体温(以直肠温度表示)38℃ 是高温作业工人生理应激体温的上限值。

(2) 水盐代谢 出汗是机体处于高温环境时重要的散热途径之一。环境温度越高,劳动强度越大,人体出汗也越多。但大量出汗造成水盐大量丢失,可导致水和电解质代谢紊乱,甚至引起热痉挛。机体出汗量取决于气温、气湿、热辐射和劳动强度,因此出汗量可作为高温作业者受热程度和劳动强度的综合指标。一般认为,一个工作日出汗量 6 L 为生理最高限度。汗液中水约占 99%,固体成分不到 1%。固体成分的大部分为氯化钠,以及少量的氯化钾、尿素及水溶性维生素等。高温作业者大量出汗可造成盐的大量丢失,每日失盐量可达 20～25 g,而健康人每日摄取食盐为 10～20 g,故易出现体内缺盐。体内缺盐时尿中的盐含量减少,因此,尿盐含量可作为判断体内是否缺盐的指标,如尿盐含量降至 5 g/d 以下,则提示有缺盐的可能。

(3) 循环系统 高温作业时,为增加机体散热,皮肤血管扩张,末梢循环血量增加,循环系统处于紧张状态,心脏既要向高度扩张的皮肤血管输送大量血液,以便于有效散热,同时要向工作肌肉输送足够的血液,且要维持适宜的血压。另一方面,由于出汗导致水分大量丧失以及体液转移至肌肉而使有效血容量减少,导致心搏加快和心排血量加大,使心肌负荷加重,久之可造成心肌代偿性肥大。

(4) 消化系统 高温作业时,机体消化功能降低。主要表现为:消化酶活性降低,胃液酸度降低;唾液分泌减少;胃肠道蠕动功能下降,吸收和排空速度减慢;血液重新分配造成消化道血供不足,影响营养素的吸收等。受上述因素的共同影响,高温作业工人易出现消化不良、食欲缺乏等胃肠道疾患。

(5) 神经系统 高温作业可使中枢神经系统先兴奋、后抑制,当抑制过程占优势时,可出现注意力不集中,肌肉活动能力降低,动作的准确性和协调性差,反应迟钝等现象,容易发生工伤事故。

(6) 泌尿系统 高温作业时,大量水分经汗液流出,肾血流量和肾小球滤过率下降,抗利尿激素分泌增加,经肾排出的尿液大量减少,如不及时补充水分,则由于血液浓缩加重了肾负担,导致肾功能不全,尿中出现蛋白、管型、红细胞等。

2. 热适应 是指人体在热环境工作一段时间后对热负荷产生的适应反应。一般在从事高温作业数周后产生,表现为体温调节能力增强,即从事同等体力劳动时,机体产热减少,出汗量增加,汗液蒸发率提高;

皮肤温度和机体中心温度先后降低;心血管系统的紧张性下降,心率减低,血压稳定,每搏输出量增加;水盐代谢明显改善,醛固酮分泌增加,肾小管和汗腺对氯化钠重吸收功能增强,汗液中无机盐成分减少;机体合成一种新的蛋白质,即热激蛋白(heat shock protein,HSP),以保护机体细胞免受高温的损伤。

热适应是人体的一种耐受性表现,可有效防止中暑的发生。但耐受性具一定限度,超出此限度便可引起生理功能失调,甚至发生中暑。停止接触高温1周左右,热适应可消退,即脱适应。

(四) 中暑

中暑是在高温环境下由于热平衡和(或)水盐代谢失调等而引起的一种以中枢神经系统和(或)心血管系统障碍为主要表现的急性过热性疾病。环境气象条件、劳动强度、身体状况对体温调节与中暑的发生都有重要关系。

1. 发病机制与临床表现　按中暑的发病机制,可将其分为三种类型,即热射病(heat stroke)、热痉挛(heat cramp)和热衰竭(heat exhaustion),但临床上常难以严格区分,也可出现多种类型混合存在。

(1) 热射病(包括日射病)　在高温作业环境下从事体力劳动或体力活动,出现以体温明显增高及意识障碍为主的临床表现,表现为皮肤干热,无汗,体温高达40℃及以上,谵妄、昏迷等;可伴有全身性癫痫样发作、横纹肌溶解、多器官功能障碍综合征。

(2) 热痉挛　在高温作业环境下从事体力劳动或体力活动,大量出汗后出现短暂、间歇发作的肌痉挛,伴有收缩痛,多见于四肢肌肉、咀嚼肌及腹肌,尤以腓肠肌为著,呈对称性;体温一般正常。

(3) 热衰竭　在高温作业环境下从事体力劳动或体力活动,出现以血容量不足为特征的一组临床综合征,如多汗、皮肤湿冷、面色苍白、恶心、头晕、心率明显增加、低血压、少尿,体温常升高但不超过40℃,可伴有眩晕、晕厥,部分患者早期仅出现体温升高。实验室检查可见血细胞比容增高、高钠血症、氮质血症。

2. 中暑的诊断　根据高温作业的职业史,出现以体温升高、肌痉挛、晕厥、低血压、少尿、意识障碍为主的临床表现,结合辅助检查结果,参考工作场所职业卫生学调查资料,综合分析,排除其他原因引起的类似疾病,方可诊断(GBZ 41-2019)。

(1) 中暑先兆　在高温作业环境下工作一定时间后,出现头晕、头痛、乏力、口渴、多汗、心悸、注意力不集中、动作不协调等症状,体温正常或略有升高但低于38.0℃,可伴有面色潮红、皮肤灼热等,短时间休息后症状即可消失。

(2) 轻症中暑　具备下列情况之一者,即可诊断为轻症中暑:①头昏、胸闷、心悸、面色潮红、皮肤灼热;②有呼吸与循环衰竭的早期症状,大量出汗、面色苍白、血压下降、脉搏细弱而快;③肛温高达38.5℃以上。

(3) 重症中暑　出现热射病、热痉挛和热衰竭之一者,或混合型者,可诊断为重症中暑。

3. 中暑治疗

(1) 先兆中暑和轻症中暑　患者应立即脱离高温作业环境,到阴凉通风的地方休息,密切观察病情,给予含盐饮料及对症处理。有循环衰竭趋向的,给予葡萄糖生理盐水静脉滴注。

(2) 重症中暑　其治疗原则为迅速降低过高的体温,纠正水、电解质紊乱及酸碱平衡失调,积极防治休克和脑水肿,并给予对症处理。

对中暑患者及时进行对症处理,一般可很快恢复。不必调离原作业。

(五) 防暑降温措施

1. 技术措施　①合理设计工艺过程,减少工人接触高温作业的机会;②隔热,可用导热系数小的阻燃材料或水进行隔热,可以有效降低热辐射强度;③通风降温,包括自然通风(natural ventilation)和机械通风(mechanical ventilation)。

2. 保健措施

(1) 供应含盐饮料和补充营养　补充出汗所丢失的水分和盐,如含盐饮料。机体能量消耗增加,故膳食总热量应比普通工人高,蛋白质应增加到总热量的14%~15%;此外,还可补充水溶性维生素和钙等。

(2) 个人防护　高温工人的工作服应以耐热、透气性能良好、导热系数小的织物制成。工作服宜宽大而不影响工作。此外,按不同作业要求供给工作帽、防护眼镜、面罩、手套、鞋盖、护腿等个人防护用品。

(3) 加强医疗预防工作　对高温作业工人应进行就业前健康检查和入暑前体格检查。凡有心血管系统器质性疾病、持久性高血压、溃疡病、活动性肺结核、肺气肿、肝肾疾病、明显的内分泌疾病(如甲状腺功能亢进)、中枢神经系统器质性疾病及病后体质衰弱者均不宜从事高温作业。

3. 制定合理的劳动休息制度　根据各地气候特点,适当调整夏季高温作业劳动和休息制度,尽可能缩短劳动持续时间,增加工间休息次数,延长工休(特别是午休)时间等。

四、电离辐射与非电离辐射

作用于某物质可以使其发生电离现象的辐射为电离辐射。一般量子能量水平达到 12 eV 以上时即可发生电离作用,使机体受到损害,如 X 射线、γ 射线、α 射线和 β 射线等。电离辐射可由人工辐射源产生,也可来自自然界的宇宙射线及地壳中的铀、镭等。

(一) 接触机会

1. 核工业系统　放射性物质的开采、冶炼、加工,核电站、核反应堆的建设、维护和运转以及核事故等。如日本福岛核电站因地震产生的核泄漏而造成环境污染。

2. 射线发生器生产和使用　如加速器、X 射线、γ 射线等医用设备的使用。

3. 放射性核素生产、加工和使用　如放射性发光涂料、核医学诊断用放射性试剂等的生产和使用。

4. 天然放射性核素伴生或共生的矿物开采　如稀土矿。

(二) 电离辐射对机体的危害

电离辐射的过量照射可使人体发生放射性疾病,包括全身性放射性疾病、局部放射病和电离辐射所致的远期损伤。放射病(radiation sickness)是指一定剂量的电离辐射作用于人体所引起的全身性或局部性放射性损伤,临床上可分为急性、亚急性、慢性放射病。

1. 外照射急性放射病　人体一次或短时间内多次受到大剂量照射,吸收剂量达到 1 Gy 以上外照射所引起的全身性疾病。多见于核事故、核爆炸等。按临床表现可分为三种类型:①骨髓型(1~10 Gy):最为多见,主要表现为骨髓的造血功能障碍;②胃肠型(10~50 Gy):主要表现为频繁呕吐、腹泻、水样便或血水便,可导致失水,并常发生肠麻痹、肠套叠;③脑型(>50 Gy):短时间内精神委靡,很快转为意识障碍、共济失调、躁动、抽搐和休克。

急性放射病可根据明确的大剂量照射史,结合临床诊断和实验室检查,依据《职业性外照射急性放射病诊断》(GBZ 104-2017)给予诊断。对急性放射病的治疗,主要包括早期使用抗放射药物、改善微循环、抗感染、抗出血以及全身性支持治疗。

2. 外照射亚急性放射病　人体在较长时间(数周到数月)内连续或间断地受较大剂量的电离辐射照射,累积剂量大于 1 Gy 时所引起的一组全身性疾病,造血功能障碍是其基本病变。治疗原则主要是保护和促进造血功能恢复,改善全身症状,预防感染和出血等并发症。

3. 外照射慢性放射病　在较长时间内连续或间断受到超过剂量当量限值 0.05 Sv 的外照射所引起的全身性损伤。多见于长期从事放射工作的人群,其临床表现主要是类神经症、自主神经功能紊乱、血液造血系统改变以及消化功能障碍、生育功能损伤等。慢性放射病可根据接触史和个人受照水平,结合临床症状和实验室检查,排除其他疾患,依据《职业性外照射慢性放射病诊断》(GBZ 105-2017)给予诊断。慢性放射病患者应尽早脱离射线接触,积极治疗,努力促进造血功能的恢复和改善全身健康状况,定期随访。

(三) 电离辐射的防护

辐射卫生防护的目标是防止对机体健康危害的肯定效应,尽可能降低随机效应的发生率,使照射量控制在可接受的安全水平。认真执行辐射防护三原则,即任何照射必须有正当理由,辐射防护应当实现最优化配置,遵守个人剂量当量限值的规定。

第三节 职业性中毒

目前化学因素在人类的生活和生产环境中处处可以接触到,有些化学物质是人类生存和生活所必需的,但也有些物质可对人类健康产生危害作用,尤其是职业生产过程中所接触的化学因素。本节主要介绍常见的职业性化学因素对健康的影响。

一、刺激性气体

刺激性气体(irritative gas)是指对皮肤及眼和呼吸道黏膜产生刺激性效应的一类有害气体。它是生产环境中较常见的一大类有害气体。由于刺激性气体多具有腐蚀性,在生产过程中,常因设备、容器被腐蚀或意外事故,导致气体外逸,引起急性中毒。较低浓度的长期接触,也可造成职业工人的慢性损害。

(一) 种类

刺激性气体多数在常温常压下为气态。也有物质本身是固体或液体,但可通过挥发、蒸发、升华后形成蒸汽和气体。按其水溶性大小,可分为两类:一类是水溶性较大的,如二氧化硫、氯化氢、氨气等;另一类是水溶性小的,如氮氧化物、光气等。也可按其结构分为:酸(硫酸、盐酸等),成酸氧化物(二氧化硫、二氧化氮等),成酸氢化物,卤簇元素,无机氯化物,卤烃,酯类,醚类,醛类,有机氧化物,成碱氧化物,强氧化剂,金属化合物等种类。

常见的刺激性气体有氯气、氯化氢、氨气、氮氧化物、光气、氟化氢、二氧化硫和三氧化硫等。

(二) 毒理

刺激性气体对机体产生的生物学效应的共同点是对眼、呼吸道黏膜以及皮肤的刺激作用。少量吸入时,常以局部损害为主,但吸入浓度较高的刺激性气体则可出现全身反应。损害程度主要受毒物浓度及作用时间的影响;而病变的部位和临床表现,则取决于毒物的水溶性大小。水溶性大的刺激性气体在接触湿润的眼和上呼吸道黏膜后,立即产生化学反应,引起刺激性炎症;高浓度吸入后则影响整个呼吸道,引起化学性炎症及中毒性肺水肿;当吸入极高浓度的刺激性气体时还可引起喉痉挛、支气管痉挛或反射性呼吸中枢抑制,出现昏迷、休克,甚至可出现电击样死亡。水溶性小的刺激性气体,通过上呼吸道黏膜时,很少溶解,故上呼吸道的刺激作用较轻,吸入后往往不易发觉,但其可在肺部与水缓慢作用后而对肺部产生刺激和腐蚀作用,引起化学性肺炎和肺水肿,肺水肿是刺激性气体引起的最严重病变之一。

化学性肺水肿是肺部血管外区,包括肺间质和肺泡有过量的水分潴留。常引起化学性肺水肿的刺激性气体有光气、二氧化氮、氨气、氯气、臭氧、甲醛等。其发病机制目前仍不完全清楚,有以下几种可能性:①肺泡及肺泡间隔毛细血管通透性增加。刺激性气体可损伤肺泡壁上皮细胞和表面活性物质,导致肺泡壁毛细血管通透性增加,形成肺泡型肺水肿。毒物也可直接损害肺泡间隔的毛细血管内皮细胞,引起血管壁通透性增加,形成间质性肺水肿。②血管活性物质释放。中毒使体内释放大量的血管活性物质,如5-羟色胺、缓激肽、组胺和前列腺素等,可增加血管的通透性。③肺淋巴循环梗阻。刺激性气体导致交感神经兴奋,使右淋巴总管痉挛,引起肺淋巴循环梗阻,加重肺水肿。④缺氧因素。缺氧可使毛细血管痉挛,增加肺毛细血管的压力和渗出,从而加重肺水肿。⑤自由基的作用。刺激性气体可使体内自由基增多,启动生物膜的脂质过氧化反应而引起细胞膜结构的损伤,导致通透功能障碍,引起或加重肺水肿。

(三) 临床表现

1. 急性中毒 多由意外事故使大剂量刺激性气体短期内进入机体所致。

(1) 局部刺激症状 出现流泪、畏光、结膜充血、打喷嚏、咽部充血、声音嘶哑、呛咳、胸闷、皮肤灼伤等。

(2) 喉痉挛、水肿 突然出现严重的呼吸困难,因缺氧、窒息而发生发绀甚至猝死。喉头水肿发生缓慢,但持续时间较长。

(3) 化学性气管炎、支气管炎及肺炎 剧烈咳嗽、胸闷、气促。肺部可有散在干湿啰音,体温升高及白细胞数增加。支气管黏膜损伤严重时,恢复期可发生黏膜坏死脱落,突然出现呼吸道阻塞而窒息。

(4) 中毒性肺水肿 临床表现分为四期。①刺激期:吸入后出现呛咳、胸闷、胸痛、头痛、恶心、呕吐等症状。有时此期症状并不明显。②潜伏期:刺激期后,患者自觉症状减轻或消失,病情相对稳定,但肺内的病变仍在发展。潜伏期的长短与毒物的溶解度和浓度有关。潜伏期末可出现轻度呼吸困难、胸闷及肺部少许干啰音。此期的临床表现虽不严重,但对疾病的转归十分重要,一旦发生肺水肿,则病情变化非常快,病死率增加。③肺水肿期:潜伏期后症状突然加重,表现为剧咳、咳粉红色泡沫痰、严重的呼吸困难、恶心、呕吐、烦躁等。体检可见明显发绀,两肺布满湿啰音、血压下降、血液浓缩、白细胞增高、心率加快。X线胸片示:两肺布满粗大的斑片状阴影,界限不清,有时可见由肺门向肺野呈放射状的大片阴影。患者可并发混合性酸中毒、自发性气胸,肝、肾、心等多器官损害及继发感染,进一步发展则形成成人型呼吸窘迫综合征(ARDS)。④恢复期:若无严重并发症,经正确治疗后 3~4 日症状即减轻,7~11 日可逐渐恢复,多无后遗症。二氟一氯甲烷引起的肺损害,可导致广泛的肺纤维化和支气管腺体肿瘤样增生,继而引发呼吸衰竭。氯气急性中毒后可遗留支气管哮喘。

2. 慢性影响 长期接触低浓度的刺激性气体,可致眼、呼吸道等慢性炎症。有些刺激性气体,如甲苯二异氰酸酯有致敏作用。

(四) 治疗与处理

刺激性气体急性中毒最严重的危害是肺水肿,且病情急、变化快,因此积极防治肺水肿是抢救刺激性气体中毒的关键。

1. 阻止毒物继续吸收,处理灼伤 使患者立即脱离现场,移至空气新鲜处,迅速用大量清水彻底清洗污染的皮肤。亦可采用中和剂冲洗皮肤和雾化吸入,但某些无机氯化物遇水可产生氯化氢和大量的热,而加重灼伤,应先擦干皮肤,再用水彻底清洗。注意保暖、静卧。同时给予对症治疗。

2. 预防肺水肿 应尽早使用糖皮质激素 糖皮质激素能增加机体的应激能力,改善血管的通透性,减少或阻止电解质、胶体和细胞液向细胞外渗出,提高细胞对缺氧的耐受力和防止细胞坏死。潜伏期应注射地塞米松 20 mg。卧床休息,避免体力活动。还可早期采用 10% 葡萄糖酸钙 10 mL 静脉注射,减少肺毛细血管通透性,但若肺水肿已发生,则不宜用此药,因该药可阻碍肺泡间液体的回收。

3. 限制静脉补液量 要保持出入量为负平衡(相差 500~1 000 mL)。必须静脉补液时,每日最好不超过 1 000 mL,不足的热量、水、电解质应尽量通过消化道给予。补液量以不加重肺水肿为原则。

4. 对症治疗 镇静、解痉、止咳、化痰,如吸入光气等水溶性小的气体,可用 4% 碳酸氢钠加氨茶碱、地塞米松和抗生素雾化吸入。

5. 肺水肿的对症处理 通气利水,及早吸氧,纠正缺氧,可用鼻导管或面罩给氧。必要时可用加压辅助呼吸,以增加肺泡压、肺组织间隙压力和胸膜腔内压,减少静脉回流量、肺内血容量及毛细血管内液体渗出,并可促使肺内泡沫的消除等。同时给予去泡沫剂 1% 二甲硅油(消泡净)雾化吸入,可重复使用,效果较好。糖皮质激素应尽早、足量、短期应用,可用氢化可的松 200~600 mg/d 静脉滴注,或地塞米松 20~40 mg/d 分次静脉或肌内注射。当症状改善后逐渐减量。脱水:应用利尿剂或脱水剂,可减少肺循环容量,改善肺水肿,常用 20% 甘露醇或 25% 山梨醇静脉滴注,也可采用低分子右旋糖酐注射。其他:减低胸腔压力,如并发气胸或纵隔气肿者,应绝对卧床休息,避免增加胸腔压力的一切活动,给予镇咳及镇静药。预防和控制感染,维持水、电解质及酸碱平衡。

例 3-1

患者,女,20岁,某化工厂操作工。因设备事故,大量液氨从罐中喷出,汽化为白雾状,患者在此高浓度氨气环境中大声呼喊,当时出现了呛咳、胸部紧缩感,呼吸困难、咽痛、发音困难。3~4 min后晕倒。2 h后咳白色泡沫样痰,7 h后咳大量粉红色泡沫样痰。当地医院曾给予吸氧和利尿剂,但用药不系统。转院时,因路途颠簸,病情加重,呼吸极度困难,曾一度窒息状,急诊入院。

体检:T 38.5℃,P 210次/min,R 40次/min,BP 86/119 mmHg,急性重度衰竭面容,口唇、面部、指(趾)端明显发绀,鼻翼扇动,神清。粉红色泡沫样痰从口腔、鼻不断涌出。呼吸极度急促,强迫体位不能平卧,端坐呼吸。眼睑、球结膜、口腔黏膜、咽、腭垂均明显水肿。气管居中,胸廓对称。双肺布满干湿啰音,中下野为甚,左侧显著。心界不大,律齐,心率210次/min,未闻及病理杂音。

实验室检查:白细胞 $44×10^9$/L,中性粒细胞占92%,淋巴细胞占6%,单核细胞占2%,红细胞 $45×10^{12}$/L,血红蛋白120 g/L。X线胸片:两肺肺纹理明显增强,两肺下野点片状阴影,并有融合趋势,诊断为二期肺水肿。

入院后按照抢救肺水肿的正规疗法进行治疗,并使用多种抗生素控制感染。但住院90日,由于血管破裂,大咯血600~700 mL,用止血剂无效,并出现自发性气胸、皮下气肿,经诊断为张力性气胸,抢救无效死亡。

尸解:气管与支气管黏膜灼伤(亚急性炎症),支气管炎并发肺化脓症,炎症侵蚀血管致大咯血,炎症促使肺泡破裂造成双侧急性气胸,以左侧为重,气管稍向右移,纵隔、心包和皮下气肿,气胸,胸膜纤维素性和脓性炎症,胸膜粘连,肝急性感染,肝、肾淤血,肾细胞肿胀,肝脂肪变性,心肌炎,肾上腺类脂质轻度减少。

二、窒息性气体

窒息性气体(suffocating gas)是指阻碍机体氧的供给、吸入、运输、利用,从而导致机体处于缺氧状态的一类有害气体。根据作用机制不同,可分为两类。一类为单纯性窒息性气体,例如氮气、甲烷和二氧化碳等本身毒性很低或是惰性气体,如果空气中浓度很高,使空气中氧分压降低,导致肺内氧分压降低,随之动脉血氧分压下降,引起机体缺氧窒息。另一类为化学性窒息性气体,如一氧化碳、硫化氢、氰化氢等,进入机体后,使血液的运氧能力和组织利用氧的能力发生障碍,导致组织缺氧,引起"细胞内窒息"。在工业生产中,以后一类较多见。

(一)一氧化碳

1. 理化特性及接触机会　一氧化碳(carbon monoxide,CO)为一种无色、无臭、无味、无刺激性的气体,相对密度为0.967,几乎不溶于水,易溶于氨水,可与氯气结合形成毒性更大的光气。空气中含量达12.5%时可发生爆炸。含碳物质的不完全燃烧均可产生一氧化碳,空气越不充足,产生的一氧化碳越多,如冶金工业的炼焦、炼钢、炼铁;机械工业的锻造、铸造;各种锅炉,加热窑炉、焙烧等;一氧化碳也是化学工业的原料。

家庭用煤炉、燃气热水器和汽车尾气也产生一氧化碳,在通风不良或意外泄漏时可发生生活性一氧化碳中毒。

2. 毒理　一氧化碳以简单扩散的形式通过呼吸道吸收,有80%~90%与Hb发生可逆性的结合,形成碳氧血红蛋白(HbCO)。一氧化碳的吸收与排出均遵循气体弥散定律,空气中一氧化碳浓度越高,肺泡气中一氧化碳分压越大,吸收越快,血液中HbCO的饱和度越高。进入机体的一氧化碳绝大部分以原形态从呼气排出,进入血中的一氧化碳除与Hb结合外,10%~15%可与含铁的肌红蛋白结合。一氧化碳还可弥散通过胎盘进入胎儿体内。

一氧化碳中毒的发病机制主要是一氧化碳与Hb结合形成HbCO,而使Hb的运氧能力发生障碍,导致组织缺氧。由于一氧化碳与Hb的亲和力比氧与Hb的亲和力大240~300倍,且 HbO_2 的解离速度比

HbCO 快 3 600 倍,同时 HbCO 的存在还影响 HbO₂的解离,阻碍氧的释放和传递,导致低氧血症和组织缺氧。由于中枢神经对缺氧最为敏感,因此最先受到损害,可引起脑水肿、脑血液循环障碍和脑衰竭等急性中毒性脑病。

一氧化碳还可直接引起细胞缺氧,能与细胞色素 P450、线粒体细胞色素氧化酶、鸟苷酸环化酶、一氧化氮合酶(NOS)等发生可逆性的结合,抑制这些酶的功能,而产生相应的损害。

此外,紧张的体力劳动、疲劳、贫血、饥饿、营养不良等因素,加上生产环境中的其他有害因素的联合作用,均可提高机体对一氧化碳的敏感性而促使中毒的发生。

3. 临床表现和诊断

(1) 急性一氧化碳中毒　是我国工业生产和日常生活中常见的中毒性疾病。临床上以急性脑缺氧的症状与体征为主要表现,少数患者可有迟发性的神经损害症状,部分患者亦可有其他脏器的缺氧性改变。中毒的程度主要取决于空气中一氧化碳的浓度与接触时间。中毒诊断和程度分级按《职业性急性一氧化碳中毒诊断标准》(GBZ 23-2002)进行(表 3-1)。

(2) 慢性影响　长期接触低浓度的一氧化碳是否可引起慢性中毒,至今尚有争论。

4. 治疗与处理　迅速将患者移至通风处,解开衣领,注意保暖,密切观察其意识状态。轻度中毒者,可不必给予特殊治疗。中度中毒者给予对症治疗或吸氧后一般可恢复。重度中毒者,应给予吸氧,一般采用纯氧吸入,最好能在高压氧舱中进行抢救,同时应保持呼吸道通畅,呼吸停止者,应立即施行人工呼吸,并注射呼吸兴奋剂。还应给予对症与支持治疗。加强护理,积极防治各种并发症,预防迟发性脑病。另外,少量多次输全血,可能减少迟发性脑病的发生。

表 3-1　急性职业性一氧化碳中毒诊断标准

分级	诊断标准
接触反应	出现头痛、头昏、心悸、恶心等症状,吸入新鲜空气后症状可消失者
轻度中毒	具有下列任何一项表现者:①出现剧烈的头痛、头昏、四肢无力、恶心、呕吐;②轻度至中度意识障碍,但无昏迷者。血液碳氧血红蛋白浓度可高于 10%
中度中毒	除上述症状外,意识障碍表现为浅至中度昏迷,经抢救后恢复,且无明显并发症者
重度中毒	具备下列任何一项者:①意识障碍程度达深昏迷或去大脑皮质状态。②患者有意识障碍且并发下列任何一项者:脑水肿,休克或严重的心肌损害,肺水肿,呼吸衰竭,上消化道出血,脑局灶损害(如锥体系统或锥体外系统损害)体征。碳氧血红蛋白浓度可高于 50%
急性 CO 中毒迟发性脑病(神经精神续发症)	CO 中毒意识恢复后,经 2~60 日的"假愈期",又出现下列临床表现之一者:①精神及意识障碍呈痴呆状态、谵妄状态或去大脑皮质状态;②锥体外系统神经障碍,出现帕金森病的表现;③锥体系统神经损害,如偏瘫,病理反射阳性或小便失禁;④大脑皮质局灶性功能障碍,如失语、失明,或出现继发性癫痫。头部 CT 检查可发现脑部有病理性密度减低区,脑电图检查可发现中度及高度异常

(二)氰化氢(氢氰酸)

氰化物种类繁多,常见的有无机氰化物,如氢氰酸及金属盐类,卤族氰化物,亚铁氰化物等;有机氰化物,如腈类、肟类、氰酸酯及异氰酸酯、硫氰酸酯等。大多数氰化物属高毒类,在体内能迅速解离出氰离子(CN⁻)而产生毒作用。氰化物中毒性最大、毒作用最快的是氰化氢。凡能在空气中或人体组织内释放出氰离子(CN⁻)的,都具有与氰化氢(hydrogen cyanide, HCN)相似的毒作用,现以氰化氢为例,介绍如下。

1. 理化特性与接触机会　氰化氢为具有苦杏仁味的无色气体,相对密度为 0.93,易上升扩散形成蒸气,易溶于水、脂肪及有机溶剂,其水溶液为氢氰酸。

主要接触机会有电镀、钢铁热处理、贵重金属的提炼、制药、合成纤维、灭鼠剂、杀虫剂的生产等。此外,有机氮化物的不完全燃烧也可产生氰化物。

2. 毒理　生产环境中的氰化氢气体或氰化物盐类粉尘主要经呼吸道吸入,为液体和高浓度时可经皮肤吸收。进入体内的氰化氢可通过多种途径进行代谢、转化和排泄。①部分以原形由肺随呼气排出;②大部分在硫氰酸酶的作用下,在肝与巯基化合物(如胱氨酸、半胱氨酸、谷胱甘肽等)结合,转化为无毒的硫氰酸盐经肾随尿排出,但此过程可被硫氰酸氧化酶缓慢逆转,故在解毒早期,偶可见到中毒症状的复现;③小部分与葡糖醛酸结合形成无毒腈类从尿中排出;④少量氰化氢尚可分解为二氧化碳和氨从呼气中排出;⑤参与维生素 B_{12} 的代谢,生成维生素 B_{12}(氰钴维生素),从尿中排出;⑥在体内可转化为甲酸由尿排出或参与碳化合物的代谢。

氰离子(CN^-)可抑制体内 42 种酶的活性,但与细胞色素氧化酶的亲和力最大,它与细胞色素氧化酶的三价铁结合,形成氰化高铁型细胞色素氧化酶,从而阻断了生物氧化过程中的电子传递,使组织细胞不能摄取和利用氧,引起细胞内窒息,此时,血液中虽然有足够的氧,但不能为组织细胞所利用,静脉血呈鲜红色,动静脉血氧差由正常的 4%~6% 降至 1%~1.5%,所以氰化物中毒时,皮肤、黏膜呈鲜红色。由于中枢神经系统对缺氧最敏感,首先受累,临床上出现昏迷、抽搐及呼吸困难。氰化物还能夺取体内其他酶类中的金属,或与酶的辅基和底物中的羰基结合,或使二硫基断裂,引起酶失活。另外,氰化物还能与体内正常存在的高铁血红蛋白结合,形成氰化高铁血红蛋白。因此,血液中高铁血红蛋白增加,对细胞色素氧化酶可起保护作用。

3. 临床表现

(1) 急性中毒　多发生于生产中的意外事故。如轻者接触浓度相对较低,表现为乏力、头晕、头痛、胸闷及轻度黏膜刺激症状,也可有恶心、呕吐、呼吸脉搏加快、血压略高等表现,经过治疗,一般 2~3 日可恢复。重者吸入高浓度氰化氢可引起"电击样"骤死,即在 60 s 内可无预兆地突然昏倒,2~3 min 内呼吸停止而死亡。未瞬间死亡者,其临床经过可分四期:①前驱期:此期很短,主要表现为眼及上呼吸道黏膜刺激症状,且进行性加重,口中有苦杏仁味,继之可出现恶心、呕吐、震颤,并伴逐渐加重的全身症状。②呼吸困难期:表现为极度呼吸困难和节律失调,患者有恐怖感,伴有听力、视力减退,皮肤黏膜呈鲜红色。③痉挛期:出现强直性、阵发性抽搐,角弓反张,大小便失禁,大汗,血压骤降,呼吸表浅,意识丧失,体温逐渐降低,各种反射均消失,但皮肤黏膜保持鲜红色。④麻痹期:全身肌肉松弛,反射消失,呼吸停止,随后心脏停搏,死亡。

一般根据接触史及临床表现,诊断并不困难,呼出气中有苦杏仁味,皮肤黏膜呈鲜红色以及尿中硫氰酸盐的大量增加,有助于诊断。

(2) 慢性作用　氰化氢无蓄积作用,对其是否引起慢性中毒尚有争议。有报道,低浓度长期接触,可出现神经衰弱综合征,肌肉酸痛和活动障碍,并伴有眼和上呼吸道刺激症状、接触性皮炎、肝脾大等表现。

4. 治疗与处理　急性氰化氢中毒病情危急,进展快,治疗上要争分夺秒。

(1) 患者立即脱离现场,移至空气新鲜处进行抢救　脱去污染的衣服,用肥皂水或清水洗净污染的皮肤,静卧保暖。如经消化道摄入,应迅速彻底洗胃,在可能的情况下,用 5% 的硫代硫酸钠或 0.2% 的高锰酸钾溶液洗胃效果更好。纠正缺氧,应尽早给氧,重度中毒者宜早用高压氧治疗,但吸入高浓度的氧(>60%)持续时间不应超过 24 h,以免发生氧中毒。

(2) 解毒治疗　常用的特效解毒剂包括:①亚硝酸钠 – 硫代硫酸钠疗法。立即将亚硝酸异戊酯 1 或 2支安瓿(0.2 mL/ 支)打碎后给患者吸入,同时进行人工呼吸,可立即缓解症状,可至静脉注射亚硝酸钠止。静脉缓慢注射 3% 亚硝酸钠 10 mL(2~5 mL/min),同时密切注意血压的变化,当收缩压明显降低时应停药。用同一针头缓慢注入 25% 硫代硫酸钠 20~50 mL(注射时间不少于 10 min),必要时可减半重复注射。此解毒剂疗效显著,应尽早使用。亚硝酸钠 – 硫代硫酸钠疗法的作用机制主要是:亚硝酸钠能使正常的血红蛋白形成高铁血红蛋白,与 CN^- 结合形成氰化高铁血红蛋白,还可夺取已与细胞色素氧化酶结合的 CN^-,

从而恢复细胞色素氧化酶的活性。然后迅速投入供硫剂硫代硫酸钠,使其与 CN^- 结合形成稳定的硫氰酸盐从尿中排出。②口服 4- 二甲氨基苯酚(4-DMAP)和对氨基苯丙酮(PAPP),4- DMAP 作用快,药效短;PAPP 作用慢,药效持久。

(3) 对症治疗　如给予解毒辅助剂细胞色素 C、ATP 注射液、辅酶等。

(三) 硫化氢

1. 理化特性及接触机会　硫化氢(hydrogen sulfide, H_2S)是一种无色具有臭蛋样气味的可燃性气体。相对密度 1.19,易积聚于低洼处,易溶于水生成氢硫酸,亦溶于乙醇、汽油等。

硫化氢多属于生产过程中排放的废气,其主要的接触机会有:①含硫矿石冶炼和石油开采、提炼及使用;②生产和使用硫化染料;③生产人造纤维,合成橡胶;④造纸、制糖、皮革加工等生产过程,原料腐败产生硫化氢;⑤下水道疏通、粪坑清除、酱菜生产等,由于有机质腐败可产生硫化氢,也可引起急性中毒。

2. 毒理　硫化氢主要经呼吸道进入机体,皮肤也可吸收很少一部分。硫化氢在体内无蓄积作用,进入体内后迅速氧化成为硫化物、硫代硫酸盐或硫酸盐,由尿排出,小部分以原形由呼气排出。

硫化氢是强烈的神经毒物,对黏膜也有刺激作用。可刺激眼和呼吸道黏膜,引起结膜炎和角膜溃疡、支气管炎,甚至造成中毒性肺炎和肺水肿,主要是它与黏膜表面的钠作用生成硫化钠之故。

硫化氢可与细胞色素氧化酶中的三价铁结合,抑制酶的活性,使组织细胞内的氧化还原过程发生障碍,造成组织缺氧。同时对其他一些酶的活性也有影响,如能使脑、肝中的腺苷三磷酸酶的活性降低。硫化氢并不与正常血红蛋白起作用,但可与高铁血红蛋白结合成硫高铁血红蛋白。高浓度的硫化氢对神经末梢、化学感受器产生强烈刺激,引起中枢神经系统先兴奋、后抑制,甚至可直接抑制呼吸中枢,导致迅速窒息而死亡。

硫化氢的浓度为 0.012 ~ 0.03 mg/m^3,人可嗅出。但当浓度 > 11 mg/m^3 时,由于嗅神经麻痹而嗅不出硫化氢的存在,故不能依靠其气味强烈程度来判断硫化氢的危险程度。

3. 临床表现及诊断分级　生产中可发生急性中毒和亚急性中毒。

急性中毒可分接触反应及轻度、中度、重度四级。分级标准(GBZ 31-2002)如下。

(1) 接触反应　接触硫化氢后出现眼刺痛、畏光、流泪、结膜充血、咽部灼热感、咳嗽等眼和上呼吸道刺激表现,或有头痛、头晕、乏力、恶心等神经系统症状,脱离接触后在短时间内消失者。

(2) 轻度中毒　具有下列情况之一者:①明显的头痛、头晕、乏力等症状并出现轻度至中度意识障碍;②急性气管支气管炎或支气管周围炎。

(3) 中度中毒　具有下列情况之一者:①意识障碍表现为浅至中度昏迷;②急性支气管肺炎。

(4) 重度中毒　具有下列情况之一者:①意识障碍程度达深昏迷或呈植物状态;②肺水肿;③猝死;④多器官衰竭。

4. 治疗与处理　迅速脱离现场,移至空气新鲜处,首先应维持患者呼吸并进行对症抢救,如人工呼吸,注射强心剂、呼吸兴奋剂、解痉剂等。吸氧,有昏迷者,宜加压给氧或立即送高压氧治疗。静脉注射 50% 葡萄糖、维生素 C、细胞色素 C 及大剂量的半胱氨酸、谷胱甘肽等加强细胞生物氧化能力的药物,有助于解毒。防治肺水肿和脑水肿,早期、足量、短时间应用糖皮质激素。

三、金属及类金属

(一) 铅

1. 理化特性与接触机会　铅(lead, Pb)是一种质地较软的蓝灰色或灰白色金属,相对密度为 11.3,熔点为 327℃,沸点为 1 525℃。加热到 400 ~ 500℃ 时即有大量铅蒸气逸出,在空气中迅速氧化、冷凝为铅烟。铅的氧化物多以粉末状态存在,其在酸性条件下溶解度升高。工业生产中接触铅的机会包括:铅锌矿的开采及冶炼,熔铅作业制造铅制品(如制造铅线、铅管、金属铅处理等),使用氧化铅作业(如蓄电池、玻璃、景泰蓝、防锈剂、橡胶硫化促进剂及颜料工业),含铅油漆的生产与使用,铅的其他化合物的使用(如制药、塑料中的稳定剂、汽油中的防爆剂等);日常生活中接触铅的机会很多,如用铅壶和含铅锡壶烫酒饮酒,滥用含铅的偏方治疗慢性疾病等。目前儿童铅污染情况较为严重,主要为经口摄入所致。

2. 毒理　在生产环境中铅及其化合物主要以粉尘、烟的形式,经呼吸道进入人体,少量经消化道摄入。铅的无机化合物不能通过完整皮肤吸收,四乙基铅易经皮肤吸收。经呼吸道吸入的氧化铅在碳酸的作用下,由于肺泡弥散作用及吞噬细胞的吞噬,吸收较为迅速。吸入的氧化铅烟约有50%吸收入血液循环,其余由呼吸道排出。进入消化道的铅吸收较少,有5%~10%经肝静脉被吸收入肝,一部分由胆汁排入肠内,随粪便排出。血液中的铅约90%与红细胞结合,10%在血浆。血浆中的铅由可溶性磷酸氢铅和与血浆蛋白结合铅两部分组成。血液中的铅初期分布于肝、肾、脾、肺等器官中,以肝、肾浓度最高;数周后约有95%的铅离开软组织以不溶性的磷酸铅形式,缓慢地沉积于骨、毛发、牙齿等。人体内90%~95%的铅稳定地存于骨内。铅在体内的代谢与钙相似,当食物中缺钙或饮酒、创伤、感染、服用酸性药物等造成体内酸碱平衡失调时,可使骨中不溶解的磷酸铅转化为可溶性磷酸氢铅进入血液中,产生毒作用。铅主要由肾排出,其他途径,如粪便、毛发、唾液、汗液、月经、胎盘、乳汁也可排出少量,其中,胎盘和乳汁排出量虽较少,但可引起子代健康损害,值得关注。

铅可影响体内许多代谢过程。目前认为,对卟啉代谢的影响是铅毒作用重要的早期变化之一。铅通过抑制卟啉代谢过程中一系列酶的活性,导致血红蛋白合成障碍,铅主要通过抑制卟啉代谢中的 δ- 氨基酮戊酸脱水酶(δ-ALAD)、亚铁螯合酶(血红素合成酶)产生抑制作用。δ-ALAD 受抑制后,δ- 氨基酮戊酸(ALA)形成卟胆原的过程受阻,血中 ALA 增多,并引起尿排出增加;铅抑制了亚铁螯合酶后,使原卟啉Ⅸ无法与三价铁结合成血红素,红细胞内游离原卟啉增多,并与线粒体内锌结合,形成锌卟啉并由尿中排出。此外,铅还可抑制粪卟啉原氧化酶,阻碍粪卟啉原Ⅲ氧化为原卟啉Ⅸ,引起血、尿中粪卟啉增加;铅对 δ- 氨基酮戊酸合成酶(ALAS)也有影响,故对尿中 ALA、粪卟啉及血液中的游离原卟啉和锌卟啉的测定可作为铅中毒的诊断指标。由于血红蛋白合成障碍,加之铅可使红细胞脆性增加,可导致低色素性贫血,骨髓内幼红细胞代偿性增生,血液中点彩、网织、碱粒红细胞增多。

另外,铅可引起肠壁和小动脉壁平滑肌痉挛,导致腹绞痛、暂时性高血压、铅面容、视网膜动脉痉挛和肾小球滤过率降低。铅可使中枢神经系统兴奋与抑制平衡失调,对神经髓鞘细胞可直接作用,导致脱髓鞘,引起一系列临床表现;铅还可干扰肾小管上皮细胞的线粒体酶,产生毒作用,甚至可引起核内包涵体形成,线粒体改变及近端小管上皮细胞肥大而致肾功能异常。

3. 临床表现　铅中毒是常见的职业中毒之一,生活性铅中毒也屡有发生。生产性中毒多为慢性中毒,其主要临床表现为对神经系统、消化系统和血液系统的损害。

(1)神经系统损害　中毒早期出现类神经症,主要表现为头痛、乏力,肌肉关节的酸痛,失眠和食欲缺乏等。随着病情的进展,可出现周围神经炎,有感觉型、运动型和混合型,即表现为手套或袜套样感觉障碍;伸肌无力、握力下降,重者可出现伸肌瘫痪,引起垂腕。严重铅中毒病例,可出现铅性中毒性脑病,主要表现为癫痫样发作,精神障碍或脑神经受损的症状。铅中毒引起垂腕和中毒性脑病,在我国已很少见。

(2)消化系统损害　口内有金属味、食欲缺乏、恶心、腹胀、腹隐痛,腹泻与便秘交替出现是常见症状,若出现顽固性便秘,则为铅绞痛的先兆。口腔卫生较差者在切牙、尖牙牙龈边缘有蓝黑色“沿线”。中等或较重中毒病例,可以出现其典型表现铅绞痛(lead colic),多为突然发作,呈持续性绞痛,阵发性加剧,体位蜷曲,部位多在脐周,少数在上腹部或下腹部,发作时患者面色苍白,出冷汗,多伴有呕吐、烦躁不安,手压腹部疼痛可缓解;一般止痛药不易缓解,发作可持续数分钟以上。检查时腹平软,可有轻压痛,有时有肌抵抗,但无固定压痛点,肠鸣音减弱。

(3)血液系统损害　低色素性贫血,多属轻度,并伴有周围血中点彩红细胞、网织红细胞及碱粒红细胞的增多。

此外,铅尚可引起肾的损害,表现为尿中可出现蛋白、红细胞及管型,严重者可出现肾功能不全。女性患者有月经不调、流产及早产等。哺乳期妇女可通过乳汁影响婴儿,甚至引起母源性铅中毒。

4. 诊断及处理原则　根据确切的铅职业接触史,以神经、消化、造血系统损害为主的临床表现和有关实验室检查结果为主要依据,结合现场职业卫生学调查资料,进行综合分析,排除其他原因引起的类似疾病后,按照我国《职业性慢性铅中毒的诊断》(GBZ 37-2015)进行诊断。

5. 诊断分级

(1) 轻度中毒

1) 血铅≥2.9 μmol/L(600 μg/L),或尿铅≥0.58 μmol/L(120 μg/L),且具有下列一项表现者:①红细胞锌原卟啉(ZPP)≥2.91 μmol/L(13.0 μg/gHb)(见 WS/T 92);②尿 δ- 氨基 -γ- 酮戊酸≥61.0 μmol/L(8 000 μg/L)(见 WS/T 92);③有腹部隐痛、腹胀、便秘等症状。

2) 络合剂驱排后尿铅≥3.86 μmol/L(800 μg/L)或 4.82 μmol/24 h(1 000 μg/24 h)者,可诊断为轻度铅中毒。

(2) 中度中毒　在轻度中毒的基础上,具有下列一项表现者:①腹绞痛;②贫血;③轻度中毒性周围神经病(见 GBZ/T 247)。

(3) 重度中毒　在中度中毒的基础上,具有下列一项表现者:①铅麻痹;②中毒性脑病。

6. 治疗　中毒患者宜根据具体情况,使用金属络合剂驱铅治疗,如依地酸钙钠、二巯丁二钠等注射或二巯丁二酸口服,辅以对症治疗。

(1) 驱铅治疗　首选药物为依地酸钙钠(CaNa2-EDTA),1 g 加入 10% 葡萄糖液 500 mL 静脉滴注,每日 1 次,3 日为一疗程。疗程与疗程之间间隔 3～4 日。根据患者病情决定疗程。依地酸钙钠在络合铅的同时也可与体内的钙、铜、锌等形成稳定的络合物而排出,从而导致血钙降低及其他必需微量元素排出过多,故不合理用药可出现"过络合综合征",患者自觉疲劳、乏力、食欲缺乏等,故在用药的同时,应注意无机盐和微量元素的补充;该药也可肌内注射,但因局部刺激过大,临床上很少采用。我国已批准生产二巯丁二酸(DMSA),可口服驱铅。

(2) 对症治疗　绞痛发作时,可 10% 葡萄糖酸钙 10～20 mL 静脉注射,以缓解铅绞痛。

(3) 一般治疗　适当休息,合理营养,补充维生素,给予中药治疗等。

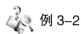 例 3-2

患者,男,34 岁,某化工厂三盐车间操作工,在该厂工作 12 年,接触铅烟铅尘 6 年余。自上月开始,常出现下腹部阵发性隐痛,伴四肢酸软无力,并时有头晕、失眠、记忆力减退,无发热,大小便正常。七年前曾患急性膀胱炎、肾结石住院治疗。体检:体温 37℃,脉搏 80 次 /min,呼吸 18 次 /min,血压 82.5/120 mmHg,发育、营养正常,神情,肺(-),心率 80 次 /min,律齐,未闻及杂音,腹平软,无压痛及反跳痛,无包块,叩诊鼓音。现场调查:该车间场地较大,通风条件一般,个人防护较差。空气中铅烟铅尘浓度较高,工人每日工作 8 小时,同车间已发现多人有铅吸收和铅中毒。患者五年前曾因尿铅增高住院观察 5 日,未进行驱铅治疗。本次门诊查的尿铅为 0.6 μmol/L,因尿铅增高收住院。

化验和体检结果:心电图正常,肝功能正常,血常规正常,胸透正常,尿、粪常规正常。

入院后,三次测得尿铅为 0.27 μmol/L、0.28 μmol/L、0.28 μmol/L(正常值上限 0.34 μmol/L),给予 EDTA 0.5 g + 2% 普鲁卡因 2 mL,肌内注射,每日一次,连续三日为一个疗程。共进行四个疗程,尿铅最高时达 2.36 μmol/L(1.372 mg/d),经治疗后,降至 0.15 μmol/L(0.028 mg/d),尿卟啉(-)。同时给予肌苷 0.2 g,每日三次;复合维生素 B 2 片,每日三次;谷维素 20 mg,每日三次。患者自觉症状消失,无其他不适。住院 60 日,痊愈出院。

（二）汞

1. 理化特性与接触机会　汞（mercury，Hg）又称水银，为银白色液态金属，熔点 −38.7℃，沸点 357℃。在自然界中多以 HgS 的形式存在。汞不溶于水和有机溶剂，易溶于硝酸及王水，能溶于类脂质，可与金、银等贵重金属生成汞齐。汞在常温下即可蒸发，20℃时汞蒸气饱和浓度可达 15 mg/m³。汞蒸气较空气重 6 倍，易沉积在空气的下方。金属汞表面张力大，溅洒地面或桌面后立即形成许多小汞珠，升华成汞蒸气后增加了表面积。汞蒸气易被墙壁、地面、天花板、工作台、工具及衣服所吸附，成为持续污染空气的来源。

人体与汞的接触主要有以下几种情况：汞矿开采及冶炼；含汞仪器、仪表和电气器材的制造或维修，如水银温度计、气压计、汞整流器、荧光灯、石英灯、X线球管等；化学工业中用汞作阴极，如电解食盐生产烧碱和氯气；冶金工业用汞齐法提炼金、银等；口腔医学中用银汞合金充填龋齿；军工生产中，雷汞为重要发爆剂；此外，汞化合物还应用于照相和医学等，有机汞用于农药制造。

2. 毒理　金属汞主要以蒸气形式，汞的化合物以粉尘的形式通过呼吸道进入人体。汞蒸气具有高度弥散性和脂溶性，易透过肺泡吸收。经呼吸道吸收的汞可占吸入量的 70% 以上。金属汞经消化道吸收量极少，约为摄入量的 0.01%。汞盐和有机汞可经消化道和完整的皮肤吸收。

汞进入血液后，大部分与血浆蛋白结合，初期分布于全身各器官中，数小时后向肾集中，以肾含汞量最高，其次是肝、心和中枢神经系统。由于汞蒸气的高度的扩散性及亲脂性，其易透过血脑屏障及胎盘，因此，金属汞对中枢神经系统及胎儿的毒性远较无机汞化合物为强，进入脑组织的汞不易排出，半减期可达 1～2 年。肾中汞可与多种蛋白结合，特别是与金属硫蛋白（metallothionein，MT）结合成汞硫蛋白，储于肾近端小管上皮细胞。随着进入机体的汞量增加，肾内金属硫蛋白的含量与含汞量均见增高。这种低分子蛋白质富含巯基，与汞结合后可对汞在体内的解毒和蓄积及保护肾起一定作用，而其耗尽时，汞即可对肾产生毒害，尿排泄量也随之降低。

汞主要经肾由尿排出，约占总排出量的 70%。少量汞随唾液、汗腺、乳汁、粪便、月经等排出。头发也是汞的一个排出途径。汞排出速度开始比较迅速，以后逐渐减慢。

汞及汞的化合物毒性较大，而且随着溶解度的增加，无机汞的毒性增大。汞中毒的机制尚未完全清楚。金属汞氧化成二价汞离子（Hg^{2+}）后，由于 Hg^{2+} 具有高度亲电子性，故对体内含有硫、氧、氮等电子供体的基团如[巯基（−SH）、羰基、羧基、羟基、氨基等]具有很强的结合力。上述基团均是体内重要酶和生理活性物质的活性基团，其与 Hg^{2+} 共价结合后即失去活性，而对机体的生理生化功能产生重大影响。尤其 Hg^{2+} 与蛋白质中巯基有高度亲和力，与其结合成稳定的汞的硫醇盐。一般认为，Hg−SH 反应是汞产生毒作用的基础。多种含巯基酶的活性的抑制，可影响机体多种代谢。

汞进入中枢神经系统后，可引起中枢神经系统、自主神经系统的功能失调。

3. 临床表现　临床上可将汞中毒分为急性和慢性中毒。急性中毒比较少见，多见于慢性中毒。

（1）慢性中毒　主要为在生产环境中长期接触汞蒸气所致，一般在接触汞数月至数年后发生，其主要临床表现为：①易兴奋症，开始主要表现为中毒性神经衰弱综合征，如乏力、头痛、头昏、记忆力下降、多梦等。继之可出现慢性汞中毒典型的易兴奋症，主要表现为精神情绪障碍和性格改变，表现为兴奋型的，如易激动、不安、失眠、无故烦躁、易发怒、爱哭等；或呈抑郁状态，表现为胆小、害羞、感情脆弱、忧虑、沉默等。②震颤，主要为神经性肌肉震颤，多为意向性震颤（即在集中注意力做精细动作时震颤明显，而在安静或睡眠时震颤消失）。早期见于眼睑、舌、手指的细震颤，以后可发展至腕、上肢甚至下肢的粗大震颤，全身性震颤出现较晚，是病情加重的表现。③口腔炎，表现为流涎、牙龈酸痛、牙齿松动或脱落，口腔黏膜、舌肿胀及溃疡，牙龈红肿、压痛、溢脓、易出血。口腔卫生不良者，沿牙龈可见暗蓝色色素沉着。

此外，汞中毒患者可出现胃肠功能失调及脱发。肾功能损害者可出现低分子蛋白尿、氨基酸尿、尿中管型、红细胞等。另外，汞还可引起生殖功能异常（月经紊乱、不育、异常生育、性欲减退、精子畸形等）、汞毒性皮炎、汞毒性免疫功能障碍等。

（2）急性中毒　多为意外事故造成短时间内吸入高浓度的汞蒸汽（ > 1 mg/m³）所致,吸入后数小时后即可发病。起病急剧,开始有头痛、头昏、乏力、失眠、多梦、发热等神经系统症状,全身有出血点,呈出血倾向;有明显的口腔炎伴胃肠道症状,如流涎、口内金属味,牙龈红肿、酸痛、糜烂、出血,牙根松动等;部分患者可于发病 1~3 日后出现汞毒性皮炎,多为红色斑丘疹,四肢及头面部较多,可有融合倾向;少数严重患者可出现间质性肺炎,X 线胸片检查可见广泛性不规则阴影;尿汞增高,尿中可出现蛋白、红细胞、管型,严重者则进展为急性肾衰竭。

口服汞盐,或医疗上误用氯化汞冲洗黏膜等非职业性汞中毒,则主要表现为急性腐蚀性胃肠炎、汞毒性肾炎和急性口腔炎。严重者可出现胃肠道穿孔、大出血、休克、昏迷及尿毒症、急性肾衰竭而死亡。

4. 诊断及处理原则　根据职业史、现场劳动卫生学调查及临床表现,并排除其他非职业性疾病,按照国家颁布的诊断标准进行诊断。若怀疑有慢性中毒但尿汞不高者,可进行驱汞试验以帮助诊断。方法是肌内注射二巯丙磺钠 250 mg 或静脉注射二巯丁二钠（Na-DMS）1 g;注射后收集 24 h 尿样进行汞含量测定,如果尿汞排出量超过正常值 2 倍者,即有辅助诊断价值。

我国《职业性汞中毒诊断标准》（GBZ 89-2007）诊断分级见表 3-4。

表 3-4　职业性汞中毒诊断分级及处理原则

分级	诊断标准	处理原则
急性中毒		
轻度中毒	短期内接触大量汞蒸气,尿汞增高。出现发热、头痛、头晕、震颤等全身症状。并具备下列一项者:①口腔 - 牙龈炎或(和)胃肠炎;②急性支气管炎	治愈后任可从事正常工作
中度中毒	在轻度中毒的基础上,具有下列一项者:①间质性肺炎;②明显蛋白尿	治愈后不宜再从事接触汞及其他有害物质的作业
重度中毒	在中度中毒的基础上,具有下列一项者:①急性肾衰竭;②急性中度或重度中毒性脑病	治愈后不宜再从事接触汞及其他有害物质的作业
慢性中毒		
轻度中毒	长期密切接触汞后具有下列任何三项者:①神经衰弱综合征;②口腔 - 牙龈炎;③手指震颤,可伴有舌、眼睑震颤;④近端小管功能障碍,如尿低分子蛋白含量增多;⑤尿汞增高。	治愈后任可从事正常工作
中度中毒	在轻度中毒的基础上,具有下列一项者:①性格情绪改变;②上肢粗大震颤;③明显肾损害。	治愈后不宜再从事接触汞及其他有害物质的作业
重度中毒	慢性中毒性脑病	治愈后不宜再从事接触汞及其他有害物质的作业

汞接触工人的尿汞含量波动较大,多次测定结果比较可靠。目前规定尿汞正常上限值为二硫腙法 250 nmol/L（0.05 mg/L）,冷原子吸收法为 100 nmol/L（0.02 mg/L）。

5. 治疗

（1）驱汞治疗　其三个要点是:小剂量、间歇用药、长期用药。使用的药物主要为巯基络合剂,其既可保护人体含巯基酶不受汞的损害,又可竞争性争夺与巯基酶结合的汞离子使酶恢复活性,巯基络合剂与汞结合后可由肾排出。首选的药物是二巯丙磺钠,剂量为 0.25 g,每日肌内注射 1~2 次,连用 3~4 日为一个疗程,间歇 3~4 日,继续下一疗程。二巯丁二钠剂量为 0.5 g 或 1 g,每日静脉注射 1~2 次,疗程同上。该药应现用现配,不能久置空气中。二巯丙磺钠口服驱汞有效且不良反应小,剂量为 3 次 / 日,每次 0.1 g,可连服几周。也可用二巯丁二酸,口服 0.5 g,2 次 / 日。连服 3 日,隔 4 日再重复用药。个别患者对二巯丁二钠和二巯丁二酸过敏,应改用其他驱汞药物。

（2）对症治疗　注意休息,避免精神刺激,适当使用镇静安神的药物,也可进行中医治疗。

（3）经口中毒的治疗　口服汞盐患者不应洗胃,需尽速灌服鸡蛋清、牛奶或豆浆,以使汞与蛋白质结合,保护胃壁,也可用 0.2% ~ 0.5% 的药用炭吸附汞。

（4）急性中毒的治疗　应及早注射大剂量的驱汞药物,如二巯丁二钠或二巯丙磺钠。同时注射大剂量糖皮质激素,可促进病情恢复。如果肾功能出现衰竭征象,应及早进行透析治疗。

四、苯

（一）理化特性与接触机会

苯（benzene, C_6H_6）在常温下是无色透明的具有芳香气味的易燃液体。沸点 80.1℃,极易挥发,蒸气相对密度 2.77,易沉积在车间空气的下方。苯微溶于水,易溶于乙醇、乙醚、氯仿、汽油、丙酮和二硫化碳等有机溶剂。

2. 苯的接触机会很广　①苯的制造,由焦炉气（煤气）和煤焦油的分馏、石油裂解或人工合成而得;②可作为化工原料,生产酚、香料、药物、农药、塑料、合成纤维、合成洗涤剂、合成染料和炸药等;③作为溶剂、稀释剂进行浸渍、提取、重结晶过程,如橡胶、油漆、印刷、制鞋业以及生药的浸渍、提取、重结晶等;④用做燃料,如工业汽油中苯的含量可高达 10% 以上。

（二）毒理

苯在生产环境空气中以蒸气状态存在,故主要通过呼吸道进入人体;皮肤仅能吸收少量,而且受许多因素的影响;消化道吸收很完全,但职业性意义不大。经呼吸道吸收遵循气体弥散定律,从高浓度到低浓度扩散,故开始时吸收速度很快,以后随血液浓度的升高,吸收速度逐渐降低。苯入血后,由于其具有脂溶性,体内分布为趋脂分布,主要分布于骨髓、脂肪组织、脑、肝、肾等器官中。体内的代谢过程主要在肝中进行,主要通过氧化和结合作用。苯经过肝内微粒体混合功能氧化酶的作用,生成酚、对苯二酚、邻苯二酚等活性较高的环羟基化合物,骨髓中的混合功能氧化酶也可产生生物转化作用。吸收的苯约 50% 以原形由呼吸道呼出。其代谢产物与硫酸根和葡糖醛酸结合随尿排出,故测定尿酚的量可反映近期体内苯吸收的情况,由于尿酚排出量多在接触后 3 h 下降,故应在工作时或下班后立即收集尿样。尿酚含量超过 10 mg/L 时,提示苯吸收。呼出气中苯含量也可反映接触苯的程度。一部分邻苯二酚也可氧化形成黏糠酸,然后分解为 CO_2 和水排出体外。环氧化苯以及小部分苯可直接与谷胱甘肽结合形成苯基硫醚氨酸经尿排出。

蓄积在体内的苯（约 10%）,主要分布在骨髓、脑及神经系统等富含类脂质的组织,尤以骨髓中含量最多,约为血液中的 20 倍。

苯属中等毒类物质,急性毒作用主要表现为对中枢神经系统的麻醉作用及皮肤黏膜的刺激作用。而慢性毒作用则主要为造血系统的损害。

苯具有亲脂性,高浓度苯蒸气进入体内后,可吸附于神经细胞表面,引起细胞膜氧化还原系统功能抑制,细胞活性降低,如 ATP 合成减少,乙酰胆碱形成障碍等。同时还引起膜的双层结构肿胀,影响膜和膜蛋白的功能,扰乱膜的脂质和磷脂代谢,最终导致麻醉作用。而慢性中毒的机制,目前还不清楚,多数学者认为主要是苯的代谢产物所致。其作用机制有以下几种观点:①酚类为原浆毒,可直接抑制造血细胞的核分裂,对骨髓中分裂最活跃的原始细胞具有明显的毒作用,在细胞形态上可见到核浓缩,胞质中出现毒性颗粒和空泡。②苯的代谢产物作用于骨质基质,抑制它生成造血干细胞增殖和分化的调节因子而引起造血功能障碍。③苯及代谢产物可通过与细胞内的巯基作用,导致谷胱甘肽和维生素 C 代谢障碍,破坏血细胞。④苯及代谢产物可导致体内脂质过氧化作用,产生自由基引起 DNA 氧化应激损伤;或其代谢产物可与 DNA 共价结合,影响 DNA、RNA 合成;或作用于免疫系统,产生免疫反应,引起外周血细胞和骨髓细胞染色体畸变、姐妹染色单体交换及含微核多染红细胞数增高。⑤癌基因的激活,苯所致白血病可能与 *ras*、*c-fos*、*c-myc* 等癌基因的激活有关。

(三) 临床表现

1. 急性中毒　多由于短时间内吸入大量苯蒸气所致。主要表现为中枢神经系统的麻醉症状,轻者出现兴奋、头晕、酩酊感、意识稍模糊、欣快感、步态不稳等类似酒醉症状,重者可出现恶心、呕吐、意识丧失,进入浅昏迷状态,甚至出现深昏迷、抽搐等,严重者可出现呼吸停止,继而心搏停止至死亡。整个过程的长短决定于空气中苯浓度的高低,自数分钟到数小时不等。少数昏迷与呼吸微弱或呼吸停止时间较长者可并发缺氧性脑水肿。实验室检查可见尿酚和血苯升高。

2. 慢性中毒　以造血系统的损害为主。早期出现不同程度的中毒性神经衰弱综合征,主要表现为头痛、头晕、记忆力减退、失眠、感觉异常、食欲缺乏等。对造血系统的损害是慢性苯中毒的主要特点,早期表现即可表现为白细胞总数降低及中性粒细胞减少,并可出现中毒性颗粒或空泡,而淋巴细胞相对增多;同时还可出现血小板减少,并伴有出血倾向,患者表现为皮肤、黏膜出血及紫癜,出血时间延长;女性有月经增多。出血倾向与血小板减少并不平行,其原因可能还有:血小板功能减退、凝血因子合成减少及血管通透性增加等。在苯中毒早期,红细胞由于代偿作用及其寿命较长,故数量未见明显减少;中毒晚期可出现全血细胞减少,甚至发生再生障碍性贫血。

苯还可引起白血病,以急性粒细胞白血病较多见,少数可见红白血病。国际癌症研究中心已确认苯是人类致癌物。

皮肤接触苯可因脱脂而变得干燥、脱屑、皲裂及致过敏性湿疹等。

(四) 诊断原则

按照国家颁布的《职业性苯中毒的诊断》(GBZ 68-2013)进行诊断。

1. 诊断原则

(1) 急性苯中毒　根据短期内吸入大量苯蒸气职业史,以意识障碍为主的临床表现,结合现场职业卫生学调查,参考实验室检测指标,进行综合分析,并排除其他疾病引起的中枢神经系统损害,方可诊断。

(2) 慢性苯中毒　根据较长时期密切接触苯的职业史,以造血系统损害为主的临床表现,结合现场职业卫生学调查,参考实验室检测指标,进行综合分析,并排除其他原因引起的血象、骨髓象改变,方可诊断。

2. 诊断分级

(1) 急性苯中毒

1) 轻度中毒　短期内吸入大量苯蒸气后出现头晕、头痛、恶心、呕吐、黏膜刺激症状,伴有轻度意识障碍(见 GBZ 76)。

2) 重度中毒　吸入大量苯蒸气后出现下列临床表现之一者:①中、重度意识障碍(见 GBZ 76);②呼吸循环衰竭;③猝死(见 GBZ 78)。

(2) 慢性苯中毒

1) 轻度中毒　有较长时间密切接触苯的职业史,可伴有头晕、头痛、乏力、失眠、记忆力减退、易感染等症状。在 3 个月内每 2 周复查一次血常规,具备下列条件之一者:①白细胞计数大多低于 4×10^9/L 或中性粒细胞低于 2×10^9/L;②血小板计数大多低于 80×10^9/L。

2) 中度中毒　多有慢性轻度中毒症状,并有易感染和(或)出血倾向。具备下列条件之一者:①白细胞计数低于 4×10^9/L 或中性粒细胞低于 2×10^9/L,伴血小板计数低于 80×10^9/L;②白细胞计数低于 3×10^9/L 或中性粒细胞低于 1.5×10^9/L;③血小板计数低于 60×10^9/L。

3) 重度中毒　在慢性中度中毒的基础上,具备下列表现之一者:①全血细胞减少症;②再生障碍性贫血;③骨髓增生异常综合征;④白血病。

3. 处理原则

(1) 治疗原则

1) 急性中毒 迅速将中毒患者移至空气新鲜处,立即脱去被苯污染的衣服,用肥皂水清洗被污染的皮肤,注意保暖。急救原则与内科相同,忌用肾上腺素。

2) 慢性中毒 无特殊解毒药,治疗根据造血系统损害所致血液疾病给予相应处理。

(2) 其他处理

1) 急性中毒 病情恢复后,轻度中毒恢复原工作,重度中毒原则上调离原工作。如需劳动能力鉴定,按 GB/T 16180 处理。

2) 慢性中毒 一经诊断,即应调离苯及其他有毒物质作业的工作。如需劳动能力鉴定,按 GB/T 16180 处理。

 例 3-3

患者,男,某机床厂喷漆工。主要接触苯等 7 年,生产环境不到 100 m²,通风设备较差,工作时仅戴纱布口罩,每日工作 5~6 h,测定苯浓度为 100~378 mg/m³。患者既往身体健康,自担任喷漆工后常出现头晕、失眠、全身无力等。6 年前曾因白细胞减少住院治疗,好转出院。近 1 个月来症状加重,查白细胞为 $21×10^9$/L,门诊治疗疗效不明显,以白细胞减少收职业病院。入院后体检:无明显的阳性体征,血常规示:白细胞(3 次)$21×10^9$/L、$20×10^9$/L、$20×10^9$/L,血小板 $42×10^9$/L,红细胞 $332×10^{12}$/L。骨髓象示:增生活跃,单核细胞异常增生,形态呈病理畸形,原核细胞占 24%,胞内可见空泡,粒系、红系增生受抑制。诊断为急性非淋巴细胞白血病、慢性重症苯中毒。

五、农药

农药(pesticides)是指农业生产中用于消灭、控制有害动植物(害虫、病菌、鼠类、杂草等)和调节植物生长的各种药物,还包括提高农药药效的辅助剂、增效剂等。

农药的种类很多,应用也十分广泛。按其主要用途可分为杀虫剂(insecticide)、杀鼠剂(rodenticide)、杀螨剂(acaricide)、杀菌剂(fungicide)、除草剂(herbicide)、脱叶剂(defoliant)、杀软体动物剂以及植物生长调节剂等,其中以杀虫剂品种最多,约占 90%,用量也最大;按化学性质农药可分为有机磷、氨基甲酸酯类、拟除虫菊酯类、有机氟等。有机磷是我国目前生产和使用最多的一类农药。

各种农药的毒性大小相差悬殊,有些药剂属实际无毒或基本无毒,大多数品种为中等毒或低毒,也有一部分品种属高毒或剧毒,有些农药虽毒性不大,但有明显的蓄积作用或"三致"作用。

农药的职业中毒多发生于农药的生产和施用过程。在农药生产中,由于机械化程度低,农药污染环境或手工操作时皮肤受污染;农药施用时,由于操作不合理而造成皮肤吸收较多,约占 90%,小部分经呼吸道吸入;另外,在农药的运输、储存、搬运、销售等过程中,由于管理不善或操作不当也可引起吸收中毒。而临床上多见的是生活性中毒。农药除急性中毒外,还可引起慢性危害,其包括蓄积毒性和远期作用,如生殖发育毒性、致癌、免疫功能损伤等。农药还可长期在作物和环境中残留,造成环境污染。

目前我国所使用的农药有较多的混配农药,以有机磷农药为主,辅以拟除虫菊酯类或氨基甲酸酯类农药等,其毒性呈联合作用。防治时,以有机磷农药的防治为主。

(一) 有机磷农药

有机磷农药(organophosphorus pesticides)是一类高效、广谱、低残留的杀虫剂,常见的品种有对硫磷(E605)、内吸磷(E1059)、马拉硫磷、乐果、敌敌畏和美曲膦酯等,是我国目前使用范围最广、用量最大、临床上最常引起中毒的一类农药。

1. 理化特性　有机磷农药的基本结构多为磷酸酯类或硫代磷酸酯类化合物,除少数品种(如美曲磷酯)外,多为油状液体,工业品呈淡黄色至棕色,易挥发,有类似大蒜的臭味,微溶于水,易溶于有机溶剂或动、植物油,对光、热、氧及在酸性溶液中较稳定,遇碱易分解。美曲磷酯为白色粉末状结晶,易溶于水,在碱性溶液中可生成毒性更大的敌敌畏。

2. 毒理　有机磷农药可经呼吸道、消化道以及完整的皮肤、黏膜吸收进入人体。职业性中毒主要以皮肤、呼吸道吸收为主,其中皮肤是主要的吸收途径;而生活性中毒主要以消化道吸收为主。进入机体的有机磷农药可迅速分布全身,其中以肝含量最高,肾、肺、脾次之。有机磷农药可通过血脑屏障,部分品种还能通过胎盘屏障。进入机体的有机磷农药一般都能被迅速代谢转化,无明显物质蓄积。有机磷农药在体内主要通过氧化和水解两种方式代谢转化。有机磷农药多以代谢物的形式主要由肾排出,小部分由粪便排出。

有机磷农药的毒作用机制主要是抑制体内胆碱酯酶(cholinesterase,ChE)活性,使其失去水解乙酰胆碱的能力,造成乙酰胆碱在生理部位积聚,引起胆碱能神经的高度兴奋,产生一系列的效应,称为胆碱能危象(cholinergic crisis),这是有机磷农药急性中毒一系列临床表现的病理生理基础。由于机体胆碱能神经分布广泛,包括交感和副交感神经的节前纤维、全部副交感神经的节后纤维、运动神经以及小部分交感神经的节后纤维等,中枢神经系统也分布较广,故有机磷农药中毒可产生严重的毒性作用。

有机磷农药形成的磷酰化胆碱酯酶一般比较稳定,自发恢复较少,而且一旦被抑制时间过长,可变成极其稳定的老化酶,此时,即使解离有机磷与胆碱酯酶的结合,也无法恢复胆碱酯酶的活性。

此外,有些有机磷农药中毒还可表现出其他毒性,如马拉硫磷、三硫磷、甲氟磷等农药具有神经毒性,可引起迟发性神经损害;美曲磷酯、甲基对硫磷等具有胚胎毒作用,可产生生育过程障碍。

3. 临床表现　临床上多为急性中毒,且中毒程度重,病死率高。

(1) 急性中毒　潜伏期一般为 12 h 左右,临床症状可分为三类:①毒蕈碱样症状:乙酰胆碱作用于副交感神经节后纤维支配的效应器细胞膜上 M 受体,引起效应器兴奋,使心血管系统活动受抑制,平滑肌收缩、痉挛,腺体分泌增加等。此作用与毒蕈碱作用相似。此类症状出现较早,主要表现为食欲缺乏、恶心、呕吐、腹痛、腹泻、流涎、多汗、视物模糊、瞳孔缩小、呼吸道分泌物增多、支气管痉挛等,严重者出现肺水肿、大小便失禁等。②烟碱样症状:乙酰胆碱与交感及副交感神经节的突触后膜和神经肌肉接头的终板后膜上 N 受体结合,对节后神经元和骨骼肌终板产生先兴奋后抑制效应,此效应与烟碱作用相似。患者出现全身紧束感,动作笨拙、胸部压迫感,胸部、上肢和颈面等部位肌束震颤,语言不清,心搏加快,血压升高,严重者可出现呼吸肌麻痹。③中枢神经系统症状:由于中枢神经系统 M、N 受体分布广泛,乙酰胆碱的积聚可引起其功能失调,表现为头昏、头痛、乏力、烦躁不安、共济失调、语言障碍,严重者可出现昏迷、抽搐,甚至出现呼吸中枢麻痹或呼吸肌麻痹导致死亡。

少数患者在急性中毒恢复后,经 40~45 日潜伏期,可出现感觉障碍,继之下肢无力,直至下肢远端弛缓性瘫痪。也有少数重症患者在症状消失后 48~96 h 出现中间型综合征表现。个别患者进入恢复期后,可因心脏毒作用而发生"电击样"死亡。

(2) 慢性中毒　多见于长期接触低水平有机磷农药的生产工人,其主要临床表现为胆碱酯酶活力明显降低,但症状较轻,以神经衰弱综合征为主,少数患者可出现视觉、神经 – 肌电图等改变。部分有机磷农药还可致支气管哮喘、过敏性皮炎、接触性皮炎等。

4. 诊断　根据短时间大剂量接触有机磷农药的职业史,结合相应的临床表现及全血胆碱酯酶活性降低,参考生产环境劳动卫生学调查和皮肤污染检测,综合分析,排除其他疾病,按照《职业性急性有机磷杀虫剂中毒诊断标准》(GBZ 8-2002)(表 3-5)进行诊断。

5. 治疗　急性有机磷农药中毒病死率高,重度中毒者在早期可因肺水肿、脑水肿及呼吸循环衰竭死

表 3-5 职业性急性有机磷杀虫剂中毒诊断标准

分级	诊断标准
接触反应	有下列表现之一者:①有轻度的毒蕈碱样自主神经症状和(或)中枢神经系统症状,全血或红细胞胆碱酯酶活性在70%以上者;②无明显中毒的临床表现而全血或红细胞胆碱酯酶活性在70%以下者
轻度中毒	短时间接触较大量有机磷杀虫剂后,24 h内出现较明显的毒蕈碱样自主神经和中枢神经系统症状。全血或红细胞胆碱酯酶活性一般在50%~70%
中度中毒	在轻度中毒的基础上,出现肌束震颤等烟碱样表现。全血或红细胞胆碱酯酶活性一般在30%~50%
重度中毒	除上述胆碱能危象的表现外,具有下列表现之一者,可诊断为重度中毒:①肺水肿,②昏迷,③呼吸衰竭,④脑水肿。全血或红细胞胆碱酯酶活性一般在30%以下。迟发性神经损害在急性重度和中度中毒后2~4周,胆碱能症状消失,出现感觉、运动型多发性神经病,神经-肌电图检查显示神经源性损害。全血或红细胞胆碱酯酶活性可正常

亡。少数患者在抢救后期,可因病情反复而死亡,其原因可能与毒物清除不彻底、阿托品停用过早等有关。恢复期猝死原因尚不明,可能与中毒性心肌损害、出现并发症等有关。

(1) 清除毒物 立即将患者脱离中毒现场,脱去污染衣服,用肥皂水或5%碳酸氢钠溶液(美曲磷酯除外)、清水、温清水(忌用热水)清洗皮肤、头发、指甲;眼部污染应迅速用清水或2%碳酸氢钠溶液冲洗,洗后滴入1%后马托品数滴。口服中毒者,用温水或2%碳酸氢钠(美曲磷酯忌用)彻底洗胃。

(2) 解毒治疗 在清除毒物的同时,迅速给予解毒药。①乙酰胆碱拮抗剂:阿托品能拮抗乙酰胆碱对副交感神经和中枢神经的作用,并能兴奋呼吸中枢,可消除和减轻毒蕈碱样症状和中枢神经系统症状。有机磷农药中毒者对阿托品的耐受量显著提高,故阿托品使用应"早期、足量、反复给药"直到毒蕈碱样症状明显好转或轻度"阿托品化"症状出现,方可再改用维持量或停药观察。②复能剂:中、重度中毒者,需联合使用阿托品和胆碱酯酶复能剂。复能剂主要是吡啶醛肟类药物,我国常用的有碘解磷定和氯解磷定,以氯解磷定为首选。联合用药时,阿托品用量应酌减,以免发生阿托品中毒。胆碱酯酶复能剂能夺取磷酰化胆碱酯酶分子中的磷酰基,使失活的胆碱酯酶恢复活性。其对解除烟碱样症状效果较佳,但肟类复能剂对已老化的胆碱酯酶无复能作用,故应尽早使用。复能剂对乐果、美曲磷酯、敌敌畏、马拉硫磷中毒的复能效果差,对敌匹硫磷、谷硫磷不仅无效,而且有不良作用,此类中毒治疗应以阿托品为主。复能剂过量使用也会发生复能剂中毒而加重病情。③对症治疗:处理原则同内科。注意保持呼吸道畅通。出现呼吸衰弱或呼吸肌麻痹时,立即施用机械通气。

急性中毒者临床症状消失后仍需观察2~3日;乐果、马拉硫磷、久效磷中毒者应延长治疗观察时间;重度中毒者避免过早活动,防止病情突变;急性中毒治疗后3个月内不宜接触有机磷农药。有迟发性神经病者,应调离接触有机磷农药的工作岗位。

(二)氨基甲酸酯类农药

氨基甲酸酯类(carbamates)农药是一类高效低毒的杀虫剂,在环境中残留时间短,易分解,对人畜毒性较低。

1. 理化特性 氨基甲酸酯类农药的基本结构为氨基甲酸酯。常见品种有西维因(sevin)、叶蝉散、残杀威、虫螨威、燕麦灵等,其中以西维因最为常见,用量较大。

2. 毒理 氨基甲酸酯类农药可经皮肤、呼吸道和消化道吸收。在体内代谢较为迅速。主要水解为1-萘酚及其他一些氧化物。氨基甲酸酯类农药及其代谢产物以游离的形式或以与葡糖醛酸、硫酸根结合的形式随尿排出。

氨基甲酸酯类农药除少数品种属高毒外,多数属中等毒或低毒。对机体的毒作用与有机磷农药相似,主要是抑制胆碱酯酶,引起胆碱能神经的兴奋症状。但其作用机制不同,氨基甲酸酯类农药不需要体内代谢活化,就可直接抑制胆碱酯酶,其结合方式是整个分子与胆碱酯酶形成疏松的复合体,形成氨基甲酰化胆碱酯酶,使酶失活,失去水解乙酰胆碱的能力。这种结合并不紧密,是暂时的、可逆的,并可自行迅速分离,故胆碱酯酶被抑制的程度比有机磷农药中毒时程度轻,恢复较快,持续时间较短,预后较好。

3. 临床表现　急性中毒潜伏期较短。其临床表现与有机磷农药中毒相似,以毒蕈碱样症状和中枢神经系统症状较为明显。但病情较轻,病程短,恢复较快。少数中毒较轻者可在 2～3 h 逆转恢复。胆碱酯酶活性可轻度下降。中毒严重者可出现烟碱样症状,甚至可出现肺水肿、昏迷及呼吸抑制而致死亡。此外,部分品种可引起接触性皮炎。

4 急性中毒的处理　首先脱离现场,脱去污染衣服,用肥皂水或温水清洗污染部位。口服者应立即、彻底洗胃,解毒药首选阿托品。轻度中毒者根据病情可不用或少量使用阿托品,但不必阿托品化;严重中毒者根据病情给予阿托品,并尽快达到阿托品化,但其总用量应比有机磷农药中毒减少;由于肟类复能剂可增加其毒性,或降低阿托品疗效,因此氨基甲酸酯类农药中毒不能使用肟类复能剂。另外,苯巴比妥、氯氮䓬等抑制中枢神经系统的药物能使病情加重,也不宜使用。同时给予吸氧等其他对症治疗和支持治疗。

(三) 拟除虫菊酯类农药

拟除虫菊酯类农药是一类高效、低毒、低残留的新型广谱杀虫剂,如氯氰菊酯等。目前已有近千个品种,其中效果较好的有 20 多种。

1. 理化特性　拟除虫菊酯类农药多数为具有高沸点的黏稠油状液体,呈黄色或黄褐色,(溴氰菊酯呈白色结晶),多数品种不溶于水,而易溶于有机溶剂。对酸稳定,遇碱则易分解。

农业生产中使用的剂型多为乳油或可湿性粉剂,乳油不易挥发。

2. 毒理　拟除虫菊酯类农药的多数品种属中等毒或低毒农药,部分品种(如敌虫菊酯、苯氯司林等)实际无毒,但也有些品种毒性较大(如敌杀死等)。有些品种毒性虽不大,但"三致"试验阳性,同样可对机体造成较大损害。

拟除虫菊酯类农药主要经皮肤、呼吸道吸收,也可经消化道吸收。进入体内主要通过肝的混合功能氧化酶进行水解、氧化,其代谢产物与葡糖醛酸、硫酸根结合,由尿中迅速排出。

拟除虫菊酯类农药的毒作用机制尚未完全清楚。目前认为可能有以下作用:①作用于膜受体,改变膜的通透性。②作用于 Ca^{2+}/Na^+-ATP 酶和 Na^+/K^+-ATP 酶,引起细胞膜内外离子转运失调而产生神经传导阻滞。③作用于膜的离子通道,产生膜电位的兴奋过程的改变。④由于其结构中含有氰基,在酶的作用下释放而作用于细胞色素 C 和电子传递系统,致细胞内缺氧。

3. 临床表现

(1) 急性中毒　可表现有皮肤、黏膜刺激及其他症状。患者在接触拟除虫菊酯类农药后出现流泪、眼痛、畏光、结膜充血、水肿、咽痛、口唇麻木、皮肤感觉异常(如瘙痒感、蚁走感、烧灼感)等,部分患者可出现局部红色丘疹样皮损。轻者可出现头晕、头痛、乏力、恶心、呕吐、肌肉搐动等中毒症状,重者可出现呼吸困难、呼吸快速、抽搐、昏迷、意识障碍等。少数患者可出现中毒性肺水肿。危重病例可因呼吸循环衰竭而致死亡。

(2) 变态反应　部分拟除虫菊酯类农药可引起接触性皮炎、过敏性哮喘等过敏症状。

4. 诊断及处理原则　根据我国《职业性急性拟除虫菊酯中毒诊断标准》(GBZ 43-2002)(表3-6),结合短期内大量拟除虫菊酯接触史,及以神经系统为主的临床表现,参考现场劳动卫生学调查,排除其他非职业性疾病,即可诊断。

对于中毒患者,应立即脱离现场,有皮肤污染者,立即用肥皂水等碱性液体或清水彻底冲洗。急性中毒以对症治疗为主,重度中毒者并应加强支持疗法。

表 3-6　职业性急性拟除虫菊酯中毒诊断标准

分级	诊断标准
观察对象	接触后出现面部异常感觉(烧灼感、针刺感或紧麻感),皮肤、黏膜刺激症状,而无明显全身症状者
轻度中毒	出现明显全身性症状包括头痛、头晕、乏力、食欲缺乏及恶心、呕吐并有精神委靡、口腔分泌物增多或肌束震颤者
重度中毒	除上述临床表现外,还具有下列症状之一者:①阵发性抽搐;②意识障碍;③肺水肿

(四) 农药中毒的预防

在农药的生产和使用过程中,应认真贯彻执行国家的法律法规及有关条例。加强农药的管理和安全措施的实施,健全预防、抢救的各项工作。

1. 组织技术措施　严格管理和监督农药的生产、运输、销售和使用的各个环节,普及安全使用农药知识。加强农药登记、商标管理及农药监督。改革生产工艺和生产设备,尽可能做到机械化、自动化或遥控操作。农药运输应专人负责,不可与粮食及其他用品等混装混载。禁止农药与粮食、饲料等混放或存放在同一室内。存放农药的容器应使用专用容器,使用后应消毒处理。严格遵守安全操作规程,配药、拌种应采用专用工具,正确掌握浓度,不可任意提高用药浓度。剧毒农药不得用在蔬菜、水果及成熟期的粮食作物的害虫防治;严禁改变农药的用途;使用时应防止药剂污染身体或吸入体内,并加强个人卫生与个人防护措施。采用综合防治病虫害的方法,避免单纯依靠农药。尽可能使用低毒、低残留的农药,提倡间隔用药、交叉用药,提高防治病虫害的能力。

2. 医疗预防措施　做好接触农药人群的健康监护和安全宣传教育工作,做好就业前和定期的体格检查。接触农药人员上岗前应接受职业安全培训和健康检查,尽可能发现并排除有职业禁忌证的人接触农药。神经系统器质性疾病、明显的肝肾及呼吸系统疾病、全身性皮肤病或皮肤损伤、全血或红细胞胆碱酯酶活性低于正常者,应作为接触有机磷农药的职业禁忌证。未成年人、妊娠期和哺乳期妇女,不应接触农药。做好定期和施药季节的体格检查。农药生产场所和施药季节,医务人员应做好现场的宣传防毒工作,并在现场备有一定的抢救药品与器材,以便及时发现并治疗早期中毒患者。

第四节　生产性粉尘与肺尘埃沉着病

一、概述

生产性粉尘是指在生产过程中形成的并能较长时间悬浮在生产环境空气中的固体微粒。它是污染生产性环境,影响职业工人健康常见的、重要的职业性有害因素之一,而且还可造成大气污染,危害人群的健康与生活。

(一) 生产性粉尘来源、分类及接触作业

1. 生产性粉尘来源　能产生生产性粉尘的作业很多,主要有以下几方面:①固体物质的粉碎和加工:如矿石开采、爆破,金属的切削、研磨等。②可燃性物质的不完全燃烧:如燃煤可产生煤尘。③某些物质加热时产生的蒸气在空气中的氧化与冷凝:如加热铅可形成铅尘。④粉末状物质的加工、处理等:如混合、过筛、包装、搬运等。⑤二次扬尘:沉积于生产环境中的降尘由于振动、气流等因素再次悬浮于生产环境的空气中形成二次扬尘。

2. 生产性粉尘分类　按粉尘的性质可分为以下三类。

(1) 无机粉尘(inorganic dust)　包括矿物性粉尘,如石英尘、石棉尘、煤尘等;金属粉尘,如铅、锰、铁、铜

等及金属化合物粉尘;人工无机粉尘,如水泥、玻璃纤维、金刚砂等粉尘。

(2) 有机粉尘(organic dust)　包括动物性粉尘,如皮毛、骨质、角质等;植物性粉尘,如棉、麻、谷物、木材、烟草等;人工有机粉尘,如有机染料、人造纤维、炸药等。

(3) 混合性粉尘(mixed dust)　指两种或两种以上不同性质的粉尘共同存在所形成的粉尘。在生产环境中,混合性粉尘是最常见的,如采矿时,岩石粉尘与炸药粉尘;金属研磨时,金属粉尘与磨粉等。

(二) 生产性粉尘的理化特性及其卫生学意义

生产性粉尘对人体健康的影响与粉尘的理化性质有较大联系。

1. 粉尘的化学组成　粉尘的化学成分直接决定了粉尘对人体的作用性质和危害程度。根据化学组成成分的不同,粉尘对人体可产生纤维化作用、刺激作用、中毒和致敏作用等。如粉尘中二氧化硅含量越高,引起尘肺的病变程度越严重,病情进展速度越快。而二氧化硅的形式不同,病变也有所不一样。如游离型的二氧化硅粉尘所引起的病变主要是以结节为主的弥漫性纤维化,结合型二氧化硅粉尘所引起的病变主要以弥漫性间质纤维化为主。非结晶型二氧化硅粉尘致纤维化作用比结晶型二氧化硅粉尘致纤维化作用轻。粉尘的毒性大小对人体致病作用也有所不同。

2. 粉尘的分散度　分散度是指物质被粉碎的程度,用来表示粉尘粒子大小的组成。粉尘粒子大小一般用尘粒直径微米来表示。当空气中粉尘由较小粒子组成时,称高分散度;反之称低分散度。粉尘的分散度决定粉尘的稳定程度(即在空气中呈悬浮状态所持续的时间),分散度高,其稳定性好,同时在空气中可吸附中性气体分子,在其表面形成一层薄膜,增加其稳定性,而稳定程度越高,被人体吸入的概率就越大;分散度还决定其理化活性,分散度越高,其单位体积粉尘的表面积越大,越容易参与体内的理化反应,理化活性越高;分散度还决定粉尘进入机体的部位,低分散度的粉尘由于机体的防御机制,多被阻留于上呼吸道,而高分散度的粉尘可以进入下呼吸道,一般认为,直径小于 15 μm 的粉尘可进入呼吸道,称为可吸入性粉尘(inhalable dust);小于 5 μm 的尘粒可以进入终末细支气管及肺泡,称为呼吸性粉尘(respirable dust)。

3. 其他　生产环境中的粉尘浓度与接触粉尘的时间也影响粉尘对人体的致病作用,接触粉尘的浓度越高,单位时间内吸入的粉尘量越多;接触粉尘的时间越长,吸入的粉尘量越大,其发病速度越快,病变越严重。

此外,粉尘的形状、硬度、溶解度、荷电性、爆炸性等均对粉尘的致病作用有影响。如溶解度大的有毒粉尘,容易产生中毒作用;硬度大小对其机械刺激作用产生影响;荷电性可影响其稳定性及在机体内被细胞吞噬的速度;某些高分散度的粉尘,如面尘、糖尘、煤尘、铝尘等,在高浓度、高温的条件下,可以发生爆炸。

(三) 生产性粉尘对人体健康的影响

1. 人体对粉尘的清除　人体能通过多种途径将大部分进入机体的粉尘清除出体内,进入体内的粉尘有 97% ~ 98% 被清除。人体防御和清除粉尘的途径主要通过滤尘、运送和吞噬。

由此可见,人体通过各种清除功能,可使进入肺内的粉尘大部分被清除,残留在体内的粉尘只有吸入量的 2% ~ 3%。人体虽有良好的防御和清除功能,但长期吸入高浓度的粉尘,超出人体的防御功能,即会对人体健康产生损害,其中最常见、危害最严重的是尘肺。

2. 生产性粉尘对人体的致病作用和影响　生产性粉尘可因其理化性质和进入人体的数量、部位等不同,而引起人体不同的病理改变。

(1) 局部作用　主要引起呼吸道等局部刺激作用而产生炎症反应。例如,粉尘刺激鼻黏膜引起分泌功能亢进,毛细血管扩张,黏液分泌增加,但长时间则形成肥大性鼻炎,而由于细胞营养供给不足则转成萎缩性鼻炎。对咽、气管、支气管同样产生刺激作用而引起相应的炎症。此外,有些粉尘具有腐蚀作用,可引起黏膜充血、水肿、糜烂、溃疡,甚至导致鼻中隔穿孔。

粉尘还可引起皮肤、耳、眼部等疾病,如粉刺、毛囊炎、脓皮病、中耳炎、角膜损伤等。

(2) 全身作用　长期吸入高浓度的粉尘,可引起相应的尘肺。而吸入毒性粉尘,可引起职业中毒。

(3) 变态反应　某些粉尘可能是变态致敏原,可引起变态反应。如大麻、棉花、对苯二胺等可引起支气管哮喘、喘息性支气管炎、过敏性皮炎、偏头痛等。

(4) 致癌作用　某些粉尘具有诱发人类肿瘤发生的作用。例如,放射性矿物质粉尘可引起肺癌的发生,镍、铬酸盐等金属粉尘可致肺癌,石棉粉尘可引起肺癌、胸腹膜间皮瘤等。

(5) 其他　沥青粉尘在日光的照射下可发生光化学反应,引起光线性皮炎、结膜炎及全身症状。某些粉尘,如碎布屑、谷物、皮毛等粉尘可携带致病微生物进入肺内,引起肺部真菌感染。有的粉尘还可产生非特异性作用,如铍及化合物粉尘进入呼吸道,除可产生急慢性炎症外,还可引起肺的纤维增生而致肉芽肿及肺硬化;某些金属粉尘可致肺炎。

(四) 尘肺的概念与分类

1. 概念　尘肺(pneumoconiosis)是指长期吸入较高浓度的生产性粉尘而引起的以肺组织纤维化为主的全身性疾病。尘肺危害粉尘作业工人健康的最常见、危害最严重的疾病。其特征是肺内有粉尘阻留并有胶原型纤维增生的肺组织反应,肺泡结构永久性破坏。

2. 分类　按粉尘的性质可将尘肺分为以下 5 类。①硅肺(silicosis),是由于长期吸入含有游离型二氧化硅粉尘所引起的尘肺。②硅酸盐尘肺(silicatosis),是由于长期吸入含有结合型二氧化硅(如石棉、滑石、水泥、云母等)粉尘所引起的尘肺。③炭尘肺(carbon pneumoconiosis),是由于长期吸入的粉尘其主要成分为煤、炭黑、石墨、活性炭等所引起的尘肺。④混合性尘肺(mixed dust pneumoconiosis),是由于长期吸入含有游离二氧化硅的粉尘和其他粉尘所形成的混合性粉尘而引起的尘肺,如煤硅肺等。⑤其他尘肺,是由于长期吸入其他粉尘所引起的尘肺,如铝尘肺、铁尘肺、锰尘肺(电焊工尘肺)等。我国公布的职业病名单中共列入 13 种尘肺,其中以硅肺、煤工尘肺和石棉肺最常见。

除此之外,粉尘还可产生其他非特异性作用。某些金属粉尘(如锡、钡、铁、锑尘),进入肺部后,可产生一般性异物反应,继发轻度的肺部非胶原性纤维增生,但肺泡结构不被破坏,脱离粉尘作业后,病变不再进展甚至可逐渐减轻。某些有机粉尘(如大麻、棉花、亚麻等粉尘)可引起棉尘病。吸入含有真菌的粉尘可引起以肺泡和肺间质反应为主的外源性变态反应性肺泡炎,即农民肺等。

二、硅肺

硅肺是由于长期吸入较高浓度的含有游离型二氧化硅的粉尘所引起的以肺组织纤维化为主的全身性疾病。硅肺是尘肺中进展最快、危害最严重的一种,也是最常见、影响面最广的一种职业病。截至 1996 年底,我国累计硅沉着病患者近 25 万人,占硅肺总数接近一半,死亡人数已超过 5 万人。硅肺是职业卫生重要课题之一,已引起全球的广泛关注。近年来,随着我国经济的发展,特别是乡镇企业、村办企业和私营企业的增加,硅肺发病情况有上升的趋势;同时由于治疗方法不理想,做好预防工作仍是当务之急。

游离型二氧化硅在自然界分布很广,是地壳的主要组成成分,有 95% 以上的矿石中含有游离型二氧化硅,其中以石英含量最高,约为 99%。一般将含有游离型二氧化硅的粉尘称为硅尘,接触硅尘的作业种类很多,通常将其称为硅尘作业,例如,矿山方面,如采矿、选矿、筑路、开凿隧道等;工厂方面,如石英及石英粉厂、玻璃厂、耐火材料厂等破碎、碾磨、筛选、拌料等作业,机械工业中的翻沙、清沙等作业;农业方面,如修建水利工程、采石等作业。

(一) 发病情况及病理变化

1. 发病情况　硅肺的发病一般比较缓慢,多在接触硅尘 5~10 年后发病,有的长达 20 年。但如果在缺少防尘措施的情况下,持续吸入浓度大、游离型二氧化硅含量高的硅尘,经 1~2 年即可发生硅肺,称为"速发型硅肺"(acute silicosis)。硅肺是一种进行性疾病,一旦发生,即使调离硅尘作业,病变可继续发生和发展。如果接触了一段时间较高浓度的硅尘后,脱离硅尘作业时未发生硅肺,而过了若干年后发生的硅肺,称为"晚发性硅肺"（delayed silicosis）。因此，不仅要对硅尘作业工人进行健康监护，而且对调离硅尘作业的工人也需进行一定的健康监护。

2. 影响硅肺发病的因素　硅肺的发病与硅尘的浓度、游离型二氧化硅的含量、粉尘的分散度、接触硅尘的工龄等密切相关。据国内动态观察，游离型二氧化硅的含量大于90%的高分散度硅尘，年平均浓度为126～530 mg/m³ 时，从事作业的工人11年已有硅肺的发生；年平均浓度为185～651 mg/m³ 时，8年即有硅肺的发生；而游离型二氧化硅的含量为45%的高分散度硅尘量，浓度在1 mg/m³ 以下时，接触硅尘11年尚未发生硅肺。故接触的硅尘中游离型二氧化硅含量越高，发病越早，病情也越严重。其次，生产环境中粉尘的联合作用也有一定的影响。个体因素对硅肺的发生也有较大影响，未成年人、健康状况较差者易患硅肺，尤其是肺结核患者，能促使硅肺的发生、发展和病情加剧。良好的综合防尘措施，可降低硅肺的发病率，延长硅肺的平均发病年龄。

3. 病理变化　肉眼观，硅肺的肺呈灰褐色，体积增大，质量增加，失去弹性。触摸表面有散在的沙粒感或硬块；肺切面可见米粒大或绿豆大小不等的灰白带黑色结节，境界分明，质地致密，半透明，微隆起，一般分布在两肺的中下肺区较多；而大的团块则由于质地较硬不易切开。镜下可见典型的硅结节，呈圆形或类圆形，纤维组织呈同心圆状排列，在结节外围或纤维之间，可见数量不等的粉尘颗粒、尘细胞或成纤维细胞，结节中心有一小血管，血管内皮增厚，管腔狭窄甚至完全闭塞，结节直径一般为1～2 mm。在结节周围及结节之间，可见阻塞性或代偿性肺气肿。另外，可见肺门淋巴结肿大、变硬，包膜增厚并发生纤维性粘连。由于大量的肺组织纤维化，可造成气管、支气管通气障碍，表现为肺泡萎缩或小叶性肺不张。硅肺的基本病理改变是肺组织的纤维化和硅结节（silicotic nodule）。硅结节是硅肺病理特征性的改变，晚期可逐渐融合成大的纤维团快。

（二）发病机制

硅尘通过呼吸道进入肺泡后，被巨噬细胞吞噬，形成尘细胞。大部分尘细胞随黏液由气管咳出，少量尘细胞由肺泡间隙进入淋巴管，并沿着淋巴管向肺门淋巴结引流，尘细胞和硅尘可堆积或阻塞在淋巴管内造成淋巴管内皮增殖、脱落，形成慢性增殖性淋巴管炎，而失去清除能力，硅尘即可产生致病作用。

硅肺的发病机制十分复杂，其致病过程中受多种因素、多种物质和多种细胞共同参与的多种反应。对于其发病机制虽然国内外学者都在积极探讨，取得了一定的进展，但仍不清楚。目前学术界提出了机械刺激、化学中毒、脂质过氧化作用及硅酸聚合等多种学说，但都不能解释硅肺发病的全部过程。因此，硅肺的发病机制仍是一个尚需研究的课题。

硅尘进入肺泡内被吞噬后形成尘细胞，在尘细胞内，硅尘与溶酶体结合，硅尘表面有羟基的活性基团（即硅烷醇基团），可与周围生物膜形成氢键，而改变膜的通透性，产生病理作用；也有人认为，硅尘在溶酶体中与水缓慢作用，形成聚合硅酸，而与溶酶膜形成氢键，改变膜的通透性，造成尘细胞的崩解死亡；有学者认为，硅尘可引起生物膜的脂质过氧化反应，产生大量的自由基攻击生物膜而造成尘细胞的损伤和死亡。尘细胞崩解后，可将硅尘释放，再次作用于其他的巨噬细胞，产生持续作用。尘细胞崩解死亡后，其生物活性物质（可能是激肽类物质）刺激成纤维细胞，促进胶原纤维增生，导致纤维化。同时释放另一类崩解产物（可能是黏蛋白和脂蛋白的变性产物）成为自身抗原，刺激机体免疫系统，产生抗体，抗原抗体结合后，其复合物沉积于增生的胶原纤维上产生透明样变，形成硅结节。

（三）临床表现与诊断

1. 症状和体征　肺具有强大的代偿功能，即使在X线胸片上出现了典型的硅肺改变，患者早期可在较长的时间内无明显自觉症状。随着病情的加重，特别是出现并发症时，才表现出胸痛、胸闷、气短、咳嗽、咳痰等症状，并呈进行性加重，但症状的多少和严重程度与体内的病理变化并不一定呈平行关系。

2. X线表现　硅肺的X线表现是硅肺病理变化的重要表现，以小阴影和大阴影作为其主要表现和硅肺的诊断依据。其他的X线表现对硅肺的诊断也有重要参考价值。

小阴影是指直径在 1 cm 以下密度较高的阴影。它分为圆形和不规则形两类。圆形小阴影为孤立、散在的阴影,其病理基础是硅结节,呈圆形或类圆形,边缘整齐,早期较淡、较小,多分布于两肺的中下肺野,随着病情的发展逐渐增大、增多,密度增高。不规则形小阴影是一群粗细、长短、形态不一的致密线条状阴影所组成,其病理基础是间质纤维性变,这在典型的硅肺中不是主要表现,而在混合性尘肺及硅酸盐肺中较多见。

大阴影是指直径或宽度大于 10 mm 以上的阴影。大阴影是晚期硅肺特征性表现,其病理基础为团块状纤维化。

3. 肺功能改变 硅肺早期即有肺功能损害,但因肺组织的代偿功能很强,故损害不严重时肺功能检查多为正常。随着病情发展,硅肺患者可出现肺活量降低,第 1 秒时间肺活量及最大通气量减少等。虽然肺功能的测定结果与体内的病理变化不平行,但可作为硅肺患者劳动能力的鉴定依据。

4. 并发症 硅肺常见的并发症有肺结核、肺部感染、肺源性心脏病和自发性气胸,其中最常见、最严重的是肺结核。硅肺一旦合并肺结核,可加速硅肺病情恶化,同时肺结核也不易控制,是导致患者死亡的最主要原因之一。

5. 诊断 根据确切的硅尘接触史、现场的劳动生产学调查及质量合格的 X 线胸片,排除非职业性疾病,按照国家颁布的诊断标准进行诊断。2015 年,国家卫生健康委员会颁布了《职业性尘肺病的诊断》(GBZ 70-2015),适用于包括硅肺在内的法定"职业病名单"中规定的各种尘肺的诊断。

(1) 尘肺壹期 有下列表现之一者:

1) 有总体密集度 1 级的小阴影,分布范围至少达到 2 个肺区。

2) 接触石棉粉尘,有总体密集度 1 级的小阴影,分布范围只有 1 个肺区,同时出现胸膜斑。

3) 接触石棉粉尘,小阴影总体密集度为 0,但至少有两个肺区小阴影密集度为 0/1,同时出现胸膜斑。

(2) 尘肺贰期 有下列表现之一者:

1) 有总体密集度 2 级的小阴影,分布范围超过 4 个肺区。

2) 有总体密集度 3 级的小阴影,分布范围达到 4 个肺区。

3) 接触石棉粉尘,有总体密集度 1 级的小阴影,分布范围超过 4 个肺区,同时出现胸膜斑并已累及部分心缘或膈面。

4) 接触石棉粉尘,有总体密集度 2 级的小阴影,分布范围达到 4 个肺区,同时出现胸膜斑并已累及部分心缘或膈面。

(3) 尘肺叁期 有下列表现之一者:

1) 有大阴影出现,其长径不小于 20 mm,短径大于 10 mm。

2) 有总体密集度 3 级的小阴影,分布范围超过 4 个肺区并有小阴影聚集。

3) 有总体密集度 3 级的小阴影,分布范围超过 4 个肺区并有大阴影。

4) 接触石棉粉尘,有总体密集度 3 级的小阴影,分布范围超过 4 个肺区,同时单个或两侧多个胸膜斑长度之和超过单侧胸壁长度的二分之一或累及心缘使其部分显示蓬乱。

6. 治疗与处理 硅肺病一经确诊,应及时调离粉尘作业,并根据病情需要进行综合治疗、积极预防和治疗肺结核及其他并发症,以期减轻症状、延缓病情发展、提高患者寿命、提高患者生活质量。临床上一般采用对症治疗、支持疗法、中药治疗等,克矽平对硅肺有一定的阻止、延缓病情发展作用。而其他治疗药物由于疗效或毒性等问题有待于进一步的研究与观察。

三、石棉肺

石棉是一种含有纤维状结构的硅酸盐矿物质,含镁、铁、铝、钙等金属氧化物和结合型二氧化硅,具有良好的物理机械性能,抗拉性强,不易断裂,目前应用十分广泛。主要分为蛇纹石类和闪石类(包括青石棉、铁石棉、直闪石、透闪石、阳起石和角闪石)两类。

石棉矿的开采、选矿和运输;石棉加工厂的扎棉、梳纺;石棉制品的制作、检修;石棉制品的使用,如造船、建筑行业使用的保温、耐火材料,维修及旧建筑等均可接触到不同程度的石棉粉尘或石棉纤维。其中石棉粉尘的危害大于石棉纤维。

石棉肺的发病一般比较缓慢,多在接触石棉尘5～15年后发病,脱离石棉尘的接触仍可发生石棉肺。目前认为,可吸入性石棉均可引起石棉肺。影响石棉肺发病的因素很多,石棉尘的种类、纤维直径和长度、石棉尘浓度、接触时间(工龄)、个体差异及工作环境和有无防护等都可影响石棉肺的发生。

石棉肺的发病机制尚不清楚。有学者认为,石棉纤维刺激性比硅尘强,同时具有纤维性、坚韧性和多丝结构,易阻留于下呼吸道和肺泡,造成机械损伤,引起肺部纤维化病变,而且还可穿透胸膜,引起胸膜纤维性病变;也有学者认为,石棉纤维具有细胞毒作用,可以与细胞的膜性结构产生作用,引起生物膜的结构和功能障碍,造成巨噬细胞的崩解死亡,产生肺组织纤维化病变。在巨噬细胞崩解时,还可产生大量的自由基引起细胞膜的脂质过氧化反应,增加其损害作用。

弥漫性间质纤维化是石棉肺的基本病变,多见于双侧下叶,逐渐向上发展,在血管、支气管周围较明显;两肺切面可见粗细不等灰白色弥漫性纤维化索条,交织成网状结构;晚期可见密度较高、结构紊乱的纤维团块。胸膜增厚是石棉肺的另一个病理特征,包括胸膜增厚、胸膜斑和胸膜钙化。胸膜斑是在壁胸膜和(或)脏胸膜形成的局部纤维斑片,以壁胸膜多见,有时可钙化。石棉小体的存在,是由成纤维细胞所分泌的胶原蛋白和黏多糖所形成的薄膜,将石棉纤维包裹而成,长 10～300 μm,粗 1～5 μm,为黄色或黄褐色,形似哑铃、串球或火柴状,铁反应试验阳性。

石棉肺的病程一般比较缓慢,但自觉症状出现较早,主要为呼吸系统症状,有咳嗽和进行性加重的呼吸困难。咳嗽多为阵发性干咳或有少量黏痰,但较难咳出。部分患者有局限性、间断性胸痛,如出现持续性胸痛,则为恶性胸膜间皮瘤者较早的指征。石棉肺特征性体征是两肺基底部或腋下可闻及捻发音。晚期可出现杵状指(趾)等体征。而肺功能改变出现较早,可早于X线胸片的表现,患者有进行性肺活量的降低、弥散量下降、残气量正常或轻度上升。晚期可出现肺活量、用力肺活量和肺总量的下降,而第1秒用力呼气容积/用力呼气容积变化不明显,呈限制性综合征的表现,此为石棉肺典型的肺功能改变,表示肺纤维化的病变进展。X线胸片则以不规则小阴影为主,并有胸膜改变,如胸膜增厚、胸膜斑和胸膜钙化。晚期石棉肺可因纵隔胸膜增厚并与心包膜及肺组织纤维化交错重叠,使心缘轮廓不清,产生"蓬发状心影"。另外,石棉作业工人和石棉肺患者可并发肺癌,其发病与接触石棉剂量之间有明显的剂量反应关系,吸烟具有促进作用。石棉肺诊断原则和处理原则与尘肺相同,诊断标准按照《职业性尘肺病的诊断》(GBZ 70-2015)执行。目前尚无治疗石棉肺的有效方法,主要采用对症治疗、支持疗法,增强机体抗病力,积极防治并发症等治疗手段。

四、预防措施

我国是尘肺发病率较高、危害较严重的国家之一,目前全国尘肺患者已超过50万,而且每年以近万例新发病例递增,因此,防止粉尘的危害是一项十分艰巨的工作。我国已颁布了一系列防止粉尘危害的法规,建立了多种粉尘作业生产环境的最高允许浓度和《尘肺病防治条例》《职业病防治法》,为防治尘肺等职业病提供法律依据与支持。在长期的防尘工作中,总结出十分有效的八字防尘经验:"革、水、密、风、护、管、教、查"。

1. 革 指技术革新与工艺改革,是防止粉尘危害的根本性措施。通过技术革新与工艺改革,消除粉尘污染,彻底根除粉尘所引起的职业病。

2. 水 湿式作业。利用水对大多数粉尘具有良好的抑制飞扬扩散性能,减少空气中粉尘的浓度及粉尘的来源,是一种经济易行的防尘措施。

3. 密　密闭尘源。对由于工艺上不能实施湿式作业的生产工艺,可在不影响操作的前提下,采用密闭的方法,使粉尘不与职业工人接触,减少粉尘对健康的损害。

4. 风　通风除尘。可采用自然能风、机械能风、空气浴、负压抽风等方式,增加生产环境中的空气流动,降低其粉尘浓度。这样可减少粉尘与机体的接触,减轻其危害。但通风除尘必须连接一定的除尘设备,不得直接向大气中排放,防止造成大气污染。

5. 护　发放个人防护用品,如防尘口罩、送风式头盔等,减少粉尘与呼吸道的接触。工作服应定期清洗,不得带回家;下班后洗浴等,减少二次扬尘。

6. 管　加强管理。建立严格的规章制度,对防尘措施和防尘设备做好管理工作,责任到人,切实使防尘措施发挥其作用。

7. 教　做好职业安全教育。对企业管理者和劳动者做好粉尘危害和预防必要性的科学知识的普及,使他们认识到粉尘的危害,自觉参与到防尘工作中来,有助于防尘工作的开展。

8. 查　进行预防性监督和健康检查。按照国家颁布的卫生标准对粉尘作业进行定期的劳动卫生学调查与检查,评价其防尘措施及防尘效果,防止超过国家安全标准。同时做好接触粉尘工人的健康监护工作,进行就业前和定期的健康检查,对脱离粉尘岗位的工人也应做健康检查。对早期肺组织或肺功能损害者,应给予及时的治疗与处理,保护好职业工人的健康。

（王春华　谢　虹）

数字课程学习

📥 教学 PPT　　　✎ 自测题

第四章	膳食与健康

食物为人体提供必需的营养物质以维持机体各项生命活动。良好的食物供给可促进机体健康、增强体质,但食物中营养供给不足(或过剩),或食物含有有毒有害成分,可导致营养性疾病、食物中毒,甚至引起致癌、致畸等严重后果。

随着人们生活水平的不断提高,我国居民的膳食结构发生了极大变化,疾病谱也随之发生变化。近年来,与营养相关的慢性病(如高血压、糖尿病、肥胖、心脑血管疾病、肿瘤等)的发病率明显增加,给人民健康带来了一定危害,因此,合理的营养及膳食结构就显得十分重要。

第一节 营养学基础

一、概述

(一)营养的概念

营养(nutrition)是指人体摄取、消化、吸收和利用食物中各种营养物质,以维持机体生长发育、组织更新、生理功能和体力活动需要的生物学过程。食物中具有营养功能的化学成分称为营养素(nutrients)。来自食物中的营养素种类繁多,人体所需的有五十余种,根据其化学性质与生理作用分为五大类,即蛋白质(protein)、脂类(lipids)、糖类(carbohydrate)、矿物质(mineral)和维生素(vitamin)。根据人体对各种营养素的需要量或体内含量多少,又可将营养素分为宏量营养素(macronutrients)和微量营养素(micronutrients)。

(二)营养素的需要量与供给量

在提供营养素时应考虑营养素的需要量和供给量。

1. 营养素需要量 是指维持机体正常的生理功能所需要的营养素数量。这是根据大规模的膳食调查、营养生理和生化试验,结合不同人体的生理情况和劳动条件所制定的。由于需要量的要求标准不同,不同的环境和试验条件不一。根据不同的认定标准,有三个不同水平的营养素生理需要量。分别为:①基本需要量:为预防临床可察知的功能损害所需要的营养素量,满足这种需要,机体能够正常生长和繁育,但机体组织内很少或没有该营养素储备,如果短期内膳食供给不足就可能造成缺乏。②储备需要量:维持组织中储存一定水平的该营养素的需要量,可在必要时满足机体的基本需要。③预防明显临床缺乏症的需要量:比基本需要量更低水平的需要量,低于这个需要量就会出现明显的临床缺乏症。但是由于个体差异的存在,对不同的人来说,同一营养素需要量的个人差异很大,需要量标准只是满足大多数人需要的一个数值。同时,某种营养素的需要必须随膳食中的其他营养素的含量而变化,如膳食中有大量玉米时,烟酸的需要量即提高;某些 B 族维生素的需要量随蛋白质、脂肪或糖类摄取量的多少而改变。当机体处于某些特殊的生理时期或病理状况时,营养素的需要量也随之改变,如孕妇对某些 B 族维生素的需要量较正常时期高;

甲状腺功能亢进(简称甲亢)时,某些营养素的需要量增高等。不同劳动条件对营养素需要量也会产生明显的影响。

2. 营养素供给量　是在生理需要量的基础上再考虑其他各种因素,由食物提供机体的各种营养素的数量;供给量与需要量不同。需要量是依据机体因素所制定的,营养素供给量则是根据膳食而提出的对不同人群的适宜摄取量。营养素供给量是为满足机体营养素的需要,每日必须由膳食提供给机体摄取以满足机体各种营养素需要的量,是在需要量的基础上考虑了人群的安全率、饮食习惯、食物生产、社会条件及经济条件等因素而制定的适宜数值。因此,营养素供给量高于营养素生理需要量,一般是在需要量平均值上加两个标准差所制定的,即满足97.5%人群对营养素的需要,但对能量一般不再增加。

(三)其他名词术语

1. 膳食营养素参考摄入量(dietary reference intakes,DRIs)　是在推荐每日膳食供给量(RDA)基础上发展起来的一组每日平均膳食营养素摄入量的参考值。

2. 估计平均需要量(estimated average requirement,EAR)　是可满足生命某一阶段不同性别及不同生理状态群体中半数个体营养素的需要量。

3. 推荐营养素摄入量(recommended nutrient intake,RNI)　是可以满足某一特定性别、年龄及生理状况群体中绝大多数(97%~98%)个体的需要量。

4. 适宜摄入量(adequate intake,AI)　是通过观察或实验获得的健康人群某种营养素的摄入量。例如纯母乳喂养的足月产健康婴儿,从出生到6个月营养素全部来自母乳,故母乳中的营养素含量就是婴儿的AI。

5. 可耐受最高摄入量(tolerable upper intake level,UL)　是平均每日可以摄入某营养素的最高量。这个量对一般人群中几乎所有个体都不至于损害健康。

6. 宏量营养素可接受范围(acceptable macronutrient distribution ranges,AMDR)　脂肪、蛋白质和糖类理想的摄入量范围,该范围可以提供这些必需营养素的需要,并且有利于降低慢性病的发生危险。

7. 预防非传染性慢性病的建议摄入量(proposed intakes for preventing non-communicable chronic diseases,PI-NCD)　以非传染性慢性病的一级预防为目标,提出的必需营养素的每日摄入量。

8. 特定建议值(specific proposed level,SPL)　专用于营养素以外的食物成分而建议的有利于人体健康的每日摄入量。

二、能量与宏量营养素

(一)蛋白质

1. 蛋白质的生理功能　蛋白质是机体细胞、组织、器官的重要组成成分,是功能因子与调控因子的重要组成成分,约占成年人体重的16.3%。蛋白质在体内维持机体的氮平衡;是人体氮元素的唯一来源,供给生长发育、组织更新与修复之用;蛋白质参与体内许多重要物质的传递与转运,调节各种生理功能,如遗传信息传递,血红蛋白运输氧气,各类载脂蛋白、酶、激素、抗体等;蛋白质在体内还可以供给能量,其产热系数为4 kcal。

2. 蛋白质的营养学评价　蛋白质的营养价值高低取决于食物中蛋白质的含量、必需氨基酸的组成与机体利用程度等,常采用以下指标评价。

(1) 食物中蛋白质的含量　是评价食物蛋白质营养价值的基础,以凯氏定氮法测定食物中的含氮量×6.25可获得食品中蛋白质的含量。

(2) 氮平衡　是评价食物中蛋白质营养价值的重要指标。有氮平衡、正氮平衡、负氮平衡之分。

(3) 蛋白质消化率(digestibility)　反映蛋白质在消化道被分解程度及分解后氨基酸与肽被吸收的程度。消化率高可说明食物中蛋白质被人体吸收的可能性大。一般而言,动物食品中的蛋白质消化率高于植物食品。

（4）蛋白质生物价（biological value，BV）　是反映食物蛋白质消化吸收后被机体利用程度的指标，其高低主要取决于食品中必需氨基酸的含量与相互间的比值。必需氨基酸（essential amino acid）是指人体不能合成或合成速度不能满足机体需要，必须由食物提供的氨基酸。构成人体蛋白质的氨基酸有 20 种，其中有 9 种氨基酸为必需氨基酸，即缬氨酸、亮氨酸、异亮氨酸、苏氨酸、苯丙氨酸、色氨酸、甲硫氨酸（又称蛋氨酸）、赖氨酸和组氨酸。组氨酸是婴幼儿的必需氨基酸。食物中必需氨基酸的含量与比例差异较大，一般将必需氨基酸相互间的比值称为氨基酸模式，当食物中氨基酸模式与人体所需的比例越接近，其生物学价值越高。

$$生物价 = \frac{储留氮}{吸收氮} \times 100 \qquad\qquad （式 4\text{-}1）$$

$$储留氮 = 吸收氮 - （尿氮 - 尿内源氮）$$

$$吸收氮 = 摄入氮 - （粪氮 - 粪内源氮）$$

在日常食品中，鸡蛋的生物学价值最高，为 94，牛奶为 90，大米为 77。

（5）氨基酸评分（amino acid score，AAS）　即蛋白质化学分，用被测食物蛋白质中各种氨基酸含量与推荐的理想模式或参考蛋白模式的相应各种氨基酸模式进行比较，以反映蛋白质构成与利用率的关系。当食物中一种或几种必需氨基酸含量较少，影响其他必需氨基酸利用而致蛋白质营养价值下降，此种氨基酸被称为限制性氨基酸（limiting amino acid），如谷类食物中的赖氨酸，豆类食物中的甲氨酸均为限制性氨基酸。因此，可将多种食物共同食用，用必需氨基酸含量较多的食物来搭配必需氨基酸较少的食物，提高混合食物中蛋白质的营养价值，此为蛋白质互补作用（protein complementary action）。

3. 蛋白质的来源和供给量　食物中蛋白质分为完全蛋白质（优质蛋白质）、半完全蛋白质和不完全蛋白质。完全蛋白质主要指动物性食品和豆类食品中的蛋白质。根据我国现有的经济水平和饮食习惯，中国营养学会推荐成人蛋白质的 RNI 为男性 65 g/d，女性 55 g/d。老年人优质蛋白质应占到总蛋白质摄入量的 50%。

（二）脂类

脂类（lipids）包括中性脂肪（fats）和类脂（lipoids）。中性脂肪包括脂肪酸和油，由一分子甘油与三分子脂肪酸结合而成，后者又分饱和脂肪酸（saturated fatty acid，SFA）、单不饱和脂肪酸（monounsaturated fatty acid，MUFA）和多不饱和脂肪酸（polyunsaturated fatty acid，PUFA）；类脂包括磷脂和固醇类，是细胞膜及组织器官（尤其是神经组织）的重要组成成分。

1. 脂类的生理功能

（1）脂肪的主要功能　1 g 脂肪在体内可产生约 39.7 kJ（9.46 kcal[①]）的能量，当机体摄入过量的糖类与蛋白质时均可转换为脂肪储存在体内；脂肪还可增加食物美味与饱腹感；促进脂溶性维生素吸收；构成体脂成分；保护与固定重要器官；供给必需脂肪酸等。

反式脂肪酸是食物中顺式脂肪酸的异构体，又称氢化植物油，多见于人造奶油、蛋糕、饼干、油炸食品等。反式脂肪酸的摄入量与动脉粥样硬化和冠状动脉粥样硬化性心脏病（简称冠心病）的发生率呈正相关，《中国居民膳食营养素参考摄入量》（2013 版）将我国 2 岁以上儿童及成人膳食中来源于食品工业加工产生的反式脂肪酸的 UL 定为小于总能量的 1%，大致相当于 2 g。

（2）脂肪酸的主要功能　必需脂肪酸（essential fatty acid，EFA）是指人体不能合成或合成不足，必须通过食物提供的脂肪酸，有亚油酸和 α- 亚麻酸。EFA 主要有以下作用：①构成磷脂的组成成分；②合成前列腺素（prostaglandin，PG）前体；③参与胆固醇代谢；④参与生物膜的结构等。

---

① 1 cal=4.186 8 J

2. 脂类的营养学评价

(1) 必需脂肪酸含量 必需脂肪酸含量越高其营养价值越高,一般植物油含量高于动物油。

(2) 脂肪的消化率 与其熔点有关,熔点越高,消化率越低。

(3) 脂溶性维生素含量 脂溶性维生素含量越高的脂类营养价值越高。

(4) 各种脂肪酸的比例 要求饱和脂肪酸、单不饱和脂肪酸、多不饱和脂肪酸的比例应合理,具体比值仍在进一步研究中。

3. 脂类的来源与供给量 膳食脂类主要来源于动物脂肪、肉类及植物的种子。动物性脂肪中饱和脂肪酸与单不饱和脂肪酸含量较多,海生鱼类中含一定量的多不饱和脂肪酸,植物性油类普遍含有亚油酸。

中国营养学会推荐成人脂肪摄入量应占总能量的 20% ~ 30%,成年人亚油酸的适宜摄入量为占总能量的 4%,AMDR 为占总能量的 2.5% ~ 9%;α− 亚麻酸的适宜摄入量为占总能量的 0.6%,AMDR 为占总能量的 0.5% ~ 2%;建议适当增加植物油类的摄入,限制高胆固醇食物摄入。

(三) 糖类

糖类又称碳水化合物,分为糖、寡糖和多糖。糖又分为单糖(葡萄糖、果糖)、双糖(蔗糖、麦芽糖、乳糖)和糖醇(山梨醇、甘露醇);寡糖包括麦芽糊精、棉籽糖、水苏糖等;多糖分淀粉和非淀粉类,淀粉为能被人体消化吸收与利用的多糖(为必需营养素),非淀粉则是不能被人体消化吸收(为膳食必需成分)的成分(如膳食纤维、木质素等)。

1. 糖的生理功能

(1) 供给能量 1 g 糖类可产生 4 kcal 能量,是机体能量供给的重要来源,且易于消化吸收与利用。

(2) 构成组织结构及生物活性物质 糖类参与细胞的组成,与脂肪形成的糖脂是细胞膜和神经组织的重要成分;与蛋白质结合形成的糖蛋白是抗体、酶、激素、核酸的组成部分,如 RNA 中的核糖、DNA 中的脱氧核糖及糖脂、糖蛋白等。

(3) 血糖调节作用 保证重要组织的能量供给与正常生命活动;葡萄糖是机体各系统(尤其是中枢神经系统)的主要能量来源,血糖 2/3 被大脑消耗。

(4) 节约蛋白质作用与抗生酮作用 当糖类供应不足时,机体能通过糖原异生作用产生葡萄糖,避免动用蛋白质产能,使蛋白质发挥更重要的作用。糖类还能维持脂肪正常代谢,具有抗生酮作用;当糖类缺乏时,易致酮体(丙酮、β− 羟丁酸、乙酰乙酸)升高而引起酮症酸中毒。

(5) 保肝解毒 如肝糖原、葡糖醛酸等,是肝解毒时所消耗的能量来源及解毒必备物质。

2. 膳食纤维的生理功能 膳食纤维主要包括纤维素、半纤维素、木质素、抗性低聚糖、果胶、抗性淀粉,以及其他不被消化的糖类。膳食纤维的主要生理功能如下。

(1) 通便防癌 可防止便秘,减少肠内致癌物的吸收与作用时间,如降低结肠、直肠肿瘤的发生。

(2) 降低血糖与血胆固醇 膳食纤维可减少小肠对糖的吸收,使血糖不至于上升太快;减少胰岛素的释放,而胰岛素能刺激肝合成胆固醇,且纤维可吸附胆酸、胆固醇等,达到降血脂的作用。

(3) 改变肠道菌群 进入肠道的膳食纤维能选择性地被肠内细菌分解与发酵,产生的代谢产物可降低肠道 pH,从而改变肠道内微生物菌群的构成与代谢,诱导益生菌大量繁殖,有益于肠道健康。

随着人们对糖类认识的加深,近年来又出现了可消化的与不可消化的糖类、益生元、升糖指数等新术语。

3. 糖类的来源与供给量 糖类的主要来源为粮谷类、薯类和根茎类食物。中国营养学会建议我国成人糖类的平均需要量为 120 g/d,可接受范围为总能量的 50% ~ 65%;膳食纤维的适宜摄入量为 25 ~ 30 g/d。对添加糖摄入量进行限制,每日不超过 50 g,最好限制在 25 g 以内,AMDR 为不超过总能量的 10%。糖类的来源应含有多种不同种类的谷物,特别是全谷物,应限制纯热能食物如糖的摄入量,以保障人体能量充足和营养素的需要。

(四) 能量平衡与健康

机体通过摄食食物中的蛋白质、脂肪、糖类来获取能量,以维持自身的各种生理功能与生命活动,如基础代谢、肌肉活动、体温维持、生长发育等。

1. 人体对能量的需要

(1) 基础代谢　是维持人体最基本生命活动所必需的能量消耗,常用基础代谢率(basal metabolism rate,BMR)表示单位时间内单位体重(体表面积)基础代谢所消耗的能量,测量时应在空腹 10 ~ 12 h、静卧、安静、恒温(22 ~ 26℃)条件下,无任何体力活动与紧张思维、全身肌肉放松、消化系统处于静止状态下的能量消耗,一般在清晨醒后空腹时测定。影响基础代谢率的因素很多,诸如体表面积、年龄、性别、体型与体质、内分泌功能、应激状态、气候等。

(2) 体力活动的能量消耗　这是能量消耗的重要部分,也是个体能量消耗差异的主要原因,包括职业活动、家务劳动、休闲活动等。所消耗的能量主要受劳动强度、持续时间、环境气候、劳动的熟练程度等影响。

(3) 食物特殊动力作用(specific dynamic action of food,SDA)　指因摄食而产生的额外能量消耗的现象。机体在摄取食物后,因消化、吸收、代谢等过程中所消耗的能量。不同食物的食物特殊动力作用各异,其中蛋白质的食物特殊动力作用最强,脂肪最弱。摄取混合膳食的食物特殊动力作用约为基础代谢的 10%。

(4) 生长发育与特殊生理需要等的能量消耗　如婴幼儿、儿童、青少年以及孕妇、乳母等均需额外增加能量供给量。

2. 供给量与来源　健康成人的能量摄入应保持平衡,摄入过多或过少均有损健康。能量的来源按营养素供给比例要适当,以总能量计,糖类应占 50% ~ 65%,脂肪占 20% ~ 30%,蛋白质占 10% ~ 15% 为宜。按我国饮食习惯,以粮谷类食品为能量的主要来源,应适当控制或限制高能量与纯热能食物的摄入。

三、微量营养素

(一) 无机盐和微量元素

人体含有大多数自然界存在的化学元素,其中有 20 余种元素是组成机体组织、维持生理功能所必需的。除碳、氢、氧、氮主要以有机化合物的形式存在外,其余元素统称为无机盐(矿物质或灰分)。按照在体内的含量多少,分为常量元素(宏量元素)和微量元素(痕量元素),凡含量大于体重 0.01% 的元素称为常量元素,包括钙、磷、钠、钾、氯、镁与硫等。凡体内含量小于体重 0.01% 的元素称为微量元素,其中每日必须由食物、饮水等摄入的微量元素称为必需微量元素(essential microelement),如铁、硒、锌、铜、碘、铬、钴、钼;可能必需微量元素为硅、锰、镍、硼、钒;而氟、镉、汞、砷、铝、锡和锂等有潜在毒性,但低剂量可能有一定作用。易出现营养问题的有铁、硒、锌、铜、碘等。必需微量元素在体内含量虽少,但功能重要,不能为其他营养素所替代;而影响其吸收、利用的因素较多,易出现相应的缺乏症(病)。

1. 钙(calcium)　是人体中含量最多的常量元素,成人体内含钙量占体重的 1.5% ~ 2.0%。

(1) 生理功能　是构成骨骼、牙齿的主要组成部分,人体中的钙 99% 集中在骨骼和牙齿中;1% 的钙存在于软组织、血液与细胞外液中,统称混溶钙池,在维持神经 – 肌肉活动、保持酶活力、参与凝血过程、调节激素分泌及体内酸碱平衡等方面扮演重要作用。其中血钙浓度具有十分重要的意义,当膳食钙严重缺乏或机体发生钙异常丢失时可通过相应机制促使骨脱矿化以纠正并维持血钙稳定。钙还是生物膜的重要组成成分,对维持生物膜的正常生理功能具有重大作用。

(2) 影响钙吸收利用的因素　①膳食因素:谷类及蔬菜中的草酸、植酸、磷酸盐均可与钙形成难溶的钙盐而阻碍钙吸收,膳食纤维中的葡糖醛酸残基可与钙结合,未被消化的脂肪酸与钙形成钙皂,蛋白质摄入不足、低乳糖等也可降低钙的吸收;而食物中含有一定量的维生素 D、乳糖、氨基酸及食物中钙磷比例适宜有利于钙的吸收。②机体因素:钙的吸收受年龄因素影响,随着年龄增长吸收率下降;妊娠期、哺乳期吸收增加,老年阶段下降。③其他因素:口服碱性药物(碳酸氢钠、小檗碱、四环素等)也可阻碍钙吸收。

(3) 摄入量及来源　中国营养学会推荐成人每日钙的推荐摄入量(RNI)为 800 mg,可耐受最高摄入量(UL)为 2 000 mg。其他人群钙的摄入量均有所增加。我国人群膳食中钙的主要来源为乳制品、豆类及豆类制品,虾皮、海带、芝麻酱等也是钙的主要来源;此外,饮水也可增加钙的来源,适量的户外运动有助于增加钙的吸收。

(4) 常见缺乏症(病)　钙的摄入量不足是我国居民营养的重要问题之一,调查结果表明,城市居民钙的摄入量仅为需要量的 45% 左右,农村更低。当钙摄入不足时,易导致钙缺乏症(病),婴幼儿期常见佝偻病,成年人可引起骨软化症,老年人则可导致骨质疏松症。但过量的钙摄入,易导致肾结石的患病风险。

2. 铁(iron)

(1) 生理功能　人体内含铁量为 4～5 g;主要用于合成血红蛋白、肌红蛋白等,参与氧气运输、组织呼吸、促进生物氧化还原反应等;体内存有 25%～30% 的储备铁。

(2) 影响铁吸收利用的因素　①膳食铁的存在形式:食物中的铁分为血红素型和非血红素型两种。血红素铁主要存在于动物性食物中,在体内易于吸收;非血红素铁主要存在于植物性食品,其吸收率较低。②机体因素:营养状态、生理及病理改变均可影响铁的吸收,如贫血、妊娠、生长发育均有利于铁的吸收;月经过量、钩虫病、痢疾等因铁丢失而促进铁的吸收。③某些膳食成分的影响:当食物中富含维生素 C、含巯基蛋白质时有助于铁的吸收;当机体胃酸正常、生理需要量增加时,铁吸收率也增高;当食物中含有草酸、植酸、大量食物纤维时,铁吸收受到阻碍;口服碱性药物(如抗酸药)、胃酸缺乏(萎缩性胃炎等)时,可使铁吸收率降低。④其他因素:肠道微生物中某些分解产物可抑制铁的吸收。

(3) 供给量及来源　中国营养学会推荐成人膳食铁 RNI 为男性 12 mg/d,UL 为 42 mg/d;女性 20 mg/d,UL 为 42 mg/d,孕妇孕中期和乳母为 24 mg/d,孕晚期为 29 mg/d。铁的良好膳食来源为动物性食品,如全血、肝、肌肉等,其铁含量与利用率均高于植物性食品;海带、木耳及绿叶蔬菜含量也较多。对于缺乏铁的人群,可采用铁强化食品。

(4) 铁缺乏与铁摄入过量的表现　缺铁可引起缺铁性贫血,多见于婴幼儿、孕妇及乳母,女性多于男性,临床表现为小细胞低色素性贫血。某些遗传性疾病、长期大量使用铁剂或经常输血可引起体内铁过量,铁过量损伤的靶器官主要是肝,可引起肝纤维化和肝细胞瘤等改变。

3. 碘(iodine)　是合成甲状腺激素的必需微量元素,机体摄入碘不足可使甲状腺激素合成、分泌减少,导致甲状腺代偿性增生性变化而出现碘缺乏病,即单纯性甲状腺肿,妊娠期缺碘可致克汀病。

食物中钙盐和氟元素过多、钴及钼不足均可影响碘的利用,促进甲状腺肿大;维生素 B_1、维生素 B_2、维生素 B_{12} 不足亦可促进甲状腺肿的发生。饮水及食物中含碘过高亦可引起甲状腺肿。

中国营养学会推荐成人膳食碘的 RNI 为 120 μg/d,UL 为 600 μg/d;孕妇为 230 μg/d,乳母为 240 μg/d。食物中碘的主要来源为海产品,如海带、紫菜、海鱼等。碘不足的地区可采用加碘食盐或碘强化食油来补充碘。

4. 锌(zinc)　是体内多种金属酶的组成成分及酶的激活剂,参与蛋白质、核酸的合成和代谢,细胞生长、分裂与分化,进而促进生长发育、骨骼骨化、性器官的发育并维持功能;锌可以维护味觉功能,锌与唾液蛋白结合成味觉素,可促进食欲;锌可增强免疫作用,维持细胞膜结构,保护细胞膜完整性及抗氧化作用等。

中国营养学会推荐成人膳食锌的 RNI 为男性 12.5 mg/d、女性 7.5 mg/d。胃肠外营养患者应注意补充锌。牡蛎、鱼贝类、肝、肉、蛋等含锌量丰富。干豆、粮食亦含有多量的锌,但吸收率较低。

由于膳食摄入不平衡,锌摄入过少;或生理需要量增加;或因疾病原因导致锌的排出增加而导致锌缺乏时,表现为食欲下降、异食癖、生长发育及性发育迟缓、伤口愈合不良等。过量的锌摄入可引起锌中毒。

5. 硒(selenium)　是谷胱甘肽氧化酶的重要组成部分,参与机体的抗氧化功能,具有清除自由基与预防氧化损伤的作用;硒还具有保护心血管和心肌的作用,缺硒可引发克山病;硒还能促进体内毒重金属的排出,促进生长发育,保护视觉与抗肿瘤的作用。

富硒食物有海产品、动物内脏,如肾、牡蛎、海参等,食物中的含硒量随地区不同而有所差别,可能与土壤中硒元素含量有关。中国营养学会推荐成人膳食硒的 RNI 为 60 μg/d,UL 为 400 μg/d。

(二) 维生素

维生素(vitamin)是维持机体生命活动所必需的一类微量的低分子有机化合物,在体内既不产生能量,也不是构成机体组织的原料,但在物质与能量代谢中有重要作用。人体每日维生素的需要量很少,但体内不能合成或合成数量不能满足生理需要,必须由食物供给。根据溶解性可将维生素分为脂溶性维生素与水溶性维生素两大类。脂溶性维生素排泄率低,摄入过多可在体内蓄积而产生有害影响,甚至可引起中毒;水溶性维生素排泄率高,一般不在体内蓄积。

当膳食中长期缺乏某种维生素时,首先发生体内储备的消耗,进而出现生化或生理功能改变,最终出现营养缺乏病的临床表现。维生素缺乏病分原发性和继发性两种:原发性维生素缺乏病为食物供给严重不足,继发性维生素缺乏病是由于机体吸收利用障碍或生理需要量增加。维生素缺乏病的发生常有季节性与地区性,在冬末春初或蔬菜供应淡季较易发生,而发病易出现集体性或家庭性,当缺乏的维生素得到补充时,临床表现可迅速好转、减轻或消失。

1. 维生素 A 及胡萝卜素　维生素 A 类是指含有视黄醇(retinol)结构并具有生物活性的一大类物质,包括维生素 A 和维生素 A 原及其代谢产物。维生素 A 存在于动物体内,β 胡萝卜素存在于植物体内,在体可作为维生素 A 的前体,转化为维生素 A,发挥其生理功能。血浆中视黄醇结合蛋白含量可反映机体维生素 A 的营养水平,也可测定血浆中维生素 A 的含量;暗适应能力降低及生理视野盲点扩大亦可作为维生素 A 缺乏的早期诊断指标。

(1) 生理功能　维生素 A 是构成视觉细胞中感光物质的成分,参与视网膜内视紫红质的合成;维生素 A 参与调节机体多种组织细胞的生长与分化,如心血管系统、神经系统、上皮组织等;维生素 A 通过调节细胞免疫和体液免疫来提高机体的免疫功能;维持正常的生殖能力;胡萝卜素中的 β 胡萝卜素具有维生素 A 的生理功能,并与某些癌症的发病呈明显负相关。

(2) 缺乏症与过多症　缺乏维生素 A 可导致暗适应能力降低、夜盲、结膜干燥、比托斑(Bitot spots)、角膜软化穿孔而致失明、毛囊角化、皮肤干燥如鱼鳞;儿童发育迟缓,易患呼吸道感染。长期过量摄入维生素 A 则可引起维生素 A 过多症,多见于儿童过量补充维生素 A,临床上表现为厌食、恶心、呕吐,情绪过度激动,毛发稀少,肝大等症状;停止摄入后症状可逐渐减轻或消失。

(3) 食物来源与供给量　维生素 A 的主要来源为动物肝、鱼肝油、鸡蛋等,β 胡萝卜素的主要来源为胡萝卜、雪里蕻、菠菜等深绿色或红黄色蔬菜和水果。

我国营养学会推荐成人维生素 A 推荐每日摄入量,男性为 800 μg 视黄醇活性当量(RAE),女性为 700 μg RAE,妊娠中晚期及乳母在 700 μg RAE 基础上,分别再增加 70、600 μg RAE。UL 在成人、孕妇、乳母均为 3 000 μg RAE。

不同单位维生素 A 的换算如下:

3.3 国际单位(IU)维生素 A 相当于 1 μg 视黄醇,6 μg 胡萝卜素相当于 1 μg 视黄醇,三者可用下式进行换算:

$$视黄醇当量(μg) = 维生素 A(IU) \times 1/3 + β 胡萝卜素(μg) \times 1/6 \qquad (式 4-2)$$

但是视黄醇当量的概念可能高估了膳食维生素 A 原类胡萝卜素的维生素 A 贡献,因此美国医学研究院(IOM)食物与营养委员会在 2001 年提出视黄醇活性当量(RAE),以代替视黄醇当量(RE)评估膳食及补充剂中维生素 A 的生物活性。

膳食或食物中总视黄醇活性当量(μgRAE) = 全反式视黄醇(μg) + 1/2 补充剂纯品全反式 β- 胡萝卜素

（μg)+1/12 膳食全反式 β- 萝卜素(μg)+1/24 其他膳食维生素 A 原类胡萝卜素(μg)

2. 维生素 D　包括维生素 D_2(麦角钙化醇,ergocalciferol)和维生素 D_3(cholecalciferol),可由麦角固醇和 7- 脱氢胆固醇经紫外线照射转化形成。维生素 D 在肝中被氧化为 25- 羟胆钙化醇,再于肾中转化为 1,25- 二羟胆钙化醇才具有生理活性。

(1) 生理功能　维生素 D 能促进小肠对钙的吸收与转运,促进肾小管对钙、磷的重吸收,促使骨骼及牙齿硬化,对骨细胞呈现多种作用,通过维生素 D 内分泌系统调节血钙平衡,通过调节基因调节细胞分化、增殖和生长。

(2) 缺乏症　维生素 D 缺乏可引起肠道钙、磷吸收减少,影响骨骼和牙齿的钙化,婴幼儿和儿童可引起佝偻病;成人,尤其是女性和老年人在缺乏维生素 D、钙时,易发生骨软化症,老年人缺乏维生素 D 和钙时还易发生骨质疏松症;当维生素 D 和钙缺乏,伴甲状旁腺功能失调或其他原因导致血钙低下时,可引起肌肉痉挛。过量摄取维生素 D 可在体内蓄积,引起维生素 D 过多症,甚至可引起中毒,表现为食欲缺乏、恶心、呕吐、乏力、腹泻,血清钙、磷增高等,严重时可出现广泛性软组织钙化与不同程度的肾功能损伤,停服维生素 D 可恢复。

(3) 食物来源与供给量　中国营养学会推荐儿童、青少年、成人、孕妇、乳母维生素 D 的 RNI 及 0 ~ 1 岁婴儿的 AI 均为 10 μg/d;65 岁以上老年人为 15 μg/d。鱼肝油是维生素 D 最好的食物来源,除此之外,蛋黄、肝和鱼类也是较好的食物来源。

3. 维生素 B_1　又称硫胺素(thiamine),具有水溶性,易氧化,对酸稳定,加热不易分解,但遇碱会分解破坏。此外,在软体动物、鱼类的肝中含有硫胺素酶,可分解破坏维生素 B_1,加热可使酶失活。

(1) 生理功能　维生素 B_1 只在体内被磷酸化形成焦磷酸硫胺素才能发挥其活性。主要构成氧化脱羧辅酶参与糖类代谢,促进乙酰胆碱合成,维持神经、消化、肌肉、循环的正常功能。

(2) 缺乏症　长期大量食用精制粮谷类主食,同时又缺乏其他含有维生素 B_1 食物的摄入,或维生素 B_1 的需要量增加,或机体吸收利用障碍时可导致维生素 B_1 缺乏,引起维生素 B_1 缺乏病,根据临床表现可分为干性、湿性、急性恶性三型。

维生素 B_1 的机体营养状况评价常用尿负荷试验:清晨口服维生素 B_1 5 mg,收集 4 h 尿液并测定其维生素 B_1 的含量,≥200 μg 为正常,100 ~ 199 μg 为不足,< 100 μg 为缺乏。也可采用红细胞转酮醇酶活性系数(或红细胞转酮醇酶焦磷酸硫胺素效应)评价。

(3) 供给量与食物来源　维生素 B_1 的需要量与糖类代谢有关,与能量需要成正比,一般认为每消耗 1 000 kcal 能量需要 0.5 mg 维生素 B_1。中国营养学会推荐成人每日 RNI 为:男性 1.4 mg,女性 1.2 mg。

谷类食品是维生素 B_1 的主要来源,杂粮、坚果、动物内脏、蛋类、瘦猪肉等也含较多的维生素 B_1。粮食的精加工、过分的水洗、烹调时加碱等都会导致维生素 B_1 不同程度的损失。

4. 维生素 B_2　又称为核黄素(riboflavin),在干燥和酸性环境中稳定,不易氧化,但在碱性环境下或在紫外线照射下,可降解为无生物活性的光黄素。

(1) 生理功能　维生素 B_2 在体内经磷酸化后形成黄素单核苷酸(FMN)及黄素腺嘌呤二核苷酸(FAD),为黄素酶的辅酶,参与体内的组织呼吸及氧化还原过程,维生素 B_6 和烟酸的代谢,以及体内的抗氧化机制和药物代谢;并与视网膜感光作用、生长发育有关。

维生素 B_2 的营养状况评价也采用尿负荷试验或红细胞谷胱甘肽还原酶活性测定,尿中维生素 B_2 的排出量测定也有一定价值。

(2) 缺乏症　长期摄入不足或酗酒可引起维生素 B_2 的缺乏,出现口角炎、唇炎、舌炎、脂溢性皮炎、阴囊炎等皮肤黏膜的炎症,并可出现眼部炎症;长期缺乏还可导致儿童生长发育迟缓和缺铁性贫血。严重缺乏时还可伴有其他 B 族维生素的缺乏。

(3) 供给量与食物来源　维生素 B_2 的需要量与能量代谢有关,成人按每 1 000 kcal 能量需要 0.5 mg 的

维生素 B_2 计算。我国营养学会推荐男性 RNI 为 1.4 mg/d,女性为 1.2 mg/d,孕中期为 1.4 mg/d,孕晚期及乳母为 1.5 mg/d。

维生素 B_2 在动物性食品中(如肝、肾等)含量较高,绿色蔬菜、野菜、豆类中含量也较多,粮食中除小米外含量极少。我国居民一般膳食中含维生素 B_2 较少,应给儿童、青少年适量补充维生素 B_2 强化食品或含维生素 B_2 较多的食品。

5. 烟酸(niacin) 也称为尼克酸、维生素 PP 或抗癞皮病因子。烟酸的基本结构为吡啶 –3– 羧酸,其氨基化合物是烟酸胺,两者均溶于水和乙醇,对酸、碱、光、热稳定,一般的加工烹调方法很少能破坏其结构。

(1) 生理功能 在体内以烟酰胺形式作为辅基参与烟酰胺腺嘌呤二核苷酸(NAD,辅酶Ⅰ)及烟酰胺腺嘌呤二核苷酸磷酸(辅酶Ⅱ)的构成,在氧化 – 还原反应中作为氢的受体与电子供体,参与体内组织呼吸和细胞内生物氧化全过程;烟酸还有可能有助于基因组的稳定;此外,烟酸是葡萄糖耐量因子的重要成分,有增强胰岛素作用的功能。

机体烟酸营养状况可采用尿负荷试验、红细胞 NAD 含量及尿中 2– 吡啶 /N– 甲基烟酸胺比值等进行评价。

(2) 缺乏症 长期以玉米或高粱为主食的人群,可出现烟酸缺乏症——癞皮病,临床表现主要以腹泻、皮炎、神经性痴呆(diarrhea,dermatitis,dementia,"三 D"症)为典型症状。

(3) 供给量及来源 烟酸的摄入量用烟酸当量(NE)来表示,体内可由色氨酸合成烟酸,60 mg 色氨酸相当于 1 mg 烟酸,故烟酸的体内量应由下式计算:

$$烟酸当量(mg)= 烟酸(mg)+ 色氨酸(mg)\times 1/60 \qquad (式 4-3)$$

中国营养学会推荐成年男性烟酸 RNI 为 15 mg NE/d,女性及孕妇为 12 mg NE/d,乳母为 15 mg NE/d;UL 为 35 mg NE/d。

烟酸在食物中分布较广泛,豆类、粮食、肝、肾、瘦肉、鱼、酵母中含量较多。玉米中缺乏色氨酸,且其中烟酸为结合型不易释放,可采用加碱方法将玉米中结合型烟酸释放出来以利吸收。

6. 维生素 C 又称为抗坏血酸(ascorbic acid),其纯品无色,有酸味,易溶于水,易氧化,在酸性环境中稳定,对碱、热及金属铜、铁敏感。

(1) 生理功能 维生素 C 作为体内羟化过程的底物和催化酶的辅助因子,参与体内羟化反应,为形成骨骼、牙齿、结缔组织及一切非上皮组织细胞间的黏结物所必需,对维持牙齿、骨骼、血管的正常功能有较大作用;维生素 C 能增强机体的免疫力,增加对疾病的抵抗力,促进外伤的愈合;维生素 C 还可与金属离子络合而减少铅、汞、镉、砷等毒物的吸收;维生素 C 具有较强的还原性,在体内起抗氧化作用;维生素 C 可促进三价铁转化为二价铁,促进铁吸收;可阻断亚硝胺在体内的合成,膳食中增加维生素 C 摄入量能降低某些肿瘤的危险性,可能与维生素 C 自由基的清除和阻止某些致癌物的合成有关。

维生素 C 体内营养状况评价可采用血浆(全血)维生素 C 浓度测定,能反映近期维生素 C 的摄入水平;白细胞中的维生素 C 含量能反映组织中的储存水平,尿负荷试验也能较好地评价体内维生素 C 的营养状况。

(2) 缺乏症与过量 机体严重缺乏维生素 C 主要引起坏血病,临床表现为患者有易出血倾向,牙龈出血、鼻出血、女性月经过多等,并有骨钙化不良和伤口愈合缓慢等表现。

维生素 C 在体内生物转化的最终产物为草酸,长期过量服用维生素 C 可形成草酸尿,甚至形成尿路结石。也有研究表明,过量摄入维生素 C 可引起腹部痉挛、恶心、腹泻等症状,甚至可造成维生素 C 大剂量依赖症。

(3) 供给量及来源 维生素 C 主要来源于新鲜蔬菜和水果,以酸枣、猕猴桃含量最为丰富,大量的水洗和长时间加热可引起维生素 C 的大量损失,因此从营养学的角度提倡能生食的新鲜蔬菜和水果尽量生食。我国营养学会推荐每日膳食中维生素 C 的 RNI:成人 100 mg/d,孕妇、乳母等应适当增加。预防非传染性慢性病摄入量(PI-NCD)为 200 mg/d,UL 为 2 000 mg/d。

第二节　合理营养指导

一、合理膳食

(一) 合理膳食的基本卫生要求

合理膳食是指全面而均衡的营养,即每日膳食中各种营养素种类齐全,数量充足,相互间比例恰当。各种营养素和能量在机体生命活动和生化代谢过程中,都有独特的功能,各种营养素之间还有密切的联系和辅助的作用,但一般不能相互取代。人体必须每日从外界摄取一定数量的食物,来获取机体所需要的各种营养素和能量,而各种食物中所含的营养素和能量在种类和数量上都有较大的差异,因此,食物要合理搭配,才能满足机体所需要的各种营养素。合理膳食应达到下列基本要求。

(1) 每日膳食中应供给足量的营养素和能量,以满足机体活动所需要的能量和营养素;保证机体生长发育过程和组织修复的正常进行;维持和调节体内的各种生理活动的平衡;提高机体的免疫力和抵抗力,保证各种环境和条件下的机体对各种营养素和能量的需要。

(2) 每日膳食所提供的各种营养素应保持平衡,包括各种营养素和能量的摄入量和消耗量之间及各种营养素之间的平衡。某种营养素过多或过少,会影响其他营养素的吸收和利用。

(3) 食物的加工烹调应合理,达到减少营养素的损失的目的,并具有良好的色、香、味、形,提高人们进食的食欲。

(4) 食物应对人体无害,既不能有致病微生物、寄生虫的污染及腐败变质,更不能含有农药或其他有害的化学物质,加入的食品添加剂应符合法律所规定的要求。

(5) 培养和保持良好饮食习惯,定时定量进食,不暴饮暴食。

(二) 膳食结构对我国居民健康的影响

1. 中国居民膳食结构存在的问题　近 30 年来我国城乡居民的膳食、营养状况有了明显改善,营养不良和营养缺乏患病率持续下降,同时我国仍面临着营养缺乏与营养过剩的双重挑战。《中国居民营养与慢性病状况报告(2020 年)》指出营养不足问题虽得到持续改善,但营养问题中的膳食结构不合理依然突出,居民不健康的生活方式仍然普遍存在,且超重、肥胖问题不断凸显,慢性病患病率、发病率仍呈上升趋势。

(1) 水果、豆类及豆制品、奶类及其制品、鱼虾类消费量仍然偏低。

(2) 膳食摄入的维生素 A、钙等不足依然存在。

(3) 家庭人均每日烹调用油盐与每日推荐量相比差距仍然较大。家庭人均每日烹调用油达 43.2 g,超过一半的居民高于每日 30 g 的推荐值上限。同时,居民在外就餐比例不断上升,外卖点餐行为在年轻人中较为普遍,食堂、餐馆、加工食品中的油、盐也应引起关注。

(4) 儿童青少年经常饮用含糖饮料问题已经凸显,18.9% 的中小学生经常饮用含糖饮料,应重视其对儿童健康的影响。

(5) 慢性病(如肥胖、高血压、高血脂、糖尿病等)患病率、发病率仍呈上升趋势。城乡各年龄组居民超重率、肥胖率继续上升,18 岁及以上居民男性和女性的平均体重分别为 69.6 kg 和 59 kg,与 2015 年发布结果相比分别增加 3.4 kg 和 1.7 kg。高血压、糖尿病、慢性阻塞性肺疾病患病率和癌症患病率和 2015 年相比均有所上升。

2. 改善途径

(1) 加强政府宏观指导,将营养改善纳入国家与地方政府的中长期发展规划。

(2) 发展豆类、奶类、禽肉类和水产类的生产和食品深加工,提高产量和居民消费量,改变畜肉消费过快增长的局面。

（3）进行广泛的营养教育和重点人群分类指导，提高公众对平衡膳食和健康生活方式的认识并改善饮食行为。

（三）中国居民膳食指南与平衡膳食宝塔

1. 膳食指南（dietary guideline，DG） 是根据营养学原则，结合国情制定的，教育人民群众采用平衡膳食，以摄取合理营养、促进健康的指导性意见。2016 年由中国营养学会制定的《中国居民膳食指南》共有 8条：①食物多样，谷类为主；②吃动平衡，健康体重；③多吃蔬果、奶类、大豆；④适量吃鱼、禽、蛋、瘦肉；⑤少盐少油，控糖限酒；⑥杜绝浪费，兴新食尚。

2. 中国居民平衡膳食宝塔（Chinese Food Guide Pyramid） 是根据中国居民膳食指南，结合中国居民膳食结构特点设计而成。它将平衡膳食的原则转化成各类食物的数量，并以直观的宝塔形式表现出来，便于群众理解和在日常生活中实行。

平衡膳食宝塔提出了一个营养结构上比较理想的膳食模式。它所建议的食物量，特别是奶类和豆类食物的量可能与大多数人当前的实际膳食还有一定距离，对某些贫困地区来讲可能存在差距，但为改善中国居民的膳食营养状况，这些要求是不可缺少的。

平衡膳食宝塔共分 5 层（图 4-1），包含每日应吃的主要食物种类。宝塔各层位置和面积不同，在一定程度上反映出各类食物在膳食中的地位和应占的比例。宝塔建议的各类食物的摄入量一般是指食物的生重。宝塔建议的每人每日各类食物适宜摄入量范围适用于一般健康成人，应用时要根据个人年龄、性别、身高、体重、劳动强度、季节等情况适当调整。

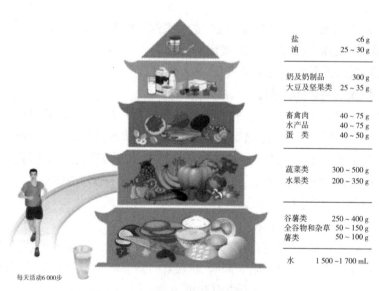

盐	<6 g
油	25～30 g
奶及奶制品	300 g
大豆及坚果类	25～35 g
畜禽肉	40～75 g
水产品	40～75 g
蛋 类	40～50 g
蔬菜类	300～500 g
水果类	200～350 g
谷薯类	250～400 g
全谷物和杂草	50～150 g
薯类	50～100 g
水	1 500～1 700 mL

每天活动6 000步

图 4-1　中国居民平衡膳食宝塔（2016）

二、特殊人群营养

（一）孕妇与乳母营养

1. 妊娠期营养 妊娠期是生命早期 1 000 日机遇窗口的起始阶段，营养作为最重要的环境因素，对母子双方的近期和远期健康都将产生至关重要的影响。

（1）妊娠期营养对母亲健康的影响 妇女在妊娠期，由于特殊的生理条件与环境，生理状态及代谢会产生较大的适应性变化，对营养需要也随之增加。妊娠期营养既要满足自身的需要，又要保证胎儿生长发育的需要。妊娠期营养不良易致各类营养缺乏病，如骨软化症（缺钙等）、缺铁性贫血、消瘦等；能量和蛋白质等缺乏时,可引起感染和产伤率增加等。

(2) 妊娠期营养对胎儿、婴儿的影响　妊娠期营养状况的优劣,除对母体健康产生影响外,对胎儿的生长发育直至成年后的健康均可产生至关重要的影响。母体营养不良时易出现低体重儿、死产和婴儿死亡率增高,同时影响胎儿的智力和体格发育;蛋白质、维生素 E 、维生素 B₁、维生素 A 和叶酸缺乏时可致胚胎发育异常;孕妇营养过剩可致巨大儿(>4 000 g),易发生难产;孕妇体内积聚脂肪过多,易致产后肥胖等。

(3) 妊娠各期的营养特点

1) 妊娠早期(1～12周)　胎儿发生、发育期,孕妇所需能量和各种营养素与正常成人相似或略有增加,一般不需要额外补充;但此期有早孕反应,会影响食物摄入。

2) 妊娠中期(13～28周)　胎儿生长速度加快,体重逐渐增加,母体生殖器官的发育也相应加快,对能量和各种营养素的需要量迅速增加。

3) 妊娠晚期(29～40周)　胎儿继续生长发育,孕妇需储备各种营养素用于分娩并为泌乳做准备,同时也应防止营养摄入过多而导致营养过剩,尤其是脂肪和能量的供给。

(4) 妊娠期营养需要　妊娠期妇女的膳食建议采取多样化食物组成的营养均衡膳食。

1) 适宜的能量　在妊娠中、晚期比非孕妇女能量每日分别增加 300 kcal 和 450 kcal,以每周体重增加量控制在 0.5 kg 为宜。

2) 充足的蛋白质　妊娠期共需蛋白质 900 g 左右,妊娠中期每日需要增加 15 g,妊娠晚期每日需要增加 30 g,其中优质蛋白质至少占总量的 1/3 以上。

3) 丰富的无机盐和维生素　如注意铁、钙、锌、碘和各种维生素的补充。

4) 妊娠早期早孕反应期间饮食宜清淡易消化,以保证正常能量和营养素的摄入。

2. 乳母营养

(1) 乳母的特殊营养需要　乳母营养既要满足泌乳需要,又要兼顾产后乳母恢复需要,若乳母产后营养不良,则可影响乳汁的量、质及身体恢复状况;但也应防止营养过剩而发生产后肥胖。

(2) 营养要求

1) 能量　以泌乳量 800 mL/d 计算,含能量 67 kcal/100 mL,而母体乳汁能量转换率为 80%,故每日约需增加能量摄入 670 kcal。但考虑到妊娠期母体有脂肪储备,建议乳母每日膳食能量需要量增加 500 kcal。乳母能量摄入是否充足以泌乳量和体重来衡量。

2) 蛋白质　摄入量多少可直接影响乳汁分泌的数量和质量,每日约需增加摄入 25 g,应以优质蛋白质为主。

3) 脂肪　供给适量的脂肪和必需脂肪酸,能量比以 20%～30% 为宜。

4) 无机盐和维生素　如钙、铁、碘及各种维生素应充分供给。

(二)婴幼儿营养

1. 生理及营养特点　婴幼儿的生长发育十分迅速,体内代谢旺盛,对热量和各种营养素需要量较大。婴幼儿的消化道结构和功能尚未完善,消化酶分泌较少,消化功能差,同时抗病能力低下。婴幼儿期的营养供给不良容易产生儿童营养缺乏病和营养过剩。

2. 营养需要　婴幼儿既要补充自身的能量消耗,又要用以构成和完善新的组织、器官,故对蛋白质量与质的需要均高于成人,每日推荐量按年龄段不同差距较大,0～6月龄婴儿 9 g/d,7～12月龄婴儿 20 g/d,1～3岁幼儿为 25 g/d。同时要保证优质蛋白质,如动物性蛋白质及豆类来源的蛋白质所占比例也高于成人。婴幼儿阶段脂肪供给应适量。钙、磷是骨骼发育的重要成分,因此,钙、磷供给应充分,并注意吸收率。新生儿体内约有 300 mg 的总铁量,可供出生后 4 个月内需要。母乳与牛乳中含铁量均较少,故出生 4 个月后,应增加辅食以补充铁质。维生素 A 缺乏可引起生长发育障碍,且婴幼儿对胡萝卜素的吸收利用较差,应尽量供给维生素 A 或鱼肝油。维生素 D 可预防佝偻病的发生。此外,应注意补充其他维生素和无机盐。

3. 喂养方式及特点

(1) 母乳喂养　母乳是婴儿天然最佳食品,其营养成分丰富、全面,完全能够满足婴儿生长发育的需要;母乳中各种营养素有利于消化、吸收;母乳喂养方便、卫生,能增强婴儿的抵抗力,有利于防止各种疾病的发生,母乳喂养的婴儿发病率和死亡率均较低,过敏性疾病也较少发生。近年来,我国母乳喂养率明显下降,城市区域更加明显,需要大力宣传母乳喂养的优点。母乳喂养 6 个月起,需要添加辅食,防止发生营养缺乏病。

(2) 其他喂养　母乳不足或无法进行母乳喂养的婴儿可以采用人工喂养或混合喂养。人工喂养应选择母乳化牛乳或其营养成分、能量与母乳相似或接近的婴儿配方奶粉,且易消化吸收,清洁卫生、安全无菌。混合喂养原则是先母乳后牛奶或代乳品。

(三) 儿童青少年营养

1. 儿童的营养需要和营养要求　儿童处于生长发育迅速、代谢旺盛的时期,对能量与各种营养素的需要均相对高于成人;儿童的消化功能逐渐健全,基本上可食用成年人的多数食物。此时营养不合理易发生营养缺乏或过剩(肥胖等)。儿童的膳食应供给充足的能量与各种营养素;少食多餐,食物多样化;合理加工烹调,少食油腻煎炸食物和纯糖类食品;并培养良好的饮食和卫生习惯。儿童中缺铁的现象较为普遍,可选择含铁丰富的食品,提高动物性食品比例或供给铁强化食品以增加儿童铁的供给。

2. 青少年的营养需要　青少年生长发育仍十分迅速,活动量和消耗量加大,同时学习负担繁重,对能量和各种营养素的需要均相对高于成人。此期膳食不合理或营养素供给不足,易产生饥饿感和营养缺乏病。

3. 营养要求　青少年的膳食应供给充足的能量和优质的蛋白质;膳食中含有丰富的无机盐和维生素;食物多样化,注意各种食物间的平衡,并养成良好的饮食习惯,不挑食、偏食、暴饮暴食;同时保证三餐中能量和营养素的合理分配,应重视早餐和课间餐供给;防止盲目节食或营养过剩等营养问题。

(四) 老年人营养

老年人的合理营养对延缓衰老、避免疾病发生、延长寿命有十分重要的作用。一般从 60 岁开始,机体的形态结构与功能逐渐出现衰退表现,如新陈代谢缓慢、抵抗力降低、肌力减退、腺体分泌减少等。衰老过程出现的迟早及表现程度与很多因素有关,主要因素之一为营养状态。

1. 老年人生理代谢特点　老年人消化系统功能减退,味觉降低,胃酸和消化酶分泌减少,胃肠蠕动减慢,食欲减退;体成分改变:细胞量下降,体水分减少,骨矿物质减少并出现骨质疏松;代谢功能减退,合成代谢降低,分解代谢增高,葡萄糖耐量下降;体内氧化损伤加重,免疫功能下降。

2. 营养需要

(1) 能量　老年人基础代谢降低,活动量减少,对能量的需求量相对减少,可以体重来衡量能量摄入是否适宜。从降低营养不良风险和死亡风险考虑,老年人的 BMI 以不低于 20 为宜。

(2) 蛋白质　由于老年人肝的代谢、肾的排泄能力下降,蛋白质应保质保量供应,多食优质蛋白质,维持氮平衡。建议每日推荐摄入量男、女分别为 65 g/d 和 55 g/d。

(3) 糖类和脂肪　老年人应适当减少主食的摄入,控制纯糖食物的摄入,增加膳食纤维的摄入。糖类占能量比以 50% ~ 65% 为宜。脂肪的摄入也应随能量减少而减少,占能量比以 20% ~ 30% 为宜,少食动物性脂肪和高胆固醇食物。

(4) 无机盐和维生素　供给要充足,防止各种缺乏病发生。钙的每日推荐量为 1 000 mg。

(5) 老年人饮食　要定时定量,每餐不宜过饱,膳食宜清淡易消化,多食新鲜蔬菜水果,适量膳食纤维摄入;食物应多样化,粗细搭配,食物应合理加工、烹调,以适应老年人的消化功能;同时忌烈性酒、浓调味品和辛辣食物,注意低盐饮食(< 6 g/d),高血压、冠心病患者以 < 5 g/d 为宜。

三、人群营养状况评价及干预策略

（一）营养状况评价的常用方法

营养评价（nutritional assessment）是识别营养不良的重要手段，也是实施营养干预的前提。其内容包括膳食调查、营养状况评价、体格测量、临床生化检验等，以发现个体或群体中的营养问题并提出解决措施。

营养调查是营养评价常用的方法，通过调查了解各种人群或个体膳食摄入情况是否合理，营养状况及与之相关的体质状况和健康状况，发现营养不平衡或有营养性疾病的人群或个体，并可为制定改善营养的政策和措施提供依据。

营养调查包括三个部分：①膳食调查：了解调查被调查者从膳食中摄取的能量和各种营养素是否满足机体的需要及存在的膳食和营养问题；②体格检查：用临床的方法检查受检者生长发育状况及健康状况，了解有无营养相关疾病的存在；③实验室检查：测定受检者体液或血液中营养素或营养素代谢物的含量，了解受检者体内营养素的储存、代谢状况和利用程度，如正常、缺乏或过剩。

根据上述资料，综合分析被调查者的膳食状况和营养状况并进行评价，可依据存在的膳食及营养问题提出改进的方法和措施。

1. 膳食调查

（1）一般要求　包括确定调查对象的基本情况（年龄、性别、职业等）、调查日期和天数。

（2）调查方法　有食物频率法、询问法、记账法、称重法和化学分析法等，各有优缺点，可根据被调查者的生活情况、方式和研究目的的需要选用。

（3）调查资料的整理、计算与分析　内容有：①计算每人每日平均各种食物的摄入量与可食部分的数量；②计算摄取的各种食物所含的能量与各种营养素的含量（可查食物成分表获得）；③计算各种营养素摄入量占我国营养学会推荐供给量的百分比；④计算三大营养素所供能量百分比；⑤计算三餐能量百分比；⑥计算三大产能营养素来源百分比等。

（4）结果评价　具体评价是将膳食调查结果与每日膳食中营养素供量标准进行比较并做出合理评价，包括：

1）食物构成　应做到种类多样、比例合适、搭配合理，能满足不同人群对能量和各种营养素的需要。

2）能量与各种营养素　能量的摄入总量以占标准的 95%～105% 为合理，＜95% 为不足，＜90% 为缺乏，＞110% 为过量；其他营养素以 90%～110% 为宜，＜90% 为不足，＜80% 为缺乏，＞110% 为过量。

3）能量来源比　蛋白质占 10%～15%，脂肪占 20%～30%，糖类占 50%～65%。

4）三餐能量比　评价其是否合理，早、中、晚三餐能量比约为 3∶4∶3 较为合理。

5）蛋白质来源比　优质蛋白质应占总量的 30%～40%。

6）改进措施　对膳食评价中存在的问题应提出切实可行的改进措施，以达到合理膳食。

2. 体格检查

用临床的手段检查受检者，包括身体测量、营养缺乏症体征检查和实验室检查。

（1）身体测量　测量身高、体重与皮褶厚度等，用于了解身体发育情况。可用标准体重（或理想体重）、体重指数（BMI）、皮褶厚度和上臂围等作为评价指标。

（2）营养缺乏症体征检查　常见营养缺乏症有：维生素 A 缺乏症（夜盲症等）、维生素 B_1 缺乏症（脚气病）、维生素 B_2 缺乏症（口角炎、舌炎等）、烟酸缺乏症（癞皮病）、维生素 C 缺乏症（坏血病）、维生素 D 和钙缺乏症（佝偻病）、营养性贫血等，可根据其特有的临床表现进行检查。

（3）实验室检查　测定受检者体液或血液中营养素或营养素代谢物的含量，了解受检者体内营养素的储存、代谢状况和利用程度，可早期发现营养不足并给予及时防治。常用检查项目：如血清白蛋白，血红蛋白，维生素 A，血清钙、铁测定；暗适应功能测定；尿维生素负荷试验，如维生素 B_1、维生素 B_2、烟酸、维生素 C 等。

(二)人群营养状况改善的干预策略

人群营养状况改善是一项复杂的系统工程,必须从不同层面、采用不同方式进行干预。

1. 营养教育　WHO 将营养教育(nutrition education)定义为"通过改变人们的饮食行为而达到改善营养目的的一种有计划活动",是营养干预的一种有效手段,其主要目的是提高人群对营养与健康的认识,改变不健康的饮食行为和生活方式,纠正营养缺乏和不平衡,减少各种营养相关疾病的患病风险。

2. 膳食指导　主要指营养配餐与食谱制定。以膳食营养素参考摄入量(DRIs)为依据、以膳食指南为原则,为个体或群体设计一日、一周或一段时间的食谱,使人们摄入的营养素充足且比例适宜,达到平衡膳食的要求。

3. 食品营养强化与新食品原料开发　根据不同人群的营养需求,通过食品营养强化技术对食品进行深加工,或开发新食品原料,改善某种营养素摄入水平低或缺乏导致的健康的问题。

4. 营养标签　我国于 2013 年 1 月 1 日起实施《预包装食品营养标签通则》(GB 28050-2011),对预包装食品营养标签的基本要求、标示内容、标示格式以及豁免强制标示等进行了规定。其目的是指导消费者平衡膳食,引导消费者合理选择食品;满足消费者知情权,保护其身体健康;规范食品企业的标注行为,促进国际食品贸易。

5. 营养立法　为切实解决营养问题,应以相关法律法规作基础,明确政府各部门职责,动员全社会的力量参与营养改善行动,实现营养工作制度化、常态化、长期化,最终实现居民营养水平提高、健康状况改善的目的。

6. 慢性病营养干预　主要包括政府和相关部门制定营养改善和慢性病防控相关政策,构建政府主导、部门协作的慢性病防治体系和工作机制,推进慢性病三级预防为主的综合防治策略等。

第三节　临床营养

临床营养(clinical nutrition)是研究人体处于各种病理状态下的营养需求和营养输注途径的科学,即在正常生理需要量的基础上,根据疾病的种类、病情及患者的营养状况,合理安排饮食,来增强机体抵抗力,改善代谢,修补组织,积极地促进疾病的转归,使患者早日康复。临床营养的原则如下:①营养治疗必须与其他疗法(包括药物、手术等)及护理措施等配合:饮食医嘱必须准确、合乎医疗的实际;护理人员和营养人员都要严格遵守和认真执行饮食医嘱;要增强时间观念,病区与营养室要经常保持密切的联系等。②营养设计要全面、合理,食谱应多样化,经常更换烹调方法等。③注意个体差异,争取患者的密切合作。

一、医院膳食

(一)医院膳食的作用

患者膳食管理是通过合理的医院膳食安排、食品搭配、科学的烹调加工,调整各种营养素量供给及比例,达到增强机体抵抗力,促进疾病好转与痊愈。合理的医院膳食作用如下:①供给、补充疾病消耗或组织新生所必需的营养物质,增强机体对疾病的抵抗能力;②减轻病变器官或组织的负担,促进组织的修复与功能的恢复;③调整并纠正物质的代谢失调;④是原发或继发性营养缺乏病的治疗手段。

(二)医院膳食的种类

医院膳食种类较多,概括起来可分为基本膳食、治疗膳食、诊断膳食和代谢膳食。其中,基本膳食有普食、软食、半流质膳食、流质膳食 4 种,其他的治疗膳食与诊断膳食均是从常规膳食中派生而来。治疗膳食是医院实施营养治疗的重要环节,是帮助疾病治疗的特定膳食,通过改变食物的质地、限制某些营养素或补充某些营养素的手段来实施。治疗膳食具有减轻代谢负担等作用,可促进机体康复。治疗膳食种类很多,常用的有高能膳食、低能膳食、高蛋白质膳食、低蛋白质膳食、低脂膳食、低胆固醇膳食、低盐膳食、无盐膳食、高纤维膳食和少渣膳食等。

(三) 基本膳食

1. 普食(normal diet)

(1) 适应证 此类膳食基本同健康人膳食,适用于无消化道疾病、无腹泻、无发热的患者、产妇和一般恢复期的患者。

(2) 膳食特点 能量与各种营养素应均匀供应,达到平衡的要求;每餐膳食应能满足饱腹感;主副食应注意多样化;少用刺激性及油煎、油炸食物。

2. 软食(soft diet)

(1) 适应证 适用于轻微发热、消化不良、肠道疾病恢复期、口腔疾患以及咀嚼不便的老年人和幼儿等。

(2) 膳食特点 食物应切碎烧烂、煮软,使之易于消化、便于咀嚼;不用油煎炸与粗纤维多的食物及辛辣调味品;此种膳食应注意维生素的补充,尤其是水溶性维生素。每日供应3~5餐。

3. 半流质膳食(semi-liquid diet)

(1) 适应证 体温稍高、身体较弱、口腔疾患、刚分娩后的产妇及有消化道疾病患者。

(2) 膳食特点 介于软食和流质膳食之间,外观呈半流体状态,易于咀嚼及吞咽,比软食更易消化;此类膳食应少食多餐,每日5~6餐;能量供给略低(1 500~1 800 kcal/d),蛋白质50~60 g/d、脂肪40~50 g/d,维生素和无机盐应满足需要;膳食制作中应忌用大块、油脂多或油煎炸食物。

4. 流质膳食(liquid diet)

(1) 适应证 高热、急性消化道炎症、咀嚼和吞咽困难、大手术后和危重症患者等。

(2) 膳食特点 食物呈液体状或在口中溶化为液体的膳食,极易消化,含渣少;但能量供能量和各种营养素均不足。其能量供应量为800~1 600 kcal/d,蛋白质20~40 g/d、脂肪30 g/d,故不宜长期使用;使用此类膳食应少量多餐,每2~3 h一次,每日6~7餐;喉部手术应进冷流质,禁用过酸过碱饮料;腹部手术及痢疾患者忌用胀气过甜等食物制作流质。

二、肠内与肠外营养

临床营养支持(clinical nutrition support)是现代治疗学的重要组成部分,在疾病的治疗中有着不可替代的作用。其目的在于预防与纠正患者可能出现或已经出现的营养不良,起到改善代谢、修补组织的作用,帮助疾病转归。临床营养支持包括肠内营养(enteral nutrition, EN)和肠外营养(parenteral nutrition, PN)两部分。前者包括各种疾病的治疗膳食及管饲,后者又分为中心静脉营养和周围静脉营养。

(一) 肠内营养

肠内营养是经胃肠道用口服或管饲途径来提供机体所需营养素的营养补充方式。其优点是简便、营养全面且无副作用,可防止肠道黏膜萎缩、促进肠道激素分泌等,若病情许可应尽量采用此法。按肠内营养膳食组成成分以往分为要素膳、非要素膳、组件膳和特殊营养膳食四类,目前统称为特殊医学用途配方食品。

1. 经口营养 口服肠内营养是指在非自然饮食条件下,口服由极易吸收的中小分子营养素配制的营养液。

2. 经管营养支持(管饲) 在临床上使用非常广泛,主要用于昏迷、吞咽困难、严重烧伤或因手术部位的关系而无法正常经口进食或进食量不足,且消化道功能健全的患者。其优点是方便、安全、经济,可提供正常的能量和各种营养素,可保护胃肠道的正常消化功能不受损害。

(1) 适应证 凡不能经口满足营养需要,但有一定胃肠道功能,可消化和吸收管饲营养物质的患者均适用于管饲饮食。具体指征如下。

1）意识障碍、昏迷和某些神经系统疾病 如脑外伤、肿瘤、炎症等所致的昏迷患者,阿尔茨海默病不能经口进食或精神失常、严重抑郁症、神经性厌食等患者。

2）吞咽困难和失去咀嚼能力 如咽下困难、口咽部外伤及手术后、重症肌无力患者。

3）上消化道梗阻或手术 如食管炎症、化学性损伤等造成咀嚼困难或吞咽困难、食管狭窄梗阻、食管癌及有幽门梗阻、吻合口水肿狭窄者等。

4）消化管瘘 通常适用于低流量瘘或瘘的后期治疗,如食管瘘、胃瘘、肠瘘、胆瘘、胰瘘等。对低位小肠瘘、结肠瘘及空肠喂养的胃－十二指肠瘘效果最好。

5）术前准备和术后营养不良患者 如术前肠道准备期间、术中有额外营养素丢失者。

6）慢性营养不足 如恶性肿瘤、放射和化学治疗患者及免疫缺陷疾病患者。

7）其他情况 炎性肠病(如溃疡性结肠炎)、短肠综合征恢复期间、肝肾功能不全者和各种器官移植者。

(2) 禁忌证

1）完全机械性或持续麻痹性肠梗阻、严重腹腔感染、休克状态者。

2）处于严重代谢应激状态、腹泻急性期或严重呕吐、顽固性腹泻,均不宜过早给予管饲。

3）短肠综合征早期、高流量空肠瘘、严重的小肠炎或结肠炎。

4）某些要求胃肠休息的状况、急性胰腺炎的初期。

5）3 个月内的婴儿。

6）症状明显的糖尿病患者、接受高剂量类固醇药物治疗者。

7）先天性糖类或氨基酸代谢异常者。

(3) 管饲营养剂的选择

1）配制的混合奶 用牛奶、豆浆、鸡蛋、浓米汤、蔗糖、果汁与植物油配制而成。

2）匀浆膳 采用天然食物用匀浆机将食物切碎、磨细、过筛后混合成浆液的一种膳食。其优点是所用食物与正常食物接近,易达到平衡营养且含有食物纤维,可预防便秘。适用于消化、吸收功能基本正常的患者。但自制匀浆膳易被微生物污染,操作时应注意灭菌;固体成分易于沉淀且黏稠度高,需用大孔径喂养管。商业匀浆膳是无菌、均匀的,营养成分明确,可通过细孔径喂养管,且使用方便。

3）要素膳(elemental diet) 是一种营养齐全、水溶后易被肠道吸收的无渣膳食。它以氨基酸或蛋白质水解物为氮源,以葡萄糖、蔗糖或麦芽糖为主要热源,脂肪含量不等,多数制品仅含少量脂肪作为供给必需脂肪酸与脂溶性维生素的溶剂,矿物质和维生素的含量因品种不同而异。要素膳既能为人体提供必需的热量及营养素,又无需消化即可直接或接近直接吸收和利用。要素膳的特点:①营养全面,每提供 84～126 MJ 能量时,要素膳中各类营养素可满足推荐的膳食供给量标准;②要素膳均以要素或接近要素形式组成,无需胃、胰、胆等消化液的作用,直接或稍加消化即可吸收利用;③成分明确,明确的成分便于使用时对其进行选择,并可根据病理生理需要,增减某种或某些营养素成分或改变其比例(如氮热比等),以达到治疗效果;④不含残渣或残渣极少,一般配方中不含膳食纤维,服用后仅有少量内源性残渣进入大肠,使粪便数量显著减少;⑤不含乳糖,适用于乳糖不耐受者;⑥适口性差,氨基酸和短肽造成要素膳的气味及口感不佳。

(4) 管饲并发症 管饲是一种安全有效的营养治疗方式,并发症相对较少且较易处理,但若处理不当仍会给患者增加痛苦,影响治疗效果。管饲并发症概括起来有以下几方面:①胃肠道并发症:恶心、呕吐、腹泻等。②代谢并发症:脱水,糖、电解质代谢紊乱,肝功能异常,维生素与蛋白质代谢异常等。③感染并发症:吸入性肺炎、管饲溶液和器械污染等。④精神并发症:鼻喉不适、焦虑、情绪低落等。⑤机械并发症:机械损伤、鼻部水肿、急性鼻窦炎、食管炎等。

(二) 肠外营养

肠外营养即静脉内营养,指经过静脉系统补充营养与体液的营养支持方式,故又称静脉营养。根据患者的情况可考虑部分或全部采用这种营养支持方式。完全采用时称全肠外营养(total parenteral nutrition, TPN)。静脉营养与管饲存在较大差别,管饲者具有胃肠道生理反应与调节能力,而静脉营养则使营养物质不通过肠道直接进入肝等组织器官,使胃肠道失去反应能力与调节作用;静脉营养比管饲要求更高的技术支持。

1. 适应证 ①短肠综合征、严重的小肠疾病、严重腹泻及顽固性呕吐、高位小肠瘘等;②重症胰腺炎、广泛的肠切除;③高代谢状态危重患者,如大手术的围手术期、大面积烧伤、多发性创伤等;④中重度营养不足、晚期肿瘤患者及长期术后肠梗阻、颅内压增高、肠运动异常者等;⑤重要器官功能不全者,如肝、肾、肺、心功能不全或衰竭等;⑥大剂量化学、放射治疗或接受骨髓移植患者;⑦自身免疫病并有肠绒毛的萎缩等。

2. 禁忌证 ①胃肠功能正常、能获得足量营养者;②需急诊手术者,术前不宜强求肠外营养;③临终或不可逆昏迷患者。

3. 营养制剂的组成 全肠外营养液的成分均由小分子营养物质组成,包括葡萄糖、脂肪乳剂、复方氨基酸溶液、维生素和微量元素等。全肠外营养制剂应无菌、无毒、无致热原,pH 和渗透压适宜,相溶性好,使用方便、安全等。

非蛋白质能量由糖类和脂肪平衡提供。羟基葡萄糖是糖类,其能量密度为 34 kcal/g。脂肪乳剂的问世为 PN 提供了必需的物质基础,它是一种能量密度高的静脉制剂,其渗透压与血液相似,对血管壁无刺激作用,所提供的营养物质和能量可满足大多数患者的需要,大多数危重患者对其有较好的耐受性。脂肪乳剂不论是由大豆油还是由大豆油与红花油混合制成,提供的能量均为 9 kcal/g,脂肪乳剂还是必需脂肪酸的来源。蛋白质由结晶氨基酸提供,提供的能量为 4 kcal/g,标准氨基酸溶液含有平衡的必需氨基酸与非必需氨基酸,特殊氨基酸液用于特殊疾病状态下的氨基酸补充。阳离子电解质包括 Na^+、K^+、Mg^{2+}、P^{3+} 与 Ca^{2+},与某种阴离子结合后加入肠外营养液中。补充钠、钾化合物时,氯与乳酸的含量可影响营养液的 pH。钙、磷的量应有一定的限制,以避免形成磷酸钙引起沉淀。补充的多种微量元素制剂增加了铜、铬、锰、锌和硒。美国医学会推荐的多种维生素产品含有维生素 A、维生素 C、维生素 D、维生素 E 及 B 族维生素,也包括叶酸,但不含维生素 K,后者必须单独补充。

三、营养相关疾病

营养相关疾病是一类由于营养素摄入不足、消化吸收障碍和消耗增加或排泄过多导致营养缺乏、营养过剩或代谢异常引起的疾病,包括营养缺乏病、营养素过量引起的中毒、营养代谢性疾病、营养相关慢性疾病,如蛋白质 – 能量营养不良、地方性甲状腺肿、维生素 A 过多症、肥胖、苯丙酮尿症、乳糖不耐受症、糖尿病、冠心病、痛风等。

营养缺乏病按其发生原因可分为原发性和继发性两类。原发性营养缺乏病主要由于膳食中营养素摄入不足引起,继发性营养缺乏病是由于消化吸收不良、体内利用障碍、营养素需要量增加或排泄过多而引起。

(一) 蛋白质 – 能量营养不良

蛋白质 – 能量营养不良(protein-energy malnutrition,PEM)是由于能量和(或)蛋白质缺乏而引起的,临床上主要表现为消瘦和(或)水肿的营养缺乏病。多发生于婴幼儿和儿童,成人较为少见。

1. 发病原因

(1) 原发性 PEM 是由于长期蛋白质和能量摄食不足所致,如由贫困、自然灾害或战争等造成的食物严重缺乏,喂养不当、喂食过少、母乳不足等造成的食物摄入不足,妊娠、哺乳、婴幼儿生长发育等对能量和蛋白质的需求增加,造成需要量增加而未及时供给者。

(2) 继发性 PEM　主要是由于某些疾病引起的食欲下降、消化吸收不良、消耗增加或者分解代谢亢进、合成代谢障碍,使摄入的能量和蛋白质不能满足人体需要而发生,如慢性胃炎、肠炎、腹泻、消化不良、长期发热或严重消耗性疾病患者或长期患有阻碍进食的疾病等。

2. 临床表现　PEM 按临床表现可分为三型:消瘦型、水肿型营养不良和混合型。

(1) 消瘦型(marasmus)　由于蛋白质、能量缺乏(尤其是能量缺乏)所致。多见于婴幼儿阶段,主要表现为体重降低,消瘦,无力,皮下脂肪减少,抵抗力下降,容易感染其他疾病而死亡,但一般不出现水肿。

(2) 水肿型营养不良(Kwashiorkor)　长期蛋白质缺乏所致。主要表现为水肿、虚弱、表情淡漠、体重降低、肝大、生长发育迟缓等,易感染并可继发其他疾病。成人蛋白质摄入不足也可出现体力下降、抵抗力降低等表现。

(3) 混合型　其表现为上述两者表现的综合。

3. 实验室检查　患者血清总蛋白降低(< 50 g/L),白蛋白降低(< 35 g/L);尿肌酐排出减少等。可出现电解质紊乱、血浆中非必需氨基酸与必需氨基酸比值升高等。

4. 治疗　PEM 主要通过增加营养、加强护理、药物及对症治疗、积极治疗并发症等进行治疗。

(1) 增加营养　对婴幼儿采用母乳喂养或合理人工喂养;成年患者应增加蛋白质与能量的供给,其增加量由少到多,逐步增加,同时注意维生素 A、维生素 B_1、维生素 B_2、烟酸、维生素 C 等维生素和矿物质的供给。

(2) 加强护理　安排好患儿活动,注意个人卫生,防止压疮或其他并发症的发生。

(3) 药物及其他治疗　采用积极有效的措施治疗原发性疾病和并发症。腹泻和脱水者应纠正水和电解质紊乱。有肺和胃肠道感染,可给予抗生素。重症患者可输少量全血或血浆。必要时可给予助消化的药物。促使红细胞生成应补充硫酸亚铁。

(4) 积极治疗并发症　营养不良引起的并发症,可使营养不良病情加重;而有些疾病同时也是引起营养不良的病因,因此防治这些疾病是治疗 PEM 的重要环节和措施。

5. 预防　合理营养和平衡膳食是预防各型 PEM 的关键,应在全社会大力提倡母乳喂养,对于不能母乳喂养的应通过教育,宣传正确的人工喂养或混合喂养方法,以满足婴幼儿的能量和营养素所需要的数量。儿童膳食尽量合理,增加动物性食品、乳品、大豆类及豆制品等,并应有足够的维生素与矿物质;合理安排食谱,注意食物品种的多样化与合理调配;同时培养儿童良好的饮食习惯,不挑食、偏食,定时定量地进食。合理安排儿童的生活,使儿童经常参加户外活动,加强体格锻炼,增强体质。做好儿童各种传染病和肠寄生虫病的预防和防治。定期进行儿童的体格检查,监测其生长发育,注意发现早期营养不良的儿童,对体重增长迟缓的儿童,查明原因,早期处理。

(二) 营养与肥胖

由于摄入能量过多或机体生理生化功能改变而致体内积聚过多的脂肪,造成体重过度增加因此而发生一系列病理生理改变,称为肥胖(obesity)。

1. 发病原因　肥胖的发生与饮食过量、运动减少所导致的营养过剩密切相关,同时也受内分泌、遗传、代谢和精神等因素的影响。

(1) 膳食因素　多食、食欲亢进、过度喂养及摄入食物中高能食物过多(如油炸食品、纯糖类食品)等都可引起肥胖的发生。

(2) 遗传因素　如家族性肥胖、内分泌功能失调,如甲状腺激素分泌过低、肾上腺皮质功能亢进、下丘脑腹中间核饥饿中枢兴奋等均为肥胖发生的原因。

2. 肥胖的判定方法　肥胖的判定方法较多,常用人体测量法判定标准如下。

(1) 身高标准体重法　与标准体重比,当体重占标准体重的 90% ~ 109% 为正常,110% ~ 119% 为超重,120%~129%为轻度肥胖,130%~149%为中度肥胖,≥150%为重度肥胖。

(2) 体重指数(BMI)法 BMI= 体重(kg)/ 身高(m²),如指数在 18.5~23.9 kg/m² 为正常,24.0~27.9 kg/m² 为超重,≥28 kg/m² 为肥胖。

(3) 腰围和腰臀比 我国成人腰围男性≥90 cm,女性≥85 cm 为成人中心型肥胖;腰臀比男性≥0.9,女性≥0.8 为上身性肥胖。此类肥胖患者患心脑血管疾病和糖尿病的危险性显著增加,死亡率也明显增加。

3. 临床表现及并发症 肥胖患者多有脂肪沉着、体重超重等,由于超重而出现肌肉无力、运动缓慢、耐力降低等,并对心血管系统、内分泌系统产生影响。肥胖患者常见高血压、糖尿病、冠心病、高脂血症及动脉粥样硬化等并发症;还可出现皮克威克(Pickwickian)综合征,即肥胖低通气综合征,是严重肥胖的一个临床症候群;其他如肾损害、痛风等也常发生。

4. 防治 控制总能量摄入、增加能量消耗两者结合是防治肥胖的最佳方法。具体措施包含饮食疗法、运动疗法和药物疗法。

可根据肥胖严重程度分别采用低能量饮食、减食和饥饿疗法。一般认为应按推荐供给量减少20%~30%供给能量。三餐能量分配应平均;纠正不良的饮食习惯,不吃零食。同时应加强运动,增加能量消耗,可进行大肌肉群的肌肉训练、耐力运动和有氧运动,运动量及强度应由小到大逐渐增加,并配合饮食控制。也可根据具体情况给予药物治疗,采用增加能量消耗的药物,如甲状腺素类、生长激素、脂解素等;抑制食欲的药物,如苯丙胺类、苯丙双胍等;阻止消化吸收的药物,如淀粉酶抑制剂、膨胀充填剂等。

(三) 营养与心脑血管疾病

心脑血管疾病是危害人类健康的严重疾病之一,近年来我国心脑血管疾病的发病率及病死率均有增长趋势。本病病因复杂,除与遗传、年龄、体质、吸烟等因素有关外,膳食因素占重要地位,故合理膳食已成为干预心脑血管疾病的重要措施之一。

1. 与心脑血管疾病有关的营养因素 在膳食中,脂肪、胆固醇均可增加心脑血管疾病的发生率,饱和脂肪酸可起到致血胆固醇升高的作用;食盐过量易致高血压,促进心血管病发生。镉、砷可引起动脉壁脂质沉积或血脂升高;锌/铜比值高时,冠心病发病率偏高;能量的过量摄入会引起肥胖,同时可使血三酰甘油升高,产生三酰甘油血症。

糖类中的膳食纤维(如果胶等)有降低血胆固醇的作用。维生素中维生素C有降低血胆固醇、减缓动脉粥样硬化的作用;维生素E的抗氧化作用可提高对氧的利用率,使机体对缺氧耐受力增高,增强心肌代谢及应激能力;烟酸有防止动脉硬化的作用。无机盐中的钙、镁、铬、锰、碘、矾、硅等均对心脏具有一定的保护性作用。

2. 膳食预防原则 预防心脑血管疾病应做到平衡膳食、合理营养,每日各种营养素的摄入量应种类齐全、数量充足、比例适当。适当增加蛋白质供给,尤其多采用豆类蛋白质以避免动物蛋白质并存的动物脂肪。保证每日有足够的膳食纤维,尤其是果胶。多食含钙、镁等丰富的食物。增加蔬菜、水果的摄入,保证各种维生素的摄入,如摄入足量的维生素C和维生素E以减少体内的脂质过氧化作用。

限制能量、脂肪的摄入,适当增加多不饱和脂肪酸的摄入而降低饱和脂肪酸的摄入量,调整P/S(多不饱和脂肪酸/饱和脂肪酸)比值在1~2;同时控制膳食胆固醇摄入;限制食盐摄入量在每日在6g以下;减少精制糖的摄入,建立良好的饮食习惯和膳食制度等。

(四) 营养与糖尿病

糖尿病(diabetes mellitus,DM)是由胰岛素分泌绝对或相对不足而引起糖类、脂肪、蛋白质、水及电解质代谢紊乱的一种常见病、多发病。临床表现为糖耐量降低、高血糖尿糖,出现典型的多饮、多食、多尿、消瘦乏力(三多一少)等症状。易并发心血管、肾、眼及神经系统等病变,重症病例可发生酮症酸中毒及糖尿病昏迷。

1. 病因 糖尿病分为原发性和继发性两种。原发性糖尿病的病因目前不明,多数学者认为遗传因素、生理病理因素、社会环境因素等与其发病有关,其中饮食因素中的营养过剩、能量摄入过多与其发病有关,可导致肥胖,致使发病率增高。肥胖是 2 型(成年型)糖尿病的重要诱发因素之一。此外调查还发现,缺乏膳食纤维或钙、锌的人群中糖尿病的发病率较高。

2. 膳食控制　饮食治疗是治疗糖尿病行之有效的基本措施,通过饮食的调节和控制,可减少血糖波动,对轻型者常可达到治疗目的;对重型者,在用药物治疗的同时配合饮食控制,可使病情稳定,并可减少药物的用量。膳食治疗原则为控制总能量,以维持体重不变或略低于标准。

(1) 糖类　适当放宽对糖类的限制,供给量以占总能量的 45% ~ 60% 为宜,有助于提高胰岛素的敏感性及改善糖耐量。可溶性膳食纤维能吸水膨胀,吸附并延缓糖类在消化道的吸收,使餐后血糖及胰岛素水平下降,并能降低胆固醇、促进肠道蠕动,因此建议糖尿病患者每日膳食纤维摄入量为 25 ~ 30 g。

(2) 脂肪　限制脂肪(尤其是饱和脂肪酸)的摄入对预防糖尿病的并发症有积极意义,建议脂肪摄入量占总能量 25% ~ 35%,超重或肥胖者不应超过 30%,胆固醇每日摄入量应 < 300 mg。

(3) 蛋白质　糖尿病患者糖异生作用增强,蛋白质消耗增加,易出现负氮平衡,因此,应保证蛋白质的摄入,建议占总能量的 15% ~ 20%,并要求至少 30% 来自高生物价的蛋白质,如水产品、豆类及豆制品、乳、蛋与瘦肉等。

(4) 维生素和矿物质　由于主食与水果摄入量受限,且体内物质代谢相对旺盛,糖尿病患者较易出现维生素与矿物质缺乏,因此,供给足够的维生素也是糖尿病营养治疗原则之一,其中,比较重要的有维生素 C、维生素 E、β 胡萝卜素与部分 B 族维生素;此外,锌、三价铬、硒、锰、锂、钾、镁、钙等离子应适当增加。

(5) 餐次　餐次的合理安排对病情也有一定影响,每日至少 3 餐,尽量定时、定量,早、中、晚三餐能量按 25%、40%、35% 的比例分配,口服降血糖药或注射胰岛素后易出现低血糖的患者,可在 3 次正餐之间加餐 2 ~ 3 次,加餐的量应从正餐的总量中扣除,做到加餐不加量。

(五) 营养与癌症

由于环境与人类生活方式的改变,我国居民饮食食谱也发生了一定变化,肿瘤已成为一种常见病、多发病,严重威胁人类的健康与生命。80% 的癌症发病是由不良生活方式和环境因素所导致,其中饮食习惯,营养素摄入不足或过多、不平衡均可导致或促进肿瘤的发生。目前认为,与癌症发生可能有关的膳食因素有脂质、维生素、微量元素、膳食纤维等,可能受营养影响的癌症主要有食管癌、胃癌、肝癌、结肠癌、乳腺癌及膀胱癌等。另外,食品中的添加剂或污染物(如 N- 亚硝基化合物、黄曲霉毒素)可诱发癌症的发生或促进癌症的发展。癌症患者因代谢改变或在接受治疗时也应注意合理营养以增强抵抗力,提高疗效,改善机体状况,延长寿命。由此可见,食物和营养与癌症的发生发展极为密切。

1. 营养素与癌症

(1) 脂肪　高脂膳食可使乳腺癌、结肠癌、前列腺癌的发病率和病死率增高;动物实验表明,脂肪能增强体内化学致癌物对动物的致癌作用。此外,高脂肪膳食可使雌激素分泌增多,雌激素中的雌酮和雌二醇有潜在致癌作用,因此高脂膳食可促进乳腺癌的发生。

(2) 膳食纤维　其摄入量增加与结肠癌的发病率和病死率呈负相关,可能与膳食纤维能促进肠蠕动,减少肠道与致癌物的接触时间,使致癌物吸收量减少有关;此外,也可能与膳食纤维影响肠道菌群的分布、改变胆酸的成分等有关。

(3) 维生素　维生素 A、β 胡萝卜素的摄入量与肺癌、胃癌、食管癌、膀胱癌、结肠癌等的发生呈负相关;维生素 C、维生素 E 等与食管癌、胃癌、喉癌、宫颈癌等呈负相关;动物实验证明,维生素 E 能对抗多种致癌物的致癌作用,同时具有阻断 N- 亚硝基化合物的作用。

(4) 微量元素　锌、硒、钼等与食管癌、乳腺癌等呈负相关,并可抑制移植性癌症生长。调查结果发现,食管癌患者血清、头发、组织中锌低于健康人及其他患者,而饮水、食物、血中锌量与发病率呈负相关。动物实验证实,缺锌动物诱发的癌症发生率高,且发癌时间早。血硒水平与癌死亡率呈负相关。动物实验结果显示,硒可抑制多种化学致癌物,并具有抑制移植性肿瘤的作用;镁可减少肿瘤的发生,钼缺乏可增加食管癌的发病率;而砷过多与皮肤癌发病有关。

(5) 食物中其他防癌成分　如蒽类化合物、叶绿素、黄酮类化合物、茶多酚、大蒜素等对肿瘤的发生可能产生抑制作用。

2. 食品中的致癌物　食物霉变产生真菌毒素具有致癌作用,如黄曲霉毒素 B_1 具有致肝癌作用;腌制食品、加入亚硝酸盐作为食品添加剂的动物性食品中亚硝胺及其前体物含量增加,长期食用可致胃癌等消化道肿瘤明显增多;熏、烤制食品可使苯并(a)芘等致癌物增加,引起胃癌等肿瘤;高温煎炸食物可产生大量氧化热解产物,具有一定致癌性。

3. 癌症预防的膳食指导原则　通过切实可行的合理膳食措施和健康的生活方式,可使全球的癌症发病率降低 30%～40%。2007 年,美国癌症研究所(AICR)和世界癌症研究基金会(WCRF)专家组提出了 10 条预防癌症的膳食、健康体重和身体活动建议,2018 年又做出修订和更新,推荐内容总结为十条建议:①保持健康体重;②增加运动,避免久坐;③多吃全谷物、蔬菜、水果和豆类;④限制快餐和其他高脂、高淀粉或高糖的加工食品;⑤限制红肉(牛肉、猪肉及羊肉)摄入,避免加工的肉制品;⑥限制含糖饮料,多喝水和无糖饮料;⑦限制酒精摄入,最好不喝酒;⑧不推荐使用膳食补充剂,强调通过膳食本身满足营养需要;⑨尽量母乳喂养;⑩确诊癌症后,应遵循癌症预防的建议。

(四) 癌症的营养支持治疗

营养支持治疗是癌症患者综合治疗的重要组成部分,许多癌症患者因营养不良而发生恶病质,影响预后。营养支持治疗可以预防和纠正癌症发展过程中所发生的营养缺乏,改善营养状况,延缓癌症复发和转移,提高放化疗耐受性,促进术后恢复。

癌症患者临床营养支持治疗原则:①营养状况良好或仅有轻度营养缺乏,估计自然饮食能够满足需要的患者,在手术、化疗或放疗时无需特殊的营养支持治疗;②发生严重营养缺乏或因胃肠道疾病,估计患者的饮食摄入不足超过一周,应给予肠内或肠外营养支持治疗,且同时进行抗癌治疗;③对于化疗或放疗无效的进展期癌症患者,不主张静脉营养支持治疗。

第四节　食源性疾病与食品安全

一、食源性疾病概述

1. 概念　食源性疾病(food borne diseases)又称食源性疾患。WHO 认为,凡是通过摄食进入人体的致病因素,使人体罹患感染性或中毒性疾病者,统称为食源性疾病。包括三个基本要素:①食物是携带与传播病原物的媒介。②导致人体罹患疾病的病原物质是食物中所含有的各种致病因子。③临床症状为急性、亚急性中毒或感染。

食源性疾病可以有病原,也可有不同的病理和临床表现,但这类疾患有一个共同特征,即通过进食行为而发病,这就为预防此类疾病提供了一个有效的途径:加强食品卫生监督管理,倡导合理营养,控制食品污染,提高食品卫生质量,可有效地预防食源性疾患的发生。

2. 食源性疾病的致病因子分类及其范畴

(1) 食源性疾病的致病因子　可概括为生物性、化学性和物理性因素三大类。

(2) 食源性疾病的范畴　既包括传统的食物中毒,还包括经食物而感染的肠道传染病、食源性寄生虫病、人畜共患传染病、食物过敏,以及由食物中有毒、有害污染物所引起的慢性中毒性疾病等。

3. 食源性疾病的现状与管理　食源性疾病已成为当今世界上最广泛的卫生问题,WHO 最新公布的信息表明,全球每年发生食源性疾病的病例达到六亿例(几乎每 10 人中就有 1 人)因食用受污染的食品而患病,并有 42 万人死亡,造成 3 300 万健康生命年损失(残疾调整生命年)。即使在发达国家也有至少 1/3 的人患食源性疾病。用于食源性疾病上的花费达数十亿美元,5 岁以下儿童占 40% 的食源性疾病,每年发生 12.5 万例死亡。近年来,全球各地连续发生一系列食源性疾病暴发事件,如英国的疯牛病、日本出血性大肠埃希菌 $O_{157}:H_7$ 和葡萄球菌肠毒素中毒的雪印牛奶事件、比利时的"二噁英事件"等均引起世界范围的震惊。

目前,我国食品安全面临的形势仍然十分严峻,主要面临以下六方面问题。一是食源性疾病仍是危害公众健康的最重要因素;二是食品中新的生物性和化学性污染物对健康的潜在威胁已经成为一个严重的食品安全问题;三是食品新技术、新资源(如转基因食品、酶制剂和新的包装食品材料)的应用带来新的食品安全管理问题;四是中国食品生产经营企业规模化、制约化程度不高,自身食品安全管理水平仍然偏低;五是犯罪分子极易利用食品进行犯罪或恐怖活动;六是食品安全监督管理的条件、手段和经费还不能完全适应实际工作需要。

4. 食源性疾病的预防　①提高对食源性疾病危害性的认识,严格贯彻执行"食品安全法";②认真落实食品生产质量管理规范;③减少食品污染,在食品生产、加工、销售、储存各个环节防止污染;④严格健康查体和上岗制度,提高食品从业人员的食品卫生知识;⑤进行广泛的食品卫生知识宣传教育工作,增强消费者的自我保护意识。

二、食品污染及其预防

(一) 食品污染的概述

食品在生产、加工、储存、运输及销售过程中会受到多方面的污染。污染后可发生具有急性短期效应的食源性疾病或慢性长期效应的食源性危害。食品污染物按其性质可分为如下三类。

1. 生物性污染　食品的生物性污染包括微生物、寄生虫和昆虫的污染,其中以微生物的污染占有很大比例,危害也较大,主要有细菌及其毒素、真菌及其毒素,以及病毒等的污染;寄生虫和虫卵主要由患者、病畜的粪便间接通过水体、土壤污染食品或直接污染食品;昆虫污染主要有螨类、蛾类、谷象虫以及蝇、蛆等。

2. 化学性污染　来源复杂、种类繁多,主要有:①来自生产、生活和环境中的污染物,如农药、有害金属、多环芳香族化合物、$N-$ 亚硝基化合物、二噁英等;②从工具、容器、包装材料及涂料等溶入食品中的原料材质、单体及助剂等物质;③在食品加工、储存中产生的有害物,如酒中甲醇、醛类等;④滥用食品添加剂等。

3. 物理性污染　食品的物理性污染主要源于放射性的开采、冶炼、生产以及在生活中的应用与排放,特别是半衰期较长的放射性核素对食品的污染意义较大。

(二) 黄曲霉毒素对食品的污染及其预防

1. 黄曲霉毒素的种类及理化特性　黄曲霉毒素(aflatoxin, AF)是黄曲霉与寄生曲霉中产毒菌株产生的一类代谢产物,具有极强的毒性和致癌性。目前已分离鉴定的黄曲霉毒素有 20 余种,分为 B、G 系两大类,均为二呋喃氧杂萘的衍生物,其基本结构为二呋喃环与香豆素,前者为基本毒性结构,后者与致癌性有关。凡二呋喃环末端有双键结构者毒性较强并有致癌性,如黄曲霉毒素 B_1、G_1 和 M_1 型。在天然污染的食品中以 B_1 型(图 4-2)最多见,毒性与致癌性也最强。

黄曲霉毒素难溶于水,易溶于油与有机溶剂(如氯仿、甲醇、丙醇、乙醇等),在中性及酸性溶液中很稳定,在 pH 1~3 的强酸溶液中稍有分解,在 pH 9~10 的强碱溶液中能迅速分解。黄曲霉毒素耐热性强,280℃时才发生裂解,一般在加工温度下破坏很少。黄曲霉和寄生曲霉产毒需要一定的条件,如湿度 80%~90%、温度 25~33℃、含氧气 1% 以上时易于产毒;此

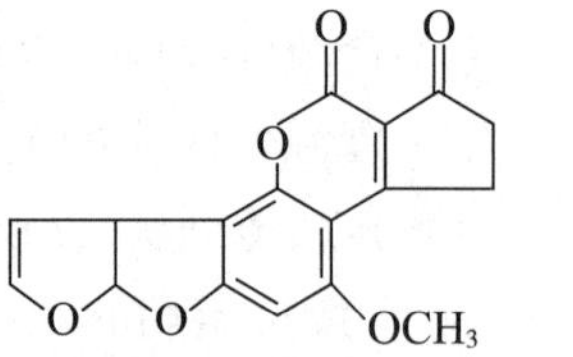

图 4-2　黄曲霉毒素 B_1 的结构式

外,天然基质培养基(大米、玉米、花生粉、油料及种子等)比人工合成培养基产毒量高。

2. 毒性 黄曲霉毒素是毒性极强的剧毒物,其毒性比氰化物强 10 倍,比砒霜强 68 倍,对家畜、家禽及动物均有强烈的毒性作用。其中最敏感的动物是鸭雏,其次为兔、猫、猪、狗、鱼、鸡等。动物急性毒性主要表现为食欲下降、口渴、便血、生长缓慢、体重减轻、黄疸等症,其中靶器官为肝,病理表现为肝急性损伤,如出血、肝细胞变性坏死、脂肪浸润并有胆小管及纤维组织增生;肾和肾上腺也可出现急性病变。黄曲酶毒素 B_1 的急性毒性最强;慢性毒性主要表现为动物生长发育缓慢,肝出现亚急性或慢性损害,食物的利用率下降等。

3. 致癌性 黄曲霉毒素是目前发现的最强的化学致癌物,主要诱导动物发生肝癌、胃癌和肾癌等,其致肝癌的强度比二甲基亚硝胺高 75 倍,是目前公认的最强的化学致癌物。在致癌实验中,不同动物的致癌剂量差别很大,以大鼠最为敏感。国内外大量流行病学调查显示,食物中黄曲霉毒素污染严重地区的居民肝癌发病率显著升高。肝癌流行病学调查显示,我国东南地区是肝癌的高发区,当地气候潮湿多雨,容易孳生黄曲霉菌,该地区的粮食产品受黄曲霉菌污染的程度较严重。

4. 预防措施

(1) 防霉 是最根本的措施,其中控制温度、湿度为要则。真菌的生长、繁殖需要一定的气温、气湿及氧气,还与粮食含水量有关。如果能有效控制其中之一,即可达到防霉目的。因此,在粮食收获后,应及时干燥,使其水分含量保持在安全范围内;仓储时应注意温度、湿度。化学熏蒸剂防霉、γ 线照射、选择抗霉良种也有利于食品防霉。

(2) 去毒 采用挑去霉粒、碾压加工、加水搓洗、脱胚去毒、植物油碱炼去毒等方法将毒素去除或破坏毒素。黄曲霉毒素在碱性条件下,其结构的内酯环被破坏,形成香豆素钠盐,可溶解于水,故加碱后再用水冲洗,即可将毒素去除。

(3) 加强食品卫生监督 是减少黄曲霉毒素对人危害的重要措施。我国食品中黄曲霉毒素 B_1 的允许量标准是:玉米、花生油、花生及制品不得超过 20 μg/kg,大米及其他食用油不得超过 10 μg/kg,其他粮食、豆类和发酵食品不得超过 5 μg/kg,婴儿代乳品不得检出。其他食品可参照以上标准执行。

(三) N– 亚硝基化合物对食品的污染及其预防

N– 亚硝基化合物(N-nitroso-compound)是一类具有强致癌作用的物质,可分为亚硝胺(nitrosamine)和亚硝酰胺(nitrosamide)两大类。

1. 理化性状

$$\text{亚硝胺基本结构为：} \quad \begin{matrix} R_1 \\ \diagdown \\ N–N=O \\ \diagup \\ R_2 \end{matrix}$$

该结构中 R_1 和 R_2 为烷基或环烷基,也可是芳香基或杂环化合物。在常温下为黄色油状液体或固体,微溶于水和脂肪,易溶于有机溶剂,在中性和碱性条件下较稳定,但在酸性溶液及紫外线作用下可缓慢分解。

$$\text{亚硝酰胺基本结构为：} \quad \begin{matrix} R \\ \diagdown \\ N–N=O \\ \diagup \\ R_1CO \end{matrix}$$

该结构中 R 为烷基或芳基,R_1CO 为酰基。化学性质活泼,在酸性和碱性溶液中均不稳定,也可在紫外线作用下发生分解反应。

2. 污染与危害 食物中 N– 亚硝基化合物的天然含量极微,但广泛存在其前体(硝酸盐、亚硝酸盐及胺类)物质,在适宜条件下如酸性条件、大量硫氰酸根存在、微生物作用等,可转换成亚硝基化合物。蔬菜在腌制过程中亚硝酸盐的含量会增高;肉类制品采用硝酸盐或亚硝酸盐做发色剂时可检出亚硝基化合物;发酵食品如酱油、醋、啤酒中亦可检出亚硝基化合物;人体自身也可合成亚硝胺,这可能是人类体内亚硝胺的主要来源。胃是人体合成亚硝胺的主要场所,唾液中也有相当数量的亚硝酸盐。胃酸分泌过少或有硫氰酸盐等催化剂存在时,可促进亚硝基化合物的形成。细菌感染的肠道、膀胱内也有亚硝基化合物的形成。$N-$ 亚硝基化合物既是强致癌物,又是致畸和致突变物。

(1) 致癌作用　$N-$ 亚硝基化合物为强致癌物,可通过呼吸道、消化道和皮肤接触而诱发动物肿瘤。反复多次投药或一次大剂量投药均可诱发肿瘤,且呈剂量 – 反应关系。迄今已发现的亚硝胺有 300 多种,可诱发动物不同器官的肿瘤,还能通过胎盘、乳汁使子代发生肿瘤。亚硝酰胺化学性质活泼,不需经任何代谢激活即可在接触部位诱发肿瘤,而亚硝胺则需在体内被激活后在组织内代谢产生重氮烷,引起遗传因子突变而导致癌症发生。对称的亚硝胺主要引起肝癌,致癌性随烷基中碳原子减少而增强;不对称的亚硝胺主要引起食管癌。

(2) 致畸、致突变作用　亚硝酰胺可使仔鼠产生脑、眼、肋骨和脊柱的畸形,并存在剂量 – 反应关系,但亚硝胺的致畸作用很弱。亚硝酰胺是一类直接致突变物,能引起细菌、真菌、果蝇和哺乳类动物细胞发生突变。

3. 预防措施　①严格执行国家食品卫生标准关于食品中硝酸盐、亚硝酸盐含量限制的规定。我国现行的食品安全国家标准(GB 2762–2017)中 $N-$ 亚硝胺限量为:水产制品(水产罐头除外)中 $N-$ 二甲基亚硝胺≤4 μg/kg;肉制品(肉类罐头除外)中 $N-$ 二甲基亚硝胺≤3 μg/kg。②尽量低温储存肉、鱼、贝、蔬菜,尽量少用腌制和酸渍的食品。③生产啤酒用的麦芽在烘烤时提倡用间接加热法。豆类食品的干燥应避免直接加热以减少亚硝胺的形成。④提高维生素 C、维生素 E 及胡萝卜素的摄入量,以阻断体内亚硝基化合物的形成。⑤在日光下暴晒可促使亚硝基化合物的光解破坏,以避亚硝基化合物的形成。注意口腔卫生能有效减少唾液中亚硝酸盐的浓度。

(四) 农药残留及预防

农药(pesticides)使用后在农作物、土壤、水体、食品中残存的农药母体、衍生物、代谢物、降解物等,统称为农药残留(pesticide residue)。农药的污染已成为重要"公害"之一。某些农药(如有机氯等)能较长期残留于土壤和生物体内,再通过食物进入并聚集于人体脂肪组织和母乳中。因此,农药残留问题必须引起足够的重视。

1. 残留来源

(1) 喷洒农药对农作物的直接污染　主要是未按照"农药安全使用标准"使用农药,如用药量太大、次数过多、距农作物收获期太近等,都会造成农作物中农药残留升高。

(2) 从污染的环境吸收农药　农药施用及工业"三废"污染空气、水和土壤,农作物从污染的环境中吸收农药。

(3) 通过食物链污染食物　喷洒农药时,除农作物有农药残留外,空气、土壤和水中也有农药。通过食物链使农药在生物体内逐级浓缩,即生物富集。一些稳定的农药、选择性地与组织器官高度亲和的农药或可长期储存在脂肪组织的农药都可以这种方式污染食物,造成食品中残留农药增高。

(4) 其他　粮库、食品仓库使用农药熏蒸,农药厂未经处理的废水随意排放,禽、畜产品中的农药可来自饲料和畜舍的杀虫剂,食物在包装、运输中遭受农药的污染等。

2. 预防措施　为防止农药对食品的污染,主要应在农作物保护工作中贯彻"预防为主、防治结合"的方针,避免单纯依靠农药的被动局面;必须限制农药在食品中的残留量,应按食品安全法的规定规范食品安全,食品中各种农药的残留量必须符合标准。此外,注意食品的烹调方法也能起到一定的预防作用。

(1) 加强农药管理　发展高效低毒低残留新药,限制或停止使用高毒的农药。严格禁止对茶叶、烟叶、蔬菜、瓜果等使用高残留农药,严禁使用 DDT、六六六等禁用农药。严格执行食品中农药残留限量标准,加强食品卫生监测。加强农药的安全运输和保管工作,农药不得与粮食、蔬菜、水果、饲料混放,防止误食误用,被农药污染的工具和包装容器等应及时清理等。

(2) 安全使用农药　农药须由专人、专库保管。喷洒农药需严格遵守安全间隔期,禁止食用因剧毒农药致死的各种畜禽。

(3) 普及预防知识　蔬菜水果食用前应认真反复清洗,如浸泡法,在清水中浸泡蔬菜水果达 6 h 可有效去除残留的农药;有机磷农药热稳定性差,在沸水中浸泡 1 min 可除去 90% 以上的农药。

(五) 转基因食品

1. 转基因食品的概念　转基因食品(genetically modified food, GMF)系指利用基因工程技术改变基因组构成的动物、植物和微生物生产的食品和食品添加剂,包括转基因动植物、微生物产品,转基因动植物、微生物的直接加工品与以转基因动植物、微生物或其直接加工品为原料生产的食品和食品添加剂等三大类。这一定义涵盖了供人们食用的所有加工、半加工和未加工过的各种转基因成分以及所有在食品生产、加工、制作、处理、包装、运输或存放过程中由于工艺原因加入食品中的各种转基因成分。

2. 转基因食品的安全评价　由于转基因食品蕴藏着巨大的商机,所以引起了各国政府的普遍重视,但各国对转基因食品的态度却大相径庭。目前国际上对转基因食品的安全性存在激烈的争论。美国、加拿大等转基因食品生产与出口国认为,转基因食品与传统生物技术生产的食品无本质区别;而欧洲共同体及其成员国认为,转基因食品中的基因重组技术自身具有潜在的危险性,只要与基因重组相关的生产都应接受管理。我国在加大转基因食品研究力度的同时,加紧了对转基因食品的检测和安全评价研究。转基因食品作为一种新型食品,如何对其进行安全评价,各国政府意见也不尽相同。目前,国际上进行转基因食品的安全性评价时,有三个被普遍认可的原则,即危险性分析原则、实质等同原则和个案处理原则。

(1) 危险性分析原则　危险性分析(risk analysis)是国际食品法典委员会在 1997 年提出的用于评价食品、饮料、饲料中的添加剂、污染物、毒素和致病菌对人体或动物潜在副作用的科学程序,现已成为国际上开展食品危险性评价、制定标准和管理办法以及进行危险性信息交流的基础和通用方法。危险性分析包括危险性评估、危险性管理和危险性信息交流三个部分,其中危险性评估是核心环节。危险性评估又包括危害识别、危害特征描述、暴露评估和危险性特征描述四个部分。

(2) 实质等同原则　所谓实质等同(substantial equivalence)原则,主要是指通过对转基因食品中的各种主要营养成分、主要的营养拮抗物质、毒性物质及过敏性物质等成分的种类和含量进行分析,并与传统的对应食品进行比较,若两者之间不存在明显的差异,则认为该转基因食品与传统食品在食用安全性方面具有实质等同性,不存在安全性问题。

(3) 个案处理原则　个案处理(case by case)原则的主要内容与研究方法包括:①根据每一种转基因食品个体或者相关的生产原料、工艺、用途的不同特点,通过与相应或相似的既往评价案例进行比较,应用相关的理论和知识进行分析,提出潜在安全性问题的假设。②通过制订有针对性的验证方案,对潜在安全性问题的假设进行科学论证。③通过对验证个案的总结,为以后的评价和验证工作提供可借鉴的新案例。

(六) 食品添加剂

1. 食品添加剂(food additive)概述　食品添加剂是指为改善食品品质、色、香、味以及防腐和加工工艺的需要而加入食品中的化学合成或者天然物质。

食品添加剂按其来源可分为天然和化学合成两大类。天然食品添加剂是指利用动植物或微生物的代谢产物等为原料,经提取所获得的天然物质,此类品种少,工艺性能差。化学合成的食品添加剂是指采用化学手段,使元素或化合物通过氧化、还原、缩合、聚合、成盐等反应而得到的物质,其工艺性能好,用量少,但毒性往往大于天然添加剂,特别是混有有害杂质或用量过大时易造成危害。

2. 食品添加剂滥用及其预防　食品添加剂与日常饮食生活密切相关,随着食品毒理学的深入发展,研究发现,原本认为无毒的食品添加剂可能存在致畸、致癌和致突变的危害。因此,目前国内外对于食品添加剂的安全性问题均给予高度重视。食品添加剂的使用涉及人体的安全,必须防止滥用。为此,食品添加剂的使用应局限于必要的场合,并只能使用最少量,其使用标准也是以此为依据建立的。

为确保食品添加剂的正确使用,一般应遵循以下原则:①经食品毒理学安全性评价证明,在其使用限量内长期使用不应有任何健康损害;②不影响食品自身的感官性状和理化指标,不应降低食品本身的营养价值;③食品添加剂应有国家卫生部门颁布并批准执行的使用卫生标准和质量标准;④食品添加剂在应用中应有明确的检验方法;⑤使用食品添加剂不得以掩盖食品腐败变质或以掺杂、掺假、伪造为目的;⑥不得经营和使用无卫生许可证、无产品检验合格证及污染变质的食品添加剂;⑦食品添加剂在达到一定使用目的后,能够经过加工、烹调或储存而被破坏或排除,不摄入人体则更为安全。

3. 食品添加剂的卫生问题　食品添加剂大多数为化学合成物质,具有一定的毒性,少数还可引起变态反应和蓄积毒性。滥用食品添加剂已成为食品污染的重要来源,主要表现有:①使用未经国家批准使用或禁用的添加剂品种;②添加剂使用超出规定限量;③添加剂使用超出规定范围:国家卫生部门明确规定各种食品添加剂的使用范围,若不按规定范围添加,即作为违法食品处理;④使用工业级添加剂代替食品级的添加剂:国家规定食品加工必须使用食品级规格的食品添加剂,不准使用工业级产品,因其杂质多、毒性大而危及人类健康;⑤以掩盖食品腐败或以掺杂、掺假、伪造为目的而使用食品添加剂。

4. 常见的食品添加剂种类　按不同的功能我国食品添加剂(代码)分为:酸度调节剂(01)、抗结剂(02)、消泡剂(03)、抗氧化剂(04)、漂白剂(05)、膨松剂(06)、胶姆糖基础剂(07)、着色剂(08)、护色剂(09)、乳化剂(10)、酶制剂(11)、增味剂(12)、面粉处理剂(13)、被膜剂(14)、水分保持剂(15)、营养强化剂(16)、防腐剂(17)、稳定和凝固剂(18)、甜味剂(19)、增稠剂(20)及其他(00)共 21 类。

三、食物中毒

(一)食物中毒概述

1. 食物中毒的概念　食物中毒是指摄入含有生物性、化学性有毒有害物质的食品或把有毒有害物质当做食品摄入体内后所出现的非传染性急性或亚急性疾病。即凡健康人经口摄入正常数量的可食状态的食品,而发生的非传染性急性、亚急性疾病。

2. 食物中毒特征　①潜伏期短、发病突然,短期内可出现大量患者;②患者有类似的临床表现,多数表现为急性消化道症状;③发病与食用某种食物有明显关系,常见家庭或集体发病;④人与人无传染性,无所谓的流行病学中的“余峰”现象;⑤常有季节性发病高峰,如细菌性食物中毒等以夏、秋季多发。

3. 食物中毒的分类　按导致食物中毒的原因不同分为:①细菌性食物中毒,如沙门菌属、副溶血性弧菌、变形杆菌、致病性大肠埃希菌、魏氏梭形杆菌、蜡样芽孢杆菌、金黄色葡萄球菌、肉毒梭菌等引起的食物中毒;②真菌及其毒素食品中毒,如黄曲霉毒素、赤霉病麦、黄变米、霉变甘薯、霉变甘蔗等引起的食物中毒;③有毒动植物中毒,如河豚、鱼类组胺、毒贝、毒蕈、木薯、四季豆、发芽马铃薯等引起的食物中毒;④化学性食物中毒,如亚硝酸盐、农药等有害化学化质引起的食物中毒。

(二)常见细菌性食物中毒

细菌性食物中毒是指因摄入被致病菌或其毒素污染的食品后所发生的急性或亚急性疾病,是食物中毒中最常见的。全年皆可发生,但在夏秋季多发。主要是由于气温较高,微生物容易繁殖;而此时人体防御力往往下降,易感性增高。引起中毒的常见食品主要为动物性食品,如肉、鱼、奶、蛋等及其制品;其次为植物性食品,如剩饭、糯米凉糕等。食物中毒的原因主要是由于食品被致病性微生物污染后,在适宜的温度、水分、酸碱度和营养条件下,微生物急剧大量繁殖,使食品中含有大量活的致病菌或它们产生的毒素,食用前未加热或加热不彻底,食用后引起中毒。细菌性食物中毒的发病特点常为:①集体发病并呈暴发型,机体抵抗力较弱的患者、老年人、儿童等症状往往较重;②发病率高,但病死率则因致病菌的不同而有较大的差异,如沙门菌、葡萄球菌、变形杆菌等食物中毒,病程短,恢复快,预后好,病死率低。但李斯特菌、小肠结肠炎耶尔森菌、肉毒梭菌、椰毒假单胞菌食物中毒的病死率较高,且病程长,病程重,恢复慢;③一般病程短,积极治疗后预后良好。

1. 沙门菌属(*Salmonella*)食物中毒

(1) 病原　我国发现有200余种沙门菌属血清型,引起食物中毒最常见的为鼠伤寒、猪霍乱和肠炎沙门菌。沙门菌属是具有鞭毛、能运动的革兰阴性杆菌,不耐热,100℃时立即死亡,70℃ 5 min,55℃ 1 h可被杀灭;在水、肉类和乳类食品中能生存数周或数月;20~37℃为适宜繁殖生长温度;对氧敏感;沙门菌属污染食品不分解蛋白质,不产生靛基质,因此污染食品后无感官性状变化,不容易被察觉。

(2) 流行特点　沙门菌属食物中毒多见于夏秋季,常突然发病,患者多有共餐史,但患病类型不完全一致。

(3) 污染来源　沙门菌属的污染主要为动物生前感染和宰后污染,或食物带菌,食用时未彻底加热灭菌而致中毒。沙门菌可在许多动物胃肠道中繁殖致病,如猪霍乱、牛肠炎等。健康带菌家畜在疲劳、衰弱时,肠道所带细菌可进入血液而致全身感染,引起继发性沙门菌病,以上均称为生前感染。从畜禽宰杀到烹调加工的各个环节中,接触受污染的土壤、水、容器、炊具,或苍蝇、老鼠、人的带菌者,可使食物受到沙门菌的污染;特别是接触已感染沙门菌的病畜、病禽的肉和内脏而致污染,称宰后污染。

(4) 临床表现　患者多由于摄入大量活菌(10万至10亿)而感染发病,症状轻重取决于摄入的菌量和机体状况。

大量沙门菌进入机体后,可在肠道内繁殖并通过淋巴系统进入血液,引起全身感染。同时,沙门菌也可在肠系膜淋巴结和单核吞噬细胞系统中被破坏而释放出内毒素。内毒素是一种脂多糖类。此外,沙门菌亦可产生外毒素,称沙门菌肠毒素。大量沙门菌作用于胃肠道,可使胃肠道黏膜发炎、水肿、充血和出血,体温升高,而内毒素及外毒素可使消化道蠕动增强而发生呕吐和腹泻。

临床类型以急性胃肠炎型多见;潜伏期数小时至数日(4~48 h);主要症状为急性胃肠炎表现,患者可表现呕吐、腹痛、腹泻。大便为黄绿色水样便,可带脓血和黏液。多有发热(38~40℃),重症患者有寒战、惊厥、抽搐和昏迷。病程3~7日,大多预后良好,病死率较低。

另外,临床表现还有霍乱型、类伤寒型、类感冒型和败血症型。

2. 副溶血性弧菌食物中毒

(1) 病原　该菌为嗜盐菌,是一种分布极广的革兰阴性弧菌,海产品带菌率可达90%以上,在无盐培养基上不能生长;繁殖最适温度为30~37℃,对食醋敏感,1%的食醋5 min即可杀灭;淡水中存活不超过2日。对常用消毒剂抵抗力很弱。在血琼脂培养基上呈现"神奈川"现象阳性。

(2) 流行特点　副溶血性弧菌食物中毒主要发生于夏秋季,常呈暴发性;沿海居民发病率高于内陆地区,新来沿海人员发病高于当地居民。

(3) 污染来源　主要为海产品(如鱼、虾、蟹、贝类等)引起中毒,在夏秋季时,沿海一带的墨鱼、黄鱼、带鱼、海蟹、海虾、蛤、蛏子等带菌率极高,可达45.6%~90%;其次为受到该菌污染的肉类、咸菜或凉拌菜等。沿海居民可带菌传播;当受该菌污染的食物在高温下存放,则细菌可大量繁殖,若食用前不加热或加热不彻底,使大量活菌随食物摄入而感染发病。

细菌在胃肠道繁殖,侵入肠上皮细胞,引起上皮细胞及黏膜下组织病变。尚可产生肠毒素及耐热性溶血素。肠毒素是一种蛋白质;溶血素具有心脏毒性,对其他组织亦有毒,并可引起黏血便样腹泻和肝功能障碍。

(4) 临床表现　潜伏期2~40 h,主要症状以急性胃肠炎为主,伴有发热(37.7~39.5℃);频繁腹泻,大便呈洗肉水样,无里急后重;重者可出现脱水、虚脱、血压下降等。病程一般3~4日,预后良好。

3. 葡萄球菌肠毒素食物中毒

(1) 病原　该菌为革兰阳性兼厌氧菌,37℃、pH 7.4为其生长繁殖最佳条件;金黄色葡萄球菌中血浆凝固酶阳性的菌株为其致病菌,其中约50%可产生肠毒素,该毒素为一种单链蛋白质,有8个血清型,其中A、D型中毒多见,该毒素耐热,食物中的肠毒素需100℃、2 h才能破坏。

(2) 流行特点　中毒全年皆可发生,多见于夏秋季,可呈散发或暴发;无传染性,人群对肠毒素易感性高,发病率可达90%以上。

(3) 污染来源　中毒食品国内报道以奶制品(如奶油蛋糕、冰淇淋)最为常见,其次也见于剩米饭、凉粉等;化脓性炎症者易污染食物;奶牛化脓性乳腺炎易使奶中带菌。

葡萄球菌广泛分布于空气、土壤、水、健康人的皮肤及鼻咽部。患有葡萄球菌化脓性皮炎或上呼吸道感染者带菌率更高,通过患者的接触可使食品污染。患乳腺炎病牛产的牛奶可大量带菌。

(4) 临床表现　葡萄球菌肠毒素可作用于迷走神经的内脏支而致呕吐,作用于肠道使水分的分泌和吸收失去平衡而致腹泻。肠黏膜可见斑点状充血、水肿、糜烂,并可致假膜性小肠结肠炎。

潜伏期较短(2~4 h),主要症状以呕吐最为显著,常表现为突然恶心、反复剧烈呕吐;常伴有上腹部痉挛性疼痛和腹泻,多呈水样便;体温一般正常或略高。病程1~2日,预后良好;儿童发病往往较重。

4. 肉毒梭菌毒素食物中毒

(1) 病原　肉毒梭菌为革兰阳性厌氧菌,广泛分布于自然界,该菌可在缺氧和多水分的中性或弱碱性食物中生长并产生肠毒素(外毒素),为强神经毒。毒素不耐热,80℃、30 min或100℃、10~20 min可杀灭;而芽孢耐热性较强,干热180℃、5~15 min,湿热100℃、5 h才可杀灭。

(2) 流行特点　①中毒多发生在冬春季,诱因常为家庭自制的发酵食品,如豆酱、豆豉、臭豆腐、面酱等;②其次为厌氧条件下保存的肉制品、罐头、腊肉等;③中毒发生多以家庭或个体出现,很少集体发病。

(3) 污染来源　肉毒梭菌毒素食物中毒主要为食品及其原料中污染该菌或芽孢,加热时未彻底灭菌杀死芽孢,随后又在厌氧条件下储存,使其生长繁殖并产生毒素;若食用前未经处理直接摄入则可致中毒。

(4) 临床表现　肉毒毒素主要作用于脑神经核、神经肌肉接头和自主神经末梢,抑制神经末梢乙酰胆碱的释放,导致肌肉麻痹和神经功能不全。病理可见脑脊髓软膜充血、脑内血栓形成及脑干部点状充血等。

潜伏期数小时到几日,一般12~48 h,短者6 h,长者8~10日;肉毒毒素进入体内被胰蛋白酶活化释放出神经毒素,抑制乙酰胆碱释放,引起肌肉麻痹和神经功能不全。

患者前驱症状有全身疲倦乏力、头晕、头痛、走路不稳等;随病情进展,可出现对称性脑神经损害症状,如视物模糊、上睑下垂、张目困难以及咽喉肌麻痹症状、咀嚼吞咽困难、颈无力、头下垂、声音嘶哑等;继之可出现呼吸肌麻痹、呼吸困难,最后可因呼吸衰竭而死亡。患者一般体温正常,意识清楚;在无肉毒抗毒素治疗下,病死率较高。

5. 大肠埃希菌食物中毒

(1) 病原及流行特点　大肠埃希菌俗称大肠杆菌,革兰阴性杆菌,能发酵乳糖及多种糖类,产气产酸。广泛分布存活于自然界中,并为人和动物肠道中主要菌群,其中只有少数具有致病性;该菌对热敏感(60℃、15~20 min即可杀灭);它的血清型有多种,其中肠出血性大肠埃希菌 O_{157}∶H_7 被认为是20世纪90年代最重要的食源性病原菌之一。

(2) 污染来源　主要中毒食品是动物性食品,好发于夏秋季;该菌可随粪便排出污染水源和土壤后直接污染食物,或带菌者的手污染食物和容器。

(3) 临床表现

1) 急性胃肠炎型　主要由肠产毒性大肠埃希菌引起,易感人群主要是婴幼儿和旅游者。潜伏期一般为10~15 h。临床症状为水样腹泻、腹痛、恶心,体温可达38~40℃。

2) 急性菌痢型　主要由肠侵袭性大肠埃希菌和肠致病性大肠埃希菌引起。潜伏期一般为48~72 h,主要表现为血便或脓黏液血便、里急后重、腹痛、发热。

3) 出血性肠炎型　主要有肠出血性大肠埃希菌引起。潜伏期一般为3~4日,主要表现为突发性剧烈腹痛、腹泻,先水便后血便,严重者出现溶血性尿毒综合征、血栓性血小板减少性紫癜。病程10日左右,病死率为3%~5%,老年人、儿童多见。

6. 细菌性食物中毒的处理与预防原则

(1) 细菌性食物中毒的处理

1) 迅速排出毒物　催吐、洗胃等;对肉毒中毒的早期患者可用清水或1:4 000高锰酸钾溶液洗胃。

2) 对症治疗　针对腹痛、腹泻,纠正酸中毒,抢救循环和呼吸衰竭患者。

3) 特殊治疗　细菌性食物中毒可选用有效抗生素,但对葡萄球菌肠毒素中毒一般不用,以补液、调节饮食为主。肉毒中毒者应尽早使用多价抗毒血清,并可用盐酸胍,以促进神经末梢释放乙酰胆碱。

(2) 预防原则　防止污染,防止病原体繁殖及毒素的形成,杀灭细菌及破坏毒素等。

(三) 其他食物中毒

1. 真菌毒素和霉变食物中毒　真菌毒素(mycotoxin)为真菌(霉菌)的有毒代谢产物;特点是结构简单,相对分子质量小,对热稳定,一般加热不被破坏;人们常因食用含有其毒素的食物而发病;在中毒的可疑食物中或患者的排泄物中常可检出真菌或毒素;疾病发生有一定的季节性、地区性;临床缺乏有效治疗措施。

常见的中毒类型如下。

(1) 赤霉病麦食物中毒　毒素为禾谷镰刀菌等的代谢产物,耐热、耐酸、耐干燥,对碱和高压蒸汽处理仅可减弱毒性;临床表现为急性胃肠炎和"醉谷病"样表现;治疗以对症处理为主,主要采取的预防措施为防止麦类、玉米等谷类食品受到真菌的侵袭与产毒。

(2) 霉变甘蔗中毒　毒素为3-硝基丙酸,系甘蔗节菱孢菌产生,为神经毒,主要损害中枢神经系统;临床表现为消化道和神经系统症状,患者常死于呼吸衰竭;无特效治疗,以对症处理为主,病死率较高,幸存者后遗症主要为锥体外系损害症状;采取预防措施可防止发病。

2. 有毒动植物中毒　是指动、植物本身含有某种天然的有毒成分,或由于储存不当而产生某种有毒物质,被人食用后造成中毒。

常见类型:①河豚可因河豚毒素中毒,病死率极高;②鱼类可发生组胺中毒,引起过敏性食物中毒;③毒蕈(蘑菇)可因毒蕈毒素而引起中毒,毒蕈毒素有多种且为剧毒,中毒表现有胃肠炎型、神经精神型、溶血型和器官损害型,预防措施主要为防止误采误食;④四季豆中毒,有毒成分为皂素、植物凝血素,充分烧熟后可使其破坏;⑤发芽马铃薯含有的毒素为龙葵素,误食后可引起胃肠道反应,四肢麻木并伴有白细胞增多等;⑥其他还有新鲜果仁中毒、鲜黄花菜中毒、霉变山芋中毒、动物甲状腺和肾上腺中毒等。

3. 化学性食物中毒　系由于食用被化学物质污染的食品或误食化学物质而引起的食物中毒,包括有毒的金属及其化合物、农药等。此类中毒一旦发生,病死率高,后果严重,故应加强预防。常见类型如下。

(1) 砷化物中毒

1) 中毒原因　误食含三氧化二砷(即砒霜)或含砷农药污染的食物和容器而引起中毒。

2) 毒性　剧毒,对人中毒剂量为5~50 mg,致死量为60~300 mg;对消化道有直接腐蚀作用,引起糜烂溃疡和出血;进入肠道可致腹泻;其次为麻痹血管运动中枢和作用于毛细血管,使器官淤血及出血,甚至全身出血,使毛细血管麻痹、扩张,血压下降;砷化物为巯基亲和毒物,可使含巯基酶活性受到影响而产生细胞代谢失调的表现。

3) 临床表现与急救　潜伏期仅数分钟至数小时,首先为消化道症状,重者可出现神经系统和全身中毒表现,可因呼吸循环衰竭而死亡。急救措施包括迅速排出毒物,选用特效解毒剂(如洗胃后用氢氧化铁,可保护胃黏膜并阻止砷(AS)吸收;巯基络合剂有二巯丙磺钠、二巯丁二钠等),可使其酶恢复活性和功能。

4) 预防措施　主要应加强含砷农药的管理,防止其污染食物或误用误食等。

(2) 亚硝酸盐中毒

1) 中毒原因　亚硝酸盐广泛存在于水和食物中,也可由硝酸盐还原产生,腌制不充分的咸菜、放置过久发黄变质的蔬菜等均含较高含量的亚硝酸盐,若一次大量摄入可发生中毒,导致缺氧症(肠源性青紫症);少数也可因误用误食所致(误作食盐用)。

2) 中毒机制 亚硝酸盐进入血液后,可使血红蛋白(Hb)中二价铁被氧化为三价,使血红蛋白变成高铁血红蛋白而失去携氧能力,引起组织缺氧而见发绀;进而损害中枢神经系统,引起呼吸循环系统损害等中毒症状。

3) 临床表现与急救 误食者 10 min 左右即可发病,大量食物摄入中毒者 1～3 h 发病。主要症状有口唇、指甲及全身皮肤出现发绀等组织缺氧的表现,并伴有头晕、头痛、心率加快、呼吸急促等症状;严重者若抢救治疗不及时,可因缺氧窒息或呼吸肌麻痹、循环衰竭而死亡。急救措施包括:排出毒物;选用解毒剂亚甲蓝和(或)维生素 C,可使高铁 Hb 还原,恢复 Hb 输氧能力,与葡萄糖合用效果更好。

4) 预防措施 加强安全管理,防止亚硝酸盐污染食品和误食;减少食用含亚硝酸盐的食物等。

(四) 食物中毒的调查与处理

1. 食物中毒的诊断标准总则 食物中毒诊断标准主要以流行病学调查资料及患者的潜伏期和中毒的特有表现为依据,实验室诊断是为了确定中毒的病因而进行的。食物中毒的特点:①中毒患者在短时间内均食用过某种共同的食品,未食用者不发病,停止食用中毒食品,发病停止;②临床潜伏期较短,发病急剧,病程多较短;③中毒患者的临床表现基本相似,无人与人之间的直接传染现象。

食物中毒的确诊应尽可能有实验室诊断资料,但由于采样不及时或已用药及其他各方面的原因而未能取得实验室诊断资料时,可判定为原因不明食物中毒,必要时由 3 名副主任医师以上的食品卫生专家进行评定。

2. 食物中毒的报告 发生食物中毒或者疑似食物中毒事故的单位,接收食物中毒或者疑似食物进行治疗的单位,应及时向所在地食品安全监督管理部门、卫生行政部门报告发生食物中毒事故的单位、地址、时间、中毒人数、可疑食物等有关内容。

食品安全监督管理部门接到食品安全事件报告或者通报后,应当立即进行初步核实,报告本级人民政府和上级食品安全监督管理部门。各级食品安全监督管理部门应当按照食品安全事件级别逐级上报,每级上报时间不得超过 2 h。特别重大食品安全事件和重大食品安全事件报至国家市场监督管理总局,由国家市场监督管理总局上报国务院。较大食品安全事件上报至省级食品安全监督管理部门,一般食品安全事件上报至市级食品安全监督管理部门。必要时,在向上一级食品安全监督管理部门报告的同时可以越级报告。

3. 食物中毒的调查 县级食品安全监督管理部门接到食物中毒或者疑似食物中毒事故的报告后,应按照《食品安全事件调查处理办法(征求意见稿)》的有关规定对食物中毒事故进行调查处理。调查工作应当由 2 名以上相关专业人员赴现场调查。食物中毒事件的确定应由食品安全监督检验机构根据相关规定确定。

(1) 调查前的准备 开始调查前应准备好采样工具、取证工具(如照相机、录音机等)、食物中毒快速检验箱、法律文书等,必要时可准备一些化学性、动植物性食物中毒的特殊解毒药。

(2) 现场调查

1) 组织卫生机构对中毒人员进行救治。

2) 中毒患者临床表现和进餐史调查 按统一制定的"食物中毒患者临床表现调查表"逐项询问填写,须请患者签字认可并尽可能采集患者的呕吐物、排泄物、血液等样品。对住院患者应抄录病历有关症状、体征及化验结果。

进餐调查按统一制定的"食物中毒患者进餐情况调查表"对患者发病前 72 h 进餐食谱逐项询问填写,并同时对同单位或同生活的部分健康人进行膳食史调查,作为对照,以便确定可疑食物。

3) 可疑中毒食物调查 根据"食物中毒患者进餐情况调查表"的分析结果,调查员应追踪至可疑食物制作单位,对可疑食物的原料、质量,加工烹饪方法,加热温度、时间,用具清洁度与食品储存条件进行调查,同时采集剩余的可疑食物和可能污染环节进行涂抹采样。

4) 食品从业人员健康状况调查 对疑似细菌性食物中毒,应对可疑食物的制作人进行健康状况调查(是否有咳嗽、发热、腹痛、腹泻等症状),同时进行粪便取样,咽部涂抹采样。

(3) 现场采样和检验 尽量采集剩余可疑食物及其原料、可疑食物制售环节、患者吐泻物和血尿样品及食品从业人员带菌的样品并送检。对疑似化学性中毒,尽可能用快速方法进行现场定性检验,以协助诊断。

(4) 取证 食物中毒的调查过程是一个取证的过程,因此,要充分利用照相机、录音机等工具,客观地记录与当事人的谈话和现场卫生状况,现场记录应经被调查者签字认可。

4. 食物中毒的处理

(1) 对可疑中毒食物及其有关工具、设备和现场采取临时控制措施

1) 封存造成食物中毒或者有可能导致食物中毒的食品及其原料,封存被污染的食品及用具,并责令进行清洗消毒。实施上述行政控制的方式是加盖食品安全监督管理部门印章的封条,并制作行政控制决定书。在紧急情况下,现场人员可给予现场封存并制作笔录,然后报食品安全监督管理部门批准,补送行政控制决定书。

2) 为控制食物中毒事故扩散,责令食品生产经营者收回已售出的造成食物中毒的食品或者有证据证明可能导致食物中毒的食品。

3) 对封存的食品及食品用工具和用具,食品安全监督管理部门应当在封存之日起 15 日内完成检验或者卫生学评价工作,并做出以下处理:属于被污染的食品,予以销毁或监督销毁;未被污染的食品以及已消除污染的食品用工具及用具予以解封。

(2) 食物中毒的处罚 对造成食物中毒事故的单位和个人,由县级以上地方食品安全监督管理部门按照《食品安全法》和《国家食品安全事故应急预案》的有关规定,予以行政处罚;对造成严重食物中毒事故构成犯罪的或有投毒等犯罪嫌疑的,移送司法机关处理。

四、食品安全

(一) 食品安全的概述

《中华人民共和国食品安全法》第一百五十条规定,食品指各种供人食用或者饮用的成品和原料以及按照传统既是食品又是中药材的物品,但是不包括以治疗为目的的物品。这是我国对食品的法律含义。

食品安全是指食品无毒、无害,符合应当有的营养要求,对人体健康不造成任何急性、亚急性或者慢性危害。食品的安全性最早关心的主要是食品污染,尤其是食品添加剂。随着人们环境意识的迅速增强,环境污染问题随着工业化的加速发展日益突出,食品污染的问题日益被重视。

美国农业部食品安全和监督服务中心提出,食品安全指人或动物摄食后不会对机体健康造成危险。WHO 认为,食品安全是指确保食品消费对人类健康没有直接或潜在的不良影响。这些释义的共同点和本质都是关注食品质量问题和对人类健康的危害性。

(二) 食品安全研究现状

食品卫生学经历了较长的发展过程,从最初仅仅关注食品本身的腐败变质和有害因素,到 20 世纪中叶,各类食品的化学和生物污染问题、食品包装材料中存在的污染物问题、食品添加剂的使用及食品的放射性污染等都列入了食品卫生的范畴,食品卫生学发展到了一个新的水平。但目前食品卫生的概念仍旧在各个领域广泛地使用。食品安全随着科学技术的进步,人群健康意识和需求的提高,涉及的领域会不断扩大,随着检测水平的提高、毒理学研究的深入、生产加工设备改进和危险评估研究等的进步而不断强化和完善。食品安全问题关系到消费者切身利益,相关研究和信息将成为消费者日益自觉的饮食消费原则

和选取、采购食品的标准,食品安全问题的研究对人类健康水平的促进将发挥极大的作用。

食品安全保障系统的目标是预防污染的发生,而不仅仅是对已经发生的污染进行分类或监督。危害分析关键点控制(HACCP)体系就是被设计在污染发生前用来减少污染的措施。HACCP 计划取决于食品加工关键过程中的连续监测,采取关键步骤(如温度和 pH)来预防致病菌的侵入、存活和繁殖。HACCP 已在畜禽加工厂得到应用,改进的 HACCP 计划将在海产品和食品服务业开展,如新鲜产品等其他商品的HACCP 措施正在建立中。

食品安全的未来依靠消费者、食品生产者、公共卫生人员和政府的共同努力。其中,关键的一步是认识到"从农田到餐桌"的连续性,确保食品安全不能仅依靠连续过程中的某一点。对消费者(特别是特定人群)加强教育(尤其是食品加工方面的)至关重要。食品工业和政府部门需要适应全球市场和致病菌两方面的变化,因为它们已经与国界无关。由于许多的食源性疾病负担是可以控制的,有理由期望采取科学的措施显著地减少这一负担,并改善人类的食品安全状况。

(三) 食品安全的主要问题

1. 食品安全的危害因素

(1) 生物性因素　污染食品的微生物、寄生虫及其卵、昆虫均可引起人类食源性疾病。其中细菌及其毒素是食源性疾病中最重要的病原物。

(2) 化学性因素　引起人类食源性疾病的化学性因素主要包括污染食品的金属、非金属、有机及无机化合物,如汞、镉、铅、砷、有机磷、亚硝酸盐、各种鼠药等。这些物质可经过多种途径、多种方式进入食物,如通过环境污染及生物富集作用进入食物。

不按《农药安全使用标准》使用农药,致使农药在农作物中残留,如残留有机磷农药的蔬菜可引起人类的急性有机磷中毒。

使用不符合卫生标准的食品生产工具、容器、包装材料以及使用不符合卫生标准的食品添加剂,食品中混有不可食用的有毒物质或将不可食用的有毒物质当做食物食用时,均可引发不安全的食品卫生问题。

(3) 放射性因素　引起人类食源性疾病的放射性病原物主要来源于放射性物质的开采、冶炼、国防,以及放射性核素在生产活动和科学实验中使用时其废物的不合理排放及意外性泄漏,通过食物链的各个环节污染食物。向人体的转移有三个主要步骤,通过环境向水生生物体和农田作物转移,通过食物链向动物体转移,然后通过动植物食物进入人体,而引起人体慢性损害及远期的损伤效应。

2. 食品安全的公共卫生因素

(1) 食品固有　如自然界中的动植物含有的天然有毒、有害成分;此外,由于畜、禽自身存在感染,使其肉制品携带病原体。

(2) 食品污染　是指各种食品在生产、加工、包装、储存、运输、销售等环节中污染了有毒有害物质。污染可发生在从生产到餐桌整个过程的任何环节,一般分生物性、化学性和放射性污染三大类。

(3) 食品变质　主要指食品在正常、自然的状况下,有关成分发生一定变化,对人体带来一定的健康危害。

(4) 食品添加　因加工工艺的需要在食品中加入添加剂,但添加目的是为了牟利、恶意掺假、制假、售假的或错加错用、误食等造成的食品安全问题。

(5) 非法生产经营　主要是一些无照企业、个体商贩及家庭式作坊,由于生产条件简陋,难以达到食品生产经营的卫生要求,而造成的食品安全问题。

(6) 食品新原料、新工艺的应用　如转基因食品、益生菌和酶制剂等技术应用带来了新的食品安全问题等。

3. 食品安全问题的危害　食品的安全与营养是人类健康的物质基础,是人类一切活动的基石,对保障人类健康起着重要作用。特别是我国加入 WTO 后，来自食品安全问题的挑战已越来越突出，一方面，传统的食品安全问题仍然继续存在；另一方面，西方发达国家出现的一系列食品安全问题在我国也时有发生。

因食品安全问题给人们的生活及社会生产活动造成的危害时有发生。

1985 年 4 月，在英国首次发现疯牛病，即牛海绵状脑病随后由于英国感染牛或肉骨粉的出口，引起其他一些国家疯牛病的发生，感染数目在不断增加，并于 1993 年发病达到高峰，在英国整个牛群的发病率达到 2%~3%。由于牛肉及其相关制品与人们生活密切相关，疯牛病在全世界引起了前所未有的恐慌。

1997 年，香港发生全世界第一宗人类受 H5 型禽流感感染病例，受影响的患病人数为 18 人，其中 6 人死亡。香港特区政府下令屠宰了 150 万只鸡，作为香港主要活鸡供应地的广东蒙受了近 10 亿元的经济损失。2002 年 3 月，香港暴发了一波可能致命的禽流感，共扑杀了 86 万只鸡，香港特区政府补偿家禽养殖户的损失则耗费达上亿元港币。

1999 年，比利时、荷兰、法国、德国相继发生因二噁英污染导致畜禽类产品及乳制品含高浓度二噁英的事件。二噁英事件使比利时当年蒙受了巨大的经济损失，当年上半年的统计表明，这一事件造成的直接损失达 3.55 亿欧元，如果加上与此关联的食品工业，损失超过 10 亿欧元。

我国是世界上农药生产和使用大国，有机磷农药是目前常用农药中毒性最大的一类农药，由于长期使用，害虫和杂草普遍产生了抗药性，迫使用量越来越大，并且反复多次使用，使其成为污染最严重的农药。

由于转基因食品蕴藏着巨大的商机，转基因食品在人们日常生活中出现的比例逐年增加。美国、巴西、阿根廷、加拿大是全世界种植转基因作物较多的国家。2015 年我国种植的转基因作物有棉花、木瓜和杨树，种植面积达 370 万公顷。根据现有的科学知识推测，转基因食品可能对环境及人体健康造成危害。在生态环境方面的潜在危害主要是被转入基因的漂移引起的基因污染。在人体健康方面的潜在危害主要表现在人体国民、使细菌产生抗药性、改变食品的营养成分和毒性作用方面。但目前国际上对转基因食品的安全性存在激烈的争论，评价体系及方法都还有很多问题亟待解决。

此外，动物食品中的激素、抗生素问题及食品添加剂的使用、营养强化食品存在的问题等食品安全也已经越来越广泛地影响着人们的生活与健康。

4. 食品安全措施 食品安全关系到广大人民群众的身体健康和生命安全，关系到经济发展和社会稳定及政府和国家的形象。我国政府历来高度重视食品安全问题。近几年一直将打击制售假冒伪劣食品等违法活动作为重点。各地区、各部门做了大量工作，取得一定成效。食品安全形势趋于好转，但问题仍然存在，仍须进一步采取措施，加强食品安全工作。

(1) 提高食品工业化水平 调整优化产品结构，严格实施食品质量安全市场准入制度，严格企业生产条件审查，严格产品出厂检验，关闭和取缔不具备食品安全生产条件的加工企业。

(2) 从源头防止农产品污染 推进"无公害食品行动计划"，建立统一规范的农产品质量安全标准体系，开展农产品和食品认证工作。

(3) 加强食品流通领域的监管 严格实行不合格食品退市制度，强化食品安全标识和包装管理，坚决堵塞食品流通领域的监管漏洞。

(4) 加强食品安全制度建设 完善食品安全法制建设，建立健全食品安全标准和检验监测体系，加快食品安全的信用体系和信息化建设。

(5) 食品安全专项整治 重点抓好粮、肉、菜、果、奶制品、豆制品、水产品以及儿童食品等品种，重点抓好农村和城乡接合部等区域，重点抓好种植养殖、生产加工、批发零售和消费等环节的整治。

(6) 强化地方政府对食品安全监管的责任 地方各级政府应对当地食品安全负总责，统一领导、协调本地区的食品安全监管和整治工作。

(7) 高度重视食品安全宣传和监督工作 充分发挥媒体的舆论监督作用，揭露、曝光食品安全方面的违法犯罪行为，普及食品安全知识。食品安全关系国计民生，应动员全社会的力量，努力营造人人关心食品安全、人人重视食品安全的良好社会氛围来保障食品安全。

(夏 敏 张 帆)

数字课程学习

📥教学 PPT   📝自测题

第五章

心理社会因素、行为因素与健康

随着现代生物－心理－社会医学模式的发展,在生物遗传因素的基础上,心理社会因素和行为因素在个体健康以及身心疾病发生发展中的作用越来越受到重视。心理社会因素和行为因素是在特定的社会环境中,直接或间接导致个体生理、心理以及行为产生变化的各种因素。这些因素影响到个体生理和心理活动的发生发展过程,导致个体生理、情绪、认知、行为反应的变化,从而直接或间接地影响健康。人不仅是一个单纯的生物有机体,也是一个有思想、有感情、有丰富心理活动和过着社会生活的社会成员。人的身体和心理的健康与疾病,不仅与自身的生物因素有关,也与人的心理社会因素和行为因素密切联系。

进入 21 世纪以来,随着人类医疗水平的不断提高和社会经济的快速发展,心理社会因素和行为因素对个体身心健康的影响发挥着越来越重要的作用。在 2020 年全球新型冠状病毒肺炎大流行中,更凸显出心理社会因素和行为因素在疾病防治中所起的重要作用。在不同国家和社会文化背景以及医疗卫生服务体系下,个体在疫情下的健康和受保护程度存在非常大的差异性,从中充分折射出了在应对突发公共卫生事件下心理社会因素和行为因素所发挥的重要作用。

第一节　心理社会因素与健康

国内外大量研究和事实表明,心理社会因素是身心疾病发生发展过程中的重要影响因素;同时,也是身心疾病预防的保护因素和健康促进的积极因素。

心理因素是指个体在社会活动中表现出来的心理特征或心理状态,比如人格特质、情绪、应对方式、自我效能感等与健康关系紧密的心理因素。个体通过主动或被动地感知外界刺激和压力,引发相应心理活动的变化,并通过中枢神经、内分泌和免疫三个系统的互相影响,引起包括神经递质、激素、免疫细胞等的变化,最终导致机体功能的变化,从而影响身心健康水平。

社会因素可分为广义和狭义两种。广义的社会因素是指社会的各项构成要素,包括环境、人口、社会制度、社会群体、社会交往、国家法律、社会舆论、风俗习惯、文明程度(政治、经济、文化等)等各个方面。狭义的社会因素指影响个体心理和行为的经济、文化、社会等因素,比如贫穷(如社会经济地位)、种族、文化信念、教育、价值观念、社会支持等。社会因素既可以通过改变个体的基本需求和有害因素的接触而影响健康,也可以通过影响个体心理和行为过程而影响健康。因此,社会因素对健康的影响是全面的。同时,社会因素的影响作用还表现出密集性和持久性的特征,通过多种因素间的综合作用,对健康产生累积、全面和长期的影响。

一、人格与健康

人格是在先天生物遗传素质的基础上,通过与后天社会环境的交互作用而形成的相对稳定的、独特的心理行为模式,是构成一个人思想、情感及行为的特有模式。人格与健康关系的探讨,最早可追溯到古希腊医生希波克拉底(Hippocrates)的"体液学说"与古罗马医生盖伦(Galen)的"气质类型学说"。20世纪40年代,随着心身医学的产生,尤其是受弗洛伊德"精神分析学说"和巴甫洛夫"高级神经活动类型说"等的影响,人格与疾病之间的关系越来越受到人们的重视。

大量的研究发现,人格因素对身心健康有显著的影响,人格直接或间接地影响个体的心理和生理健康,具有某些人格特征的人存在一定的罹患某些特定疾病的风险。如 Eysenck 等人开展的癌症倾向人格(cancer-prone personality)研究及冠心病倾向人格(CHD-prone personality)研究等。美国学者 Friedman 等人在其研究的基础上,提出"易患病人格"的概念,认为具有某些人格特征的人总体上要比其他人更容易患上疾病,这些与疾病有关的人格特征包括愤怒、敌意、攻击、抑郁、焦虑和外倾性等;而顽强、勇敢、谨慎、乐观等人格特质则与良好的疾病预防和疾病恢复密切相关。

Friedman 还提出了人格与健康关系的四种可能的模型,包括:①心身关系模型:某种人格可能会导致某种疾病的出现,如 A 型人格与心脑血管疾病等;②身心关系模型:某种人格可能是由于某种疾病引起的;③知觉过滤模型:人格可能是一个知觉过滤器,决定着个体对疾病的反应;④交互作用模型:人格可能与疾病产生相互作用等。这四种假设关系模型的提出,为人格与健康关系的研究提供了重要的思路,推动了对疾病预防和治疗以及健康促进的深入理解和认识。

(一) 疾病易感人格与健康

研究发现,一些人格类型使个体更易遭受应激性事件,产生严重的应激反应,对特定的疾病具有特殊的易感性,对健康带来消极的影响。这些人格类型主要包括 A 型行为模式、C 型行为模式和 D 型人格。

1. A 型行为模式(type A behavior pattern) 美国学者 Friedman 等提出,A 型行为模式的人具有突出的特征,主要包括内驱力强、过分追求成功、勇于竞争、富有奋斗精神、高度时间紧迫感、过度警觉、富含敌意、烦躁易怒、具有攻击性等。A 型行为模式的人容易出现易恼火(aggravation)、激动(irritation)、发怒(anger)和急躁(impatience)等特征,即"AIAI 反应",这些反应构成了 A 型行为模式对健康的不利影响。其中,愤怒和敌意情绪,是 A 型行为模式中致病的关键因素。过度的紧张感所带来的敌意、怒气、挫折感和缺乏社会支持,是导致个体出现心脏病的重要因素,A 型行为模式也因此被称为"心脏病人格"。

大量的研究均证明了"A 型行为模式"的存在。Friedman 等人对心脏病与人格因素之间关系的研究具有里程碑的意义。在经过 8 年的追踪研究后,Friedman 等人发现 A 型行为模式人群的冠心病发病率和心肌梗死复发率分别是非 A 型人格人群的 2 倍和 5 倍。另一项研究发现,25 岁前"敌意"测量分数较高的医生和律师中,50 岁之前英年早逝者为 15%。

A 型行为模式与心脏病的高相关主要源于两个原因:一是较高的生理反应性。频繁的高唤醒会通过刺激激素释放和血压升高等反应对心血管系统造成过度疲劳和破裂,进而损伤心脏和血管。二是危险行为。A 型行为模式的人吸烟时间更长,戒烟更难,他们更喜欢高脂饮食和过量饮酒,而吸烟和过量饮酒都是冠心病的高危影响因素,高脂饮食则是超重、肥胖、高血脂和高血压的高危影响因素。此外,过度紧张带来的身体疲劳感,也更容易导致冠心病等疾病。

A 型行为模式利弊共存,其高效率和高成就动机,能够有效地利用时间和发挥个人才能,获得好的成就。但 A 型行为模式中的过于紧张、高度竞争性、自我施压过大和敌意等特征,容易引起个体严重的身心反应,被认为与心脑血管疾病、消化系统问题、内分泌系统问题以及免疫系统问题等密切相关。针对 A 型行为模式的心理干预包括认知治疗、行为治疗和正念干预等方法,很多研究发现通过制定合理的目标、改变非理性认知、调节负性情绪、强化放松训练和增强社会支持,可以优化个体的 A 型行为模式,并改善冠心病患者的 A 型行为,降低冠心病的发病率,改善患者的生活质量。

2. C 型行为模式（type C behavior pattern）　美国学者 Temoshok 首次提出 C 型人格的概念。与 A 型人格的个体容易患上冠心病的观点相似，某些人格特征也与癌症的发生具有密切的关系。综合不同研究者对容易患上癌症的人格特征的研究结果，Temoshok 等人提出了癌症易感性行为模式，即 C 型行为模式。

C 型行为模式的主要表现特征为情绪压抑、过分顺从。该类型人格特征的个体，不善于宣泄和表达消极情绪，一般具有严重的焦虑、抑郁等情绪，害怕冲突，逃避矛盾，过分忍耐。C 型行为模式的个体具有两个与癌症发生发展相关的主要特征：一是过于压抑自我情绪，抑制情绪表达，将愤怒、恐惧等负性情绪压抑到内心世界，过于忍让和克制；二是不恰当的压力应激，以及无助、失望和抑郁的情绪应对，委曲求全，消极忍耐。研究发现，具备 C 型行为模式的人，其癌症发生率比一般人高 3 倍以上，得病后也容易加速癌细胞的转移，使癌症病情恶化。

压抑情绪、委曲求全、表面顺从内心却怨气冲天等心理特点，直接影响了个体在应激下的自我调节能力，使内分泌系统、免疫系统等身体功能无法正常运作甚至受到损害，由此导致癌症等疾病的出现。大量的研究发现，90% 的癌症和情绪因素有密切的关系。追踪研究发现，癌症的发病率和死亡率与发病前的情绪抑郁有明显关系，癌症患者多具有情绪不稳等特点，易产生焦虑、紧张、抑郁等负性情绪，对各种刺激反应都过于强烈，且情绪一旦被激发后就很难平复。长期的情绪压抑，导致自主神经系统和免疫系统的功能失调，从而使个体的免疫系统受到抑制，降低了清除癌症细胞的能力。同时机体内部稳态的破坏，容易使正常的细胞功能和形态发生异变，产生癌细胞。例如，愤怒情绪的压抑对乳腺癌是致命性的，而无助感和失望感也与癌症的发生密切相关。

调整 C 型行为模式的方法包括合理表达和宣泄负性情绪，避免用逃避、忍耐的方式进行情绪调节；学会压力下的积极有效应对方法，调整一味顺从的行为模式；更好地关爱和照顾自己等。

3. D 型人格（type D personality）　荷兰学者德罗勒特（Denollet）在做了大量的实证归纳和理论演绎后提出了 D 型人格的概念。D 型人格的提出，既是对以往与疾病相关的 A 型、B 型、C 型人格概念的拓展，也是整合了已有有关人格和心血管疾病关系的研究证据。D 型人格包括消极情感和社交抑制两个主要特征。消极情感指个体倾向于体验更多的负性情绪，如抑郁、焦虑、忧伤等，以及对生活持悲观、消极的态度；社交抑制指个体在社会交往中，总是倾向于抑制情感的表达以避免遭到他人的不认可或拒绝。欧洲心脏病学会及其心脏康复科将 D 型人格作为冠心病的社会心理风险标志之一。需要注意的是，研究发现只有消极情感和社交抑制同时出现才能给心脏带来破坏性影响，任何一个单独因素都不会产生显著的作用。

D 型人格的个体往往体验到更多的烦恼、焦虑和紧张，总是倾向于压抑自己的情感表达，体验到更多的压力，性格孤僻、不合群，缺乏安全感。大量的研究发现，D 型人格往往与心血管疾病相关联，包括冠心病、心源性猝死、偏头痛等。如一项研究发现，冠心患者群中 D 型人格约为 28%，D 型人格心源性死亡率是非 D 型人格者的 4.1 倍。另外，D 型人格者发生抑郁和焦虑的风险分别是非 D 型人格者的 3.69 倍和 2.72 倍，且睡眠质量差、认知功能差、服药依从性差，以及低户外活动参与性和不规律作息与饮食等，并且更容易出现健康危害行为。D 型人格的提出为识别那些容易发生情绪应激反应和心脏病复发的患者提供了依据，可以提前防范和预防心脏病风险的发生。

调整 D 型人格行为模式的方法包括运用有效的方法调节负性情绪，培养乐观、平和、感恩等积极的情绪；提升社会交往能力，多寻求家人和朋友等的支持和帮助等。

（二）积极人格与健康

与疾病易感人格不同，一些人格特征有助于个体降低应激水平，获得适应性的结果，对健康具有积极、保护性的意义，如 B 型行为模式、坚毅人格等。随着人格与健康研究的不断深入，积极、健康的人格亦逐渐成为相关研究的重要领域。

1. B 型行为模式（type B behavior pattern）　对应于 A 型行为模式，Friedman 同时提出了 B 型行为模式，主要包括抱负适度、安宁松弛与合作顺从三个特征，是一种舒缓的、善于自我调节的人格类型。B 型行为模式是与 A 型行为模式相反的一种类型,表现为缺乏竞争性,不易感受压力,无时间紧迫感,比较放松,有耐心,人际关系和谐,无主动敌意等。B 型行为模式的个体,在压力和消极生活事件下往往能保持平静,很少体验到强烈持久的消极情绪,大部分时间能够保持温和、平静的情绪状态,拥有相对良好的健康状态。

研究发现,我国人群普查中冠心病的患病率中,A 型行为模式者为 9.39%,而 B 型行为模式者仅为 3.70%。此外,B 型行为模式的个体,其社会支持水平和心理健康水平均普遍高于 A 型行为模式的个体。但需注意的是,也有一些研究指出 B 型行为模式者容易患溃疡、糖尿病等。可见行为模式与健康的关系仍需辩证看待,不可一概而论。

2. 坚毅人格(hardiness personality) 卡巴萨(Kobasa)等人基于对美国中高级商业行政人员的研究分析,发现有一类人在高压力、逆境下却仍然身体健壮或适应良好,这类人具有共同的人格特征,即"坚毅人格"。坚毅人格者具有三个特点:第一,投入,即一种积极的奉献精神,高度参与到生活和工作中,追求自我潜能的发挥。第二,控制感,即认为自己能够控制和影响周围的环境和人,并能积极采取行动解决问题。第三,挑战,将各种压力和变化视为向自己的挑战而不是对个人安全的威胁,敢于迎接各类问题与挑战并接受改变。坚毅人格有助于个体在面对压力和挫折时采用积极主动的应对方式、对压力事件给予合理的评价、提升社会支持并保持健康的行为习惯,因此更有利于个体拥有良好的身心健康水平。

除了以上两种积极人格外,在积极、健康的人格特征中,乐观亦受到了较多的关注。研究发现,乐观与健康密切相关,乐观倾向越强,抑郁水平则越低。在面对压力时,乐观的个体会更倾向采用积极、有效的应对策略,从而有助于提高免疫力,促进健康。在对冠状动脉旁路移植术患者的研究中,研究者发现乐观者的应对方法更积极,术后的恢复更快且生活质量更好。乐观还可以保护个体免受疾病之苦,如老年男性的冠心病、癌症治疗的副作用、呼吸功能障碍以及中年抑郁等。需要注意的是,乐观并不总是有益。如当乐观者面对异常艰难的压力事件时,他们可能因坚持不成功的应对努力而体验到压力和免疫功能的下降。总体而言,积极心理学的研究已经证实,具有积极人格特质的人具备更高的社会道德水平和更强的社会适应能力,更能采用积极有效的应对方法,从而能够很好地应对压力和逆境,有利于身心健康的预防与促进。

二、情绪与健康

情绪由独特的主观体验、外部表现和生理唤醒等三部分构成。人类的大量情绪是在大脑皮质的控制和调节下产生的,与大脑中枢,如下丘脑、网状结构、边缘系统等密切相关,情绪的调节是不同脑区协同活动的结果。同时,情绪与自主神经系统、内分泌系统等系统也密切相关,情绪的产生,总是伴随一系列自主神经系统的反应,如肾上腺素和去甲肾上腺素分泌增多,心血管系统的变化等;不同的情绪状态还同时引起内外腺体的变化,影响激素分泌状态的变化,以及不同情绪状态下的外部行为表现。

良好的情绪能促进身心健康,不良的情绪或情绪失调会破坏身心健康。大量研究发现,疾病的发生与情绪方面存在显著相关,长期消极的情绪状态更易导致某些疾病的发生。Shekelle 等人的追踪研究发现,癌症的发病率和死亡率与发病前的情绪抑郁有明显关系,癌症患者多存在情绪问题,对各种刺激的反应都过于强烈,易产生焦虑、紧张、抑郁情绪,而这些不良情绪还是引发动脉硬化和高血压的重要因素。耶鲁大学医学院的一项研究中,利用电描记录仪记录发怒状态下人的心律变化,发现容易发怒的人群更容易引发心律失常,这可能是情绪与猝死之间的作用机制。此外,胃和十二指肠溃疡、支气管哮喘、甲状腺功能亢进、糖尿病、肥胖和偏头痛等都是典型的情绪诱发疾病。

与消极、负面情绪对健康的破坏作用相比,积极情绪对健康的影响也逐渐成为研究的重点。美国学者 Fredrickson 提出了积极情绪的"拓展 – 构建"理论,认为积极情绪能够拓宽个体注意、认知与行为范围,包括影响个体的归因方式以及自我效能等,更有效地分析和利用信息,建构和增强个体资源,并做出更恰当的行为反应,同时增强心理的适应性,提升幸福感。而消极情绪则通过窄化个体的知行能力,并影响到身体、智力、心理和社会适应等各个方面。如有研究发现,个体在积极情绪状态下,具有更乐观的归因方式,能够不断增强自信,并促进更好的人际关系的建立和获得更多的社会支持,使个体在面对棘手、长期的压力情境时更容易做出适应性的应对和调节,体验到更多的积极情绪,进一步促进身心健康。

情绪诱发疾病的作用机制包括,消极情绪导致交感神经中枢兴奋,通过网状结构向下传递,引起整体性的交感神经反应,从而导致血压上升、全身代谢增强和胃肠道抑制等功能紊乱;同时,情绪还能影响下丘脑－垂体－肾上腺轴(hypothalamic-pituitary-adrenal axis,HPA 轴)的正常运转,导致激素分泌水平异常,抑制机体的免疫功能,使机体免疫力降低。在长期的消极情绪作用下,机体的多种功能发生紊乱,最终产生器质性病变。

因此,保持良好的情绪,善于调节情绪,有利于个体身心健康的维持和促进。情绪调节是个体管理和改变自己或他人负性情绪的过程,主要包括以下几个方面。

1. 负性情绪的调节　负面、消极的情绪损害健康,可以通过运动、唱歌、写日记、做公益活动和寻求社会支持等有效的方式和活动进行自我调节;亦可通过心理咨询的方式,帮助自我更好地处理负面情绪,以及获得更多的积极情绪体验。

2. 认知和行为调节　良好的情绪调节还包括管理认知和行为,使之处在适度的水平。认知调节是通过改变对情绪或情绪事件的不合理认知,做出改变情绪的决定并设定目标,以产生适当的个体力所能及的情绪和行为反应。行为调节是指在情绪状态下对行为的管理,如暴怒之下失去理智的行为,可能导致伤害的行为等。

三、自我效能感与健康

自我效能感最早由美国著名心理学家班杜拉(Bandura)提出,指人们对实现特定领域行为目标所需能力的信心或信念,是班杜拉的社会认知理论中的核心概念。作为一种信念,自我效能感可以影响个体在组织、执行行动和行为选择中的能力的判断。比如,当个体面临问题或困难时,自我效能感高的个体会对自己充满信心,积极乐观,充满问题解决的动力,并且坚持不懈地为解决问题而努力;而低自我效能感的个体则悲观消极,经常选择回避或者退缩。

影响自我效能感形成与改变的因素包括四个方面:①成功的经验。成功的经验可以提高个体的自我效能感,多次的失败会降低自我效能感。②替代性的经验。人们通过观察他人的行为而获得的间接经验会对自我效能感产生重要影响。榜样的成功能够促进个体自我效能感的提高,尤其当个体对自己某方面的能力缺乏现实的判断依据时,这种间接经验的影响力最大。③言语劝说。他人的评价、劝说及自我规劝,也是影响个体自我效能感的重要因素。在直接经验或替代经验的基础上进行劝说和鼓励,效果最好。④情绪和生理状态的信息。压力、唤起、疲劳、紧张或焦虑等均能影响自我效能感。

班杜拉认为,自我效能感在两个层面上影响着人类的健康。在较为基础的水平上,人们对自己处理应激能力的信念会影响到其身心调节系统。若人们不相信自己能够有效地控制潜在的应激源,则会因此而受到困扰,并损害到生理功能的水平。班杜拉认为自我效能感通过影响体内生化过程而介入到应激源与免疫系统之间的关系,自我效能感影响自主神经系统的唤起水平,以及儿茶酚胺的分泌水平和内源性阿片肽的释放水平,从而参与了免疫系统的功能调节过程。第二个水平表现在人们对个人健康习惯及生理老化的速度的直接控制上。自我效能感影响到个体的动机和行为,并决定着他们是否改变不良习惯或维持良好习惯,以及是否能够从挫折中恢复过来。在班杜拉看来,自我效能感是初级和次级预防的关键。

自我效能感在健康促进和疾病治疗中的应用体现在以下方面:①行为改变。在健康危害行为(如吸烟)改变或健康促进行为(如锻炼)形成的意图阶段、改变阶段和复发预防阶段,自我效能感均能起到非常重要的作用。各种外部因素及自身的经历等内部因素都通过自我效能感对行为起作用,如研究发现自我效能感是人们从事并坚持锻炼行为的重要促进因素。自我效能感还被整合到大多数的健康行为社会认知模型中,如保护动机理论、计划行为理论以及健康行为过程取向模型中,作为影响行为产生、保持和中断后恢复这一行为改变连续过程的重要变量。越来越多的实证研究也支持了自我效能感对行为改变的重要作用。②疾病治疗。自我效能感被运用在糖尿病、癌症患者等慢性病患者的健康教育和自我管理上,研究发现自我效能感可以成为预测糖尿病患者饮食治疗和药物治疗的有效指标,通过增强患者的动机和提高自我效能感,可以达到提高治疗效果之目的。同时,自我效能感还是与癌症患者的自我管理相关非常紧密的重要因素。自我效能感能够用来改善慢性病患者的活动积极性和持久性,使其减轻症状,对慢性疾病病程的进展和预后均有一定的预测作用。

四、应对方式与健康

应对是指个体以处理超出自身能力范围的特定内外环境要求,而做出的各种认知和行为努力。应对是一个动态、连续的过程,应对的目标是使心身达到重新的平衡,即重新适应环境并减少痛苦。人们在面对应激事件时会有很多不同的反应方式,即应对方式,又称应对策略。应对方式是指个体在应对过程中表现出来的倾向于适应的应对形式,它是人们在生活中自然习得的,代表着应对的一种倾向性。作为一个重要的心理变量,应对方式在应激事件和应对结果(包括心理功能和疾病等生理变化等)之间发挥着非常重要的作用。

应对方式可以从不同的角度进行分类。①根据应对焦点的不同,Lazarus 等人将应对方式分成问题聚焦应对(problem-focused coping)和情绪聚焦应对(emotion-focused coping)。问题聚焦应对是指寻找信息、探索可能的建设性解决方法和采取有效行动以处理问题或应激的应对方式。情绪聚焦应对是指调节自己在应激事件中的情绪的应对方式。一般情况下,在应激事件中,人们既采用问题聚焦应对方式,也采用情绪聚焦应对方式。②根据个体对应激事件的态度,Roth 和 Cohen 等人将应对方式分成面对应对(approach coping)和回避应对(avoidant coping)两类。面对应对方式是指面对问题采取直接行动,而回避应对方式指淡化事件的重要性或远离应激情境。两种应对方式哪种更合适尚无定论,取决于个体所处的情境和应激事件的持续时间。③根据应对活动的性质,可以把应对方式分成认知应对和行为应对两类。认知应对指从认知层面对应激事件及影响进行重新评价和自我对话的应对方式,而行为应对则是从行为层面开展的包括寻求信息、直接行动和寻求社会支持等方面的应对方式。

大量研究证明,应对方式与身心健康密切联系,是个体身心健康的重要预测变量。一方面,应对方式对身体健康影响非常大。一些研究显示采取"面对"还是"回避"的应对方式可能与心血管疾病的发生和死亡显著相关,如对日本 57 017 名被试者开展长达 8 年的研究发现,面对应对方式与脑卒中发生率和心血管疾病死亡率的降低显著相关。在疾病发生发展和治疗康复等方面,研究发现应对方式虽不能改善患者躯体的症状,但能明显改善患者的心理状况。积极应对与应激引起的心身反应呈负相关,而消极应对与心身反应呈正相关。采用消极应对方式的患者治疗依从性和自我效能感低,身心健康的康复较慢。此外,研究还发现应对方式与睡眠密切相关。当压力较大时,采用情绪聚焦应对方式的个体的实际睡眠时间较短且睡眠质量下降,而采用问题聚焦应对方式者的睡眠时间更长。另一方面,应对方式对心理健康和生活质量亦有重要影响。研究发现,在 7 个能预测高水平心理幸福感的因素中,最能有效预测的因素是应对。而采用积极应对方式(如寻求社会支持等)可以很好地改善长期照顾年长失去生活自理能力亲人的照料者人群的生活质量。

五、社会支持与健康

社会支持与个体身心健康状况密切相关,对减缓压力、促进健康和疾病应对具有非常重要的作用。社会支持指人们感受到的来自社会各方面给予的精神和物质上的关心、支持和帮助。社会支持的种类很多:①基于其来源,社会支持可以分成家庭支持(如父母、配偶或其他亲属)、朋友支持(如同学、朋友等)和其他支持(如邻居、学校、社会团体或宠物)等。②基于性质,社会支持可以分为主观支持(即主观体验到的心理上的支持)、客观支持(即客观、实际存在和可见的支持等)和支持利用度(即个体对社会支持的利用程度)。③基于类型,社会支持可以分为物质支持(如财务、经济等)、情感支持(对情绪上的痛苦给予接纳和关心等)和信息支持(提供有关压力事件的信息等)等。

社会支持是个体可利用的增进健康、应对疾病的非常重要的外部资源。诸多研究发现,社会支持对健康具有重要的保护性作用。社会支持可以有效地减缓压力事件带来的抑郁、焦虑等心理痛苦,降低个体在压力和逆境中的生理和神经内分泌反应,从而降低死亡的危险,减少患病的概率,增强对疾病的治疗和康复能力,提升生活质量。社会支持的益处还表现出具有累积性的特点,研究发现积极社交体验的累积效应可以有效减少后续罹患慢性疾病的风险。但有些时候社会支持也可能给个体带来压力和紧张。在个体不想面对某件事情,或者个体不需要社会支持时,提供的社会支持则是消极、负面的,社会支持可能会让慢性病患者感到生活失去控制,如亲友的过度关心询问是令人反感的。

那么,社会支持是如何发挥其作用的呢?目前研究者发现社会支持对健康的作用机制主要包括直接效应假说、缓冲假说和最优匹配假说。

1. 直接效应假说　该假说认为,社会支持对个体健康的影响是持续存在的。无论个体当前是否面对压力,社会支持一直存在并对个体始终产生直接的积极影响。社会支持有助于个体感受到更多的积极情绪感受,促进个体建立健康的生活方式,提高个体的归属感、自尊和对周围生活环境的可控制感,因此可直接促进和保护个体的健康。

2. 缓冲假说　该假说认为,社会支持仅在高压力的情况下对个体具有良好的缓冲作用,当环境中不存在压力或压力很低时,社会支持对身心健康的作用就不大。例如,社会支持可通过个体的认知评价来发挥其缓冲作用,具体而言,社会支持可以降低个体对压力事件的威胁性和严重性的评价,将压力事件视为"挑战性"而非"威胁性"的刺激,并提升他们对自身在面对压力时的应对能力和优势资源的认识,从而有效地应对高压力事件。

3. 最优匹配假说　该假说认为,社会支持的重要作用应体现出支持与压力源间的匹配性特点。也就是说,只有当社会支持满足压力事件的特定要求时,社会支持的最大化功效才能充分体现。例如,当个体承受无法控制的压力(如配偶死亡)时,情感支持在维持个体的健康水平上最重要。当个体面对相对可控的压力(如变换工作)时,信息支持和物质支持对保持个体身心健康更为重要。此外,个体所期望的支持与其从社会网络中实际获得的支持相匹配时,这样的支持才最有效。若支持缺失(期望支持但实际未获得支持)、支持倒错(不期待支持但却获得支持)和零支持(不期望支持也未获得任何支持),都无助于社会支持在个体健康中所起到的保护作用的发挥,甚至产生反作用。

六、社会经济水平、种族、文化信念与健康

(一) 社会经济水平与健康

不断有证据表明身心疾病与社会经济水平密切相关,如研究发现发展中国家与发达国家的疾病类型和死因谱存在明显的差异,体现出贫穷等社会经济因素对健康的不利影响。具体而言,前者的健康问题主要表现为"贫困型",即生活贫困、营养不良、卫生设施不足、缺乏教育,主要死亡原因是传染病和呼吸系统疾病;后者的主要死亡原因则是与行为和生活方式关联很紧密的癌症和心脑血管等疾病。那么,为什么生活在贫困中的人更容易被身心疾病影响呢?

首先,贫穷中的担忧和不确定感可能是导致精神疾病的重要原因。贫困人口面对着相当程度的不确定性和收入的不稳定性,他们面对复杂经济问题的同时,还要应对不稳定性所带来的压力,进而会威胁精神健康。其次,贫困人口通常会更多接触由污染、极端天气和不良的睡眠环境所导致的环境应激源,同时又难以获得良好的医疗卫生资源,也增加了急性及慢性健康问题带来的负担。此外,对疾病和死亡的忧虑、

疾病的经济负担等,又会损害到他们的精神健康。比如突发传染病流行等公共卫生危机会损害所有人的精神健康,但在贫穷者中尤为明显。同时,一项跨国比较研究显示,在贫富差距较大的社会中,贫困者罹患心血管疾病的风险较高,而社会经济地位对心血管疾病的风险所产生的影响早在青少年期甚至儿童期就已开始。

(二)种族与健康

种族特征也是导致疾病发生的重要因素之一。本章节主要讨论由社会和文化差异而导致的种族间健康差异,如历史传承、宗教和语言等的差异而区分出的不同种族特征。种族特征与健康关联紧密,不同种族的生活方式、饮食习惯、生活环境等都会与某些疾病的发生发展相关联。如糖尿病发病率在不同种族间存在较大的差异,研究发现亚裔美国人患糖尿病的概率比欧美人高 30%~50%,印度裔美国人患糖尿病的风险是欧美裔美国人的 2~3 倍。

(三)文化信念与健康

文化是一种社会现象,是人们长期创造形成的产物,同时又是一种历史现象,是社会历史的积淀物。广义的文化指人类创造的一切物质产品和精神产品的总和;狭义的文化包括人们的思想意识、宗教信仰、道德规范、科学教育、法律法规、历史传统、风俗习惯以及行为规范和生活方式等,即包括意识形态在内的一切精神产品。文化信念是在其文化影响下形成的特定的思想与行为的原则和方式,植根于特定文化环境中,是个体或群体对其所属文化的心理认同,并随着社会和文化的进步而不断地发展变化。文化信念可以通过影响人们的生活方式从而影响个体生理健康,也可以通过影响个体的认知思维、情感以及行为方式等影响心理健康。如文化信念导致人们对健康的理解和定义的不同,从而影响个体产生不同的促进健康的行为或危害健康的行为。

1. 思想意识对健康的影响 人的思想意识的形成,既来源于个人的生活经历和实践,又来源于社会普遍观念的影响,是个体经验与知识的升华。积极、乐观、进取的思想意识状态,其基本行为倾向于健康的行为;反之则更多倾向于危害健康的行为。

2. 风俗习惯对健康的影响 风俗习惯是特定地域、文化的人们长期生活形成并世代沿袭和传承的惯性行为模式。风俗习惯是一种潜移默化的力量,贯穿于人们的衣、食、住、行等各个方面。如不同文化下的饮酒习俗、饮食习俗等。风俗习惯对健康有正反两方面的影响,良好的风俗习惯有利于健康,不良的风俗习惯可带来不良的行为,直接危害和影响人群健康。

3. 受教育程度对健康的影响 教育是个体文化信念获得和形成的主要渠道。良好的教育水平有助于促使个体对生活中的危险因素拥有更好的辨别能力,促进改变不良的传统习惯;通过获得更高水平的知识经验,促使人们更加合理地使用医疗卫生服务,选择戒烟、限酒、体育锻炼等更健康的生活方式,并获得社会支持,从而对健康产生积极的作用。如研究发现,受教育水平较低的人群,其心脏病发作的风险较高,低教育水平会增加心血管疾病的风险。一般而言,一个人的受教育程度越高,理性化程度也会越高,可能会更看重生活、工作条件的改善及精神生活的丰富,采用比较健康合理的方式安排生活。如一些研究发现,相比较高教育水平的个体,低教育水平的人具有更不健康的生活习惯和饮食习惯,包括吸烟、饮酒等不良行为习惯等,这些行为都增加了他们罹患心血管疾病的风险。

第二节 行为与健康

一、行为与健康的关系

行为是有机体的反应系统,是在各种内外部刺激影响下产生的反应和活动。个体行为是复杂的生物、心理和社会现象,同时受自然环境、社会环境以及个体个性心理特征的影响。行为不同于心理,但又和心理密切联系;心理支配行为,又通过行为表现出来。引起行为的刺激常通过心理的中介而起作用,同一刺激可以引起不同的行为反应,不同的刺激也可以引起相同的行为反应。行为的复杂性是由心理活动的复杂性引起的。

健康行为是保持健康和预防疾病的重要因素,疾病谱系和死亡顺位的变化表明了行为因素在健康促进和疾病预防中的重要作用。近50年来,全球疾病的死亡谱系发生了很大改变,某些常见病的死亡率下降趋势出现停滞或者逆转,尤其是随着生活质量的显著改善,1990—2019年期间,主要死亡危险因素发生了显著变化,如2019年全球死亡的最高危险因素是高血压,占总死亡人数的19.2%(1 080万);其次是烟草(吸烟、二手烟和嚼烟),占总死亡人数的15.4%(871万),另外还有饮食风险因素,占总死亡人数的14%(795万)。而在我国,2017年我国因过早死亡导致人群寿命损失最多的疾病为脑血管疾病、缺血性心脏病、肺癌、慢性阻塞性肺疾病和肝癌;因非致死性疾病导致的寿命损失最多的疾病为颈部疼痛、抑郁症、下背痛及脑血管疾病等。高血压、吸烟、高钠饮食是造成我国人群疾病负担的前三位危险因素。这些相同趋势的结果提示,新世纪危害人类的主要健康问题其实也是行为问题,世界卫生组织的研究也发现,个人行为与生活方式因素对健康的影响占到60%。由此可见,个体行为与健康密切相关。

个体行为既是个体健康状态的反映,同时也是对个体健康产生重大影响的因素。大量研究表明,个体行为与大多数慢性病和传染性疾病密切相关。如新冠疫情流行以及常态化防疫期间,一些研究发现行为健康在新冠疫情防控中发挥着至关重要的作用,如佩戴口罩可减少40%的新冠传染增长率;疫情期间,为保持社交距离,43.8%的儿童青少年每周外出少于三次(53.1%未曾外出)。另外,戴口罩、手卫生方面的行为比率远高于疫情前的49.7%和73.4%,严格的社交距离以及个人相关卫生行为足以中断新冠病毒的传播。其中,佩戴口罩行为的重要性远大于社交距离和居家隔离政策,甚至会影响到新冠死亡率。因此,健康行为能有效预防或延缓各类疾病的发生与发展,并有利于疾病的治疗和康复。

健康促进行为(health-promoting behaviors)是一种积极向上、追求健康的生活方式,是促进个人、家庭、社会幸福、安宁和健康的有效行为。研究表明,实施健康促进行为可降低疾病的发生率和死亡率,维持或增加个人幸福感、成就感及自我实现的水平,对预防疾病、维持个体身心健康亦至关重要。

二、健康促进行为

(一) 常见的健康促进行为

健康促进行为能有效预防或延缓各类疾病的发生与发展,包括以下常见行为:规律锻炼、平衡饮食、充足睡眠以及预防意外等几个方面。研究发现,以上几个方面可以显著增加预期寿命,死亡风险可下降65%。

1. 规律锻炼　体育运动是身体活动和心理活动参与的过程,是一整套规则指导下的锻炼活动。我国城乡居民经常参加体育锻炼的比例为33.9%,其中20~69岁居民经常锻炼率仅为14.7%,成人经常锻炼率处于较低水平,缺乏身体活动成为多种慢性病发生的重要原因。科学、规律的体育锻炼,可以预防疾病,愉悦身心,促进健康。丹麦一项35年心血管追踪研究发现,慢跑者死亡危险降低44%,坚持每周慢速跑步可以使男女参试者的预期寿命分别增加6.2岁和5.6岁。坚持少量而持续的运动对健康大有益处,而且容易达成,每日只要运动15 min,就可降低14%的总死亡率、10%的癌症死亡率以及20%的心血管疾病死亡率。

2. 平衡饮食　平衡饮食指的是在平常饮食过程中注重营养搭配,多种营养成分均衡摄取,过多或过少地获取某种成分,都会威胁到身体的健康。世界卫生组织全球疾病负担相关研究结果显示,饮食因素导致的疾病负担占到15.9%,已成为影响人群健康的重要危险因素,尤其是高盐、高糖、高脂等不健康饮食是引起肥胖、心脑血管疾病、糖尿病及其他代谢性疾病和肿瘤的危险因素。在我国,2020年成年居民超重、肥胖超过50%,6至17岁的儿童青少年近20%,6岁以下的儿童达10%;相比2015年,18岁及以上居民男性和女性的平均体重分别为 69.6 kg 和 59 kg, 与 2015 年发布结果相比分别增加 3.4 kg 和 1.7 kg, 全国成人超重率增长 20%~40%, 青少年儿童增长约 10%。与此同时, 膳食结构不合理问题突出, 膳食脂肪供能比持续上升, 农村首次突破 30% 推荐上限, 食用油、食用盐摄入量远高于推荐值, 而水果、豆及豆制品、奶类消费量不足。世界卫生组织在《饮食、身体活动与健康全球战略》中指出, 平衡饮食包括实现能量平衡和健康体重, 限制总脂肪量的摄入, 增加水果蔬菜以及豆类、未加工谷类食物的摄入, 控制食盐的摄入等。我国几千年前黄帝内经中也曾提出 "五谷为养, 五菜为充" 的饮食方式。合理的膳食搭配和良好的饮食习惯是身体健康的重要物质保障。合理膳食以及减少每日食用油、盐、糖摄入量, 有助于降低肥胖、糖尿病、高血压、脑卒中、冠心病等疾病的患病风险。

3. 充足睡眠　睡眠是人类生命活动的一个重要生理过程。睡眠为大脑提供休息, 同时促进身体疲劳的恢复, 还有促进生长发育、增强免疫、促进记忆以及维护身心健康等多种功能。睡眠的剥夺实验表明, 睡眠丧失会导致机体内部失衡, 引起一系列神经系统和血液生化方面的改变, 甚至导致死亡。睡眠与健康密切联系, 良好的睡眠是健康的重要前提和衡量健康的重要指标。来自瑞士洛桑大学普通医学和公共卫生中心的一项研究发现, 睡眠不足是社会经济地位较低群体患心脏病风险更高的原因之一。也有研究表明, 充足的睡眠能够显著降低心血管疾病的发生风险, 同时增强免疫力。另外, 睡眠还能够让人保持冷静并减少机体的压力水平, 促进身心健康。世界卫生组织将每年 3 月 21 日定为世界睡眠日, 强调睡眠对健康的重要意义。我国教育部《关于进一步加强中小学生睡眠管理工作的通知》中亦明确提到:"根据不同年龄段学生身心发展特点, 小学生每日睡眠时间应达到 10 小时, 初中生应达到 9 小时, 高中生应达到 8 小时。"由此可见, 睡眠对个体身心健康的重要性。

4. 预防意外　意外伤害是影响健康的重要因素之一, 包括各种非故意伤害的行为, 如车祸、溺水、坠跌、砸、穿刺、爆裂等。全球疾病负担报告的数据显示, 1990—2019 年, 道路伤害等意外因素是导致儿童青少年致病和伤残的主要因素之一。另外, 据 2017 年《中国青少年儿童伤害现状回顾报告》, 2010—2015 年期间, 伤害是导致我国 0~19 岁儿童青少年死亡的首要原因, 占所有死亡的 40%~50%。其中, 溺水、道路交通伤害和跌倒／坠落是前三位伤害死因。因此, 预防意外也是健康的重要保护措施。

（二）健康促进行为的影响因素

常见的影响健康促进行为的因素包括以下几种。

1. 人口学因素　既往研究表明, 年龄、文化水平、婚姻状况等在内的人口学特征是影响个体健康促进行为的因素之一。如研究发现, 新冠疫情防控中, 男性、未婚及低年龄人群的防护行为较弱; 收入水平较低者的防护行为依从性也较低。也有研究表明, 受限于文化水平, 一般体力劳动者的健康促进行为水平低于脑力劳动者。另外, 年龄越大、女性、文化程度越高、经济状况越好, 其健康促进行为越多。

2. 与健康相关的认识和态度　根据 Pender 的健康促进模式, 与健康相关的知识水平和态度, 可能通过影响个体相关的行为动机, 最终影响个人的健康促进行为。健康认识和态度, 会影响行为动机, 并促进健康行为的发生和维持。

3. 自我效能感　研究发现, 一般自我效能感与健康促进行为呈正相关, 同时, 也是青少年健康行为的重要心理预测因素, 能够显著解释健康促进行为。具有较高自我效能感的个体会更积极、主动地学习且实施健康促进行为, 能够规律性的进行锻炼以及保持良好的生活方式。

4. 社会支持以及家庭、社区环境　研究表明, 社会支持不仅可以减轻生理和心理上的需要, 还能够帮助缓解压力事件对其生活上的影响, 是健康促进的重要组成部分。同时, 社会支持也是自我实现、压力管理、健康责任和人际关系的重要影响因素。个体的社会支持水平越高, 越能够积极地与他人保持密切的关系和主动获取知识并运用, 更好地维持健康促进生活方式。有研究表明, 来自社区环境的支持越多, 参与社区活动就会越积极, 其健康促进行为水平就会越高, 广泛的社会支持能够增强个体的自我成就感, 对生活充满热情, 激励其主动选择健康的生活方式。另外, 健康促进行为与家庭功能的各个方面都有紧密联系,其中家庭沟通和父母行为控制能力的作用尤为突出。同时,婚姻和良好的家庭氛围中的个体,其健康行为水平要高于独居个体。而积极的家庭沟通和教养方式,对青少年健康促进行为以及良好行为习惯的养成具有积极的影响。

健康促进行为的培养,从环境层面来讲,可以通过媒体宣传,加强健康知识的普及,以及构建健康的文化环境,激发社会关注和群众参与,创造有利健康的社会经济、文化与环境条件,包括社区、家庭环境等。从个体层面上讲,可以通过加强健康教育以及健康咨询等,改变不利于健康的自我认知和态度,提升自我健康行为的效能感,并通过自我社会支持系统加以维持和强化。

三、健康危害行为

健康危害因素是指能够增加个体患病或死亡几率的因素,包括人类生物学因素、环境因素(自然环境和社会环境)、个人行为因素和卫生保健因素四个方面。这四类因素中,行为因素最为活跃,行为因素是指与疾病关联或危害健康的行为,即健康危害行为(health-compromising behaviors)。常见的健康危害行为包括吸烟、饮酒、药物滥用以及进食问题等。

(一) 吸烟、饮酒行为

大量临床和实验表明,烟酒是危害健康的高危因素。2021年国家卫健委《中国吸烟危害健康报告2020》中指出,我国吸烟人群逾3亿。其中,2018年中国15岁以上人群吸烟率为26.6%,其中男性吸烟率为50.5%。每年因吸烟相关疾病所致死亡人数超过100万。烟草烟雾中含有69种已知的致癌物,这些致癌物会引发机体内关键基因突变,正常生长控制机制失调,最终导致细胞癌变和恶性肿瘤的发生。大量研究证明,吸烟导致的身体危害大部分是可逆的,也即无论吸烟时间的长短,戒烟后,心脑血管疾病的发生率和死亡率都可相应地降低。有研究表明,吸烟和二手烟暴露是心脑血管疾病最主要的可预防因素。吸烟者发生中风的风险是非吸烟者的1.5倍,二手烟可迅速损伤心脑血管,可导致冠心病的风险增加25%~30%,导致中风的风险增加20%~30%。戒烟5~15年,中风发病风险降低至如非吸烟者的水平。另外,长期饮酒者有易发生高血压的倾向,脑血管意外以及急性心肌梗死时的死亡率比不饮酒者高得多,预后更严重。

另外,根据WHO《2018年酒精与健康全球状况报告》,2016年有300多万人因过度饮酒死亡,占死亡总数的二十分之一。这些死亡者中四分之三以上为男性。总体而言,因过度饮酒带来的危害导致全球疾病负担的5%以上。世界卫生组织早已把酒精定为一类致癌物,与常见的乳腺癌、结直肠癌、肝癌、食管癌、胃癌等疾病有关联,全世界5.5%的癌症产生和5.8%的癌症死亡都是由酒精引起。

吸烟、饮酒等健康危害行为的影响因素较多,主要包括生理成瘾性、个性特征、同伴和家庭影响以及社会文化等因素。尤其是对青少年来讲,心理社会因素是导致青少年吸烟、饮酒行为的主要因素:一方面,儿童青少年会受到自身有关吸烟、饮酒行为不良认知的影响;另一方面是社会文化环境的影响,包括家庭环境因素中的父母吸烟行为等均会显著地影响到青少年的吸烟行为。另外,同伴关系也是影响青少年吸烟饮酒行为的最重要的两个因素。同伴对青少年吸烟等危险行为的影响主要是基于他们的相似性。这种相似性一般分为两个过程,一是社会化过程,即同伴团体影响了青少年的健康危害行为。二是选择过程,即个体选择了那些在健康危害行为上与自身相似的同伴做朋友。

(二) 药物滥用行为

药物滥用行为包括毒品(传统毒品和新型毒品)以及其他成瘾性物质的使用。药物滥用不仅对个人的身心健康造成了极大的危害,还有可能导致犯罪,对家庭和社会造成极大的危害和损失。药物滥用损害身体的正常生理功能,导致免疫力低下,容易并发各种感染性疾病,如皮肤病、性病、艾滋病等。同时,由于依赖和成瘾性的存在,药物的反复使用将导致个体意志的衰退和人格的缺陷,这种现象也被称为精神活性药物所具有的特殊精神神经毒性。研究表明,药物滥用者的心理健康水平较低,如苯丙胺类兴奋剂滥用者的焦虑、抑郁状况高于常模,应对方式以消极为主,情绪方面的问题也十分明显,同时可能存在各种社会适应不良问题。

(三) 进食问题

进食问题行为主要指神经性厌食、神经性贪食、过度进食或呕吐、异食癖,以及心因性厌食。最常见的进食问题造成的结果是肥胖问题。随着社会的进步和人们生活水平的不断提高,全球范围内超重人群或肥胖人群所占比例逐年升高,中国的肥胖人群数量也呈快速增长状态。根据《中国居民营养与慢性病状况报告(2020 年)》显示,中国成年居民超重肥胖率达 50.7%,6 岁至 17 岁的儿童青少年超重肥胖率接近 20%,6 岁以下的儿童达到 10%。居民超重肥胖问题不断凸显,慢性病患病、发病仍呈上升趋势。肥胖不仅影响人们的日常生活,还会影响其身心健康。据调查,肥胖与高血压、冠心病、2 型糖尿病等慢性疾病密切相关,同时,肥胖还会影响到心理健康,肥胖患者身体笨重,行动迟缓不灵活,活动能力差,在集体活动中常常因为肥胖成为被嘲笑和取绰号的对象,使得肥胖人群产生自卑感和精神压力,从而影响学习,为社交、择业乃至参与社会竞争带来困难。

健康危害行为的预防干预,需要包括公共卫生、心理学、社会学、人类学等多学科的共同努力和协同推进。首先,要围绕着影响健康的因素加强早期预防性干预,如健康知识普及、创建健康环境以及心理健康促进等,提高个体的健康素养。其次,对已出现健康危害行为的个体,需要开展戒烟、戒酒精成瘾和物质滥用行为的干预和治疗,可采用认知行为治疗、社会支持和应激管理以及多模式干预等方法对个体及家庭开展有效的治疗,以促进健康危害行为的改变。最后,复发的预防对健康危害行为的改变也至关重要。应采用有效的方法找到影响复发的重要因素(如经历抑郁、焦虑等心理问题,社会支持低等),通过尽早的预防将复发的可能性降到最低,并在复发发生时采用有效的方法再次推动个体健康危害行为的改变。除了以上措施外,还需要动员全社会的力量,运用社会工程的方式降低健康危害行为的发生,如运用提高烟税、特定场合禁止吸烟的方式减少吸烟者的数量,征收糖税减少含糖饮料的消费等。

(林丹华)

数字课程学习

⬇ 教学 PPT　　　✏ 自测题

第二篇　疾病预防控制与公共卫生服务

　　研究疾病的预防和控制是预防医学的主要任务之一,也是医药卫生工作不可忽视的重要内容。疾病的预防控制是通过对疾病及其关联因素进行监测,提出疾病预防和控制的策略和措施,并通过实践加以验证。公共卫生是通过个体、组织和社会的共同努力,改善自然环境和社会环境,培养健康的卫生习惯和生活方式,开展疾病监测、控制各类危害因素,提供完善的医疗卫生服务,达到提高人民健康水平的目的。公共卫生关注群体健康,其核心简言之就是"3P",即健康促进(promotion)、疾病预防(prevention)、健康保护(protection)。公共卫生服务是面向大众的群体服务,是一种成本低、效果好的服务,它与普通意义上的医疗服务有所不同,是一种社会效益回报周期相对较长的服务。

　　本篇介绍了常见传染病、地方病、慢性非传染疾病、伤害的流行特点、影响因素及防制策略,阐述了突发公共卫生事件应急管理和临床预防、健康管理、健康风险评估、健康维护计划制定等临床中常用的方法。本篇还介绍了健康教育、健康促进的基本原理和方法、社会卫生服务功能和内容、全球卫生策略,尤其对行为改变的理论、社会卫生诊断做了较为详细的阐述。

<table>
<tr><td>第六章</td><td># 传染病的预防与控制</td></tr>
</table>

近一个世纪以来,随着科学技术的发展,生活条件、卫生状况的改善和计划免疫的实施,全球很多传染病都得到了有效的控制,发病率和病死率均有不同程度的降低。我国在"预防为主"的方针指引下,传染病的防制工作取得了举世瞩目的成就,一些严重威胁人民健康的传染病,如天花已被消灭,白喉、百日咳、破伤风、脊髓灰质炎、鼠疫等传染病已得到了有效控制,人口的主要死因也由以传染病为主转向以心血管疾病、糖尿病、肿瘤和意外伤害等慢性非传染病为主。但是,目前传染病的威胁仍不容忽视,一些基本销声匿迹的传染病如梅毒、淋病和血吸虫病又死灰复燃;结核病、病毒性肝炎的患病率一直居高不下;一些新发的传染病,如埃博拉病毒病、军团病、艾滋病、莱姆病、高致病性禽流感、重症急性呼吸综合征、新型冠状病毒肺炎等陆续出现,人类正面临新老传染病的双重威胁。此外,影响传染病发生和流行的因素也发生了较大的变化,生态环境的恶化、交通便捷快速、人口流动的增加、商品流通的频繁等使得传染病流行更快、更广,更易暴发,绝不可低估传染病的危害,因此加强传染病的预防和控制仍是世界各国卫生防疫工作的重点。

第一节　传染病的概念及其流行特征

一、基本概念

传染病(infectious disease)是指由特异病原体引起的,能在人与人、动物与动物或动物与人之间相互传染的多种疾病的总称。

1989 年,我国正式颁布了《中华人名共和国传染病防治法》,并于 1989 年 9 月 1 日正式实施。该法于 2004 年 8 月 28 日和 2013 年 6 月 29 日分别经中华人民共和国第十届全国人民代表大会常务委员会第十一次会议和第十二届全国人民代表大会常务委员会第三次会议修订通过。目前我国的法定传染病分为甲、乙、丙三类共有 40 种。我国法定的传染病名单如下。

甲类传染病:鼠疫、霍乱。

乙类传染病:传染性非典型肺炎(严重急性呼吸综合征)、艾滋病、病毒性肝炎、脊髓灰质炎、人感染高致病性禽流感、麻疹、流行性出血热、狂犬病、流行性乙型脑炎、登革热、炭疽、细菌性和阿米巴性痢疾、肺结核、伤寒和副伤寒、流行性脑脊髓膜炎、百日咳、白喉、新生儿破伤风、猩红热、布鲁菌病、淋病、梅毒、钩端螺旋体病、血吸虫病、疟疾、人感染 H_7N_9 禽流感、新型冠状病毒感染的肺炎。

丙类传染病:流行性感冒、流行性腮腺炎、风疹、急性出血性结膜炎、麻风病、流行性和地方性斑疹伤寒、黑热病、包虫病(棘球蚴病)、丝虫病,除霍乱、细菌性和阿米巴性痢疾、伤寒和副伤寒以外的感染性腹泻病、手足口病。

国务院卫生行政部门可以根据传染病的暴发、流行情况和危害程度,决定增加、减少或者调整乙类、丙

129

类传染病病种并予以公布。2013 年 10 月 28 日国家卫生计划生育委员会发布关于调整部分法定传染病病种管理工作的通知:将人感染 H_7N_9 禽流感纳入法定乙类传染病;将甲型 H_1N_1 流感从乙类调整为丙类,并纳入现有流行性感冒进行管理;解除对人感染高致病性禽流感采取的传染病防治法规定的甲类传染病预防、控制措施。

2020 年 10 月 2 日,国家卫健委发布《传染病防治法》修订征求意见稿,明确提出甲、乙、丙三类传染病的特征。乙类传染病新增人感染 H_7N_9 禽流感和新型冠状病毒感染的肺炎两种。此次草案提出,任何单位和个人发现传染病患者或者疑似传染病患者时,应当及时向附近的疾病预防控制机构或者医疗机构报告,可按照国家有关规定予以奖励;对经确认排除传染病疫情的,不予追究相关单位和个人责任。

2021 年 1 月 20 日,国家卫生健康委员会发布公告,根据《传染病防治法》的相关规定,基于目前对新型冠状病毒感染的肺炎的病原、流行病学、临床特征等特点的认识,报国务院批准同意,国家卫生健康委决定将新型冠状病毒感染的肺炎纳入法定传染病乙类管理,采取甲类传染病的预防、控制措施。

二、基本特征

传染病具有特异病原体、传染性、流行病学特征、感染后获得免疫力等基本特征。

1. 特异病原体　病原体是指能够引起宿主发病的各种微生物。每种传染病都有其特定的病原体,包括病毒、立克次体、细菌、真菌、螺旋体、原虫等。

2. 传染性　病原体从宿主排出体外,通过一定方式,到达新的易感染者体内,呈现出一定传染性,其传染强度与病原体种类、数量、毒力、易感者的免疫状态和进入宿主体内的方式等因素有关。

3. 流行病学特征　传染病一般具有下述流行特征。

(1) 流行性　通常用发病率和病例间联系程度两个方面进行描述,按传染病流行过程的强度和广度分为:①散发(sporadic):指传染病的发病率呈历年的一般水平,病例间在发病时间和地点上无明显关联,在人群中散在发生;②流行(epidemic):是指某一地区在某一时期内,某种传染病的发病率超过了历年同期的发病水平,病例间存在明显的时间和空间联系;③大流行(pandemic):指某种传染病在一个短时期内迅速传播、蔓延,涉及地区广泛,跨省、国甚至洲界,超过"流行"的强度;④暴发(outbreak):指某一局部地区或单位,在短期内突然出现大量症状相似的患者,这些患者具有相同的传染源或者传播途径。

(2) 地方性　指某些传染病或寄生虫病,其宿主或传播虫媒受地理条件、气温条件变化的影响,常局限在一定的地理范围内发生,如血吸虫病、疟疾等。

(3) 季节性　指传染病的发病率在一定季节内呈现增高的现象,发病率季节性变化不仅与温度、湿度等气候条件改变有关,而且还与气候条件变化的自然环境、媒介和动物的生活习性以及人类的生活、生产习惯等社会环境变化有关。如乙型脑炎、季节性流感等。

4. 感染后获得免疫力　大多数病原体感染人体后,人体的免疫系统对同一种病原体产生抗体,使人体不再感染,称为免疫。传染病痊愈后,一般均有免疫性,不同的传染病,病后免疫状态有所不同,有的传染病患病一次后可终身免疫,有的还可再次感染。

第二节　传染病的流行过程

传染病在人群中发生和蔓延,必须具备三个基本条件,也称为流行过程三环节,即传染源、传播途径和易感人群,当三个条件同时存在并相互作用时即可造成传染病的流行。掌握传染病流行过程的基本条件与影响因素,将有助于制订正确有效的防制措施,控制传染病的发生和蔓延。

一、传染源

传染源(source of infection)即体内有病原体生长、繁殖并能排出病原体的人或动物,包括传染病的患者、病原携带者和受感染的动物。

1. 传染病患者　是重要的传染源,因其体内存在大量的病原体,而且患者的很多症状往往有利于病原体向外扩散,如痢疾等肠道传染病的腹泻,白喉、结核病等呼吸系统传染病患者咳嗽的时候均可排出大量病原体,增加了易感者被感染的机会。此外,某些传染病(如麻疹、水痘)并没有病原携带者,患者是唯一的传染源。患者作为传染源的意义大小主要取决于排出的病原体数量、毒性大小及患者的活动范围。传染病患者的病程通常经历三个时期,即潜伏期、临床症状期和恢复期,各时期排出病原体的数量和频率不同,因此各时期作为传染源的意义也不尽相同。

(1) 潜伏期(incubaton period)　指自病原体侵入机体至最早出现临床症状的这段时间。各种传染病的潜伏期长短不一,短则数小时,长则数月,甚至数年。同一种传染病的潜伏期也不尽相同,但大多数局限在一定的范围内。潜伏期长短受病原体侵入机体的数量、毒力、繁殖能力、侵入途径和机体状态等因素的影响。一般潜伏期短的传染病来势凶猛,常呈现暴发流行,而潜伏期长的传染病流行持续时间较长。

潜伏期的流行病学意义:①依据潜伏期长短判断患者受感染的时间,追踪传染源,确定传播途径。②确定接触者的留验、检疫和医学观察期限。③确定免疫接种时间,如狂犬病要求在暴露72 h内注射狂犬病血清效果最佳,麻疹接触者在接触最初5日内实施免疫接种才有效。④评价预防效果,实施预防措施后,经过一个潜伏期,若发病人数明显下降,则认为措施有效。

(2) 临床症状期(clinical stage)　指出现疾病特异性症状与体征的时期。患者在临床症状出现的前驱期或稍后,组织已遭到损害,此时患者可排出病原体,传染性最强。一般根据疾病的临床经过、症状和体征,将传染病患者分为典型患者和非典型患者。典型患者是指具有典型的临床症状和体征,虽然他们排出的病原体数量较大,但易于诊断且多住院隔离治疗,使其作为传染源的作用受到一定的限制。非典型患者由于临床症状不典型容易误诊,导致没有及时恰当地治疗和隔离,从而感染他人,其作为传染源的意义比典型患者更为重要。另外,具有慢性临床经过的患者由于持续排出病原体,其对周围健康人群的威胁时间相应延长,作为传染源的意义也非常大。

(3) 恢复期(convalescent period)　是指患者临床症状消失,机体遭受的各种损害处于逐渐恢复到正常状态的时期。由于机体的免疫力开始出现,此时的一些传染病患者体内的病原体被迅速清除,已不再是传染源;但有一些传染病患者在恢复期仍可排出病原体,继续作为传染源;还有一些传染病患者排出病原体的时间很长,甚至成为终身传染源。

传染病患者排出病原体的整个时期称为传染期(communicable period)。各种传染病的传染期长短有所不同,传染期一般依据病原学检查和流行病学调查确定,它是制定传染病隔离期的重要依据。一般对传染病患者的隔离措施应在传染期结束后终止。

2. 病原携带者(carrier)　是指没有任何临床症状但能排出病原体的人,带菌者、带毒者和带虫者均称病原携带者。病原携带者一般可分为潜伏期病原携带者、恢复期病原携带者和健康病原携带者三类。

(1) 潜伏期病原携带者(incubatory carrier)　指潜伏期内携带病原体并可向体外排出病原体的人,如麻疹、水痘、白喉、霍乱、伤寒、痢疾和甲型肝炎等,其多数在潜伏期末即可排出病原体。

(2) 恢复期病原携带者(convalescent carrier)　指临床症状消失后仍能在一定时期内向外排出病原体的人,如伤寒、痢疾、流行性脑脊髓膜炎(简称流脑)、白喉、乙型肝炎等。一般情况下这种状态持续时间较短,少数持续时间较长,个别可延续终身。临床症状消失后3个月内仍可排出病原体的人称为暂时性病原携带者,超过3个月的人称为慢性病原携带者。慢性病原携带者常呈现间歇性排出病原体的现象,因此对慢性病原携带者应连续检查3次结果为阴性,才能确定病原携带状态已经解除。慢性病原携带者因其携带病原时间长,具有重要的流行病学意义。

(3) 健康病原携带者(healthy carrier) 指整个感染过程中均无明显临床症状与体征,但能排出病原体的人。健康携带者常见的传染病有流行性乙型脑炎、脊髓灰质炎、白喉、霍乱和乙型肝炎等,这类携带者通常只有经实验室检查才能证实。一般情况下,健康病原携带者排出病原体的数量较少,时间较短,因而作为传染源的意义有限。

病原携带者作为传染源的意义大小不仅取决于携带者的类型、排出病原体的数量和持续时间,而且还取决于携带者的职业、卫生习惯、生活环境、社会活动范围、卫生防疫措施等。其中携带者的职业和卫生习惯最重要,如饮食服务行业、托幼机构、集中式供水的自来水厂等行业工作的病原携带者对他人威胁极大,对这些人定期进行病原学检查,病后随访,具有重要的防制意义。

3. 受感染的动物 人类的某些传染病是由动物传播所致。这些疾病的病原体在自然界中主要在动物间传播,在一定条件下可以传给人,这些疾病是在动物与动物、动物与人之间传播的,并由共同的病原体引起,所致疾病称为自然疫源性疾病或人畜共患疾病,如鼠疫、布鲁菌病、森林脑炎、钩端螺旋体病、血吸虫病、狂犬病等。

受感染的动物作为传染源引起的常见的传染病有:家畜与家养动物可致布鲁菌病、炭疽、血吸虫病、钩端螺旋体病、乙型脑炎、狂犬病、棘球蚴病、弓形虫病,啮齿动物可致鼠疫、钩端螺旋体病、流行性出血热、狂犬病、弓形虫病,鸟禽类可致乙型脑炎、森林脑炎、禽流感,野兽可致狂犬病、钩端螺旋体病等。

受感染动物作为传染源的意义大小取决于人与动物接触的机会、受感染动物的数量,以及是否有适宜的传播条件和传播媒介存在等,还与人们的卫生知识水平和生活习惯等有关。值得注意的是,近年来新发现的传染病的病原体多数来自家畜和野生动物,随着宠物饲养数量的增加,人在野外森林度假活动的增多,人类被感染的机会大大增加,应引起高度重视。

二、传播途径

传播途径(route of transmission)是指病原体从传染源排出后,侵入新的易感宿主前,在外界环境中停留和转移所经历的全部过程,即病原体更换宿主在外界环境中所经历的全过程。病原体必须依附于各种生物媒介和非生物媒介物才能在外界环境中停留和转移,参与病原体传播的媒介物称为传播因素或传播媒介。传播途径实质上就是传播因素的集合体,每种传染病可通过一种或多种传播途径传播。病原体既能在宿主体内寄生,又能在长期进化过程中适应从一个宿主转移到另一个宿主体内,这种病原体更换宿主的过程称为传播过程。传播途径较为复杂,一般根据传播因素不同,将传播途径分为水平和垂直传播两类。

1. 水平传播(horizontal transmission) 即病原体在人与人之间传播。该传播方式主要有下述7类。

(1) 经空气传播(air-borne transmission) 是呼吸系统传染病(如麻疹、水痘、流行性感冒等)的重要传播途径,传播媒介是空气,包括飞沫、飞沫核和尘埃三种方式。①飞沫传播:呼吸道传染病的病原体主要存在于呼吸道黏膜表面的黏液中或呼吸道黏膜纤毛上皮细胞的碎片里,当患者咳嗽、打喷嚏、大声说话甚至呼气时可从鼻咽部喷出大量含有病原体的飞沫,大的飞沫落在地面上,小的飞沫在空气中短时间飘浮,可传播给周围的密切接触者。患者喷出的飞沫直接被他人吸入而引起的感染称为飞沫传播。对外界环境抵抗力较弱的流行性感冒病毒、百日咳鲍特菌、脑膜炎球菌等病原体常经此方式传播。②飞沫核传播:飞沫在空气中悬浮的过程中,由于蒸发失去水分,剩下蛋白质和病原体的部分称为飞沫核。飞沫核在空气中悬浮的时间较长并可漂流至远处。吸入带病原体的飞沫核引起的感染称飞沫核传播。一般在空气中悬浮时间长、耐干燥的结核分枝杆菌、白喉杆菌等病原体常经此方式传播。③尘埃传播:患者排出的较大飞沫落在地面上,干燥后可随尘埃重新悬浮于空气中,吸入这样的尘埃引起的感染称为尘埃传播。对外界环境抵抗力较强的炭疽杆菌、结核分枝杆菌等病原体常以此方式传播。

经空气传播的传染病的特征是：传播范围广，传播途径易于实现，发病率较高；有明显的季节性，常见于冬春两季；在未经免疫预防的人群中发病呈周期性增多；居住拥挤和人口密度大的地区易发。人口密度、居住条件、卫生条件等是影响经空气传播的主要因素。目前，随着人口的增加，人们之间的社会交往越来越频繁，使得经空气传播的传染病更易于发生。

（2）经水传播（water-borne transmission）　这是许多肠道传染病（如霍乱、伤寒、痢疾、甲型肝炎等）和某些寄生虫病（如血吸虫病、钩端螺旋体病等）的主要传播途径。传染病经水传播的方式包括饮用水污染和疫水接触传播两种。水源水被污染的情况可因自来水管网破损污水渗入，或因粪便、污物或地面污物污染水源和水源保护不当所致。经水传播发生的频率和范围主要取决于水源被污染的性质和居民卫生习惯。经饮水传播的疾病常呈暴发流行，其流行特征为：①病例分布与供水范围一致，有饮用同一水源史或有疫水接触史。②除哺乳婴儿外，发病无年龄、性别差异，饮用生水者发病较多。③在水源经常受到污染时，病例常持续出现；加强疫水处理和个人防护，可控制病例的发生。④急性发病常有季节性、地区性和职业性，患者多见于水网地区、雨季以及灾后，发病以常与疫水接触的职业人群为多。经疫水发生的传播通常是由于人们接触疫水时，病原体（如血吸虫、钩端螺旋体等）经过皮肤、黏膜侵入机体。

（3）经食物传播（food-borne transmission）　这是肠道传染病（如伤寒、细菌性痢疾等）和某些寄生虫病（如猪带绦虫病等）的主要传播途径。作为传播媒介的食物有很多种，大体分两类。一类是食物本身存在病原体，如感染绦虫的猪肉、牛肉等；另一类是食物被病原体污染，如在生产、加工、运输、储存及销售等环节被患者、病原携带者、鼠、蝇类的排泄物污染的食物。经食物传播的传染病的特征主要有：①患者有摄入某污染食物史，未摄入该食物者不发病。②患者潜伏期短，多发生在夏秋季节。③如系一次大量污染，用餐者中可呈现暴发，当停止供应污染食物后，暴发即可平息；如果食物反复多次被污染，则暴发和流行可持续较长时间。

（4）经接触传播（contact transmission）　根据病原体离开传染源后，侵入易感宿主机体前是否在外界环境中停留，将其分为直接接触传播和间接接触传播两类。①直接接触传播：指在没有外界因素的参与下，病原体从传染源直接传播至易感者的一种传播途径，如狂犬病、性传播疾病（简称性病）、艾滋病等。②间接接触传播：是指间接接触了被病原体污染的物品所致的传播。通常这种传播是通过接触日常生活用品所致，许多肠道传染病、呼吸系统传染病、皮肤传染病可经此途径传播。间接接触传播的病例一般呈散发，流行过程缓慢，无明显的季节性，全年均可发病，个人卫生习惯不良和卫生条件差的地区的人易发病。加强传染源管理，严格消毒制度，注意个人卫生，可以减少经接触传播疾病的发生。

（5）经媒介节肢动物传播（arthropod-borne transmission）　又称虫媒传播，指经媒介节肢动物机械携带或叮咬吸血而传播的传染病。经媒介节肢动物传播是肠道传染病、某些人畜共患病和寄生虫病的主要传播途径。常见的媒介节肢动物有蚊、蝇、蚤、蜱、螨、蟑螂等，其传播方式可分为生物性和机械性传播两种。①生物性（吸血）传播：是指病原体进入节肢动物机体后，在其肠道或体腔内经过发育、繁殖才能感染易感者；其传播特点是病原体与节肢动物间存在生物学上的依存关系，并具有一定的特异性。通常病原体在节肢动物体内繁殖或完成其生活周期中的某阶段后，才具有传染性的这段时间称为外潜伏期。经吸血节肢动物传播的疾病种类较多，如鼠疫、流行性乙型脑炎、森林脑炎、疟疾、斑疹伤寒、丝虫病等。生物媒介传播的疾病具有一定的区域性和季节性；病例分布与吸血节肢动物分布一致；有明显的职业特点；发病有年龄差异，老疫区发病多集中在儿童，新迁入疫区的人不分老幼均易感；一般无人与人直接传播的情况。②机械性传播：是指某些节肢动物（如蝇、蟑螂等）可携带病原体，但病原体在它们体内或体表不能发育、繁殖，仅在觅食时通过接触、反吐或随粪便排出病原体而污染食物或食具，人们因摄入被污染的食物或使用被污染的食具而受到感染，如伤寒、痢疾等。

（6）经土壤传播（soil-borne transmission）　通过土壤传播是许多传染病（如破伤风、炭疽等）和某些寄生虫病（如蛔虫病等）的主要传播途径。土壤被污染的机会很多，如传染源的排泄物、分泌物等可直接或间接污染土壤,因传染病死亡的人、动物埋葬方法不当导致土壤污染等。某些寄生虫(如蛔虫、钩虫、鞭虫等)的虫卵从宿主排出后,需在土壤中发育一定阶段才具有感染易感者的能力;还有一些能形成芽孢的病原体(如炭疽、破伤风等),形成芽孢污染土壤后,其传染力可达数十年。经土壤传播的意义大小与病原体在土壤中的存活时间、人与土壤的接触机会以及个人卫生和皮肤是否破损等有关。

(7) 医源性传播(iatrogenic transmission)　是指在医疗或预防工作中,由于未能严格按规章制度和操作规程而人为地造成某些传染病的传播。医源性传播可分为两类:一类是由于生物、血液制品等受污染而引起的疾病传播,如艾滋病、乙型肝炎、丙型肝炎等;另一类是由于器械被污染或者消毒不合格,而导致了易感者在接受检查、治疗或者某些预防措施时被感染。医源性传播是医院感染传播的主要途径。

2. **垂直传播**(vertical transmission)　也称母婴传播或围生期传播,指在围生期病原体通过母体传给子代。垂直传播可分为经胎盘传播、上行性传播和分娩引起的传播三种。

(1) 经胎盘传播　指受感染的孕妇经胎盘血液将病原体传给胎儿引起宫内感染。常见的有风疹、艾滋病、梅毒和乙型肝炎等。

(2) 上行性传播　病原体从孕妇阴道到达绒毛膜或胎盘引起胎儿宫内感染,如链球菌、葡萄球菌、大肠埃希菌、肺炎球菌、白念珠菌、单纯疱疹病毒、巨细胞病毒等。

(3) 分娩引起传播　分娩过程中由于胎儿通过感染的产道或被含有病原体的体液污染而被感染。如淋球菌、结膜炎包涵体、疱疹病毒、艾滋病和乙型肝炎病毒等可通过这种方式传播。

传染病的传播主要是上述水平和垂直传播两类10种形式,实际许多传染病常以一种以上的途径进行传播,究竟以哪一种途径传播为主,取决于病原所处环境的流行病学特征和病原体自身的流行病学特征。

三、易感人群

易感人群(susceptible population)指对某种传染病的病原体缺乏免疫力而易受感染的人群。例如,未得过麻疹和未接种过麻疹疫苗的人常为麻疹的易感人群。人群作为一个整体对传染病的易感的程度称为人群易感性(herd susceptibility)。人群易感性的高低取决于总人口中易感人口所占的比例。群体免疫水平高,人群易感性低;反之亦然。判断某一人群对某种传染病易感性的高低,可从该病以往在人群中的流行情况、该病的预防接种情况和对人群进行该病抗体水平检测结果等角度综合考虑。

1. 使人群易感性降低的主要因素

(1) 计划免疫预防接种　按照规定的免疫程序有计划地对应免疫人群实施预防接种,是降低人群易感性的重要措施,是有效地提高机体的特异性免疫力,降低人群易感性的最主要因素。

(2) 传染病流行后　一次传染病流行后,大多数易感者由于感染而获得免疫力,人群免疫水平提高,易感性降低。

(3) 隐性感染　隐性感染后可增加免疫人口,降低人群易感性,但这种免疫力相对较弱。无论患病或隐性感染,其获得的免疫力主要因病而定,可以持续较短时间,也可以是终身免疫。

2. 使人群易感性升高的因素

(1) 新生儿增加　出生6个月以上未经人工免疫的婴儿,由于他们从母体得到的抗体逐渐消失,获得性免疫尚未形成,对许多传染病都易感,但某些传染病(如白喉、百日咳等)对6个月以下婴儿也易感。

(2) 易感人口迁入　流行区常住居民隐性感染或得病后可获得对该病的免疫力,而非流行区居民因缺乏相应免疫力,当大量迁入流行区时,使流行区人群的易感性增高。

(3) 免疫人口免疫力自然消退　有些传染病(如天花、麻疹等)病后有长期免疫力,有的甚至能维持终身。一般传染病病后或人工免疫后,其免疫力可随时间的推移逐渐降低,最后又成为易感者,使人群易感性增高。

(4) 免疫人口死亡　使人群易感性相对升高。

人群易感性的高低可直接影响传染病的流行过程,人群免疫人口增加时可大大降低传染病的发病率,这是由于具有足够免疫力的人可免于发病,大量免疫者分布在传染源周围形成有效的免疫屏障,对易感者起保护作用,从而大大减少了传染病蔓延的机会。因此,通过预防接种提高人群免疫水平是防止传染病流行的重要措施。

四、传染病流行过程的影响因素

传染病的流行,必然有传染源排出病原体,通过一定传播途径侵入易感人群,只有三个基本环节相互联系、协同作用才有可能形成传染病的流行。然而有了传染源、传播途径和易感人群三个基本环节,仅具备了传染病在人群中发生与流行的可能性,是否发生流行还受到自然因素与社会因素的影响。这两类因素可作用于传染源、传播途径或易感人群而影响传染病的流行过程。

1. 自然因素对流行过程的影响　影响传染病流行过程的自然因素很多,其中最明显的是气候因素与地理因素,这些因素可以对流行过程中三个环节的任一环节产生影响。

(1) 气候因素　气候因素不仅对人群活动、动物宿主和媒介昆虫的孳生繁殖有明显影响,而且对环境中的游离性病原体的存活时间也有作用,常见有流行病学意义的气候因素包括气温、紫外线强度、降水量、湿度、风速与风向等。气候因素对虫媒传染病及动物源性传染病的影响最大,一方面媒介动物的生长、繁殖、分布和活动能力会受到气候因素的影响,另一方面病原体在动物体内生存、增殖也会受到气候因素的影响,如气温、湿度和雨量与疟疾、流行性乙型脑炎(简称乙脑)的流行明显相关。因为这些气候因素对蚊虫孳生繁殖及病原体在蚊体内增殖和生活周期有直接影响,如疟原虫14℃以下在蚊体内不发育,干旱不利于蚊虫的繁殖等。雨量同样是一个非常重要的影响传染病流行的因素,夏秋季节暴雨引起洪水泛滥,居民与带有钩端螺旋体的猪、鼠粪尿污染的水体接触,而导致钩端螺旋体病暴发。例如,20 世纪 60 年代初,我国某些地区在洪水之后出现的成批的"无名高热""病因不明的视力减退症"患者,经过调查,证实多半为洪水泛滥时居民与含有钩端螺旋体的"疫水"接触所致。暴雨洪水致水源污染引起肠道传染病流行。如 1993 年春,美国威斯康星州密尔沃基市(Milwaukee),由于自来水被污染而发生规模空前的隐孢子虫病水型流行。也有报道,雨量与湖洼地区野鼠型流行性出血热的发生和流行相关。风也可作为传染病病原体和昆媒传播的载体,故风向、风速对某些传染病的传播和分布也颇有影响。除此之外,气候因素还可以影响人类的生活习惯、机体抵抗能力等导致疾病出现不同的季节性。近年来,随着全球气候变暖、温室效应的发生,严重影响了一些传染病的地区分布,原来局限于热带、亚热带地区的疾病也开始蔓延至温带地区。

(2) 地理因素　动植物的地理分布受到地理因素的影响,如土质疏松地带(沙漠、草原、耕地)适于鼠类做洞繁殖,植物种类丰富也有利于鼠类生存繁殖,所以由鼠类传播的鼠疫多限于草原和沙漠地带。丝虫病在我国未基本消灭之前,主要分布在黄河之南的 15 个省、自治区、直辖市,而且不同丝虫种的地理分布也很有差异。

2. 社会因素对流行过程的影响　社会因素表现为多方面,包括人类的一切活动,如生产劳动、生活条件,医疗卫生状况,经济、文化、宗教信仰、风俗习惯、卫生习惯、生活劳动方式、人口密度、人口移动、职业、社会动荡和社会制度等。

众所周知,不同生产环境和生产方式对传染病或寄生虫病均有明显影响。农民下水田插秧、收割、捕鱼、摸虾或打湖草而感染血吸虫病,菜农在用未经处理的新鲜人粪施肥的菜地里赤脚、裸手劳动可感染钩虫病,牧民接产患布鲁菌病的母羊所产出的羊羔而感染布鲁菌病,民工在野外简易工棚中留夜而感染流行性出血热,伐木工人在林区劳动而感染森林脑炎,医务人员若在防护条件不佳、制度不严的医院工作往往容易发生院内感染等。

居住条件、营养水平、饮食卫生、卫生习惯等因素是生活条件的主要构成部分。居住拥挤、室内卫生设施不佳均可导致呼吸道及肠道传染病的传播。

生活方式、风俗习惯、宗教信仰、文化素养等因素也可影响流行过程。例如,我国广东地区居民喜欢吃生的或半生的水产食品,如吃"生鱼粥"等习惯,而引起卫氏并殖吸虫病、华支睾吸虫病等病发生。无饭前便后洗手卫生习惯者易发肠道传染病。对餐饮业人员定期进行健康体检,有利于早期发现传染源,及时进行管理,控制肠道传染病的流行。在早期推行全球消灭天花计划及近期实施消灭脊髓灰质炎计划的过程中,某些国家个别地区的宗教势力也有干扰免疫接种计划推行的事例发生,因而对当地的灭病计划也有一定的影响。

医疗卫生条件,其中特别是卫生防疫措施对促进或抑制传染病传播起着重要作用。例如,在计划免疫工作推行较好的地区,脊髓灰质炎、麻疹、结核病、百日咳、白喉及破伤风的发病率与病死率就会下降。对献血人员检查乙型、丙型肝炎及艾滋病病毒携带或感染状况,可防止受血者感染相应疾病。此外,抗生素和杀虫剂的滥用使病原体和传播媒介耐药性日益增强也是不容忽视的影响因素。

自然灾害、经济贫困、战争或内乱、人口过剩或人口大规模迁移、城市衰败等因素均可导致疾病流行。

发展经济、改善人民物质生活条件,有助于传染病发病率及病死率的降低。但是,在改善物质生活条件的同时,也必须加强群众的精神文明教育,提高人文素质,改变不良生活习惯,讲究个人卫生及公共卫生,增强自我保健意识,可降低性病及其他一些与精神文明密切相关的疾病的发病率和病死率。

第三节 传染病的防制

为了预防和控制传染病的发生和流行,必须有正确的对策和具体有效的措施。

一、传染病的预防和控制策略

传染病防制的指导思想和管理原则为:预防为主,经常性与应急性措施并重,分类管理和重点管理相结合,三环节两因素齐抓共管,政府领导、社会参与、依靠科技、依靠群众、综合治理。

(一)传染病预防

"预防为主"是我国一贯的卫生工作方针,是治未病、防患于未然的集中体现。我国在传染病的防控中,始终坚持预防为主,因地制宜,发展三级预防保健网,充分发挥各级公共卫生机构的作用,群防群控、群策群力,加强传染病防制的研究工作,采取综合性防制措施的策略。

传染病的预防指在尚未出现疫情时,针对可能受病原体威胁的人群采取措施,或者针对可能存在病原体的环境、媒介生物、动物等采取的防制办法。

1. 加强健康教育 有目的、有计划的健康教育是预防和控制传染病的重要武器和手段,是国内外公认的低投入高收益的防控策略。一方面,通过健康教育使人们获得正确的健康知识、传染病防控知识,另一方面通过行之有效的健康教育可以改变人们的不良生活习惯和行为,而这是切断传播途径的主要手段。目前,健康教育的形式多种多样,在信息化、数字化高速发展的时代,除了依托传统的专业讲座、科普宣传等健康教育平台之外,还应该关注新媒体、自媒体等宣传媒介的作用,开发针对不同人群的健康教育模型。

2. 改善卫生条件 传染病的预防不仅与防疫工作本身有关,而且涉及环境卫生、食品卫生等公共卫生事业,因此,抓好水源、食品、生物制品等管理及"三废"处理,改善城乡卫生面貌,保持饮水卫生,加强食品卫生监督,实施粪便和污物无害化处理,改善环境卫生条件,消除媒介生物及其孳生地,才能达到预防传染病的目的。除此之外,也应该关注个人居住环境卫生、人口密集地区环境卫生等,从根本上杜绝传染病的传播。

3. 提高人群免疫水平 免疫规划是预防和控制疫苗可预防疾病的重要策略。免疫规划是根据疫情监测和人群免疫状况分析,按照规定免疫程序,有计划地利用疫苗进行预防接种,以提高人群免疫水平,达到控制或最终消灭针对性传染病目的的一种重要而有效的预防措施。全球消灭天花就是在全面有效的人群免疫基础上得以实现的。许多研究和实践也证明，许多传染病可以通过人群大规模免疫接种来控制其流行。

(二) 传染病监测

传染病监测是疾病监测的一种，是系统、连续地收集传染病的发生、流行以及相关影响因素的数据，并进行分析、利用和反馈。基于传染病流行的三个环节和特征，传染病的监测中往往包括传染病的发生和死亡情况，病原体型别和特性，媒介昆虫和动物的空间分布、种类、数量以及病原体携带情况，人群免疫力水平和人口变迁情况等。传染病的监测还可以扩大到国内尚未发生但国外已经有报道的疾病。基于传染病的监测可以了解传染病的流行规律、识别暴发、评价干预措施效果等。

目前我国传染病监测既包括法定报告传染病的常规报告，还有重点疾病的哨点监测，如艾滋病、流感等。传染病监测系统还可以基于跨部门监测系统相结合的原则，开展人、物、环境等多渠道监测。如在"新型冠状病毒肺炎防控方案(第八版)"中就提到在常规疫情监测的基础上进一步开展医疗机构就诊人员监测、风险职业人群监测、重点人群健康监测、物品和环境监测、重点机构监测、集中隔离场所监测、病原监测等。

国境卫生检疫是指为了防止传染病由国外传入和从国内传出，在一个国家国际通航的港口、机场、陆地边界和国界江河口岸设立国境卫生检疫机关，对进出国境人员、交通工具、货物、行李和邮件等实施医学检查和必要的卫生处理的综合性措施。我国规定的检疫传染病的病种及其检疫期限为鼠疫6日，霍乱5日，黄热病6日。

(三) 全球化背景下传染病防控的国际合作

随着通信交通等技术不断进步，贸易、交通、旅游和互联网的紧密联系下，全球化深度和广度持续增加，全球性问题亦日益凸显，全球卫生治理成为全球治理的重要领域。任何一个传染病病例、局部疫情、已知或未知的生物威胁都可能对全人类健康造成威胁。传染病传播速度和波及范围越来越不可控，大规模传染病的预防和控制挑战越来越大。最近几十年是全球史上疾病传播速度最快、范围最广的时期。习近平总书记在G20峰会上发表重要讲话，指出"全球化时代，应对疫情大流行，亟需加强全球大合作。"

传染病预防控制国际合作最早起始于19世纪中期，1851年，在法国政府的召集下，来自12个国家的外交官和医疗代表齐聚巴黎召开了第一届国际卫生大会(International Sanitary Conference)，与会代表就霍乱、鼠疫和黄热病的预防措施进行了商讨。此后又召开了十届类似会议，终于在1892年诞生了第一个《国际卫生公约(International Sanitary Convention)》，随后传染病治理的国际合作进一步朝着机制化和法制化的方向发展，先后成立了泛美卫生组织(PAHO)、国际联盟卫生组织(Health Organization of the League of Nations)等，而在第二次世界大战之后，传染病防控的国际合作更是得到了快速发展。1946年，国际卫生大会在纽约召开，61个国家签署了《世界卫生组织组织法》，决定成立世界卫生组织(WHO)。1948年9月1日，世界卫生组织正式成立标志着世界各国开启了现代意义上的防控传染病国际合作。1951年，WHO出台《国际公共卫生条例(International Sanitary Regulations)》取代既往制定的条约，并于1969年更名为《国际卫生条例(IHR)》，该条例中明确了世界卫生组织的地位和成员国的义务，要求成员国报告特定传染病疫情、限制其他国家对已报告疫情的反应，确保"最大限度地预防疾病国际传播的同时最小化地干扰世界交通"。2003年严重急性呼吸综合征(SARS)的发生，将传染病防控国际合作推上了一个新的台阶，世界卫生组织于2005年修订了IHR，提出了"国际关注的突发公共卫生事件"这一概念，新的IHR更是要求成员国履行更广泛的监测和响应义务，强制成员国报告潜在的突发公共卫生事件。

在全球化背景下，没有任何一个国家或地区能在任何一种传染病的威胁下独善其身。此次新冠肺炎疫情在全球的蔓延表明，人类对全球性传染病缺乏清醒的认识，治理策略需要有所转变，不能仅致力于消灭某一种传染病，而应当关注公共卫生等多种因素，通过健康的生产生活方式预防疾病的发生。

此外，还应加强卫生法规的建立和执行能力，努力提高医务工作人员的素质和业务水平，加强各级疾病预防控制机构的建设等。

二、传染病的控制措施

1. 疫情报告　是疫情管理的基础,也是国家的法定制度。一旦发生传染病疫情,要求任何人发现传染病患者或疑似传染病患者时,都应及时向附近的医疗机构或疾病预防控制机构报告。任何单位或个人不得隐瞒、谎报或授意他人隐瞒、谎报疫情。

凡从事医疗、保健、卫生防疫工作人员均为法定报告人,因此,正确地做好传染病报告是每个医务工作者重要的法定职责。急性传染病疫情报告力求迅速。甲类传染病和乙类传染病甲类管理的传染性非典型肺炎、炭疽中的肺炭疽,要求应于 2 h 内将传染病报告卡通过网络报告;未实行网络直报的责任报告单位应于 2 h 内以最快的通信方式(电话、传真)向发病地的县级疾病预防控制机构报告,并于 2 h 内寄送出传染病报告卡。其他乙、丙类传染病、疑似患者和规定报告的传染病病原携带者在诊断后,实行网络直报的责任报告单位应于 24 h 内进行网络报告,未实行网络直报的责任报告单位应于 24 h 内寄送出传染病报告卡。县级疾病预防控制机构收到无网络直报条件的责任报告单位报送的传染病报告卡,应于 2 h 内通过网络直报。

2. 控制传染源的措施

(1) 患者　做到"五早",即早发现、早诊断、早报告、早隔离、早治疗,这是控制传染源、防止传染病在人群中传播蔓延的主要措施。只有通过宣传教育,普及群众卫生知识,充分调动基层卫生人员的主观能动性,不断提高医务人员业务水平,才能做到"五早"。一旦被确定为传染病或可疑传染病的患者,则必须按《中华人民共和国传染病防治法》中的规定进行管理。

(2) 病原携带者　应对其做好登记并进行管理,指导他们养成良好的卫生习惯,定期随访,经 2~3 次病原学检查均为阴性时方可解除对病原携带者的管理与必要的治疗,特别是对食品制作、供销人员、炊事员、保育员作定期带菌检查,及时发现、治疗,及时调换工作。

(3) 对传染病接触者　应积极开展对传染源密切接触者的追踪流调工作,对传染病患者的密切接触者须进行医学观察、留观、集体检疫,必要时进行免疫法或药物预防。①应急性预防接种:指对潜伏期较长的传染病接触者,进行自动或被动免疫。如麻疹暴发时,儿童接触者可注射麻疹疫苗,对年幼和体弱者可注射丙种球蛋白。②药物预防:对某些有特效药物防治的传染病,必要时可用药物预防,药物预防一般用于密切接触者。③医学观察:指某些危害较严重的传染病接触者,每日应视诊、测量体温,注意早期症状的出现。④隔离或留观:对甲类传染病接触者须采取隔离措施,在医学观察的同时限制其行动自由,需在指定的地点进行留观。

(4) 对感染动物的管理与处理　对动物传染源,有经济价值的野生动物及家畜,应隔离治疗,必要时宰杀,并加以消毒;无经济价值的动物应予以捕杀并进行消毒。此外,还应做好家畜及宠物的预防接种和检疫工作。

3. 切断传播途径的措施　主要是针对传染源污染的环境所采取的措施。根据传染病的不同传播途径,采取不同防疫措施,其主要措施有消毒和杀虫灭鼠。

(1) 消毒　指用物理、化学和生物等方法消除或杀灭外界环境中的病原体的措施,包括疫源地消毒和预防性消毒两类。疫源地消毒即对有或曾经有污染源的场所进行消毒,预防性消毒指对可能受病原体污染的场所、物品进行消毒。疫源地消毒又可分为随时消毒和终末消毒,随时消毒即对疫源地及病原体排泄物、分泌物和污染的物品及时进行消毒,终末消毒即传染源患者痊愈、死亡或离开后对疫源地进行的彻底消毒。

(2) 杀虫灭鼠　指用物理、化学和生物等措施杀灭传播传染病的医学昆虫和鼠类的方法。例如,肠道传染病应做好床边隔离,吐泻物消毒,加强饮食卫生及个人卫生,作好水源及粪便管理;呼吸道传染病,应做到空气流通,空气消毒,个人戴口罩;虫媒传染病,应有防虫设备,并采用药物杀虫、防虫、驱虫。

同时应做好环境卫生管理工作,例如管厕、管水、垃圾污物的处理等。

4. 针对易感人群的措施

(1) 预防接种　这是提高机体免疫力的一种特异性预防措施,可有效地预防相应的传染病,是预防、控制、消灭传染病经济、有效、重要的措施之一。人工自动免疫是有计划地对易感者进行疫苗接种,接种后免疫力在1~4周内出现,可持续数月至数年。人工被动免疫是指在紧急需要时的应急预防接种,注射抗毒血清、丙种球蛋白、胎盘球蛋白、高效免疫球蛋白,注射后免疫力迅速出现,维持1~2个月即失去作用,如注射丙种球蛋白对预防麻疹、甲型肝炎、流行性腮腺炎等有一定效果。

(2) 预防性服药　对某些有特效防治药物的传染病给予药物进行预防。对曾接触过传染源或可能受到传染而处于潜伏期的人,用异烟肼预防结核病,青霉素或磺胺药物预防猩红热,乙胺嘧啶、氯喹或伯氨喹预防疟疾,齐多夫定、拉米夫定和克力芝联合用药预防艾滋病等。

(3) 防护措施　在传染病流行期间,易感者可采取一定的防护措施以预防感染,如戴口罩、手套、鞋套、护腿,挂蚊帐、使用安全套等均可起到个人防护作用。

(4) 加强宣教　加强健康教育、卫生宣传,养成良好的个人卫生习惯和行为,以避免感染传染病。

5. 传染病暴发、流行时的紧急措施　传染病暴发、流行时,当地人民政府应当立即组织力量,按照传染病防控预案采取相应措施,切断传染病的传播途径,必要时报经上一级人民政府批准,可采取下述紧急措施并予以公告:①限制或停止集市、集会、影剧院演出或其他人群集聚活动。②停工、停业、停课。③封闭被传染病病原体污染的公共饮用水源、食品和其他相关物品。④控制或捕杀染疫的家畜、家禽。⑤封闭可能造成传染病扩散的场所。⑥对出入疫区的人员、物资和交通工具实施卫生检疫。⑦必要时,经省、自治区、直辖市人民政府决定可以对甲类传染病区实行封锁;封锁大、中城市的疫区或跨省、直辖市、自治区的疫区,封锁疫区导致主干线中断或封锁国境者,由国务院决定。

三、免疫规划

早在宋朝,中国人就通过接种天花患者的脓液(即人痘)来预防天花,该方法于18世纪初期传入欧洲。英国医生詹纳发现挤牛奶的女工不会得天花,因为她们感染了牛痘。1796年,詹纳医生首先进行了接种牛痘预防天花的研究。研究证明,只要预先接种牛痘病毒,就可以预防天花,由此,疫苗学与免疫学诞生了。免疫规划(immunization program)是指为防治疾病,使用有效疫苗对易感人群进行预防接种所制定的规划、计划和策略。免疫规划是根据疾病预防控制规划,采用预防性的生物制品,按规定的免疫程序,由合格的接种技术人员,给适宜的接种对象进行接种,提高人群免疫水平,预防传染病的有效方法。其基本内涵包括以控制和消灭相应疾病为目的,具有可行的免疫规划和策略,具有免疫预防工作及疾病控制效果的监测评价系统等。

(一) 疫苗的概念及种类

凡具有抗原性,接种于机体而产生特异的自动免疫力,可抵御传染病的发生或流行的制剂统称为疫苗(vaccine)。以往将细菌制备的制剂称为"菌苗",把病毒及立克次体制备的制剂称"疫苗",将以细菌代谢产物毒素制备的制剂称"类毒素"。随着有效抗体的提取和纯化、基因重组抗原可能发展的人工合成抗原等科学技术的发展,现难以用抗原类别命名。目前常以疫苗的生产过程分类命名,而将疫苗分为下述4类。

1. 减毒活疫苗　是将病原微生物(细菌或病毒)在人工驯育的条件下,促使产生定向变异,使其最大限度地丧失致病性,但仍保留一定的剩余毒力、免疫原性和繁衍能力,如麻疹疫苗、卡介苗、脊髓灰质炎疫苗。减毒活疫苗进入机体后,减毒株在宿主体内复制和增殖,引导宿主产生免疫,此免疫反应往往强于灭活疫苗,且往往由于免疫记忆而维持终身。减毒活疫苗的作用类似于自然感染,可同时导致体液免疫和细胞免疫,在全身和局部产生免疫效果。减毒活疫苗接种剂量小,接种次数少,免疫作用强,维持时间长,但不易保存,通常需要冷链。

2. 灭活疫苗　用化学、物理方法杀死的病原微生物或提取、纯化的病原微生物组分(如复合亚单位、类毒素、多糖聚合物)所制成,如流脑、乙脑、霍乱、百日咳疫苗。灭活疫苗所致的免疫通常为体液免疫,产生的免疫作用弱,免疫持续时间较短,必须多次接种来达到所需的保护性抗体水平。由全菌或病毒制成的灭活疫苗因其组分复杂而不良反应较大;但其中的纯化组分疫苗(如类毒素)不良反应小,持续时间长,且免疫效果较好,是一种理想的自动免疫制剂灭活疫苗。灭活疫苗易保存是其特点之一。

3. 重组疫苗　通过遗传学重组机制生产的疫苗。较为典型的是基因工程乙肝疫苗,该疫苗对乙型肝炎表面抗原 HBsAg 进行克隆扩增,应用重组 DNA 技术从酵母菌生产疫苗。随着遗传学和分子生物学的迅速发展,重组疫苗已受到越来越多的关注。

4. DNA 疫苗　不同于传统的疫苗,DNA 疫苗旨在将病原微生物的某种专门组分的裸露 DNA 编码直接注入机体内。尽管此类疫苗尚未面世,但其在技术上的飞速发展有可能开创免疫学的新纪元。目前正在研制的此类疫苗包括疟疾、流感、轮状病毒、人类免疫缺陷病毒(HIV)等疫苗。

将疫苗接种到机体内,使之对相应传染病产生特异免疫抵抗力,而达到对于相关传染病的保护作用;即将疫苗通过人工免疫方法使宿主自身的免疫系统产生对于相关传染病特异的保护作用,称为人工自动免疫(artificial active immunity),亦称为人工主动免疫。

将含有抗体的血清或细胞因子等制剂注入机体,使机体立即获得抗体而达到保护作用的方法,称人工被动免疫(artificial passive immunity),其种类有:①免疫血清,指抗毒素、抗菌和抗病毒血清的总称。这种血清含大量抗体,进入机体后可及时产生保护作用。但其在体内停留时间短,作用时间短。由于免疫血清常为动物血清,含大量异体蛋白,易致过敏反应,只有免疫血清过敏试验阴性者方可使用。②丙种球蛋白,由健康产妇的胎盘与脐带血或健康人血制成,可预防甲型肝炎、麻疹等。

此外,在注射破伤风或白喉抗毒素实施被动免疫的同时,接种破伤风或白喉类毒素疫苗,使机体在迅速获得特异性抗体的同时产生持久的免疫力,称之为被动自动免疫(passive active immunity)。

(二) 免疫程序

免疫程序是根据有关传染病的流行病学特征、免疫因素、卫生设施等条件,由国家对不同年(月)龄儿童接种何种疫苗等作的统一规定。其内容包括初种(初服)起始月龄、接种生物制品的间隔时间、加强免疫时间和年龄范围。只有制定合理的免疫程序并严格实施,才能充分发挥疫苗效果,避免浪费。

20 世纪 70 年代以来,WHO 根据消灭天花和不同国家控制麻疹、脊髓灰质炎的经验,开展了全球扩大免疫规划(expanded program on immunization,EPI)活动,提出为全球所有儿童提供免疫接种的规划目标。我国自 1980 年起正式加入 EPI 活动,在不断提高免疫规划疫苗覆盖人群的基础上,逐渐增加了免疫规划疫苗的种类和数量。EPI 是全球的一重要的公共卫生行动,要求坚持免疫方法与流行病学监督相结合,防制白喉、百日咳、破伤风、麻疹、脊髓灰质炎、结核病等传染病。

我国早在 20 世纪 50 年代就在部分地区开展了有计划的免疫接种,并于 1963 年发布了《预防接种工作实施办法》,逐步开展卡介苗、糖丸、百白破三联疫苗和麻疹疫苗的接种。1978 年,为响应 WHO 的号召,结合我国的实际情况,卫生部提出了适合我国国情的计划免疫的概念,我国计划免疫工作的主要内容是儿童基础免疫,即对 7 周岁及以下儿童进行卡介苗、脊髓灰质炎三价疫苗、百白破混合制剂和麻疹疫苗免疫接种,以及以后的适时加强免疫,使儿童获得对结核、脊髓灰质炎、百日咳、白喉、破伤风和麻疹的免疫力,概括为"接种四苗,预防六病"。目前我国预防接种工作已经有了很大的发展,为适应我国预防接种工作发展需求,并与国际接轨,引入了免疫规划的概念。免疫规划是对儿童计划免疫的完善与发展,有利于更好地控制我国疫苗可预防的传染病。1992 年添加乙肝疫苗免疫。使得基础免疫的内容扩大为"五苗防七病"。2002 年,我国免疫规划被重组并更名为国家免疫规划(National Immunization Program,NIP),以反映在疫苗安全、公平、融资、加速麻疹和乙肝控制行动以及新疫苗引入等一系列规划问题上的工作。2007 年 12 月 29日,卫生部提出《扩大国家免疫规划实施方案》(简称"方案")。《方案》的总目标是全面实施扩大国家免疫规划,继续保持无脊髓灰质炎状态,消除麻疹,控制乙肝,进一步降低疫苗可预防疾病(vaccine-preventable diseases,VPD)的发病率。《方案》中规定,在现行全国范围内使用的乙肝疫苗、卡介苗、脊髓灰质炎疫苗、百白破疫苗、麻疹疫苗和白破疫苗6种国家免疫规划疫苗基础上,将甲肝疫苗、流脑疫苗、乙脑疫苗、麻腮风疫苗纳入国家免疫规划,对适龄儿童进行常规接种。在重点地区对重点人群进行出血热疫苗接种;发生炭疽、钩端螺旋体病疫情或发生洪涝灾害可能导致钩端螺旋体病暴发流行时,对重点人群进行炭疽疫苗和钩端螺旋体疫苗应急接种。通过接种上述疫苗,可预防乙肝、结核病、脊髓灰质炎、百日咳、白喉、破伤风、麻疹、甲肝、流脑、流行性乙脑、风疹、流行性腮腺炎、流行性出血热、炭疽和钩端螺旋体病15种传染病。目前我国实施的儿童基础免疫程序详见表6-1。

表6-1 国家免疫规划疫苗儿童免疫程序(2021版)

可预防疾病	疫苗种类	接种途径	英文缩写	接种年龄														
				出生时	1月	2月	3月	4月	5月	6月	8月	9月	18月	2岁	3岁	4岁	5岁	6岁
乙型病毒性肝炎	乙肝疫苗	肌内注射	HepB	1	2					3								
结核病[①]	卡介苗	皮内注射	BCG	1														
脊髓灰质炎	脊髓灰质炎灭活疫苗	肌内注射	IPV			1	2											
	脊髓灰质炎减毒活疫苗	口服	OPV					3								4		
百日咳、白喉、破伤风	百白破疫苗	肌内注射	DTaP				1	2	3				4					
	白破疫苗	肌内注射	DT															5
麻疹、风疹、腮腺炎	麻腮风疫苗	皮下注射	MMR								1		2					
流行性乙型脑炎[②]	乙脑减毒活疫苗	皮下注射	JE-L								1			2				
	乙脑灭活疫苗	肌内注射	JE-I								1,2			3				4
流行性脑脊髓膜炎	A群流脑多糖疫苗	皮下注射	MPSV-A							1		2						
	A群C群流脑多糖疫苗	皮下注射	MPSV-AC												3			4
甲型病毒性肝炎[③]	甲肝减毒活疫苗	皮下注射	HepA-L										1					
	甲肝灭活疫苗	肌内注射	HepA-I										1	2				

注:① 主要指结核性脑膜炎、粟粒性肺结核等。
② 选择乙脑减毒活疫苗接种时,采用两剂次接种程序。选择乙脑灭活疫苗接种时,采用四剂次接种程序;乙脑灭活疫苗第1、2剂间隔7~10日。
③ 选择甲肝减毒活疫苗接种时,采用一剂次接种程序;选择甲肝灭活疫苗接种时,采用两剂次接种程序。

（三）疫苗免疫效果评价

疫苗及其免疫效果评价,具有严格科学的评价程序,其关键是评价疫苗的安全性和有效性。免疫规划评价指标可分为免疫效果评价指标和免疫管理评价指标。

1. 免疫效果评价指标

（1）免疫学效果　通过测定接种后人群抗体阳转率、抗体平均滴度和抗体持续时间来评价。

（2）流行病学效果　可用随机对照双盲的现场试验结果来计算疫苗保护率和效果指数。

$$疫苗保护率(\%)=\frac{对照组发病率-接种组发病率}{对照组发病率}\times100\%$$

$$疫苗效果指数=\frac{对照组发病率}{接种组发病率}$$

2. 免疫管理评价指标　主要内容包括免疫工作组织设置和人员配备,免疫规划和工作计划,免疫规划实施的管理和各项规章制度,冷链装备及运转情况,人员能力建设及宣传动员,监测及疫情暴发控制等。主要考核指标为以下几种。

（1）建卡率　以 WHO 推荐的群组抽样法,调查 12～18 月龄儿童建卡情况,要求达到 98% 以上。

（2）接种率　观察对象为 12 月龄儿童。

$$某疫苗接种率(\%)=\frac{按免疫程序完成接种人数}{某疫苗应接种人数}\times100\%$$

（3）四苗覆盖率　即四种疫苗的全程接种率。

$$四苗覆盖率(\%)=\frac{四苗均符合免疫程序的接种人数}{调查的适龄儿童人数}\times100\%$$

（4）冷链设备完好率

$$冷链设备完好率(\%)=\frac{某设备正常运转数}{某设备装备数}\times100\%$$

（四）免疫接种不良反应的防治

在预防接种之后,大多数受种者能获得抗感染的有益的免疫反应。但是,免疫预防制剂对机体来说是一种异种或异体物质,一些受种者在获得免疫保护的同时,也会发生一些其他不利于机体的反应,称为接种不良反应。接种不良反应大多数是轻微的,疫苗接种后的严重反应,尤其是异常反应是极为罕见的,但是,必须正确认识并引起足够的重视,对接种后的反应做出及时的处理。

疫苗接种后的反应,可分为一般反应、加重反应、异常反应、偶合症和预防接种事故 5 个类型。但是严格来讲,后两种类型不属于接种反应范畴。

1. 一般反应　由疫苗本身特性引起的固有反应,其表现由疫苗性质决定。多数为一过性的轻微反应,反应不会引起不可恢复的组织器官损害或功能障碍。按临床表现分为局部反应和全身反应。局部反应发生在接种疫苗后 12～24 h,接种部位出现红晕、轻度肿痛,个别人可能还有局部淋巴结肿大,这类反应常在48～72 h 内消退,很少超过 4 日。接种含有吸附剂的疫苗(如百白破疫苗),少数人局部可出现硬结。接种某些活疫苗后,可出现特殊形式的局部反应,如皮内接种卡介苗,2 周左右在局部出现红肿,以后局部化脓,一般要在 2 个月左右结痂,形成凹陷性瘢痕。另有极少数儿童接种麻疹疫苗 5～7 日后,可有发热、一过性皮疹。全身反应有发热,一般持续 1～2 日,同时伴有头痛、乏力等,个别有恶心、呕吐、腹痛、腹泻等胃肠道症状。无论是局部还是全身性的一般反应,一般无需特殊处理,只做些对症处理、局部热敷,并应注意适当休息,多饮开水,防止继发其他疾病即可。

2. 加重反应　指被接种者因某些生理或病理的原因或疫苗使用不当或某批号疫苗质量原因而造成的

反应加重。这类反应与一般反应在性质上是相同的,只是局部或全身反应都比较重,并无其他方面的异常症状发生。处理原则与一般反应相同。

3. 异常反应 发生概率极低,指接种后与一般反应同时或先后发生的与一般反应的性质和临床表现不同的反应。它属于接种疫苗后在少数人中发生的一类并发症,与疫苗的种类和接种者的体质等都有一定关系。常见的异常反应主要有注射局部有较大和严重的红、肿、热、痛及脓肿等炎症表现,可伴有全身疲乏、头痛、食欲减退、发热等症状;由于精神紧张,出现晕针、休克及面色苍白、潮红、出汗等各种神经症表现和变态反应(如过敏性皮疹、紫癜、休克等)。异常反应往往需要医疗处置,处理原则为抗感染、镇静、抗过敏及对症治疗等。

4. 偶合症 疫苗接种后偶合其他疾病,指被接种者在接种时,正好处于某一急性传染病的潜伏期,或有其他慢性病,接种后刚好发病。偶合症属一种巧合,即不论接种与否,都会发生这种疾病,与预防接种关系不大,故须注意区分。偶合症的预防在于加强体检,正确掌握禁忌证,仔细询问既往病史等。

5. 预防接种事故 一般是由于疫苗的质量原因,或者是由于接种时的差错或污染所造成,预防接种事故不属于免疫接种反应的范围之内,但在实际工作中,两者很难截然分开,所以应予以重视。严格地进行疫苗的质量控制,加强免疫接种工作的责任心和培训工作,是杜绝免疫接种事故的重要措施。

(五) 免疫规划工作的管理

社区免疫规划工作应有社区卫生机构和专人负责,建立社区儿童免疫预防登记制度,并采用免疫预防接种记录卡的办法。

为了保证疫苗预防接种效果,首先应有有效的疫苗保存和运输方式方法,即建立社区疫苗的冷链系统,并保证冷链正常运行,同时应严格按照疫苗接种的正确要求和途径进行。对在幼儿园和学校的儿童可采取集中查体与接种,以保证接种质量;对散居儿童应规定接种日期,由家长带到指定地点进行接种,并应避免遗漏。如发现未到场的儿童,应按照免疫预防接种登记册及时予以补种。

免疫规划的保证措施主要是:加强领导,建立健全社区免疫规划领导机构,负责组织免疫工作、监督检查免疫规划实施和组织免疫效果的考核,并处理意外事故。提高专业人员的业务素质,加强培训,要求专业人员系统学习免疫规划理论知识和疫苗预防接种的注意事项,严格训练接种技术。充分运用冷链系统,要严格执行疫苗的保存和运输要求,确保疫苗制剂的效能。做好免疫规划的保障工作,应备齐接种设备器材,严格消毒,做到"一人一针、一管、一用、一消毒"。加强免疫规划工作的科学管理,建立常规操作制度,制订免疫工作计划,认真调查免疫对象,详细记录和认真填写接种证、卡,加强资料保管。搞好免疫规划的宣传工作,大力开展预防接种的健康教育宣传工作,提高全民对免疫规划重要性的认识,使儿童积极主动地接受预防接种,及时反馈有关接种的反应。

免疫工作的质量对免疫效果有重要影响,因此,除了做好免疫规划的保证工作外,做好免疫规划的考核也是十分必要和重要的,免疫规划的考核内容主要有:基础资料、生物免疫制品管理、相关资料检查核对情况、专业人员培训、接种情况及效果指标,包括建卡率、接种率、覆盖率、免疫成功率和相关传染病的发病率等。

四、新发传染病的流行特点及其防制对策

新发传染病(emerging infectious diseases,EID)即新出现的传染病,是指新确定的和先前未知的、可以引起局部或世界范围内公共卫生问题的传染病。如艾滋病、疯牛病、军团病、莱姆病、新型克雅病、巴贝虫病、出血性大肠埃希菌 $O_{157}:H_7$、禽流感、SARS、甲型 H_7N_9 流感等。广义的新发传染病还包括死灰复燃的、对人类健康重新构成威胁的传染病,如血吸虫病、结核病等。自 20 世纪 70 年代中期,特别是 80 年代以来,不断发现和确认的新发传染病已有 40 余种,面对新发传染病危机,WHO 于 1997 年提出"全球警惕,采取行动,防范新出现的传染病"的口号,并制定了相应的行动计划。随着人类生态环境、生活方式、行为活动

的变化,这些已经出现的和今后可能继续出现的新发传染病,将对人类健康构成巨大威胁,并对全球公共卫生又提出新的挑战。为此已引起 WHO、各国政府和医学卫生部门的密切关注。

(一) 新发传染病的类型

(1) 某些传染病原来可能不存在,是人类新出现的传染病,即出现对人类致病的新的病原体并导致新的传染疾病,如艾滋病等。

(2) 对有些病原微生物原已有所认识,而发生变异后出现新的型别,因此出现新的症状或加重症状或病原诊断发生变化,如 SARS、O_{139} 霍乱等。

(3) 可能在人间早已存在但并未被人们所认识,近来才被发现和鉴定的传染病,如军团病、莱姆病、丙型病毒性肝炎、戊型病毒性肝炎等。

(4) 一些疾病早已在人间存在并被人们所认识,但未被认为是传染病,近来因发现这些疾病的病原体而被确认为传染病,如 T 细胞淋巴瘤白血病、毛细胞白血病、消化性溃疡等。

(5) 有的疾病早就认为是传染病,但其病原体是近来才发现和确认的。

(6) 此外,这是一种相对的"新"的概念,即一种传染病早已在一些地方流行并已被人们所认识,当它发生在以前没有发现的新的地方,也会被认为它在这个地方是一种新发传染病,如西尼罗病毒感染和猴痘在美国发生流行。

(二) 20 世纪 70 年代以来新发现的传染病概况

20 世纪 70 年代以来,全球新发现的传染病有 40 多种(表 6-2),其特点是:①病毒是主要病原体;②相当部分是动物源性传染病;③人群对新发传染病缺乏免疫力;④缺乏特效治疗和免疫预防措施;⑤新发传染病给社会造成一定恐慌。

近年来发现的 40 多种新的人类传染性疾病中,约 75% 来源于动物,约有 60% 属人畜共患病。新发传染病的致病微生物包括:①细菌,如嗜肺军团菌、大肠埃希菌 $O_{157}:H_7$、创伤弧菌、霍乱弧菌 O_{139} 等;②病毒,如埃博拉病毒、汉坦病毒、HIV、H_5N_1、H_9N_2 和 H_7N_9 型禽流感病毒,SARS 病毒等;③寄生虫,如小隐孢子虫、卡耶塔环孢子虫、脑胞内原虫、巴贝虫新种等;螺旋体,有伯氏疏螺旋体等。

2014 年西非暴发的埃博拉病毒病疫情引起国际社会的高度关注,埃博拉病毒病是 1976 年新出现的由埃博拉病毒(Ebola virus,EBOV)所引起的一种急性出血性传染病。主要通过患者或动物的血液和排泄物传播,该病是一种多器官损害的疾病,主要影响肝、脾和肾。潜伏期 3～18 日,临床主要表现为突起发病,有发热、剧烈头痛、肌肉关节酸痛,时而有腹痛,发病 2～3 日可出现恶心、呕吐、腹痛、腹泻、黏液便或血便,腹泻可持续数天,病程 4～5 日进入极期,发热持续,有呕血、咯血、鼻出血、大量便血,出现意识变化,如谵妄、嗜睡、昏迷等,急性期并发症有心肌炎、肺炎等。病毒持续存在于精液中,可引起睾丸炎、睾丸萎缩等,部分患者还会出现化脓性腮腺炎、耳鸣或听力丧失、结膜炎、单眼失明、葡萄膜炎等迟发性损害。该病患者常因出血,肝、肾衰竭或严重的并发症而死亡。2019 年底发生的新型冠状病毒肺炎疫情造成了全球性的大流行,在短短几个月内席卷世界上 200 多个国家和地区。2020 年 1 月 30 日,WHO 宣布新型冠状病毒肺炎疫情为国际关注的突发公共卫生事件,这是继 2009 年的甲型 H_1N_1 流感、2014 年的脊髓灰质炎疫情、2014 年西非的埃博拉疫情、2015—2016 年的"寨卡"疫情,2018 年开始的刚果(金)埃博拉疫情(于 2019 年 7 月宣布)之后,WHO 第六次宣布国际关注的突发公共卫生事件。

在我国发生流行的新发传染病有 SARS、艾滋病、大肠埃希菌 $O_{157}:H_7$ 引起的食源性和水源性感染、O_{139} 霍乱、军团病、空肠弯曲菌肠炎、莱姆病、丙型肝炎、庚型肝炎、戊型肝炎、汉坦病毒引起的流行性出血热、B 组轮状病毒腹泻、禽流感、巴尔通体感染以及新型冠状病毒肺炎等。人们对其中不少新发传染病还比较陌生,警惕性也不够,例如由嗜肺军团菌引起的军团病,目前全国已有 10 多起暴发流行的报道。据对北京市 14 家星级大饭店的空调冷却塔的调查,嗜肺军团菌污染率达 85.7%,饭店工作人员嗜肺军团菌血清抗体阳性率为 9.9%。

表 6-2　1975 年以来新发现的主要传染病

年份	疾病	病原体
1975	慢性溶血性贫血再障危象（5 号病）	细小病毒 B19
1976	隐孢子虫病,急性小肠结肠炎	隐孢子虫
1976	埃博拉病毒病	埃博拉病毒（EBOV）
1977	军团病	嗜肺军团菌
1977	流行性出血热	汉坦病毒
1977	空肠弯曲菌肠炎	空肠弯曲菌
1977	丁型肝炎	丁型肝炎病毒（HDV）
1980	T 淋巴细胞白血病	人嗜 T 淋巴细胞病毒 I 型（HTLV-I）
1981	中毒性休克综合征	金黄色葡萄球菌毒素
1982	出血性结肠炎	大肠埃希菌 $O_{157}:H_7$
1982	莱姆病	伯氏疏螺旋体
1982	T 淋巴细胞白血病	人嗜 T 淋巴细胞病毒 II 型（HTLV-II）
1982	艾滋病（AIDS）	人类免疫缺陷病毒（HIV）
1983	消化性溃疡	幽门螺杆菌（Hp）
1986	环孢子虫病	环孢子虫
1988	突发性玫瑰疹	人疱疹病毒 6 型（HHV-6）
1989	人埃立克体病	人粒细胞埃立克体（HCE）
1989	丙型肝炎	丙型肝炎病毒（HCV）
1990	戊型肝炎	戊型肝炎病毒（HEV）
1992	猫抓病	汉森巴尔通体
1992	O_{139} 霍乱	O_{139} 群霍乱弧菌
1994	汉坦病毒肺综合征（HPS）	辛诺柏病毒（SNV）
1995	庚型肝炎	庚型肝炎病毒（HGV）
1997	高致病性禽流感	H_5N_1 禽流感病毒
2003	传染性非典型病毒肺炎（SARS）	SARS 冠状病毒
2009	甲型 H_1N_1 流感	甲型 H_1N_1 病毒
2012	中东呼吸综合征（MERS）	中东呼吸综合征冠状病毒
2013	H_7N_9 禽流感	H_7N_9 禽流感病毒
2015	寨卡病毒病	寨卡病毒（ZIKA）
2019	新型冠状病毒肺炎	新型冠状病毒

　　新发传染病的流行特征可概括为:①不确定性,即不确定发生的时间和地点,会给防控带来困难和挑战;②缺少有效的治疗药物和免疫预防;③多与动物宿主有关;④传播速度快,传染性强,人群普遍缺乏免疫力;⑤疾病发生初期,人们往往对该病认识不足,容易造成心理恐慌;⑥由于缺乏对病原体的生物特点、传播途径与传播因素、发病机制、防治策略的认知,新发传染病容易引起暴发、流行。

（三）新发传染病发生的相关因素

新发传染病的发生往往是已知病原体的变异株或者是环境中特别是动物源性的病原体,经过某些途径传入人群,新的病原体通过进化,逐渐适应新的宿主,并在人群宿主中生存、演化并进一步造成传播。影响新发传染病发生的因素主要有以下几方面。

1. 人类活动和生活方式的变化　动物病毒性传染病常是人类新病毒传染病重要的和潜在的来源,如委内瑞拉出血热、埃博拉病毒病和艾滋病等。新近发现野生动物花面狸(果子狸)的冠状病毒基因与 SARS 病毒基因同源性达 99% 以上。所以专家提醒人类,应尽量避免与野生动物接触,尤其是啮齿类、灵长类和禽类动物,因为这些动物病毒与其宿主相互适应而共存,致病性很低或不致病,而一旦条件成熟,这些病毒可能"跃迁"到人体,对人类造成很强的致病性,有时甚至是致死性的,如黄热病、埃博拉病毒病、艾滋病等。近年来,国际交往和旅游业迅速发展,人们通过交通工具、人员交往和商品交换使传染病的病原体及其媒介扩散到世界各地,导致疾病的传播。例如艾滋病的病原体,在非洲引起传播后,进一步通过现代交通和旅游等使得疾病由农村扩散到城市,迅速传播至全世界。

2. 工业和技术的发展　随着工业发展和城镇化进程的推动,由于大量开垦荒地、兴修水利、森林砍伐和野外工程建设等,导致生态环境改变,增加了人与啮齿动物的接触机会而引起一些疾病发生和流行。如艾滋病、埃博拉的流行,就是由于人类向非洲猴的生存环境扩张的结果。

3. 微生物的进化与变异　当前出现的耐药细菌,不仅影响抗生素的治疗效果,而且导致耐药菌株引起的流行,如耐药性伤寒菌、耐药结核分枝杆菌等。许多病毒由于突变而发生抗原转换,产生新的亚型,抗原转换是抗原大幅度变异,如流感病毒抗原转换会形成新亚型,是抗原的质变,转换的结果就是引起新的大流行。

（四）防制策略

人类在与疾病的长期斗争中从未放弃过努力。一种新的传染病从发现到消灭需要一定的时间,科学的进步大大缩短了这一过程。但是,对新发传染病的发生,人们往往缺乏足够的认识和准备,人群无免疫力,无有效的预防、诊断和治疗措施,极易造成流行或大流行。例如,2003 年遭遇 SARS 这种突如其来、来势凶、传播快、范围广、传播途径多、具有较强传染性的新发传染病,在尚无有效防制办法时,显得矛盾更为突出。因此,应对突发的公共卫生事件,应建立快速反应机制,尽快控制疫情的蔓延。

1. 树立人类与微生物长期共存于一个世界的观念　微生物繁殖快,数量多,适应性强,分布广,欲控制和消灭致病微生物难度较大,加之有新的致病微生物的出现,因此,必须树立长期与微生物斗争的思想。

2. 坚持预防为主的方针　加强对疾病预防控制机构的建设和投入,改善公共卫生设施。最主要的是改善和解决安全饮水、食品卫生、环境卫生等,加强污水、污物的净化处理,这是控制肠道传染病的有效办法。

3. 加强应急反应　成立应急反应领导小组,当新发传染病发生时,为了统一指挥和协调,应立即成立应急反应领导小组,下设办公室,具体负责防病决策、指挥、动员和协调等工作,执行应急预案。制订适应于短期内突发、对社会影响极大、危害严重的新发传染病暴发流行的应急预案,及时采取有效措施,把新发传染病所造成的损失和影响控制在最小范围内。

4. 组建专业技术队伍　建立一支稳定的、技术过硬的新发传染病防治队伍。要做好新发传染病的预防控制工作,没有一支人员稳定、技术过硬的疾病控制队伍是无法实现的。同时应建设完善"三网"系统,"三网"系统是指突发公共卫生事件处理责任网、信息报告网和紧急救助网,"三网"建设工程是有效处理公共卫生突发事件的新举措。

5. 加强疾病监测　一种传染病的出现,可通过疾病的监测被发现、认识,人们也可随之做出迅速反应和进行防控,监测的重点是高危地区和高危人群。监测的内容主要包括动物宿主、传播媒介、病原体的变异和抗药性等。

6. 加强对媒介生物的控制　采用化学、生物、物理和环境改造等综合措施对媒介生物进行控制,以预防经生物媒介传播的传染病的发生。

7. 加强基础研究　深入开展流行病学调查,阐明新发传染病的流行环节、流行特征及影响因素,为制订防制措施提供依据。加强疫苗的研制,是预防新发传染病的关键。

一种新发传染病的出现,往往造成巨大的社会影响和经济损失,如艾滋病造成了大批人群的感染和死亡,影响了社会的安定和形象,给家庭和国家带来了巨大的社会和经济负担。一种新发传染病的出现,也促进诊断方法、预测系统和控制工具的完善与发展,由于新发传染病引起的挑战,通常会导致生物学、实验技术和控制工具的进步和发展。

第四节　医院感染

随着现代医学科学技术的发展,各种诊疗技术(尤其是侵入性诊疗仪器)和抗生素的广泛应用,加之新的病原体的不断出现,使医院感染已成为当今影响医院人群健康,特别是住院患者康复的重要问题。由于医院感染的发生可能会导致患者病情加重,给治疗带来许多问题等,其结果不仅是危害患者的身心健康和造成预后不良,同时也给国家、社会、家庭和个人带来严重的经济负担。因此,必须充分认识医院感染的危害性,切实强化医院规范管理,预防医院感染的发生。

人们对医院感染的关注和研究起始于18世纪中叶,控制产褥热的过程中引入了医院感染与手卫生的概念与实践。我国医院感染专业防控起步较晚,1986年才开始系统性开展医院感染工作,经过30多年的发展和积累,我国医院感染管理的外部环境条件和自身内部因素都发生了巨大变化,尤其是2003年的SARS、2019年的Covid-19,重新暴露出医院感染的众多问题,医院感染管理面临着众多挑战。

一、医院感染的概念与分类

1. 医院感染(nosocomial infection,NI)　又称为医院获得性感染(hospital acquired infection),是指住院患者在医院内获得的感染,包括在住院期间发生的感染和在医院内获得出院后发生的感染;但不包括入院前已开始或入院时已存在的感染。医院工作人员在医院内获得的感染也属医院感染。医院感染发病可在院内也可在院外,这取决于所感染疾病的潜伏期和住院的时间长短,对于有明确潜伏期的疾病,自患者入院开始,超过平均潜伏期发病的,一般会被认为是医院感染,具体判断还需要依靠进一步的病原学和流行病学资料进行分析和评价。而对于没有明确潜伏期的疾病,则以患者入院48 h为界限,在其后发生的感染被认定为医院感染。

医院感染包括感染对象和地点两层含义。感染对象是指在医院范围内所患的各种感染和疾病的所有人员,包括住院患者、门诊患者、探视者、陪护人员和医院各类工作人员等;感染地点一定是在医院内,发病时间可以是在院内也可以是院外。但是,由于门诊患者、探视者、陪护人员及其他流动人员在医院停留时间短,院外感染的因素较多,上述人员的感染常很难确定是否来自医院。即便是医院工作人员,他们与医院外接触也很频繁,同样也较难排除是否为院内感染。因此,在统计医院感染时,对象往往只限于住院患者。

2. 医院感染的分类

(1) 根据病原类型分类　可将院内感染分为细菌感染、病毒感染、真菌感染、支原体感染、衣原体感染及原虫感染等,其中细菌感染最常见。每一类感染又可根据病原体的具体名称分类,如柯萨奇病毒感染、埃可病毒感染、铜绿假单胞菌感染、金黄色葡萄球菌感染等。

(2) 根据病原体来源分类　可分为内源性感染和外源性感染。①内源性感染(自身感染):指免疫力低下的患者由自身菌群引起的感染。即住院患者在发生医院感染之前已染有致病菌,在机体抵抗力低下时又引起自身感染,如艾滋病、晚期癌症患者等发生的感染。②外源性感染:指由环境、物品及他人处带来的外袭微生物引起的感染,包括交叉感染、医源性感染和环境感染。交叉感染是指在医院内患者与患者、医务人员与患者、陪护者和探视者与患者之间通过直接或间接接触途径而引起的感染。医源性感染是指在医疗和预防过程中由于所用的医疗器械、设备、药物、制剂和卫生材料等污染或消毒不严而造成的感染。环境感染是指由于医院污染的环境(空气、水、除医疗用具外的其他物品)所致的感染。

(3) 根据感染的部位和原因分类　①根据感染的部位分为呼吸道感染、胃肠道感染、生殖道感染和皮肤感染等。②根据感染原因分为输液感染和手术切口感染等。

常见的医院感染有肺部感染、尿路感染、伤口感染、手术切口感染、病毒性肝炎、压疮感染、菌血症、静脉导管及针头穿刺部位感染、子宫内膜感染和腹内感染等。

住院患者对于医院感染的病原体的易感性和易感程度取决于病原体定植的位置、患者自身的免疫水平等。一般住院患者中凡有气管插管、多次手术或延长手术时间、留置导尿、应用化学和放射治疗、免疫抑制剂者及老年患者,均应视为预防医院感染的重点对象。

二、医院感染的传播过程和特征

1. 医院感染的传播途径　常见传播途径有:①空气飞沫传播,是较为常见的传播途径。院内病床拥挤,访视者多,呼吸道疾病患者与其他患者在一起等,都易引起感染。②接触传播,是医院感染最常见的传播途径之一,医务人员污染的手及检查器械等接触患者,患者接触被致病菌污染的门把手、水龙头、家具等,均可致医院感染。接触传播可以分为直接接触和间接接触两种,其中医护人员的手在间接接触传播中起着重要的作用。③医源性传播,各种注射,穿刺,静脉、气管等插管,输血,内镜的使用,外科手术等,若应用不当均有可能导致感染。④经水、食物传播,若水或食物被污染,可引起疾病的暴发。⑤鼠、虫媒传播,老鼠、苍蝇、蚊子亦可成为传播途径。

2. 医院感染的特点　由于医院是各种疾病集中的场所,故病原体的来源广,种类多,且污染环节较多,大多为耐药菌株,给控制和治疗带来了一定的难度。医院感染一般无先兆征象,亦无明显的潜伏期,通常是在住院期间或出院后才表现感染。特点是:革兰阴性菌感染者高,占50%~60%,耐药金黄色葡萄球菌、铜绿假单胞菌、克雷伯菌、化脓性链球菌等多见,多为耐药细菌,念珠菌感染有上升趋势;感染者机体虚弱,抵抗力低下,恶性肿瘤、血液系统疾病、营养代谢障碍和免疫系统疾病等患者以及婴幼儿和老年人多见;感染途径以医护人员的手、医疗器械或空气传播为主。

三、医院感染的因素与临床诊断

1. 医院感染的危险因素　医院感染发生的危险因素很多,诸如医院管理不当,诊疗的失误,滥用抗生素,病原体自身特异性的改变以及患者的复杂性等均为危险因素,其可归纳如下几种:①重视不够:对医院感染预防控制的重要性重视不够,表现为未建立、健全预防医院感染的专门机构、规章制度,无专职人员,分诊制度形同虚设,医护人员预防医院感染观念淡薄,缺少隔离观察室等。②住院时间过长:一般而言,住院时间越长,暴露风险就越高,获得医院感染的危险性就越大。③侵入性操作:侵入性操作主要是指各种导管、插管等进入人体的操作,如果诊疗技术操作不规范、器械消毒不合格,治疗方式不得当均会增加医院感染风险,如使用导尿管的患者发生尿路感染的风险增加,而使用呼吸机的患者医院获得性肺炎的比例明显增多。④治疗方式不当:不合理地使用抗生素和抗菌药,未按适应证用药、配伍用药不当等极易引起耐药菌株的产生,增加了医院感染的机会。使用类固醇或者其他免疫制剂治疗的患者,引起免疫屏障功能降低,更容易发生医院感染。⑤其他:医院布局不合理,人口密度过大,人口老龄化、慢性病等致机体抵抗力低下,易感患者增加等。

2. 病原体　①细菌:绝大多数医院感染是由细菌引起的,其中常见的有金黄色葡萄球菌、化脓性链球菌、肺炎克雷伯菌、铜绿假单胞菌、大肠埃希菌、变形杆菌、鼠伤寒沙门菌、痢疾志贺菌等；②病毒：同样是医院感染最主要的病原体之一，常见的有流感和副流感病毒、风疹病毒、柯萨奇病毒、轮状病毒、肝炎病毒等；③真菌：念珠菌、曲菌及其他条件致病真菌；④其他：如支原体、衣原体、孢子虫和弓形虫等。

3. 医院感染的临床诊断　主要依靠临床资料、实验室检查等综合判断。卫生部于 2001 年制定了《医院感染诊断标准（试行）》，在说明中规定：

下列情况属于医院感染：①无明确潜伏期的感染，规定入院 48 h 后发生的感染为医院感染；有明确潜伏期的感染，自入院时起超过平均潜伏期后发生的感染为医院感染。②本次感染直接与上次住院有关。③在原有感染基础上出现其他部位新的感染（除外脓毒血症迁徙灶），或在原感染已知病原体基础上又分离出新的病原体（排除污染和原来的混合感染）的感染。④新生儿在分娩过程中和产后获得的感染。⑤由于诊疗措施激活的潜在性感染，如疱疹病毒、结核分枝杆菌等的感染。⑥医务人员在医院工作期间获得的感染。

下列情况不属于医院感染：①皮肤黏膜开放性伤口只有细菌定植而无炎症表现。②由于创伤或非生物性因子刺激而产生的炎症表现。③新生儿经胎盘获得（出生后 48 h 内发病）的感染，如单纯疱疹、弓形虫病、水痘等。④患者原有的慢性感染在医院内急性发作。

医院感染按临床诊断报告，力求做出病原学诊断。

常见的医院感染有肺部感染、尿路感染、外科伤口感染、败血症、皮肤感染、病毒性肝炎等。其治疗原则是：使用抗生素必须有严格的指征，联合用药应达到协同相加治疗作用，药量适当，减少毒性，防止或延缓耐药菌株的产生。做到病毒性感染不使用抗生素，发热待查禁盲目使用抗生素，禁止无针对性地以广谱抗生素作为预防感染的常规手段。

四、医院感染的预防和控制

发生医院感染的原因虽然多种多样，但只要加强管理，采取行之有效的措施，近 2/3 的医院感染是可预防的。

院内感染的预防和控制是一项复杂的工作，涉及的环节较多，如患者的诊断、治疗、护理、消毒、隔离等规章制度的建立与执行，医院建筑布局、设施的配备，医院感染管理体系的建立、监测等。其中最重要的是做好无菌操作，正确地诊治患者，严格遵守卫生技术操作规范和各项规章制度。归纳起来有以下几方面。

1. 强化医院感染管理力度，严格执行规章制度　建立健全管理体系和相关规章制度，如消毒隔离制度、无菌技术操作规程及探视制度等。隔离旨在将污染局限在最小范围内，是预防医院感染最重要的措施之一。无菌操作规程是医护人员必须遵守的医疗法规，贯穿在各项诊疗护理过程中。不断提高医院领导和医护人员预防医院感染的思想意识，每一名医护人员都应从预防医院感染、保护患者健康出发，严格执行制度、常规及实施细则，并劝告患者与探视者共同遵守。

2. 开展医院感染的监测工作　医院感染监测的目的是通过监测取得第一手资料，分析医院感染的原因，发现薄弱环节，为采取有效措施提供依据并通过监测来评价各种措施的效果。监测的主要内容包括环境污染监测、灭菌效果监测、消毒污染监测、特殊病房监测（如监护室等）、菌株抗药性监测、清洁卫生工作监测、传染源监测、规章制度执行监测及医源性传播因素监测等。监测工作应作为常规，定期、定点、定项目地进行。对感染的记录要求详细具体，并以病房为单位定期统计分析，并及时反馈结果，以便改善相关工作流程，减少医院感染的发生。

3. 合理设计医院建筑与科学布局　医院建筑布局合理与否对医院感染的预防至关重要。在医院建筑设计时就应考虑到防止交叉感染的问题。对传染病房、超净病房、探视接待室、供应室、洗衣房、厨房等，从预防感染的角度来看，为防止细菌的扩散和疾病的蔓延，在设备与布局上都有着特殊的要求。

4. 做好医院消毒灭菌工作　消毒指用化学、物理、生物的方法杀灭或者消除环境中的病原微生物；灭菌指杀灭或者消除传播媒介的一切微生物,包括致病微生物和非致病微生物,也包括细菌芽孢和真菌孢子等。各级医疗机构在开展医疗服务的同时,必须做好消毒灭菌及其质量控制工作,消毒与灭菌是预防控制医院感染的一项行之有效的措施。

5. 规范医护人员手卫生　手卫生是预防医院感染最方便、最简单、最经济、最有效的措施。规范手卫生可以明显减少医院感染,曾有报道每使用1元的免洗手液可节省9~20元的抗菌药物。根据WHO和我国《医务人员手卫生规范》的要求,医务人员首先应严格遵循手卫生的五大时机即"两前三后",做到"应洗尽洗"。两前三后包括接触患者前、无菌操作前、接触患者后、接触患者周围环境及物品后、接触血液体液后。医疗机构应通过宣教、督导、考核等方式,提高手卫生的依从性。

6. 严格临床一次性无菌医疗用品的购入和使用管理　应加强临床一次性无菌医疗用品的质量监督,防止不合格产品进入临床;对一次性无菌医疗用品使用后应做好消毒、毁形工作,防止未经无害化处理的一次性无菌医疗用品流入社会,造成公害。

7. 做好医护人员防护　正确的选择和使用个人防护用品能有效防止职业暴露的发生,从2003年SARS、2019年底新冠疫情的特点来看,缺少对疾病的有效防护是造成院内感染发生的首要原因。各医疗机构应根据本机构的特点,储备合适种类和数量的个人防护用品以满足应急需求和日常使用。个人防护用品包括口罩、护目镜或防护面屏、手套、隔离衣或防护服、鞋套和帽子等。

8. 加强临床对抗生素应用的监管　必须加强临床医生对抗生素药物知识的学习,严格遵守抗生素应用的原则,掌握好其适应证,合理选用抗菌药物,严禁大量甚至滥用抗生素,防止病原体产生耐药性,防止由于滥用抗生素致使患者机体菌群失调而发生内源性感染。采取合理的诊断治疗方法,使用抗菌药要有的放矢;应用抑制免疫疗法要采取相应的保护措施,如先治疗慢性病灶,防止自身感染,定期检查白细胞动态与其他监测,提供药物预防等。

9. 做好清洁卫生工作　清洁卫生工作不仅包括污垢和灰尘的擦拭、清除与清洁卫生打扫,还包括消灭蚊虫、苍蝇、蟑螂、鼠类及垃圾、污物等的规范无害化处理。

10. 改善工作人员的卫生与健康条件　所有医院工作人员均应定期进行健康检查,若有不适或疑为传染性疾病,应立即报告,以便采取相应措施,并根据需要注射有关疫苗,必要时还可进行被动免疫或药物预防。

11. 及时控制医院感染的流行　医院感染一旦发生,应立即采取措施并进行流行病学调查,尽快查清引起医院感染流行的三个环节,及时采样进行病原学检测。控制感染流行,主要包括寻找传染源与感染途径,迅速采取相应的隔离与消毒措施等。

（赵　琦）

数字课程学习

⬇ 教学PPT　　　📝 自测题

第七章　地方病的预防与控制

第一节　地方病的基本概念

地方病(endemic disease)是指局限在某些特定地区发生或流行的疾病,特指在一定地区内发生的生物地球化学性疾病、自然疫源性疾病和与不利于人们健康的生产生活方式密切相关疾病的总称。地方病的发生和流行与病区中的某种地球化学因素、生物因素或生产生活方式密切相关。长期居住在病区的人群均有可能发病,其发病与否取决于致病因素、个体暴露时间、暴露程度以及对病因的易感性等。地方病分布广,罹患者多,受威胁人口更多。在我国各省、自治区、直辖市均有不同的地方病发生,部分地区可多达五六种。地方病主要发生在广大农村、山区、牧区等偏远地区,病区呈灶状分布。目前我国纳入重点防治的地方病有鼠疫、血吸虫病、布鲁菌病、碘缺乏病、地方性氟中毒、克山病、大骨节病和地方性砷中毒八种。中华人民共和国成立后,党和各级政府对地方病防治工作高度重视,各地区各部门齐抓共管,社会广泛参与,基本健全了地方病防治监测体系,地方病防治工作取得了显著成效,但我国地方病区广阔,暴露人口众多,某些地方病依然危害着人民的健康,影响社会经济发展,防治地方病是我国卫生工作的长期任务和工作重点之一。

一、地方病的分类

地方病按其病因可分为以下三类。

1. 地球化学性地方病(geochemical endemic disease)　是指在地球的演变过程中,由于自然或其他原因,使地壳表面某些化学元素(包括人体必需元素和非必需元素)分布不均衡,水、土、食物以及人体中某些化学元素过多或不足,导致这些地区发生的某种特异性的地方性疾病。简言之,因地质环境某些化学元素而引起的某地区、某种特异性疾病的发生与流行,称为地球化学性疾病。环境中的化学元素不仅是构成人体基本组成的物质基础,也是生命活动的营养物质之源,在人的生命过程中起着重要作用。这些元素按照生命活动的需要,分布在人体各部位,以维持机体和环境之间的平衡。由于地球化学元素在地球上的分布并不均匀,或使其平衡受到破坏,最终导致地球化学性疾病的发生。地球化学性疾病又可分为元素缺乏性疾病,如碘缺乏病;元素中毒性(过剩性)疾病,如地方性氟中毒、地方性砷中毒等。发生地球化学性地方病的地区称地方病病区。

判断某疾病是否是地球化学性疾病,需要用流行病学的方法,对大量人群中某种健康危害的出现率与某种化学因素之间的关系进行研究,符合下列条件才有可能做出比较正确的结论。①疾病与某种化学因素之间相关关系密切,在不同时间、地点和各类人群中均有同样的相关性;②疾病与某种化学因素之间有明显的剂量—反应关系;③疾病一般是局限在一定的区域内发生;④以上所述的相关性可以用现代医学的理论进行解释。

2. 生物源性地方病(biological endemic disease)　亦称自然疫源性疾病(natural focal disease),指某些地区由于特异的地理、气象等条件,使某些病原体与储存宿主易于孳生繁殖,以致这一地区人与生物因素的平衡遭到破坏,在此条件下该病在动物或禽畜间流行,人因与动物传染源接触感染而引起某些生物源性的疾病,如鼠疫、棘球蚴病(又称包虫病)、布鲁菌病、钩端螺旋体病、疟疾等。发生生物源性地方病的地区称地方病疫区。

生物源性地方病分布和宿主的生活习性等关系甚为密切,因而形成在分布地带、纬度及流行季节的不同特点。生物源性地方病的疫源地可由于社会进步和经济开发而日趋缩小,但是也会由于交通便利和人口流动等社会因素使某些生物源性地方病扩散,如登革热、军团病已传入并影响着我国;新疆原本不存在流行性出血热,但是随着褐家鼠通过人员流动被带至哈密、乌鲁木齐等地,而成为新的自然疫源地。

3. 与特定生产生活方式有关的地方病　又称不利于人们健康的生产生活方式密切相关性疾病,特指由于特殊的生产生活方式造成的局域性发生或流行的某种疾病。典型实例是20世纪70年代我国发现确认的贵州的毕节,云南的昭通,湖北的三峡,陕西的安康、汉中等地居民生活用煤中含氟量高,燃烧过程中释放大量氟污染空气、水、食物,引起人群氟中毒(称燃煤型氟中毒);也有因食用富氟的水产品、茶、粗制海盐引起的氟中毒。

二、地方病的流行特征

典型的地方病应具备以下流行病学特征。

1. 表现为相对稳定的地方性。地方病的病因长期稳定地存在于某一地区,使暴露的易感人群患病,如无人为干预,可在病区长期存在,并"规律性"地发生与流行。

2. 存在着引起地方病的因素。病区必然存在相应疾病的病因和自然与社会因素,任何地方病的发生,皆与病区中某个因素有密切联系。地方病的病因常常是单一的,病因作用于人体的途径多数也是单一的。在病区环境中与人体某些化学元素的过剩、缺乏或失调密切相关;在病区存在着病原微生物、寄生虫及其昆虫媒介和动物宿主的生长繁殖条件,这也是病区与非病区的根本区别。在病区内一旦消除引起该病的决定性因素后,则该病逐渐消失。

3. 生活在地方病病区的人群以及进入病区的外来人,均有患该地方病的可能性,且外来进入地方病病区的人属于高危人群。地方病的患病率一般随在病区居住的时间的增长而升高。

4. 在地方病区内,地方病发病率和患病率都明显高于非地方病病区,或在非地方区内无该病发生。未患病的健康人离开病区后,除外其处于潜伏期者,不会再患该地方病;迁出的患者,其症状可不再加重,并逐渐减轻甚至消失。

5. 地方病病区内的某些易感动物也可罹患该种地方病。

此外,地球化学性疾病的流行规律为深山区高于半山区,高原高于平原,内陆高于沿海,沟里高于沟口,河流上游高于中下游,农村高于城市。人群的发病无民族、年龄、性别等的选择性。老、少、边、穷地区发病严重。

三、地方病防治的基本原则

1. 政府领导、齐抓共管　地方各级人民政府应将地方病防治工作纳入本地区国民经济和社会发展计划,加强领导、加大投入。各有关部门和单位要密切合作,加强协调,立足本部门和单位的职责,鼓励社会力量积极参与,发挥各自优势,推动地方病防治工作扎实有效、深入持久地开展。

2. 预防为主、科学防治　通过改造病区群众的生产生活环境,减少并努力消除各种致病因素;通过广泛深入地开展健康教育活动,让群众了解地方病的危害和防治知识,形成健康的生产生活方式,积极主动地参与防治工作。同时,加强地方病防治应用性科学研究,依靠科技进步,精准防控,提高防治水平,坚持预防为主、兼顾救治、科学防治地方病的原则。

3. 突出重点、因地制宜　根据地方病流行特点和分布情况以及病区自然、社会条件和经济发展水平，将对群众危害比较大、防治效果比较好的地方病作为防治重点，坚持重点病区、重点疾病、重点人群优先防治的原则，因地制宜地采取行之有效的综合防治措施。

4. 统筹规划、分步实施　进一步摸清地方病流行情况，根据经济发展水平，采取"先重病区后轻病区、先人群密度大病区后人群密度小病区"的做法，统筹考虑，分阶段安排和实施，坚持地方病可持续性、综合防治的原则。

四、地方病的预防控制措施与治疗原则

地方病的防治是社会系统工程，需要各级党政领导的重视和支持，应建立、健全防治地方病领导机构和专业队伍，落实各项规划与防治措施，推行科学的、简单可行的防治措施。应以控制和消灭地方病为宗旨，以人群为对象，防治结合。

(一) 地方病的防控措施

1. 加强病情监测　结合公共卫生信息网络建设，进一步完善地方病病情信息网络，加强地方病病情和相关危险因素监测，准确、及时、定量地分析和预测地方病病情和流行趋势，为调整防治策略、制定防治规划、开展防治工作、考核评估防治效果等提供科学依据。

2. 加强健康教育　开展多种形式的健康教育活动，使病区群众普遍掌握地方病防治知识，增强防病意识，提高自我防护能力，改变不利于健康的生产生活方式，自觉采取有效防控措施，预防和减少地方病的危害。

3. 加大干预力度　因地制宜地实施切实有效的干预措施，对地方病防治主要是第一级预防。

(1) 地球化学性地方病　改水换粮，推广农村安全饮水工程。对于元素缺乏性疾病，补充环境和机体缺乏的元素，如在妇女妊娠前或妊娠初期补充足够的碘可预防地方性克汀病、亚临床克汀病、先天性甲状腺功能减退(甲减)及不孕、早产、死产、新生儿死亡等发育性疾病；出生后各个发育时期补充足够的碘，可以预防和治疗地方性甲状腺肿。补硒，如口服亚硒酸钠片、亚硒酸钠强化食盐、富含硒食品等，可促使大骨节病发病率显著下降，患者骨骺端病变修复，也可使克山病发病率明显下降，预防其恶性发作。对于元素中毒性疾病，则限制环境中过多的该元素进入机体，如防止氟、砷的过度摄入。

(2) 生物源性地方病　①杀灭宿主，使宿主长期大面积下降是消灭自然疫源地的根本控制措施。②杀灭媒介昆虫，是防制生物源性地方病的重要措施。使用化学药物，如有机磷、除虫菊酯、氨基甲酸酯类药物等，对蚤、螨、蜱均有效；同时，还应加强个人防护，如涂抹驱避剂，注意环境卫生。③消毒是杀灭传播途径中病原体的重要手段，对预防鼠疫、布鲁菌病是不可少的措施。④预防接种，即通过生物疫苗接种，刺激机体产生特异性免疫力。如鼠疫活菌疫苗接种后，其免疫力只有半年；布鲁菌活菌疫苗和森林脑炎灭活疫苗的免疫力能维持 1 年；Q 热灭活疫苗的免疫力较为持久。

(3) 与特定生产生活方式有关的地方病　如生活燃煤污染型地方性氟中毒，应进行改炉改灶，积极推进沼气池和使用清洁能源等项目，从源头阻止氟污染。

(二) 地方病的治疗原则

地方病的治疗原则是坚持以人为本、以控制和消灭地方病为宗旨，以人群为对象，防治结合，因地制宜地探索多种治疗方法，对因对症治疗，采取积极措施，尽可能减轻患者病痛，恢复其劳动能力，提高生活质量。

地方病常因病区自然环境、生产与生活条件的改变而呈现比较明显的年度、季节性多发，即所谓的"波动性"。地方病主要发生在广大农村、山区和牧区等偏僻地带，随着社会经济发展，生态环境的改善，有些地方病的"自然疫源地"可相应减少。但是，地方病作为历史现象，不会轻易消失，只要它所依存的自然条

件与社会生活方式还存在,就仍有发生的可能,所以防治地方病一定要常备不懈,一抓到底。防治地方病应坚持因地制宜,分类指导实施,实行由政府、社会和群众共同参与的综合干预措施;要加强地方病防治专业人员的专业教育和培训,提高人员素质,建设一支精干的地方病防治专业队伍。要坚持医学科研为防治工作服务的方针,针对地方病防治工作中的难点和关键环节,组织技术攻关,力争有所突破。加强国际交流与合作,借鉴国际上的成功经验,引进先进技术和方法,提高地方病防治工作水平。

第二节　碘缺乏病

碘缺乏病(iodine deficiency disorder,IDD)是指在机体生长发育的不同阶段,因碘的摄入不足,造成机体碘营养不良而表现的一组相关联疾病的总称。碘缺乏对人类的损害是多种多样的,主要包括地方性甲状腺肿、地方性克汀病、亚临床克汀病等,可出现智力障碍、单纯性聋哑、生殖功能障碍、胎儿流产、早产、死产和先天畸形等多种疾病形式。IDD 这一概念是由 Hetzel 教授在 1983 年第四届亚洲营养年会上提出的。他倡议用"碘缺乏病"来代替"甲状腺肿"及"克汀病"。IDD 是指在人类不同发育时期,由于不同程度碘缺乏所造成的对生长发育以及人类健康的损害,且其损害是一个连续而又有差异的疾病谱带(表 7-1)。地方性甲状腺肿与地方性克汀病不过是 IDD 的两个最显著的表现形式。对于长期居住或生于缺碘地区的居民特别是对其子代,缺碘的损害则是广泛的。

表 7-1　IDD 的疾病谱带

发育时期	IDD 的临床表现
胎儿期	流产、死产、先天畸形、围生期死亡率增加,婴幼儿期死亡率增加,地方性克汀病,精神运动功能发育落后,胎儿甲减
新生儿期	新生儿甲减,新生儿甲状腺肿
儿童期和青春期	甲状腺肿,青春期甲减,亚临床型克汀病,智力发育障碍、体格发育障碍,单纯聋哑
成年期	甲状腺肿及其并发症,甲减,智力障碍,碘性甲亢

一、碘在自然界和人体内的分布

碘广泛分布在自然界中,但很不均匀。岩石、土壤、空气、水和动植物体内均含有不同程度的碘。环境中的碘主要以化合物的形式存在,碘化合物易溶于水,故环境中的碘含量受水的流动影响较大。海洋是地球碘的总储存库,海洋生物体中碘的含量较高;陆地水体中碘含量则取决于流经的岩石和土壤中碘的含量,经流水又可带走岩石和土壤中的碘,使碘在某些地区流失,如山区、丘陵地带很难蓄积碘,致使这些地区易成为缺碘地区;而低洼、水流淤滞地带,碘可随水体蓄积下来,成为富碘地区。这就形成了碘在地球上分布的特征,即深山低于浅山,浅山低于平原,平原低于沿海。

碘有"人类智慧的元素"之美称,是人体生理活动必需的微量元素,成人体内正常含量 20～50 mg,其中 20%(4～10 mg)存在于甲状腺,地方性甲状腺肿患者可降至 1 mg。体内碘的来源主要由食物供给,占 80%～90%;其余来源于水,占 10%～20%;空气占 5% 左右。食物中的碘化合物在消化道,可还原为碘离子而被吸收入血。营养不良,胃肠内容物中的钙、镁、氟和某些药物可影响碘的吸收。碘主要通过肾排出,约占 80%,由肠道排出约占 10%,少量可经呼吸道、皮肤、乳汁、汗液等途径排出。人体对碘的需要量随年龄、性别、体质和生理状态而有较大的变化,中国营养学会推荐碘的摄入量为 0～3 岁 50 μg/d,4～10 岁 90 μg/d,11～14 岁 120 μg/d,成人 150 μg/d,妊娠和哺乳期妇女 200 μg/d。

吸收入血液循环的碘,主要被甲状腺摄取和浓缩,在甲状腺滤泡上皮细胞内经促甲状腺激素(TSH)和过氧化物酶的作用下,形成活化碘,活化的碘再与甲状腺球蛋白分子上的酪氨酸结合,形成一碘酪氨酸和二碘酪氨酸,偶合后生成甲状腺激素,即三碘甲腺原氨酸(T_3)和四碘甲腺原氨酸(T_4),并贮存在甲状腺滤泡胶质中。它们在蛋白水解酶的作用下释放入血,分布各组织中,发挥其甲状腺激素的功能。在完成激素作用后,甲状腺激素中的碘被脱下成为碘离子,而被甲状腺摄取再利用。缺碘时合成的一碘酪氨酸和T_3可相对增多,而二碘酪氨酸和T_4减少。

二、碘缺乏病的流行特征

(一) 地区分布

IDD 是一种世界性的地方病,除冰岛外,世界各国均有不同程度的流行。目前已知全世界 190 多个国家中有 130 多个国家存在 IDD。据估计,全世界有 20 多亿人口生活在缺碘地区,约占总人口 30%,地方性甲状腺肿患者 7.4 亿,克汀病患者 1 100 万,不同程度的智力障碍患者 4 300 万。亚洲病区主要分布于喜马拉雅山脉,尤其东南亚地区流行广泛;非洲主要分布于刚果河流域,主要有摩洛哥、阿尔及利亚、突尼斯、象牙海岸、喀麦隆、苏丹等国;拉丁美洲主要分布于安第斯山区的一些国家;北美洲五大湖盆地的加拿大、美国都处在北半球碘缺乏地带;大洋洲主要集中在新西兰、巴布亚新几内亚等国家;欧洲主要分布在阿尔卑斯山、比利牛斯山、亚平宁斯山与斯堪的纳维亚山区。近年来在欧洲、非洲、亚洲及大洋洲的一系列调查表明,IDD 的重病区,几乎都是偏僻、边远、经济欠发达和生活水平低下的地区,第三世界国家患病率最高,病情最重。目前 IDD 主要分布于拉丁美洲、非洲、亚洲及大洋洲的大多数发展中国家,而欧洲、北美洲的大部分国家已基本控制了 IDD 的流行。

从地形、地貌上来看,流行的规律一般是:山区多于丘陵,丘陵多于平原,平原多于沿海,内陆多于沿海,内陆河的上游多于下游,乡村多于城市,农村多于牧区。特别是那些地形倾斜、洪水冲刷和降雨集中,有水土流失的地理地带碘缺乏更为严重。地方性克汀病的一般流行规律是内陆山区病情严重,丘陵、平原病情相对较轻,但某些冲积平原及河谷地带病情也相当严重,沿海地区则极少见到典型的地方性克汀病。

我国是世界上 IDD 发病人数最多,分布广泛的国家之一,在全面实施食盐加碘为主的综合防治措施以前,除上海市外,全国 31 个省、自治区、直辖市都有流行。据 1988 年病情统计显示,我国 IDD 流行的病区县、旗、市为 1 615 个,病区乡为 21 077 个,受碘缺乏威胁的人口达 3.74 亿,占全世界病区人口的 47%,占亚洲病区人口的 63%。通过实施食盐加碘为主的综合防治措施,我国居民碘营养状况得到了明显改善,不仅 IDD 的流行趋势得到了控制,而且已基本实现了消除 IDD 的目标,目前,全国已有 94.2% 的县,保持消除 IDD 的状态。

(二) 人群分布

在 IDD 的流行区,甲状腺肿大可见于任何年龄的人,甚至新生儿中也不少见。一般情况下,出生头几年摄入的碘大多能满足生理需要,一般无甲状腺肿大,随着年龄增长,活动量加大,生长发育迅速及青春发育期到来,此时身体对甲状腺激素的需要增加,摄入的碘,已不能满足生理的需要,因此出现年龄增加,甲状腺肿大患病率亦增高;在儿童和青少年中,女性的发病高峰多在 12～18 岁,男性多在 9～15 岁。在不同性别中,多是女性高于男性,但越是重病区,男女患病的人数越接近;地方性克汀病的患病率性别间无明显差异。非病区居民迁入病区后,即有一定数量的人可发展成甲状腺肿,其中一些人于 3～6 个月内即可出现,迟的也不超过 3～4 年;但当从病区迁入非病区后,甲状腺肿的消失相当缓慢。地方性克汀病多出现于古老、严重的地方性甲状腺肿流行区,一般认为,人群间有Ⅰ度以上甲状腺肿的比率大于 20%,才有可能看到典型的地方性克汀病患者。

三、主要病因及发病机制

(一)主要病因

1. 环境缺碘　从全世界来看,除少数国家外,绝大多数国家均有不同程度 IDD 的流行,其原因主要是环境碘缺乏。平均每人每日摄碘量 < 40 μg,常有本病的流行。

2. 致甲状腺肿物质　碘缺乏是 IDD 的主要原因,但不是唯一的致病原因,据大量研究证明,除缺碘外还有致甲状腺肿的物质的作用。致甲状腺肿物质(goitrogenic substance)是指除碘缺乏外,干扰甲状腺激素的合成,引起甲状腺肿大的所有物质。它们有些是天然存在的,有些则是工业排出物,其污水灌溉农田时,污染粮食、蔬菜而进入人体。致甲状腺肿物质单独作用者少见,常与缺碘联合作用导致 IDD 的发生和流行。常见的致甲状腺肿物质有:

(1) 有机硫化物　如硫氰化物、硫葡糖苷和硫脲类等,主要存在于木薯、核桃仁、杏仁、芥菜、卷心菜等中。这些物质的致甲状腺肿作用,可能和它们所含的硫葡糖苷有关,硫葡糖苷也称甲状腺肿素原,现已从 300 多种芸薹属植物中,查出 50 多种硫葡糖苷。这种物质须在特异酶的作用下,水解为硫氰酸盐或异硫氰酸盐后才有致甲状腺肿作用。

(2) 某些有机物　包括生物类黄酮、酚类、邻苯二甲酸酯和有机氯化合物等。

(3) 某些无机物　如水中的钙、镁、氟、锂等以及硝酸盐等,多种矿物质对甲状腺肿的形成有作用,其中最明显的是钙。

3. 微生物污染　有人认为细菌污染了水和食物,使有机物质分解成有机酸、腐殖质及数量庞大的细菌等,其可以消耗饮水和食物中的碘,阻碍肠道对碘的吸收,此外腐殖质和有机酸也可抑制酶的活性,减少甲状腺对碘的利用,从而造成内源性的碘不足。

4. 膳食因素　人体需要的碘主要来自食物,大约 90% 以上来自动物性食品,不合理的饮食与 IDD 的发生关系密切。膳食因素主要是两个方面,一方面是食物中缺碘;另一方面是食物中蛋白质缺乏,特别是酪蛋白缺乏,低蛋白、低热量饮食可影响肠道对碘的吸收和甲状腺素的合成。

5. 高碘　有些地方的食物和饮水中含有较高的碘也发生了甲状腺肿。在我国沿海及某些内陆地区和日本的北海道都存在高碘甲状腺肿。主要发生于进食海藻过多的沿海以及饮水含碘量在 100 μg/L 以上地区的居民中。这种患者甲状腺吸碘率与缺碘性甲状腺肿正好相反,甲状腺吸碘率不是增加而是降低,尿碘排出量则远超出正常范围。

6. 其他因素的影响　某些药物有致甲状腺肿的作用,如硫脲类、甲巯咪唑、洋地黄、秋水仙碱等药物在碘的有机化、偶联、浓集和甲状腺素的分泌等过程中发挥一定作用,均有一定的致甲状腺肿作用。此外,环境污染,如重金属铅、汞、铬、锰、锑、铀,有机氯农药,多氯联苯,硝酸盐等的污染也可引起甲状腺肿大。

(二) 发病机制

1. 地方性甲状腺肿　碘是合成甲状腺激素的主要原料,当机体碘摄入不足时,甲状腺激素合成不足,反馈性地引起 TSH 分泌增加;TSH 长期分泌过多,可使甲状腺组织增生,导致甲状腺肿大。这种变化在初期是代偿性、弥漫性增生,随着时间的延长可导致甲状腺功能减退,发生病理性损伤,呈现为结节性肿大。地方性甲状腺肿的发展是从代偿性反应到病理性损伤的过程。

高碘也可引起甲状腺肿,一般认为其发病机制是由于酪氨酸在碘化过程中必须是碘离子与酪氨酸同时被氧化才能结合,当碘离子过多时,过多地占用了催化两者氧化的过氧化物酶的活性基团,因而酪氨酸被氧化的机会减少,致使甲状腺激素的产生减少,反馈性地刺激垂体分泌较多的 TSH,促使甲状腺肿大。关于高碘所致的甲状腺肿的发病机制还有许多种解释,但都未形成定论,还需进一步研究。

2. 地方性克汀病　较为公认的是甲状腺激素学说,该学说认为地方性克汀病主要是胚胎期和胎儿期缺碘所导致的。胚胎期缺碘,胎儿的甲状腺激素供应不足,而致胎儿的生长发育受到一系列的影响。首先是中枢神经系统的发育障碍,可引起耳聋、语言障碍、智力障碍等。骨骼的发育由于受胚胎期和出生后甲状腺素供应不足,而出现体格发育障碍,表现为身材短小。出生后婴儿仍得不到充足的碘供应,就会出现黏液性水肿等甲状腺功能减退的表现。总之,地方性克汀病的发病机制主要是胚胎期及出生后早期缺碘,缺乏甲状腺激素所致,尤其胚胎期缺碘是关键。

四、临床表现与诊断

IDD 严重危害人类健康,其临床表现主要取决于缺碘的程度、缺碘时机体所处的生长发育时期(胎儿期、新生儿期、婴幼儿期、青春期、成人期)以及机体对缺碘的反应性或对缺碘的适应代偿能力。主要表现包括流产,死胎,先天畸形,婴儿期和围生期死亡率高,新生儿甲减,单纯聋哑,智力和体格发育落后,出现亚临床克汀病或亚临床损伤等。儿童生长、发育受到影响,表现为不同程度的智力缺陷,学习能力低下。成人体力和劳动能力下降。多数患者可出现地方性甲状腺肿,严重病区患者可有地方性克汀病的表现。

(一) 地方性甲状腺肿

大多数地方性甲状腺肿患者没有什么自觉症状,往往是不知不觉中由自己、他人或在正常体检中偶尔发现颈部增粗,腺体增大。按腺体是均匀增大还是局部增生,质硬情况,可分为弥漫型、结节型和混合型。当腺体肿大到挤压周围的器官组织时,便可引起一些局部或全身症状,如呼吸困难、吞咽困难、面颈部淤血等;此外,还有生长发育落后,月经初潮延迟,月经量少,痛经等全身性症状,自发性流产和早产以及死胎都较非病区多。

实验室检查项目包括尿碘量、甲状腺吸 I^{131} 率、血液中 T_3、T_4、TSH 和甲状腺球蛋白(Tg)等。采用 B 超检查甲状腺体能够比较明确、客观和定量地确诊甲状腺肿。确诊为地方性甲状腺肿,应按照《地方性甲状腺肿诊断标准》(WS 276–2007)进行。

1. 诊断标准 可用触诊法与 B 超检查进行诊断,当两者诊断结果不一致时,以 B 超检查结果为准。

(1) 触诊法诊断地方性甲状腺肿的标准 生活于缺碘地区(GB 16005–2009)或高碘病区(GB/T 19380–2016)的居民,且观察到甲状腺肿大超过本人拇指末节,并排除甲亢、甲状腺炎、甲状腺肿瘤等疾病后,即诊断为地方性甲状腺肿。

(2) B 超检查诊断地方性甲状腺肿的标准 在上述地区,若居民的甲状腺容积超过相应年龄段的正常值,即可诊断为地方性甲状腺肿。

2. 甲状腺肿分型 ①弥漫型:甲状腺均匀增大,B 超检查不出结节;②结节型:在甲状腺上可查到一个或几个结节;③混合型:在弥漫肿大的甲状腺上可查到一个或几个结节。

3. 甲状腺肿分度 ①0 度:即正常,头颈部保持正常位置时,甲状腺看不见,不易摸着,即使摸得着也不超过受检者拇指末节。特点是甲状腺看不见,不易摸得着。②Ⅰ度:头颈部保持正常位置时,甲状腺看不见,但容易摸着,并超过受检者拇指末节(指一个侧叶的腺体轮廓超过拇指末节)。特点是甲状腺看不见,容易摸得着。甲状腺大小未超过受检者拇指末节,但发现结节者也定为Ⅰ度。③Ⅱ度:头颈部保持正常位置时,甲状腺清楚可见肿大,其大小超过受检者拇指末节。特点是甲状腺看得见,摸得着。当甲状腺大小介于两度之间难以判断时,可列入较低的一度内。

(二) 地方性克汀病

地方性克汀病是由缺碘所致的,以精神发育迟滞为主要特征的神经 – 精神综合征。

1. 临床表现

(1) 地方性克汀病的临床表现

1) 智力低下。

2) 聋哑,多为感觉神经性耳聋,伴有语言障碍,表现为呆笨。

3) 神经系统症状,可有表情淡漠、傻笑或表情紧张、恐惧等,运动神经障碍,可有下肢痉挛性瘫痪,肌张力增强,腱反射亢进,患者常表现出走路不稳、拖步、臀中肌步态;重者可有下肢痉挛性瘫痪。可累及动眼神经,出现共同性斜视、麻痹性斜视和眼球震颤等。

4)生长发育落后,表现为囟门闭合、出牙、坐、站、走等延迟,骨龄明显落后,身材矮小,性发育落后,第二性征发育差等。

5)克汀病面容,表现为头大、额短、眼距宽、眼裂呈水平状、鼻梁下塌、鼻翼肥厚、鼻孔向前、唇厚、舌厚而大,常伸出口外,流涎。耳郭大,耳软骨特别柔软,头发稀疏,干燥无光,表情迟钝,呆板,傻笑和傻相等。

6)甲状腺肿,神经型地方性克汀病患者多数有甲状腺肿大,黏液水肿型有甲状腺肿大者较少。

7)甲状腺功能减退症状,有的地方性克汀病患者,有甲状腺功能减退的表现,如出现黏液水肿,以面部、颈部、胸腹背部多见,压之无指凹现象。

实验室除可检查血浆蛋白结合碘,尿碘,甲状腺吸 I^{131} 率,血清 T_3、T_4、TSH 等,还可检查血清胆固醇、基础代谢率,X 线检查可用来判断骨龄,还可开展心电图检查、脑电图检查、听力检查、前庭功能检查以及智力测验等。

(2)亚临床克汀病的临床表现 地方性克汀病流行区,除少数典型的地方性克汀病患者外,还有大量体格低矮、智力落后的人群,属于健康人与克汀病患者之间的中间人群,我们称之为亚临床克汀病,简称亚克汀病。亚克汀病缺乏典型克汀病的临床特点,表现为轻度智力落后、精神运动障碍、听力和前庭功能障碍、语言障碍、体格发育障碍和激素性甲状腺功能减退六个方面,但表现都较轻微,由于缺乏明显的症状、体征,因此很容易被忽视,而被认为是"正常人"。

2. 诊断标准 地方性克汀病和地方性亚临床克汀病的诊断应依据国家卫生和计划生育委员会 2014 年颁布的《地方性克汀病和地方性亚临床克汀病的诊断》(WS/T 104-2014)进行。诊断标准原则:凡具备必备条件,同时再具备辅助条件中任何一项或一项以上者,在排除由碘缺乏以外原因所造成的疾病后,可分别诊断为地方性克汀病或亚克汀病。

(1)地方性克汀病的诊断

1)必备条件 患者应出生和居住在碘缺乏地区;同时具有不同程度的精神发育迟滞,智力商数(intelligence quotient,IQ)≤54。

2)辅助条件 包括神经系统功能障碍和甲状腺功能障碍。

a. 神经系统功能障碍:具有以下任何条件之一或以上者,可判断为神经系统功能障碍:①运动神经障碍(锥体系统和锥体外系统),包括不同程度的痉挛性瘫痪,步态和姿态异常,斜视;②不同程度的听力障碍;③不同程度的言语障碍(哑或说话障碍)。

b. 甲状腺功能障碍:具有以下任何条件之一或以上者,可判断为甲状腺功能障碍:①不同程度的体格发育障碍。②不同程度的克汀病形象,如傻相、傻笑、眼距宽、鼻梁塌,并常伴有耳软、腹膨隆和脐疝等。③不同程度的甲减,如黏液水肿、皮肤干燥、毛发干粗。④实验室和 X 线检查,甲减时,血清 TSH 高于正常,TT_4(FT_4)低于正常,TT_3(FT_3)正常或降低。亚临床甲减时,血清 TSH 高于正常,T_4(FT_4)在正常范围内。X 线骨龄发育落后和骨骺愈合延迟。

(2)亚克汀病的诊断

1)必备条件 患者应出生和居住在碘缺乏地区;同时具有轻度精神发育迟滞,IQ 为 55~69。

2)辅助条件 包括神经系统功能障碍及甲状腺功能障碍。

a. 神经系统障碍:具有以下任何条件之一或以上者,可判断为神经系统障碍:①极轻度的听力障碍,电测听时,听力阈值升高,高频或低频有异常;②轻度或极轻度神经系统损伤,表现为精神运动障碍和(或)运动技能障碍;③极轻度言语障碍或正常。

b. 甲状腺功能障碍:具有以下任何条件之一或以上者,可判断为甲状腺功能障碍:①轻度体格发育障碍;②不同程度的骨龄发育落后以及骨骺愈合不良;③实验室检查,没有甲减,可发现亚临床甲减,或者单纯性低甲状腺素血症(血清 TSH 正常,TT$_4$ 或 FT$_4$ 低于正常)。

3. 临床分型　适用于地方性克汀病,亚克汀病不分型。

(1) 神经型　以明显的智力低下和神经综合征(听力、言语和运动神经障碍)为主要表现。

(2) 黏液水肿型　以黏液水肿、体格矮小或侏儒、性发育障碍、克汀病形象、甲减为主要表现的地方性克汀病。

(3) 混合型　兼具神经型和黏液水肿型两类表现者的地方性克汀病。

4. 临床分度　根据测定的 IQ 分为:①亚临床型:IQ:55～69;②轻度:IQ 为 40～54;③中度:IQ 为 25～39;④重度:IQ < 25。

五、碘缺乏病的防治措施

(一) 地方性甲状腺肿的治疗

对于甲状腺尚处于生理增大状态的人,以及 Ⅰ～Ⅱ度的弥漫型甲状腺肿,特别是属于轻、中度碘缺乏病区的青少年甲状腺肿,基本上不需特殊的治疗,只要能供应碘盐或碘油,大多数经一段时间后都可恢复。对供应碘盐地区的甲状腺肿患者,若本人无治疗要求,可不予治疗,而对结节型和混合型患者,应采取相应的治疗措施。

(二) 地方性克汀病的治疗

1. 甲状腺激素疗法　具体使用方法见内科学有关教材。

2. 训练、教育和药物三结合的综合疗法　对轻、中度患者可采取训练、教育和药物治疗三结合的综合治疗。药物治疗用甲状腺制剂,中医中药、针刺疗法对聋哑有一定效果,还可采用微量元素和维生素等辅助疗法。

(三) 预防

由于 IDD 流行范围广,受累人群数量较大,这就要求补碘措施安全、经济、有效、简便易行,能够长期坚持。食盐加碘基本符合这些要求,是目前预防 IDD 的首选方法。

1. 碘盐　是把微量的碘化物与大量的食盐混匀后供食用的盐,我国食盐加碘量为 1/5 万～1/2 万。食用加碘盐是经济、安全、易行、最好的防治方法。家庭保管和食用碘盐时应注意,储碘盐容器最好用陶瓷或玻璃制成,上面加盖。存放于阴凉、干燥处,避免日光暴晒和吸潮,要远离灶台,存放时间不宜过长,应随用随买,适当留点备用。炒菜、烧肉、煮汤时,不宜过早放盐,宜在食物快熟时放入,不要把碘盐放入油锅中煎炸或放在锅里炒。

2. 碘油　是植物油与碘化合而成的有机化合物。碘油有两种,一种是肌内注射碘油,另一种是口服碘油。尽管碘油是防治 IDD 的一种方便、经济、长效和不良反应较小的方法,但仅限于在未供应碘盐或合格碘盐覆盖率较低的地区,中、重度 IDD 流行病区,有地方性克汀病新发或新生儿甲减发生率较高的地区,随着碘盐的覆盖率和合格率不断上升,碘油食用的重点人群应以妇女为主(新婚育龄妇女、妊娠和哺乳期妇女)。同时必须严密监测使用碘油人群的尿碘浓度,谨防补碘不良反应的发生。

3. 其他补碘措施　食用碘化酱油、碘化糖果、碘化饼干、碘化饮料等碘化食品、调味品和含碘较多的海带、海产鱼等海产品。

碘制剂使用中的不良反应:①碘性甲亢:发病率很低,可见于 40 岁以上有结节型或腺瘤样变化的患者,临床表现为甲亢症状,但很少有突眼症。碘性甲亢多属一过性,通常症状较轻,停止补碘后可自愈,无需特殊治疗。②碘性甲状腺肿和碘性甲减:可出现弥漫性甲状腺肿,表现为甲减,一般无需治疗,停止补碘后可自愈。③碘过敏:可表现为荨麻疹、血管神经性水肿、支气管痉挛和休克等。一旦发生碘过敏,应立即停止使用碘制剂,积极给予抗过敏治疗。食用碘盐发生碘过敏者较少见。④碘中毒:可分急性和慢性碘中毒。急性碘中毒可发生在接受碘化物当时或几小时之后,主要表现为恶心、呕吐、流涎和腹泻等口腔和胃肠黏膜刺激症状。慢性碘中毒可表现为口腔有碘味,口咽烧灼感,唾液腺肿胀,口腔分泌物增多,皮肤可见疱状皮疹或粉刺样损害,有胃肠刺激症状等。食用碘盐一般不会发生碘中毒。一旦发生碘中毒,应立即停止使用碘制剂,对症治疗。

4. 社会动员和健康教育　虽然食盐普遍加碘是消除 IDD 的一项行之有效的措施,实践已经证明,IDD 的防治要落实到每个人、每个家庭,不仅是科学和技术的原因,而且也是包括政府重视、部门协调和宣传教育的社会系统工程。从现代生物 – 心理 – 社会医学模式角度出发,越来越多的医学工作者认识到 IDD 的预防应该以改变个人食盐行为和习惯为根本目的,建立以"社会动员(social mobilization)"为核心的全面、系统的发展战略,通过社会总动员,开展各种形式的健康教育工作,形成全社会积极参与消除 IDD 活动的新局面,建立政府领导、多部门协作的消除 IDD 工作机制。

(四) 碘缺乏病消除标准 (GB 16006−2008)

碘缺乏病的消除标准为:①碘盐:碘盐覆盖率≥95%,居民户合格碘盐食用率 > 90%;②甲状腺肿:8～10 岁儿童触诊或超声诊断甲状腺肿大率 < 5%;③尿碘:8～10 岁儿童,尿碘 100 μg/L 以下比率 < 50%,50 μg/L 以下比率 < 20%。

第三节　地方性氟中毒

地方性氟中毒(endemic fluorosis)亦称地方性氟病,是在特定的高氟环境中长期生活,主要通过饮水、空气或食物等介质,摄入过量的氟而导致的以氟斑牙和氟骨症为特征的全身慢性蓄积性中毒。

一、氟在自然界和人体内的分布

氟为气态元素,相对原子质量为 18.998,具有很强的氧化能力,化学性质极为活泼,常温下很容易与许多金属元素结合,在高温下几乎能与所有元素发生作用。氟是构成地壳的固有元素之一,广泛分布在自然界中。在自然情况下,氟一般不存在游离状态,常以氢氟酸盐类化合物形式存在,如萤石(CaF_2)、氟磷灰石[$3Ca_3(PO_4)_2CaF$]、冰晶石(Na_3AlF_6)、云母等。土壤中的氟可溶于水,江河水中氟含量一般较低,地下水中含氟量较地面水高,浅层地下水含氟量要比深层地下水高。植物和动物组织内也含有氟化物。空气中含有微量的氟,火山爆发可释放出大量的氟。

含氟的气体、蒸气和粉尘可经呼吸道迅速完全被吸收,饮水和食物中的氟可经消化道吸收,可溶性氟化物的吸收率在 90% 左右,含氟的蒸气和液体与皮肤接触,也可经皮肤吸收。吸收后的氟约有 75% 与血浆蛋白结合而运送到各组织器官,氟主要蓄积在牙齿和骨骼,也可分布在心、肺、脾、肾、膀胱、消化道等器官以及主动脉、肌肉和皮肤等组织,氟还可透过胎盘屏障侵入到胎儿体内。血浆和细胞中氟的分布受 pH 和钙离子浓度的影响,当 pH 和钙离子浓度增高时,氟与血浆蛋白的结合量就增多。高脂食物会促进氟在机体的贮留。氟主要通过肾随尿排出,占排出量的 50%～80%,12%～20% 由粪便排出,7%～10% 从汗液排出,经毛发、指甲和乳汁排出量极微。

氟对人体的生理作用目前还不完全清楚。一般认为,氟可参与人体的生理生化代谢过程,适量的氟能维持机体正常的钙、磷代谢,促进牙齿和骨骼的钙化,保证牙齿和骨骼的正常生长和发育,氟的防龋作用已被证实。此外,氟对神经传导和代谢酶系统也有一定的作用。

二、氟中毒的流行特征

地方性氟中毒在全世界分布很广,在 50 多个国家和地区都有不同程度的流行,如亚洲的印度、孟加拉、中国、泰国、斯里兰卡等,欧洲的俄罗斯、保加利亚、意大利等,非洲的摩洛哥、阿尔及利亚、肯尼亚、坦桑尼亚等,美洲的美国、加拿大、阿根廷等,以及大洋洲的澳大利亚等,这些国家地方性氟病大多为饮水中高氟所致。

在我国,本病的分布面非常广泛,除上海和海南外,其他省、自治区、直辖市均有病区。我国病区类型复杂,不仅有饮水型(the type of drinking water)病区,还有我国独有的燃煤污染型(the type of burning coal pollution)和饮茶型(the type of drinking tea)病区,我国的地方性氟中毒重病区主要集中在中、西部地区。据2007年全国各省关于《全国重点地氟病防治规划(2004—2010)年》中期评估数据,我国燃煤污染型病区有199个县,约3.5万个病区村,病区村人口约3 320万。我国饮茶型病区还有316个县,具有饮茶砖习惯的乡镇3 200多个,涉及人口3 100多万。据全国地方病统计报表,不包括饮茶型氟中毒病情,全国大约有3 800多万氟斑牙和230多万氟骨症患者。

三、病因与发病机制

(一)病因

长期摄入过量氟是发生本病的主要原因。据报道,每人每日摄入总氟量超过4 mg时,便可引起慢性中毒。人体氟主要来源于饮水、食物及空气氟污染。氟斑牙和氟骨症的患病率都与饮水氟浓度呈高度的正相关,其相关系数在0.9以上。按氟化物在自然界富集的成因和载氟的介质,我国地方性氟中毒的病区大体可分为以下四种类型。

1. 饮水型 由于饮用含氟量较高的水所致。根据水源中含氟量的不同,又可分为干旱和半干旱浅层高氟地下水型,深层高氟地下水型,泉水型和富氟岩矿型。

2. 煤烟型 由于燃煤含氟过高,燃烧时排出大量气态或微尘态氟化物,污染空气,此外,还可通过烘烤食物污染食品,长期吸入含氟空气和摄入氟污染的食物而患病。该型主要在南方流行,病区分布在云南、贵州、四川、重庆、湖北、湖南、陕西、江西和广西等省、自治区、直辖市。

3. 食物型 由于摄入含氟的食物,包括饮茶和食用含氟量高的郁盐,被机体吸收,在体内蓄积,发生中毒。

4. 混合型 由上述两种及以上的致病介质引起的地方性氟中毒。

(二)发病机制

小剂量氟的生理作用和过量氟的毒作用,是氟的生物学作用的相互对立的两个方面。目前对地方性氟中毒的发病机制尚未完全阐明,可能有以下几种原因。

1. 过量的氟影响钙磷代谢 氟与血中的钙、镁具有较高的亲和力,进入血液中的氟与钙、镁离子结合,形成难溶性化合物,氟与钙结合形成氟化钙,其中大部分沉积在骨组织,小部分沉积在骨周围的骨膜、韧带和肌腱等软组织中。大量的血钙与氟结合,使血钙降低,导致钙代谢紊乱。氟化钙在骨组织中沉积,使骨密度增加,骨髓腔变小,骨皮质增厚,骨硬化,严重时可使椎管狭窄压迫神经而引起一系列临床症状和体征。低血钙可使甲状旁腺分泌甲状旁腺激素增加,抑制肾小管对磷的重吸收,致使磷排出增加,引起磷代谢紊乱。甲状旁腺激素增加可使破骨细胞增多,通过溶骨作用,又使钙从骨组织中溶出,造成骨质脱钙,出现骨质疏松、骨软化或骨骼变形。因此,在同一患者身上可见骨硬化和骨质疏松同时存在。氟骨症的形成机制见图7-1。

2. 过量的氟对牙齿的损害 氟对牙齿的损害,是地方性氟中毒最早出现和最明显的体征。适量的氟可取代牙釉质中的羟基磷灰石的羟基,形成氟磷灰石,使牙齿变得坚硬而耐酸,还可抑制口腔中的乳酸杆菌的发酵产酸作用,起到保护牙齿的作用。过量的氟在牙胚的发育过程中,可使牙成釉细胞中毒,使牙釉质细胞代谢障碍而阻碍牙釉质的发育,影响牙齿的正常矿化过程,致使牙齿表面失去釉质特有的光泽,牙面变粗糙,出现白垩样的斑点、斑纹或斑块。严重中毒时,成釉细胞坏死,造釉停止,则出现釉面缺损。过量的氟还可影响牙本质的钙化,破坏正常的晶体结构,因而造成釉质疏松多孔,色素沉着,质脆易碎和脱落。光镜下见釉柱松散,排列紊乱,釉柱间隙扩张,釉柱间隙内有机质含量增加,釉质生长线(芮氏线)失去正常排列呈紊乱的波纹状。

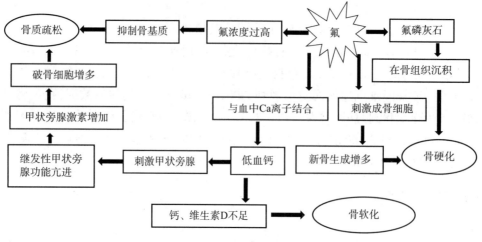

图 7-1　氟骨症的形成机制

3. 过量的氟抑制机体某些酶的活性　进入体内的氟可与某些酶活性基团的钙、镁结合,使体内需要这些离子活化的酶受到抑制。如可抑制琥珀酸脱氢酶、烯醇化酶、乌头酸酶等,导致三羧酸循环障碍,糖酵解受到抑制,腺苷三磷酸生成减少,影响组织的氧化供能。氟能破坏胆碱酯酶,使胆碱滞留,导致肌肉紧张、僵直。氟可抑制骨磷酸化酶,影响骨钙的吸收、蓄积和骨盐的生成,还可促使钙从骨组织中游离出来,这便是氟骨症出现骨质疏松、软化的原因之一。

4. 氟的其他毒作用　氟易通过细胞膜与原生质结合,破坏原生质的结构和功能,使蛋白质合成受阻,进而阻碍 DNA 的合成,使多种组织器官发生病理改变。氟可致神经细胞变性、坏死或导致功能异常。氟对肌肉有直接的毒害作用,表现为肌细胞线粒体断裂、广泛的肌原纤维变性、胞质渗透性增加、血清肌酸磷酸激酶的水平升高。长期摄入过量氟还可引起脂质过氧化作用增强等。

四、临床表现与诊断

(一)临床表现

地方性氟中毒的临床表现是以牙齿和骨骼受损为主的全身性疾病。牙齿损伤的表现称氟斑牙(dental fluorosis),骨骼损伤的表现称氟骨症(skeletal fluorosis)。

1. 氟斑牙　是地方性氟病出现最早和最明显的体征。凡在高氟地区出生或是在恒牙生长期进入高氟区长期居住者,几乎均可患氟斑牙。氟斑牙的主要表现有:①白垩型:牙釉质表面失去光泽,不透明,可见白垩线条、斑点、斑块,甚至白垩样变化布满整个牙;②着色型:牙釉质出现颜色改变,呈现为微黄、黄褐、深褐或黑褐色,着色范围由细小斑点、条纹、斑块乃至布满牙釉质;③缺损型:牙釉质损害脱落,可见细小凹痕,呈点状、片状或地图形的剥脱,一般深度仅限于釉质,而牙本质无明显改变。根据 Dean 分类,将氟斑牙分为可疑、极轻、轻度、中度和重度 5 级,并提出氟斑牙指数(dental fluorosis index),可表示一个地区的人群中氟斑牙的流行情况和严重程度。Dean 认为,氟斑牙指数≤0.4 时,无氟中毒问题;但当该指数 >0.6 时,就变成了一个值得注意的公共卫生问题。氟斑牙指数的计算公式如下:

$$氟斑牙指数 = \frac{可疑人数 \times 0.5 + 极轻度人数 \times 1 + 轻度人数 \times 2 + 中度人数 \times 3 + 重度人数 \times 4}{受检人数}$$

除牙釉质损伤外,氟中毒时牙齿的损害还可表现为牙齿松动、易脱落,牙质脆弱。病区居民中,牙齿早期脱落者甚多见。许多中年以上的患者,其牙冠大部分被磨掉,残余部分几乎与牙根平齐,牙髓暴露或因之而坏死。

2. 氟骨症　起病缓慢,呈进行性加重,患者很难说出确切的发病时间。疼痛是最常见的自觉症状,疼痛首发部位多为腰背,逐渐累及四肢大关节,不伴有发热及关节红肿,与季节气候的关系不密切。疼痛性质多为持续性酸痛、无游走性和转移性,晨起时重,活动后减轻;伴有肌肉抽搐、麻木与感觉异常,如蚁走感、肿胀感、电击感、束带感等。

病情轻者可无明显体征,重者可出现关节功能障碍和肢体变形。硬化型体征以骨硬化为主,出现骨质硬化、增生或骨组织周围的肌腱、韧带等软组织骨化,导致关节僵直,上、下肢弯曲变形,运动障碍,严重者可出现四肢、躯干关节强直。混合型既有骨质的硬化又有骨质的疏松和软化,表现为脊柱和四肢变形,患者呈弯腰驼背状,致使胸、腹腔容积缩小,内脏受压。

X线是检查氟骨症的重要方法,其基本X线征象有骨密度增高,骨硬化;骨密度降低,骨质疏松;骨质软化;韧带的钙化和骨化等。实验室检查主要是氟的测定,可测定血、尿和头发的氟量。尿氟量受许多因素影响,可反映近期摄氟水平,一般尿氟超过150 μmol/L,可供诊断时参考。

3. 慢性氟中毒引起的其他损害　地方性氟中毒是慢性全身性中毒性疾病,除损害牙齿、骨骼外,其对软组织及酶代谢均有影响,而这些影响在未出现明显的骨骼改变之前就已存在,主要有以下几方面表现。

(1) 氟对神经系统的损害　神经系统损害主要为脊神经根和脊髓受损,目前认为其发生机制一是骨性压迫,二是氟对神经组织的直接损害。

(2) 氟对骨骼肌的损害　可见肌肉萎缩,多累及手部的小肌肉。一般认为这是由椎管及椎间孔狭窄压迫了脊髓和脊神经根继发引起的,即神经源性损害和氟对骨骼肌有直接毒性作用的结果。

(3) 氟对肾的损害　机体内的氟主要由肾排出体外,动物实验证明氟对肾有毒害作用。大量的氟化物能引起肾结构的改变,表现为肾小管上皮退行性变和间质纤维变性。

(4) 氟对甲状旁腺的影响　甲状旁腺是控制机体钙、磷代谢的重要场所之一,实验性氟中毒或应用氟化物治疗时,发现人或动物有甲状旁腺代偿性增生和甲状旁腺激素水平升高的现象。

(5) 氟对心血管系统的影响　近年来,许多学者提出氟对心血管系统有不良影响,发现主动脉比其他软组织内含氟量高。氟化物可沉积于动脉壁上,促使动脉硬化。

(二) 地方性氟中毒的诊断

1. 诊断原则　依据《地方性氟骨症诊断标准》(WS 192-2008),根据流行病学史、临床症状及体征和(或)骨、关节X线改变进行诊断,当临床诊断与X线诊断不一致时,以X线检查为准。

2. 氟斑牙　出生并长期生活在高氟区者,且牙齿出现白垩、着色、缺损等损害,即可诊断为氟斑牙。

3. 氟骨症　过量氟化物可对骨和关节产生一系列损害,归纳起来可分为骨硬化、骨质疏松、骨软化、骨周软组织骨化和关节退行性改变。除骨关节疼痛症状及其体征外,X线所见的这些改变从另一侧面反映了氟化物对机体损害的存在和疾病的状态。目前,X线所见是公认的诊断氟骨症的可靠方法,其诊断与分度如下。

(1) 轻度　凡有下列征象之一者:①骨小梁结构异常,表现为沙砾样或颗粒样骨结构、骨斑;②骨小梁变细、稀疏、结构紊乱、模糊,或单纯长骨干骺端硬化带并有前臂、小腿骨周软组织轻微骨化;③桡骨嵴增大、边缘硬化、表面粗糙;④前臂或小腿骨间膜钙化呈幼芽破土征。

(2) 中度　凡有下列征象之一者:①骨小梁结构明显异常,表现为粗密、细密、粗布状骨小梁或骨小梁部分融合;②普遍性骨疏松并有前臂或小腿骨间膜骨化;③四肢骨干骺端骨小梁结构明显紊乱、模糊并旋前圆肌附着处骨皮质松化;④前臂、小腿骨间膜或骨盆等肌腱、韧带附着处明显骨化。

(3) 重度　凡有下列征象之一者:①多数骨小梁融合呈象牙质样骨硬化;②明显的骨质疏松或骨软化并有前臂或小腿骨间膜骨化;③破毯样骨小梁或棉絮样骨结构、骨皮质骨松质化、密度增高伴骨变形;④多个大关节严重退行性改变、畸形以及骨周软组织明显骨化。

氟骨症应与强直性脊柱炎、骨软化症、类风湿关节炎、石骨症等疾病相鉴别。

五、氟中毒的防治措施

(一) 治疗

1. 治疗原则　控制氟的来源,减少氟的摄入量,减少机体对氟的吸收,促进体内氟的排泄,改善生活条件,增强机体抵抗力,对症治疗。

2. 氟骨症的治疗

(1) 钙剂与维生素类药物　应用钙剂和维生素 D、维生素 C 治疗氟骨症,是国内外广为应用的方法。用钙剂和维生素 D 可调节钙磷代谢平衡,此外,钙与胃肠道内氟离子结合,形成难溶性氟化钙由粪便排出,可减少机体对氟的吸收。在补充钙的同时,必须给予维生素 D,因维生素 D 能促进机体对钙和磷的吸收,减少磷从粪便中排出,并提高机体对钙的利用。应用维生素 C 的目的在于维生素 C 可参与糖代谢和氧化还原过程,增强机体的抵抗力,在减少机体对氟的吸收,具有促进氟的排泄作用。还可服用氨基葡萄糖、硫酸软骨素、多种维生素等。

(2) 氢氧化铝凝胶　在胃肠道内,氢氧化铝凝胶中的铝离子可与氟离子结合,形成难溶性化合物由粪便排出,起到减少氟吸收的作用。

(3) 其他　如蛇纹石、苁蓉丸、氟骨片、复方黄芪汤、痹痛丸等。同时给予神经营养剂如维生素 B 族药物,神经细胞活化剂如三磷腺苷、辅酶 A 等,尤以营养的补充更为重要。

3. 氟斑牙的治疗　为解决不同类型氟斑牙牙齿着色、牙面粗糙、牙体缺损等外观问题,可选用漂白、脱色、贴面、复合树脂光固化及烤瓷等方法进行治疗。

(二) 预防

地方性氟中毒主要是由氟摄入量过多所致。因此,预防本病的基本原则应是减少氟的摄入。

1. 饮水型病区的预防措施

(1) 选用低氟水源　常见的方法有:①打低氟深水井,此法适应于浅层高氟地下水病区;②饮用低氟地面水,若病区附近有低氟江河等地面水时,可开渠或用管道引水,供病区使用;③蓄水,本法用于缺水地区;可兴建水库或水窖,蓄积天然水。

(2) 饮水除氟　适用于无低氟水源地区,具体方法有:活性氧化铝除氟法、硫酸铝除氟法、三氯化铝或碱式氯化铝除氟法等,上述化合物可吸附氟,从而达到除氟的目的。此外,还有电渗析、氧化镁、磷酸钙、冰冻、磁化等方法,可因地制宜加以选用。

2. 煤烟型病区的预防措施　可采取的措施包括:改良炉灶,设排烟装置,彻底改变在室内明火烧煤的习惯;改善粮食贮存和干燥的方法,停止在有煤火的室内直接烘烤粮食、蔬菜的办法。具体措施可以考虑:①炉灶密闭,设盖加烟囱,加强室内通风换气,以降低室内空气的氟污染;②改变粮食烘干方法,将用明火直接烘烤改为通过管道间接烘干;③改变燃料结构,减少氟的产生;④采用固氟剂或吸附剂,去除环境中的氟。

3. 综合治理　地方性氟中毒从其成因来说,与地质结构、气候条件及地理地貌等的关系密切;从其发病情况来看,除了氟的因素以外,还与某些内外环境因素有关。因此,要全面、宏观地解决地方性氟病的防治,必须考虑综合治理的问题,其内容包括:

(1) 综合治理改善生态环境　气候干旱、半干旱浅层地下水氟聚集的地带,黄土高原和富氟岩层风化严重的地区,环境植被破坏的区域,不仅使农业、林业、牧业生产发展受到影响,也可使地方性氟病加重。应种草绿化,修整农田水利,以改善生态环境,改变气候条件,增加降雨量,减少地面水的蒸发量,降低水和土壤中的含氟量,对预防饮水型地方性氟病有重要意义。

(2) 改善居民膳食结构　在合理营养的基础上,制定病区人群的膳食指南,增加膳食中的蛋白质、钙、硒以及维生素类(特别是维生素 C)的摄入量。

(3) 改善劳动条件 病区居民应注意个人防护,少用含氟量高的茶叶泡茶,不用含氟牙膏;尤其对妊娠和哺乳期妇女、儿童、患者等特殊人群应加强保护。

(4) 加强健康教育 通过健康教育,改变不良的生产、生活习惯,促使人群和个体自觉采纳有利于健康的行为和生产、生活方式,促进和保证防治措施的落实。

(5) 开展经常性的防治监测工作 加强病情和饮用水、环境等相关危险因素的监测,为实现监督管理、防控地方性氟病提供依据,以保证防治工作的质量。

(毛辉青)

数字课程学习

⬇ 教学 PPT ✎ 自测题

第八章 慢性非传染性疾病预防和控制

第一节 概 述

在全球范围内,慢性疾病导致的死亡不断增加,据 WHO 统计,2019 年,全球 5 540 万死亡病例中,所有非传染性疾病合计占全球死亡人数的 73.6%。而随着社会经济的发展,人民生活水平的提高和人口老龄化进程的加快,我国的疾病谱、死因谱正在发生变化。目前我国对传染病、寄生虫病等的控制取得了显著的成效,但心血管疾病(cardiovascular disease,CVD)、糖尿病(diabetes mellitus,DM)、恶性肿瘤(cancer)和慢性阻塞性肺疾病(chronic obstructive pulmonary disease,COPD)等慢性非传染性疾病的发生率和死亡率却逐年上升。鉴于慢性非传染性疾病对人类的生命和健康造成了极大的威胁,同时严重影响社会经济的发展,因此对于该类疾病开展行之有效的防治措施已成为 21 世纪全球发展的重要公共卫生问题。

一、慢性非传染性疾病的概念

慢性非传染性疾病(chronic non-communicable disease,CNCD)简称慢性病,不是特指某种疾病,而是对一类缺乏确切的传染性生物病因证据,病因复杂,起病隐匿,病程长,病情迁延不愈,且有些尚未完全被确认的疾病的概括性总称。

慢性非传染性疾病是相对于传染性疾病和急性疾病而提出的一组疾病总称,范围极其广泛,包括一切因环境因素和生活方式造成的,以及可以通过环境因素的改善和良好的生活方式进行外因调控的慢性病。四种最为常见的慢性病分别为心血管疾病、恶性肿瘤、糖尿病和慢性阻塞性肺疾病。

二、慢性非传染性疾病的流行概况

据 WHO 数据统计(《全球卫生估计 2021》),在 2019 年,人类的前 10 大死因中,7 个为慢性非传染性疾病。慢性非传染性疾病占总死因的比例从 2000 年的 60.8% 上升到 2019 年的 73.6%。由于人口增长和老龄化,四大慢性非传染性疾病(心血管疾病、癌症、糖尿病和慢性阻塞性肺疾病)所致死亡人数,在 2019 年达到 3 320 万,比 2000 年增加 28%(图 8-1)。自 2000 年以来,糖尿病增幅高达 70%,已成为 10 大死亡原因之一。全球约有 5.37 亿的糖尿病患者(10.5% 的 20 ~ 79 岁成人患有糖尿病),大约 81% 的糖尿病患者生活在中低收入国家中,新增病例将主要集中在中国、印度、东南亚及非洲等发展中国家。全球慢性病的防治形势十分严峻。

目前,慢性病的问题也不再局限于经济发达国家和地区,由于发展中国家人口占世界人口的大部分,所以,全球因慢性病死亡者的 75% 在发展中国家。在一些发展程度较高的发展中国家,随着经济的迅速发展和生活水平的提高,慢性病已取代传染病成为死因的主要组成部分,另一些经济贫穷的发展中国家相当长时间内要面临传染病及慢性非传染性疾病所致的双重负担,其慢性病防治的任务更为艰巨。

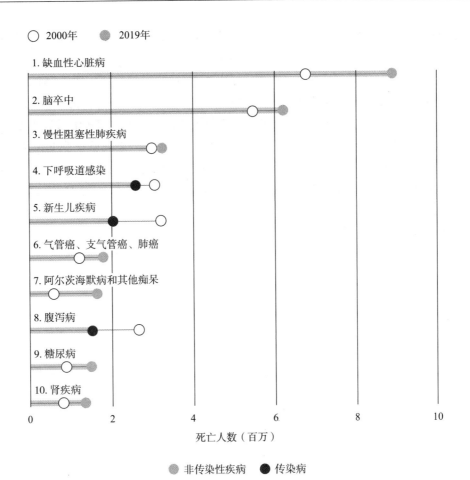

○ 2000年　● 2019年

1. 缺血性心脏病
2. 脑卒中
3. 慢性阻塞性肺疾病
4. 下呼吸道感染
5. 新生儿疾病
6. 气管癌、支气管癌、肺癌
7. 阿尔茨海默病和其他痴呆
8. 腹泻病
9. 糖尿病
10. 肾疾病

死亡人数（百万）

● 非传染性疾病　● 传染病

图 8-1　2000 年和 2019 年全球主要死亡原因比较
（资料来源：WHO《全球卫生估计 2021》）

在我国，随着社会的进步，生活条件的改善以及医疗卫生事业的发展，人们所患疾病的种类正在发生变化。我国城市居民传染病死亡率已由 1957 年的 128/10 万下降到 2019 年的 6.01/10 万，而恶性肿瘤、心脏病和脑血管病死亡率分别由 37/10 万、48/10 万和 39/10 万上升到 2019 年的 161.56/10 万、148.51/10 万和 129.41/10 万。根据 2020 年《全国卫生统计年鉴》统计，城市前五位死亡原因依次是恶性肿瘤、心脏病、脑血管病、呼吸系统疾病、损伤和中毒，农村依次是心脏病、恶性肿瘤、脑血管病、呼吸系统疾病、损伤和中毒。我国心脑血管病死亡率已高于日本、法国、比利时等发达国家。

三、我国慢性非传染性疾病的特点

1. 属于常见病、多发病　目前，我国 18 岁及以上成人的高血压患病率为 27.5%，糖尿病患病率为 11.9%，高胆固醇血症患病率为 8.2%，肿瘤发病率为 293.9/10 万，仍呈上升趋势。我国心血管病现患人数达 3.30 亿，其中高血压 2.45 亿，脑卒中 1 300 万，冠心病 1 100 万。2019 年，我国因慢性病导致的死亡占总死亡的 88.5%，其中心脑血管病、癌症、慢性呼吸系统疾病死亡比例为 80.7%，防控工作面临巨大的挑战。

2. 发病隐匿，潜伏期长　慢性病是多种致病因子长期作用，器官损伤逐步积累而成的。在人们的印象中，慢性病多好发于老年人，那是因为慢性病的起始症状往往比较轻微而忽视了具体的发病时间，大部分患者是在急性发作或者症状较为严重时才被检出疾病，事实上慢性病的潜伏期是比较长的，而且发病年龄不仅限于老年人，劳动力人口也十分常见。

3. 危险因素暴露水平增加，多因素致病　慢性病的发生与诸多的因素相关，如人口老龄化、不健康的生活方式、环境和遗传因素等是目前已知的慢性病危险因素。在全球范围内，烟草使用是导致许多致死性疾病的主要原因之一,包括心血管疾病、慢性阻塞性肺疾病和肺癌等。总体而言,烟草使用与全球近1/10的成人死亡相关。我国现有吸烟人数超过 3 亿,15 岁以上人群吸烟率为 26.6%,其中男性吸烟率高达50.5%,非吸烟者中暴露于二手烟的比例为 68.1%。我国成年男性居民饮酒率为 64.5%,女性为 23.1%,其中男性和女性饮酒者过量饮酒量分别为 56.8% 和 27.8%。

在近 20 年间,我国居民谷类及薯类食物的摄入量呈下降趋势,动物性食物消费大大增加。《中国居民营养与慢性病状况报告(2020)》中指出,我国居民饮食脂肪摄入量过多,平均膳食脂肪供能比为 34.6%。我国居民超重肥胖的形势严峻,从 2000 年到 2018 年,城乡居民超重肥胖率持续上升,肥胖率上升速度大于超重率的增长(图 8-2)。目前,全国 18 岁及以上成人超重率为 34.3%,肥胖率为 16.4%,成年居民超重或肥胖已经超过一半(50.7%)。6～17 岁儿童青少年超重率为 11.1%,肥胖率为 7.9%,和 2012 年相比分别上升了 15.6% 和 23.4%。吸烟、过量饮酒、身体活动不足和高盐、高脂等不健康饮食是慢性病发生、发展的主要行为危险因素。

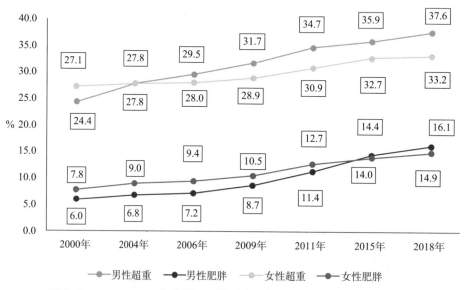

图 8-2　2000—2018 年中国不同性别成人超重率和肥胖率变化趋势数据
(资料来源:《中国居民膳食指南科学研究报告(2021)》)

4. 一体多病,一因多果　慢性病患者起初只是一种疾病,但不加以控制,往往会发生多种疾病。例如,糖尿病也可以引发心、脑血管疾病,高血压本身就是冠心病、脑卒中的病因,精神障碍性疾病与某些肿瘤具有密切的关系。

5. 增长幅度加快,发病年龄呈年轻化趋势　我国慢性病的流行出现增长速度逐渐加快,发病年龄提前的特点。《1990—2017 年中国疾病负担报告》显示,脑卒中、缺血性心脏病和肺癌等慢性疾病已成为国人过早死亡的主要原因。20 世纪 50—70 年代,我国高血压每年新发病人数仅 100 多万,至 21 世纪初每年新发 1 000 万,2015 年高血压标化患病率 23.2%,比 2002 年(12.3%)增加了近 1 倍。我国居民慢性病患病率从 2008 年的 157.4/10 万增加到 342.9/10 万,农村慢性病患病率(140.4/10 万 vs 352.1/10 万)增速高于城市(205.3/10 万 vs 334.9/10 万)。与 2008 年相比,年龄段越小,2018 年慢性病患病率增加幅度越大,如 15～24 岁年龄段增加 81.2%,25～34 岁年龄段增加 37.8%,35～44 岁年龄段增加 23.7%,45～54 岁增加 20.5%,55～64 岁增加 15.2%。

四、慢性非传染性疾病的预防与控制策略

国内外慢性病防治研究的实践经验表明,只有通过预防为主的方针,实行防治相结合,才能有效降低

慢性病的发病率和死亡率。如美国 60 年代开始戒烟,70 年代抗高血压,80 年代抗高胆固醇,使心脑血管疾病的死亡率从 70 年代开始逐渐下降。所以,随着人们对常见慢性病的疾病发展史和危险因素认识的深入,慢性病不仅是可以治疗的,而且通过对其危险因素的预防和控制可取得良好的防病效果。由于慢性病的发生发展一般经历从正常、亚临床状态、疾病及并发症的过程,从任一阶段实施干预,都可产生明显的效果,而且干预越早,效果越好。

慢性病的预防策略包括全人群策略和高危人群策略,实行三级预防措施。根据 WHO 全球慢性病预防与控制策略,任何国家和地区在制定慢性病防治的策略和选择防治措施时,都必须考虑以下原则:①全人群策略和高危人群策略并重;②三级预防措施并重;③强调在社区和家庭层面降低慢性病最常见的 4 种共同的危险因素(吸烟、饮酒、不合理膳食、体力活动缺乏);④把慢性病作为一类疾病来进行共同的防治,而不是脱离开来;⑤加强社区慢性病综合防治行动。

1. 一级预防(primary prevention) 又称病因预防,就是消除或减少致病的危险因素,以达到降低发病的可能性。一级预防要采取综合性的社会卫生措施,除了重视环境,做好环境保护,改善公共卫生设施外,更重要的是在人群中树立良好的行为生活方式。

国际上研究显示,通过改变生活方式可防止 80% 的冠心病和 90% 的 2 型糖尿病的发生,通过合理的饮食、坚持体育锻炼和保持正常体重可以预防三分之一的癌症。1992 年的维多利亚健康宣言就指出:健康的四大基石是合理膳食、适量运动、戒烟限酒和心理平衡。美国通过 30 年的努力,使心血管疾病的死亡率下降 50%,其中 2/3 是通过改善行为与生活方式而取得的。所以,一级预防中形成良好的行为和生活方式是预防慢性病的重要内容。

2. 二级预防(secondary prevention) 又称临床前期预防,即在疾病的临床前期做好早期发现、早期诊断和早期治疗。目前,许多慢性病的病因非常复杂,因此一级预防不可能完全控制疾病的发生。做到早期发现、早期诊断和早期治疗是防止及减缓疾病发展的有效措施。应用先进的医疗技术,对于一些慢性病,如心血管疾病、恶性肿瘤等,完全有能力在发病早期进行有效的干预,明显改善其预后。

早期发现是二级预防非常重要的环节,早期发现患者的方法包括普查、筛查、定期健康检查、高危人群重点项目检查和设立专科门诊等,筛检是早期发现患者的主要方法。

3. 三级预防(tertiary prevention) 又称临床期预防,是在疾病的发展后期为了减少疾病的危害而采取的措施。三级预防的目的是防止病残和促进功能恢复,提高生存质量,延长寿命,降低病死率,防止病情恶化、复发转移,减少并发症、后遗症。

对慢性病患者应进行及时有效的治疗,同时给予心理和躯体的康复措施,减少并发症与致残,提高其生活质量,延长寿命。康复治疗是实现三级预防目标的手段之一,主要包括功能恢复、心理恢复、社会康复和职业康复等。如对于恶性肿瘤患者,除了应用现代医疗手段进行综合治疗外,还需积极开展癌症患者的社区康复工作,提高患者的生活质量,对晚期患者施行止痛和临终关怀。

由于慢性病的长期性和终身性,在防治过程中会面临很大的困难,以下是慢性病预防与控制的一些建议。

(1) 慢性非传染性疾病的病因复杂,且具有个体化的特点。对于高危因素的干预,需要采取综合防治策略,从群体防治着眼,个体服务入手,促进两者结合,使个体服务融入群体防治策略,疾病预防与控制落实到社区卫生服务之中。

(2) 由于慢性非传染性疾病一般为终身性疾病,需要长期管理,所以其预防和控制措施的指导方针是以预防为导向,防治结合,定期、长期实施。

(3) 主要服务对象是具有危险因素的或处于亚健康状态的社区人群,而且该人群大多是需要通过入户调查、健康教育、周期性健康检查,或对具有高危因素的人群进行筛查等方式主动去发现。因此,抓住人们共性的危险因素,即不良生活行为方式,以高血压、肥胖、糖尿病等生活方式疾病为突破口,开展预防性医学诊疗服务,进行危险因素干预,能较快获得良好的防治效果,具有战略意义。

(4) 主要宗旨是不仅要降低社会和受服务者的健康投资,提高生命质量,还要追求提高服务对象的自身防治意识和能力。

第二节　心血管疾病的预防与控制

广义的心血管疾病(cardiovascular disease,CVD)是一组心脏和血管疾病的统称,包括冠心病、脑血管疾病、高血压、外周动脉血管疾病、风湿性心脏病、深静脉血栓形成和肺栓塞等,其中尤以脑卒中(stroke)和冠心病(coronary disease)发病率、致残率和死亡率高。本节将以常见的心血管疾病为例,介绍心血管疾病的预防和控制。

一、心血管疾病的流行特点

(一)全球分布特点

从全球范围而言,心血管疾病的发病率和死亡率一直呈上升趋势,是目前导致死亡的最主要原因。据 WHO 统计,心血管疾病患病人数从 1990 年的 2.71 亿增加到 2019 年的 5.23 亿,而心血管疾病导致的死亡人数由 1990 年的 1 210 万增加到 2019 的 1 860 万,占全球死亡总数的近三分之一。缺血性心脏病和脑卒中是全球第一和第二位死亡原因,其中 2019 年死于缺血性心脏病和脑卒中者占世界总死亡人数的 16% 和 11%。心血管疾病死亡人数最多的是中国、印度、俄罗斯、美国和印度尼西亚。不同国家层面而言,总 CVD 的年龄标准化死亡率在乌兹别克斯坦、所罗门群岛和塔吉克斯坦最高,在法国、秘鲁和日本最低。

过去几十年中,发达国家通过提高人群对主要危险因素的认识和社区教育的开展,有效控制策略的实施以及高危人群的管理,使得心脑血管病的病死率有所下降,但低收入和中等收入国家的心血管疾病负担自然尤其严重,超过 80% 的心血管疾病死亡发生在低收入和中等收入国家。由于人口增长和老龄化,预计总心血管疾病现患人数可能会大幅增加,特别是在北非和西亚、中亚和南亚、拉丁美洲和加勒比地区以及东亚和东南亚地区。

(二)我国分布特点

近年来我国心脑血管疾病的分布呈现以下特点。

1. 时间分布　我国心血管疾病的特点是脑卒中高发而冠心病发病率较低,目前我国脑卒中发病率和死亡率均居世界高位,但近 20 年来冠心病的发病率及死亡率均呈逐年升高的趋势,这种上升趋势与人口老龄化以及社会经济发展带来的冠心病危险因素明显增长密切相关。据估计,我国心血管病现患人数 3.30 亿,其中脑卒中 1 300 万,冠心病 1 100 万。全国 5 次高血压病调查数据显示,在过去几十年中,我国高血压的患病率和患病人数正在快速增加,成年人中高血压患病率从 1979 年的 7.73% 增加到 2015 年的 27.9%,上升速度非常迅猛(图 8-3)。

2. 地区分布　同一地区心脑血管疾病的发病率城市高于农村,但近年数据表明,我国农村高血压发病率快速上升,城乡差别明显减少。农村心血管病死亡率从 2009 年起超过并持续高于城市水平(图 8-4),北方地区人群脑卒中发病率和死亡率高于南方地区,从北到南呈递减的趋势。

3. 年龄、性别分布　心脑血管疾病为中、老年的主要疾病,在 30 ~ 40 岁以前很少发病,以后随年龄增大而增加。冠心病发病年龄女性较男性晚 10 年左右发病,在绝经期后,女性患病率明显增加,逐渐接近男性。令人担忧的是,近年来高血压患病率的增加趋势,年轻人群比老年人更明显。男性的心、脑血管发病率、死亡率均较高于女性。

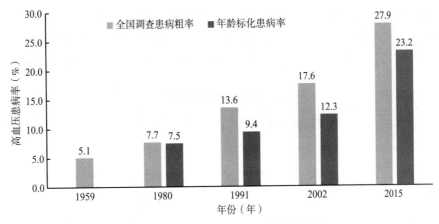

图 8-3 全国五次高血压调查的患病率

注:各次调查高血压诊断标准不尽相同:1959 年舒张压(DBP)>90 mmHg 和(或)39 岁以下收缩压(SBP)>140 mmHg,40 岁以上年龄每增加 10 岁 SBP 的标准提高 10 mmHg;1979～1980年为SBP≥141 mmHg 和(或)DBP≥91 mmHg,且未考虑两周内服药情况;1991 年、2002 年、2015 年为 SBP≥140 mmHg 和(或)DBP≥90 mmHg。调查人群:1959 年、1979 年、1991 年、2002 年为≥15 岁居民,2015 年为≥18 岁居民。1 mmHg = 0.133 kPa

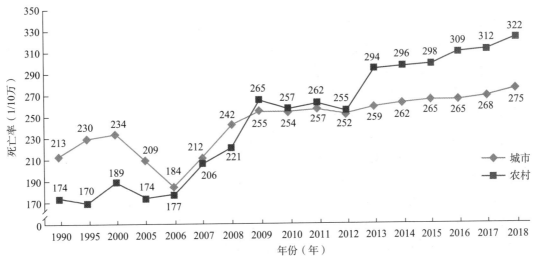

图 8-4 1990—2018 年中国城乡居民心血管病死亡率变化
(资料来源:《中国心血管健康与疾病报告 2020 概要》)

二、心血管疾病的危险因素

(一) 疾病因素

疾病因素包括高血压、脑血管病和冠心病、糖尿病等慢性病史。

1. 高血压 高血压是最常见的心血管疾病,也是引起其他心血管病最主要的危险因素。不论是收缩压(SBP)还是舒张压(DBP)水平的升高,与心血管疾病的危险均有高度相关。国内外资料表明,高血压者心肌梗死的发病危险是血压正常者的 2～3 倍;血压水平与冠心病死亡或非致死性心肌梗死之间呈正相关,其联系强度约为脑卒中的三分之二。高血压是导致我国居民心血管病发病和死亡增加的首要且可改变的危险因素,约 50% 的心血管病发病和 20% 的心血管病死亡归因于高血压。中国 10 组人群研究表明,血压水平与脑卒中发病危险呈对数线性关系,基线收缩压每升高 10 mmHg,脑卒中发生相对危险增加 49%(缺血性卒中增加 47%,出血性脑卒中增加 54%);舒张压每升高 5 mmHg,脑卒中危险增加 46%。老年人中,血压与脑出血和脑梗死的发生呈正相关。此外,血压与心力衰竭、复发性心血管病事件也有关。有证据表明,有高血压史者,心力衰竭的危险为正常血压者的6倍多;有脑血管病史和心肌梗死史的患者中,血压水平与这类疾病的再发危险之间呈正相关。表8-1为《中国高血压防治指南》制定的成人血压分类。

表8-1　成人血压水平分类及定义

类别	收缩压(mmHg)	条件	舒张压(mmHg)
正常血压	<120	和	<80
正常高值	120~139	和(或)	80~89
高血压	≥140	和(或)	≥90
1级高血压(轻度)	140~159	和(或)	90~99
2级高血压(中度)	160~179	和(或)	100~109
3级高血压(高度)	≥180	或	≥110
单纯收缩期高血压	≥140	和	<90

资料来源:中国高血压防治指南(2010年)。

2. 脑血管病和冠心病　有临床表现的心血管病史是今后主要心血管病事件发生的一个特别重要的危险因素。有脑卒中或短暂性缺血发作史者,每年脑卒中的发生率可达3%~5%或更高。有心肌梗死或不稳定性心绞痛的患者中,每年心肌梗死再发生率或冠心病死亡率为4%以上,而发生其他主要心血管病事件的风险约为1%~2%。无症状的心血管病也是危险的重要预测因素。例如,明显左心室功能异常、心电图提示左心室肥厚者、超声波检查证实的左心室肥厚或颈动脉粥样硬化与心血管病事件增加有关。

3. 糖尿病　糖尿病会引起微血管病变(眼底、肾)和大血管病变(心、脑和周围血管病变),所以是心血管疾病的独立危险因素。与血糖正常者相比,糖尿病患者发生心血管疾病的风险增加2~4倍,且糖尿病患者常伴有血脂紊乱、高血压等心血管病变的重要危险因素。中国慢性病前瞻性研究发现,糖尿病明显增加了缺血性心脏病($RR=2.40,95\%\ CI:2.19~2.63$)和脑卒中风险($RR=1.98,95\%\ CI:1.81~2.17$)。中国大庆糖尿病预防研究经30年长期随访发现,对糖耐量异常的患者进行干预,可使糖尿病发病风险下降39.0%,从而使心血管事件下降26.0%,心血管病死亡率下降33.0%。

（二）血脂异常

血脂异常通常指血浆中总胆固醇(TC)、甘油三酯(TG)和低密度脂蛋白胆固醇(LDL-C)升高,高密度脂蛋白胆固醇(HDL-C)降低等。TC或LDL-C水平与缺血性心血管病发病危险的关系是连续性的,并无明显的转折点,其相对危险随着年龄增长而有所下降。如40岁男性中,TC下降0.6 mmol/L(23.2 mg/dL)可减少冠心病危险54%,而在70岁男性中,相同水平的TC下降,冠心病的危险仅减少20%。HDL-C水平与缺血性心血管病呈负相关,其对冠心病危险的影响似乎不受年龄的影响。HDL-C每增加0.03 mmol/L(1.2 mg/dL),冠心病的危险性减少3%。血浆胆固醇水平升高的年龄越早,今后发生冠心病的机会也越多。实验流行病学研究结果表明,血浆胆固醇增高是缺血性心脏病发病的重要原因,而降低血浆胆固醇可减少该病的发病危险。

（三）超重或肥胖

超重和肥胖是心脑血管病的危险因素之一。衡量超重和肥胖最简便和常用的生理测量指标是体重指数(BMI)[计算公式为:体重(kg)/身高(m)²]和腰围。前者通常反映全身肥胖程度,后者主要反映腹部脂肪蓄积的程度。两个指标都可以较好地预测心血管病的危险。成年人正常BMI为18.5~23.9 kg/m²,BMI在24~27.9 kg/m²为超重;BMI≥28 kg/m²为肥胖;成年人正常腰围<90/85 cm(男/女)。超重和肥胖引

发心血管病主要表现在两个层面:第一,流行病学研究发现超重和肥胖与心血管病的发病和死亡呈显著正相关;第二,生理学研究发现体内脂肪过度积蓄引起高胰岛素血症、胰岛素抵抗、高血压和血脂异常等多种心血管病危险因素水平增加。BMI的增加可提高冠心病的发病危险。据报道,BMI在25～29 kg/m² 的男性,其冠心病发病危险比 BMI < 25 者增加 70%;而 BMI 在 29～33 kg/m² 者,危险增加几乎 3 倍。中国慢性病前瞻性研究发现,保持正常的体重指数(BMI)可预防 5.8% 的主要冠心病事件、7.8% 的缺血性心脏病和 4.5% 的缺血性脑卒中。

(四) 不良的生活方式

行为危险因素可导致 80% 的冠心病和脑血管疾病的发生,心脏病和脑卒中的最重要行为危险因素是不健康的饮食习惯、缺乏身体活动、使用烟草和有害使用酒精。

1. 吸烟 这不仅是心血管疾病的独立危险因素,而且与其他危险因素有协同相加作用。研究证明,吸烟与心血管病发病和死亡相关并有明显的剂量 – 反应关系,开始吸烟的年龄越早、每日吸烟率越大、吸烟年数越长患病的风险越大。吸烟者冠心病发病率比不吸烟者高 3.5 倍,冠心病死亡率比不吸烟者高 6 倍。若吸烟与多种危险因素如高血压、高胆固醇血症等同时存在时,冠心病的发病率可增加 9～12 倍。同样,吸烟可诱发脑卒中,其发生的危险是不吸烟者的 2～3.5 倍。吸烟者戒烟后可以降低心血管疾病的风险,且任何年龄戒烟均能获益。研究显示,戒烟 1 年后,冠心病患者死亡及再发心脏事件的比率即可下降 50%,心肌梗死者死亡率可降低 70% 以上;戒烟 15 年后,冠心病和心力衰竭患者的死亡风险与从不吸烟者相似。二手烟暴露同样增加冠心病、卒中等心血管病风险。研究显示,不吸烟者暴露于二手烟,其冠心病及卒中风险增加 20%～30%。

2. 缺乏体力活动 国内外大量研究证明,缺乏体力活动是心血管疾病的确定危险因素。约 1/3 缺血性心脏病死亡与缺乏体力活动有关。缺乏体力活动的人患冠心病的相对危险度是正常活动量者的 1.5～2.4 倍,且与冠心病的危险性呈等级相关,规则的有氧活动可减少冠心病的危险。每日从事 20 min 轻、中度运动者,冠心病死亡的危险较不活动者减少 30%。这种效果可能反映在三个层面上:①直接保护作用,主要是维护血管内皮功能和抗氧化;②间接保护作用,主要是增加心脑血流量,改善微循环,降低升高的血压,降低血糖和胰岛素抵抗,减轻血脂异常,减少体重和体内脂肪等;③经常参加体力活动可提高机体对突然缺血缺氧(一般由高强度运动引起)的耐受能力。

3. 不平衡膳食 营养成分和结构不合理并会导致疾病的膳食称为不平衡膳食。引发心血管病的不平衡膳食因素主要有:①饱和脂肪摄入比例过高;②总热量摄入过多;③胆固醇摄入过多;④钠摄入过多和钾摄入过少;⑤蔬菜和水果摄入过少。流行病学研究显示,高盐饮食即膳食钠盐摄入过多与血压升高有关,并可增加高血压的患病率,而低钾膳食可增强钠盐的升压效果。高血压患者的调查研究表明,日均摄钠量每增加 1 g (43.5 mmol),收缩压平均增加约 2 mmHg (0.27 kPa),舒张压平均升高 1.7 mmHg (0.26 kPa)。近年来,我国居民膳食中脂肪比重正在逐步上升,膳食纤维正随着食物加工的精细程度而减少,均增加了心血管病的危险因素。

叶酸的摄入具有一定的预防高血压发生的价值,国外研究发现,在最高总叶酸(包括饮食摄入和额外补充)摄入(每日摄入量超过 800 μg)5 分位组中的年轻女性,与最低摄入 5 分位组(每日摄入量少于 200 μg)相比,发生高血压的风险低 29%。研究表明,叶酸能降低血液中同型半胱氨酸(Hcy)含量,而血浆 Hcy 水平升高是心脑血管疾病的一个独立危险因素,与发生心脑血管事件的风险呈正相关,Hcy 每升高 5 μmol/L,脑卒中增加 59%;而 Hcy 每降低 3 μmol/L,可降低脑卒中风险约 24%。高血压和 Hcy 升高两者在导致脑卒中发生上具有协同作用。当两者同时存在时,脑卒中发生风险增至近 12 倍。中国卒中一级预防试验(CSPPT)研究表明,补充叶酸(0.8 mg/d)可以降低同型半胱氨酸水平,从而使成人高血压患者的首次卒中风险降低了 21%。

4. 过量饮酒 过量饮酒增加心血管病及死亡风险。不同种类的酒与心血管病风险的关系不完全相同。

对观察性研究的荟萃分析显示,红酒、啤酒与心血管事件间存在 J 形曲线关系,即适量时心血管事件风险最低,过量时风险增加;而烈性酒与血管事件风险间未见 J 形曲线关系。大量饮酒也是高血压发病的危险因素,人群高血压患病率随饮酒量增加而升高。虽然少量饮酒后短时间内血压会有所下降,但长期少量饮酒可使血压轻度升高;过量饮酒则使血压明显升高。如果每日平均饮酒 > 3 个标准杯(1 个标准杯相当于 12 g 酒精),收缩压和舒张压分别平均升高 3.5 mmHg、2.1 mmHg,且血压上升幅度随着饮酒量增加而增大。中国慢性病前瞻性研究随访约 10 年的数据分析发现,饮酒与约 8.0% 的缺血性脑卒中和 16.0% 的出血性脑卒中相关。一日饮酒 2 杯(100.0 g 酒精 / 周)就能增加 10.0% ~ 15.0% 脑卒中风险;而每日额外多饮 4 杯(280.0 g 酒精 / 周),增加约 35.0% 的脑卒中风险。

(五) 其他因素

遗传因素、神经类型及社会心理因素与冠心病的发病均有关。遗传信息分为三类:家族史信息、表型信息和基因型信息,这三类信息有助于确定发生心血管病的危险人群,以进行早期预防和干预。心理压力引起心理应激,即人体对环境中心理和生理因素的刺激作出的反应,如血压升高、心率加快,激素分泌增加等。过量的心理反应,尤其是负性的心理反应会增加心血管疾病患病危险(是心血管病的危险因素)。引起心理压力增加的原因主要有抑郁、焦虑、A 型性格、社会孤立和缺乏社会支持等。

三、心血管疾病的预防策略与措施

目前认为,除了年龄、家族史和性别等遗传因素不可改变外,其他危险因素(尤其是行为因素)都是可改变的,因此心血管病是可以预防的。美国、西欧等许多发达国家的成功经验表明,采取针对性的预防策略和措施,可有效降低心血管病的发病率和死亡率。2017 年《中国心血管病预防指南》指出,最有效的心血管病预防策略是"高危人群策略"和"全人群策略"同时进行,并将预防的关口提前到阻止危险因素的发生和建立,从源头上预防疾病的发生。近年来,国际上还强调总体危险评估和危险分层策略在心血管病防治中的重要性,因为心血管病是多个危险因素共同作用的结果,其危险更取决于个体同时具有的危险因素的数目和程度。

(一) 人群高血压的防治

研究表明,降压治疗可降低脑卒中风险 35% ~ 40%,降低心肌梗死风险 20% ~ 25%,降低心力衰竭风险超过 50%。因此,预防和控制高血压,是遏制我国心脑血管疾病流行的核心策略。

1. 健康教育　健康教育要针对不同人群的特点,有重点地进行。其宗旨就是要改变患者有关疾病的知识结构和信念,进而改变不健康的行为和生活方式,达到促进健康的目的。在健康教育的过程中要建立评估指标,包括教育对象对于高血压防治指南相关内容的认识、信任度和为改变危险因素所采取的行动(即"知、信、行")。

2. 定期血压监测　在住所附近的社区卫生服务站进行血压定期测量,有条件的家庭可自备汞柱式血压器或其他血压检测仪器,有 1 至数名家庭成员接受过社区卫生服务站测血压技能培训,进行自我保健性血压监测,观察血压动态变化,当收缩压≥140 mmHg 或舒张压≥90 mmHg,并呈持续状态时应及时就医。

中国心血管病预防指南(2017)建议:18 岁以上健康成人至少每 2 年监测一次血压,35 岁以上成人至少每 1 年监测一次血压;高血压易患人群(正常高值人群、超重或肥胖、高血压家族史、年龄 >55 岁、高盐饮食或过量饮酒)应每半年测量一次血压,心血管门诊患者应常规接受血压测量,以提高高血压的知晓率。

3. 高血压治疗　高血压患者降压治疗的目的是通过降低血压,有效预防或延迟脑卒中、心肌梗死、心力衰竭、肾功能不全等并发症发生,有效控制高血压的疾病进程,预防高血压急症、亚急症等重症高血压发生。

高血压治疗基本原则概括如下：①血压水平在 160/100 mmHg 以上的患者应立即开始服用抗高血压药，同时进行生活方式干预；②血压水平在 160/100 mmHg 以下，140/90 mmHg 以上者，如伴有心血管疾病、靶器官损害以及危险因素而处于高心血管病危险状态的患者，也应及早开始降压治疗，同时进行生活方式干预；③血压水平在 160/100 mmHg 以下，140/90 mmHg 以上者，不伴有心血管疾病、靶器官损害以及危险因素的患者，可以在密切监测下先进行强有力的非药物治疗（生活方式干预），主要包括限制钠盐摄入（氯化钠 <6 g/d）、减轻体重、减少饮酒（酒精摄入量 <30 g/d）、平衡膳食和加强体育锻炼等；如非药物治疗效果不明显，应立即开始药物治疗；④应尽可能选择每日服用 1 次，能控制 24 h 血压的长效药物；⑤应尽可能实现降压达标，将血压控制到 140/90 mmHg 以下；糖尿病患者，或伴有心血管疾病或明显靶器官损害的患者，应将血压控制在 130/80 mmHg 以下；⑥通常抗高血压药需长期甚至终身服用。

（二）其他危险因素的干预措施

由于心血管疾病是由多种危险因素共同导致的，危险因素之间存在相互联系和相互作用（图 8-5）。通过对不良的行为方式的干预，可以降低心血管病的发病风险。

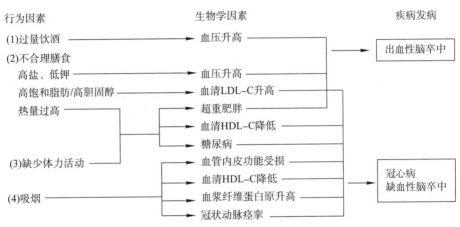

图 8-5　常见的可改变的心血管病危险因素及相互作用

1. 饮食干预　合理膳食是预防和治疗心血管病多重危险，降低心血管病发病的重要措施之一。我国传统膳食以植物性食物为主，但随着人民生活水平的提高，人群的血清胆固醇水平已有增高趋势，因此控制膳食饱和脂肪及胆固醇是防止血清胆固醇升高、预防冠心病的重要措施。

合理膳食包括增加新鲜蔬菜、全谷物、粗杂粮等纤维摄入，减少饱和脂肪，减少烹饪、调味品用盐（包括食盐、酱油及酱制品），控制胆固醇、糖类摄入，避免摄入反式脂肪等措施，有助于逆转或减轻肥胖、高胆固醇血症、糖尿病和高血压以及预防心血管病。血压升高的个体更需限制钠盐摄入，每日食盐（氯化钠）摄入应逐渐减少至小于 5 g。除减少烹饪添加食盐外，还要减少使用含钠的调味品（酱油、味精、鱼露等）。另外，少吃加工类食物（糕点、火腿、罐头等），推荐多吃蔬菜、水果、低脂乳制品、鱼、全谷类、纤维类、富含钾和其他矿物质的食物。

DASH（Dietary Approaches to Stop Hypertension）饮食 1997 年起源于美国，是一种适用于预防、治疗高血压和降低心脑血管疾病风险的饮食方式。其核心原则是低盐、低脂肪、低胆固醇，配合高镁、高钾、高钙和高纤维素的食物。具体方法包括多吃全谷类食物和蔬菜、水果；肉类以禽肉、鱼肉为主；减少红肉、饱和脂肪酸、甜食的摄入；限制钠盐摄入量；用低钠调味品或食物的天然滋味调味，可增加食物的适口性。研究显示，DASH 饮食可使高血压患者收缩压降低 11.4 mmHg，舒张压降低 5.5 mmHg，一般人群可分别降低 6.7 mmHg 和 3.5 mmHg，DASH 饮食可有效降低冠心病和卒中风险。

2. 戒烟限酒　许多研究表明，乙醇是高血压和脑卒中的独立危险因素，而吸烟是冠心病的三大危险因素之一,因此限制饮酒(男性酒精摄入量 <25 g/d,女性 <15 g/d)与戒烟是防治心血管疾病的重要措施。

3. 保持适当的体重 减重可明显降低超重、肥胖患者心血管病危险因素水平,使罹患心血管病的危险降低。控制能量的摄入和增加体力活动是降低体重的有效措施。在饮食方面,除要减少总热量的摄入外,还要遵循平衡膳食的原则,控制高能量食物的摄入,包括高脂肪食物、含糖饮料及酒类等以及适当控制主食量,另外,减慢进食速度也有减少进食量的效果。在运动方面,规律、中等强度的身体锻炼是控制体重的有效方法。此外,肥胖的患者,要经常进行体重的监测,衡量体重的标准多采用体重指数(BMI),正常值是在 18.5～23.9 kg/m²。

4. 加强体育锻炼 为了有效地预防心血管病,《中国心血管病预防指南(2017 年)》就我国人群参加体力活动建议如下:①对所有年龄组的人:每周至少 5 日,每日 30～45 min 的体力活动;②提倡有氧锻炼活动;③增加体力活动量应循序渐进,体力活动应根据个人的身体状况而定;④运动强度要适当:每次运动持续时间、强度和锻炼次数决定运动量的大小。

运动强度判定可靠、简便的方法是通过检测脉搏率来判定。在起始阶段,达到各年龄段每分钟最大脉搏率的 60% 就达到了训练目的。在适应后,对于心血管病发病危险较小的人,可以把目标逐步提高到最大脉搏率的 75%(表 8-2)。心血管病患者或高危者锻炼时的目标脉搏率应适当降低。

表 8-2 不同年龄段无心血管病者或低危者有氧锻炼的脉搏率

年龄	最大脉搏率(次/min)	最大脉搏率/min×60%	最大脉搏率/min×70%	最大脉搏率/min×75%
21～30岁	190	114	133	143
31～40岁	185	111	130	139
41～50岁	180	105	123	131
51～60岁	175	102	119	128
61～70岁	170	99	116	124

注:适用于无心血管病者或者低危者;心血管病患者或高危者要适当降低标准。

5. 维持良好的精神状态 提倡每日欣赏音乐,学习绘画和书法,陶冶情操,缓解紧张的情绪,培养健康良好的心理素质。医生应该对高血压患者进行压力管理,指导患者进行个体化认知行为干预,必要情况下可采取心理治疗联合药物治疗缓解焦虑和精神压力。

(三) 人群监测

1. 建立并完善信息监测系统 主要包括建立收集发病、死亡和危险因素等资料的信息网络。

2. 早期发现患者 心脑血管疾病在发病前常无明显症状,许多患者不会主动就医,因此应将测量血压作为健康检查的常规项目,并建议实行 35 岁以上首诊患者测量血压制度,以便早期发现患者。

3. 高危人群的筛检 高血清胆固醇是心脑血管疾病的主要危险因素之一,因此血清胆固醇可作为心脑血管疾病的筛检指标。另外,运动后心电图比静止时心电图具有较高的敏感性和特异性,美国心脏协会(AHA)建议对年龄超过 40 岁,且从事影响公共安全的职业或有两个以上心脏病危险因素的人群进行运动后心电图检查,以便早期筛检出无症状冠状动脉疾病的患者。

《中国心血管病一级预防指南 2020》中推荐采用基于我国人群长期队列研究数据建立的"中国成人心血管病一级预防风险评估流程"评估心血管病风险(图 8-6)。

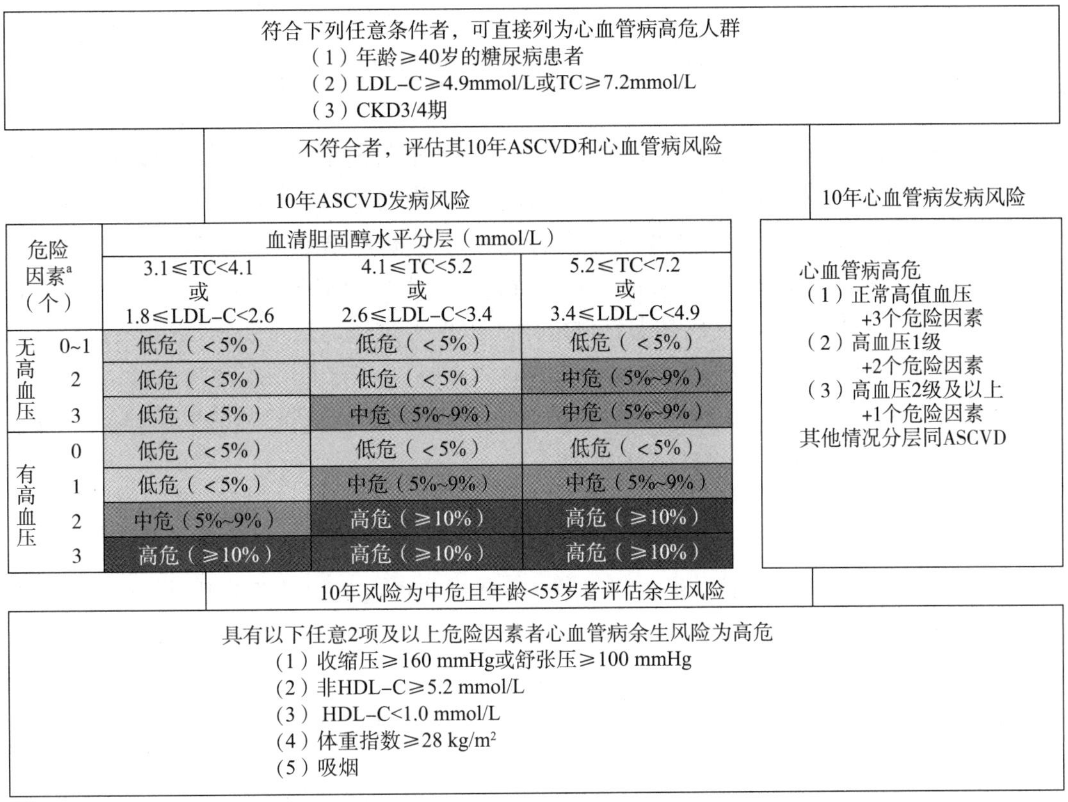

符合下列任意条件者，可直接列为心血管病高危人群
（1）年龄≥40岁的糖尿病患者
（2）LDL-C≥4.9mmol/L或TC≥7.2mmol/L
（3）CKD3/4期

不符合者，评估其10年ASCVD和心血管病风险

| 10年ASCVD发病风险 | | | 10年心血管病发病风险 |

危险因素[a]（个）		血清胆固醇水平分层（mmol/L）			心血管病高危
		3.1≤TC<4.1 或 1.8≤LDL-C<2.6	4.1≤TC<5.2 或 2.6≤LDL-C<3.4	5.2≤TC<7.2 或 3.4≤LDL-C<4.9	（1）正常高值血压 +3个危险因素
无高血压	0~1	低危（<5%）	低危（<5%）	低危（<5%）	（2）高血压1级 +2个危险因素
	2	低危（<5%）	低危（<5%）	中危（5%~9%）	（3）高血压2级及以上 +1个危险因素
	3	低危（<5%）	中危（5%~9%）	中危（5%~9%）	其他情况分层同ASCVD
有高血压	0	低危（<5%）	低危（<5%）	低危（<5%）	
	1	低危（<5%）	中危（5%~9%）	中危（5%~9%）	
	2	中危（5%~9%）	高危（≥10%）	高危（≥10%）	
	3	高危（≥10%）	高危（≥10%）	高危（≥10%）	

10年风险为中危且年龄<55岁者评估余生风险

具有以下任意2项及以上危险因素者心血管病余生风险为高危
（1）收缩压≥160 mmHg或舒张压≥100 mmHg
（2）非HDL-C≥5.2 mmol/L
（3）HDL-C<1.0 mmol/L
（4）体重指数≥28 kg/m²
（5）吸烟

图 8-6　中国成人心血管病一级预防风险评估流程图

LDL-C:低密度脂蛋白胆固醇;TC:总胆固醇;CKD:慢性肾疾病;ASCVD:动脉粥样硬化性心血管病;HDL-C:高密度脂蛋白胆固醇;危险因素:包括吸烟、低 HDL-C 及年龄≥45/55 岁（男性 / 女性）;危险因素的水平均为干预前水平;1 mmHg=0.133 kPa

(四) 心血管的危险分层和患者的管理

WHO 和国际高血压联盟会(ISH)于 1999 年联合制定了《高血压治疗指南》,该指南中提出了一个简便的危险度分层以及预后的估计方法。中国高血压防治指南(2018 修订版)予以简化,根据患者血压水平、现存的危险因素、靶器官损害、伴发临床疾患进行危险分层,将患者分为低危、中危、高危、极高危 4 层(表 8-3)。高血压患者的心血管综合风险分层,有利于确定启动降压治疗的时机,优化降压治疗方案,确立更合适的血压控制目标和进行患者的综合管理。

表 8-3　血压升高患者的心血管风险分层水平

其他心血管危险因素和疾病史	血压（mmHg）			
	SBP 130~139 和 / 或 DBP 85~89	SBP 140~159 和 / 或 DBP 90~99	SBP 160~179 和 / 或 DBP 100~109	SBP≥180 和 / 或 DBP≥110
无其他危险因素		低危	中危	高危
1~2 个危险因素	低危	中危	中 / 高危	很高危
≥3 个危险因素,靶器官损害,或 CKD3 期,无并发症的糖尿病	中 / 高危	高危	高危	很高危
临床并发症,或 CKD≥4 期,有并发症的糖尿病	高 / 很高危	很高危	很高危	很高危

注:CKD:慢性肾疾病;危险因素指高血压(1~3 级),年龄男 55> 岁,女 >65 岁,吸烟或被动吸烟,糖耐量受损,血脂异常,早发心血管病家族史,腹型肥胖,高同型半胱氨酸血症;靶器官损害指左心室肥厚,颈动脉内膜增厚或斑块,肾功能受损;临床疾患指脑血管病,心脏病,肾疾病,周围血管病,视网膜病变,糖尿病。

第三节　恶性肿瘤的预防与控制

恶性肿瘤是威胁人类健康和生命的常见病之一,我国每年恶性肿瘤发病人数逐渐递增,已成为心脑血管疾病后的第二位致死原因疾病,恶性肿瘤的预防和控制已成为当今世界各国面临的重要公共卫生问题。

恶性肿瘤又称为癌症,是由于机体组织细胞失去正常调控,过度增殖而形成的,常可侵犯周围组织或转移至远处的新组织。肿瘤细胞在结构、功能和代谢等方面与正常细胞有明显区别,其具有超常的增生能力,除了表现为肿瘤本身持续生长之外,在恶性肿瘤中还表现为对邻近正常组织侵犯及经血管、淋巴管和体腔转移到身体其它部位。通常把来源上皮性恶性肿瘤称为癌,约占恶性肿瘤 90% 以上,几乎身体各种组织器官均可发生;对间皮来源肿瘤称之为肉瘤;血液系统肿瘤由于白细胞的恶性生长,使外周血中出现大量肿瘤性白细胞,血液呈乳糜样颜色,故称为白血病。

一、恶性肿瘤的流行特征

1. 时间分布　近年来,全球范围内恶性肿瘤的总发病和死亡人数均不断上升,从肿瘤类型而言,除了宫颈癌、食管癌、胃癌外,几乎所有的恶性肿瘤都呈上升趋势。国际癌症研究中心(IARC)发布的《2020 年全球最新癌症负担数据》对全球 185 个国家的 36 种癌症的总体情况和流行趋势进行了全面的描述和分析,最新预估数据显示,2020 年,全球新发癌症病例 1 929 万例(其中男性 1 006 万例,女性 923 万例),全球癌症死亡病例 996 万例(其中男性 553 万例,女性 443 万例)。

我国恶性肿瘤的发病率和死亡率也在不断上升,目前是我国第二位的死亡原因,约占总死因构成的25%。2020 年,中国新增 457 万癌症患者,并造成约 300 万人死亡,分别占全球总量的 23.7% 和 30.0%。

发达国家的癌症发病率仍高于发展中国家,但死亡率却在逐渐下降,这得益于控烟、饮食改善等一系列措施的采取及癌症早期诊断和治疗方面取得的进步。来自美国癌症协会(ACS)的 2021 年度统计数据报告显示,1991 ~ 2018 年间,美国的癌症总死亡率稳步下降了 31%。而发展中国家的恶性肿瘤形势严峻,WHO 报告指出,超过 60% 的癌症病例主要集中在非洲、亚洲以及中南美洲等低收入和中等收入地区,这些国家的癌症死亡病例更占到全球总数的近 70%。这与医疗卫生基础设施和服务落后有很大关系,同时中低收入国家在癌症预防方面滞后也是一个不容忽视的原因。

2. 人群分布　不同恶性肿瘤的高发年龄不同,一般随着年龄增长,癌症发生率逐渐上升,老年人发生癌症的危险性最高。我国 2015 年恶性肿瘤的登记年报显示,恶性肿瘤发病率在 0 ~ 39 岁组处于较低水平,40 岁以后开始快速升高,80 岁年龄组达到高峰,城乡年龄别发病率变化趋势相似,男性年龄别发病率的城乡差异不明显,城市地区女性的恶性肿瘤发病率略高于农村地区的女性。年龄别死亡率变化趋势和发病相似,随年龄增加逐渐上升。男性的年龄别死亡率高于女性。0 ~ 39 岁人群中,男性年龄别死亡率略高于女性,40 岁及以上人群中,同年龄组男性与女性死亡率的差异随年龄的增加而显著增大。

各年龄组有其特有的高发癌症,如儿童期发病和死亡最多的是白血病、脑瘤和恶性淋巴瘤。青壮年最常见的是肝癌、白血病和胃癌等,肺癌、食管癌以及胃癌等则在中老年多见。

恶性肿瘤在男女间发病率有所不同,除女性特有的恶性肿瘤外,通常为男性高于女性,其中尤其以消化道癌症及肺癌、膀胱癌为甚,且发病谱构成差异较大。甲状腺癌近年来增幅较大,在女性恶性肿瘤发病谱中目前已位居第 4 位。男性前列腺癌发病近年来的上升趋势明显,已位居男性第 6 位。

3. 地区分布　不同地区、国家的恶性肿瘤流行特征有明显差异。《2020 年全球最新癌症负担数据》显示,肿瘤的发病率和死亡率随着人类发展指数(Human Development Index,HDI,由联合国开发计划署创立,用以衡量各个国家与地区的发展水平)水平的增加而增加。男性的死亡率在 HDI 较高的国家(122.9/10 万 ~ 141.1/10 万)为 HDI 较低的国家(76.7/10 万 ~ 78.0/10 万)的 2 倍,而女性死亡率(67.0/10 万 ~

88.4/10 万)的 HDI 水平差异较小。不同 HDI 水平国家的高发肿瘤有所差异,如较高 HDI 国家男性的常见肿瘤为肺癌、前列腺癌、肠癌和胃癌,较低 HDI 国家男性为前列腺癌、肺癌、唇及口腔癌、胃癌;较高 HDI 国家女性常见的肿瘤为乳腺癌、肠癌、肺癌、甲状腺癌,而较低 HDI 国家女性为乳腺癌、子宫颈癌、卵巢癌及肠癌(图 8-7 和图 8-8)。

同一国家的不同地区,恶性肿瘤的分布也不一样。如肝癌在我国的分布特点是南方高于北方,东部高于西部,沿海高于内地,以长江三角洲地区和沿海岛屿为多发。由于生活行为方式、经济水平及环境污染等因素的影响,恶性肿瘤的城乡分布也有明显差异。如我国城市肺癌、乳腺癌、结直肠癌发病率明显高于农村,而农村的胃癌、肝癌、食管癌发病率高于城市(表 8-4 和表 8-5)。

4. 肿瘤瘤谱改变　《2020 年全球最新癌症负担数据》显示,前 10 位癌症类型的发病例数占全部新发癌症的 60% 以上,女性乳腺癌首次超过肺癌成为最常见的癌症,占总体癌症发病的 11.7%。前 10 位癌症类型的死亡例数占全部癌症死亡的 70% 以上,肺癌仍是导致癌症死亡的首要原因,导致了 180 万的病例死亡,占总体癌症死亡的 18.0%(图 8-9 和图 8-10)。

我国历年来的肿瘤调查结果(图 8-11)显示我国恶性肿瘤的构成已发生了明显变化,肺癌已取代胃癌和肝癌,成为第一位死因。2015 年的肿瘤登记年报结果显示,目前肺癌、胃癌、结直肠癌、肝癌、女性乳腺癌、食管癌和甲状腺癌是我国常见的恶性肿瘤,肺癌、肝癌、胃癌、食管癌、结直肠癌、胰腺癌和女性乳腺癌是主要的肿瘤死因(表 8-4 和表 8-5)。

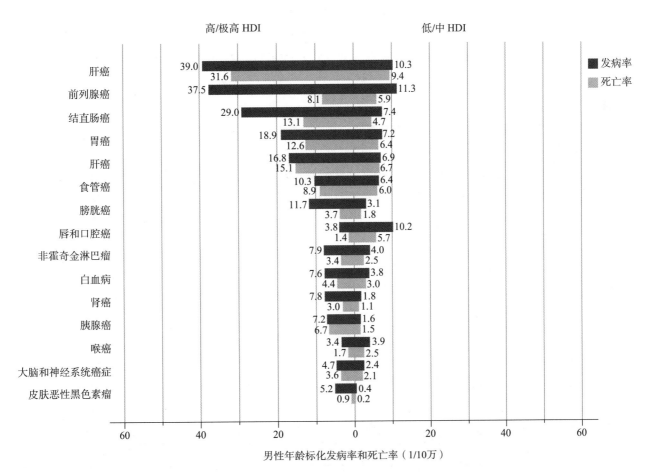

图 8-7　2020 年不同人类发展指数(HDI)国家的男性年龄标化癌症发病率和死亡率(1/10 万)

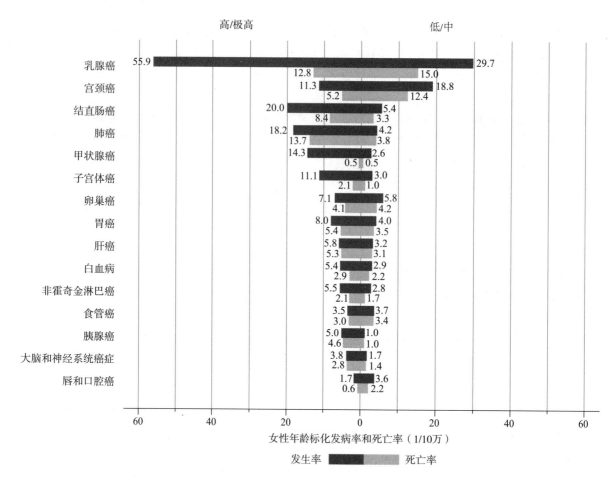

图 8-8 2020 年不同人类发展指数（HDI）国家的女性年龄标化癌症发病率和死亡率（1/10 万）

表 8-4 2015 年中国城乡前十位恶性肿瘤发病情况

顺位	种类	全国			种类	城市			种类	农村		
		发病数(万)	发病率(1/10万)	标化率(1/10万)		发病数(万)	发病率(1/10万)	标化率(1/10万)		发病数(万)	发病率(1/10万)	标化率(1/10万)
1	肺癌	78.7	57.26	35.96	肺癌	46.0	59.68	36.07	肺癌	32.7	54.16	35.77
2	胃癌	40.3	29.31	18.68	结直肠癌	25.8	33.51	20.52	胃癌	19.8	32.79	21.82
3	结直肠癌	38.8	28.20	18.02	乳腺癌	20.5	54.31	35.75	肝癌	17.4	28.8	20.07
4	肝癌	37.0	26.92	17.64	胃癌	20.5	26.59	16.37	食管癌	14.8	24.57	15.95
5	乳腺癌	30.4	45.29	31.54	肝癌	19.6	25.46	15.90	结直肠癌	12.9	21.41	14.56
6	食管癌	24.6	17.87	11.14	甲状腺癌	15.1	19.59	15.60	乳腺癌	9.9	33.64	25.53
7	甲状腺癌	20.1	14.60	12.05	食管癌	9.7	12.63	7.59	甲状腺癌	5.0	8.24	7.06
8	子宫颈癌	11.1	16.56	11.78	子宫颈癌	6.3	16.57	11.28	子宫颈癌	4.8	16.54	12.46
9	脑瘤	10.6	7.72	5.65	脑瘤	6.2	8.02	5.64	脑瘤	4.4	7.33	5.65
10	胰腺癌	9.5	6.92	4.31	胰腺癌	6.0	7.79	4.66	白血病	3.6	5.99	5.04
合计		392.9	285.83	190.64		235.2	304.96	196.09		157.7	261.40	182.70

数据来源：中国 2015 年肿瘤登记年报。

表 8-5　2015 年中国城乡前十位恶性肿瘤死亡情况

顺位	种类	全国			种类	城市			种类	农村		
		死亡数(万)	死亡率 (1/10 万)	标化率 (1/10 万)		死亡数(万)	死亡率 (1/10 万)	标化率 (1/10 万)		死亡数(万)	死亡率 (1/10 万)	标化率 (1/10 万)
1	肺癌	63.1	45.87	28.16	肺癌	36.6	47.45	27.93	肺癌	26.5	43.85	28.44
2	肝癌	32.6	23.72	15.33	肝癌	17.5	22.75	14.00	肝癌	15.1	24.96	17.17
3	胃癌	29.1	21.16	13.08	胃癌	14.3	18.60	11.05	胃癌	14.7	24.44	15.84
4	食管癌	18.8	13.68	8.33	结直肠癌	12.4	16.08	9.24	食管癌	11.1	18.39	11.67
5	结直肠癌	18.7	13.61	8.21	食管癌	7.7	9.99	5.87	结直肠癌	6.3	10.47	6.79
6	胰腺癌	8.5	6.16	3.78	胰腺癌	5.5	7.15	4.21	胰腺癌	3.0	4.90	3.18
7	乳腺癌	7.0	10.50	6.67	乳腺癌	4.6	12.16	7.29	脑瘤	2.5	4.19	3.11
8	脑瘤	5.6	4.10	2.90	白血病	3.2	4.09	3.03	乳腺癌	2.5	8.37	5.81
9	白血病	5.4	3.96	3.02	淋巴瘤	3.1	4.07	2.57	白血病	2.3	3.80	3.02
10	淋巴瘤	5.0	3.62	2.39	脑瘤	3.1	4.02	2.74	淋巴瘤	1.8	3.05	2.15
合计		233.8	170.05	106.72		133.1	172.61	103.65		100.6	166.79	110.76

(数据来源:中国 2015 年肿瘤登记年报。)

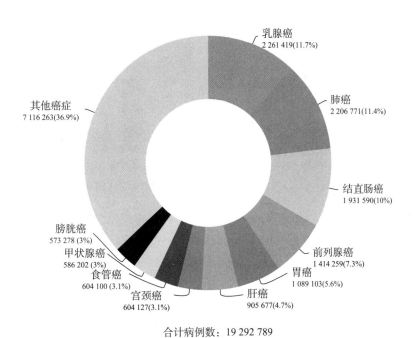

合计病例数: 19 292 789

图 8-9　2020 年全球癌症新发病例数前十的癌症类型

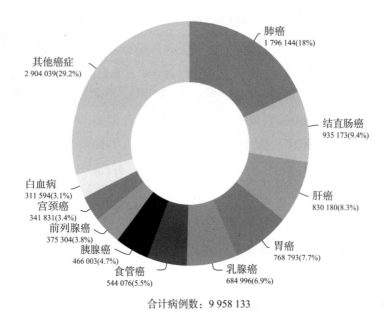

合计病例数：9 958 133

图 8-10　2020 年全球癌症死亡病例数前十的癌症类型

（数据来源：WHO Globocan 2020）

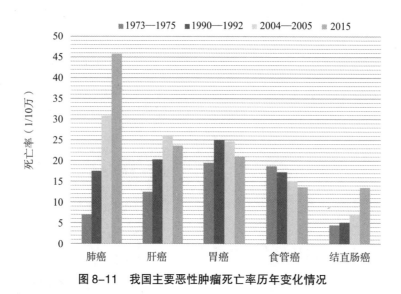

图 8-11　我国主要恶性肿瘤死亡率历年变化情况

二、恶性肿瘤的主要危险因素

肿瘤的发生涉及多种因素，与一般的感染性疾病不同，肿瘤的恶性表型是多种因素相互作用导致。与肿瘤相关的因素依其来源、性质与作用方式的不同，可以分为内源性和外源性两大类。外源性因素来自外界环境，与自然环境和生活条件密切相关，包括化学因素、物理因素、生物因素等；内源性因素包括机体的免疫状态、遗传素质、激素水平以及 DNA 损伤修复能力等。

（一）化学因素

根据化学致癌物质的作用方式，可将其分为直接致癌物、间接致癌物和促癌物三大类：①直接致癌物，是指这类化学物质进入机体后能与体内细胞直接作用，其致癌力较强，作用快速，例如致癌性烷化剂、亚硝酰胺类等化学物质；②间接致癌物，是指化学物质进入体内后经体内微粒体混合功能氧化酶活化，变成化学性质活泼的形式方具有致癌作用的化学物质，常见的有多环芳香胺类、亚硝胺及黄曲霉素等；

③促癌物,又称肿瘤促进剂,其单独作用于机体内无致癌作用,但能促进其他致癌物诱发肿瘤形成,常见的有巴豆油、糖精及苯巴比妥等。目前常见的化学致癌物主要包括多环芳烃类,芳香胺与偶氮染料以及亚硝胺类等。

1. 多环芳烃类　是一类含苯环的化学致癌物,又名多环碳氢化合物,可形成三环、四环或五环的结构,致癌作用强,其广泛存在于外环境中,如煤焦油、烟草燃烧的烟雾、煤烟、工业废气和烤制、熏制的鱼肉。

2. 芳香胺与偶氮染料　是一类含有氮原子、苯环的化学致癌物,主要存在于各种着色剂、除草剂、防氧化剂和人工合成染料中。早就有学者研究发现从事染料工业的工人易发膀胱癌,其主要由 2- 萘胺所致。

3. 亚硝胺类　该类化合物分为亚硝酰胺和亚硝胺两类。亚硝酰胺为直接致癌物,如甲基亚硝基脲、甲基硝基亚硝基脲等。而亚硝胺化合物同样广泛存在于环境中,如香烟烟雾、熏烤肉类、咸鱼、油煎食品、酸菜等。其前身物质如亚硝酸盐、硝酸盐、二级胺等普遍存在于肉类、烟草、酒类等。

4. 药物因素　国际肿瘤研究机构(IARC)宣布的确认致癌物中,目前已证实可诱发恶性肿瘤的药物有多种,如硫唑嘌呤、环孢素、环磷酰胺、己烯雌酚、美法仑、甲氧沙林(加长波紫外辐射)、绝经后的雌激素治疗、非甾体雌激素、甾体雄激素、复方口服避孕药、顺序型口服避孕药、人抗雌激素等。

5. 职业化学致癌物　化学致癌物是最常见的职业性致癌因素,我国明确规定的职业性肿瘤有 8 种,即联苯胺所致膀胱癌,石棉所致肺癌、间皮瘤,氯甲醚所致肺癌,砷所致肺癌、皮肤癌,氯乙烯所致肝血管肉瘤,焦炉逸散物所致肺癌以及铬酸盐制造业所致肺癌。除了这 8 种职业性致癌因素外,还有一些确定的职业性致癌物,如苯并(a)芘、沥青、页岩油、矿物油、石蜡、炭黑、木馏油、镍及其盐类、芥子气、异丙基油、氯丁二烯等。

6. 大气污染　在主要新兴国家和发展中国家,大气污染问题日益严重。国际癌症研究机构(IARC)已于 2013 年将细颗粒物($PM_{2.5}$)等大气污染物质的致癌风险评估为危险程度最高的水平。大气污染与人群肺癌发病率和死亡率的升高存在显著关系。2017 年,由室外 $PM_{2.5}$ 导致的肺癌死亡占全球肺癌死亡人数的14%,从美国的 4.7% 到中国的 20.5%。与此同时,大气污染引发膀胱癌的风险也在提高。

(二) 物理因素

紫外线与电离辐射是最主要的物理性致癌因素。长期紫外线照射使患皮肤癌的风险增加。电离辐射主要包括以短波和高频为特征的电磁波的辐射以及电子、质子、中子、α 粒子等辐射,长期接触镭、铀、钴、锶等放射性同位素可引起恶性肿瘤,长期暴露于放射性钴或其他放射性粉尘的矿工,肺癌发生率明显增高。氡是 WHO 公布的主要致癌物质之一,来源于矿山和建筑石材中,氡污染是引起肺癌的原因之一。此外,WHO 认为手机是人类可能的致癌危险因素,这可能与神经胶质瘤有关。

(三) 生物因素

生物致癌物质包括某些病毒、细菌或寄生虫感染等。目前发现与人类肿瘤有关的病毒主要有人乳头瘤病毒(HPV)、乙型肝炎病毒、EB 病毒、人类嗜 T 细胞病毒(HTLV)等,它们分别与宫颈癌、肝癌、鼻咽癌、Burkitt 淋巴瘤、T 细胞白血病的发生有关。人免疫缺陷病毒(HIV)感染可导致机体免疫功能障碍,与卡波西肉瘤和非霍奇金淋巴瘤有关。据 WHO 统计,低、中等收入国家高达 20% 的癌症死亡可归因于病毒感染,如乙肝病毒(HBV)、丙肝病毒(HCV)和人乳头瘤病毒等感染可分别导致肝癌和宫颈癌。胃癌是最常见的消化道恶性肿瘤,研究发现,幽门螺杆菌(Hp)感染是引起胃癌的主要危险因素。2020 年权威医学期刊 *Nature* 报道,欧洲科学家团队通过对类器官展开的全基因组测序首次明确,结直肠癌与 PKS 阳性大肠埃希菌感染有关。

(四) 生活与行为方式

肿瘤的发生与人们的不良生活行为方式有着密切关系。

1. 吸烟　烟草的使用造成全球大约 20% 的癌症死亡和大约 70% 的肺癌死亡,是最重要的致癌危险因素。烟草燃烧的烟雾中含有 7 000 多种已知的化学物质,主要有害成分包括尼古丁、焦油、一氧化碳、胺类、酚类、烷烃、醇类、多环芳烃、氮氧化合物、重金属元素镍、镉及有机农药等。大量流行病学研究均证实吸卷烟可致肺癌。吸烟并接触石棉、镍、铬、镉等,由于协同作用而使肺癌发病风险更高。吸烟年龄越早,数量越多,发生肺癌的机会越大。戒烟后危险度渐趋下降,5年后可保持在比一般人略高的水平。吸烟除导致肺癌外,还可导致口腔、咽、喉、食管、胰腺、膀胱等多种癌症。此外,烟草的流行也呈现出一些新的流行趋势,如电子烟等新型烟草流行率和女性吸烟率的上升。《中国吸烟危害健康报告(2020)》指出,有充分证据表明电子烟是不安全的,电子烟也含有尼古丁,会对健康产生危害,电子烟调味剂加热后可产生有害物质,其中调味剂的不合理使用,会增加对电子烟使用者的危害。

据美国癌症协会(ACS)的统计,由于减少了烟草的使用,1990年到2018年之间美国男性和女性肺癌死亡率分别下降了45%和19%。男性肺癌发病率自20世纪80年代中期开始下降,女性的下降则始于20世纪90年代末期,这一差异反映了烟草使用的历史模式,女性开始吸烟大约比男性晚20年。

2. 膳食因素 据《柳叶刀》杂志报道,2017年,膳食因素与全球91万的癌症患者死亡有关。膳食与癌症的关系主要表现在两个方面:①食物中含有致癌物或被致癌物污染;②由膳食的不平衡导致营养失调,从而失去了正常食物营养成分的保护作用。

食品生产、加工、保存与烹饪过程中可能受到亚硝胺(nitrosamine)等强致癌物的污染。亚硝胺的前身(亚硝酸盐和二级胺)以稳定形式广泛存在于自然界中,特别在植物中亚硝酸盐很易由硝酸盐形成。过多使用硝酸盐肥料与土壤中缺钼都易造成植物中硝酸盐的积累。储存的蔬菜、水果中易存在高浓度的亚硝酸。食用色素中具致癌性的有二甲氨基偶氮苯(致肝、胆管、皮肤、膀胱癌)等。香料及调味剂中具致癌作用的有黄樟素(致肝、肺、食管癌)、单宁酸(致肝癌、肉瘤)及甘素(即 N- 苯乙基脲致肝癌)。黄曲霉菌污染米、麦、高粱、玉米、花生、大豆,产生黄曲霉毒素(aflatoxins,AF),其中 AFB_1 致癌作用最强,在低剂量长时期作用下,几乎可使全部动物致癌。烟熏、炙烤及高温烹煮食物时由于蛋白质热解,特别在烧焦的鱼、肉中可产生有致突变和致癌性的多环有机化合物(如多环芳烃、杂环胺)。油被连续和反复加热及添加到未加热的油中都会促进致癌物及辅癌物生成。因此,多次或长时间使用过热油脂都有引起恶性肿瘤的危险。

膳食摄入不平衡包括某些营养素的缺乏和过多。如长期缺铁和抗氧化营养素缺乏时发生食管癌和胃癌的危险性增加;研究表明,硒的平均摄入量、血硒水平、饮食中硒浓度均与发生恶性肿瘤的危险性呈负相关;长期缺碘或碘过多与甲状腺癌的发生有关;维生素 A 缺乏与上皮细胞癌发生有关。高热能、高脂肪膳食及纤维素摄入过少,可使乳腺癌、结肠癌、前列腺癌的发病率增加。动物实验表明,高脂肪膳食又缺乏胆碱、叶酸、维生素 B_1 及甲硫氨酸时,可增强各种化学致癌物的致癌性。美国肿瘤学会发现摄入较多量的红肉、加工肉类、马铃薯、精加工谷物及含糖饮料和食物的人群有患癌症和死于癌症的高风险。研究发现,红肉和加工肉类摄入与结直肠癌发病存在剂量反应关系,其中,加工肉类每日摄入量每增加 50 g,红肉每日摄入量每增加 100 g,结直肠癌发病风险分别增加 16%(RR=1.16,95% CI:1.08~1.26)和 12%(RR=1.12,95% CI:1.00~1.25)。此外,过热过烫或粗糙的食物导致消化道机械性损伤从而使患癌的风险增加,2016年国际癌症研究机构(IARC)发布报告,将非常热的饮料(65℃以上)列入了 2A 级致癌物(很可能致癌),可能增加罹患食管癌的风险。

3. 饮酒 过度饮酒可增加某些癌症的发病机会,特别是口腔、咽、喉及食管、肝等消化道肿瘤的风险,饮酒并吸烟者患这些恶性肿瘤的危险性更高。长期饮酒可形成肝硬化继而导致肝癌的发生。此外,酒精饮料在加工过程中被致癌物(亚硝胺、多环芳烃、真菌毒素)污染也可导致肿瘤的发生,如黑啤酒中含有多环芳烃。乙醇作为溶剂可增强致癌物的黏膜渗透性,协助环境致癌物质直接损伤细胞膜。

4. 体力活动 有关身体活动与癌症的研究结果发现,体力活动可以减少结肠癌、乳腺癌及生殖系统癌症的危险性,例如从事强度较高的体力活动者发生结肠癌的危险仅为缺乏活动者的 60%。体力活动降低结肠癌危险度的可能机制是缩短致癌物质在肠道的通过时间、改变内源性类固醇激素的代谢,以及对免疫系统可能产生效应。肥胖或超重与多种癌症风险增加相关,包括绝经后妇女乳腺癌、结直肠癌、子宫内膜癌、肾和食管腺癌、胰腺癌,适量的体力活动有助于体重的控制,从而降低相关癌症的发生风险。

(五) 社会心理因素

挫折的情感生活史、过大的精神压力以及忧郁型的个体性格特征与恶性肿瘤有一定关系。如中年丧偶者其恶性肿瘤的发生率比正常对照组高 3.5 倍。调查还发现在癌症发生之前,患者大多数有焦虑、失望、抑郁、压抑、愤怒等心理经历。日本学者报道,夫妻长期不和,女方易患食管癌和乳腺癌。

(六) 遗传因素

恶性肿瘤的种族分布差异、家族聚集、遗传性缺陷易致肿瘤形成等现象提示遗传因素与恶性肿瘤有关,例如乳腺癌(卵巢癌)综合征患者中更容易发现乳腺癌或卵巢癌,家族性腺瘤性息肉病患者易发生结直肠癌,视网膜母细胞瘤患者容易出现肉瘤、松果体母细胞瘤改变,Wilms 瘤患者易出现胚胎肾细胞瘤改变等。除了上述这些遗传性肿瘤综合征以外,还有一些遗传综合征患者表现为对肿瘤易感倾向,如着色性干皮病对皮肤癌易感,毛细血管扩张性共济失调综合征易发白血病和淋巴网状系统恶性肿瘤。

三、预防与控制

全球癌症发病率和死亡率不断上升,加上全球人口老化,显示需要有一套更着重于预防癌症的公共卫生政策。恶性肿瘤预防控制的目标是降低其发病率和死亡率,这是一项系统、持久的工程,需要全社会多部门的共同参与和努力。就如 WHO 提出的那样,如果采取有效的防治措施,1/3 的恶性肿瘤是可以预防的,1/3 的恶性肿瘤如能早期诊断是可以治愈的,1/3 的恶性肿瘤通过积极处理可以减轻痛苦,延长寿命。通过健康的生活方式,如戒烟、戒酒,运动和均衡饮食习惯,以及有效运用现有的医疗设施,如定期筛检和早期检测,一半以上的癌症是可以预防或避免的。所以,恶性肿瘤的预防以病因预防和早发现早诊断为重点,病因预防采取全人群和高危人群相结合的策略,早发现、早诊断则可重点针对高危人群开展。

(一) 一级预防

1. 加强防癌健康教育,改变不良生活行为方式

(1) 控制烟草　由烟草使用引发的癌症在世界各地显著增加,特别是在印度、中国、俄罗斯等国。据WHO 估计,通过控烟全球每年可减少约 156 万的癌症新发病例,其中肺癌占 2/3。2003 年 5 月,第 56 届世界卫生组织大会通过了《烟草控制框架公约》(FCTC),对烟草的危害在法律上予以认定,并制定了一系列措施以减少烟草需求和供给。为了严格执行 FCTC,WHO 还出台了六项有效减少烟草使用的控烟措施(MPOWER),包括监测烟草使用与预防政策(monitor)、保护人们免受烟草烟雾危害(protect)、提供戒烟帮助(offer)、警示烟草危害(warn)、禁止烟草广告、促销和赞助活动(enforce)并提高烟草税收(raise)。2005 年 8 月,中国加入《烟草控制框架公约》,并承诺采用综合措施开展控烟项目。2014 年 11 月,国务院法制办公布《公共场所控制吸烟条例》,为控烟立法提供了依据,立法控烟已成社会共识。

(2) 合理膳食和适宜运动　膳食与 30% ~ 40% 的恶性肿瘤发生有关,合理膳食、适宜运动可维持正常体重,有助于降低恶性肿瘤的风险。2003 年,WHO 提出了膳食、体力活动和健康全球策略,为各成员方提供了制定促进全民合理膳食和体力活动的行动指南。2018 年,世界癌症研究基金会(WCRF)和美国癌症研究中心(AICR)共同发布《食物、营养、身体活动和与癌症预防》,提出饮食防癌 10 条建议(图 8-12),包括:①维持健康的体重,保持体重在健康的范围内,成年后避免体重增加;②多做体能活动:多走,少坐,每周至少做 150 min 的适度身体活动或至少 75 min 的剧烈身体活动;③使用富含全谷物、蔬菜、水果和豆类的食物:每日至少吃 30 g 纤维、400 g 水果和蔬菜;④限制食用"快餐"和其他富含高脂肪、高淀粉或高糖的加工食品,以帮助控制热量摄入;⑤限制食用红肉和加工肉:吃适量的红肉(每周不超过约 3 份,相当于 350 ~ 500 g 煮熟的红肉)以及微量的加工肉;⑥限制含糖饮料:多喝水和不加糖的饮料;⑦限制饮酒:为了预防癌症,最好不要饮酒;⑧不要使用补充剂来预防癌症,通过饮食来满足营养需求;

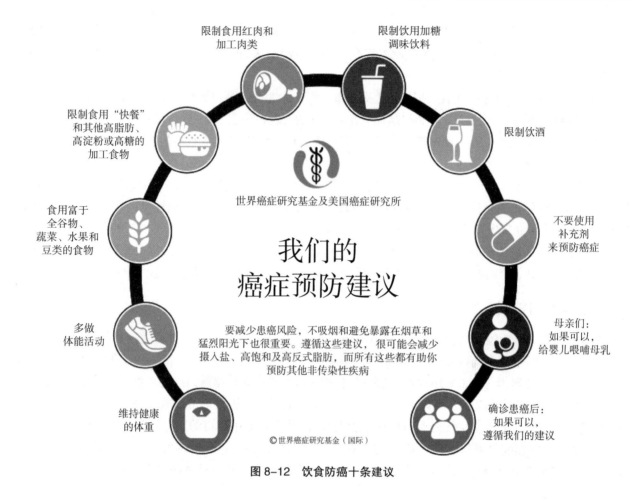

限制食用红肉和
加工肉类

限制饮用加糖
调味饮料

限制食用"快餐"
和其他高脂肪、
高淀粉或高糖的
加工食物

限制饮酒

食用富于
全谷物、
蔬菜、水果和
豆类的食物

世界癌症研究基金及美国癌症研究所

我们的
癌症预防建议

不要使用
补充剂
来预防癌症

多做
体能活动

要减少患癌风险，不吸烟和避免暴露在烟草和
猛烈阳光下也很重要。遵循这些建议，很可能会减少
摄入盐、高饱和及高反式脂肪，而所有这些都有助你
预防其他非传染性疾病

母亲们：
如果可以，
给婴儿喂哺母乳

维持健康
的体重

© 世界癌症研究基金（国际）

确诊患癌后：
如果可以，
遵循我们的建议

图 8-12　饮食防癌十条建议

⑨母亲对婴儿最好进行 6 个月完全母乳喂养，然后补充食物喂养至 2 岁以上；⑩癌症确诊后也可遵循这些建议。

2. 合理使用医药用品　切忌滥用药物及接触放射线，尤其是妊娠期妇女应尽量避免放射线的照射，以防止白血病、骨肉瘤、皮肤癌等癌症的发生。

3. 消除职业致癌因素　开展职业场所癌症风险评估，加强对已经确定可以引起肿瘤的物质的检测、控制与消除，对从业人员开展健康教育和定期健康体检，是预防职业性肿瘤的重要措施。此外，改革生产工艺和替换生产材料，也是消除和减少暴露于致癌物质的有效方法。

4. 加强劳动保护、环境保护和食品卫生等立法　如加强各项卫生管理和卫生监测，保护劳动及生活环境，减少或消除环境中的致癌因素。

5. 疫苗接种　在许多低收入国家，高达 20% 的癌症死亡是由于乙肝病毒和人乳头瘤病毒感染所导致的。所以，对一些由生物因素如乙肝病毒引起的感染，可通过预防接种乙肝疫苗，达到预防恶性肿瘤发生的目的。

（二）二级预防

二级预防措施包括两方面的内容：①早期发现，即用有效的筛检手段发现早期癌症患者；②对筛检发现的可疑患者，医生尽可能及时、准确地给予确诊和治疗。

1. 无症状人群的早期筛检　筛检，也称筛查，其目的是通过程序性检查发现特定的癌症或癌前病变的异常征象，进而转入进一步检查或治疗，是癌症早期诊断的有效策略。筛检方案对于常见癌症类型尤其有效，包括性价比高、价格适中、容易被接受和可用的筛检试验方法，可以有效降低这些癌症高危人群的死亡率。2020 版中国居民常见恶性肿瘤筛查和预防推荐常见恶性肿瘤的筛查如下：

（1）乳腺癌的筛检　一般妇女 40 岁开始筛检，推荐每 1 ~ 2 年进行一次乳腺 X 线检查；对致密型乳腺（乳腺 X 线检查提示腺体为 c 型或 d 型）推荐与 B 超检查联合；70 岁以上体健者、预期寿命 10 年以上者均建议维持筛检，每 1 ~ 2 年一次乳腺 X 线检查。乳腺癌高危人群（既往有乳腺导管或小叶不典型增生或小叶原位癌患者、既往 30 岁前接受过胸部放疗、有明显的遗传倾向者）推荐 40 岁或更早开展乳腺癌筛检；每年一次乳腺 X 线检查；每 6 ~ 12 个月一次乳腺超声检查；每 6 ~ 12 个月一次乳腺体检；必要时每年一次乳腺增强磁共振成像（MRI）检查。

（2）宫颈癌的筛检　已婚或有性生活史 3 年及以上的女性都建议进行筛检。21 ~ 29 岁采用宫颈细胞学检查，连续筛检 3 年无异常后，每 3 年一次；30 ~ 65 岁采用宫颈细胞学检查，连续筛检 3 年无异常后，每 3 年一次；或者高危型 HPV 与宫颈细胞学联合筛检，连续筛检 3 年无异常后，每 5 年一次；接种过 HPV 疫苗的女性，遵循特定年龄的建议（与未接种疫苗的女性一样）。

（3）结直肠癌的筛检　一般人群的大肠癌筛检从 45 岁开始，无论男女，每年一次大便隐血试验（FOBT），每 10 年一次肠镜检查，直到 75 岁；有"大肠癌家族史"直系亲属者 40 岁开始（或比家族最小发病者发病年龄小 10 岁开始）筛检，每年一次 FOBT，每 5 年一次肠镜检查；诊断为遗传性大肠癌患者的直系亲属，年龄超过 20 岁，当家族中先发病例基因突变明确时，建议进行基因突变检测，基因突变检测阳性者，20 岁以后，每 1 ~ 2 年进行一次肠镜检查，基因突变检测阴性者，按照一般人群进行筛查。

（4）肺癌的筛检　肺癌的高危人群为年龄 > 40 岁，至少合并以下一项危险因素者。

吸烟 ≥ 20 包 / 年，其中包括戒烟时间不足 15 年；被动吸烟；有职业暴露史（石棉、铍、铀、氡等接触者）；有恶性肿瘤病史或肺癌家族史；有慢性阻塞性肺疾病或弥漫性肺纤维化病史。对于肺癌高危人群，建议行低剂量螺旋 CT（LDCT）筛查，并尽可能使用 64 排或以上多排螺旋 CT 进行肺癌筛检。

（5）肝癌的筛检　高危对象为男性 35 岁以上、女性 45 岁以上的以下任一人群：慢性乙型肝炎病毒（HBV）感染或慢性丙型肝炎病毒（HCV）感染者；有肝癌家族史者；血吸虫、酒精性、原发性胆汁性肝硬化等任何原因引起的肝硬化患者；药物性肝损伤患者；遗传性代谢病患者，包括血色病、α-1 抗胰蛋白酶缺乏症、糖原贮积病、迟发性皮肤卟啉症、酪氨酸血症等；自身免疫性肝炎患者；非酒精性脂肪性肝病（NAFLD）患者。男性 35 岁以上、女性 45 岁以上的肝癌高危人群应进行筛检；联合应用血清甲胎蛋白（AFP）和肝 B 超检查，每 6 个月筛检一次。

2. 有症状人群的监测　由于人体所患的恶性肿瘤约有 75% 以上发生在易于查出和发现的部位，应注意的癌前症状有：①身体任何部位如乳腺、颈部或腹部的肿块，尤其是逐渐增大的；②身体任何部位如舌、颊、皮肤等处没有外伤而发生的溃疡，特别是经久不愈的；③不正常的出血或分泌物，如中年以上妇女出现不规则阴道流血或分泌物增多；④进食时胸骨后闷胀、灼痛、异物感或进行性加重的吞咽不顺；⑤久治不愈的干咳、声音嘶哑或痰中带血；⑥长期消化不良，进行性食欲减退、消瘦，又未找出明确原因的；⑦大便习惯改变或有便血；⑧鼻出血、单侧头痛或伴有复视时；⑨赘生物或黑痣的突然增大或有破溃、出血，或原来有的毛发脱落的；⑩无痛性血尿。若发现上述问题，应及早到医院进行检查和处理。

另外，有些癌前病变虽然不是癌，但容易发展成癌，发现并早治疗各种癌前病变，防止或延缓恶性肿瘤的发生发展，也属于肿瘤的二级预防。如宫颈糜烂容易发展成宫颈癌，外阴白斑可能发展成外阴癌，黑痣容易发展成黑色素瘤，萎缩性胃炎容易发展成胃癌，所以对于癌前病变应早期发现，及时治疗，防止癌变。

（三）三级预防

过去对癌症治疗效果的评价是能不能让肿瘤消失或缩小，而目前的肿瘤医学正朝着更注重改善患者生活质量的方向发展。对肿瘤患者经各种方法治疗后进行康复工作，使其减少并发症，防止致残，提高生存率和生存质量；对晚期患者施行止痛和临终关怀。总之对癌症患者应该从生理、心理等各方面予以关怀，主要工作有：①通过"三早"筛查发现患者或患者自主就医经医院治疗出院后，及时在社区进行登记，建立健康档案;②档案社区卫生服务人员与患者建立保健协约关系,为患者提供综合保健方案(包括综合治疗、术后康复、定期随访、体能支持、无痛治疗、临终关怀等)。将保健知识和技能提供给患者及其家属,尽量提高患者的医疗依从性;③加强对患者的护理工作,指导患者正确对待疾病,正确对待死亡,坚定患者求生的信念,释放患者的心理压力,争取保持愉快的精神状态,通过合理营养和身体锻炼来提高自身抗病力,限制肿瘤生长并争取康复。

总之,癌症未来将成为一种"慢性病"的新理念,即肿瘤的发病过程是一个漫长的过程,因此要将临床工作重点往前移,重视预防和早期发现、早期治疗;而肿瘤治疗以提高患者生活质量为基本价值,延长患者生存期;对那些失去了根治机会,以及现有的治疗手段尚不能根治的癌症患者,应通过综合、合理的治疗和照护,缓解肿瘤造成的各种症状和疼痛,并最大限度地提高患者及其家属的生活质量,尽可能地使患者在安详、尊严、无痛苦的状态下度过人生最后阶段。

(朱静芬)

第四节　糖尿病的预防与控制

近 40 年来,经济的飞速发展导致中国人的生活方式发生巨大改变,成年人超重和肥胖的比例超过了 1/3,加上人口老龄化,根据国际糖尿病联合会的糖尿病分布图,中国已成为世界上糖尿病患者最多的国家。

糖尿病由胰岛素分泌缺陷和(或)胰岛素作用缺陷所引起,并以慢性高血糖伴糖类、脂肪和蛋白质的代谢障碍为特征,其危害主要在于慢性持续性高血糖及血糖波动可通过过度糖基化、氧化应激等不同机制造成糖尿病微血管病变和大血管病变等并发症的发生,致残率、病死率高,不仅严重降低患者的生活质量,还给家庭和社会带来沉重的经济和精神负担。据估计,在 2019 年全球医疗保健支出中,用于糖尿病管理的占 10%,其中中国每年花费约 1 090 亿美元用于糖尿病管理,居世界第二位,其中 80% 用于糖尿病并发症的治疗。

虽然经济发展势不可挡,人口老龄化不可避免,然而由于糖尿病病程具有慢性发展的特点,而且生活方式可以改变,使得有效落实糖尿病的防控和管理对个人、家庭和社会都具有重大意义。另一方面,正是因为糖尿病慢性发展的特点,给糖尿病终身自我管理增加了难度。行为经济学家提出由于人具有短期偏好,习惯于高估短期享乐而低估长期收益和回报,给糖尿病患者改变生活方式、提高自我管理行为的依从性增加了难度,这也是糖尿病控制率低的主要原因。所以,糖尿病防控及管理的关键是既要制定科学合理的群体防控策略,也要关注个体管理策略的可行性和有效性,以赋予个体积极参与自我管理的能力为目标。

一、概述

(一)糖尿病的流行特点

近几十年以来,我国成人糖尿病患病率快速增长。据估计,中国约有 1.3 亿成年人患有糖尿病,占全球糖尿病患者的比例超过 1/4。我国在过去 40 年中,组织过 8 次全国性的糖尿病流行病学调查(表 8-6)。根据世界卫生组织(WHO)的标准,糖尿病患病率从 1980 年的 0.67% 飙升至 2013 年的 10.4%。2017 年的最新全国糖尿病流行病学调查数据显示:根据 WHO 标准,糖尿病患病率为 11.2%,男性(12.1%)高于女性(10.3%);根据美国糖尿病学会(ADA)标准,患病率为 12.8%。从 2007 年至 2017 年的 10 年间,糖尿病患病率略有上升,提示整体上升趋势有所放缓。根据 ADA 标准,我国糖尿病前期患病率从 2010 年的 50.1% 降至 2017 年的 35.2%,有所下降。农村人口的糖尿病患病率和城市人口的差距逐年缩小,2017 年的数据显示农村人口患病率和城市人口相比已无显著差异,而糖尿病前期的患病率甚至已经超过城市人口。糖尿病患病率随年龄增加而上升,50 岁以后上升速度更快。

从 2010 年至 2017 年,糖尿病的知晓率和治疗率均有所上升,分别达到 43.3% 和 49%,但控制率(49.4%)与 2013 年比较基本没有变化,城市人口糖尿病知晓率高于农村人口。

表 8-6 我国 8 次全国性糖尿病流行病学调查情况汇总

调查年份(诊断标准)	调查人数(万)	年龄(岁)	糖尿病患病率(%)	糖尿病前期患病率(%)
1980(兰州标准)	30	全人群	0.67	—
1986(WHO 1985)	10	25~64	1.04	IGT 0.68
1994(WHO 1985)	21	25~64	2.51	IGT 2.12
2002(WHO 1999)	10	≥18	城市 4.5,农村 1.8	IGT 1.6,IFG 2.7
2007 至 2008(WHO 1999)	4.6	≥20	9.7	15.5
2010	10	≥18		
(WHO 1999)	—	—	9.7	—
(ADA 2002)	—	—	11.6	50.1
2013	17	≥18		
(WHO 1999)	—	—	10.4	—
(ADA 2002)	—	—	10.9	35.7
2015 至 2017	7.6	≥18		
(WHO 1999)[a]	—	—	11.2	18.1
(ADA 2018)[b]	—	—	12.8	35.2

注:数据来源:中国 2 型糖尿病防治指南(2020 年版);Li, et al. BMJ, 2020.

a. WHO 诊断标准(1999):具有典型糖尿病症状(烦渴多饮、多尿、不明原因的体重下降)且随机静脉血浆葡萄糖≥11.1 mmol/L;或空腹静脉血浆葡萄糖≥7.0 mmol/L;或 OGTT 葡萄糖负荷后 2 h 血浆葡萄糖 ≥ 11.1 mmol/L。

b. ADA 诊断标准(2018):空腹静脉血浆葡萄糖≥7.0 mmol/L;或 OGTT 葡萄糖负荷后 2 h 血浆葡萄糖≥11.1 mmol/L;或糖化血红蛋白(HbA1c)≥ 6.5%;或具有典型糖尿病症状(烦渴多饮、多尿、多食、不明原因的体重下降)且随机静脉血浆葡萄糖 ≥ 11.1 mmol/L。

(二)病因和分型

注:根据 WHO(1999 年)的糖尿病分型体系,根据病因学证据可将糖尿病分为四类,分别是 1 型糖尿病、2 型糖尿病、妊娠糖尿病及特殊类型糖尿病,其中 1 型糖尿病、2 型糖尿病和妊娠糖尿病是临床常见类型。

1. 1 型糖尿病 1 型糖尿病的病因和发病机制尚不清楚,其显著的病理生理学特征是胰岛 B 细胞数量显著减少和消失,导致胰岛素分泌显著下降或缺失。1 型糖尿病发病年龄通常小于 30 岁,三多一少症状明显,以酮症或酮症酸中毒起病,体形非肥胖,空腹或餐后的血清 C 肽浓度明显降低,出现自身免疫标志物。

2. 2 型糖尿病 2 型糖尿病的病因和发病机制亦不明确,其显著的病理生理学特征为胰岛素调控葡萄糖代谢能力下降(胰岛素抵抗)伴随胰岛 B 细胞功能缺陷所导致的胰岛素分泌绝对或相对减少。我国糖尿患者群中,以 2 型糖尿病患者为主,占 90% 以上。

3. 妊娠糖尿病(gestational diabetes mellitus,GDM) 是指妊娠期间发生的不同程度的糖代谢异常,但血糖未达到显性糖尿病的水平,占孕期糖尿病的 80%~90%。妊娠期由于激素水平变化、自身免疫、遗传、炎症因子等因素,使机体处于一种生理性的胰岛素抵抗状态,胰岛素敏感性较妊娠前下降 50%~60%,为维持正常的血糖水平,胰岛素分泌代偿性增加 2.0~2.5 倍,当机体不能分泌足够的胰岛素来代偿异常加重的胰岛素抵抗时,即发生 GDM。中国人群的 GDM 发病率较高,达 17.5%~18.9%,明显超过世界平均水平。

4. 特殊类型糖尿病 是病因学相对明确的糖尿病,包括胰岛 B 细胞功能遗传性缺陷、胰岛素作用遗传性缺陷、胰腺外分泌疾病等所致的糖尿病,未来随着对糖尿病发病机制研究的深入,特殊类型糖尿病的种类会逐渐增加。

二、糖尿病的危险因素

(一)超重和肥胖

多项大型前瞻性研究均报道了体重指数(body mass index,BMI,kg/m²)对 2 型糖尿病发病风险的影响。历经 14 年随访的美国护士健康研究发现,在校正年龄后,2 型糖尿病发病风险随体重增加而增加,即使在没有达到肥胖的范围内,体重增加与发病风险的关系也很明显,BMI 为 25 ~ 26.9 的女性发病风险是 BMI<22 的女性的 8.1 倍,此外,体重大幅度增加无论出现在 18 岁以前还是 18 岁以后,都会大大增加未来发生糖尿病的风险。2015 至 2017 年,中国 31 省市成人糖尿病流行情况调查发现超重人群(25≤BMI<30)、肥胖人群(BMI≥30)的糖尿病发病风险分别是体重正常人群(BMI<25)的 1.46 倍、2.62 倍;超重人群中糖尿病和糖尿病前期的患病率分别为 15.6% 和 38.9%,而肥胖人群中,则分别达到 23% 和 43%。中心型肥胖(男性腰围≥90 cm,女性腰围≥85 cm)人群的糖尿病发病风险是正常人群(男性腰围 <90 cm,女性腰围 <85 cm)的 1.49 倍。近年来,体脂率(body fat percentage,BF%)和糖尿病的发病关系也受到关注,一项历时 9 年的中国人群队列研究发现,体重正常但体脂率高(BMI<24;BF%:男性≥24%,女性≥33%)、超重/肥胖且体脂率高(BMI≥24;BF%:男性≥24%,女性≥33%)的这两组人群的糖尿病发病风险是体重及体脂率正常组(BMI<24;BF%:男性 <24%,女性 <33%)的 2.11 倍、3.47 倍,而超重/肥胖但体脂率正常组(BMI≥24;BF%:男性 <24%,女性 <33%)的发病风险并没有升高,提示即使 BMI 正常,体脂率高也是一个不能忽略的危险因素。

(二)缺乏体力活动

缺乏体力活动及静坐生活方式与糖尿病的发病关系是肯定的。与坚持中等水平运动的个体相比,静坐的个体发生 2 型糖尿病的风险显著上升。国内外研究发现,在调整研究对象的每日身体活动量后,最高静坐时间组发生糖尿病的风险是最低静坐时间组的 1.3 ~ 2.2 倍。美国护士健康研究发现,每日看电视时间、静坐工作时间增加 2 h,发生糖尿病的风险分别增加 14% 和 7%,而限制静坐时间(看电视时间 <10 h/w)和增加运动时间(快走 30 min/d)可使糖尿病的发病风险降低 43%,而且研究表明,运动降低糖尿病的发生风险是独立于体重下降产生的效应。我国"大庆糖耐量减低和糖尿病研究"的 6 年随访结果显示,与对照组相比,运动干预使糖尿病累计发病风险下降了 46%,其作用可延续至干预后的 14 年。此外,对于糖尿病患者,增加体力活动水平还能降低死亡风险,与总体力活动量 <4MET-h/d 相比,总体力活动水平≥12MET-h/d 可使全死因、心脑血管病死亡风险分别降低 44% 和 43%。

(三)年龄

年龄对 2 型糖尿病的发病具有重要影响,2 型糖尿病患病率随年龄增加而上升,年龄每增加 10 岁,糖尿病的发病风险增加 2.2 倍。我国 60 岁以上人群糖尿病患病率逐年增加,2000 年为 10%,2008 和 2013 年均达到 20% 以上。2017 年全国流行病学调查结果显示,60 ~ 69 岁人群的糖尿病患病率为 28.8%,70 岁以上人群则达到为 31.8%(ADA 糖尿病诊断标准,2018)。2019 年的调查数据显示,中国 65 岁以上的老年糖尿病患者数约 3550 万,占全球老年糖尿病患者的 1/4,居世界首位,且呈上升趋势。

(四)家族史

糖尿病家族史是 2 型糖尿病的重要独立危险因素之一,大量流行病学研究证实糖尿病家族史与糖尿病患病风险增加相关。有糖尿病家族史的人群,患病风险是无糖尿病家族史人群的 3 倍,且与家族史里患病亲属的人数及亲缘关系相关。一项关于中国人群的研究发现随着糖尿病家族史的风险水平增加,即一级亲属的患病人数增加,后代的胰岛素分泌和胰岛素敏感性均呈逐级下降趋势。关于中国糖尿病高危人群的研究表明,同胞家族史人群的糖尿病患病风险最高,且母系糖尿病家族史比父系糖尿病家族史对后代患病的影响更大,提示部分母系糖尿病家族史对子代患病的影响可能与 GDM 有关。GDM 妇女的子代糖尿病发生率达 45%,而产后患糖尿病妇女及从未患糖尿病妇女的子代糖尿病发生率仅为 9% 和 1.4%,提示妊娠期子宫高糖的内环境可能参与了子代 2 型糖尿病或糖尿病前期的发病。由于家族史也反映了遗传易感性和共享环境因素对子代 2 型糖尿病发病的影响,针对糖尿病家族史阳性的高危人群开展适当的生活方式指导,可能会有助于预防或延缓糖尿病的发生。

三、糖尿病的预防与控制策略

(一) 一级预防

2 型糖尿病的一级预防目标是控制危险因素,预防 2 型糖尿病的发生。一级预防主要针对一般人群,通过健康教育提高人群的糖尿病防治意识,倡导健康生活方式,包括平衡膳食、控制体重、适量运动、限盐、控烟、限酒、心理平衡等具体措施。识别 2 型糖尿病的高危人群:①超重(BMI≥24)或肥胖(BMI≥28)和(或)中心型肥胖(男性腰围≥90 cm,女性腰围≥85 cm);②有糖尿病前期(IGT、IFG 或两者同时存在);③年龄≥40 岁;④静坐生活方式;⑤一级亲属中有 2 型糖尿病家族史;⑥有妊娠糖尿病史;⑦血脂异常或正在接受调脂治疗;⑧高血压或正在接受降压治疗;⑨患有动脉粥样硬化性心血管疾病。对于高危人群,通过倡导健康生活方式,控制相关危险因素对于预防糖尿病发生具有更大的意义。多项大型研究均证明,生活方式干预可持续减少糖耐量异常或糖尿病高危人群发展为 2 型糖尿病的速度,如大庆研究(20 年降低 43%)、芬兰糖尿病预防研究(DPS,7 年内减少 43%),以及美国糖尿病预防计划研究(DPP,10 年减少 34%)。

(二) 二级预防

二级预防的目标是早发现、早诊断和早治疗 2 型糖尿病患者,在已诊断的患者中预防糖尿病并发症的发生。针对糖尿病的高危人群,应遵循指南建议定期进行筛查,及早发现糖尿病,提高糖尿病及其并发症的防治水平。针对新诊断的 2 型糖尿病患者,早期严格控制血糖可以降低糖尿病大血管和微血管病变的发生。英国前瞻性糖尿病研究(UKPDS)对新诊断 2 型糖尿病患者随访十年的研究显示,早期严格控制血糖,心肌梗死发生率下降了 33%。我国“大庆糖耐量减低和糖尿病研究”结果显示,早期生活方式干预使严重糖尿病视网膜病变的发病率下降了 47%。针对没有明显糖尿病血管并发症但具有心血管危险因素的 2 型糖尿病患者,应采取降糖、降压、调脂治疗,预防心血管疾病和糖尿病微血管病变的发生。落实糖尿病的二级预防,除了常规治疗外,生活方式治疗依然是核心要素,定期随访复查,评估血糖、血压和血脂的控制情况,以及并发症风险。

(三) 三级预防

三级预防的目标是延缓糖尿病并发症的进展,降低致残率和死亡率,并改善患者的生存质量。针对糖尿病病程较长、老年、已经发生过心血管疾病的 2 型糖尿病患者,继续采取降糖、降压、调脂治疗等综合管理措施,以降低心血管疾病及微血管并发症反复发生和死亡的风险,但应依据分层管理的原则。针对已出现严重糖尿病慢性并发症者,应推荐至相关专科治疗。

四、糖尿病的生活方式管理措施

(一) 医学营养治疗

1. 医学营养治疗的目标　糖尿病医学营养治疗的目标是在保证糖尿病患者正常生活和儿童青少年正常生长发育的前提下,纠正已有的代谢紊乱,减轻胰岛 B 细胞负荷,从而延缓糖尿病并发症的发生和发展,提高机体营养水平,提高患者的生活质量。

2. 医学营养治疗的基本原则及方法

(1) 能量摄入量、来源及膳食结构　①能量摄入量的目标是既要达到或维持理想体重,又要满足不同情况下的营养需求,预防营养不良。对于超重或肥胖的糖尿病患者或糖尿病高危人群,适当减轻体重可以改善胰岛素抵抗,改善血糖和血脂水平。推荐能量摄入量可按理想体重(ideal body weight,IBW= 身高 −105)乘以通用系数方法,按每人每日 25~30 kcal/kg IBW 算,可根据个体的身体活动量进行调整。②糖尿病患者每日糖类供能比的推荐范围为 45%~60%,但摄入量需进行个体化设定。糖尿病患者每日膳食中糖类供能比不应低于 45%,以避免高脂肪的摄入,降低慢性病的发病风险。如果糖类的来源为低血糖指数、高膳食纤维含量食物,供能比可达总能量的 60%,对血糖及血脂的控制有改善作用。虽然糖类摄入过多易影响血糖控制,并增加胰岛负担,但为保证中枢神经系统等重要器官组织的能量需求,减少体内糖异生的发生,糖类不应低于 130 g/d。作为一类不能被人体消化吸收、聚合度不小于 3 的糖类聚合物,膳食纤维可延长糖尿病患者的胃排空时间,延缓葡萄糖的消化与吸收,可改善餐后血糖代谢和长期糖尿病控制,因此应鼓励糖尿病患者选择富含膳食纤维的食物,糖尿病患者膳食纤维摄入量可高于健康成年人推荐摄入量,推荐 25~30 g/d(或 10~14 g/1 000 kcal)。③针对肾功能正常的糖尿病患者,推荐蛋白质的适宜摄入量占总能量的 15%~20%,植物来源的蛋白质,尤其是大豆蛋白更有助于降低血脂水平。对于糖尿病肾病患者,不建议过度限制蛋白质摄入量。美国《成年人糖尿病或糖尿病前期营养治疗共识报告》指出,蛋白质摄入低于 0.8 g/(kg·d)并不能改善血糖、心血管风险以及肾小球滤过率等指标,而且可能增加营养不良的风险。《中国糖尿病医学营养治疗指南(2013)》对糖尿病肾病患者的蛋白质推荐量是 0.8 g/(kg·d)。④脂肪总摄入量以每日占总能量的 25%~35% 为宜,针对超重或肥胖患者,脂肪供能比应控制在 30% 以内。⑤不推荐糖尿病患者饮酒,不仅因为酒精产生的能量高(7 kcal/g),更重要的是,酒精摄入会降低肝糖输出,易诱发低血糖,尤其要避免空腹饮酒。⑥膳食结构是指膳食中各类食物的数量及其在膳食中所占的比重。对于糖尿病患者来说,膳食计划应个性化,没有一种适合所有人的膳食模式。临床研究证据提示,以富含膳食纤维、单不饱和脂肪酸、多不饱和脂肪酸及抗氧化营养素为特点的地中海饮食有助于降低糖尿病的发生风险以及糖尿病患者心血管疾病的风险。我国推荐糖尿病患者的膳食结构应基于以上能量摄入量和三大营养素供能比,遵循平衡膳食、食物多样化及个体化的原则来安排。

(2) 餐前负荷和进餐顺序 中国 2 型糖尿病患者的餐后血糖增幅大,餐后血糖控制差,超过 80% 的新诊断 2 型糖尿病患者以餐后血糖升高为主。早相胰岛素分泌障碍是餐后高血糖的主要病理生理基础之一。研究发现,即使在糖耐量正常的人群中,亚洲人的早相胰岛素分泌也显著低于黑人和白人。餐后高血糖与糖尿病大血管病变及微血管病变的发病风险升高密切相关,还会增加糖尿病患者的全因死亡风险。2010 年中国慢性病和危险因素监测(CCDRF)项目的研究结果显示,餐后两小时血糖增幅高于 4 mmol/L 时糖尿病患者的全因死亡风险至少增加 1 倍。所以,研究和探索如何更好地控制餐后血糖,对于糖尿病前期以及新诊断的 2 型糖尿病患者具有重要指导意义。

1) 餐前负荷法(pre-load) 是基于餐前 30 min 消化蛋白质和糖类能产生最大的胰岛素反应,以获得更佳的代谢控制而提出的医学营养治疗新方法。基于高蛋白质、缓释糖类、膳食纤维以及低血糖指数的餐前负荷模式有助于增强胰岛素释放,并增加胰高血糖素样肽(GLP)、抑胃肽(GIP)等肠道多肽的释放,延缓胃排空,增加饱腹感,对于降低 2 型糖尿病患者餐后高血糖反应有明显的效果,还有助于控制体重。

2) 进餐顺序 是指一餐中进食各类食物的先后顺序,不同的进餐顺序对餐后血糖会产生不同的影响,不合理的进餐顺序可能引起餐后血糖波动幅度大、峰值高、餐后血糖上升速度快。通常情况下,先进食高糖类类食物容易引起血糖上升更快,而先吃高蛋白质类食物及高膳食纤维食物,后进食糖类可降低餐后血糖增幅。所以,如以控制餐后血糖增幅为目的,糖尿病患者可结合自身情况及进餐条件,选择餐前负荷法或调整进餐顺序。

(3) 餐次安排 糖尿病患者一日的进餐次数原则上少量多餐,避免正餐糖类量过大造成血糖上升幅度过大,同时避免两餐间隔时间过长引起低血糖发生。除了三餐正餐外,糖尿病患者可根据自身的血糖控制情况、用药情况以及运动时间的安排等,合理安排上午、下午或运动前后的加餐以及睡前加餐。

（4）食物选择原则

1）GI、GL、混合膳食 GI 和 GL　1997 年联合国粮农组织和世界卫生组织专家委员会将血糖指数（glycemic index,GI）定义为：含 50 g 糖类的食物血糖曲线下面积与同一个体摄入含等量糖类的标准食物（葡萄糖或白面包）血糖曲线下面积之比。GI 值是食物的一种属性,仅代表食物中糖类升高血糖的能力,而没有考虑摄入食物糖类总量对血糖的影响。因此,Salmeron 等提出了血糖负荷（glycemic load,GL）这一概念,GL 同时考虑了食物中糖类的质与量对血糖和胰岛素的影响,GL=GI× 糖类含量（g）/100。对糖尿病患者进行指导时,在总能量一定的前提下,优先选择低 GI 的食物,同时应该考虑糖类含量及 GL,发挥 GI 和 GL 预防 2 型糖尿病发生及调控血糖的作用。在实际情况中,糖尿病患者往往会同时摄入多种食物,而且食物中的蛋白质和膳食纤维与混合食物的 GI 显著相关,能够降低混合食物血糖反应。因而,又引入了混合膳食 GI 和 GL 的概念,综合考虑了摄入食物中糖类的种类、性质和数量。一项关于中国人群的混合膳食 GL 的研究发现,相比采用极低 GL 膳食,基于平衡膳食的基础适当降低 GL,对于控制超重、肥胖和糖尿病的效果可能更好。混合食物平均 GL 的公式如下：

$$混合食物平均 GL=\frac{\sum_{i=1}^{n}(GI_i\times GHO_i)}{100}$$

（GI_i 代表食物 i 的血糖指数,CHO_i 代表食物 i 的糖类含量）

2）食物交换份及基于 GL 概念的食物交换份　食物交换份是将食物按照来源、性质分类,同类食物在一定重量内所含的蛋白质、脂肪、糖类和能量相近,不同类食物间所提供的能量也是相同的。食物交换份的使用应在同类食物间进行,可以提供能量约为 90 kcal 作为一个交换单位。食物交换份法是糖尿病饮食治疗和教育中经典易行的方法,也是国内外普遍采用的糖尿病膳食计算方法,有利于糖尿病患者血糖控制,但食物交换份法不能区别交换份当中等值食物的餐后血糖应答差异。近年来,多项研究提出了基于 GL 概念的食物交换份法,即在传统食物交换份基础上列出每一类中具体食物对应的 GL 值,以供患者在食物份的基础上,再结合每份食物的 GL 值进行选择。基于 GL 概念的食物交换份法在应用于 2 型糖尿病患者的饮食治疗和教育中,对于控制血糖、HbA1c、血脂和体重指数均优于传统的食物交换份法。

3. **个体策略**　由于个体在胃肠道功能、食物消化吸收代谢、病情进展等方面存在差异,而且即使同一个体在不同时间、不同身体状况下也不同。一项以糖尿病前期人群为研究对象的大样本量研究发现,对相同食物的餐后血糖应答曲线在个体间的变异度极大,该研究提示 GI 和 GL 的应用应考虑个体差异。所以,在实际应用过程中,在遵循以上原则和方法的基础上应根据实际情况调整。医务人员在教育和指导过程中,应发挥和调动患者的好奇心和积极性,让患者学习应用血糖监测来反馈进餐是否合理,参与制定最适合个体自身的饮食方案。

糖尿病的营养治疗在临床应用中面临的挑战除了实操性差导致依从性差之外,对严格执行营养治疗方案是否有效的不确定性同样会导致依从性差,但是没有一类膳食结构是能符合所有糖尿病患者的理想的膳食结构。一个行为调整产生的结果可量化反馈是评估该行为是否有效的关键,不断实践、反馈、调整,是掌握真理的唯一方法。医务工作者的责任是帮助糖尿病患者学习如何依据医学营养治疗原则,通过科学有效的自我测试和观察方法,认识并体验到合理的饮食对于血糖控制的意义,探索出适合个体的有效的饮食方案,帮助患者获得终身受益的自我管理能力。具体的策略如下：①观察目前的餐后血糖：可先选择一日餐后血糖最高的一餐,按平时习惯进餐,检测进餐前血糖并记录开始进餐的时间,再分别检测餐后 1、2、3 h 的血糖,有些必要的情况可每半小时测一次。②分析餐后血糖变化规律：观察血糖高峰出现在餐后什么时间,血糖高峰和餐前血糖相比,上升幅度是多高,健康人群的餐后血糖上升幅度很少超过 2 mmol/L,对于糖尿病患者该值会显著升高,而且峰时间差异大。③应对措施：如果餐后血糖上升幅度过高,分析这一餐的膳食结构是否平衡、进餐顺序是否合理、主食量是否过多,可在第二日同一餐,再次按以上方式测试调整饮食后的血糖变化情况。④评估改善效果：评估本次调整产生的餐后血糖反应及控制效果,是否达到预期,达到预期可坚持,并可按类似方式调整其他餐次的餐后血糖,如未达到预期,可尝试继续调整和改善。⑤帮助个体建立阶段性的饮食方案,由于糖尿病的病情及代谢情况在不断变化,需要定期评估饮食方案是否需要调整。

(二) 运动治疗

1. 运动治疗的目标　运动治疗是糖尿病管理的"五驾马车"之一,大量关于运动治疗糖尿病的机制研究发现,运动可通过增加机体能量消耗,减少脂质在体内的堆积及细胞毒性作用,增加骨骼肌细胞对葡萄糖的摄取和利用,在降低血糖的同时改善骨骼肌的功能,改善胰岛素敏感性,改善脂肪和蛋白质代谢。糖尿病运动治疗的目标是保证糖尿病患者运动安全性的前提下,让患者体验到运动产生的血糖控制的即时效果,帮助患者培养适合个体的规律有效的运动习惯,改善机体代谢及改善胰岛素敏感性,预防及延缓糖尿病的发生和发展。

2. 运动治疗的原则　对于防治糖尿病的发生和发展,运动治疗具有重要的医疗价值,但不合理的运动则可能给糖尿病患者带来安全及疗效的不确定性,糖尿病的运动治疗不仅要遵循安全性和科学性,还要体现有效性和个体化的原则。

(1) 运动量　糖尿病运动治疗首先要评估运动安全性,严格掌握运动适应证和禁忌证。对于符合运动适应证的患者,基于大量临床证据,国内外指南及共识提出了糖尿病患者运动治疗的基本建议:糖尿病患者应该每周至少 3 日进行中等强度有氧运动(40%~70% 最大心率,最大心率 =220- 年龄)150 min,不能连续超过 2 日不运动,对无禁忌证的或较年轻的糖尿病患者鼓励每周进行 3 次抗阻运动。对于老年糖尿病患者,首选的运动是中等强度的有氧运动,但运动能力较差者,可选择低强度有氧运动。在以上基本建议的基础上需要强调的是:①运动强度不能过大,否则会刺激机体应激反应,导致对抗胰岛素的升糖激素分泌增多,出现血糖升高,酮体生成甚至诱发糖尿病酮症酸中毒;主观疲劳感量表可用于日常运动强度的评价,中等强度运动常感到心率加快、微微出汗、轻微疲劳感,在运动中能说出完整句子但不能唱歌。②运动量不能过大,否则会引起能量平衡紊乱、酮体生成、低血糖反应,长期则带来体重下降过快及机体营养不良的风险;尤其对于使用口服降血糖药、胰岛素,或严格控制饮食量的患者,运动量大时要考虑调整饮食和药物,以免运动后发生低血糖以及低血糖延迟发生。③运动时机:不建议餐前空腹运动,如果选择餐前,若血糖低于 5.6 mmol/L,要适当进食糖类后再运动,如果血糖大于 13.9 mmol/L,运动前应休息片刻;对于进餐后多长时间开始运动,现有研究未达成共识,餐后运动需因人而异,尤其对于用胰岛素或促胰岛素分泌剂治疗的患者应避免餐后立即运动,以免发生低血糖;避免酒后运动,会导致低血糖或酒精摄入后 24 h 内延迟的低血糖反应。④注意运动中和运动后的身体感觉,除了观察有无低血糖症状,还需注意运动量是否合适,以不出现明显的疲劳感或难以恢复为原则。

(2) 个体化及有效性　除了糖尿病病情进展及其他合并症外,运动对血糖产生的影响主要受到运动强度、运动持续时间、运动前的饮食及用药情况等多种因素的影响,导致不同个体、甚至同一个体不同时间、不同强度的运动对血糖的影响千差万别。此外,不同个体的既往运动习惯及潜在的问题各不相同,如运动不足、运动过量、运动不规律或不能坚持运动、运动时机不合适等各种情况。所以,如把糖尿病运动治疗的人群建议落实到个体层面,帮助患者体验到运动可以安全、有效地控制血糖,而且运动带来的血糖改善效果能被即时反馈和感知,则会增强患者的自我效能及对糖尿病的控制感,建立起长期坚持安全有效运动的基础。所以,运动前后监测血糖对于帮助患者体验到行为改变所产生的即时效果反馈、从而建立长期的行为依从性具有重要意义。

3. 运动治疗的个体策略　糖尿病自我管理的主要责任人是患者自己,医务工作者的责任是帮助患者认识并体验运动对于血糖控制的重要性;同时要帮助患者建立起适合个体的安全有效的运动规律,而不只是定时定量规律运动;帮助患者获得终身受益的自我管理能力。糖尿病患者在开始建立个体的运动规律和习惯时,首先需要在医务人员指导下不断探索适合自己的有效的运动方案。①确定本次的运动方案并记录:记录运动开始距离上一餐的时间,运动结束的时间,运动类型和运动中的主观疲劳程度(运动强度);②监测血糖的变化:运动前后监测血糖,观察运动前血糖是否过高或过低,以及运动对血糖产生的影响,运动量大时或者晚餐后运动还应监测睡前血糖,避免低血糖延迟发生的风险;③评估运动效果:评估本次运动产生的血糖反应及控制效果,关注身体的异常感觉,及时识别纠正低血糖,避免再次发生;④确定是否需要调整运动方案:判断本次运动是否达到预期,是否坚持。

(三) 血糖监测

血糖监测是现代糖尿病治疗"五驾马车"的重要组成部分,不仅成为医师调整治疗策略的依据,也在患者教育和自我管理、改变生活方式、降低低血糖和晚期并发症发生风险等方面发挥重要作用。随着科学技术的发展,血糖监测从只能在医院检测血糖,发展到居家自我血糖监测、持续葡萄糖监测、甚至无创血糖监测,血糖监测越来越准确、全面、方便。

1. 自我血糖监测 作为糖尿病自我管理的一部分,自我血糖监测(self-monitoring of blood glucose, SMBG)可帮助糖尿病患者更好地了解自我血糖控制情况,并提供一种积极参与糖尿病管理、按需调整行为及药物干预、及时向医务工作者咨询的手段,从而提高治疗的依从性。各国指南均强调 SMBG 是糖尿病综合管理和教育的组成部分,建议所有糖尿病患者均需进行 SMBG。然而,我国 1 型糖尿病患者日平均血糖监测不足两次,2 型糖尿病患者中有超过 1/3 从未使用 SMBG。造成糖尿病患者 SMBG 依从性差的主要原因,除指尖血糖检测过程给患者带来的痛苦和不良体验之外,还包括对血糖检测结果缺乏正确理解和有效利用。由于对糖尿病的改善作用不是因为血糖测试结果本身带来的,只有医务人员和患者双方共同讨论和合作,对血糖结果正确分析和解读、并采取合理的应对措施改变个体行为及调整治疗方案、实现血糖改善目标、逐步建立自我管理的信心,才能充分发挥 SMBG 的价值,使其成为有效的糖尿病自我管理工具。尽管指南和共识对不同人群的 SMBG 监测方案提出了建议,但在对患者的实际指导过程中,应因人而异,核心目的是帮助患者通过高质量、有目标的血糖监测,获得血糖改善并真正体验到 SMBG 对血糖改善的作用。Leventhal 等人基于自我调节常识模型分析了如何应用 SMBG 以取得更好的血糖控制,提出除了学会如何操作使用之外,如何解释血糖值、如何采取应对措施以及如何评估应对措施的效果对于改善血糖控制至关重要。医务工作者应确保患者获得持续的指导,定期评估 SMBG 的检测结果以及糖尿病患者应用 SMBG 数据调整血糖控制相关行为的能力。

2. 持续葡萄糖监测 是指通过葡萄糖感应器持续监测皮下组织间液的葡萄糖浓度变化的监测技术。相比 SMBG,持续葡萄糖监测(continuous glucose monitoring,CGM)可提供更全面的血糖信息,发现血糖波动的趋势和规律,发现不易被传统监测方法所检测到的隐匿性高血糖和低血糖。因此,CGM 可成为传统血糖监测方法的一种有效补充。CGM 技术分为回顾性和实时性两种,回顾性 CGM 的主要优势在于:①更有效的问题发现:发现传统血糖监测方法难以检测到的餐后高血糖、夜间低血糖、黎明现象、索莫吉反应等;②更精准的问题分析:有助于分析影响个体血糖变化的相关因素,如饮食、运动、药物、精神因素等,从而有利于制订个体化的治疗方案;③更精准的患者教育:CGM 可通过提供可视化的糖尿病教育方式,促进医患双方更有效的沟通,帮助患者了解饮食、运动、饮酒、应激、睡眠、降血糖药等导致的血糖变化,促进患者选择有助于血糖改善的生活方式,提高患者依从性。实时 CGM 的血糖监测原理与回顾性 CGM 技术相似,除了具备回顾性 CGM 的功能,还具有提供即时血糖信息的同时,对高、低血糖进行预警和报警的功能,协助患者进行实时血糖调节。随着更多 CGM 相关临床证据的产生,国际指南和共识也不断更新,中国 2 型糖尿病防治指南(2020 年版)提出了基于 CGM 的血糖控制目标,建议处于目标范围(3.9~10 mmol/L)的葡萄糖达标时间占比(time in range,TIR)应大于 70%。《中国老年糖尿病诊疗指南(2021 年版)》提出,对于老年人,TIR 可适当放宽,建议大于 50%。多项观察性研究显示,TIR 与糖尿病微血管并发症、心血管疾病的替代标志物及妊娠结局显著相关。一项大型队列研究显示,TIR 与 2 型糖尿病患者心血管死亡及全因死亡显著相关。

与 SMBG 使用过程中遇到的问题类似,如何充分利用 CGM 的数据优势,引导患者有效改善影响血糖的相关行为,以获得更佳的临床结局,促进患者自我管理的依从性和积极性,从而最大化地发挥其临床价值是现阶段亟待解决的关键问题。

(刘 静)

数字课程学习

⬇ 教学 PPT ✎ 自测题

第九章　伤害的预防与控制

随着社会经济的发展,城市化和工业化进程的加快,以及人口数量的增加,人类的疾病谱已发生了显著变化,伤害已与感染性疾病、慢性非传染性疾病一起构成危害人类健康的三大疾病负担,严重威胁儿童、劳动力人口健康和经济社会发展。伤害不仅导致大量人员死亡,而且会产生更多的紧急就诊、住院治疗需求,许多伤害幸存者也会遭受暂时或永久性残疾,给个人、家庭和社会均造成沉重的负担,已成为发达国家和发展中国家需要共同面对的重要公共卫生问题。

第一节　概　　述

一、伤害的定义及内涵

伤害的英文 injury 来自拉丁语 in juris,原意为"不正确(not right)",含义为损伤、伤害或功能丧失。需要注意的是,伤害不应与意外事故(accident)混淆。意外事故指的是"一种潜在有害的、无意识、意料之外的突发事件",它在一定程度上排除了故意伤害,并具有一定的无法预防性,一定损害程度内的意外事故未必会造成对人体的伤害,而伤害是由事件引起的损害,它既可以是意外事故导致的,也可是有意识的(如自杀、他杀、虐待等),也可是无意识的(如溺水、跌落、交通意外等),伤害在相当程度上是可被认识、预防和控制的。

由于伤害的原因和后果多种多样,故目前对伤害的定义仍有争论。美国疾病预防控制中心(CDC)给伤害下的定义为:"由于运动、热量、化学、电或放射线的能量交换,在机体组织无法耐受的水平上,所造成的组织损伤或由于窒息而引起的缺氧"。该定义从躯体组织损伤和功能障碍的角度来解释伤害,它为世界各国的伤害研究提供了一个相对固定的标准定义,得到了广泛应用。但是随着对伤害研究的逐步深入,渐渐发现伤害还可以造成精神创伤和心理障碍,因此目前较完整的伤害定义是:由于运动、热量、化学、电或放射线的能量交换超过机体组织的耐受水平而造成的组织损伤和由于窒息而引起的缺氧,以及由此引起的心理损伤。

在实际的伤害监测和研究过程中,不同国家还根据伤害的定义和诊断的可操作性制定了伤害的诊断标准,即操作性定义。1986年美国国家统计中心提出的伤害操作性定义为:必须到医疗机构诊治或活动受限一日。目前,我国使用的伤害可操作性定义来自2010年中华预防医学会伤害预防与控制分会第一届第五次常委会通过的决议,即"经医疗单位诊断为某一类损伤或因损伤请假(休工、休学、休息)一日以上"。

二、伤害的类型

伤害的分类方法较多,包括按意图、发生场所,以及按国际疾病分类(international classification of diseases,ICD)系统进行分类。

(一) 按意图分类

按意图分类是最常用的一种分类方式,世界卫生组织(WHO)的死因统计也使用了这种分类方法。

1. 非故意伤害(unintentional injury)　指无意识、无目的性地伤害,又可分为道路交通伤害、中毒、跌倒、火灾、溺水、机械伤害、自然灾害、其他非故意伤害等。

2. 故意伤害(intentional injury)　指有目的、有计划地自害或加害于他人所造成的伤害,又可分为自杀、人际暴力、群体性暴力和法律干预等。

(二) 按场所分类

1. 道路交通伤害　道路交通伤害是一个全球公共卫生问题,几乎影响社会所有部门,是最常见的伤害种类。

2. 劳动场所伤害　又称为职业性伤害,主要发生在工作地点,或由于工作环境中的特定事件所造成。近年来,随着自动化程度的提高,使职业危险性逐步减少,职业性伤害呈下降趋势。

3. 家庭伤害　发生在家庭内的伤害称家庭伤害,跌倒是其中最常见的死因。

4. 公共场所伤害　凡是发生在公共场所的伤害均归为此类,包括娱乐场所及自然灾害情况下所发生的伤害。

(三) 按疾病分类系统分类

根据 2018 年正式发布的用于死因和疾病统计的《国际疾病分类》的第十一次修订本(International Classification of Diseases for Mortality and Morbidity Statistics,ICD-11-MMS)进行分类,主要有两种分类方法,第一种为按损伤、中毒或外因的某些其他后果进行分类,可分为头部损伤,颈部损伤,胸部损伤,腹部、下背、腰椎或骨盆损伤,肩或上臂损伤,伤及肘或前臂,伤及腕或手,髋或大腿的损伤,膝或小腿的损伤,踝关节或足的损伤,累及多个身体区域的损伤,躯干、四肢或身体区域未特指部位的损伤,通过自然腔口进入异物的效应,烧伤,冻伤,物质的有害效应,产生于手术或医疗处理中的损伤或损害(不可归类在他处者),其他或未特指的外部原因的效应等;第二种为按疾病或死亡的外因分类,可分为意外原因、故意自害、加害、意图不确定的、暴露于极端的自然力量、虐待、依法处置、武装冲突、与医疗相关的伤害或损伤的原因等。

三、伤害研究的发展历程

伤害研究始于 20 世纪 40 年代,Carins 等通过研究证实了佩戴头盔可降低驾驶摩托车的士兵的头部伤害发生率,Gordon 于 1949 年开始使用流行病学方法研究伤害的分布特征和预防措施。美国前国家公路交通安全局负责人 Haddon 将流行病学原理与方法应用于伤害的危险因素和干预策略研究。中国的伤害研究自 20 世纪 80 年代开始,至今经历了大致三个阶段。

(一) 初始期

20 世纪 80 年代,伴随着城市机动车数量的快速增加,以道路交通安全为主题的研究拉开了我国伤害研究的序幕,这一时期(1986 年至 1998 年)的伤害研究多以社会安全为出发点,例如道路交通伤害、火灾和青少年伤害等。

(二) 成熟期

该阶段(1999 年至 2007 年)是我国伤害研究发展最迅猛的时期,伤害的研究已涉及非故意伤害的各领域,并开始向故意伤害扩展,这一时期的主要成果是伤害研究从专家行为向政府行为逐渐转化。

(三)拓展期

本阶段(2008 年至今)伤害研究的范围进一步拓展,涵盖暴力干预、非故意伤害控制、突发事件的应对与反应等方面,伤害的预防控制工作与紧急医学救援相结合,包括现场紧急卫生学评估与处置、疾病控制、卫生学保障、避险逃生和自救互救等知识的宣教、培训等。

第二节　伤害的流行特征

伤害的流行具有常见、多发、死亡率和致残率高等特点,全球每年有十亿多人次发生伤害,500 万人左右因伤害死亡,1 500 万人留下不同程度的功能障碍,800 万人终生残疾,伤害为大多数国家居民的前 5 位死亡原因之一,其导致的伤残调整寿命年(disability adjusted life year,DALY)损失约占各类疾病总损失的12.4%,是全球共同面临的重要公共卫生问题。

我国每年各类伤害发生约 2 亿人次,其中需急诊就医治疗的约 6 000 多万人次,占全年居民患病需要就诊总人次数的 4.0%,需住院治疗 1 400 万人次。2019 年,国家卫生与健康委员会发布的《中国伤害预防报告》显示,2017 年,我国因伤害导致的死亡人数约 65.78 万,占全部人群死亡总数的 7.19%,伤害总死亡率为 47.32/10 万,高于传染病、母婴疾病和营养缺乏性疾病所造成的死亡总和,其中 1~4 岁和 5~14 岁儿童人群的伤害导致死亡人数分别占 46.28% 和 48.59%,远高于其他死因(图 9-1)。近年来,我国的伤害致死人数、死亡占比以及总死亡率保持平稳,2019 年,我国因各类伤害致死人数约 68.89 万,占总死亡人数的7.00%,伤害总死亡率为 47.78/10 万。

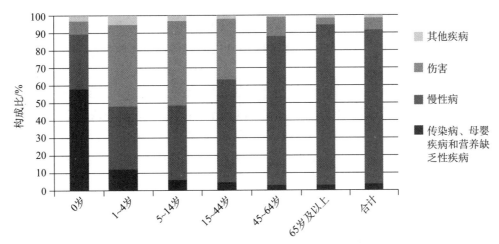

图 9-1　2017 年我国三大类健康问题导致的死亡构成
(资料来源:《中国死因监测数据集 2017》)

在世界范围内,伤害致死的原因主要是道路交通伤害、自杀、跌倒、其他非故意伤害、人际暴力、溺水、机械伤害、火灾、中毒、群体性暴力和法律干预、自然灾害等(图 9-2)。我国前五位伤害死因为道路交通伤害、跌倒、自杀、溺水和机械伤害。

一、人群分布

绝大部分国家中,伤害的死亡人数和死亡率均存在男性高于女性的现象。2019 年,全球男性伤害死亡率为 77.62/10 万,女性为 36.92/10 万,男性约为女性的 2.10 倍,除火灾导致的死亡率几乎没有性别差异外,几乎所有类型的伤害的死亡率均为男性高于女性,尤其是人际暴力、道路交通伤害以及机械伤害的男女性别比分别为 4.02、2.91 和 2.70。男性伤害原因前五位依次为道路交通伤害、自杀、其他非故意伤害、人际暴

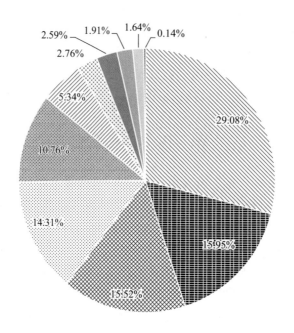

道路交通伤害 自杀 跌倒 其他非故意伤害 人际暴力 溺水
机械伤害 火灾 中毒 群体性暴力和法律干预 自然灾害

图 9-2 2019 年全球伤害死因构成

力和跌倒,女性前五位依次为道路交通伤害、跌倒、其他非故意伤害、自杀和人际暴力。15 ~ 49 岁男性因道路交通事故致死的人数是女性的 4.39 倍。15 ~ 29 岁女性的首位伤害死因是自杀,约占该年龄段死亡的 31.20%。

总体而言,伤害的死亡率有随着年龄增长而增加的趋势,无论男女,5 ~ 14 岁年龄段的死亡率均处于相对较低水平,此后随年龄增长缓慢上升,进入 70 岁以上年龄段之后,死亡率快速上升(图 9-3)。道路交通伤害是除 70 岁以上老年人之外的首位伤害死因。在 0 ~ 4 岁的婴幼儿阶段,溺水、中毒、跌倒的死亡率紧随道路交通伤害之后;在 5 ~ 14 岁的儿童少年中,溺水、其他非故意伤害、人际暴力分列第二、第三、第四

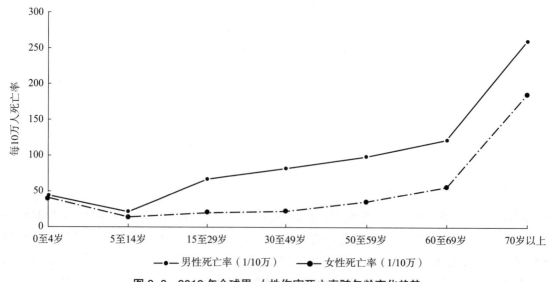

图 9-3 2019 年全球男、女性伤害死亡率随年龄变化趋势

位死因;在 15 至 29 岁的青年人中,人际暴力和自杀快速跃升为第二和第三位死因,并远高于排第四位的其他非故意伤害;在 30 至 49 岁年龄段,自杀上升至第二位死因,人际暴力和其他非故意伤害分列第三、第四位;在 50 至 59 岁年龄段,分列第二、第三、第四位伤害死因的又变为自杀、其他非故意伤害和跌倒;在 60 至 69 岁年龄段,跌倒上升为第二位死因,自杀和其他非故意伤害位列其后;对于 70 岁以上的老年人,跌倒成为首位死因,其他主要死因依次为其他非故意伤害、道路交通伤害和自杀。

2019 年,我国男性和女性的伤害年龄标化死亡率分别为 58.04/10 万和 25.09/10 万,男性是女性的 2.31 倍,在各类伤害中,男性死亡率均高于女性,其中以群体性暴力和法律干预的性别间差异最大,前者是后者的 9.58 倍,性别间差异最小的是人际暴力,男性为女性的 1.20 倍。

二、地区分布

世界各国的伤害发生率和死亡率存在很大差异,以 2019 年为例,伤害年龄标化死亡率最高的是莱索托,达 242.66/10 万,最低的为新加坡,仅为 16.51/10 万,前者是后者的近 15 倍。总体而言,发展中国家的伤害死亡率高于发达国家。伤害死亡率最高的国家多分布于非洲、中亚和南亚地区,以道路交通伤害死亡率为例,非洲接近于欧洲的 3 倍(图 9-4)。

我国居民的伤害总死亡率明显低于世界平均水平,但是仍高于大部分的发达国家。与多数发展中国家相比,我国自然灾害和人际暴力的死亡率相对较低,但溺水及跌倒的死亡率较高。在我国,伤害的年龄标化死亡率呈现出明显的城乡差异,农村人群约为城市人群的 1.63 倍。

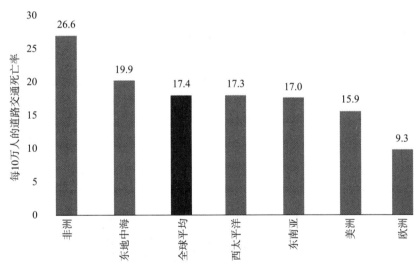

图 9-4　2013 年世界各区域道路交通伤害死亡率
(资料来源:《道路安全全球现状报告 2015》)

三、时间分布

近年来,全球每年因伤害致死人数及死亡占比均略有下降,2016 年,全球因伤害导致 490 万人死亡,占全球总死亡人数(5 690 万)的 8.61%;2019 年,全球因伤害导致 441 万人死亡,占全球总死亡人数(5 542 万)的 7.96%,伤害死亡率为 57.44/10 万。随着高危险行业自动化程度的提高,交通车辆和道路安全性能的提高,发达国家职业性伤害和道路交通伤害的发生普遍呈逐步下降的趋势。

20 世纪 50 年代,我国伤害死亡率在死因构成中居第 9 位,70 年代居第 7 位,1990 年以来一直居第 5 位,自 2004 年至 2017 年,我国居民伤害的年龄标化死亡率保持了稳中有降的态势,已从 58.88/10 万下降至 36.47/10 万(图 9-5)。

除死亡率外,我国伤害的死因构成也随时间发生改变,在 2004 年至 2011 年之间,前三位死因分别为道路交通伤害、自杀和跌倒,自 2012 年开始,跌倒升至第 2 位,自杀降至第 3 位(图 9-6),且自 2012 年起,我国 65 岁及以上老年人的跌倒死亡率就一直呈较快上升趋势。

据全国伤害监测系统对我国 2006 年至 2008 年伤害监测数据分析,在一年中,2 月的伤害发生数最少,3 月起逐渐上升,后趋于平稳,11 月再次下降(图 9-7)。在一日中,伤害的发生从早晨 7 时开始迅速增加,至 10 时达最高峰,20 时开始迅速减少,至次日凌晨 4 时达最低(图 9-8)。

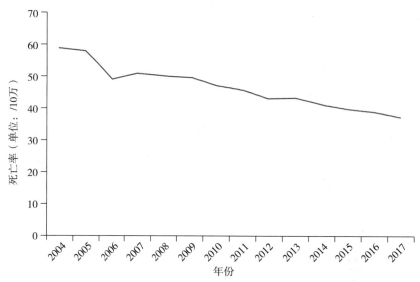

图 9-5　2004 至 2017 年我国居民伤害年龄标化死亡率变化趋势
(资料来源:《中国死因监测数据集 2004—2017》)

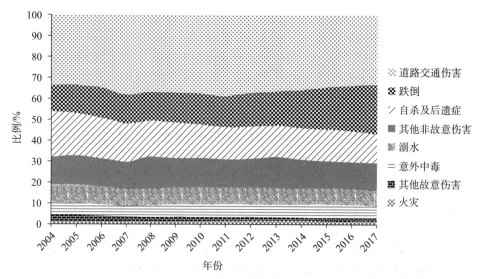

图 9-6　2004 至 2017 年我国居民伤害死因构成变化趋势
(资料来源:《中国死因监测数据集 2004—2017》)

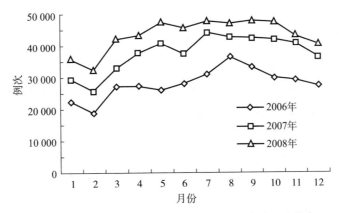

图9-7　2006—2008年全国伤害监测病例发生月度分布

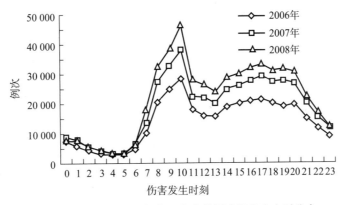

图9-8　2006—2008年全国伤害监测病例发生小时分布

第三节　伤害的流行病学研究

伤害流行病学(injury epidemiology)指运用流行病学原理和方法描述伤害的发生频率及其分布特征,分析伤害发生的原因及危险因素,提出干预和防制措施,并对措施效果做出评价的一门流行病学分支学科。伤害流行病学研究的主要目的是确定重点需要和优先安排,阐明分布,明确因果关系,制定控制策略。

伤害流行病学研究的主要任务包括摸清伤害发生的频率、种类和分布,为探索伤害发生、发展的规律和寻找伤害原因提供科学线索;收集、整理和分析伤害的发生率、死亡率、潜在减寿年数及其动态变化特征,建立伤害监测系统,为伤害防制策略、措施的制定及其效果评价提供科学依据;进行伤害原因或影响因素的研究,寻找导致伤害的危险因素,有针对性地开展伤害防制和干预研究;减少伤害造成的直接和间接社会经济负担,为我国经济发展和社会进步保驾护航。

在伤害的危险因素和干预性研究中,最常用的仍是现况研究、病例对照研究、队列研究、现场试验、社区试验等经典的流行病学研究方法,但随着方法学的发展,近年来一些诸如病例交叉研究、巢式病例对照研究、meta分析等新方法也逐渐应用到伤害的研究领域中,如采用病例交叉研究分析服用镇静剂、使用移动电话等短暂暴露与车祸之间的关系等。

一、伤害发生频率的测量指标

(一) 伤害发生率

伤害发生率是指单位时间内(通常是年)伤害发生人数与同期人口数之比,是伤害监测和研究中的常用指标。

$$伤害发生率 = \frac{某人群发生伤害的人数（或人次数）}{同期该人群的平均人口数} \times 1\,000‰ \qquad （式\ 9-1）$$

在计算伤害发生率时，可能会遇到多种情况，以机动车伤害发生率为例，可以有机动车驾驶员伤害发生率，也可以有一般人群的机动车伤害发生率，计算时应使用不同的分母。国外研究机动车伤害发生率时，有时还会使用车辆数或车辆行驶公里数作为分母。

（二）伤害死亡率

伤害死亡率是指因伤害致死的频率，可直接计算总死亡率，也可按伤害的种类、年龄、性别等分别计算死亡专率，按标准人口构成进行标准化后，还可以计算年龄、性别等标化死亡率。

$$伤害死亡率 = \frac{某人群因伤害死亡的人数}{同期该人群的平均人口数} \times 100\,000/10\ 万 \qquad （式\ 9-2）$$

二、伤害造成的损失程度测量指标

（一）潜在减寿年数

潜在减寿年数（potential years of life lost，PYLL）指某年龄组人口因某病死亡者的预期寿命与实际死亡年龄之差的总和，即死亡所造成的寿命损失。PYLL 在考虑死亡数量的基础上，以期望寿命为基准，反映死亡造成的寿命损失，强调过早死亡对健康的损害。

$$PYLL = \sum_{i=1}^{e} a_i d_i \qquad （式\ 9-3）$$

式 9-3 中，e 为预期寿命（岁）；i 为年龄组，通常计算其年龄组中值；a_i 为剩余年龄，$a_i = e - (i+0.5)$；d_i 为某年龄组的死亡人数。

对不同地区的 PYLL 进行比较时，可计算 PYLL 率（PYLLR），即每 1 000 人口中的 PYLL。若不同地区人口存在明显的年龄和性别差异，应进行率的标准化处理，即计算标化 PYLL 率（SPYLLR）。

PYLLR 和 SPYLLR 的计算公式如下：

$$PYLLR = \frac{PYLL}{N} \times 1\,000‰ \qquad （式\ 9-4）$$

$$SPYLLR = \frac{SPYLL_i}{N} \times 1\,000‰ = \sum \frac{(PYLL_i \times 校正系数)}{N} \times 1\,000‰ \qquad （式\ 9-5）$$

式 9-5 中，i 同样代表年龄组，通常计算其年龄组中值。标化潜在寿命损失年数可用式 9-6 进行计算。

$$SPYLL_i = PYLL_i \times 校正系数 \qquad （式\ 9-6）$$

$$校正系数 = \frac{P_{ir}/N_r}{P_i/N} \qquad （式\ 9-7）$$

式 9-7 中，P_{ir}/N_r 表示各年龄组标准人口构成，P_i/N 表示观察人群各年龄组实际人口构成，N 为该人群总人数。

（二）伤残调整寿命年

伤残调整寿命年（disability adjusted life year，DALY）是指从发病到死亡所损失的全部健康寿命年，包括因早死所致的寿命损失年（years of life lost，YLL）和残疾所致的健康寿命损失年（years lost due to disability，YLD）。它是一个评价由于各种疾病或伤害所造成的早死与残疾所导致健康寿命损失的综合性定量指标。

除此之外，衡量伤害损失程度的指标还包括潜在价值损失年数、潜在工作损失年数、限制活动天数、卧床残疾天数、缺勤天数等。

三、伤害流行病学研究方法

伤害流行病学研究的主要目的是通过对伤害分布特征和危险因素的分析,提出预防和控制措施,最终减少伤害的发生、死亡和残疾,降低伤害造成的社会负担和家庭负担。在伤害研究中,除使用经典方法之外,也可根据研究需要,使用一些较新的或较有特色的方法。

(一)病例交叉研究

病例交叉研究(case-crossover study)的基本思想是比较相同研究对象在急性事件发生前一段时间的暴露情况与未发生事件的某段时间内的暴露情况。如果暴露与少见的事件(或疾病)有关,那么刚好在事件发生前一段时间内的暴露频率应该高于更早时间内的暴露频率。该方法由 Maclure(美国)于 1991 年提出,可用于研究短暂暴露对罕见急性疾病或非故意伤害发生的作用。近年来被广泛使用于驾驶员使用移动电话、饮酒或使用镇静剂等行为与道路交通伤害间关系、城市交通环境与步行儿童发生伤害间关系等研究。

(二)巢式病例对照研究

巢式病例对照研究(nested case-control study)是对一个事先确定好的队列进行随访观察的基础上,利用新发现的病例和队列中的非病例所进行的病例对照研究,主要是配比病例对照研究。由于病例与对照的暴露资料均来自结局(如疾病或伤害等)未发生之前,因此暴露与结局的时序关系清晰,此外,还具有病例与对照的可比性好、节约样本含量等优势。在伤害研究领域,该方法常用于道路交通伤害和工伤事故的危险因素研究。

(三)捕捉-标记-再捕捉法

捕捉-标记-再捕捉法(capture-mark-recapture,CMR)是一种估计某地或某特定人群中具有某种特征的实际人数的快速流行病学调查方法,它通过进行两次或两次以上的调查,对第一次调查中发现的具有该特征的人予以登记,在之后独立地至少重复进行一次调查,根据发现的登记在案的人,通过统计学处理,推算出实际具有该特征的人数及其置信区间。在伤害研究领域,该方法可利用各种医疗、保险、赔偿登记资料,估计在伤害监测中漏报率相对较高的交通事故、工伤、青少年伤害等的实际流行情况。

(四)荟萃分析

荟萃分析也称为 Meta 分析,是对研究目的相同,但又相互独立的多项试验结果进行系统、综合的统计分析,是一种定量的文献分析方法。由于相当比例的伤害研究存在着样本量较少等缺陷,所以 Meta 分析常被用来进行伤害的危险因素探索、治疗及康复措施的效果评价等方面,以得到更为可靠的结论。

(五)时间序列分析

在对道路交通伤害等死亡趋势的预测分析中,可使用求和自回归滑动平均模型(autoregressive integrated moving average model,ARIMA)等时间序列分析方法,用特定的数学模型描述与时间相关的一组随机变量之间所具有的自相关性,以掌握预测对象的发展趋势,并根据已获得的时序资料对其未来进行短期预测,适用于过去的数据对今日的数据具有一定影响的时间序列资料的预测,特别是存在趋势性和季节性的资料,在道路交通伤害的发生预测研究中取得了较好的效果。

四、伤害监测

伤害监测(injury surveillance)是指长期通过持续、系统地收集、分析、解释和发布伤害相关的信息,从而实现对伤害流行情况和疾病负担详细和全面的描述,为制定伤害干预措施,评价干预效果,制定伤害预防与控制策略,合理配置卫生资源提供可靠的依据。伤害的监测内容包括伤害的发生、死亡、预后、危险因素、危险环境和高危人群等方面,分析伤害的严重性、危害性、趋势、社会代价和防治效果。

伤害监测系统包括地区、国家以及国际等不同层面,信息来源也有诸多渠道。例如,我国的伤害资料来源就包括全国死亡登记系统,医院及其他医疗机构的急诊、入院、出院记录,公安部门的机动车事故和刑事犯罪记录,消防和工伤事故等特定监测系统资料,保险公司理赔资料,政府部门专门调查记录,法院工作记录,学校卫生工作记录等。

世界上许多国家和地区都已建立了专门的伤害监测系统,其中主要是利用以急诊室为基础建立的伤害监测系统,例如美国的国家电子伤害监测系统(National Electronic Injury Surveillance System,NEISS)、加拿大的医院伤害报告和预防系统(Canadian Hospital Injury Reporting and Prevention Program,CHIRPP)、澳大利亚的伤害监测信息系统(Injury Surveillance information System,ISIS)等。

WHO 和美国疾病预防控制中心于 2001 年联合出版了《伤害监测指南》,其中详细阐述了伤害监测的基本概念和原则,建立伤害监测系统的步骤和方法,以及有关国家伤害监测系统的具体实例等,该指南为我国伤害监测系统的建立提供了重要依据。

根据监测内容的不同,伤害的监测可分为多个类型。

1. 一般监测(general surveillance) 主要是常规性地汇集各地死亡登记资料,提供关于致死性伤害的趋势及分年龄、性别、地区的详细资料。

2. 特殊监测(special surveillance) 即专项监测,有针对性地对机动车伤害、攻击及他杀、自杀及企图自杀、职业性伤害、火灾伤害等发生情况进行收集和汇总。

3. 以医院为基础的监测(hospital-based surveillance) 指医院对伤害资料进行登记,并加入创伤记录中,以监测医护质量并将资料应用于科学研究。2003～2005 年中国疾病预防控制中心以 WHO《伤害监测指南》为依据,结合我国具体情况,在 11 个省(市)建立伤害监测试点,开展以医院为基础的伤害监测试点工作。2006 年 1 月,我国首个以医院为基础的全国伤害监测系统(National Injury Surveillance System,NISS)在 31 个省(自治区、直辖市)、5 个计划单列市的 43 个县(市、区)的 129 家哨点医院全面启动,旨在掌握全国伤害发生的分布特征及变化趋势,为制定相关政策、评价伤害干预效果提供依据。

4. 以预防为导向的监测(prevention-oriented surveillance) 着眼于通过监测成功地预防伤害,利用持续监测伤害发生率及严重程度、是否存在危险因素、伤害的变化趋势等信息,确定其是否有聚集的趋势,是否有具体的技术策略来减少或消除相应的危险因素,在危险人群中实施干预措施。例如,纽约市通过对伤害发生的环境监测成功地预防和控制了儿童的致死性跌落,监测系统中发现 5 岁以下儿童中 66% 的致死性跌落是由于儿童在无人照看的情况下爬出高层建筑的窗口所致,这个监测结果促使在高层建筑窗外安放护栏的建议得以应用和推广,由此,纽约市儿童致死性跌落的年发生人数从 20 世纪 60 年代的年均 30～50 人下降到 1980 年的 4 人。

运用伤害监测信息时应注意对该种伤害的定义及抽样方法在监测时期内应保持不变,在描述某特定人群伤害变化趋势,以及比较不同时期和人群伤害发生频率和损伤程度时应注意资料的可比性,常需对率进行年龄和性别的标化。

评价监测系统适用性的标准有赖于监测所要提供数据的可用性及其可能具备的用途。伤害监测资料的评价标准包括对公共卫生的重要性、资料提供者的接受程度、成本与有效性的比较、报告系统的延续性、所选样本的代表性、监测资料的真实性(如灵敏度、特异度)、资料收集和管理是否简便可行等。

第四节 影响伤害发生的因素

从病因论的观点看,影响伤害发生的因素可分为致病因子、宿主和环境三大类。

一、致病因子

直接导致伤害的原因,称为动因或外部原因,即传递到人体并造成组织损害的能量,如动能、热能、电能、辐射能、化学能等,还包括因窒息引起的缺氧。例如,汽车相撞和跌落所致的伤害均为动能的能量传递达到损害组织的程度而引起,大剂量的放射线暴露会产生辐射伤和烧伤。

二、宿主

宿主指受伤害的个体,是伤害流行病学的主要研究对象,包括人口学特征和心理行为特征两方面。

(一)人口学特征

1. 年龄　由于不同年龄段的人群在生理、心理上存在差异,对各种危险的暴露机会不同,导致伤害发生率、死亡率、死因构成的年龄差异非常明显,如儿童易发生溺水,青壮年易发生交通事故,老年人易发生跌倒。因此,在进行伤害的危险因素研究或干预效果研究时,应考虑年龄的影响,如计算年龄别伤害发生率和死亡率等。

2. 性别　伤害发生率和死亡率的性别差异,既可能与男女生理上的差异有关,也可能是暴露机会和暴露率的不同所致。例如,司机、建筑工人、军人等高危险职业从业者多为男性,一定程度上导致男性的道路交通伤害、坠落和训练伤发生率显著高于女性。

3. 种族　伤害的种族差异客观存在,这可能与遗传、风俗文化、居住环境以及社会经济状况有关。在美国,白人和土著人的自杀率很高,而亚裔美国人的自杀率明显较低。在中国,蒙古族的肢残率明显高于其他民族。

4. 职业　职业因素是伤害的重要影响因素之一,从事矿山开采、高空或恶劣气象条件作业、机械冲压、货物装载与运输、化学加工等工作的工人较易发生职业性伤害。

(二)心理行为特征

1. 饮酒　酒精会破坏肌肉的协调性,导致神经反应迟缓、注意力不集中,所以酒后开车极易发生交通事故。50% 至 60% 的交通事故与酒后驾驶有关,酒后驾驶已被 WHO 列为车祸致死的首要原因。酗酒还可引发暴力伤害,美国一项有关家庭暴力的研究显示,酒后丈夫对妻子进行躯体伤害的频率是言语攻击的4 倍。

2. 安全措施　司机和乘客为图方便和舒适而不正确使用安全带是导致车祸和车祸致死的重要因素,美国有 13% 的车祸中是因为司机未系安全带,在中国这一比例更高。建筑工人未按要求穿戴安全帽进入工地,化工厂工人未按要求佩戴保护面罩等忽视安全生产的措施均会使职业性伤害的危险性大大增高。

3. 心理行为因素　心理素质也是导致各类伤害的重要原因,老年人和女性心理较脆弱,易产生自杀倾向。A 型性格的人群由于在生活中争强好胜,易发生车祸、溺水和坠落等伤害,有学者将其称为事故倾向(accident-prone)。在许多国家,从事危险因素职业之前,除需通过体格检查外,还需进行严格的心理测试。

三、环境

伤害发生的环境影响因素包括社会环境、自然环境、生产环境和生活环境。

1. 社会环境　主要强调的是社会支持环境,即一个国家和地区是否制定了预防伤害的法律、法规及其执行程度。例如,驾驶员开车时必须系安全带,建筑工人进入工地必须佩戴安全帽,游泳场所必须有明显的深水区标识并配备救生员等。

2. 自然环境　主要是与伤害发生有关的气象和地理条件等。例如,雨雪天或浓雾天极易导致撞车事故,空气干燥易发生火灾导致烧灼伤和窒息伤,低气压和潮湿闷热天气易使人疲乏并导致工伤,山高路陡可能导致跌落伤等。

3. 生产环境　生产中的安全防护设施、生产管理水平、劳动时间、强度及操作规范也会对伤害发生的频率产生重要影响。

4. 生活环境　主要体现在家庭环境中,对伤害的发生也有重要影响,却最容易被忽视。例如,儿童易被坚硬、锐利的桌脚撞伤,老年人易被光滑的地砖滑倒而骨折。

第五节　伤害的预防策略与控制措施

伤害的预防与控制是一项复杂的社会系统工程,并需要有科学的策略与措施,从公共卫生入手,坚持多部门合作是预防和控制伤害的重要途径。20 世纪 80 年代开始,一些发达国家通过部门协作努力,有效降低了伤害的发生和死亡人数,并总结出大量有效的干预策略或措施。

我国的伤害防控法律法规建设已日臻完善,制定和实施了包括道路交通安全法、反家庭暴力法、未成年人保护法、安全生产法、特种设备安全法等在内的十余部与伤害防控密切相关的法律法规,政府部门还日益重视采取多部门协作机制等积极措施预防和控制伤害,涉及卫生、公安、教育、交通等多部门,对于减少伤害的发生、降低伤害的严重程度、减轻伤害造成的社会经济损失等都起到了积极作用。

2016 年,中共中央、国务院印发了《"健康中国 2030" 规划纲要》,强调要通过 "强化安全生产和职业健康,促进道路交通安全,提高突发事件应急能力" 等措施预防和减少伤害。

第 13 届世界伤害预防和安全促进会议于 2018 年 11 月在泰国曼谷举行,大会主题为 "推进伤害和暴力预防,以实现可持续发展目标",会议探讨了备灾、心理健康促进、安全政策、安全文化、安全教育、安全管理、安全社区、安全技术等预防伤害和暴力的战略和计划。

一、预防策略

(一)三级预防

1. 一级预防(primary prevention)　该级预防的目标是通过减少能量传递或暴露机会预防伤害的发生,主要包括健康促进(health promotion)和特异性预防(specific prevention)两方面,可通过全人群策略和高危人群策略实现。全人群预防策略主要指政府制定相应的卫生政策,通过健康教育、健康促进和社区干预等方法,在全人群中控制影响伤害发生的主要危险因素,预防和减少伤害的发生与流行,该策略可使大多数人受益,给整个群体带来非常可观的收益,而个体获得的收益相对较少。高危人群策略则是对伤害发生风险高的个体,针对危险因素采取干预措施,降低其未来发生伤害的风险。制定安全生产规章制度、道路交通法规,对高危作业工人进行安全生产规范教育,改善不合理的生产环境等均属于一级预防措施。

2. 二级预防(secondary prevention)　该级预防也称 "三早" 预防,即早期发现、早期诊断和早期治疗,其目标是当伤害发生时,尽可能减少伤害的发生及严重程度。安全带、安全帽、救生衣等均属于二级预防,但二级预防措施并不能减少所有伤害的发生。例如,摩托车头盔对减少头部损伤有效,但对于身体其他部位并无保护作用。

3. 三级预防(tertiary prevention)　该级预防也称临床预防,指在伤害发生后,为了防止病残和促进功能恢复,提高生存质量,延长寿命,通过紧急救助、心肺脑复苏、康复等措施减轻伤害导致的严重后果,促进康复,防止伤残。

(二)主动干预与被动干预

根据宿主的行为可将伤害预防分为主动干预和被动干预。主动干预要求人们主动改变不安全行为,采纳新的安全行为,且必须记住在每次暴露于危险时重复新的安全行为。使用安全带、救生衣均属于主动干预范畴。被动干预不依赖于宿主的行动,主要通过减少危险因子、改善媒介或环境来实现,如在车辆设计中改善刹车装置、配置安全气囊等。与主动干预相比,被动干预效果更好,因为主动干预需要宿主采取行动且花费时间,如使用安全带预防严重的车祸伤害虽然有效,但在实施过程中先要教育驾驶员认识到使用安全带的重要性,在每次驾车时都必须记住系安全带。相比较而言,提高道路和车辆的安全性对预防道路伤害更为有效。

(三) Haddon 策略与模型

1972 年,美国原国家公路交通安全局负责人 William Haddon 提出了预防控制伤害发生和减少死亡的十大策略,包括:①不使危险形成,如禁止生产有毒、致癌杀虫剂;②减少危险的数量,如汽车限速,禁止私人藏有武器;③减少危险物释放的可能,如使用儿童安全药物容器盛放药物,在卫生间安装防滑地板;④改变危险的释放率及空间分布,如要求机动车驾驶员和乘客佩戴安全带;⑤在时间、空间上将受保护者与危险分开,如戴安全帽,穿防护服,行人走人行道;⑥用屏障将危险与受保护者隔开,如使用防毒面具,用绝缘物将电缆与行人隔开;⑦改变危险因素的性质,如将幼儿园桌椅的棱角设计钝角或圆形,使用质地柔软的材料;⑧加强机体对危险的抵抗力,如通过加强体育锻炼,增加体力和肌体的柔韧性,积极治疗心血管病和骨质疏松症等;⑨对已造成的损伤提出针对性的救治措施,如在高速公路边设立报警救援电话;⑩使受伤患者保持稳定,采取有效治疗及康复措施。

Haddon 还根据伤害发生的阶段,将其分为伤害发生前、发生中和发生后三个阶段,并从宿主、致病因子和环境三方面采取有针对性的预防措施,即“三因素、三阶段”的 Haddon 模型,该模型主要用来分析伤害发生的原因,也可作为预防和控制伤害发生的理论指导依据,最初多用于分析道路机动车伤害,后来逐渐用于分析其他各种伤害。以车祸为例,在车祸发生前,驾驶员心理素质差或饮酒、刹车失灵、道路能见度低或路况差可能导致车祸发生;车祸发生时,事先是否系好安全带、车的防撞性能、安全气囊是否打开、环境易燃材料状况等会决定伤害的严重程度;车祸发生后,宿主创伤的严重程度、车辆的损毁程度以及急救和消防应急系统的反应能力决定车祸的后果。根据对原因的分析,可提出关于预防车祸伤害的主要措施,包括遴选合格司机,加强安全技能培训,制定关于醉驾的严格法规并加强督查,做好车辆的日常保养和上路前安全检查,建立恶劣天气预警信息系统,改进路况,改善车辆刹车及装备性能(如轮胎的防滑性、油箱的防漏油能力),合理设计车辆内部结构,加强公路报警和救援系统的建设和演练等。

二、伤害预防的四 "E" 干预措施

伤害预防的四 "E" 干预措施包括工程干预(engineering intervention)、经济干预(economic intervention)、强制干预(enforcement intervention)、教育干预(educational intervention)四种形式。

1. 工程干预　是通过干预措施影响媒介及物理环境在伤害发生时的作用,如在设计汽车时考虑配置儿童专用座椅,防止在急刹车时发生撞伤。

2. 经济干预　是用经济鼓励手段或罚款影响人们的行为,如保险公司以低价鼓励住宅安装自动烟雾报警器或喷淋系统,以减少火灾损失。

3. 强制干预　是用法律及法规措施来影响人们的行为,该措施只有在法律及法规真正有效实施之后才能起到效果。例如,我国的台湾地区自 1997 年开始立法要求摩托车驾驶员及乘车者必须戴安全头盔,仅一年后,摩托车造成的头颅伤就降低了 33%,损伤程度也明显减轻。

4. 教育干预　是通过教育普及预防伤害的知识和提高预防伤害的技能,并影响人们的行为,是一种社会经济效益较好的干预策略。

三、四步骤公共卫生方法

2007 年,WHO 在《预防伤害与暴力——卫生部使用指南》中提出了四步骤公共卫生方法,可用于伤害干预的设计、评估和监控。具体步骤依次为监测、确定风险因素、制定和评估干预措施、实施(图 9-9)。

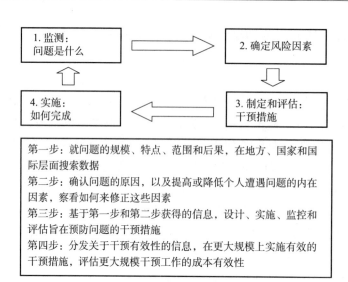

图 9-9 四步骤公共卫生方法示意图

四、常见伤害的预防与干预

(一) 道路交通伤害

全球范围内,道路交通伤害每年约导致 2 000 万人以上受伤,125 万死亡,该数字自 2007 年以来处于稳定水平,扭转了之前持续很长时间的上升趋势,说明为加强全球道路安全而实施的干预措施挽救了更多生命,例如 2012 年至 2014 年间,有 17 个国家修订了道路交通安全相关法律。

90% 的道路交通伤害死亡发生在中低收入国家,低收入国家的死亡率是高收入国家的两倍多。2016年,低收入国家的道路交通伤害死亡率最高,约为 29.4/10 万,远高于全球平均的 18.8/10 万,低收入、中低收入和中高收入国家的前 10 位死因中均有道路交通伤害,只有高收入国家除外。自 2000 年以来,非洲道路交通伤害的发生和死亡人数显著增加,死亡人数和健康寿命损失大约增加了 50%,东地中海地区也有类似现象,只是死亡人数和健康寿命损失的增幅略小,约为 40%。

约一半的道路交通伤害死亡者是骑摩托车者(23%)、行人(22%)和骑自行车者(4%),在非洲,行人和骑自行车者的死亡比例最高,占因道路交通伤害死亡者的 43%,而该比率在东南亚则只有 16%。因道路交通伤害而死亡的大部分为男性,约占 75%。

然而,在道路交通伤害的预防方面,仍有许多值得改进的方面,包括对行人、骑自行车者和骑摩托车者的需求关注不足,低收入和中等收入国家的车辆安全性不能满足最基本的国际车辆安全标准等。据统计,仅 15% 的国家制定了涉及超速驾驶、酒后驾车,以及不使用头盔、安全带和儿童约束装置等 5 项重点高危因素的综合性法律。据 WHO 预测,从 2012 年至 2030 年,全球道路交通伤害的死因顺位将从第 9 位上升至第 7 位。

我国每年因道路交通伤害死亡的人数居世界首位,2019 年,我国居民因道路交通伤害导致 25 万多人死亡,死亡率为 17.36/10 万,高居各类伤害死因之首,占 36.33%,其中男性和女性的道路交通伤害死亡率分别为 25.35/10 万和 8.95/10 万。2011 年 5 月 1 日起正式施行的修改后的《中华人民共和国道路交通安全法》和《中华人民共和国刑法修正案(八)》已将醉酒驾车列为"危险驾驶罪",以警戒这一严重危害道路交通安全的行为。自 2004 年至 2017 年,我国 15 岁至 44 岁人群的道路交通伤害致死占伤害总死亡的比例有所下降,且道路交通伤害致死的交通方式也有所变化,驾驶非机动车、客车和货车的比例明显上升,驾驶摩托车和农用运输车的比例明显下降。

我国每年有近 3 万名 14 岁以下的儿童在道路交通事故中伤亡,其中约有一半死亡,死亡率达到欧洲和美国的 2.5 倍左右,道路交通事故位列我国 14 岁以下儿童死因第四位,2021 年 6 月 1 日,新修订的《未成年人保护法》正式实施,首次将使用儿童安全座椅纳入全国性立法,由此掀开了儿童乘车安全法治时代的新篇章。

在《"健康中国 2030"规划纲要》中,提出要加强道路交通安全设施设计、规划和建设,组织实施公路安全生命防护工程,治理公路安全隐患;严格道路运输安全管理,提升企业安全自律意识,落实运输企业安全生产主体责任;强化安全运行监管能力和安全生产基础支撑;进一步加强道路交通安全治理,提高车辆安全技术标准,提高机动车驾驶人和交通参与者综合素质;到 2030 年,力争实现道路交通万车死亡率下降30%,将道路交通事故死伤比基本降低到中等发达国家水平。

道路交通伤害的主要原因是撞车,常见的危险因素包括酒后驾车、违反交通规则、超速驾车、疲劳驾驶、恶劣气象条件、路况太差、交通标识不清、存在道路障碍物等。机动车伤害的主要干预措施包括:①建立健全交通安全法规,有效限制车速,加强交通管理和执法,杜绝醉驾和酒驾;②考虑到所有道路使用者的需要,建设安全的道路系统;③广泛开展面向驾驶者、乘客和行人的道路交通安全健康教育,增加安全带使用,推广两轮机动车辆头盔和儿童约束装置的使用;④改进交通工具的安全性能和质量;⑤建立健全急救机构,培训道路交通伤害急救志愿者;⑥加强机动车伤害监测等。

(二)跌倒

各年龄段均可发生跌倒伤,但以老年和低龄儿童高发。有研究表明,跌倒的发生率总体上呈随年龄增长而增加的趋势,这可能与人体的生理功能,特别是中枢神经系统、感觉系统、运动系统的功能退化密切有关,老年女性跌倒的发生率高于老年男性,一方面与女性在绝经后雌激素水平下降,易导致骨质疏松、代偿性骨质增长和肌肉萎缩有关,另一方面也可能与老年女性在家务劳动中,有更多出入厨房、卫生间,接触湿滑地面的机会有关。此外,我国居民的跌倒发生率还存在农村居民高于城市居民,文化程度低者以及无配偶的老年人相对较高的特点。

全国每年有近 1 亿的老年人发生跌倒,是老年人伤残、失能和死亡的主要原因之一,对该人群健康和生活自理的威胁甚大,有 5%~15% 的跌倒会造成脑损伤、软组织损伤及骨折、脱臼等,更多的老年人还会产生创伤后心理和行为障碍,包括担忧、害怕跌倒、畏惧或焦虑、抑郁,甚至可能造成更严重的创伤后应激障碍。因此,对老年人跌倒的预防与控制尤为重要。

我国目前处于人口老龄化快速增长期,2019 年,我国居民跌倒的死亡率为 9.63/10 万,仅次于道路交通伤害,其中男性和女性的跌倒死亡率分别为 11.17/10 万和 7.9/10 万,在 70 岁及以上老年人群中,死亡率更是高居首位,达 84.91/10 万。

老年人跌倒是自身因素和环境因素相互作用的结果。自身因素包括年龄、性别、疾病和营养等。女性绝经后期雌激素水平下降,导致骨质疏松和代偿性骨质增长,更易引起跌倒。老年人视觉、听觉、触觉、前庭及本体感觉等功能随年龄增加而减退,慢性病、骨骼肌肉及关节功能、神经功能状态等也会影响步态的稳定性和平衡能力。此外,经常性头痛、头晕、腿软无力、睡眠不好、视力障碍、注意力不集中及对环境认识和反应能力下降也是老年人跌倒的危险因素。环境危险因素包括地面凹凸不平、有障碍物、路面潮湿、楼梯倾斜度过大、卫生间地面过于光滑、浴缸或便器无扶手、照明不足等。

预防跌倒应针对危险因素采取综合性干预措施,包括:①消除或改善家庭易跌倒因素(如使用防滑地板);②加强体育锻炼,如老年人可做平衡体操、进行步态训练等;③禁用或慎用易诱发跌倒的药物,在服用抗高血压药、镇静催眠药、抗抑郁药、骨骼肌松弛剂等之前应仔细阅读用药的注意事项、服用时间及不良反应,如果用药后出现晕眩,应注意休息并加强看护;④积极治疗高血压,长期高血压对小脑和大脑均会产生危害,损害平衡功能;⑤在易致跌倒的场合穿戴符合个人需要的服装,如护膝、有护垫的内衣等;⑥注意对老年人的照顾和心理关心,使其保持旺盛的精神活动。

跌倒导致损伤后不应盲目着急起来,应先做好应急护理。若是手撑地跌倒受伤,最好立刻找硬纸板和布条先临时固定好腕关节等部位再去医院。如果受伤手腕戴有手镯,能取下的要马上取掉,取不下来时甚至要敲碎,以免关节继续肿大时卡住手腕,令血液循环受阻。跌倒时若是髋部或臀部先着地受伤,不要急着把伤者抱起来,应细心观察,若腰椎出现问题或脚部有麻木感甚至失去知觉,则应找硬木板,嘱伤者平卧抬送医院。

(三) 自杀

2019 年,全球有约 70 万人自杀身亡,每 45 s 就有一人死于自杀,自杀的死亡率为 9.16/10 万,其中男性和女性的自杀死亡率分别为 12.58/10 万和 5.69/10 万。自杀年龄标化死亡率较高的国家多位于中南非洲、东欧、中亚以及南美洲,在东亚国家中,韩国相对较高,达 21.16/10 万。尽管我国的年龄标化死亡率低于全球水平,为 6.67/10 万,但是我国青少年自杀率在持续上升,且出现低龄化趋势,应引起足够重视。

为预防和控制自杀,自 2003 年开始,WHO 和国际自杀预防协会将每年 9 月 10 日确定为"世界预防自杀日",旨在帮助公众了解诱发自杀行为的危险因素,增强公众对不良事件的应对能力,预防自杀行为。2020 年的主题是"共同努力,预防自杀"。

2013 年 5 月,第六十六届世界卫生大会通过了 WHO 有史以来第一个精神卫生行动计划,自杀预防计划是其中的重要内容,在各方的共同努力下,其制定的"到 2020 年,实现各国自杀率下降 10%" 的目标得以基本完成。

自杀的高危因素包括精神障碍(如抑郁症、人格障碍、酒精依赖或精神分裂症)以及某些身体疾病,如神经性障碍、艾滋病和癌症等。WHO 提出的预防自杀的措施包括:①各国多部门合作,提高公众预防自杀的意识;②加强自杀预防政策与规划的研究,对高危人群进行疏导干预;③减少自杀工具的可及性;④培训社区初级保健工作者,做好社区健康教育和精神心理咨询服务;⑤建立社区自杀预防工作网络;⑥在自杀高发地区进行自杀预防专项研究等。

(四) 溺水

溺水是非故意伤害死亡的第三大原因。2019 年,全球有 23.56 万人死于溺水,溺水导致的死亡人数占全球伤害总死亡率的 5.34%。溺水的死亡率为 3.07/10 万,其中男性和女性的溺水死亡率分别为 4.17/10 万和 1.95/10 万。

年龄是溺水的主要危险因素之一,0 至 4 岁阶段的幼儿,以及 70 岁以上人群中的溺水死亡率较高。2014 年 11 月,WHO 发布了《溺水问题全球报告:预防主要杀手》,这是 WHO 首次就该问题编制报告。报告指出,政府、研究者及政策界应开展更多工作,把预防溺水与其他公共卫生议程的融合作为优先重点。

我国农村的溺水死亡多发生在池塘、湖泊、江河,而美国和澳大利亚等发达国家及我国的城市则多发生在游泳池。溺水事故主要发生在每年的 4~9 月,7 月份是最高峰。2004 年至 2017 年,我国 18 岁以下儿童溺水死亡率总体上呈下降趋势,但是儿童溺水问题仍不容忽视,对于 1 至 14 岁儿童,溺水甚至高居首位死因。

溺水的主要预防措施包括:①通过加强公众的生命安全教育、在危险水域加强警示标记和安全巡查等措施,从源头上减少落水风险;②以社区为基础,加强对学龄前儿童、老年人的监督照护;③加强游泳池的安全管理,如安装护栏、配备足够的救生员、严禁酒后游泳、要求儿童游泳须由成人陪同等;④加强各类人群的溺水求生和救生技能训练,提高自救和互救能力;⑤制定国家水上安全战略、政策、法律、标准或规范,要求从事水上作业、运输和旅游的单位和个人遵守相关安全要求,如对救生设备的强制要求等;⑥通过更好的灾难防备规划、土地使用规划和早期预警系统,提高抵御洪灾的能力,以预防洪灾期间溺水的发生。

(五) 火灾

2019 年,全球有 11.41 万人死于火灾,火灾导致的死亡人数占全球伤害总死亡率的 2.59%。火灾的死亡率为 1.49/10 万,其中男性和女性的火灾死亡率分别为 1.51/10 万和 1.47/10 万。

据联合国"世界火灾统计中心"统计,全世界每天发生火灾 1 万多起,造成数百人死亡。我国每年因火灾死亡 2 000 多人,导致的直接财产损失达 10 多亿元。

　　预防火灾的主要措施包括:①遵守法律法规,提高公共场所和户外消防意识;②加强日常生活防火知识和能力的宣传培训,注意用电、用气安全,注意易燃易爆品的合理存放,消除火灾隐患,成人应学会灭火器和消防栓的正确使用方法;③学校和父母应加强对儿童预防火灾和逃生常识的教育和安全监护;④室内安装与维护功能性烟雾警报器;⑤建筑物内外装修尽量采用防火材料;⑥平日制定逃生计划,熟悉最接近的安全出口,定期进行逃生演练等。

(徐　刚)

数字课程学习

📥 教学 PPT　　　　　📝 自测题

第十章 突发公共卫生事件及其应急处理

纵观历史长河,无数灾害、事故、饥荒和疾病暴发,不仅导致大量人员死亡,对人类社会文明的发展也造成巨大的影响。进入 21 世纪后,随着全球人口的不断增长和流动性的增强,环境生态系统的剧烈变化,突发事件(emergency events)的发生频率和强度进一步增加,其危害日显突出。一方面,结核病、麻疹、梅毒、淋病等既往已得到有效控制的传染病存在死灰复燃的风险,另一方面,新型冠状病毒肺炎、SARS、甲型 H_1N_1 流感、人感染 H_7N_9 禽流感等新发传染病频繁出现。例如,2003 年的 SARS 疫情在我国大部分地区传播,并迅速播散到全球 32 个国家和地区,导致全球累计 8 422 人感染,919 人死亡,病死率近 11%;新冠肺炎疫情更是波及了几乎所有国家和地区,成为近百年来导致损失最严重的突发公共卫生事件。除此之外,地震、海啸、飓风等自然灾害也频繁出现,人为事故、恐怖袭击事件也时而发生,对各国人民的健康和生命安全,乃至整个社会的方方面面都造成了巨大威胁。因此,无论是国家还是地方,都必须具备全方位、高效率的应急响应能力,才能在突发公共卫生事件来袭时做到及时甄别,有效管控,科学处置,切实保障人民的生命安全与社会稳定。

我国始终坚持人民至上、生命至上的理念,在各类疾病暴发、自然灾害和人为事故风险防范的应对中,打赢了一场又一场硬仗,中国特色的大国应急管理体系已基本形成。2018 至 2020 年,全国因灾死亡失踪人数、因灾倒塌房屋数量、灾害直接经济损失占 GDP 比重的三年均值比之前三年的均值分别下降了36.6%、63.7%、31.3%。

第一节 突发公共卫生事件概述

一、突发公共卫生事件的概念

突发事件也称为紧急事件,根据 2007 年 11 月开始施行的《中华人民共和国突发事件应对法》,可定义为突然发生,造成或者可能造成严重社会危害,需要采取应急处置措施予以应对的自然灾害、事故灾难、公共卫生事件和社会安全事件。由于突发事件发生发展快且出乎意料和难以应对,因此需立即采取非常规手段处置。

在 2003 年 5 月国务院颁布实施的《突发公共卫生事件应急条例》中,突发公共卫生事件(emergency public health events)被定义为突然发生,造成或可能造成社会公众健康严重损害的重大传染病疫情、群体性不明原因疾病、重大食物和职业中毒以及其他严重影响公众健康的事件。

二、突发公共卫生事件的主要特征

1. 突然发生且难以预测　多数突发公共卫生事件在发生前很难有明确的征兆或预警信号,难以对发生的时间、地点和范围做出准确预测和及时识别,要求应对者在很短的时间内,以有限的人力、财力和资源快速应对,这大大增加了应对的难度,增强了其危害程度,在时间紧迫、信息缺乏、媒体和公众关注的情况下,要迅速找出导致事件发生的原因并做出正确决策,这给应对者造成了巨大的压力。

2. 影响多个方面且危害巨大　突发公共卫生事件对公众的健康和生命财产造成巨大的危害,一方面造成大量人员发病、受伤甚至死亡,引发一系列心理卫生问题,如美国"9·11"恐怖袭击后,许多人发生"创伤后应激障碍"等精神异常症候群;另一方面还会扰乱正常工作和生活,甚至影响经济、政治、文化等诸多方面。例如,2003年的SARS疫情,共导致全球经济总损失590亿美元,其中中国大陆经济总损失约179亿美元,占我国当年国民生产总值(GDP)的1.3%。新冠肺炎疫情更是导致许多国家和地区公共卫生和医疗救治体系面临前所未有的压力,航空业和旅游业损失惨重。

3. 表现形式多种多样　自然灾害、人为事故、新发传染病等不同原因导致的突发公共卫生事件,其表现形式各不相同,以有毒化学物质导致的中毒事件为例,不仅不同化学物质导致的中毒事件表现千差万别,即使同一种化学毒物也会因接触途径、暴露剂量和个体差异的不同,导致不同类型的损害。

4. 与危险因素的分布具有高度的一致性　绝大部分突发公共卫生事件的发生与其危险因素的分布息息相关,由于危险因素分布特征的差异,突发公共卫生事件也常表现出明显的时间、地区分布差异。例如,肠道传染病的暴发流行多发生在夏秋季,而呼吸道传染病的暴发流行多在冬春季;蓝藻引发的水污染事件多影响以淡水湖泊为饮用水源的地区,虫媒传染病暴发流行多发于较湿热的林区和农村地区。

5. 受影响的人群范围广泛　突发公共卫生事件发生后,会引起造成群体危害,可影响任何人,对老幼妇儿和抵抗力弱者的影响更加突出。

6. 危害可能持续久远　突发公共卫生事件的影响不仅局限于事发当时,许多突发事件还有远期效应。例如,苏联切尔诺贝利核泄漏事故发生数十年后,受影响人群中的癌症发病人数仍增高。

7. 具有一定的相对性　五十年前发现一例天花患者不算是突发事件,现在发现一例天花患者便成了突发事件;某地区一天有数十例呼吸道传染病患者不算突发事件,但若集中在一个学校里便成为突发事件。

三、突发公共卫生事件的分类

1. 重大传染病疫情　指传染病的暴发和流行,包括鼠疫、肺炭疽和霍乱的暴发,动物间鼠疫、布鲁菌病、炭疽等流行,乙、丙类传染病暴发或多例死亡,罕见或已消失的传染病、新传染病的疑似病例等。其中主要是重大新发突发传染病,它指的是我国境内首次出现或者已经宣布消灭后再次发生,或者突然发生,造成或者可能造成公众健康和生命安全严重损害,引起社会恐慌,影响社会稳定的传染病。伴随着全球气温的变暖、生态环境的破坏、人类行为的改变以及病原体基因变异的自然规律,重大新发、突发传染病的出现日益频繁,具有发生存在不确定性、疫情发生初期各方认识不足、人类普遍易感且易致大范围流行、病原体种类繁杂但以病毒为主、传播途径各异但以呼吸道和消化道传播为主等特点,且70%以上的新发、突发或再发传染病与野生动物有关或者来源于野生动物。

2. 群体性不明原因疾病　根据2007年原卫生部颁布执行的《群体性不明原因疾病应急处置方案(试行)》,指的是一定时间内(通常是指2周内),在某个相对集中的区域(如同一个医疗机构、自然村、社区、建筑工地、学校等集体单位)内同时或者相继出现3例及以上相同临床表现,经县级及以上医院组织专家会诊,不能诊断或解释病因,有重症病例或死亡病例发生的疾病。它具有临床表现相似性、发病人群聚集性、流行病学关联性、健康损害严重性的特点。这类疾病可能是传染病(包括新发传染病)、中毒或其他未知因素引起的疾病。按严重程度可将其分为特别重大群体性不明原因疾病事件(Ⅰ级)、重大群体性不明原因疾病事件(Ⅱ级)、较大群体性不明原因疾病事件(Ⅲ级)。

3. 重大食物和职业中毒事件　指由于食品污染和职业危害的原因而造成的人数众多或者伤亡较重的中毒事件,主要包括中毒人数超过30人或出现死亡1例以上的饮水或食物中毒,以及短期内发生3人以上或死亡 1 例以上的职业中毒。

4. 其他严重影响公众健康的事件 指针对不特定的社会群体,造成或可能造成社会公众健康的严重损害,影响正常社会秩序的重大事件,主要包括:医源性感染的暴发;药品或免疫接种引起的群体性反应或死亡事件;有毒有害化学品或生物毒素引起的集体性中毒;严重威胁公众健康的水、环境、食品污染,放射性、有毒有害化学性物质丢失或泄漏;生物、化学、核辐射等恐怖袭击;有潜在威胁的传染病动物宿主、媒介生物发生异常;学生因意外事故出现自杀或他杀 1 例以上的死亡以及上级卫生行政部门临时规定的其他重大公共卫生事件。

四、突发公共卫生事件的分级

2006 年 开始实施的《国家突发公共卫生事件应急预案》根据突发公共卫生事件的性质、危害程度和涉及范围,将其划分为特别重大(Ⅰ级)、重大(Ⅱ级)、较大(Ⅲ级)和一般(Ⅳ级)四级。其中Ⅰ级主要包括:肺鼠疫、肺炭疽在大、中城市发生并有扩散趋势,或肺鼠疫、肺炭疽疫情波及 2 个以上的省份,并有进一步扩散趋势;发生传染性非典型肺炎、人感染高致病性禽流感病例,并有扩散趋势;涉及多个省份的群体性不明原因疾病,并有扩散趋势;发生新传染病或我国尚未发现的传染病发生或传入,并有扩散趋势,或发现我国已消灭的传染病重新流行;发生烈性病菌株、毒株、致病因子等丢失事件;周边以及与我国通航的国家和地区发生特大传染病疫情,并出现输入性病例,严重危及我国公共卫生安全的事件;国务院卫生行政部门认定的其他特别重大突发公共卫生事件。

第二节 突发公共卫生事件的应急管理

突发公共卫生事件的应急管理是为了预防、控制、减轻和消除公共卫生事件以及自然灾害、事故灾难、社会安全事件所造成的公共卫生危害,通过对突发公共卫生事件的预防与准备、监测和预警、处置和救援、恢复和评估等所实施的计划、组织、领导、协调、控制、评估等活动的总称,是对突发公共卫生事件演变周期进行全过程、全方位的管理活动。

应急管理的目标是有效预防、及时控制和消除突发公共卫生事件及其危害,最大限度地减少突发公共卫生事件造成的危害,保障公众身心健康与生命安全。

2003 年的 SARS 疫情是推动我国突发公共卫生事件应急管理工作发展的标志性事件,经过深刻反思,我国各级政府开始对卫生应急体系与能力建设予以高度重视,确立了我国以应急预案,应急管理体制、机制和法制为基本框架的应急管理组织体系,应急管理工作围绕"一案三制"这一中心环节,全面加强管理体系建设,明确工作思路,健全应急机制,完善工作制度,提高卫生应急能力。

2020 年 2 月 14 日,习近平主席在主持召开中央全面深化改革委员会第十二次会议时强调,"既要立足当前,科学精准打赢疫情防控阻击战,更要放眼长远,总结经验、吸取教训,针对这次疫情暴露出来的短板和不足,抓紧补短板、堵漏洞、强弱项,完善重大疫情防控体制机制,健全国家公共卫生应急管理体系"。国家"十四五"规划纲要中也提出要继续完善国家应急管理体系,进一步加强应急物资保障建设。

一、突发公共卫生事件应急预案建设

应急预案是针对可能发生的突发公共卫生事件,为了做到依法、迅速、科学、有序地应对,最大限度减少突发公共卫生事件带来的损失而预先制订的工作方案和行动计划。2005 年,国务院颁布了《国家突发公共事件总体应急预案》,明确提出了应对各类突发公共事件的 6 条工作原则:以人为本,减少危害;居安思危,预防为主;统一领导,分级负责;依法规范,加强管理;快速反应,协同应对;依靠科技,提高素质。该预案成为全国应急预案体系的总纲,明确了各类突发公共事件分级分类和预案框架体系,规定了国务院应

对特别重大突发公共事件的组织体系、工作机制等内容,是指导预防和处置各类突发公共事件的规范性文件。

为有效预防、及时控制和消除突发公共卫生事件及其危害,指导和规范各类突发公共卫生事件的应急处理工作,最大限度地减少突发公共卫生事件对公众健康造成的危害,保障公众身心健康与生命安全。2006 年,我国发布和实施了《国家突发公共卫生事件应急预案》,逐步构建起由总体预案、专项预案、部门预案、地方预案和企事业单位预案共同组成的多层次的应急预案体系。

专项预案是政府及其有关部门制定的应对某种类型的突发事件,涉及多个部门的应急预案。部门预案是政府有关部门根据总体预案、专项预案及事件中的部门职责制订的预案。地方预案是省级以下政府制订的本地总体预案、专项预案及部门预案。企事业单位预案是企事业单位根据相关法律、法规及单位实际情况制订的应急预案。

应急预案的管理通常包括预案编制与发布、预案培训与演练、预案评估、预案修订等 4 个步骤,是一个"螺旋式上升"的循环过程。预案编制过程中应邀请各方的利益相关者,充分听取意见和需求,经过充分协商和讨论,才能确保编制出来的预案能够有效实施,编制完成后还要经过专家论证并得到主管部门的批准,方可正式发布。预案发布实施后,应组织预案相关的应急管理人员、现场调查处置人员等开展专题培训,在培训的基础上还要组织对应急预案开展桌面推演、实战演练等,一方面进一步让各方熟悉工作流程和分工,另一方面也对下一轮预案的修订提供依据。预案评估是在实际工作中和培训演练中及时发现问题,对预案进行系统评估,提出修订方案。预案修订是根据预案评估结果进一步修改完善预案,再进入编制与发布流程,开启下一个应急预案管理周期。

二、突发公共卫生事件应急管理体制建设

突发公共卫生事件的应急管理体制是国家依法将应急管理组织系统内部的组织机构设置、隶属关系、责权划分及其运作制度化的总称,是国家管理突发公共卫生事件应急工作的主体。其管理活动的开展和管理效率的提高将直接关系到突发公共卫生事件应对的效果,广大群众的生命健康安全以及社会经济的稳定发展。应急管理体制的整体构架通常包括指挥决策系统、信息管理系统、专家咨询系统、应急处置系统以及物资保障系统。

我国已建立从中央到地方的突发公共卫生事件应急组织体系(图 10-1)。由国务院和军队有关部门组成全国突发事件应急处理指挥部,总指挥由国务院主管领导人担任,负责对全国突发事件应急处理的统一领导、统一指挥及对地方工作的督察和指导。国务院卫生行政主管部门和其他有关部门,在各自职责范围内做好应急处理工作。地方各级人民政府及有关部门和单位要按照属地管理和原则,切实做好本行政区域内突发公共卫生事件应急处理工作。应急组织机构一般由应急指挥机构、日常管理和工作机构、专家咨询委员会、应急处理专业技术机构共同组成。

2018 年 3 月,根据第十三届全国人民代表大会第一次会议批准的国务院机构改革方案,中华人民共和国应急管理部设立,负责组织编制国家应急总体预案和规划,指导各地区各部门应对突发事件工作,推动应急预案体系建设和预案演练。建立灾情报告系统并统一发布灾情信息,统筹应急力量建设和物资储备并在救灾时统一调度,组织灾害救助体系建设,指导安全生产类、自然灾害类应急救援,承担国家应对特别重大灾害指挥部工作;指导火灾、水旱灾害、地质灾害等防治。

在国务院有关部门及地方人民政府的领导下,作为应急指挥机构的国家卫生健康委员会、各级卫生行政(有关)部门通过其设立的日常管理和工作机构,即应急管理办公室(或应急指挥中心)组织和协调全国及所辖区域内的应急处理工作。专家咨询委员会负责对突发公共卫生事件提出级别、措施、应急准备等建议,进行技术指导以及对应急反应终止、后期评估等提出意见,并参与制订和修订应急预案。应急处理专业技术机构包括医疗机构、疾病预防控制机构、卫生监督机构以及出入境检验检疫机构。

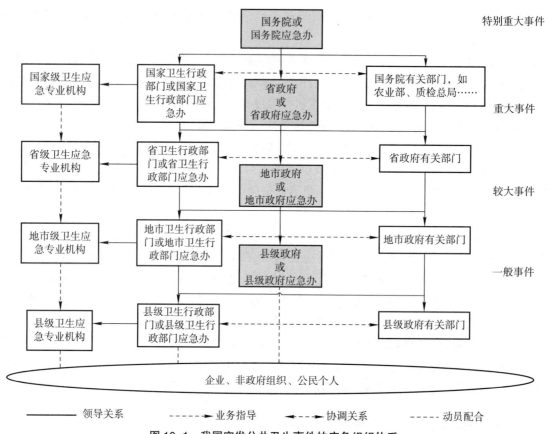

图 10-1　我国突发公共卫生事件的应急组织体系

国务院有关部门及地方人民政府负责组织协调有关部门参与突发公共卫生事件的处理,保证所需医疗救护设备、救治药品、医疗器械等物资的生产、供应,各交通部门保证及时运送,调集区域内各类人员、物资、交通工具等,宣布疫区范围,采取疫情控制措施,对流动人口进行管理,实施交通卫生检疫,发布信息,开展群防群治,维护社会稳定等工作。

卫生行政部门负责组织医疗机构、疾病预防控制机构和卫生监督机构开展调查与处理,组织突发公共卫生事件专家咨询委员会进行评估,提出启动突发公共卫生事件应急处理的级别,采取应急控制措施(如应急疫苗接种、预防服药),督导检查,发布信息与通报,制定技术标准和规范,普及卫生知识,进行事件评估等工作。

医疗机构负责开展患者接诊、收治与转运,对疑似患者及时排除或确诊,协助疾控机构开展标本采集和流行病学调查,做好院内现场控制、消毒隔离、个人防护、医疗垃圾和污水处理工作,做好传染病和中毒患者的报告,对群体性不明原因疾病和新发传染病进行病例分析,开展科研与国际交流等工作。例如,在新冠肺炎疫情期间,我国各级医疗机构不仅在医疗救护、流行病学调查和科研攻关中担当重任,同时也在疾病诊断、治疗、疗效评估、预后判断等环节发挥了重要作用,为疫情防控和病患救治赢得了时间。

疾病预防控制机构负责突发公共卫生事件信息报告,开展流行病学调查和实验室检测,开展科研与国际交流,制定技术标准和规范,开展技术培训等工作。

卫生监督机构在卫生行政部门的领导下开展对医疗机构、疾病预防控制机构各项措施落实情况的督导检查,开展食品卫生、环境卫生、职业卫生等方面的卫生监督和执法稽查,协助调查处理突发公共卫生事件应急工作中的违法行为。

出入境检验检疫机构负责调动出入境检验检疫机构技术力量,配合当地卫生行政部门做好口岸的应急处理工作,并及时上报口岸突发公共卫生事件信息和情况变化。

三、突发公共卫生事件应急管理机制建设

突发公共卫生事件的应急管理机制是指在卫生应急法制的框架下，在统一指挥、反应灵敏、协调有序、运转高效等原则下，卫生应急管理体制内不同要素之间相互联系和作用的关系及其功能实现。它将突发公共卫生事件预防控制的全过程进行了流程规范，确保各要素相互协调，有效运转，为实现这一目标，有赖于形成前瞻的风险评估机制、完善的监测预警机制、科学的决策指挥机制、有效的联防联控机制、健全的应急响应机制、系统的报告与信息发布机制和必要的评估反馈机制等。

1. **风险评估机制**　指为了决策需要，以科学方法对可能造成突发公共卫生事件的风险进行识别、分析和评价的过程，往往需要临床医学、流行病学、生物学、微生物学、化学、环境科学、社会科学等多方面的专业人员共同参与，评估内容包括事件的类型和性质、发展趋势、影响范围、严重程度，风险评估常用方法有专家会商法、德尔菲专家咨询法、风险矩阵法等。

2. **监测预警机制**　监测预警机制的有效运作将为快速、有效地处置各类突发公共卫生事件提供信息基础。为提升监测报告预警的能力，应高度重视建立完善、快速、流畅的国家卫生信息系统，不断提高信息的收集分析和反馈能力，布局更合理、更全面覆盖的监测点，进一步强化人力资源配置，建立健全跨部门、跨区域、跨行业的多点触发监测预警系统和多渠道监测预警系统，提升预测预报的准确度和灵敏度。同时借助科技力量，支持战略性前瞻性研究，充分发挥数字科技、生物医学等关键技术在卫生应急治理体系建设中的支撑作用。

近年来，突发公共卫生事件的监测已从传统的传染病监测为主的基于指标的监测逐步转向包括基于指标的监测(indicator-based surveillance, IBS)和基于事件的监测(event-based surveillance, EBS)在内的"全风险"综合监测。2004 年，我国启动了以个案报告为基础的传染病与突发公共卫生事件信息报告管理系统，包括法定传染病监测报告系统、突发公共卫生事件报告系统、流感监测系统、急性弛缓性瘫痪(AFP)监测系统、艾滋病综合防治信息系统、结核病管理信息系统等，现已发展成为全球规模最大、覆盖面最广的疫情监测和事件报告网络直报信息系统，报告质量和报告时效获得大幅度提升，无论在甲型 H_1N_1 流感、禽流感等传染病的暴发流行控制过程，还是在汶川、舟曲、玉树等地自然灾害救灾防病过程中，该系统都发挥了重要作用，极大提高了我国突发公共卫生事件的应对处置能力。

依据突发公共卫生事件的分级，其预警也对应分为 4 个级别，其中红色预警对应特别重大突发公共卫生事件，橙色预警对应重大突发公共卫生事件，黄色预警对应较大突发公共卫生事件，蓝色预警则对应一般突发公共卫生事件。预警信息主要通过突发公共卫生事件报告系统及公共卫生风险评估获得。

全球信息化背景下，网络信息技术发展迅速，建立在信息化技术基础之上的网络舆情监测，作为突发公共卫生事件预警管理的一部分，愈发受到重视，通过开展科学高效的舆情监测，及时对舆情信息中可能涉及的与突发公共卫生事件相关的信息进行核实、评估，有助于及时预警、预防并控制危机。

3. **决策指挥机制**　我国的决策指挥机构由应急指挥机构、日常管理和工作机构、专家咨询委员会及应急处理专业技术机构等组成。我国自 2005 年开始着手建立应急决策指挥系统，目前已实现了省级应急决策指挥系统的联网，根据应急响应级别和应急预案规定的职责流程，启动相应的应急决策指挥机制。

4. **联防联控机制**　公共卫生应急管理应融入整个社会运行体系，建立跨区域、跨层级信息整合机制，压实基层防线，建立网格化防控管理机制，形成防控工作合力。只有不断推动联防联控机制的责任具体化、方法规范化、工作常态化，不断完善联合规划、联合监测、联合监管、联合评估、联合处置等工作机制，开展经常性、制度化沟通，强化开展合作、共同发展意识，才能快速、高效地协同解决突发公共卫生事件应对中跨部门的重大问题。联防联控机制不仅是处置 SARS 疫情的宝贵经验，而且在新冠肺炎疫情防控的过程中也大展身手。

5. **应急响应机制**　应急响应程序包括级别确定、应急程序启动、应急处置、指挥协调、扩大应急和应急

响应终止。突发公共卫生事件发生时,应根据相关法律法规和应急预案,按照分级响应的原则,做出对应级别的应急响应,并且根据突发公共卫生事件发展的实际情况,科学、及时地调整响应级别。例如,自2020年6月11日以后,北京市连续新增新冠肺炎确诊病例,经过流行病学调查发现此次聚集性疫情与新发地农产品批发市场高度关联,6月16日,北京市迅速将突发公共卫生事件应急响应级别由三级调回二级,并相应调整防控策略。

6. 报告与信息发布机制　突发公共卫生事件报告与信息发布制度是由应急报告制度、通报制度、信息发布制度等三个方面共同构成的信息制度体系,是我国有效防治突发公共卫生事件发生的一项重要制度。国务院卫生行政主管部门负责制定突发事件应急报告规范,建立重大、紧急疫情信息报告系统,同时负责向社会发布突发事件的信息,必要时,也可授权省级人民政府卫生行政主管部门向社会发布本行政区域内的突发事件信息。2007年,《突发事件应对法》强调了各级人民政府要准确、及时发布有关事件事态发展和应急处置工作的信息,2015年7月1日起实施的《中华人民共和国国家安全法》,再次强调健全国家安全危机的信息报告和发布机制,明确要求国家安全危机事件发生后,履行国家安全危机管控职责的有关机关,应当按照规定准确、及时报告,并依法将有关国家安全危机事件发生、发展、管控处置及善后情况统一向社会发布。新冠肺炎发生后,我国本着"早、快、透明"的原则与WHO以及其他国家分享疫情方面的信息以及我国的防控救治经验,受到国际社会的高度赞许。

7. 评估反馈机制　突发公共卫生事件应急响应结束后,各级卫生行政部门应组织对事件现场调查处置情况、患者救治情况、各项措施的落实和效果、应急处置过程中的经验教训等进行系统评估,完成评估报告并上报。

四、突发公共卫生事件应急管理法制建设

实践证明,将突发公共卫生事件的应急管理纳入法制轨道,有利于创建有利的法律支持环境,保证其应对措施的正当性和有效性。突发公共卫生事件应急管理法制建设有助于从法律制度上建立应对突发公共卫生事件的快速处理机制,也为依法处理突发公共卫生事件,加强国际合作,努力避免进入紧急状态等,提供了更具可操作性的法律依据。

2003年以后,我国不断加强卫生应急法制建设,形成了上至宪法和法律、下至技术方案和标准等规范性法律文件的较为完善的卫生应急法律体系。其中作为根本大法的宪法在我国卫生应急法律体系中处于最高的法律位阶,《中华人民共和国国家安全法》和《中华人民共和国突发事件应对法》为卫生应急工作提供了核心的法律依据。2003年5月,国务院颁布施行的《突发公共卫生事件应急条例》是我国第一部应对突发公共卫生事件的行政法规,标志着我国突发事件应急处理工作进入法制化轨道。

五、突发公共卫生事件应急管理的工作原则

根据《突发公共卫生事件应急条例》,应急管理工作应遵循预防为主、常备不懈的方针,贯彻统一领导、分级负责、反应及时、措施果断、依靠科学、加强合作的原则。

统一领导、分级负责原则体现了各级政府在应对突发公共卫生事件过程中的领导和负责作用。国务院是应对突发公共卫生事件的最高领导机关,各级地方政府应领导所管辖行政区域内的突发公共卫生事件应急管理工作。根据突发公共卫生事件的分级,Ⅰ级事件由国务院负责组织处置,Ⅱ级事件由省级人民政府负责组织处置,Ⅲ级事件由地、市级人民政府负责组织处置,Ⅳ级事件则由县级人民政府负责组织处置。

反应及时、措施果断原则强调了应对过程的时效性。尤其在报告方面,要求突发事件监测机构、医疗卫生机构及有关单位发现符合突发公共卫生事件情形的,应在2 h内向所在地县级人民政府卫生行政主管部门报告;接到报告的卫生行政主管部门应在2 h内向本级人民政府报告,同时向上级人民政府卫生行政

主管部门和国务院卫生行政主管部门报告。接到报告的地方人民政府、卫生行政主管部门应立即组织力量对报告事项调查核实、确证,采取必要的控制措施,并及时报告调查情况。

依靠科学、加强合作原则倡导突发公共卫生事件的应对要以科学技术为支撑,尊重和依靠科学,积极开展相关的科研和培训教育,深入推进社会各部门间的协作和联防联控,积极组织、动员公众参与突发公共卫生事件的有效应对。

六、突发公共卫生事件应急管理的相关理论

目前国际上比较公认的应急管理理论是应急管理循环的四阶段理论。美国联邦应急管理署(FEMA)将其描述为减灾阶段(mitigation phase)、准备阶段(preparedness phase)、响应阶段(response phase)和恢复阶段(recovery phase)(图 10-2)。

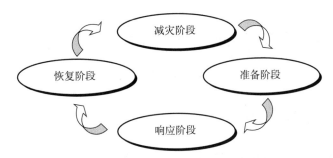

图 10-2　美国联邦应急管理署(FEMA)的应急管理循环四阶段示意图

1. 减灾阶段　该阶段的工作包括预防突发事件的发生或降低发生的可能性,以及减少其所造成破坏性影响的各种活动,可在突发事件发生前和发生后进行,如科学规划建设各级各类应急物资储备库。

2. 准备阶段　该阶段的工作包括制订保护生命财产安全的应急预案,以及帮助做好应急响应工作的各项应急准备活动,应在事件发生前进行,例如制订人员疏散应急预案就属于应急准备活动。

3. 响应阶段　该阶段的工作主要是将应急准备过程中制订的应急预案付诸行动,包括在突发事件过程中采取的挽救生命、保护财产安全等应急处置活动。

4. 恢复阶段　该阶段的工作包括突发事件发生后为了恢复正常状态或转为更加安全状态所采取的行动,应在事件发生后进行,如突发事件发生后取得财政支持开展灾后重建就属于恢复阶段工作。

我国《突发事件应对法》对该理论进行了本土化,将应急管理循环分为预防与应急准备、监测与预警、应急处置与救援、事后恢复与重建四个阶段。预防与应急准备阶段包括建立健全应急预案体系,统筹安排应对所需的设备和基础设施建设,成立应急救援队伍,开展教育培训和演练等工作;监测与预警阶段主要完成建立突发事件信息系统,开展突发事件监测、风险评估和预警发布等工作;应急处置与救援阶段则是在突发事件发生后,政府组织调动资源,落实各项应急处置措施;事后恢复与重建阶段主要包括政府组织调动资源,尽快恢复生产、生活、工作和社会秩序所开展的一系列工作。

七、突发公共卫生事件应急专业队伍建设

应急专业队伍是卫生应急处置过程中的主体力量,其数量和能力往往决定卫生应急工作的成效。目前,我国已建设了数十支包括突发急性传染病防控队伍、突发中毒事件处置队伍、核和辐射突发事件卫生应急队伍在内的国家级应急专业队伍,此外各地也陆续组建了不同层次的应急专业队伍。

为培养一支结构合理、专业齐全、业务精湛、反应迅速、作风过硬的卫生应急队伍,应按照统一规划、分级负责、突出重点、分类培训、注重实效、提高能力的原则,以提高卫生应急队伍素质和能力为核心,以专业机构人员为重点,切实做好卫生应急培训工作。培训对象包括卫生应急管理人员、疾病预防控制专业人员、

卫生监督人员、医疗救治人员等。2001年,中国疾病预防控制中心创立了中国现场流行病学培训项目,各省、市也陆续建立了现场流行病学培训项目,应急业务骨干的现场调查处置技能得到了有效提升,为卫生应急队伍的实践技能的提升起到了积极的作用。

应急演练也是卫生应急队伍管理的重要组成部分,其目的是检验预案,提高队伍协作和实战能力,并遵循循序渐进的原则,主要包括讨论式演练和操作性演练两种形式。讨论式演练主要是桌面推演,用于测试应急预案,尤其是针对应急预案中的部门职责界定和流程衔接进行演练,由于无需动用具体的应急资源,因此简便易行;操作式演练又包括专项操练、功能性演练和全面综合演练,专项操练是单个机构针对某一项具体操作进行的训练,功能性演练则是单个或多个机构通过采取假设的应急响应来检验和锻炼应急队伍的能力,全面综合演练则是所有相关应急机构联合应对模拟的应急事件发生后所采取的行动,实际动用各类应急资源。目前,我国各地依托疾控和县级以上综合性医院,定期组织卫生人员开展应急演练演习,实战能力不断加强。

八、突发公共卫生事件应急物资和救援救治建设

应急物资是指为应对严重自然灾害、事故灾难、公共卫生事件和社会安全事件等突发公共事件应急全过程中所必需的物资保障。广义而言,凡是在突发公共事件应对的过程中所需使用的物资都可称为应急物资。应急物资储备是突发公共卫生事件应急救援和处置的重要物资支撑,是应急管理体系的重要组成部分。

近年来,我国不断加强卫生应急物资的管理,应急物资储备布局逐步优化。截至2021年5月,中央应急物资储备库已增加至113个,并实现了31个省、自治区、直辖市的全覆盖,储备物资价值增加到44.58亿元的规模,储备品种增加至165种,新增采购了家庭应急包、冲锋舟、隔离带挖掘机、侦察无人机等。各地区也不断推进应急物资储备库和基层备灾点建设,储备了充足的地方应急物资、抢险装备和防汛救灾物资等,提高了基层应急物资保障能力。与此同时,我国的应急物资保障信息化水平也得到显著提升。例如,国家应急管理部开发建设了应急资源管理平台,并在全国推广应用,实现了全国各级应急物资的实时查询和在线调度,为动态掌握应急物资信息、科学快速调拨,提供了技术支撑。应急物资逐步实现"一物一码",实现了应急物资从生产、储备,到调拨、发放等各个环节的动态监控,全程追溯。

此外,全国各地还建立了多个重要卫生医疗救援救治基地,全面提升了突发公共卫生事件受伤人员现场急救、医疗后送、物资调配能力。

第三节　突发公共卫生事件的应对与调查

一、突发公共卫生事件的应对与调查过程

由于突发公共卫生事件具有难以预测、危害巨大和受影响人群范围广泛等特点,往往要求调查处置人员迅速运用流行病学相关原理和方法解决诸多棘手问题,现场流行病学(field epidemiology)由此应运而生。美国学者 Michael B Gregg 在其专著中将现场流行病学定义为流行病学在下列现场情况下的运用,包括面临的问题出乎预料,要求迅速做出响应,必须亲临现场解决问题,调查的深度受到需要及时采取干预措施的限制而往往受限。

在接到事件报告启动现场流行病学调查前,需尽可能地搜集这起事件的相关信息,以初步掌握事件情况,如有多少人出现不适,大致的病例规模和初步呈现出的流行病学特征等,这将有助于明确事件的起因和发生发展规律。例如,以胃肠道症状为主的传染病往往提示发生了食源性或水源性污染事件。汇总信息后,调查人员应进行初步的信息核实、分析和确认,并完成相关情况的上报。在得到授权和批准后,立即

启动现场流行病学调查,现场调查通常遵循从描述性流行病学到分析性流行病学的逻辑思路,其步骤可归纳为"十步法",包括组织准备、核实诊断、确定事件的存在、建立病例定义、发现病例和开展流行病学调查、描述性分析(三间分布特征)、建立假设和验证假设、采取控制措施、完善现场调查和撰写报告。根据实际情况,上述步骤中有些可同时进行,有些则可适当调整顺序。

(一) 组织准备

在开展现场流行病学调查前,应先明确调查范围,可将其划分成多个区域,并确定重点调查范围,安排适当规模的现场调查队伍。

再根据前期初步掌握的事件信息确定现场调查队伍的成员组成,如临床医师、流行病学家、微生物学家、环境卫生工作者、官员、毒理学家、昆虫学家、护士、助理、应急管理和保障人员、翻译和驾驶员等,必要时可与其他部门和专业人员组成联合调查组,并在统一领导下合理分工协作。

为确保现场调查组工作的顺利展开,需要备好必需的经费和物资保障,涵盖调查器材(电脑、录音笔、照相机等)、通信工具、调查表、采样设备、检测试剂、冷链系统、个人防护用品、消毒物品、疾病防控物资等工作物资,必要的食品、水、衣物等生活保障物资,以及交通工具等后勤保障物资,此外,还需获得实验室支持,安排好标本的采集、运送和检测工作。

信息准备同样不可忽视,应对所调查的疾病或致病因素有所了解,掌握相关应急预案和工作要求,并与事发地取得联系,掌握相关信息,必要时还需进一步查阅相关文献。

(二) 核实诊断

为核实诊断,可通过对报告病例进行检查和探访,翻阅病历资料,核实实验室检测结果等方式,证实报告的事件情况的真实性和准确性。同时,收集目前阶段病例的主要临床表现、实验室检测结果和可疑暴露因素,也可为下一步建立病例定义和建立病因假设奠定基础。

(三) 确定事件的存在

应根据核实诊断结果和疾病的性质、规模、严重程度等进行综合分析,以确定事件存在。对于传染病暴发,应在排除监测方案调整、诊断方法和诊断标准改变等因素后,判定实际观察到的发病水平是否超过既往水平。

(四) 建立病例定义

完整的病例定义应至少包括时间、地点、临床表现或实验室信息等。病例的定义应简明、客观、易于操作,且有针对性。为全面掌握事件的全貌,在调查早期建议使用灵敏度较高的病例定义,随着调查的深入开展,可适当调整为特异度较高的病例定义,也可根据需要将病例分为确诊病例(confirmed case)、可能病例(probable case)和疑似病例(possible case)。无论使用何种定义,都必须在整个调查过程中坚持对所有人群使用同样的病例定义。

(五) 发现病例和开展流行病学调查

可根据所建立的病例定义,通过医疗单位报告、监测点报告、电话调查、逐户问卷、缺勤调查等被动监测和主动监测途径尽可能地发现所有病例并计算病例数。此外,还需要通过开展流行病学调查,收集病例的年龄、性别、职业、发病日期、症状、体征和实验室结果等重要信息,调查病例、感染者、密切接触者的活动、饮水、饮食、动物接触等一系列危险因素的暴露情况,这不仅有利于发现导致该事件发生的可疑线索,逐步探明传染源和传播途径,也有助于控制疫情的进一步传播和扩散。在调查的同时,应根据调查结果及时修订或补充控制措施。

调查过程中,可根据疾病性质选择分泌物、血液、体液或组织作为标本,标本的抽样应具有代表性,获得标本后须储存在低温、密闭、吸水性能好的特定工具盒内,装有传染性物质的包裹应用特殊标签表明,运输标本应严格执行法定程序。

（六）描述性分析

运用描述性流行病学方法,通过分析事件的时间、地点和人群分布特征,确定高危人群,为事件原因假设的建立,以及防控措施的提出提供科学依据。

1. 时间分布 以横坐标为时间尺度,纵坐标为病例数,将各单位时间内(小时、日、周、月或年)发生的病例数标记在相应的位置上,所绘制的直方图或线图,常被称为"流行曲线"(epidemic curve)(图 10-3),它可提供事件的规模、可能的传播模式、时间发展趋势等信息,还可发现一些特殊病例(如指示病例等)。根据流行曲线可进一步推算可能的暴露时间段,并据此推算疾病的潜伏期。常见的传播模式有点源传播、同源性连续传播、人传人增殖性传播等。

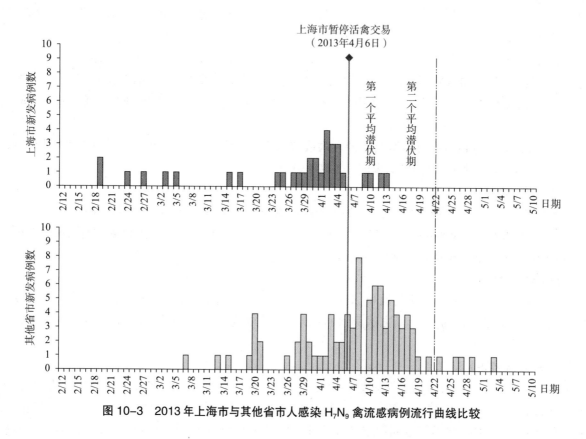

图 10-3 2013 年上海市与其他省市人感染 H_7N_9 禽流感病例流行曲线比较

以 2013 年发生在上海、安徽、江苏、浙江等省的 H_7N_9 禽流感疫情为例,从 2013 年 2 月下旬开始,在发现多例重症肺炎病例后,上海立即启动了流行病学调查和实验室应急检测,考虑到新型病原体可能,上海市疾病预防控制中心第一时间将样本送至中国疾病预防控制中心复核。3 月 30 日,中国疾病预防控制中心宣布上述病例为全球新发现的人感染 H_7N_9 禽流感病例。由于前期上海已对患者及其家庭、所在社区、市场等开展了细致缜密的流行病学调查,调查结果显示活禽市场是人感染 H_7N_9 禽流感病毒的高危场所,上海市政府于 4 月 6 日果断采取措施,全面暂停全市的活禽交易,在经历了该病的一个平均潜伏期(7 日)之后,效果得以显现,自 4 月 13 日之后,上海再无一例新发病例,防控措施的落实对于疫情控制起到了关键性作用。

2. 地点分布 将病例的地点资料(如居住地、工作地、学校等)在地图上进行标注后形成"标点地图"(spot map)。标点地图一方面可提示事件的影响范围,另一方面在结合风向、水系以及供水系统分布等信息进行综合分析的基础上,有助于形成关于传播途径和方式的病因假设。例如,19 世纪英国的 John Snow 医生就利用这一方法,提出了伦敦宽街的霍乱暴发疫情来自当地被污染的公共水泵这一假设,并最终得以验证。随着现代信息技术的快速发展,地理信息系统(Geographic Information System,GIS)能更有效地处理空间相关数据,分析不同区域疾病和突发事件分布和变化的联系,探索影响因素,为预警预报、控制计划的制定、控制效果的评价提供科学的决策依据。

3. 人群分布　对病例的人口学、暴露因素等特征进行描述和比较,分析突发事件影响的高危人群及其可能的暴露因素。

(七) 建立假设和验证假设

根据上述步骤中获得的信息,特别是基于描述性流行病学的分析结果,应用穆勒准则(Mill's canon),以形成关于该事件的病因假设,包含危险因素来源、致病因素的传播方式和载体、特殊暴露因素和高危人群等信息。所提出的假设应具备必要的合理性,能解释大部分病例的发生,同时要保持开放的思维,有时可考虑建立多种假设。

(八) 采取控制措施

需要注意的是,现场处置工作通常需要采取边调查、边分析、边采取控制措施的原则,各项控制措施的提出和落实不必等到验证假设完成,在现场调查开始时即应考虑,此时可以根据经验或常识来提出初步的控制措施,防控措施主要从消除事件致病因子、阻断和减少暴露、保护易感和高危人群三方面考虑。例如,积极救治、隔离患者或感染者,及时做好消毒、灭菌、杀虫等工作,封闭和净化被污染的环境,追踪、保护和密切观察密切接触者,现场处置人员也应做好个人卫生安全防护等。

(九) 完善现场调查

为了更深入地了解事件的影响程度,须进一步完善和验证病因假设,以得到更科学的结论,这往往需要结合最新获得的信息或分析结果,不断完善现场调查方案。例如,在提高病例定义的敏感性和特异性之后,除了可计算更为真实的罹患率、发病率等指标外,还可推测出更准确的受影响人群规模;通过对病例的多次观察和随访,可获得更为真实的暴露和效应指标的测量值,所估计的两者间的关联强度也逐渐趋于真实,此时应及时修正之前各项有误的措施。

(十) 撰写报告

可通过撰写报告,记录整个事件应对和调查过程中得到的重要结果和结论,归纳出的经验教训,这份报告也可用于未来的工作评估、学术交流、奖惩甚至诉讼的基础。按照工作进程,可将其分为初步报告、进程报告和总结报告;按照用途,则可分为行政报告、业务报告和学术报告等。

二、传染病暴发事件的应对与调查实例

1987年底至1988年3月间,在上海市发生了医学史上发病人数规模最大的一次甲型肝炎的暴发流行,累计发病人数共31万,死亡47人,造成经济损失近57亿元。1988年1月中旬,上海市多家医院相继报告突然出现大批有发热、黄疸等相似症状的患者,由于疫情来势凶猛,引起了市民的极大恐慌。

(一) 核实疫情和病原鉴定

临床调查发现,患者的主要临床特征包括起病急骤,发热(占92%)、乏力、食欲缺乏、恶心、呕吐、腹胀、肝大(占85.4%)、尿色加深、黄疸(占90%);实验室检查表明,92.4%的患者血清丙氨酸转氨酶大于1 000 U;上述证据证实了引起暴发的疾病确系病毒性肝炎。血清学检查发现95.5%的患者抗HAV-IgM阳性,发病1周后甲肝抗原检出率为68.2%,因此证实为甲型肝炎暴发。研究人员一边调查,一边同时针对传染源、传播途径、易感人群三方面积极采取扑灭疫情的综合措施。

(二) 原因分析和成因调查

1. 流行特征调查

(1) 地区分布调查　发病主要限于12个城区,占全市发病总数的94.9%,各区疫情上升和流行曲线基本一致。11%的家庭有至少1人发病,8%的家庭有2人或以上同时发病。

(2) 时间分布调查　12个区同时于1月14日发病数上升,2月1日达顶峰,疫情上升曲线呈锯齿形,

由三个流行高峰构成,顶峰分别在 1 月 20 日、1 月 25 日和 2 月 1 日,流行波持续 30 日,自 2 月 2 日起疫情迅速下降(图 10-4)。

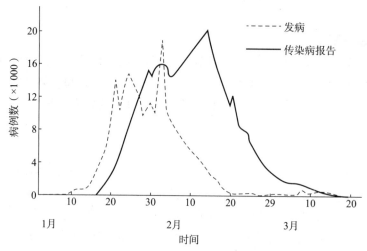

图 10-4　1987—1988 年上海甲型肝炎暴发流行曲线

(3) 人群分布调查　年龄分布以 20 ~ 29 岁罹患率最高,30 ~ 39 岁次之,40 岁以上者较低;职业分布以工人和职员为主;发病率男女之比为 1.26：1。此次暴发前,上海市居民血清甲肝抗体检测结果表明,20 ~ 39 岁抗体阳性率低于 50%,即 50% 以上对甲肝病毒(HAV)易感,这与该年龄组发病率最高相吻合;甲肝抗体阳性率随年龄的增加而上升,40 岁以上抗体阳性率高达 90% 以上,与这次 40 岁以上年龄组发病率显著低下也是一致的。

2. 暴发原因分析　对于甲型肝炎,可排除空气传播,只考虑水源和食源两种传播可能。

(1) 水源因素调查　对供应 12 个城区的自来水厂的管网水和出厂水样进行水质检查,浊度、细菌总数、大肠埃希菌三项指标均符合卫生标准;不同水厂供水范围与地区罹患率无差别;市区居民无饮生水习惯;本市大学生和士兵均饮用上述水厂的自来水,但其罹患率与往年相仿,明显低于城区居民。据此可排除水源因素的可能。

(2) 食源因素调查　推测能在短时间内引起如此大面积疾病暴发的食物应具有以下特点:①上市面广,销售量大;②上市范围和时间较集中;③有被 HAV 污染的可能,并以生食或半生食为主;④上市时间与暴发时间相隔约一个甲肝平均潜伏期。经查阅资料和个案调查,排查出的可疑食物包括伽师瓜、螺蛳、毛蚶等。通过配对设计的病例对照研究分析了它们与甲肝间的关系,均因未发现统计学联系而基本排除;而毛蚶的 OR 值达 11.81,χ^2 值为 442.34,$P < 0.01$,此外,通过前瞻性研究也发现了毛蚶与甲肝间的联系。与此同时还获得了其他证据,包括毛蚶上市高峰与甲肝发病高峰相隔一个甲肝的平均潜伏期,1988 年 1 月 4 日,市政府下令禁止采购毛蚶,一个月后发病迅速减少,市场和产地的毛蚶中均分离出相似的病毒颗粒,毛蚶鳃和内脏上清液感染绒猴成功。毛蚶可浓缩甲肝病毒 29 倍,且甲肝病毒能在其体内存活 3 个月之久。种种证据均证实了毛蚶是导致此次甲肝暴发的元凶。

3. 成因调查

(1) 毛蚶来源调查　市场调查发现毛蚶主要来自江苏某县。

(2) 污染原因调查　从江苏省卫生部门获悉,1987 年为该县甲肝流行年,当地居民厕所条件较差,无粪便无害化设施,渔民粪便可直接污染毛蚶产地水域。

(3) 死亡统计和远期观察　暴发原因调查结束后,根据医院和卫生防疫站的报表,统计出暴发期间的甲肝病死率仅为 0.015%,其中 33% 的死亡者合并乙型肝炎;对 1 075 例确诊患者随访 5 年,无远期后遗症。

(4) 卫生服务利用评估 抽样调查 666 名甲肝患者对门诊、隔离和康复等卫生服务利用的看法,暴露出卫生服务资源相对匮乏和配置不合理等问题。

三、食品污染事件的应对与调查实例

(一) 2008 年三聚氰胺奶粉事件经过

2008 年 3 月始,南京鼓楼医院泌尿科外科陆续接到南京儿童医院送来的 10 例泌尿结石样本。2008 年 6 月 28 日,位于兰州市的解放军第一医院收治了首例患"肾结石"病症的婴幼儿;7 月中旬,甘肃省卫生厅接到医院婴儿尿路结石病例报告后,随即展开调查,并报告卫生部。随后短短两个多月,该医院收治的患儿数就迅速扩大到 14 名,主要症状包括不明原因的哭闹、呕吐、发热、尿液混浊、血尿、少尿或无尿等,经检查发现,这 14 名婴儿中有 90% 以上为尿酸胺结石,这类结石多由营养不良造成,常见于儿童和老年人的膀胱结石,这种非常少见的情况引起了医院的重视。经进一步检测,推测这是由摄入的脂肪和蛋白含量比例失调,引起体内嘌呤碱代谢异常,继而产生尿酸和尿酸盐结晶,在上尿路梗阻后形成肾结石,导致肾衰竭,经流行病学调查发现这些患病婴儿在没有母乳之后,均曾食用过三鹿牌婴幼儿配方奶粉。

7 月 24 日,河北省出入境检验检疫局检验检疫技术中心对三鹿集团所生产的 16 个批次的婴幼儿系列奶粉进行检测,有 15 个批次检出三聚氰胺。

9 月 9 日,此事被媒体曝光,引发重大关注,国家质量监督检验检疫总局当日派出调查组赶赴三鹿集团,两日后,全国已有多个省市有类似案例报告。经多方联合调查,高度怀疑石家庄三鹿集团股份有限公司生产的三鹿牌婴幼儿配方奶粉受到三聚氰胺污染,卫生部于 9 月 11 日提醒立即停止使用三鹿受污染奶粉,三鹿集团股份有限公司工厂被贴上封条。

9 月 12 日,联合调查组确认"受三聚氰胺污染的婴幼儿配方奶粉能够导致婴幼儿尿路结石"。同日,石家庄市政府宣布,三鹿集团生产的婴幼儿"问题奶粉"系不法分子在原奶收购过程中添加了三聚氰胺所致。9 月 12 日至 18 日,相关责任人受到拘役、免职等处理。

9 月 13 日,党中央、国务院启动国家重大食品安全事故 I 级响应,并成立应急处置领导小组,卫生部发出通知,要求各医疗机构对患儿实行免费医疗。9 月 18 日,国家质量监督检验检疫总局发布公告,决定废止《产品免于质量监督检查管理办法》,截至 9 月 21 日,全国因食用含三聚氰胺的奶粉导致住院的婴幼儿 1 万余人,确认 4 例患儿死亡。

10 月 8 日,卫生部等五部门公布了乳及乳制品中三聚氰胺临时限量标准。10 月 9 日,国务院公布了《乳品质量安全监督管理条例》。

(二) 调查过程

国家卫生行政部门在对患儿进行调查时,制定了《"三聚氰胺"污染奶粉所致病例调查方案》,目的是:①掌握该事件引起的"婴幼儿泌尿系统疾患"的健康危害及其疾病特征,为建立早期诊断指标和完善治疗方案提供依据;②掌握该事件的流行病学特点,了解发病的影响因素,为制定筛查标准及干预措施提供依据;③探索三聚氰胺暴露量与"婴幼儿泌尿系统疾患"发病之间的量效关系。

调查对象是因服用奶粉到医院就诊或筛查并被诊断为"婴幼儿泌尿系统疾患"的患儿。调查方法是通过查看医疗记录、访谈患儿家长及医生,使用统一的流行病学调查表,对诊断病例进行个案调查。

调查内容包括患儿的一般信息(年龄、性别、联系方式等)、临床表现(临床症状和体征、发病经过等)、临床辅助检查结果(血、尿常规,血、尿生化,B 超等)、治疗及转归、暴露史及其他影响因素(病例喂养方式,食用奶粉的品牌、时间、食用量,以及饮水量、其他辅食等)。医院负责采集患儿结石或尿中结晶颗粒标本,疾病预防控制中心流调人员负责采集剩余奶粉,标本送省疾病预防控制中心进行检测和分析。如无条件检测,则由省疾病预防控制中心送至中国疾病预防控制中心检测。

调查工作在各地卫生行政部门统一领导下进行,中国疾病预防控制中心视需要提供必要的技术指导,

各省疾病预防控制中心负责收集本省所开展调查的数据。

　　在调查工作开展的同时,卫生部还下发了临床诊疗方案,并立刻组织各地对医务人员进行培训,国家制定的免费诊疗政策包括:①对患儿实行免费诊治,所需费用由接诊医疗机构先行垫付,保证患儿得到及时诊治;②医疗机构垫付确有困难的,可由同级财政垫付;③事故责任查明后,医疗救治费用由相关责任主体按法律法规赔偿;④对于医疗卫生机构开展医疗救治所需必要的设备购置等费用,同级财政要安排资金予以保障,确有困难的中央财政予以适当支持。

(徐　刚)

数字课程学习

⬇ 教学 PPT　　　📝 自测题

第十一章

临床预防服务与健康管理

本章内容主要针对医学生未来工作的需要,介绍临床预防服务及健康管理的概念、产生背景、历史意义,以及临床预防服务开展的原则;健康危险因素的评估及健康维护计划的制订与实施等。

第一节 临床预防服务

在过去几十年中,预防和治疗相结合已经取得了很大的成就。例如脊髓灰质炎过去经常暴发流行,1945 年,美国脊髓灰质炎患者有 18 600 多例。推行口服疫苗以后,该疾病发生率大大降低,1987 年仅发生了 5 例,1994 年,WHO 美洲区域被认证为无脊髓灰质炎地区。几十年来,经过全球范围消灭脊髓灰质炎工作的努力,该疾病已接近于消灭。2014 年,仍流行脊髓灰质炎的国家由 1988 年的 125 个减少到 3 个(阿富汗、尼日利亚和巴基斯坦)。2018 年至 2019 年,脊髓灰质炎全球报告病例数由 137 例下降到 18 例,除巴基斯坦外,其他地区的根除战略均中断了野生脊髓灰质炎病毒的传播,且其他危及婴幼儿生命与健康的传染病,如风疹、白喉、百日咳、麻疹等都因此得到了有效控制,取得了前所未有的成效。一些常见的慢性病通过临床预防服务也已经显著降低了发病率。2019 年,新型冠状病毒肺炎的突发使得全球人民接受了一场流行病救治和防控的"公开课",公众对公共卫生治理有了更高的期盼,公共卫生与临床医学教育弥合裂痕的社会氛围正在形成。临床预防在诸多国家已成为患者临床诊治过程中不可或缺的重要组成部分,美国《临床预防指南》中着重强调临床预防应与医疗保健实现一体化,以此来弥补慢性病控制工作的不足。

一、临床预防服务概述

(一)概念

临床预防(clinical prevention)是通过在临床场所对病伤危险因素的评估和干预,对健康的人和(或)无症状的"患者"采取的个体预防措施;是临床环境下采用一级、二级预防的方法,将治疗和预防相结合的一项基本的卫生保健服务。主要研究对象是人群,主导思想是预防,健康教育与健康促进是实施临床预防的重要技能。

(二)临床预防产生的背景

临床预防主要是针对慢性病自然史防治中的缺陷和不足提出的。在生物-医学模式的指导下,医生和患者均缺乏有关慢性病危险因素早期预防的观念与知识。控制慢性病的关键是关注其自然史的发展全程,尤其是注重早期的病因预防,即第一级预防;临床疾病期只是疾病自然史中的一个环节,而生物-医学模式关注的只是这一个环节,因此凸显了慢性病自然史防治中的缺陷和不足。WHO 用"想想上游情境"的小故事描述这一问题:故事把临床医生比喻成激流岸边的打捞员,他们只负责救护上游漂下的落水者,却没有想到去上游寻找为什么有那么多人掉到水里的原因。如果不到上游去解决落水者的根本问题,那么他们的救护将徒劳无功。预防医学专家经过研究,提出了临床预防的概念,并由此发展了比较完善的干预系统。"千里之堤,溃于蚁穴",临床医生除了做好合格的"救护员"之外,还要学会如何避免人们落水。疾病早发现、早诊断、早治疗有百利而无一害,开展病因预防不仅成为了现代医学新的教条,而且成为医学实践的重要内容,并为医学科技发展提供巨大动力。

二、临床预防服务的意义

(一) 合理控制慢性病发病率和疾病发展进程,降低医疗费用

晚期治疗所用的技术费用通常最为昂贵,沉重的经济负担使得家庭和社会不堪重负。那些严重威胁人民生命和健康的疾病虽无法治愈,但多数可以预防。WHO通过在指定的示范地区进行行为干预、倡导健康的生活方式和开展肿瘤筛查等活动的实践,发现即使是恶性肿瘤,通过预防也可以降低 1/3 的发生率(《世界癌症报告》)。非但肿瘤,其他绝大多数慢性病的危险因素均与不良生活习惯、不良生活方式存在密切关系,只要利用临床预防的方法进行干预,都能减少慢性病的发生、发展,以及并发症的产生。从经济学角度看,在以健康为最大效益的前提下,预防的成本远低于临床治疗的成本。《国务院关于实施健康中国行动的意见》(国发〔2019〕13 号)强调,加快推动以"治病"为中心向以"健康"为中心转变,以注重"治已病"向注重"治未病"转变,坚持将预防为主、防病在先融入各项举措中。这是临床预防服务重要性和必要性的具体体现。

(二) 提高临床疗效

慢性病如恶性肿瘤、高血压的靶器官损害,糖尿病的并发症等,晚期均无有效的治疗方法,预后较差,常常令临床医生束手无策。而早发现、早诊断和早治疗可以显著提高临床疗效。在过去几十年中,各种手段的预防工作在延缓和阻断疾病的发生与发展方面已取得显著成效。目前认为,最成功的是早期筛查宫颈癌和乳腺癌,通过早诊断和早治疗,不但可以延长患者寿命,还可以使很多患者得到有效治愈。

(三) 提高人群期望寿命和生活质量

随着人口寿命的延长,慢性病患者伤残调整寿命年逐年增加,这在某种程度上影响了某些人群的生活质量和幸福指数,而那些生活不能自理的患者,甚至因此失去了尊严。应用重点人群早期筛查的方法,在健康人群中发现无症状的个体,对降低患者病死率、伤残率有重要意义。例如,宫颈癌 0~1 期手术治疗 5 年生存率为 75% 以上,而 4 期的 5 年生存率仅为 14%;高血压的早期治疗和理想水平的血压控制,可使病死率降低 50%。

 例 11-1

　　患者,女,30 岁。10 年前,在无任何身体不适的情况下进行身体检查,发现肿瘤并确诊为乳腺癌早期,手术切除乳腺,进行合并和一期重建。目前其仍健康生存,工作、生活未受到任何影响。

这个案例主要体现了早发现、早诊断和早治疗对降低人群发病率和病死率及降低伤残率具有重要意义。该患者手术成功后已健康存活近 10 年,并继续延长生存期。她在这段时间内可以继续为社会创造价值和贡献力量,并实现自我价值。

(四) 解决卫生服务面临的矛盾和挑战

各种创新技术及新药物的应用,使很多疾病都得到了治疗和控制,但同时也带来了高额的医疗费用。昂贵的费用使得普通家庭在经济上难以承受;在卫生服务利用上形成了贫富间不平等的鸿沟;在治愈疾病和改善生命质量之间、降低残疾率和患病率之间都难以得到较好的平衡,造成了临床上的混乱,使医学目

的受到挑战。

 例 11-2

　　某社区卫生服务机构采用临床预防的方法对 3 706 例 10 年内心血管疾病发病风险≥10% 的社区管理高血压患者进行实验,将 3 706 例患者分成干预组和对照组。干预组通过对研究对象进行健康教育,及体重控制、戒烟、限酒、健康饮食、体育锻炼等健康生活方式的行为督促。1 年后,干预组的心血管疾病相关知识有所改善,其中阿司匹林,他汀类,盐、油摄入量的知晓率分别提高 26.22%、29.56%、10.80% 和 15.17%;临床预防性服务利用情况略有提高,阿司匹林和他汀类服药率分别升高 1.12% 和 1.32%;健康行为有所改善,其中饮酒比例下降 3.83%,基本不吃水果的比例下降 12.89%,每日吃蔬菜的比例升高 4.76%;健康指标向好发展,体重指数和舒张压分别下降了 0.33 kg/m² 和 1.49 mmHg(1 mmHg=0.133 kPa),体重、腰围和收缩压则分别下降了 0.85 kg、0.14 cm 和 1.28 mmHg,10 年心血管疾病风险下降 0.33%,P 值均 <0.05。

　　注:引自郭春花,钟节鸣,方乐等.心血管疾病高危人群临床预防性服务和生活方式调整综合干预效果评价.中华预防医学杂志,2020(04).

　　以上案例充分体现了临床预防在合理控制慢性病的发生和疾病发展进程中的重要作用。

　　改变人们的行为和习惯,早发现、早诊断及早治疗疾病,可大大减少各种迁延性疾病及其并发症的发生,但这需要有一整套个体化且行之有效的措施和方法,这就是临床预防服务的方法。临床预防的思维、方法和技巧是切实解决医学界所面临的各种挑战与矛盾的重要手段,进而提升疾病防治能力。

三、临床预防服务的内容与实施原则

(一) 临床预防服务的内容

　　临床预防服务主要针对健康人和无症状“患者”。临床预防的服务内容主要包括以下几个方面。

　　1. 对就医者的健康咨询(health counseling) 主要是通过收集就医者的健康危险因素,向其提供相关信息,劝告其改变生活或行为方式以降低危险因素,减少疾病和残疾的可能性(不包括已出现症状和体征的患者)。与患者共同制定改变不良生活和行为方式的计划,并负责督促他们执行干预计划。提出个体化的健康处方,去除其生活或行为方式中有损于健康的因素,以达到健康促进的目的。

　　2. 预防接种(immunization) 又称人工免疫,是将生物制剂接种到人体内,使人体产生对某种传染病的特异性免疫力,从而阻止疾病的发生和发展。目前,除有禁忌证的儿童外,均须接受计划免疫,也建议对 65 岁以上的老年人和高危人群进行相应的免疫接种,如肺炎球菌疫苗接种、流感疫苗接种等。

　　3. 化学预防(chemoprophylaxis) 属一级预防措施,指对无症状的个体使用药物或其他天然物质来提高人群抵抗疾病的能力,以降低发病风险,防止疾病的发生。常用的化学预防方法有:①使用阿司匹林预防心脑血管疾病;②对绝经后的妇女使用雌激素预防围绝经期妇女骨质疏松和心脏病等;③对孕妇补充叶酸以降低新生儿神经管缺陷率;④对育龄和妊娠妇女及儿童补充含铁物质,以控制缺铁性贫血的危险因素。⑤补充氟化物降低龋病的患病率等。

　　4. 疾病筛查(disease screening) 一般指应用快速的实验室检查等方法对未识别的疾病或缺陷做出推断性鉴定,从外表健康者中检查出可能患者。即应用一切简单易得的专门检查及实验手段在健康人群及高危人群中找出患者,它是临床预防工作中的重要环节。在临床预防工作中,健康史的询问和体格检查是最简便易得的筛查。开展疾病的早期筛查并及时干预,不但可以减少并发症,降低伤残率,还可以节约大量卫生资源,对于疾病的防治具有重要意义。

　　5. 病例发现(case finding) 是指通过对患者进行一系列检查、测验等,以期发现患者就诊原因以外的

疾病,从而做到早发现、早诊断和预防性治疗。

6. 预防性治疗(preventive treatment) 指通过应用一些治疗手段,预防疾病的发生或发展。如对空腹血糖受损者应用二甲双胍干预,以阻止其进一步发展成糖尿病;对结肠息肉予以切除,以预防其发展为结肠癌等。

(二)临床预防服务的实施原则

(1)临床中采用的预防方法必须对健康有利,绝不能产生不良反应。

(2)列为常规筛查的预防方法必须考虑到实施过程中的经济代价,昂贵的方法不适合在大规模人群中推广。筛查的基本原则如下。

1)该疾病是当地重大的公共卫生问题 其发病率高,影响范围广,晚发现将造成严重的后果。

2)具备有效的治疗方法 如果对筛查出的疾病缺少治疗办法及效果不佳,则没有必要筛查。

3)有进一步确诊的方法与条件 筛查试验阳性者仅表示疑似患有某疾病,并不能作为确诊的依据,如该项筛查没有进一步确诊的方法,则没有必要筛查。

4)自然史明确 如果对某种疾病的自然史有明确的了解,则可取得理想的效益;反之,则没有必要进行筛查。如一般情况下,乳腺癌从发病到发现需要几年甚至几十年的时间,绝经后乳腺导管癌需要5~10年。了解这些对乳腺癌的早发现和早治疗有重要意义。

5)较长的潜伏期或可识别的临床前期 某些疾病可识别的临床前期太短,使预后的改善幅度减小,筛查效益将受到影响;反之,则有重要的临床意义。例如,从无症状的腺瘤、肠息肉发展到结肠癌需要5~15年,临床上出现症状往往已是晚期,多数已失去救治机会;如果在癌前阶段切除良性腺瘤及息肉,就可以解除癌症的危险。所以,筛查对结肠癌具有非常重要的意义。

例 11-3

患者,男,64岁。平素身体健康,精力旺盛。在一次健康体检中发现一项肿瘤标志物指标高于正常值,遂进行复查。虽然复查结果在正常范围,但该教授没有放松警惕,因为他清楚自己的父母均因消化道肿瘤去世,所以自费到其他医院做了纤维结肠镜检查,结果确诊为结肠癌。因早期发现,手术效果良好,现已存活多年并恢复正常工作。

6)预期筛查效益明显 可通过经济低廉的筛查发现更多表面健康无症状的患者,并对改善疾病预后效果显著。例如通过测量血压和危险因素评价,发现高血压患者,通过早诊断和早治疗可以明显减少其他靶器官的损害,提高生命质量。

第二节 健 康 管 理

一、健康管理的概念

健康管理(health management)是指一种对个人或群体的健康危险因素进行全面监测、分析、评估、干预等管理的过程,其宗旨是调动个人及集体的积极性,有效地利用有限的资源来达到最大的健康效果。其具体做法应该是根据健康维护计划,在收集个人健康信息的基础上,对个人的健康状况全面了解和评价后,针对生活方式和危险因素制定个体化干预和行为矫正计划,提供有针对性的健康指导,使他们采取行动来改善健康。定期追踪和效果评估,即遵循健康危险因素"监测→评价→干预"的循环不断运行,实现三级预防。健康管理就是要将科学的健康生活方式提供给健康需求者,变被动的护理健康为主动的管理健康,更加有效地保护和促进人类的健康。

1. 健康管理的作用与意义　健康管理活动是对健康维护计划进行连续性实施的过程。健康管理模式抓住最主要、可变、可防、可治的健康危险因素——不健康的生活和行为方式,应用健康管理的理论和饮食运动量化管理、有效运动、能量平衡等健康管理技术,从源头上阻断慢性病的自然进程。它不仅符合 57 届世界卫生大会《饮食、身体活动与健康的全球战略》的决议精神,也符合 WHO 所倡导的慢性病防治的基本原理与要求。

2. 健康管理的个体化特征　从某种意义上来说,针对个体的健康管理就是要强化个体对自己的健康所负起的责任。在这个过程中,医生只是指导者、咨询者和教育者,居民个体才是真正的管理者。健康管理个体化特点的核心就是提高个体的自我保健意识和能力,即个体在发病前就进行干预以促进健康,增强机体的生理、心理素质和社会适应能力,积极了解和学习慢性病的科学认知水平;有效预防、控制慢性病的发生、发展,增进健康水平,提高生命质量,延长健康寿命,有效降低医疗费用。

案例 11-3 充分体现了个体才是真正的健康管理者的含义。事后该教授本人很感慨地说:"对待健康必须要自身重视,这次体检这项肿瘤标志物的检查本来是不在常规检查范围之内的,单位临时决定加做这项检查,自愿参加,不作为必需的检查项目。我考虑自己父母均患消化道肿瘤,就做了这项检查,就真的获益了。"他说:"如果我不是学医的,如果我对健康漠视……那等我发现病情就一定是晚期了,因为我没有任何症状。"

 例 11-4

> 患者,女,78 岁。患高血压 30 余年,被诊断为冠心病 15 年。在患病早期,由于对疾病认识不足,虽然经常看病,也服用抗高血压药,但血压控制得不理想。近 10 余年来,随着社会的进步和慢性病知识的普及,本人的自我保健意识得到了很大程度的提高,她开始注意学习和了解高血压和冠心病的科学知识,努力提高自己该方面的认知水平。在医生的指导下,她坚持定期检测自己的血压、血糖、血脂、体重等各项指标,坚持规律服药。尤其注意体育锻炼及低盐、低脂肪饮食和平衡膳食(每周坚持吃 2 次粗粮,保持每天 500 g 左右的蔬菜摄入,每周最少吃 2 次鱼或虾、豆腐等),并保持乐观的情绪,9 年前发现空腹血糖 62 mmol/L,遂在医生指导下每日服二甲双胍 10 g。目前血压一直控制在 125～135/85～95 mmHg,空腹血糖 58 mmol/L,2010 年冠状动脉造影结果:陈旧性斑块(与两三年前结果对比未见明显改变),侧支循环形成良好。除了对以上项目进行监测外,她还定期对自己的牙齿、眼、关节等进行检查和保健,并在平时还和老伴一起坚持做一些脑保护的活动,如两人互相监督背诵古诗、绘画、写毛笔字等。由于该患者的独生女儿在国外生活,所以她现在经常往返于国内外,精神、体力都显得很充沛。而与她年龄、病情相仿的几个同事或熟人目前或已去世或已生活不能自理。

二、健康管理的特点

(一) 标准化

标准化是科学管理个体和群体健康的基础。健康管理服务的主要产品都涉及健康信息。没有健康信息的标准化,就不能保证信息的准确性、可靠性和科学性。

(二) 量化

对个体和群体健康状况的评估,科学的量化指标是对健康风险分析、确定以及对干预效果评价等的重要保证。只有科学的量化,才能满足科学"可重复性"的要求,才能经得起科学和实践的检验。

(三) 针对性

健康管理的具体做法就是为个体或群体提供有针对性的科学健康信息,并创造条件和采取行动来改善健康。没有风险评估和干预措施的个体化,就没有针对性,就不能充分地调动个体和群体的积极性,就达不到最大的健康效果。

(四) 系统化

健康管理服务的标准化和系统化是建立在循证医学和循证公共卫生的标准及学术界已经公认的预防与控制指南和规范之上的。健康评估和干预的结果既要针对个体或群体的特征与健康需求,又要注重服务的可重复性和有效性,强调在多平台合作的基础上提供服务。

三、健康管理的步骤与流程

(一) 健康管理的基本步骤

1. 收集服务对象的个人健康信息　个人健康信息包括个人一般情况(性别、年龄、民族、婚姻状况、文化程度、职业、居住地等)、目前健康状况和疾病家族史、生活方式及行为危险因素(膳食、体力活动、吸烟、饮酒等)、心理因素、体格检查(身高、体重、血压、心率、肺活量、握力、步速等)和血、尿实验室检查(血脂、血糖、肝功能、肾功能等)。

2. 健康或疾病风险评估　即根据所收集的个人健康信息,采用指标或数学模型等方法对个人的健康状况及未来患病或死亡的可能性进行量化评估预测。其主要目的是帮助个体综合认识健康风险,鼓励和帮助人们纠正不健康的行为和习惯,制订个性化的健康干预措施并对其效果进行评估。

3. 健康干预　在前两部分的基础上,以多种形式来帮助个人采取行动、纠正不良的生活方式和习惯,控制健康危险因素,实现个人健康管理计划的目标。与一般健康教育和健康促进不同的是,健康管理过程中的健康干预是个性化的,即根据个体的健康危险因素,对个体进行指导,设定具体目标,并动态追踪效果。如体重管理、糖尿病管理等,通过个人健康管理日记、参加专项健康维护课程及跟踪随访措施来达到改善健康的效果。一位糖尿病高危患者,其除血糖偏高外,还有超重、血脂代谢失调和吸烟等危险因素,因此除控制血糖外,对个体的指导还应包括调脂、减轻体重(膳食、体力活动)和戒烟等内容。

4. 随访及效果评估　主要包括个体健康知识知晓情况,个体健康危险行为改变情况,个人体格检查、实验室检测及临床辅助检测指标变化情况,个体慢性病发生危险程度变化情况,个体慢性病并发症发生情况,个体对服务的依从性情况,个体对服务的满意度等,通过动态追踪随访达到健康管理的效果。

健康管理是一个长期的、连续不断的、周而复始的过程,即在实施健康干预措施一定时间后,需要评价效果、调整计划和干预措施。只有长期坚持,才能达到健康管理的预期效果。

(二) 健康管理常用的服务流程

1. 健康管理体检　是以人群的健康需求为基础,针对健康危险因素按照早发现、早干预的原则来收集个人健康史、家族史、生活方式和精神压力等方面的资料,并选定体格检查和实验室检查的项目。检查的结果对后期的健康干预活动具有明确的指导意义。健康管理体检项目可以根据个人的年龄、性别、工作特点等进行调整。

2. 健康评估　通过分析个人健康史、家族史、生活方式、精神压力、体格检查和实验室检查的资料,为服务对象提供一系列的评估报告,特别是提供服务对象健康风险评估的报告。

3. 个人健康管理咨询　在完成上述步骤后,个人可以得到不同层次的健康咨询服务。内容可以包括以下几方面:解释个人健康信息和健康评估结果及其对健康的影响;制订个人健康管理计划;提供健康指导;制订随访跟踪计划等。关于健康咨询制定的5A策略,即可以通过询问或者评价工具完成(assess);明确的、强烈的、个性化的建议(advise);对个人健康目标的设定表示赞同(agree);帮助(assist);确定随访时间表(arrange)。

4. 个人健康管理后续服务　其内容主要取决于被服务者(人群)的情况及资源的多少,可以根据个人及人群的需求提供不同的服务。后续服务的形式可以是通过互联网查询个人健康信息和接受健康指导,定期寄送健康管理通讯和健康提示,以及提供个性化的健康改善行动计划。监督随访是后续服务的一个常用手段。随访的主要内容是检查健康管理计划的实现状况,并检查(必要时测量)主要危险因素的变化情况。健康教育课堂也是后续服务的重要措施,在营养改善、生活方式改变与疾病控制方面均有很好的效果。

5. 专项的健康及疾病管理服务 除了常规的健康管理服务外,还可根据具体情况为个体或群体提供专项的健康管理服务。这些服务的设计通常会按患者、健康人及高危者来划分。对已患有慢性病的个体,临床医生依据相关的临床规范、指南和路径等开展临床治疗,针对特定疾病进行管理,又称疾病管理,如糖尿病管理、心血管疾病及相关危险因素管理、缓解精神压力、戒烟、运动、营养及膳食咨询等。对没有慢性病的健康个体或高危个体,可选择的服务也有很多,优先选择一种或几种危险因素进行干预及行为矫正,如个人健康教育、生活方式改善咨询、疾病高危人群的教育、维护项目及"互联网+"公共卫生服务等。

第三节 健康风险评估

一、概述

健康危险因素(health risk factor)是指在机体内外环境中存在的与疾病发生、发展及死亡有关的诱发因素,即能使个体或群体患病的危险性增加或引起不良健康结局的因素。

健康风险评估(health risk assessment)是研究致病危险因素与慢性病发病率或病死率之间数量依存关系及其规律性的一种技术,也是预防疾病、促进健康的方法。

(一)健康风险评估产生的背景

健康风险评估是 20 世纪 70 年代兴起的一门医学评价技术,是在工业现代化和经济快速发展的背景下产生,并率先由美国的罗宾斯(Robbins)和刘易斯(Lewis)两位临床医师提出。由于人民生活水平不断提高,社会生活日益丰富,人们的工作环境、日常行为和生活方式也发生了很大改变,随之而来的疾病谱和死因谱也发生明显变化。20 世纪 70 年代以来,世界逐步进入慢性病高发时期,以心脑血管疾病、恶性肿瘤、高血压、糖尿病、心理疾患等为代表的慢性病,已成为严重威胁人们健康的一项重要公共卫生问题。我国自 20 世纪 90 年代以来也进入了这个行列,且进展速度惊人。2012 年,全球因慢性病导致的死亡多达 3 800 万,其中中国占 860 万,慢性病导致的死亡已经占我国总死亡的 85%,导致的疾病负担已占总疾病负担的 70%。慢性病作为我国居民死亡和疾病负担的首要病因,2017 年,我国心血管疾病负担超过 8 500 万伤残调整寿命年,糖尿病疾病负担达 1 200 万伤残调整寿命年。让人触目惊心的是,中国因慢性病死亡的男性中约 4 成(39%)、女性中约 3 成(31.9%)均属过早死亡,即死于 70 岁之前。也就是说,中国每年有 300 万人因患上某些本可预防的疾病而过早死亡。我国正处在社会转型期,社会不断发展,竞争激烈,生活节奏加快,工作压力增大,使得慢性病的发生年龄趋于年轻化。亚健康状态、心理问题普遍存在于中、青年群体中,过劳引起的不良健康事件在中、青年群体中时有发生且呈不断上升的趋势。21 世纪的疾病预防与控制重点放在"未病之人"的健康促进和预防上,以疾病为中心向以健康为中心转变,强调对伤残和死亡的预防,关注与疾病、残疾和过早死亡有关的高危人群,将实施促进健康生活方式的举措放在显著位置,这使得健康风险评估的重要性越显突出。健康是一个累积过程,从年轻时抓起,可以从源头阻止或减少慢性病的发生并延缓其发展。进行健康风险评估对传播健康知识,进行健康教育,提高社会对健康危险因素的认识,促使人们改变不良行为和生活方式,降低危险因素,提高健康水平和生活质量具有重要意义。

(二)健康危险因素的特点

健康危险因素的作用复杂,了解其对健康影响的作用特点,有利于加深对危险因素的认识,对防治疾病,尤其是慢性病的预防具有重要意义。

1. 潜伏期长 健康危险因素产生危害的潜伏期取决于其数量、性质、接触时间。人群长期反复接触危险因素后才发生疾病是慢性病的发病特点。例如,肺癌患者的吸烟史往往长达数十年,盐摄入过高引起的高血压等心血管疾病数年后才能发生等。

2. 联合作用明显　在慢性病的发生发展过程中,往往存在多种危险因素的联合作用,使其致病危险性增强。例如,吸烟者同时接触石棉或有害金属粉尘,肺癌的发生概率要比单纯吸烟者增加几倍或十几倍。

3. 特异性弱　健康危险因素致病的特异性弱,其对健康的作用往往是一种危险因素与多种疾病有联系,也可能是一种慢性病为多因素共同作用的结果;不像传染病那样由特异的病原体引起。该特点容易被人们忽视,不便于进行有针对性的预防。

4. 持续性强　广泛存在于人类生命周期的各个阶段(从胚胎期到死亡),无时不受健康危险因素的影响。由于其危害作用往往是潜在的,非特异的,潜伏期长的,增加了人们认识的难度,有些不良行为已形成习惯难以改变,必须在充分认识这些特点的基础上,不断加强健康教育和健康促进,才能使其得到有效的控制和干预。

二、健康风险评估的目的与应用

(一)目的

健康风险评估的目的就是将健康数据转变为健康信息。目的包括:①帮助个体综合认识健康危险因素;②鼓励和帮助人们修正不健康的行为;③制定个性化的健康干预措施;④评价干预措施的有效性;⑤健康管理人群分类。

(二)应用

健康风险评估可以估计个体在一定时期内患病或死亡的危险性以及降低危险因素的潜在可能性,继而可估计不同危险因素在人群中的分布及其对人群的影响。健康危险因素评估主要可以应用于以下几个领域。

(1)医疗卫生服务机构　如医院、体检中心、社区卫生服务中心等。

(2)企业、事业单位　通过健康风险评估,引入适合自身的健康管理项目,降低员工的健康风险,节约企业医药费,收获员工健康。

(3)健康保险行业　可通过健康风险评估,确定更合理的保险费率。

三、健康风险评估的基本步骤与方法

(一)资料收集

1. 收集当地病死率资料　可通过死因登记报告、疾病监测或死亡回顾调查,也可通过流行病学调查、文献检索等途径获得,作为当地性别、年龄别的各种疾病别病死率的参照标准。无论通过何种途径,都要首先保证其准确性。

2. 收集个体危险因素资料　采用自填式问卷调查法(表11-1),辅以一般体格检查、实验室检查手段获得。具体调查问卷内容根据影响健康四个方面的因素来考虑,原有疾病既往史要包括与当地前10~15位死因有确定联系的危险因素,并确定其指标(测量)值。

3. 将危险因素转换为危险分数　当个体具有的危险因素相当于人群平均水平时,危险分数定为1.0;当危险分数<1.0时,则个体发生某病的患病概率或死亡概率小于当地的平均水平;危险分数越高,则个体患某种疾病或死亡的可能性就越大。

4. 计算组合危险分数　综合考虑死亡中每一种有关危险因素的影响,用以说明个体死于某种原因的危险水平。流行病学调查证明,多种危险因素对同一种疾病具有联合作用。例如,吸烟与高血压在冠心病的发病中有近似相乘的协同作用,将不吸烟且无高血压病史的个体发生冠心病的危险度定为1.0,则无高

表 11-1 健康管理信息调查表

姓　　名：_____

档案编号：_____

健康管理

终身受益

尊敬的客户:您好! 欢迎参加健康管理,我们将根据您的个人健康信息,提供个性化的健康管理服务,请根据实际情况填写。

基本信息	出生日期:　　　年　月　日	手机号码:		电子邮箱:		
	居住区域:　　　省(直辖市、自治区)　　市(县区)		□ 以前接受过本机构服务　□ 愿意接受健康回访			
	ABO 血型:○ A 型　○ B 型　○ AB 型　○ O 型		婚姻状况:○未婚　○已婚　○离异　○丧偶			
	职业类型:○管理　○技术　○办事　○服务　○农林牧渔　○工人　○军人　○退休　○其他					

患病情况	疾病	高血压	糖尿病	冠心病	高脂血症	肥胖	中风	肺癌	前列腺癌	乳腺癌	骨质疏松	老年痴呆	肝癌	胃癌
	本人	□	□	□	□	□	□	□	□	□	□	□	□	□
	父亲	□	□	□	□	□	□	□	□	□	□	□	□	□
	母亲	□	□	□	□	□	□	□	□	□	□	□	□	□
	(外)祖父母	□	□	□	□	□	□	□	□	□	□	□	□	□

膳食结构(平均每天估计量)	1. 大米、面粉类:	○很少	○较少	○一般	○较多	○很多	一般是指 5~7 两
	2. 肉类及肉制品:	○不吃	○较少	○一般	○较多	○很多	一般是指 2~3 两
	3. 鱼类及水产品:	○不吃	○较少	○一般	○较多	○很多	一般是指 2~3 两
	4. 蛋类及蛋制品:	○不吃	○半个	○1 个	○2 个	○≥3 个	一个是指约 50 g
	5. 奶类及奶制品:	○不吃	○半杯	○1 杯	○2 杯	○≥3杯	一杯是指约 250 mL
	6. 豆类及豆制品:	○不吃	○较少	○一般	○较多	○很多	一般是指 2~3 两
	7. 新 鲜 蔬 菜:	○很少	○较少	○一般	○较多	○很多	一般是指 7~10 两
	8. 新 鲜 水 果:	○不吃	○较少	○一般	○较多	○很多	一般是指 3~6 两
	9. 饮　　　水:	○≤2 杯	○3~5杯	○6~7杯	○8~9杯	○≥10杯	一杯是指约 250 mL

饮食习惯	1. 您平均每周早餐的次数是:	○7次	○5~6次	○2~4次	○0~1次
	2. 您平常对食物的喜好:	□咸　□辣　□甜　□生　□冷　□硬　□烫　□煎炸　□油腻			
	3. 您吃饭时的不良习惯:	□吃饭时喝水　　□吃饭过快　　□吃得过饱　　□晚餐过晚			

运动锻炼	1. 您平均每天的工作时间是:	○<4 小时	○4~8 小时	○>8 小时	
	2.您最常用的出行方式是:	○很少出行	○专车	○公交车(电动车)	○自行车 ○步行
	3. 您平均每周劳动或锻炼的时间是:	○<100 分钟	○100~300 分钟	○>300 分钟	
	4. 您一般劳动或锻炼的强度是:	○极轻运动	○轻度运动	○中度运动	○重度运动

吸烟情况	1. 您当前吸烟情况的描述是:	○从不	○偶尔	○戒烟	○吸烟(若"从不"则不需填下两题)
	2. 平均每天吸香烟的支数是:	○<5 支	○5~20 支	○>20 支	
	3. 您总共吸烟的年数是:	○<5 年	○5~20 年	○>20 年	
	4. 平均每周被动吸烟的时间是:	○没有	○1~2 天	○3~5 天	○6~7 天

饮酒情况	1. 您当前饮酒情况的描述是:	○从不	○偶尔	○戒酒	○饮酒(若"从不"则不需填下三题)
	2. 您最常饮酒的类型:	○白酒	○黄酒	○红酒	○啤酒　○其他
	3. 平均每天饮酒的两数是:	○<2 两	○2~8 两	○>8 两	
	4. 您总共饮酒的年数是:	○<5 年	○5~20 年	○>20 年	

精神压力	1. 近年来您是否经历了重大意外:	○否　　　○是　　　(如重大经济损失、亲属亡故或自然灾害等)			
	2. 您感觉健康状况同上一年相比:	○明显提高	○有提高	○差不多	○有下降　○明显下降
	3. 近两年您自己感觉到精神压力:	○几乎没有	○有一点	○较明显	○很大
	4.您精神压力最主要来源于:	○工作　○经济　○情感　○社交　○意外　○健康　○其他			
	5. 您感觉自己的睡眠充足程度是:	○充足　○一般　○不足　○严重不足			

注:请根据最近两个月的真实感受选择答案,"□"为多选,"○"为单选

血压病史但吸烟的个体发生冠心病的危险度为 3.3,有高血压病史但不吸烟的个体发生冠心病的危险度为 5.1,而既有高血压病史又吸烟的个体发生冠心病的危险度为 18.4。因此,计算危险分数应考虑危险因素的联合作用,即计算组合危险分数。计算公式为:$P_z=(P_1-1)+(P_2-1)+\cdots+(P_i-1)+Q_1 \times Q_2 \times \cdots \times Q_i$

P_z:为组合危险分数,P:≥1 的各项危险分数,Q:小于 1 的各项危险分数。组合危险分数的计算分 2 种情况:

(1) 与死亡有关的危险因素只有一项时　组合危险分数与该死因危险分数相等。

(2) 与死亡有关的危险因素有多项时,组合危险分数的计算方法为:①将危险分数 >1 的各项分别减去 1 后,剩下的数值作为相加项分别相加;②<1 的各项危险分数值作为相乘项分别相乘;③相加项和相乘项的结果相加即可得到该死亡原因的组合危险分数。如冠心病的危险因素有 7 项,其危险分数分别为血压 0.4,胆固醇 0.6,糖尿病史 1,体力活动 2.5,家族史 0.9,吸烟 0.5,体重 1.3。危险分数 >1.0 的有体力活动 2.5,体重超常 1.3。其余危险分数 <1.0。超过 1 的危险分数值:体力活动为 2.5-1=1.5 超重为 1.3-1=0.3。计算如下:

相加项之和:1.5+0.3=1.8

相乘项之积:0.4 × 0.6 × 1 × 1 × 0.9 × 0.5 × 1=0.108。

组合危险分数:1.8+0.108=1.908。

5. 计算总存在死亡(或患病)危险　存在死亡危险是平均死亡概率与组合危险分数的乘积,是指因某一种疾病发生死亡的可能性。各种死亡原因的存在死亡(患病)危险相加得总存在死亡(患病)危险。即存在死亡(患病)危险 = 平均死亡(患病)概率 × 组合危险分数。

(二) 健康风险评价

1. 个体评价　计算评价年龄(appraisal age)和增长年龄(achievable age)。评价年龄是根据年龄与病死率之间的函数关系,按个体所存在的危险因素计算求出的年龄。它可以比实际年龄大,也可以比实际年龄小。增长年龄(又称可达到的年龄)是指采取降低危险因素的措施后,重新计算的评价年龄。根据个体的实际年龄、评价年龄和增长年龄三者间的关系,评价结果可分为以下 4 种类型。

(1) 健康型　评价年龄 < 实际年龄。评价年龄小于实际年龄,说明个体危险因素低于平均水平,预期健康状况良好。

(2) 自创性危险因素型　评价年龄 > 实际年龄 > 增长年龄。评价年龄大于实际年龄,说明个体危险因素高于平均水平;增长年龄小于实际年龄,评价年龄与增长年龄的差值大,说明危险因素多属自创性的,与行为、生活方式密切相关。通过改变自身的不良行为和生活方式,可较大程度地延长预期寿命。

(3) 难以改变的危险因素型　评价年龄 > 增长年龄 > 实际年龄。评价年龄、增长年龄都大于实际年龄,说明个体危险因素高于平均水平;评价年龄与增长年龄的差值小,说明个体危险因素主要来自既往疾病史或生物遗传因素,个人不容易改变这些因素,即使有改变,效果也不明显。

(4) 一般性危险型　实际年龄、评价年龄、增长年龄三者接近,死亡水平相当于当地的平均水平,危险因素接近于轻微危害程度,降低危险因素的意义有限。

2. 群体评价　按个体评价的 4 种类型进行归类,可将某一人群划分为 3 组,分别是健康组(健康型)、危险组(自创性危险因素型、难以改变的危险因素型)和一般性组(一般性危险型)。根据该人群中不同组所占整个人群的比例大小,来确定整个人群的危险程度。例如,当某人群处于危险组的人数越多,则该人群的危险水平就越高,越应成为重点防治对象。也可以按不同性别、年龄、职业、文化和经济水平等人群特征进行危险水平分析。

第四节　健康维护计划的制订与实施

在特定的时期内,根据就医者的性别、年龄及危险因素制订的一系列干预措施称健康维护计划(health maintenance schedule)。干预措施包括上述的健康咨询、筛查、免疫接种和化学预防。制订健康维护计划要符合被干预者个体的性别、年龄及危险因素等特点,如儿童的计划免疫、肥胖者的体重控制计划及妇女宫颈癌、乳腺癌的筛查等。个体化的健康维护计划是临床预防的重要内容。

一、健康维护计划的制订

(一)健康维护计划制订的原则

在设计和实施健康维护计划时,必须采纳已被公认为有效的建议。制订和实施一份有效的健康维护计划,要求制定者或团队既要有专业的业务知识,也必须有管理的技巧。

1. 强调团队参与　制订和完成一项健康维护计划,需要团队参与。团队中既要有医护人员,也可有其他非专业人员,被干预的对象和(或)家属也应纳入到团队中,其中临床医生尤其是全科医生应承担主要任务。只有团队中的成员一致认为该计划具有价值且合理性很强时,他们才愿意付诸实践,并取得良好效果。

2. 目标的可接受性　每一项计划都不可能包括所有的预防服务建议,健康维护计划的干预措施重点在于改变人们的不良生活方式,一般情况下,改变人们的行为和习惯非常困难,即使是对健康不利或有害的行为和生活方式,要做出微小改变也寸步难行。因此在制订计划时必须要想到其艰巨性,应尽量遵循最小计划标准,制订具体可行的计划,科学合理地进行,才能使受计划者易于接受。例如,要求一个人减轻体重,如果以每周体重下降 1 kg 左右为标准,那么在做计划时最好要小于这个速度才能令其容易接受,否则会使其丧失信心。而且减肥速度并非越快越好,每月超过 5 kg 是有害减肥。科学、合理的减肥应是在专业医生的指导下进行饮食控制,健康锻炼。无论采用何种方式减肥,均应建立在科学、有效、安全、合理的基础上,不可随心所欲、盲目选择。

3. 干预措施的评估　评估计划的实施情况,有助于了解实施该项计划所得结果差异如何,从而得出是否需要修改该项计划或进行下一步计划的制订。

(二)健康维护计划的内容

1. 内容　个体健康维护计划的内容,包括做什么,现在情况怎么样,间隔多久,何时做,等等。具体是通过对个体主观和客观资料的收集,确定其主要的健康问题并评估其健康风险,根据资料分析结果制订健康维护计划。健康维护计划的内容包括诊断、治疗、预防保健、健康指导等。

2. 干预措施的选择　需要根据危险因素评估的结果及个体的性别、年龄等信息,确定具体的干预措施。危险因素对健康的影响常常是多因多果,在干预时应该采取综合性措施。

在制订健康维护计划时,年龄是需要考虑的一个重要的危险因素。在高危人群中,各年龄段主要疾病的发病率和病死率明显不同,各种预防方法的效果也不一样。因此,对各年龄组提出的临床预防措施,只适用于该年龄组内的一部分特殊人群,不可能适用于总人群。在临床预防过程中,严格选择适宜的对象,有针对性地开展临床预防项目,可以提高预防的效果和节省费用。

例 11-5

患者,男,39 岁,离异。

【主观资料】主诉:过去 6 周,反复出现上腹部烧灼感,进食后加重,服抗酸药可以减轻,无恶心、呕吐、腹泻、便秘。类似情况以往也曾发生,但以 2 个月前离婚后更为加剧。近日睡眠不好,有时靠催眠药入睡。每日吸烟 20 支,每天饮咖啡 4~5 杯。

【既往史】30 岁曾查出乙肝表面抗原阳性。

【家族史】父亲 75 岁死于大肠癌。

【客观资料】患者紧张焦虑;腹部软,上腹部有轻压感;无包块;大便隐血试验阳性。

【评估】

1. 吸烟、饮咖啡等刺激性饮料加重了胃溃疡症状。

2. 离婚作为大的生活事件,增加了胃溃疡等身心疾病的发作机会。

3. 有肠癌的家族史,隐血试验阳性,患者应予以注意,必要时进行结肠镜检查。

4. 肝功能也需定期复查。

【计划】

1. 诊断治疗计划:①胃镜检查;②幽门螺杆菌试验;③肝功能检查;④抗酸治疗;⑤心理咨询和指导。

2. 健康维护计划:①大便隐血试验;②戒烟;③停咖啡,少饮或不饮咖啡;④健康教育:吸烟危害、心理疏导等健康教育;⑤按照患者年龄进行胆固醇、肿瘤、牙齿等检查。

【患者教育资料】健康是你的责任,你应多注意饮食方面,合理饮食,少饮用刺激性饮料,少吸烟,贵在坚持。虽然你的父亲因大肠癌去世,但主要因为没有及时发现,失去救治机会。你还应该每年定期体检,做胃镜检查和大便隐血试验,其次,应注意精神因素,保持良好心态。

你应该做的几项重要活动:①有规律地锻炼身体;②注意生活中的压力与紧张,减少不必要的压力;③继续控制你的体重,注意不要超重;④有规律地检查睾丸、颈部与腹股沟,发现有肿块要及时(不超过 1 个月)看医生。

二、健康维护计划的实施

(一)建立流程表

预防保健流程表应为健康档案的内容之一,但不要求每一份健康档案都要建立。而是根据具体情况对某些个体所存在的危险因素或慢性病而制订,以作为健康维护计划实施与监督的工具。

流程表要有编号、年份和年龄,并有其固定的格式,主要内容包括:①健康指导,医生根据患者存在的主要危险因素,确定要指导的具体项目后并做出标记,具体实施的日期和健康指导项目代码填在表右边的空格内。②疾病筛查,筛查项目和不同年龄组的筛查频率。③免疫接种,接种项目和不同年龄组的接种频率。

流程表的作用主要是可以保持预防服务的连续性,是健康维护计划实施情况的随访工具。在预防的各个环节,需要有不同的医生在不同的时间参与服务,每种措施实行的日期、每个年龄组的所有信息都清楚地写在流程表上,既可以成为医生实施各种措施的依据,也可以成为健康管理人员检测健康维护计划实施情况的提示系统。

(二)充分利用健康风险评估资料

健康风险评估的方法是根据年龄、性别、个体的健康史、生活方式和实验检查结果确定导致可预防的慢性疾患的危险因素,能够提高使用流程表时原始危险因素评估的效果。将患者的病死率等数据与流行病学资料作比较,以此来启发和教育患者,鼓励他们承担起维护自己健康的责任,教育和劝说他们采纳健康的生活方式,合理使用医疗服务。

(三) 个体健康危险因素的干预计划

健康维护实施最终目的除了通过筛查、免疫接种和化学预防等手段早期发现和预防疾病外,再就是有效地纠正某些高危人群的行为危险因素。因此需要在设计好一份健康维护计划的框架后,再与服务对象的个体共同制订一份具体的危险因素干预的行动计划,如肥胖者的体重控制计划、戒烟计划、限酒计划等。

(四) 提供患者教育资料

患者教育资料是实施健康维护计划的重要工具。它可以提高患者对健康维护计划执行的依从性,有利于医患间交流有关预防保健的信息。在提供患者教育资料时应考虑患者的阅读能力和理解能力,并提供适当的工具,如个人预防记录表等(表 11-2)。

表 11-2 个人预防记录

预防记录将有助于个体保持良好的预防保健行为,并在今后得到健康回报。请在医生的指导下,记下你多久需要进行一次各类预防保健。对于某些预防措施,应该填上目标。写下每次接受预防保健的时间,并可以用余下的空格记录其他信息(如检查结果、医生姓名和检查单位等)

预防保健类型		填日期、结果和其他信息				
体重 日期 每____月/年测一次 目标: kg						
血压 日期 每____月/年测一次 目标: mmHg						
胆固醇 日期 每____月/年测一次 目标: mmol/L						
牙科随访	日期					
破伤风疫苗接种	日期					
肺炎球菌接种 65 岁以后每年一次	日期					
流感疫苗接种 65 岁以后每年一次	日期					
其他预防保健 每____年一次	日期					
(以下由妇女填写)						
乳房检查 每____年一次	日期					
乳房 X 线拍片 每____年一次	日期					

续表

预防保健类型		填日期、结果和其他信息					
巴士试验　　　　日期 每___年一次							

（吴琪俊）

数字课程学习

⬇ 教学 PPT　　　　✎ 自测题

第十二章

健康促进与健康相关行为干预

健康促进是一个综合的社会政治过程,它不仅包含了加强个人素质和能力的行动,还包括改变社会、自然环境以及经济条件,从而削弱它们对群体及个人健康的不良影响。疫情常态化和慢性非传染性疾病双重疾病负担下,健康教育的重要性更加不容忽视,其始终是人类与疾病作斗争的客观需要,是改善健康相关行为的重要社会活动。健康促进的实现无法由某一组织或部门的专业活动独立完成,需要全社会的共同努力。这就需要制定符合国情的且能大力推进我国健康促进可持续发展的政策,它不仅是政府履行卫生政策的重要目标之一,也是提高公民健康素养的一项重要内容。

第一节　健康教育与健康促进的基本概念

一、健康教育的概念

(一) 健康教育的定义

健康教育(health education)旨在帮助对象人群或个体改善健康相关行为的系统的社会活动。健康教育在调查研究的基础上采用健康信息传播等干预措施促使人群或个体自觉采纳有利于健康的行为和生活方式,从而避免或减少暴露于危险因素,帮助实现疾病预防、治疗康复及提高健康水平的目的。

(二) 健康教育与卫生宣教

我国历史上,卫生宣教与健康教育是卫生健康事业发展不同阶段同一事物的不同名称。20世纪70年代以后,两者既相互区别又紧密联系。

1. 联系　既往的卫生宣教是我国健康教育发展的基础,当前的卫生宣教是健康教育的重要手段。

2. 区别　①目标:卫生宣教旨在向大众普及基本的卫生健康知识,健康教育旨在促使人们改善健康相关行为,从而防制疾病、增进健康,而不是仅仅作为一种辅助方法为卫生健康工作某一期的中心任务服务;②内容:卫生宣教内容主要是基于当下主要的卫生健康问题而确定的,而健康教育策略与措施是基于健康教育理论和方法,并融汇多学科知识,针对不同健康问题、不同群体、不同阶段的相关行为特点制定的;③发展:卫生宣教是健康教育的重要措施,健康教育在融合医学和行为科学(心理学、社会科学、文化人类学)、传播学、管理学、教育学、社会营销学等学科知识的基础上,经过半个多世纪的积累,逐步形成了自己的理论和方法体系。健康教育既是卫生健康工作中的一个专业领域,也是在公共卫生和预防医学领域广泛应用的一种方法。健康教育在我国目前的卫生健康实践中分为专业性健康教育工作与普及性健康教育工作。

(三) 健康教育的意义

1. 健康教育是人类与疾病作斗争并促进健康的客观需要　随着社会经济的发展、医学技术的提高、行为生活方式的转变,人类疾病谱和死因谱也发生了显著的变化,威胁人类生命健康的疾病由最初的传染性疾病转变为慢性非传染性疾病。WHO 将影响人群健康和疾病的因素分为四大类:环境、行为与生活方式、生物遗传和医疗卫生服务。据统计,全球 60% 的死亡归因于不良行为生活方式。行为生活方式因素也是这四类因素中最活跃且相对易发生改变的因素。事实上,几乎人类所有疾病都与行为有关,人的行为不仅影响着慢性非传染性疾病的发生发展,与传染性疾病的发生传播也密切关联。

健康教育的核心是促进健康行为和生活方式的养成。2020 年,许多国家为控制新型冠状病毒肺炎疫情开展的大量健康教育工作,凸显出健康教育对传染病防控至关重要。健康教育是 WHO 推荐的首选公共卫生策略,是提高全民健康水平最根本、最经济、最有效的措施,也是和计划免疫并列的疾病预防和控制最有效的两种手段之一。

2. 健康教育是大众提高健康水平的无限愿望与有限的健康决策能力之间的桥梁 随着生产力的发展和生活水平的提高,大众对于生命的本质和活动规律有了更深层次的了解,已不再仅限于满足于疾病的诊断与治疗,而是希望健康生活品质得到进一步提高,健康需求呈现多样化趋势。人民群众提高健康的水平需求日益增长,但大众的健康决策能力发展却相对滞后,两者之间的矛盾日益突出。健康教育不但满足了差异化、多样化的健康需求,还可提高公民健康素养、自我健康管理能力以及健康决策能力,助力人民群众实现对高品质健康生活的向往,是促进健康中国建设的重要举措。

3. 健康教育是医学科学发展的必然结果 卫生健康事业是重大的民生问题,随着共同健康利益作用的驱动,卫生健康工作全球化、一体化的趋势日渐显现,社会参与程度直接影响卫生健康工作的实施效果。医学的社会化、医学学科的内部融合和外部交叉发展,促进专家学者打破了惯性思维,从多角度、全方位进行更深层次的思考。

第二次世界大战后,一批杰出科学家汇聚在美国芝加哥大学对社会科学、心理学、文化人类学等学科和其他与人类行为有关的学科的成就进行总结,并在此基础上创立了行为科学(behavior science),揭开了人类对自身认识的新篇章。与此同时,适应商业活动和社会生活的需要,传播科学和传播技术、管理科学和管理方法等也迅速发展成熟。医学,尤其是预防医学欲改善人群健康相关行为的需要,促使医学与行为科学、传播学、管理科学等学科相结合并产生新的边缘学科,健康教育因此而得以成为一个专业领域并开辟了医学科学知识的一个新的生长点。

二、健康促进的概念

(一) 健康促进的定义

1920 年,学者 Winslow 提出"健康促进(health promotion)就是组织社区努力针对开展个人卫生教育,完善社会机构以保证有利于维持并增进健康的生活水准"。1979 年,美国联邦办公署指出"健康促进包括健康教育及任何能促使行为和环境转变为有利于健康的有关组织、政策及经济干预的统一体"。1986 年,美国健康促进杂志提出"健康促进是一门帮助人们改变生活方式,以达到理想健康状况的科学和艺术"。同年,世界卫生组织将健康促进定义为"促使人们维护和提高他们自身健康的过程,是协调人类与环境的战略,它规定个人与社会对健康各自所负的责任"。1991 年,著名健康教育学家 Green 和 Kreuter 等人认为:"健康促进指一切能促使行为和生活条件向有益于健康改变的教育和环境支持的综合体"。该定义将健康促进表达为一个指向行为和生活条件的"综合体":"健康教育 + 环境支持"。1995 年,WHO 西太区办事处发表《健康新视野》(New Horizons in Health)提出:"健康促进指个人与其家庭、社区和国家一起采取措施,鼓励健康的行为,增强人们改进和处理自身健康问题的能力"。2005 年,世界卫生组织《曼谷宪章》将健康促进重新定义为"增加人们对健康及其决定因素的控制能力,从而促进健康的过程"。

由此可知,健康促进存在着不同的定义,但目前认同度最高的是世界卫生组织提出的健康促进的定义。

(二)《渥太华宣言》

1986 年 11 月 21 日,联合国在加拿大渥太华举行了世界第一届健康促进大会并发表了《渥太华宣言》,提出了健康促进是促使人们提高维护和改善他们自身健康的过程,为达到身体、精神健康和社会良好适应的完美状态,每个人或人群必须有能力去认识和实现这些愿望,满足需求以及改变或处理环境。因此,健康促进是一个综合的社会政治过程,它不仅包含了加强个人素质和能力的行动,还包括改变社会、自然环境以及经济条件,从而削弱它们对大众及个人健康的不良影响。《渥太华宣言》确定了健康促进的五大优先领域,包括:①建立促进健康的公共政策(build healthy public policy);②创造健康支持环境(create supportive environment);③加强社区行动(strenghten community action);④发展个人技能(develop personal skills);⑤调整卫生服务方向(reorient health services)。确定了在五大优先领域中开展健康促进的三项基本策略,包括倡导(advocate)、增强能力(enable)、协调(mediate)。

(三)健康教育与健康促进的关系

健康教育与健康促进密切相关,健康教育是健康促进的重要内容和基础,健康促进是健康教育的发展与延伸。一方面,健康教育在健康促进中起主导作用,健康教育是健康促进的必要条件,没有健康教育,健康促进的目标无法实现,健康教育融合在健康促进的各个环节之中。另一方面,健康教育必须以健康促进战略思想为指导,健康教育要促进公众健康行为养成需要得到环境和政策的支持。总而言之,健康教育和健康促进相互依存,和谐共生。

三、将健康融入所有政策

(一)将健康融入所有政策的概念

2013 年,世界卫生组织在第八届全球健康促进大会上发布了《赫尔辛基宣言》,将"健康融入所有政策"(Health in All Policies,HiAP))定义为:健康融入所有政策是一项跨部门的公共政策策略,它通过系统地考虑公共政策可能带来的健康影响、寻求协作和避免损害健康,达到改善人群健康及健康公平的目的。这一概念的界定是基于健康不仅仅是受到卫生行政部门制定的政策影响,其他部门(如教育、农业、环境等部门)制定的政策也影响人群的健康。将健康融入所有政策这一理念并不意味着健康是每项政策的核心,而是强调为了达到共同的目标需要跨部门间的合作。

(二)将健康融入所有政策的路径

"将健康融入所有政策"的提出是世界卫生组织历次全球健康促进大会的重要成果。代表性的文件包括 1978 年《阿拉木图宣言》、1986 年《渥太华宣言》、1988 年《阿德莱德公共卫生政策建议》、2010 年《阿德雷德将健康融入所有政策宣言》和 2013 年《赫尔辛基宣言》。2013 年世界卫生组织第八次全球健康促进大会的主题就是"将健康融入所有政策",大会通过《赫尔辛基宣言》,指出"将健康融入所有政策"是实现联合国千年发展目标组成部分。随后,世界卫生组织发布了《将健康融入所有政策国家行动框架》,对各国的实施 HiAP 提出了具体要求。

2014 年 1 月,WHO 在《将健康融入所有政策国家行动框架》报告中指出,将 HiAP 方法用到实践中需要解决 6 个关键内容(表 12-1)。这 6 部分内容并不是按顺序排列的,实际的具体行动框架流程主要依赖于每个国家的社会经济状况及政府管理体系,并且可以根据具体情况采用或调整这 6 个部分内容。

(三)"将健康融入所有政策"的实践

1. 芬兰的实践　芬兰是近代最早提出"将健康理念融入所有政策"理念并进行实践的国家。1972 年,芬兰经济委员会指出,实现健康政策目标不应仅局限于医疗保健措施,而是要通过经济、就业、住房、社会保障、农业、交通和贸易等政策得以实现。1972 年到 1977 年,芬兰政府引入健康促进理念和策略,在北卡地区开展了心脑血管病防治示范研究,通过各类社区项目促进居民健康行为,减少健康风险因素,使慢性

表 12-1　将健康融入所有政策的行动框架

主要内容	关键行动
确定 HiAP 的需求和优先活动	①制定战略规划和确定优先解决的问题;②评估对健康、公平性以及卫生体系有影响的相关政策;③了解影响(限制或促进)HiAP 应用的国情和政府机构的能力;④概述短期、中期、长期的优先活动;⑤评估政策的政治背景;⑥确定监督和执行能力以及需要的人力、财力和技术资源
构建计划行动	①识别 HiAP 的应用背景,找出可行的执行策略;②识别计划、督导和评价所需要的数据、分析方法和证据;③识别支持 HiAP 执行需要的结构和过程;④考虑计划执行需要的人力资源、资金和责任问题
确定支持结构和过程	①确定管理、负责某一个议题的牵头单位(如贸易、卫生、环境部门);②考虑建立自上而下、自下而上或横向组织机构来支持 HiAP;③根据现有的议程和规范性框架促进部门间的对话和行动,整合部门间的健康决定因素;④建立不同部门均可使用的问责机制
促进评价和参与	①评估政策对健康的影响;②找出现有政策或潜在政策可能影响的关键目标群体和社区;③找出对政策制定和执行有帮助的人,并倾听他们的观点、想法和建议;④探索审查立法程序机制,在机制出台之前找出 HiAP 相关问题的机会
确保监督、评价和报告	①尽早开始监督和评估计划,开发评估框架,并将监督和评估贯穿整个 HiAP 过程;②识别在政府范围内外与关键合伙人合作的潜在机会;③确定具体的核心领域,制定一致时间表,建立基线情况、合适的目标和评价指标;④根据达成的时间进度表开展商定的监督和评估活动;⑤分享取得的经验教训为以后的政策方法提供借鉴
构建行动能力	①培训专业卫生人员,使他们掌握必需的知识和技能;②构建组织机构能力,包括机构员工能力;③通过强化公共卫生机构和跨学科研究机构的科研能力,提高对人群健康的研究能力;④加强不同部门之间教学和研究合作;⑤构建其他部门的能力;⑥通过支持社区成员全程参与 HiAP 过程来构建社区能力

病死亡率明显降低,该项研究随后在全国范围内推广,坚持至今,心脑血管疾病发病率较 30 年前下降了 80%,成为全球运用健康促进策略最为成功的案例之一。

2. 美国的实践　1980 年起,美国开始实施由美国联邦卫生局和社会服务部牵头每 10 年发布一次的 Health People 计划,强调地方政府及社会组织应积极共同参与,做到将健康融入所有政策,将健康落实到每一个公民身上,显著提高公民的健康状况。2010 年 2 月,美国加州成立了第一个州层面的落实健康融入所有政策的专门机构——"健康融入所有政策"专责小组,由加州公共卫生管理局作为专责小组的牵头单位,并明确了健康融入所有政策专责小组的主要工作职责为:①制定各类健康相关政策并确定优先计划和策略;②定期向州战略发展委员会提交如何在推进政府工作目标时同步提升加州人民健康水平的报告、建议、政策和策略;③评估执行有关建议对提升健康、社会平等和经济福利等方面带来的益处;④审查现有实施健康战略的做法、各部门合作的可行性和存在的问题,并提出项目行动计划。专责小组通过每年制定的行动计划,确定各种健康相关工作专题和工作主题,并通过建立专项团队的形式推进有关政策制定。此外,该专责小组成功牵头推动了加州"健康社区计划",使得加州人民健康状况明显改善。

3. 泰国的实践　泰国政府成立了国家健康委员会,总理与卫生部长统一协调全国健康影响评估工作。此外,2001 年,泰国成立了一个独立于政府各部门的自主机构——泰国健康促进基金会,目的是促进、激励、支持与开展健康促进活动,经费来源于从烟酒生产商和进口商征收的"不道德税"。健康促进基金会的管理、运行以及规划、项目和活动评估由一个独立评估委员会负责。健康促进基金会通过多部门合作已开展了 2 000 多个以针对影响泰国人民健康的主要危险因素为主的项目,包括不安全性行为、吸烟、饮酒、不戴摩托车安全帽、高血压、药物滥用、肥胖、骨质疏松、水果蔬菜消耗不足、职业损害等进行干预。10 年时间内成功地降低了泰国吸烟和饮酒的人数,提高了体育锻炼人群比例,实现了其健康促进和增进泰国人民健康的目的。

4. 中国的实践　我国"将健康融入所有政策"的实施可以追溯到中华人民共和国成立后的爱国卫生运动。爱国卫生运动是"将健康融入所有政策"理念的典型实践。HiAP 在我国的发展相对缓慢,健康问题主要由卫生健康行政部门管理,非卫生健康行政部门参与性和主动性均较低。我国于 2013 年 8 月在中国卫生论坛上正式介绍了 HiAP,时任卫生部部长陈竺在其《健康寓于万策》的主题演讲中,倡导我国亟需研究和实施"将健康融入所有政策"的策略,为建设健康国家而奋斗。2014 年国家卫生计生委启动"全国健康促进县(区)建设试点项目",在国家级的政策文件中,第一次明确提出在健康促进县区创建工作中,"将健康融入所有政策"成为核心策略,并发文对各地应用"将健康融入所有政策"进行指导。此后,卫生健康部门针对多个健康问题推进实施"将健康融入所有政策",如健康促进、爱国卫生运动、慢性病防控、食品安全、传染病防控等。2016 年 10 月 25 日,国务院发布《"健康中国 2030"规划纲要》,进一步明确"将健康融入所有政策"作为新时期卫生与健康工作方针的重要组成部分。

第二节　影响健康相关行为的因素

人的健康行为由内因和外因共同决定,即人的健康相关行为受到人个体因素(如需要、认知、态度等)和环境因素(包括自然环境和社会环境两方面)的共同影响。与健康或疾病有关联的行为称为健康相关行为。

一、健康相关行为

(一) 健康相关行为的概念
个体或群体具有的与健康或疾病相关的行为称为健康相关行为(health related behavior)。按行为对行为者自身和他人健康状况的影响,健康相关行为可分为促进健康的行为和危害健康的行为两大类。

(二) 促进健康的行为
1. 概念　促进健康的行为(health-promoted behavior)指个体或群体所做出的、客观上有益于自身和他人健康的一组行为。促进健康的行为具有以下特征:①有利性:行为表现有益于自身、他人和整个社会的健康。如不抽烟。②规律性:行为表现规律有恒,不是偶然行为,如定时定量进餐。③和谐性:个体行为表现出个性,如选择运动项目,但又能根据环境调整自身行为使之与其所处的环境和谐。④一致性:个体外显行为与其内在的心理情绪一致,无矛盾。⑤适宜性:行为的强度能理性地控制。

2. 分类　促进健康的行为可分为以下五大类。
(1) 日常健康行为　即日常生活中有益于健康的一系列基本行为,如合理营养、平衡膳食、适量运动、充足的睡眠等。

(2) 戒除不良嗜好　即戒除对健康有危害的个人偏好,如吸烟、酗酒与滥用药品等。戒烟、戒毒、限酒与不滥用成瘾性药物等均属于戒除不良嗜好行为。

(3) 预警行为　即对可能发生的危害健康的事件预先给予警示,从而预防事故发生并能在事故发生后正确处置的行为,如驾车使用安全带以及意外事故发生后的自救与他救行为。

(4) 合理利用卫生健康服务　即有效、合理地利用现有卫生保健服务资源,以实现三级预防,维护自身健康的行为。包括预防接种、定期体检、患病后及时就诊、遵医嘱治疗、积极康复等。

（5）避开环境危害　即主动避开人们生活和工作的自然环境、物质环境和社会环境中对健康有害的各种因素。如离开污染的环境、采取措施减轻环境污染、积极应对容易引起心理应激的生活事件等。

（三）危害健康的行为

1. 概念　危害健康的行为（health-prevented behavior）指偏离个人、他人乃至社会的健康期望，客观上不利于自身和他人健康的一组行为。其主要特点为：①危害性：行为对个体、他人乃至社会的健康有直接或间接的危害作用；②稳定性：行为非偶然发生，有一定的作用强度和持续时间；③习得性：危害健康的行为都是在个体后天生活经历中学会的，又称为"自我制造的危险因素"。

2. 分类　危害健康的行为可以分为以下四类。

（1）不良生活方式　指人们习以为常的、对健康有害的一系列行为习惯，包括能导致各种成年期慢性退行性病变的生活方式，如吸烟、酗酒、缺乏运动、不良进食习惯等。不良生活方式与肥胖、心血管疾病、癌症、早衰等发生关系密切。不良生活方式对人们健康的影响具有潜伏期长、特异性差、协同作用强、个体变异性大、广泛存在的特点。

（2）致病行为模式　指导致特异性疾病发生的行为模式，国内外研究较多的是 A 型行为（"冠心病易发性行为"）模式和 C 型行为（"肿瘤易发性行为"）模式。

（3）不良疾病行为　疾病行为指个体从感知自身有病到疾病康复全过程所表现出来的一系列行为。不良疾病行为可能发生在上述过程的任何阶段，常见表现形式有：疑病、恐惧、讳疾忌医、不及时就诊、不遵从医嘱、迷信乃至自暴自弃等。

（4）违反社会法律、道德的危害健康行为　吸毒、性滥交等危害健康的行为属于此类行为，这些行为既直接危害行为者个人健康，又严重影响社会健康与正常的社会秩序。

二、行为的心理影响因素

（一）需求、需要、动机

需求是客观的，不以人的意志为转移的。需要是客观需求的主观反映，被意识到的需求即为需要。如胃肠的空虚和血糖浓度的降低产生进食的需求，这种客观情况通过感受器反映到大脑皮质，人意识到这一需求即出现进食需要。需要并非被动、消极地反映客观需求，需要是在人与环境相互作用的积极过程中发生的。

需求和需要是人的能动性源泉，是人类行为的根本动因。人在需要的基础上产生动机，即人采取行动的驱力，是一种心理上的紧张状态。在实施行为的客观条件具备时，动机推动人去实现行为，进而满足需求；动机也可推动人去创造行为条件，最终实现行为（图 12-1）。

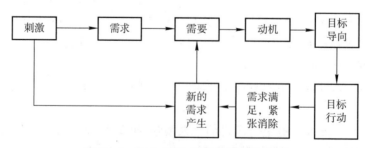

图 12-1　需求、需要、动机与行为的关系

（二）认知

心理学家 Neisser 认为认知指"人们获得和利用信息的全部过程和活动"。认知过程的第一步是注意到传来的刺激、信号；第二步是把传来的信号、刺激转化为某种信息，并进行解释；第三步是采取适当的行

为,对信息作出反应。机体内外部刺激信号很多,大脑往往把无关的刺激都过滤掉了,而从无数信号中选择了感兴趣的有特殊意义的信号。毫无疑问,人们在获得有关健康的信息时,也是一个选择性"拾取信息"(pickup information)的过程,因此,健康教育所提供的健康信息应该清晰、鲜明、适合对象与环境,从而能尽快引起对象注意。

(三) 态度

态度是人们对人、事、物的评价和行为倾向,主要通过人们的言论、表情和行为来反映。一般认为态度包括3部分:认知成分、情感成分和意向成分。认知成分反映出个人对对象的赞同或不赞同、相信或不相信;情感成分反映出个人对对象的喜欢或不喜欢;意向成分反映着个人对对象的行动意图、行动准备状态。

(四) 情感

情感是态度这一整体中的一部分,多指稳定而持久的、具有深沉体验的感情反应,它与态度中的内向感受、意向具有协调一致性,以表情表现出来,包括面部表情、言语声调和身体姿态。情感可以激发人去认识、去行动;也可以强烈影响认知过程发展和行为表现。例如,痛苦、愤怒或紧张情绪使认知活动变得刻板和狭窄,限制知觉和思维,干扰信息解释利用和作出反应。

(五) 意志

意志是人有意识、有目的、有计划地调节和支配自己行为的心理过程。意志行为属于受意识发动和调节的高级活动,不同于与生俱来的本能活动和随意行为。人的生活、学习和劳动都体现了人类所特有的意志行为。意志过程包括两个阶段:①决定阶段,是意志行为的准备阶段。此阶段首先需解决动机冲突,然后是确定行动目标并选择方法。任何意志行为都与一定的动机相联系。对动机冲突作何种选择及进一步选定方法和途径等,往往反映出其认知成分(知识、价值观等)的作用,且与意志活动有关。②执行阶段。在将行动计划付诸实施中,意志品质表现为坚定地朝目标前进,努力克服各种主客观困难,执行所定的行动计划并实现目标。

三、行为的环境影响因素

(一) 自然环境对行为的影响

自然环境是指人类赖以生存并与人类生活、行为相互影响的自然条件(生态环境、生物环境及地下资源环境等)的总和。对健康相关行为而言,同一自然环境既存在有利的因素,也存在不利的因素。其主要表现在以下几方面。

1. 人类行为对自然环境的适应　我国北方和南方、东部与西部、山区与平原、沿海和内地,由于气温、降雨量、地貌、生物种类、地下资源等条件的不同,以及社会经济条件的差异,使人的行为形成一些不同的特点,例如,著名学者梁启超把我国不同地理位置的习俗特点归纳为"北俊南孄,北肃南舒,北强南秀,北僿南华"。所以自然环境对健康相关行为的影响首先体现在相应的风俗习惯上。

2. 与人类行为相关的环境资源　例如,一般认为食前洗手是一种有利于健康的行为,但我国北方有些地区,水资源缺乏,在某些季节里饮水尚不能完全保证,当地居民就很难做到食前洗手。

3. 自然环境不同,经济活动的内容不同,居民的性格特点往往也不同　例如,我国北方生活于大漠草原的居民,性格特点常粗犷、豪爽、好客、不拘小节;而南方生活于水乡集镇的居民常细致、勤谨、重礼仪。同时,性格特点又会影响到个体的行为取向。

(二) 社会环境对行为的影响

社会环境是指人类生存及活动范围内的社会物质、精神条件的总和。人们的行为主要受不具有感情色彩的正式的法律法规等的约束。社会对个体行为的影响主要有以下几方面。

1. 经济发展对行为的影响

(1) 社会经济的发展为人们提高健康认知水平,采取促进健康的行为创造了物质条件　随着社会经济迅速发展,国家为其居民提供更适宜的建筑环境、良好的教育和卫生保健服务的能力日益增强,进而推动居民健康水平的提高。

(2) 经济发展带来的丰富物质生活也导致一些不利健康的行为发生发展　随着社会经济的发展,生活水平的提高,人们进食过多的精制食品,所摄入热量、脂肪、胆固醇过高,体内营养素失去平衡,导致肥胖和超重问题日益突出;由于劳动条件改变和生活节奏加快,久坐、吸烟等不良适应行为也逐渐增多,并引起人体病理、生理改变,疾病经济负担日益加重。

2. 法规对行为的影响　法规是国家制定或认可,并由国家强制力保证其实施的社会行为规范。法规规定了行为模式和行为后果:第一,教育,我国法规的实施,主要是依靠教育提高人民的认识水平,自觉遵守一定的行为规范;第二,威慑,少数具有犯罪动机的人,虽然存在无视法规的心理活动,但不能不考虑到如果以身试法将会给自身带来什么样的严重后果,因而将行为约束在法律容许的范围内;第三,惩罚,在极少数人采取违法行为后,国家追究其法律责任,惩罚其行为,强迫其服从行为规范。

3. 社会制度对行为的影响　社会制度是一定历史条件下一定组织在某种活动领域中各种基本行为规范的综合系统。社会制度从本质上说是调节、制约人们社会行为的重要手段,旨在保证群体的共同利益,可分为三个不同的层次:①就整个社会形态而言的社会制度,即决定不同社会经济形态的性质的各种具体的社会制度的总和,制约着社会行为的一切方面,对人们的健康相关行为有着根本影响。②就某一社会活动领域而言的社会制度,如社会的经济制度、教育制度、人事制度等等,对人们的健康相关行为也有深刻的影响。③就某一特定的社会活动而言的社会制度,如学习制度、安全制度、交通制度、作息制度等,对人们的健康相关行为有具体影响,也是社会用以控制社会成员健康相关行为的主要工具之一。在各种社会制度中,医疗保健制度与人们的健康相关行为尤为密切。

4. 风俗对行为的影响　风俗是特定地域的特定人群在长期日常生产生活中自然形成的并随之传承的习惯性行为模式,是一种最普遍、最广泛的行为规范。其作用是潜移默且强大的。

5. 教育对行为的影响　广义的教育指一切增进人们知识技能、身体健康以及形成和改变人们思想意识的活动,即人们社会化的过程和手段。受教育程度较高者,由于获取信息的渠道更多,获取健康知识的能力相对更强,更容易采取促进健康的行为。

6. 大众传播　大众传播是指专业机构通过杂志、互联网、电视等媒介向为数众多,范围广泛的不特定人群传播信息的过程,具有信息量大、时效性强、传播速度快、覆盖面广的特点。大众传播可以为群体提供海量的健康信息,传播与健康相关行为有关的社会行为规范和行为榜样以及对人群的健康相关行为造成舆论压力,对行为后果提供舆论监督。

7. 家庭对行为的影响　家庭是以婚姻和血缘关系为基础的人类社会生活的基本群体。家庭成员之间会相互影响,包括夫妻间、父母与子女间、子女之间,以及祖父母与孙子女间的相互影响。其中最重要的是夫妻间、父母与子女间的相互影响。家庭环境通过交互影响成为家庭成员健康相关行为的重要影响因素,家庭成员之间健康影响因素的相似程度大于非家庭成员,如,高血压、高血脂、高血清胆固醇和肥胖的家庭聚集现象(图 12-2)。

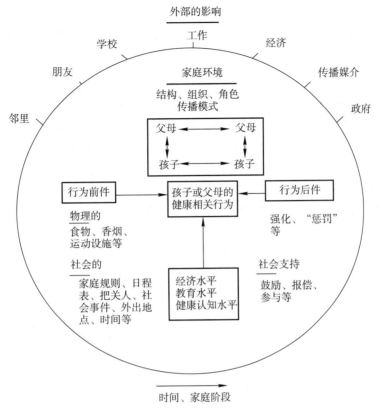

图 12-2　家庭成员环境影响的机制

第三节　行为改变的基本理论

科学的行为干预理论是系统化的行为科学知识,是关于行为改变客观规律的本质及其规律性的相对正确的认识,是经过逻辑论证和实践检验并由一系列概念、判断和推理表达出来的系统的行为干预知识体系。目前国内外应用于健康教育和促进健康相关行为改变的理论可分为三个层次:①应用于个体水平的理论;②应用于人际水平的理论;③应用于社区和群体水平的理论。在健康教育实际工作中,健康教育工作者应该综合考虑健康问题、干预对象,以及行为危险因素等,创造性地综合运用行为干预理论来指导实际工作,促使健康教育干预活动效果、效益最大化。

一、应用于个体水平的理论

(一) 知信行模式

知信行模式(knowledge attitude belief practice,KABP 或 KAP)是用来解释个人知识和信念如何影响健康相关行为改变的早期模式,它将人类行为的改变分为知识获取和学习,信念产生及行为形成三个连续过程,即知识－信念－行为。该理论认为,知(知识和学习)是基础,信(信念和态度)是动力,行(促进健康行为)是目标。只有当个体获取了相关知识,并对知识进行了积极的思考,提高了自身的意识,才能逐步形成信念;知识只有上升为信念,才有可能采取积极的态度去改变行为。但是人们从接受知识到改变行为是一个非常复杂的过程,知、信、行三者间的联系并不一定导致必然的行为反应。比如个体明知道吸烟有害健康且不希望自己的家人吸烟,但是自己还是吸烟,这可能是由于"认知不协调"而引发的。知信行模式的假定中只考虑了个体知识和信念对行为的影响,但忽略了对个体需求／需要、行为条件和行为场景的考虑,无法挖掘行为改变深层次的影响因素,对健康教育实际工作的指导作用存在难以克服的局限性。

（二）健康信念模式

健康信念模式（health belief model，HBM）是由 Hochboum 于 1958 年提出的，其后经 Becker 等社会心理学家的修订逐步完善。其包括以下两方面。

1. 个体的健康信念

（1）知觉到威胁（perceived threat）　①知觉到易感性（perceived susceptibility）：即个体对自己罹患某种疾病或陷入某种疾病状态的可能性的认识与判断。知觉到的易感性越大，采取健康行为的可能性就越大。②知觉到严重性（perceived severity）：即个体对罹患某种疾病的严重性的认识与判断，包括由该疾病引起的临床后果（如疼痛、伤残、死亡等）以及社会后果（如失业、人际关系受影响等）。

（2）知觉到益处（perceived benefits）　即个体对于实施或放弃某种行为后，能否有效降低疾病的危险性或减经疾病后果的判断，包括有效预防疾病的发生、减缓病痛以及减少疾病产生的社会影响等。只有当人们认识到自己的行为有益时，才会自觉地采取行动。

（3）知觉到障碍（perceived barriers）　即个体对采取该行为的困难的认识，包括有形成本（花费、时间安排等）和心理成本（痛苦等）。对所采取行动可能遇到的困难具有足够的认识，是促使行为巩固和持久形成的必要前提。

（4）行为的线索或意向（cues to action）　即个体能否采取预防性措施的促进因素，包括传媒活动的宣传、医务人员的提醒、他人的忠告、亲友的疾病经验等。行为线索越多，个体采取健康行为的可能性越大。

（5）自我效能（self-efficacy）　即个体对自己的行为能力有正确的评价和判断，相信自己一定能通过努力成功地采取一个导致期望结果的行动。简单来说就是个体对自己能够通过采取该行为达到期望结果的信念，即"我能行"。

2. 保护动机理论　为了更好地解释和预测某些与疾病相关且能给行为者带来某种"收益"的行为，保护动机理论（protection motivation theory，PMT）在健康信念模式基础上增加了内部回报（intrinsic rewards）和外部回报（extrinsic rewards）两个因素（图 12-3）。

（1）内部回报　实施危害健康行为所带来的主观的愉快感受，如吸烟所致快感。

（2）外部回报　实施危害健康行为所带来的某种客观"好处"，如吸烟所带来的社交便利。

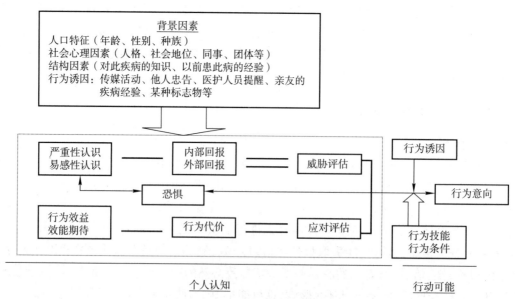

图 12-3　保护动机理论示意图

（资料来源：D. Gochman. Handbook of Health Behavoir Research. New York: Plenum Press，1997. 马骁修订）

(三) 行为改变阶段模式

1984 年美国心理学教授 Prochaska 提出了行为转变阶段模式(stages of change model,SCM),将行为转变解释为一个连续的、动态的过程。21 世纪以后,世界各国的学者们进一步研究发展了 SCM,并将其称为行为阶段转变理论模型(the transtheoretical model and stages of change,TTM),又称为跨理论模型(transtheoretical model,TTM)。该理论认为人的行为变化通常需要经过以下五个阶段。

(1) 前意向阶段 / 无计划阶段(precontemplation) 处于该阶段的人,没有在未来六个月中改变自己行为的考虑,不能或不愿改变,对自己的行为可能带来的问题的意识和动力相对不足。

(2) 意向阶段 / 计划改变阶段(contemplation) 处于该阶段的人,打算在未来六个月内采取行动,改变危险健康行为。个体虽然已经意识到自己的行为问题及行为改变后的好处,但同时也意识到会有一些困难与阻碍,从而产生一种矛盾心态,个体常常停留在这个阶段,不再继续前进。

(3) 准备阶段 / 改变准备阶段(preparation) 处于该阶段的人,将于未来一个月内改变行为。这类人在过去一年中,已经采取行动为改变做准备,例如购买需要的书籍、资料等。

(4) 行动阶段 / 改变行为阶段(action) 处于该阶段的人,在过去的六个月中目标行为已经有所改变,但仍有复发的可能性。有的学者认为只要行为达到某种程度变化就可以视作行为改变,但也有学者认为,并非所有的行动都可以看成行为改变。以吸烟为例:有些学者认为降低吸烟量即可视为采取戒烟行动,但有些则认为完全不吸烟才是处于此阶段。目前多数研究对于"戒烟行动"的共识是:完全不吸烟。综上,具体的"行动"界定可能因目的的不同而有所差异。

(5) 行为维持阶段(maintenance) 处于该阶段的人已经维持新行为状态长达六个月以上,相对不容易再受到诱惑而复发旧行为,基本达到预期目的。

以减重为例,各行为转变阶段中的行为者的心理活动如表 12-2 所示。

表 12-2　减重各行为转变阶段中的心理活动

变化阶段				
前意向阶段	意向阶段	准备阶段	行动阶段	维持阶段
变化过程	提高认识 情感唤起 自我再评价 　 环境再评价 　 "自我解放" "社会解放" 　 反思习惯 控制刺激			强化管理 求助关系
干预策略 1. 普及肥胖 / 超重对健康危害的知识 2. 提高参与者对肥胖 / 超重危害的严重性的认识	1. 帮助参与者尽快行动,但对情绪沮丧的和有自卫心理的肥胖 / 超重者不一定最开始就让他们减重 2. 对处于"打算减重"阶段的肥胖 / 超重者可以慢慢来。例如,建议他每日减少一定卡路里的热量摄入。"慢慢来"通常可以增加参与者的信心,帮助他们有更好的准备开始减重	1. 要求处于此期的参与者作出开始改变行为的承诺 2. 营造有利参与者减重的环境	1. 了解参与者的困难和阻碍,建议其如何克服 2. 给予肯定和鼓励	1. 帮助参与者建立支持其减重的社会网络 2. 对参与者进行鼓励

(四) 理性行为和计划行为理论

1967 年,美国学者 Fishbein 首次提出了理性行为理论(theory of reasoned action,TRA),其基本假设是认为人是理性的,在做出某一行为前会综合各种信息来衡量自身行为的意义和后果,决定行为意向的最重要因素是个体对此行为的态度(行为信念、对行为后果的评估)和主观行为规范(对社会规范的信念、遵从社会规范的动机)。

Fishbein 和 Ajzen 在 TRA 的基础上进一步修改完善,通过分析态度和行为,确立了信念、态度、意向和行为之间的联系,增加了知觉行为控制(控制力的信念、洞察力)而形成了计划行为理论(theory of planned behavior,TPB)。

后期在 TRA 和 TPB(图 12-4)的基础上,逐渐发展形成了"综合行为模式"(integrated behavioral model,IBM)。IBM 理论中行为最重要的决定因素仍旧是行为的意图,但增加了实施行为所需的知识和技能、行为的特点、环境限制因素及习惯四个因素对行为意向和行为的影响,综合模式结构如图 12-5 所示。

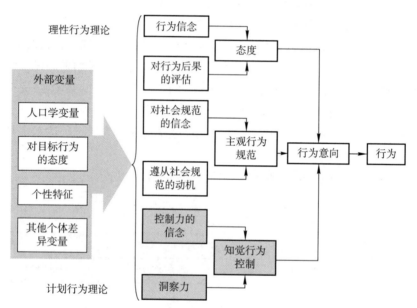

图 12-4　理性行为理论和计划行为理论示意图

图 12-4 术语解释:

① 态度(attitude):行为的倾向性,即对行为的总体评价,包括对行为的信念及对行为结果的评价。

② 行为信念(behavioral belief):相信实施某种行为会得到某种结果。

③ 行为后果评估(evaluation):对行为的结果给予价值判断。

④ 主观行为规范(subjective norm):包括对社会规范的看法和是否愿意遵从。

⑤ 对社会规范的信念(normative belief):对相关重要人物是否赞成某种行为的信念。

⑥ 遵从社会规范的动机(motivation to comply):愿意遵照社会规范采取行动。

⑦ 知觉行为控制(perceived behavior control):对各种使实施某行为或易或难的条件及其作用的总的了解。

⑧ 控制力的信念(control belief):了解各种有利或不利条件发生的可能性。

⑨ 洞察力(perceived power):了解各种使实施某行为或易或难的条件的作用。

⑩ 行为意向(behavior intention):实施某种行为的有明确指向的打算。

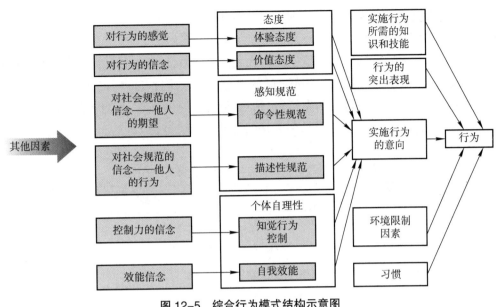

图 12-5 综合行为模式结构示意图

二、应用于人际和社区水平的理论

(一) 社会认知理论

1986 年,美国心理学家 Bandura 将他自 1960 年以来所使用的"社会学习理论"(social learning theory, SLT)更名为"社会认知理论"(social cognition theory, SCT),根据 SCT 的观点,个体的行为既不是单独由内部因素驱动,也不是单独由外部刺激控制,而是由行为、个人的认知和其他内部因素、环境三者之间交互作用所决定的,但这些影响因素不一定同时出现,某些因素的作用会比其他因素稍强些。事实上,环境、行为、个人三者之间的交互作用将会因人而异,并由特定行为和行为发生的特定情形而不同,故又被称作"交互决定论"(reciprocal determinism)。

1. 三元交互决定论 SCT 认为环境因素、行为、人的主体因素三者相互独立,同时又相互作用。环境和人的行为之间的双向交互作用表现在人的行为将会决定他们暴露于环境的方式,而行为又被环境改变;环境和个人主体因素的双向作用表现在人的信念和认知能力的形成和改变受到环境中社会因素的影响,而由于个体特征(如年龄、性别等)的不同,人对社会环境产生的影响也有所不同;行为和人的主体因素的双向作用表现在人决定自己的行为方式与方向,反过来所采取的行为又会影响自己的思想和情绪。

2. 观察学习 观察学习指一个人通过观察他人的行为及其强化结果习得某些新的反应。社会认知理论按信息加工的模式对个体的观察学习进行了分析,认为观察学习包括注意过程、保持过程、产出过程和动机过程四个方面。个体仅仅通过观察其他人的行为反应,就可以达到模仿学习的目的。行为一旦形成,便由三个方面调节与维持:①刺激,特定刺激可以决定某些特定行为在适宜的时间出现;②强化,在对象以特定方式活动时予以奖励;③认知,把行为与内在标准比较,提供自我强化或惩罚,从而指引行为。

3. 自我效能 自我效能是指个体对自己在某种环境中做出某项行为能力的信心或把握程度,是个体对能力的自我认识。自我效能并非天生的,在实践过程中给予能力训练和适当的强化刺激,自我效能会逐渐增强。

4. 环境 环境要通过人的主观意识起作用。当人们意识到环境提供了采取某类行为的机会时,人们可能克服障碍而形成该行为。环境在人们健康行为的形成过程中有非常重要的作用。

5. 强化 行为强化有助于行为的巩固,包括内部强化和外部强化。内部强化来源于个人的经验或自身的价值观。结果预期和结果期望是内部强化的重要成分。外部强化一般通过他人的反应或其他环境因素来实现。人们通过观察了解到周围的人对某些行为的正面或负面的反应,进而强化自己的行为。

(二)社会网络和社会支持

社会网络(social network)是指特定人群中人与人之间的联系,而且这种联系的特点可以影响社会网络成员的行为,即社会网络是特定人群中人与人之间的社会关系。社会支持(social support)是指通过社会网络所建立的联系,成员间互相提供帮助和支持,包括情感支持、物质支持、信息支持和评价支持,是社会网络的功能之一。社会网络的特点与功能及社会支持的类型可归纳为表 12-3。

表 12-3　社会网络的特点与功能及社会支持的类型

概念	解释
社会网络的特点	
个体层面　互惠性(reciprocity)	社会关系中资源和支持的给予和获得
紧密度(intensity)/强度(strength)	社会关系中感情支持的程度
复杂性(complexity)	社会关系的多种功能
正式性(formality)	社会网络中成员所建立的联系,存在于正式组织或机构的程度
主导性(directionality)	成员在社会网络中的关系平等的程度
群体层面　密度(density)	社会关系中成员相互联系和影响的程度
同质性(homogeneity)	社会关系中成员在人口统计学特征上的相似性
地理分布(geographic dispersion)	社会关系中成员居住/工作地坐落位置的距离,地理距离分布越分散,网络成员间相互影响的作用越小
社会网络的功能	
社会的资本(social capital)	因社会网络/社会关系的建立而带来的具有互惠和社会信任色彩的资源
社会支持(social support)	通过社会网络所建立的联系,成员间互相提供帮助和支持
伙伴关系(companionship)	指个体与社会网络中的其他人伙伴分享愉悦与活动
社会损害(social undermining)	来自社会网络中他人的不良影响(负面的评价或行为),阻碍了某人目标实现或受到伤害
社会影响(social influence)	指个体的思想和行动受社会网络中他人影响的程度
社会支持的类型	
情感支持(emotional support)	社会网络中成员与成员之间相互提供的包括爱、信任、关照等
物质支持(instrumental support)	社会网络中成员与成员之间相互提供的包括所需要的直接的切实帮助和服务,主要指物质上或技术上
信息支持(informational support)	社会网络中成员与成员之间相互提供的包括可用以解决问题的咨询、建议和信息等
评价支持(appraisal support)	社会网络中成员与成员之间相互提供的包括有助于自我评价的反馈、肯定和比较的信息

社会网络、社会支持和健康所形成的复杂的相互作用如图 12-6 所示。路径 1 代表社会网络和社会支持与身体、精神和社会健康对健康的相互影响;路径 5 代表社会网络和社会支持对健康相关行为的直接影响;路径 2 和路径 4 分别代表社会关系和社会网络与个人资源、组织和社区资源的相互联系;路径 3 代表

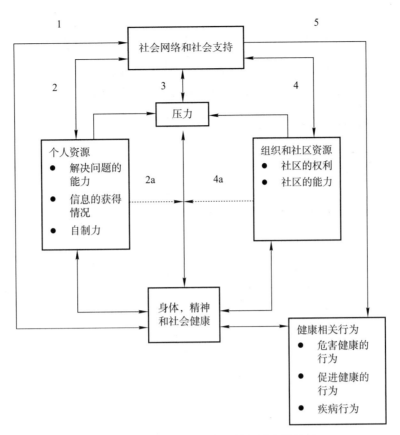

图 12-6　社会网络和社会支持与健康的关系

社会网络和社会支持与压力的相互联系;路径 2a 和路径 4a 代表个人资源、组织和社区资源可以通过压力缓冲进而影响健康状况。

(三) 紧张和应对互动模式

紧张和应对互动模式(the transactional model of stress and coping)包括:对紧张事件和形势进行评估;对自己的应对能力进行评估;在此基础上进行应对,解决问题或调整自己的情绪。应对会受到个人风格和社会支持等影响,同时又反过来对行为者的情绪、功能状态等产生影响。例如,紧张可以通过心理过程和适应不良的健康相关行为(如吸烟、饮酒、不良饮食习惯等)影响健康(图 12-7)。

(四) 创新扩散理论

20 世纪美国著名传播学家和社会学家 Everett M. Rogers 首先提出了创新扩散理论(diffusion of innovation theory),包括创新、传播渠道、时间和社会系统四要素。创新扩散(diffusion of innovation,DI)指一项新事物(新思想、新工具或新实践)通过一定的传播渠道,经过一定的时间,在整个社区或某个人群中扩散,并逐渐为社区成员或该人群成员所了解与采用的过程。创新扩散的过程包括以下两步。

(1) 创新形成(innovation development)　即新事物从产生、发展到成形的全部活动和过程。

(2) 创新决策过程(innovation decision process)　即目标人群从知道新事物,到对这类新事物所形成的一种态度,再到对是否采纳新事物决策的过程,此过程可分为五个连续的阶段:①认知阶段,个人(或其他决策单位)了解到某项创新的存在并对它的功能有所认识;②说服阶段,个人(或其他决策单位)对创新形成赞同或反对的态度;③决策阶段,个人(或其他决策单位)对创新做出采纳或者拒绝的选择行为;④实施阶段,个人(或其他决策单位)将创新付诸使用,也包括再创新和修改创新;⑤确认阶段,个人(或其他决策单位)为已完成的创新—决策寻求进一步的证实,或者改变先前做出的接受或拒绝的决定。

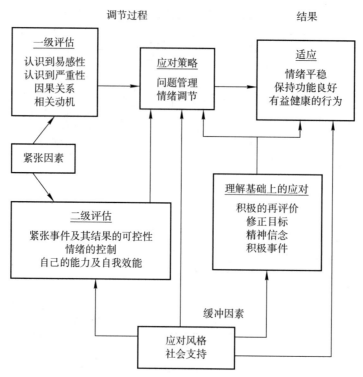

图 12-7　紧张和应对互动模式

Rogers 根据人群在面对创新时接受创新事物的早晚将目标对象分为五种不同类型：先驱者（innovators）、早期接受者（early adopters）、相对较早的大多数接受者（early majority）、相对较晚的大多数接受者（late majority）、迟缓者（laggards）。这些人群的特点和数量将会影响新事物扩散的速度和范围，是呈现 S 形曲线（图 12-8），影响创新扩散的因素特征如表 12-4 所示。

（五）社区组织和社区发展

社区（community）通常指在一定地域范围内的社会群体；至少包括以下要素：人口、一定的区域（地理）、经济活动与共同利益（经济）、较密切的社会交往（社会）、居民的认同和相同价值观（心理）。社区组织（community organization）通常指社区内有目的、有计划地建立起来的以满足一定需要的各种团体和机构。

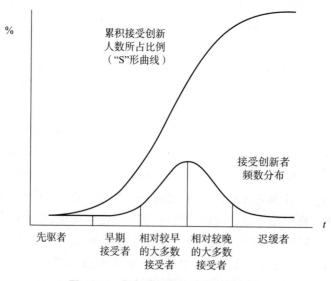

图 12-8　创新扩散理论的"S"形曲线

表 12-4　创新扩散的影响因素特性

特性	关键问题
适应性(compatibility)	新事物是否适宜于目标人群
传播可能性(communicability)	新事物能否被容易和清楚地理解
对社会的影响(impact on social relations)	新事物对社会环境是否有不利后果
相对优势(relative advantage)	新事物是否比要取代的事物更具优势
可逆性(reversibility)	是否可以容易地停止使用新事物并恢复原状
风险和不确定性(risk and uncertainty level)	能否采用新事物而只面对很小的风险和不确定性
可试用性(trialability)	在决定是否接受前能否试用新事物
复杂性(complexibility)	新事物是否易于使用
时间(time)	新事物能否只花很短的时间就可使用
承诺(commitment)	能否有效使用新事物而只需适度的投入
可更改性(modifiability)	新事物能否随时间推移而更新或改良
可观察性(observability)	采用新事物的结果是否可以被观察到并容易测量

可分为经济组织、政治组织和文化组织等。图 12-9 展示了社区组织和社区发展模式。

三、行为改变的生态学模式

(一) 行为改变的生态学模式的基本概念

生态学起源于生物科学,主要强调环境对人行为的影响,后被引用到行为科学和公共卫生领域,并以此为中心衍生出多种生态学理论、模型和框架,如健康生态学等,已经成为总结和指导预防医学和公共卫生实践的重要理论模型。健康生态学强调环境对个人影响的多层次性和影响因素的复杂性,即个体和人群健康是个体因素以及环境因素相互作用的结果。

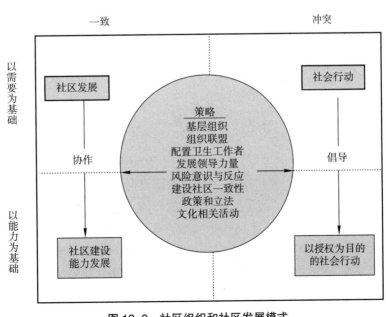

图 12-9　社区组织和社区发展模式

（二）行为改变的生态学模式的基本内容

美国学者 Bronfenbrenne 提出的行为生态学的理论构架，成为之后大多数利用生态学模型进行健康行为研究的基本理论框架。Bronfenbrenne 将影响人类行为的环境因素分成 4 个层次：①微观系统（microsystem），指特定环境下的人与人的相互作用组成，如家庭成员、朋友；②中观系统（mesosystem），指各个微系统之间的交互作用，如家庭间、学校间、工作场所间；③外部系统（exosystem），指个体成长过程中未直接接触或与其生长环境无直接相关的多个环境之间的联系，如父母职业、社区服务等；④宏观系统（macrosystem），指一个较大的社会系统，能通过经济、文化等来影响个人和内部环境。

20 世纪后期，有多个学者相继提出了健康相关行为的生态学模式：McLeroy 将生态学理论引进到健康促进领域，认为健康促进要把个人和社会因素同时作为关注的目标，将生态学模型分为 5 个层次，即人体水平、人际关系、机构水平、社区水平、公共政策；Kelly 认为健康行为的生态学模式就是个体与环境因素良好"适应"的一个优化模型；Wachs 提出环境对健康行为的影响及各因素间的关系结构。健康相关行为的生态学模式的核心内容包括：①环境对个人影响的多层次性和影响因素的复杂性，包括个体内部环境、公共政策因素、社会文化因素等；②环境因素间也存在着相互联系和作用；③多个水平实施健康教育干预活动效果最佳。

（三）行为改变的生态学模式的应用实例

以学生肥胖防控为例，基于生态学理论的干预构建模式如下。

1. 微观系统的干预构建　微观系统是个体直接接触的，且直接影响个体本身的环境。学生的微观系统主要有以下两方面。

（1）家庭　家庭是由婚姻、血缘或收养关系所组成的社会生活的基本单位。家庭在个体发展的不同阶段都对人有着较为重要的影响。家人无论是在肥胖防控观念上支持，还是在肥胖防控行为上做出表率作用，都将影响家族其他人参与肥胖防控的积极性。

（2）学校　学校场所是对学生影响较次之为家庭的地点之一。学校的自然环境、体育场馆、器材、营养餐、健康食品的可及性等都是物质基础，是学生参与肥胖防控的必要条件，学校可多开展有意义的相关体育活动、营养餐活动、体重管理活动和开设相关专题讲座，使个体获得更多的肥胖控制知识。增强个体参与的积极性和能动性。此外，校园环境，比如师生关系的建立、班级的管理、教学气氛等都应加强建设，为个体营造良好轻松的、学习氛围，避免因压力或负面情绪导致肥胖。

2. 中观系统的干预构建　微观系统相互联系，架起微观系统之间的沟通桥梁，形成中观系统，有助于为肥胖防控的更好开展提供依据。

（1）家庭与学校之间的联系　学校可定期开展家长会，校方可聘请相关专家进行讲学，让家长也能了解体重管理的重要性，提高家长的觉悟，得到家长支持，有利于正确的引导学生参与肥胖防控活动。

（2）学校与社会之间的联系　学校应抓住时机，与社会接轨，传播最新的体重管理、肥胖防控知识，通过媒体大力宣传体重管理，使学生的观念得到改变，正确引导大学生学习体重管理的相关知识，提升其体重控制意识。

3. 宏观系统的干预构建　以学生为主体，国家政策法规为保障，强化家庭、学校、医疗卫生机构、政府责任为核心，共同构建宏观系统。2020 年 10 月 23 日，国家卫生健康委、教育部等六部门联合发布了《儿童青少年肥胖防控实施方案》。提出了"超重肥胖"防控的总体目标，即以 2002 年至 2017 年超重率和肥胖率年均增幅为基线，2020 年至 2030 年，0 至 18 岁儿童青少年超重率和肥胖率年均增幅在基线基础上下降70%。国家应引导大众树立正确的体重观，让人们认识到体重管理的本质和重要性。各地应结合当地地方特色、地理环境等因素，因地制宜实施肥胖防控政策，将个体行为和环境因素融为一体，扩大影响力度，使实施方案更具可操作性。

第四节　行为干预的基本模式与技巧

行为干预是指通过科学、系统的方法对个体及群体的健康需求进行调查和分析,形成健康教育策略和干预方案,实施干预方案,介入健康相关行为发生、发展的自然过程,力图消除、改变或形成该行为的干预方式。对干预效果进行评估和总结,将基于研究证明有效的健康教育策略推广运用是健康教育与健康促进的重要内容。

一、健康教育诊断

(一)健康教育诊断的基本思路

健康教育诊断指在面对人群的健康问题时,通过系统地调查、测量来收集各种有关事实资料,并对这些资料进行分析、归纳、推理、判断,确定或推测与特定健康问题有关的行为和行为影响因素,以及健康教育资源可得情况的过程,从而为确定健康教育干预目标、策略和方法提供基本依据。目前应用最为广泛、最具代表性的健康教育诊断的基本思路是 20 世纪 70 年代以 Lawrence W. Green 为首的美国学者提出的格林模式(PRECEDE–PROCEED model),包括两大部分:① PRECEDE(predisposing,reinforcing and enabling constructs in educational/environmental diagnosis and evaluation),指"在教育/环境诊断和评价中的倾向因素、促成因素和强化因素";② PROCEED(policy,regulatory and organizational constructions in educational and environmental development),指"在教育和环境发展中的政策、调控和组织构架"。在图 12-10 中,健康教育诊断(PRECEDE)阶段,格林模式指出工作的方向是由右向左;而在健康教育干预(PROCEED)阶段,工作方向是从左向右。

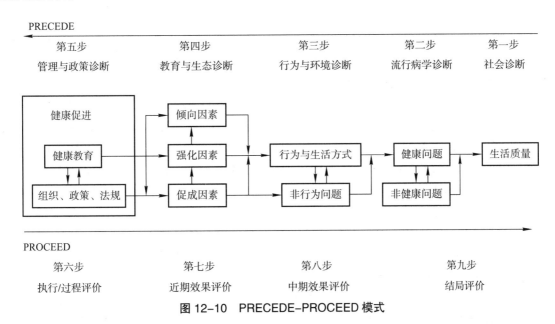

图 12-10　PRECEDE-PROCEED 模式

健康教育诊断的基本步骤包括社会诊断、流行病学诊断、行为与环境诊断、教育和生态诊断,以及管理和政策诊断,如表 12-5 所示。

(二)健康教育诊断的基本步骤

1. 第一步:社会诊断

(1)评估目标社区或对象人群的生活质量并明确影响其生活质量的健康问题　测量生活质量的指标包括主观和客观两方面。主观指标主要通过问卷调查或访谈、座谈会、小组讨论等半定量和定性方法获取,

表 12-5 基于 PRECEDE-PROCEED 模式的应用行为理论框架

不同水平的行为理论和原则	第一步 社会诊断	第二步 流行病学诊断	第三步 行为与环境诊断	第四步 教育与生态诊断	第五步 管理与政策诊断
个体水平					
健康信念模式				★	
阶段变化理论			★	★	
理性行为理论				★	
计划行为理论			★	★	
人际水平					
社会认知理论			★	★	
社会网络和社会支持				★	
社会水平					
社区参与	★		★	★	★
社区组织	★		★	★	★
组织改变				★	★
信息扩散				★	★

用以反映目标社区居民或对象人群对生活满意程度的主观感受。客观指标主要通过查阅政府及卫生机构统计资料和回顾文献、专家咨询、实地观察等方式获取,用以反映目标社区和对象人群生活环境的物理、经济、文化和疾病等状况。

(2) 了解目标社区或对象人群的社会环境 收集包括经济指标(人均国内生产总值、人均住房面积、人均绿化面积、人均肉类年消费量、失业率等)、文化指标(入学率、文盲率等)、社会政策(卫生法规与政策执行情况、社区卫生制度建立和实施情况、领导对健康教育/健康促进的态度和承诺等)和社区资源(社区健康教育经费投入、健康教育专业机构人员构成、健康教育专业机构设备条件、社区居民的参与意识和意愿(社会资本)、现有信息传播渠道等)等多方面的社会环境信息资料,为设计健康教育干预方案提供基本信息。

(3) 动员社区或对象人群参与健康教育项目 社区组织和对象人群的参与是健康教育干预项目有效开展的关键,在开展社会诊断时应进行充分的宣传和说服,邀请社区各层次的成员参与诊断,健康教育工作人员与社区成员应共同制定诊断计划并付诸实施。

2. 第二步:流行病学诊断

(1) 社区中主要疾病或健康问题在时间和空间上的分布情况及分布特点。

(2) 明确对社区的生活质量造成最大影响的健康问题。

(3) 受该健康问题影响最大的人群的人口学特征。

(4) 影响该健康问题发生发展的因素,最关键的影响因素,可改变的影响因素以及如果要改变这些影响该健康问题的因素所需要的条件和资源。

(5) 健康教育对控制该健康问题,或改变这些影响该健康问题的因素可能发挥什么样的作用。

3. 第三步:行为与环境诊断

(1) 区别引起健康问题的行为和非行为原因。

(2) 确定与目标健康问题有关的行为,按顺序确定处理问题的步骤,并据此采取措施。

(3) 依据重要性将行为分级,明确与目标健康问题相关的最重要和最不重要的行为。

(4) 依据可变性将行为分级,明确与目标健康问题相关的可变性高和可变性低的行为。

（5）选择目标行为,基于项目目的,结合行为重要性和可变性分级结果,选择健康教育干预重点的行为。

（6）阐明行为改变目标,包括需要改变的行为、目标人群、预期效果及时间范围。

4. 第四步:教育与生态诊断　该阶段主要探讨倾向因素、促成因素和强化因素对特定行为的影响。

（1）倾向因素　包括个人的知识、态度、信念、自我效能认识,以及行为动机和意向,是目标行为发生发展的主要内在基础。

（2）促成因素　即实现或形成某行为所必需的技能、资源和社会条件,对促成因素的诊断通常可以基于社会诊断的调查资料。

（3）强化因素　指那些在行为发生之后提供持续的回报或为行为的维持和重复提供的激励,包括情感支持、经济支持等。

5. 第五步:管理与政策诊断　主要通过查阅资料、专家咨询、定性调查等方式进行。

（1）组织评估　包括组织内分析(健康教育机构的有无及组织实践能力)和组织间分析(政府卫生行政部门对健康教育的重视程度和资源投入状况等)。

（2）资源评估　政策诊断的主要内容是审视社区现有政策状况(例如有无与项目计划目标相一致的支持性政策,该政策是否完善)。

(三) 健康教育诊断资料的收集与分析

健康教育诊断资料的收集与分析需要结合多学科思维,包括社会学、心理学调查方法及流行病学、统计学调查设计方法与数据资料处理方法等。

通常采用定性调查(qualitative survey)和定量调查(quantitative survey)相结合的方法。定性调查是指采用非定量的标准和技术而进行的调查研究方法,常用的有访谈(interview)和观察(observation)两类。定量调查是指采用定量的理论与方法并需要作统计学分析的调查研究方法。在健康教育诊断中通常在初步定性调查的基础上设计定量调查,在定量调查中获得分布描述数据和可对各因素间关系进行推断的数据资料后,再有选择地进行较深入的定性调查以进一步弄清问题发生发展的原因。

所收集与分析的资料涉及多方面变量,可分为三大类:①针对个体情况的变量:人口学变量(如年龄、性别、受教育程度、职业等);生理学变量(如体重、身高、血压等);心理学变量(如信念、态度等);行为变量(如吸烟、体育锻炼等);社会学变量(如宗教信仰、同伴关系等);②针对人群情况的变量:疾病或健康问题、社会关系等;③针对社区情况的变量:经济、教育、大众传媒、卫生服务等。

为了切实保护调查对象的利益,健康教育诊断调查中需遵循知情同意(informed consent)、隐私(privacy)、匿名(anonymity)和保密(confidentiality)四项原则。

二、健康相关行为干预计划

(一) 健康相关行为干预计划制定的原则

健康相关行为干预计划是科学管理健康教育与健康促进活动的体现,是根据目标人群和(或)目标社区的需要和主客观条件,通过科学的预测和决策,选择优先项目,制定明确的目标和具体的量化指标,提出在未来一定时期内所要达到的目标及实现这一目标的方法、途径等所有活动的过程,包括计划、实施和评价的全过程,应当遵循以下原则。

1. 目标导向原则　健康教育计划设计必须坚持目标导向原则,做到目标明确、重点突出,紧紧围绕具体的总体目标开展,使有限的资源集中使用,确保以最小或最少的投入取得最大的产出和效益,保证计划目标的实现。

2. 参与性原则　人群参与是健康行为干预设计有效推进的关键。制定干预计划应先让目标人群和社区政府早期参与健康需求分析,确定优先项目和制定项目目标,鼓励目标人群和社区政府积极参与计划的制定以及计划的各项干预活动。

3. 持续性原则　健康教育计划设计需要立足于社会未来发展方向的基础上,要考虑社会长远发展对健康的要求和人群对健康的需求的变化,健康教育计划要体现出整体性和全局性,目标要体现出长远性和先进性。

4. 可行性原则　健康教育计划设计要从实际出发,基于目标人群的健康问题、知识水平、风俗习惯等一系列主客观资料,提出符合实际,易为目标人群所接受,切实可行的干预计划,并确定可观的评价指标和效果测定方法。

5. 灵活性原则　健康教育计划设计需要预计计划实施过程中可能发生的其他变化,并制定基于过程评价和反馈问题的应变对策、计划修订指针和原则,以确保计划的顺利实施。

(二) 健康相关行为干预计划制定的步骤

1. 确定优先项目　基于重要性、有效性、可行性和成本－效益原则,明确优先项目。优先目标应是目标人群中反映最迫切、最突出、干预最有效和所投入资源最少而效益最大的。

2. 确定优先干预的行为　根据行为的重要性和可变性的程度进行排序选择,即依据行为对人群健康威胁的严重程度、危险行为因素的可干预性排序,应将对人群健康威胁的严重程度高、可干预性高的行为列为优先干预行为。

3. 确定优先干预的倾向因素、促成因素、强化因素　采用按程度进行排序选择的方法,确定优先干预的影响特定行为的倾向因素、促成因素、强化因素三类复杂因素。这些因素与行为之间以及各因素之间在时间和空间上存在交互联系。

4. 确定计划目的和具体目标　计划目的是指在通过某项计划预期达到的最终效果。可以将其分解为各阶段、各层次的具体目标。具体目标是为实现总体目标设计的、具体的、量化的具体结果指标。指标体系是项目管理和评价的基本工具,由各阶段、各层次的具体目标有关的指标及其权重、预期指标值、指标使用方法等构成。

5. 确定干预策略和干预框架　健康教育干预策略,是指将健康教育干预活动中的干预方式、方法和干预途径及其时间、空间和人群组合安排等各个要素具体化,综合归纳成一个可操作的活动方案的过程,包括信息交流、社会行动、技能发展等,应充分发挥每一干预策略活动的优势以取得最佳干预效果。

健康教育干预框架,是指将健康教育干预策略和方法与目标人群、目标行为、行为影响因素及干预场所相结合,综合考虑形成的健康教育干预初步方案轮廓,一般按教育策略、社会策略、环境策略等方法来建立健康教育干预框架结构。

6. 确定资源配置　确定人员、资金和时间安排。根据健康教育干预框架,确保每一环节资源的合理分配,使有限的资源集中使用,确保以最小或最少的投入取得最大的产出和效益,保证计划目标的实现。

7. 健康教育计划评价(形成评价)　形成评价是指在规划执行前或执行早期对项目计划本身的评价,包括:①科学性:评估目标是否明确,指标是否适当、合理,计划设计是否符合实际;②可行性:评价策略和方法是否足以达到目标,资源的分配是否优化,对可能出现的困难的估计是否充分及对应措施是否恰当;③可及性:评价干预方式与方法的目标人群可获得程度和可接受程度。

三、行为干预实施

(一) 行为干预的概念和基本步骤

行为干预是指针对特定的问题和目标人群,有目的、有计划、有组织地系统综合使用各种传播、教育和其他措施,影响和改善人们的相关行为的发生和发展。主要包括以下步骤:①明确干预行为及预期效果;②明确目标人群;③确定干预场所;④确定干预内容;⑤社会动员和组织管理;⑥制定干预时间表;⑦干预项目的实施培训;⑧行为干预传播材料的发放与使用;⑨行为干预的质量控制;⑩过程评价与督导。

(二) 行为干预的社会动员和组织管理

社会动员（social mobilization）是行为干预的重要策略，贯穿行为干预的全过程，通过采取一系列综合的、高效的策略和方法，来动员社会各阶层的广泛参与，把健康教育目标转化成满足广大社区居民健康需求的社会目标，并转变为社区成员广泛参与的社会行动，进而实现某一社会健康目标的过程。建立以基层健康教育服务网或基层医疗卫生服务网为主体的网络化服务组织，综合运用社会学、市场学、传播学的原理和技术、人员培训方法、健康教育项目管理技术等，充分动员目标社区领导层、社会力量、相关专业人员、家庭与个体积极参与即将开展的行为干预项目中。

(三) 行为干预的实施培训

行为干预项目培训是对承担行为干预的工作人员进行专门化知识教育和技能训练的过程。培训项目应该目标明确，主题突出，按需施教，学用结合，灵活应变，力求在较短的时间内达到较好的培训效果。干预培训内容可分为两大类：

(1) 针对管理人员的培训 包括：①项目计划，即如何开展健康需求评估，并能根据评估结果制定健康教育项目实施方案；②质量控制，能依据项目目标和各项干预活动的技术指标开展项目监测与质量控制；③人员管理，合理分配人力资源并充分调动其积极性；④财务与设备管理：使学员了解基本的财务管理和设备管理知识和方法；⑤项目评价与总结：包括项目评价指标与评价方法，资料汇总，项目的阶段性报告和总报告；

(2) 针对技术人员的培训 包括：①专业知识，应根据干预项目的目的和干预内容确定专业知识的培训内容；②传播材料制作，包括健康信息需求评估方法、传播材料设计、制作流程和预试验等；③人际交流技巧，包括倾听、表达、提问、反馈等技巧；④人员培训方法，包括培训班组织、基本教学技巧等；⑤健康干预方法，包括健康教育干预活动可用到的各类干预方法的内容和应用技巧。

(四) 行为干预的质量控制

质量控制是确保行为干预项目高质高效完成的核心关键。在实施干预活动前，通常先按照时间先后顺序将各项活动排列，并明确各项活动的具体质量要求及对应负责人；在干预活动开始后，要确保使干预活动按照计划要求的进度和质量运行，使项目始终向着目标实现的方向前进。

四、行为干预质量控制

(一) 质量控制的概念

质量控制（quality control）是指为达到预期的质量要求，确保产生理想的干预效果而采取的一系列活动，贯穿于干预项目的全过程。质量控制系统既是质量控制的体系（即实施质量控制的人员和组织结构），也是实施质量控制的机制（即实现质量控制的方法和运作机制）。健康教育干预的质量控制一般采用常规的双向信息流通和阶段性质量检查相结合的机制。

(二) 质量控制的内容

质量控制贯穿行为干预的全过程，涉及多个维度，主要内容包括以下几方面。

(1) 干预活动进度 即干预活动是否按时间进度表进行。

(2) 干预活动内容 即各阶段活动内容是否按照计划进行，并达到了预期的效果，覆盖了预期的人口，可以用干预活动暴露率、有效指数等指标表示。

(3) 干预活动人员 即工作人员是否按计划接受了培训以及培训后知识和技术的运用情况。

(4) 干预活动经费 即明确实际开支与预算的符合程度，若两者之间存在差异，则需要分析经费开支与预算之间出现差距的原因，并及时调整，避免后期因资金短缺而无法完成项目，达到预期效果。

(5) 阶段性效果评估 即在干预活动进行到一定时期，对产出进行阶段性评价，总结经验，及时纠正偏误，确保项目目标的最终实现。

(三) 质量控制的方法

质量控制涉及多个维度,不同维度所采用的方法也有所差别,主要有以下几种。

(1) 定期召开例会　各部门汇报项目进展及质量,管理者提出阶段目标和要求,可以使各级项目实施人员、管理人员面对面交流沟通,集中研究、解决新问题,提高工作效率。

(2) 现场督导　项目管理者、实施人员等进入干预现场,按技术质量标准进行现场监督,发现其中的偏误,进行当面指导,或从中获取直接的资料评估干预质量,可以有效保障干预活动质量,提高工作效率。

(3) 记录与报告　各项干预活动的基础资料(如干预内容、现场实施情况等)应定期上报实施干预的负责人、项目管理者,使项目管理者及时掌握项目动向,监控实施质量,并根据上述资料进行决策。

(4) 专项调查　采用定量调查、半定量调查和定性调查等方式收集各类反映干预质量的资料。

(四) 行为干预的效果评价

行为干预效果评价,是指衡量行为干预计划经过实施干预活动所达到的预定目标和指标的实现程度,旨在对行为干预项目计划的价值做出科学的判断。效果评价的内容包括近期和中期效果评价(又称为效应评价)和远期效果评价(又称为结局评价),其中远期评价又可分为效果、效益评价,以及成本 – 效益、成本 – 效果评价等。

第五节　促进控烟与体力活动

本节以控制吸烟和促进体力活动为例,综合运用行为改变理论、健康教育诊断、干预策略及效果评价方法。

一、促进控烟的健康教育策略

(一) 吸烟行为影响因素分析

1. 倾向因素　主要指吸烟行为发生的原因,包括个体关于吸烟的知识、态度、信念、自我效能、行为动机和意向,以及年龄、性别、职业等人口学特征,均是吸烟行为发生的主要内在基础。例如,研究表明,男性吸烟率高于女性(性别)、对吸烟危害的知晓度越低吸烟可能性越大(知识)等。

2. 促成因素　主要指促使吸烟行为得以实现的客观条件,比如吸烟支持性环境、香烟的可及性、经济情况、相关政策及拥有的相关技能等。

3. 强化因素　主要指影响吸烟行为持续或重复的因素,即那些在吸烟行为发生之后提供持续的回报或为吸烟行为的维持和重复提供的激励,包括情感支持、经济支持等。例如,重要他人的示范作用(家人、朋友是否吸烟)、尼古丁对交感神经节具有兴奋和抑制的双重作用(容易促使吸烟者形成烟瘾)、香烟广告、他人的鼓励等。

(二) 控烟计划

1. 确定吸烟行为的倾向因素、促成因素和强化因素　在文献回顾的基础上结合目标人群中的健康教育诊断结果,明确吸烟行为的倾向因素、促成因素和强化因素,以大学生为例,个体的知识、态度、支持性环境、同伴示范作用、零花钱、香烟的可及性等均是吸烟行为的重要影响因素,所以欲降低大学生的吸烟率,应该提高其对吸烟危害程度的认知(倾向因素)、降低香烟的可及性(促成因素)、戒烟行为形成后的奖励(强化因素)等。

2. 确定控烟计划目标　包括总体目标和具体目标,以大学生控烟计划为例,总体目标通常是降低大学生吸烟率。而具体目标可包括:①教育目标:提高大学生对于吸烟行为危害性的认知;②行为目标:降低大学生吸烟行为形成率;③环境目标:营造控烟的支持性环境。例如,可将干预时间设置为 1 学期,具体指标设置为知识知晓率达 90%,吸烟行为形成率在原形成率基础上降低 50%,吸烟率在原吸烟率基础上降低

20%,执行率达到90%。

3. 确定目标人群和干预场所

(1) 目标人群

1) 一级目标人群 计划实施健康教育项目所建议的健康行为的人群。如大学生控烟项目中,大学生为一级目标人群。

2) 二级目标人群 对一级目标人群有重要影响的人,或能激发、教育和加强一级目标人群行为和信念的人。如卫生保健人员,有关行政领导、亲属、朋友等。

3) 三级目标人群 行政决策者、经济资助者和其他对计划的成功有重要影响的人。

(2) 干预场所 明确大学生控烟计划干预场所,学校、社区、家庭或组合考虑。

4. 确定健康教育干预策略和干预框架 根据控烟计划目的、目标,社区大学生特征、环境条件和可得资源等情况选择最佳的降低大学生吸烟率的干预方式、方法和干预途径及其时间、空间和人群组合安排,形成健康教育干预策略。其次,基于健康教育干预策略和方法与目标大学生、吸烟行为、吸烟行为影响因素及学校情况相结合综合考虑,形成健康教育干预框架。

5. 确定资源分配 明确计划、准备、干预、总结等各阶段的实施内容和时间、人力、物资分配与安排。基于干预框架和现有资源,做合理的财务预算。确保资源得以合理分配,以获得最大的收益。

6. 形成评价 评估控烟计划的目标是否明确,拟定的指标是否适当、合理;控烟计划设计是否符合实际,是否足以达到预期目标,及控烟计划的可行程度,资源分配是否优化,对可能出现的困难的估计是否充分及对应措施是否恰当等。

(三) 控烟计划实施与质量控制

1. 制定干预项目进度表 干预项目进度表的制定应以时间为引线整合、排列出各项干预活动的内容、工作日数量、工作目标与监测指标、工作地点、经费预算、分项目负责人、特殊需求等内容的一个综合的计划执行表。同时应考虑控烟干预活动实际实施过程中可能遇到的困难,根据实际人力、物力条件、结合以往工作经验作出科学安排(表12-6)。

表 12-6 大学生控烟计划干预项目实施进度表

2020—2021 年						工作内容	负责人	参与者	地点	物资	预算 (元)	备注
8月	9月	10月	11月	12月	1月							
√						成立领导小组	×	×××…	办公室	投影仪、一次性水杯	100	
√						骨干培训会	×	×××…	会议室	培训资料、多媒体设备、办公用品、工作餐	2 000	
√	√					设计、制做宣传材料	×	×××	电脑	宣传单/册、海报、音频、视频	9 500	
		√				动员大会	×	×××…	学校礼堂	投影仪/多媒体设备		教育局领导、校领导、辅导员、学生

续表

2020—2021 年						工作内容	负责人	参与者	地点	物资	预算（元）	备注
8 月	9 月	10 月	11 月	12 月	1 月							
		√	√	√		干预活动 1：吸烟相关知识讲座	×	×××…	班级	电脑、多媒体设备、培训资料	10 000	
		√	√	√		干预活动 2：宣传、支持性环境	×	×××…	学校内	烟草贩卖、海报、横幅	3 000	
		√	√	√		干预活动 3：吸烟者建档管理	×	×××…	电脑	电脑、办公用品	1 500	
√	√	√	√	√	√	质量控制	×	×××…		电脑、办公用品	1 000	
√	√	√	√			后勤及应急保障	×	×××…	现场、电脑	流动资金、电脑、办公用品	3 000	
√	√					中期评估	×	×××…	现场、电脑	电脑、办公用品	2 000	定性评估
			√			终期评估	×	×××…	现场、电脑	电脑、办公用品	4 000	定性、定量评估相结合
				√		总结报告	×	×××…	办公室、电脑	电脑、办公用品	5 000	

2. 建立干预项目的组织管理机构　包括领导机构、专家机构和执行机构。领导机构主要是控烟项目的核心团队人员，主要负责管理、资源分配和组织协调。专家机构主要负责对干预项目设计框架、质控方法、评估指标、干预内容、干预材料提供科学建议。执行机构主要负责落实和执行控烟干预计划，开展具体的干预活动。

3. 干预项目的实施培训　根据控烟项目的目的、执行手段、教育策略等对项目有关人员进行专门化知识教育和技能训练，使骨干人员熟悉项目的管理程序，掌握相关知识和技能，掌握健康教育干预的工作方法，保证各个环节具体负责人明确自身工作职责和工作内容，项目得以有序进行。

4. 实施干预活动　广泛动员目标学校的大学生参与控烟项目，根据大学生的性别、年龄、吸烟现况、干预内容、干预场所选择适宜的干预方式，发放 / 播放 / 张贴行为干预传播材料，确保干预的灵活性和有效性。干预活动各个实施环节的对应负责人需及时跟进该环节的进度，并及时处理动态问题，确保活动得以顺利开展。

5. 干预项目的质量控制　干预项目的质量控制应贯穿项目的整个环节，包括工作进度（项目执行情况、未按时进行的原因）、活动质量（项目执行效果、目标人群反映情况）、人员能力（任务完成能力）、经费使用（实际开支与预算符合程度等）、阶段效果（各阶段具体指标达标情况）等。

（四）控制吸烟效果评价

衡量控烟干预计划经过实施控烟干预活动所达到的预定目标和具体指标的实现程度，对控烟行为干预项目计划的价值做出科学的判断，为后期控烟项目的开展提供经验和科学建议。

二、促进体力活动的健康教育

(一) 促进体力活动的策略及措施

体力活动(physical activity,PA)是指任何由骨骼肌收缩引起的导致能量消耗的身体运动。体力活动不足严重威胁着人们的健康,已成为全球重要公共卫生问题。基于行为改变生态学模式,个体的行为受到个体和环境因素的相互作用,改变人类行为最有效的方式是多个层面的共同干预。

1. 健康教育诊断　在开展体力活动促进项目前应先进行健康教育诊断,充分了解目标社区/目标人群情况,掌握目标干预场所的资源、目标人群特点、文化背景、个人及组织意愿等,进而设计符合目标社区人群需求,并与目标社区所拥有的资源相匹配的健康促进干预策略。

2. 信息传播　基于健康教育诊断结果,结合动员对象的特征和需求综合分析后选择合适的传播方法,确保信息交流的针对性和有效性。①领导层:倡导政府机构领导人员、政策制定者、大众传媒负责人,游说人大代表等,推进体力活动促进相关政策、措施的出台与落地;②群众层:通过人际传播、大众传播等多种方式进行综合性传播,如应用网络、宣传册/单、海报、讲座等提高受众对体力活动的认知和参与积极性。

3. 社区参与　在体力活动促进项目开始前应先成立社区组织或加强既有组织(如社区党组织、社区卫生服务中心、共青团、妇联、学校等)相关能力,建立社区协作机制,增强社区参与积极性。

4. 社会行动　通过党委、团委、志愿者开展体力活动促进动员大会,提高受众的认可度和参与度;加大体力活动的媒体报道力度,营造良好的体力活动促进氛围;完善公共体育活动设施配置、体育场所建设、道路建设,营造体力活动促进的支持性环境;建立体力活动促进示范区,以点带面,积累经验,总结推广,逐步铺开。

5. 社会营销　应用市场营销学理论和方法,将促进体力活动的思想和理念介绍、传播给受众,促使受众接受和进行体力活动,让受众主动为自己的健康负责,提高受众的参与积极性。

(二) 促进体力活动的生活方式干预方法

1. 工作场所　在室内工作场所通过工间操、安装可调节坐-立两用办公桌、电脑上安装定时提醒中断久坐的软件、15 s锻炼视频指导软件、面对面+电话+网络咨询指导+自我监控卡等方式避免职员长时间久坐;在办公场所保留一定空间提供体育锻炼器材,提供体力活动促进支持性环境;运动步数打卡,规定个体每日需达到一定的运动量,并纳入绩效考核;通过管理层动员,提高员工参与度。

2. 家务活动　营造良好的体力活动家庭氛围,经常组织家庭成员一起参与体力活动锻炼。研究表明以下家务活动与步行1 000步体力活动相当:整理床铺、站立,每20分钟相当于步行1 000步;洗碗,每15分钟相当于步行1 000步;收拾餐桌(走动)、做饭或准备食物,每13分钟相当于步行1 000步;手洗衣服每9分钟相当于步行1 000步;扫地、扫院子、拖地,每8分钟相当于步行1 000步。

3. 外出通勤　外出尽量以步行和乘坐公共交通为主,既节能环保,又能增加自身体力活动量。道路路面状况较好,时间不紧迫时,步行30分钟以内路程,建议采用步行的方式;道路路面状况较好,骑行30分钟以内路程,建议采用骑自行车的方式;如交通便利的情况下,尽可能选择公共交通(换乘期间步行)。

4. 运动锻炼　利用闲暇时间,选择适合自己的不同强度(低、中、高)的体力活动,例如,八段锦、易筋经、太极、瑜伽、导引术、跑步、游泳、打篮球、打羽毛球、打乒乓球、踢足球等,增加体力活动,以解决体力活动不足的问题。

(赵　莉)

数字课程学习

📥教学 PPT　　　📝自测题

第十三章 社区卫生服务

第一节 概　　述

一、社区的定义及构成要素

(一) 社区的定义

著名的社会学家费孝通对社区(community)的定义是:"若干社会群体(家庭、氏族)或社会组织(机关、团体)聚集在某一地域里所形成的一个生活上相互关联的大集体"。社区是社会的基本构成单位,是人们生活的基本区域。从管理的角度讲,一个社区应是一个完整的管理单元。通常可将社区分为两类:①功能社区,如企、事业单位;②生活社区,如街道、乡(镇)、村等。

(二) 社区的构成要素

1. 以一定社会关系为基础组织起来共同生活的人口　一定数量和质量的人群是构成社区的主体,他们既是社会产品的创造者和消费者,又是社会关系的承担者。

2. 一定范围的地域条件和空间　地域条件是指地理位置、资源、气候、交通、经济等,是社区各种活动的自然基础,是影响社区人群活动的性质及特点的重要因素。

3. 一定的社区设施　提供社区存在的物质基础,是衡量社区发展程度的重要标志。包括生活设施,如住房、服务机构等;生产设施,如工厂等;公共设施,如交通、通信、文化娱乐设施等。

4. 一定特征的社区文化、认同意识和生活方式　每个社区都有自己的历史传统和社会条件,形成特有的文化、生活方式,社区人群具有情感上和心理上的认同感及其对社区的归属感。

5. 一定的社会制度和管理机构　社区有一定的生产、生活制度和相应的管理机构,能起到协调各种社会关系,维护社会生活秩序的作用。

6. 一定类型的社区活动　即社区的基本生产与生活活动。由于在一定的地域内相对独立地存在着某种共同类型的生产活动、生活方式,才形成了一定的社会生活共同体,即社区。

二、社区卫生服务

(一) 社区卫生服务的定义

为应对城市化、老龄化、疾病谱改变、医学模式转变及医药费上涨的挑战,1997年,《中共中央、国务院关于卫生改革与发展的决定》做出"改革城市卫生服务体系,积极发展社区卫生服务,逐步形成功能合理、方便群众的卫生服务网络"的重要决策,我国首次提出发展社区卫生服务的概念。

1999年7月,卫生部、国家发展计划委员会、教育部等十部委的文件《关于发展城市社区卫生服务若干意见》对社区卫生服务的定义是:"社区卫生服务是社区建设的重要组成部分,是在政府领导、社区参与、上级卫生机构指导下,以基层卫生机构为主体,全科医师为骨干,合理使用社区资源和适宜技术,以人的健康为中心、家庭为单位、社区为范围、需求为导向,以妇女、儿童、老年人、慢性患者、残疾人等为重点,以解决社区主要卫生问题、满足基本卫生服务需求为目的,融预防、医疗、保健、康复、健康教育、计划生育技术服务等为一体的,有效、经济、方便、综合、连续的基层卫生服务。"二十多年来,全国社区卫生服务体系基本健全,服务功能逐步完善,在促进基本公共卫生服务均等化、维护居民健康等方面发挥了重要作用,显示出社区卫生服务有旺盛的生命力和广阔的发展前景。

(二) 我国发展社区卫生服务的指导思想和基本原则

1. 指导思想 社区卫生服务应坚持为人民健康服务的方向,将发展社区卫生服务作为深化城市医疗卫生体制改革的重要举措,有效解决城市居民"看病难""看病贵"的问题。社区卫生服务作为构建新型城市卫生服务体系的基础,为居民提供安全、有效、便捷、经济的公共卫生服务和基本医疗服务。

2. 基本原则

(1) 坚持社区卫生服务的公益性质,注重卫生服务的公平、效率和可及性。

(2) 坚持政府主导,鼓励社会参与,多渠道发展社区卫生服务。

(3) 坚持以区域卫生规划为指导,合理配置和充分利用现有卫生资源,努力提高卫生服务的可及性。

(4) 坚持预防为主,防治结合,中西医并重。

(5) 坚持以地方为主,因地制宜,探索创新,积极推进。

(三) 服务的提供者

社区卫生服务由基层卫生服务人员为社区居民提供基本医疗、基本公共卫生服务。基本服务团队人员包括:①全科医师、全科医师助理、社区中医师;②公共卫生医师与防保人员;③社区护理人员;④药剂师、检验师、康复治疗师及其他卫技人员;⑤管理者、医学社会工作者、志愿者。

(四) 服务对象

社区卫生服务机构服务对象包括以下几种人群。

1. 健康人群 在健康人群中积极开展健康促进工作,重在健康保护和健康教育,增进自我保健能力,养成良好的行为生活方式。

2. 高危人群 是暴露于某种或某些健康危险因素的人群,其发生疾病的概率明显高于其他人群。其包括以下几类。

(1) 高危家庭的成员 凡具有以下一个或多个标志的家庭即为高危家庭:①单亲家庭;②吸毒、酗酒者家庭;③精神病患者、残疾者、长期重病者家庭;④功能失调濒于崩溃的家庭;⑤受社会歧视的家庭。

(2) 具有明显的危险因素的人群 危险因素是指在机体内外环境中存在的与疾病发生、发展及死亡有关的诱发因素,如不良行为生活方式、职业危险因素、肥胖、家族遗传及社会的危险因素等。

3. 重点保健人群 是指由于各种原因需要在社区得到系统保健的人群,如妇女、儿童、老年人、残疾人、贫困居民等人群。

4. 患者 一般为常见病、多发病患者,尤其是常见的慢性病患者,需要家庭照顾、护理照顾、院前急救或临终关怀的患者等。

三、发展社区卫生服务的意义

大力发展社区卫生服务,构建以社区卫生服务为基础、社区卫生服务机构与医院和预防保健机构分工合理、协作密切的新型城市卫生服务体系,对于坚持预防为主、防治结合的方针,优化城市卫生服务结构,方便群众就医,减轻费用负担,建立和谐医患关系,具有重要意义。

1. 是提供基本卫生服务,满足人民群众日益增长的卫生服务需求,提高人民健康水平的重要保障 社区卫生服务覆盖广泛、方便群众,能使广大群众获得基本卫生服务,解决群众"看病难""看病贵"的问题,也有利于满足群众日益增长的多样化卫生服务需求。社区卫生服务强调预防为主、防治结合,有利于将预防保健落实到社区、家庭和个人,提高人群健康水平。

2. 是深化卫生改革,建立与社会主义市场经济体制相适应的城市卫生服务体系的重要基础　社区卫生服务可以将广大居民的多数基本健康问题在基层解决。积极发展社区卫生服务,有利于调整城市卫生服务体系的结构、功能、布局,提高效率,降低成本,形成以社区卫生服务机构为基础,大中型医院为医疗中心,预防、保健、健康教育等机构为预防、保健中心,适应社会主义初级阶段国情和社会主义市场经济体制的城市卫生服务体系新格局。

3. 是建立城镇职工基本医疗保险制度的迫切要求　实践经验表明,社区卫生服务可以为参保职工就近诊治一般常见病、多发病、慢性病,帮助参保职工合理利用大医院服务,并通过健康教育、预防保健,增进职工健康,减少发病,既保证基本医疗,又降低成本,符合"低水平、广覆盖"原则,对职工基本医疗保险制度长久稳定运行,起重要支撑作用。

4. 是加强社会主义精神文明建设,密切党群干群关系,维护社会稳定的重要途径　社区卫生服务通过多种形式的服务为群众排忧解难,使社区卫生人员与广大居民建立起新型医患关系,有利于加强社会主义精神文明建设。积极开展社区卫生服务是为人民办好事、办实事的德政民心工程,充分体现全心全意为人民服务宗旨,有利于密切党群干群关系,维护社会稳定,促进国家长治久安。

5. 是实现医学模式和服务模式转变的最佳途径　尽管生物-心理-社会医学模式已提出很多年,但目前的临床服务依旧以沿袭生物医学模式为主。社区卫生服务全面推进"以人为中心,以健康为中心"的服务模式和居民责任医生的服务,必然要按照生物-心理-社会医学模式开展工作。特别是全科医生面对社区全部居民提供全人照顾和整体服务,正是全面体现了新的医学模式和服务模式,代表了现代社会发展的必然趋势。

第二节　社区卫生服务的内容与特点

一、社区卫生服务的内容

社区卫生服务机构是不以营利为目的的公益性基层医疗卫生机构,其主要功能是提供基本公共卫生和基本医疗服务。

(一)基本公共卫生服务

国家卫生计生委于 2017 年印发的《国家基本公共卫生服务规范(第三版)》确定了 12 项基本公共卫生服务内容,具体如下。

1. 居民健康档案管理　其服务对象为辖区内常住居民(指居住半年以年的居民),以 0~6 岁儿童、孕产妇、老年人、慢性病患者等为重点人群,健康档案内容包括个人基本信息、健康体检、重点人群健康管理记录和其他医疗卫生服务记录。

2. 健康教育　通过发放印刷资料、播放音像资料、设置宣传栏、开展公众健康咨询活动、举办健康知识讲座、开展个体化健康教育等方式,宣传普及健康知识,帮助社区居民形成健康生活方式。

3. 预防接种　主要针对辖区内 0~6 岁儿童和其他重点人群,按照《疫苗流通和预防接种管理条例》《预防接种规范》等相关规定开展工作。

4. 0~6 岁儿童健康管理服务　主要服务内容包括新生儿家庭访视、新生儿满月健康管理、婴幼儿健康管理、学龄前儿童健康管理等,对健康管理中发现的有营养不良、贫血、单纯性肥胖等情况的儿童应当分析其原因,给出指导或转诊的建议。

5. 孕产妇健康管理　针对辖区内常住的孕产妇,提供孕早期健康管理、孕中期健康管理、孕晚期健康管理、产后访视、产后 42 日健康检查等服务。

6. 老年人健康管理　针对辖区内 65 岁及以上常住居民,提供生活方式和健康状况评估,血压、心脏、腹部等常规体格检查,血常规、尿常规、空腹血糖等辅助检查,健康指导等方面的服务。

7. 慢性病患者健康管理　包括高血压患者健康管理和 2 型糖尿病患者健康管理,针对辖区内 35 岁及以上常住居民中原发性高血压患者和 2 型糖尿病患者,提供筛查、随访评估、分类干预等方面的服务。

8. 严重精神障碍患者管理服务　针对辖区内常住居民中诊断明确、在家居住的严重精神障碍患者,提供患者信息管理、随访评估、分类干预等方面的服务。

9. 肺结核患者健康管理服务　针对辖区内确诊的常住肺结核患者,提供筛查及推介转诊、第一次入户随访、督导服药、随访评估、分类干预、结案评估等服务。

10. 中医药健康管理服务　针对辖区内 65 岁及以上常住居民,提供中医体质辨识、中医药保健指导等服务。

11. 传染病及突发公共卫生事件报告和处理服务　针对辖区内服务人口,做好传染病疫情和突发公共卫生事件风险管理,传染病疫情和突发公共卫生事件的发现、登记,传染病疫情和突发公共卫生事件相关信息报告,传染病疫情和突发公共卫生事件的处理,协助上级专业防治机构做好结核病和艾滋病患者的宣传、指导服务以及非住院患者的治疗管理工作。

12. 卫生计生监督协管服务　针对辖区内居民,做好食源性疾病及相关信息报告、饮用水卫生安全巡查、学校卫生服务、非法行医和非法采供血信息报告、计划生育相关信息报告等工作。

(二) 基本医疗服务

《城市社区卫生服务机构管理办法(试行)》中指出,社区卫生服务机构提供以下基本医疗服务:①一般常见病、多发病诊疗、护理和诊断明确的慢性病治疗;②社区现场应急救护;③家庭出诊、家庭护理、家庭病床等家庭医疗服务;④转诊服务;⑤康复医疗服务;⑥政府卫生行政部门批准的其他适宜医疗服务。

社区卫生服务以全科医生和社区护士为骨干,为社区居民提供覆盖 80%～90%的各种常见病和多发病的诊疗服务。社区卫生服务的基本医疗服务形式、方式依据不同的地理环境、工作地点、服务需求、人口特征等而进行选择,一般以主动服务、上门服务为主,并需要采取灵活方式、多种形式提供服务。主要方式(形式)有以下几种。

1. 门诊服务　是最主要的社区卫生服务方式,一般包括门诊、留诊观察、急诊,以提供基本医疗为主。

2. 出诊或家庭病床服务　是具有社区卫生服务特色的服务形式,既区别于专科医疗,又体现社区卫生和全科医疗的主动、连续性服务的特点。出诊服务一种是根据预防工作、随访工作或保健合同要求的主动上门服务,另一种是应居民要求而安排的上门服务。家庭病床服务主要用于行动不便者、某些慢性病患者或需要上门服务者。

3. 社区急救服务　提供院前急救,及时高效地帮助患者利用当地急救网络系统。

4. 转诊服务　是比较常见的社区卫生服务形式,体现社区卫生和全科医疗服务协调性服务的特点。在社区卫生服务机构与综合性医院或专科医院建立了稳定的通畅的双向转诊关系的基础上,可帮助患者选择上级医生或医院并提供转诊服务。双向转诊服务既可以保证社区居民医疗安全和医疗效果,又能合理利用医疗资源,提高医疗效率,降低医疗成本。如果因某种原因无法转诊,全科医生也可以请上级医院的专家来社区会诊。

5. 长期照顾(long-term care)　主要针对身患多种疾病需要长期医疗护理的老年人,如老年养护服务。

6. 临终关怀服务(hospice care)　又称为安宁照顾及姑息医学(palliative medicine)照顾,是给予生命终末期患者的人文关怀和减轻痛苦的医疗的人性化双重照顾。

7. 电话咨询服务　是近年兴起的社区卫生服务新的服务形式,通过热线电话,为社区居民提供健康教育、医疗保健咨询、出诊、预约等服务。也可以通过电话定期联系不能按时来就诊的患者及需要进行定期督导的患者。

8. 社区康复服务 如脑卒中患者的康复训练,老年人的功能康复等。

9. 基层签约服务 社区医护团队与居民(或家庭)签订服务协议,建立契约式服务关系。只有建立稳定的医患关系,以预防为导向的全科医疗的综合性、连续性、可及性等服务优势才能真正发挥出来,签约服务要由老年人、慢性病患者等重点人群逐步扩展到普通人群,要注重签约服务效果,明确签约服务内容和签约条件,努力让居民通过签约服务能够获得更加便利的医疗卫生服务。

(三)大力发展中医药服务

在基本医疗、公共卫生服务及慢性病患者中,充分利用中医药资源,发挥中医药的优势和作用,积极推广中医针灸、推拿等适宜技术,加强合理应用中成药的宣传和培训,大力普及中医药健康理念和知识。

二、社区卫生服务的基本特点

1. 以健康为中心 在社会、经济快速发展的今天,如何确保每个人的身心健康是政府、社会、家庭以及卫生部门所面临的新问题。如何鼓励和帮助人们预防疾病和残疾,建立有助于健康的生活方式,维护最佳的生活环境,是对政府、社会以及卫生部门的新挑战,卫生部门必须将工作的重点从治疗疾病转移到预防和控制导致疾病的各种危险因素上,转移到保护和促进健康上。社区卫生服务贯彻以人为本,以健康为本,是托起健康的基石。

社区卫生服务必须实施以人为中心、以健康为中心的服务模式,而不应继续沿袭以疾病为中心的服务模式。这种变化需要大幅度地改变以往的工作方式,仅依靠治疗个体疾病的医疗工作是远远不够的,它要求社区卫生服务工作者深入社区和家庭,动员社区居民承诺对自己的健康负责,并建立健康的生活方式,积极参与预防疾病和残疾,促进健康。

2. 以社区为基础 社区卫生服务是维护社区内的所有人群的健康,包括健康者、高危人群和患者。以社区人群的健康为出发点,努力改善社区的卫生环境,营造良好的健康环境,改变不健康的生活方式等。如发现社区儿童营养不良的发病率高,要考虑是否需要在社区内开展婴儿合理喂养的健康教育,这就是以人群为服务对象的特点。社区参与、家庭参与、居民 / 患者参与亦是慢性病有效防控的关键。

3. 以家庭为单位 家庭是社区组成的最基本单元。一个家庭内的每个成员之间有密切的血缘和经济关系,以及相似的行为生活方式、居住环境、卫生习惯等。因此,在健康问题上存在着相同的危险因素。例如婴儿的喂养,必须考虑父母的社会、文化背景,并且从他们的文化角度考虑如何对父母进行母乳喂养等内容的健康教育。如要照顾老年人的健康,必须动员家庭子女承担起责任和义务。

4. 提供连续性的综合服务 社区卫生服务应根据生命周期和疾病发生发展的各阶段提供综合的、全方位的服务。如:要保证儿童健康,首先要给母亲提供孕产期保健和产后保健、新生儿访视及儿童系统管理服务。教育父母如何喂养孩子,帮助父母对儿童进行早期教育,改善社区内卫生环境,减少污染等。只有提供这一系列服务,才可能保证儿童的身心健康。

5. 以全科医生为骨干 《国务院关于建立全科医生制度的指导意见》(国发〔2011〕23 号)明确要求建立起充满生机和活力的全科医生制度,基本形成统一规范的全科医生培养模式和"首诊在基层"的服务模式,全科医生与城乡居民基本建立比较稳定的服务关系,全科医生服务水平全面提高。有了足够数量的高素质基层医生——全科医生,依托以其为骨干所形成的社区医疗服务团队,就能充当起居民进入国家卫生服务体系的首诊职能,就能全面承担起居民健康和医疗费用双重守门人的职责。

第三节　社区卫生诊断

一、概述

(一) 社区卫生诊断的概念

社区卫生诊断(community health diagnosis)又称社区诊断,是运用社会学、人类学和流行病学的研究方法,收集必要的资料,通过科学、客观的方法确定,并得到社区主要卫生问题及其影响因素,以及与这些问题有关的社区内的组织机构、政策和可利用的卫生资源状况,提出社区优先处理项目,为有针对性地制订社区卫生服务工作规划提供参考依据的过程。

社区卫生诊断与临床诊断不同,其根本区别在于临床诊断是在疾病发生之后,并在临床医生对患者进行体格检查和实验室检查后得出的诊断。而社区卫生诊断则是社区卫生工作者主动采用科学的方法收集社区卫生状况、社区可利用的卫生资源状况等资料,对社区健康状况进行描述、分析,获得社区主要卫生问题及影响因素,并确定优先解决的卫生问题的过程。由此可见,社区卫生诊断与临床诊断从对象、问题呈现形式、资料来源与方法及结果等方面是完全不同的(表 13-1)。

表 13-1　社区卫生诊断与临床诊断的区别

项目	临床诊断	社区卫生诊断
对象	个别患者(就医者)	社区人群 + 背景
问题呈现	症状、体征	事件、反应、状况
方法	临床推理	人口统计、流行病学、卫生统计、行为测量等方法
资料来源	询问病史,体格检查,实验室检查	社区文献资料,居民自发反应,健康档案记录,日常诊疗活动日志,社区调查,社区筛检
结果	确定疾病名称,找出病因,制订个人综合性服务计划	发现社区主要健康问题和可利用的社区资源,确定健康问题的主要影响因素,确定解决问题的优先顺序,形成社区诊断报告,制订社区卫生计划

(二) 社区卫生诊断的目的和意义

1. 社区卫生诊断的目的　①发现并确定社区存在的主要健康问题及其影响因素;②总结并评价社区卫生服务及其他卫生资源的供给及利用情况;③了解并分析社区环境及相关资源现状;④调查并分析居民需求、意向及满意度;⑤分析并提出本社区中需要优先解决的卫生问题;⑥为制订符合社区需要的卫生计划提供必要的参考资料,并评价卫生计划执行的情况和效果。

2. 社区卫生诊断的重要意义　要提供优质高效的社区卫生服务,首位的基础工作就是需要有一个全面、正确的社区卫生诊断,如同医生诊治患者,需要正确诊断后才能开出处方奏效。通过社区卫生诊断,了解社区卫生服务需方、供方和社区环境现状,总结评估既往社区卫生服务的成效与主要问题,寻找"社会病因",开出"社区处方",方能优化整合、充分利用现有卫生资源,选择适宜的社区卫生保健措施,从而创造良好的环境氛围,使居民受益,造福于社区居民。

(三) 社区卫生诊断的内容

开展社区卫生诊断,需进行调查研究和系统分析工作,提出影响健康的关键因素,并且根据不同的目标选择不同的研究内容,可供选择的内容包括以下几个方面。

1. 社区基本特征　包括社区类型、家庭基本资料、工作生活环境和自然环境特征。社区类型一般指居民社区、企业社区、城市社区、农村社区、生活社区、功能社区等。家庭基本资料包括家庭户数、家庭类型、家居环境与条件等。工作、生活环境包括居住条件、卫生设施、饮用水、生活用燃料、工作环境的污染等。社区自然环境一般包括地理位置、地形地貌、气候、空气、土壤、水等。

2. 社区人口学特征 包括人口数量与结构、人口自然增长率等。

(1) 静态人口 ①人口数量与密度：绝对数（户籍数）、相对数（居住 + 流动人口）；②人口构成：年龄、性别、职业、文化程度、民族、就业人口、抚养人口、医学敏感人口。

(2) 动态人口 ①人口增长率：自然增长率（出生率、死亡率）、社会增长率（迁入率、迁出率）；②构成变化率：人口发展趋势（如老龄化）。

3. 社区经济状况与生活服务设施 社会经济状况包括家庭与人均收入、消费支出构成、医疗费用支付方式和比例等。社区生活服务设施包括交通状况、公共设施、休闲场所及环境卫生状况等。

4. 社区政策环境 分析对社区卫生服务有利或不利的政策、法规等，包括社会发展、社区建设、经济发展和卫生相关政策等，了解政策覆盖面及执行情况等，了解、支持社区卫生服务发展的计划与措施。了解社区公共事业发展特征，如荣获市级以上社区荣誉称号等。

5. 社区健康状况 包括社区人群健康、疾病、伤残和死亡等情况，如传染病、慢性病、各类伤害的发病率/罹患率、病死率、死因构成和死因顺位、婴幼儿死亡率、孕产妇死亡率等。

6. 健康相关危险因素 不良生活习惯和行为方式指标：吸烟率、吸烟量、饮酒率、饮酒量及食盐消耗情况等；健康意识与信念、求医行为的指标：体育锻炼情况、刷牙率、定期体检率等。

7. 卫生服务状况 包括卫生服务资源、卫生服务利用及居民满意度情况。卫生服务资源包括社区卫生总资源和社区卫生服务机构资源指标，如卫生服务投入经费、人均公共卫生服务经费，医生、各类卫生技术人员的数量和构成，可利用的医疗卫生机构的情况，基本卫生服务的覆盖面，居民到最近医疗机构的距离等；卫生服务利用指标，如门诊人次数、两周就诊率、两周未就诊率等；社区居民对卫生服务利用的满意度也是比较重要的资料，对就诊环境、技术、设备、态度等方面满意度情况的了解有助于促进卫生服务质量的改进。

8. 社区资源 社区内可用于解决健康问题的资源主要包括以下几种。

(1) 经济资源 是指社区整体的经济状况、产业性质、公共设施、交通状况等。这些资源的丰富程度及分布状况直接影响卫生保健服务的提供和利用。

(2) 文化资源 包括居民受教育水平、传统风俗习惯、宗教信仰等。

(3) 机构组织资源 包括医疗保健机构、文化教育机构、社区团体、行政管理机构等。

(4) 人力资源 社区人力资源既包括各类医务人员和卫生相关人员，也包括行政人员、居民委员会人员、宗教团体人员等。这些人员都是社区卫生服务的有效资源。

(5) 社区动员潜力 指社区内可动员来为医疗卫生保健服务的人力、物力、财力、技术和信息等资源。包括居民的社区意识，社区权利结构及运用，社区组织的活动，社区居民对卫生事业的关心程度，社区人口的素质与经济能力等。

9. 确定应优先解决的社区卫生问题 一个社区或一个人群在一定时期内所面临的卫生问题众多，社区卫生服务的供方因为资源所限，不可能解决所有卫生问题。为此必须确定某些影响大、可解决的主要卫生问题并优先解决，只有这样，才能最大限度发挥有限卫生资源的作用。

(四) 实施社区卫生诊断的基本原则

实施社区卫生诊断工作应遵循以下原则。

1. 政府主导 社区卫生诊断作为一项基础性的公共卫生管理项目，需要政府主导，将其纳入地方政府的卫生规划中，并给予经费投入和让相应的组织协调工作。

2. 科学完整 社区卫生诊断在原则上以城市的区（县级市）为单位计划部署，以街道社区为范围具体实施。实施的内容、方法、程序和标准应力求科学、规范，以求获取到全面、完整、客观、可靠的资料和数据。

3. 适宜可行 要根据本社区卫生服务发展的实际工作需要和必要性来开展社区卫生诊断工作，要考虑可负担的工作成本和已有的工作基础,因地制宜部署工作。

4. 求实特异　社区卫生诊断应实事求是,反映本社区的真实情况,应有针对性、特异性地反映本社区的特点。

5. 周期渐进　社区卫生诊断工作具有明显的时效性。随着国家社会经济实力的不断上升,居民卫生服务需求的不断增长,卫生改革的不断深入,社区卫生服务机构供方能力的不断加强,以及环境因素的动态变化,社区卫生诊断应循序渐进、周而复始地开展下去,一般应每隔 5 年进行一次。

二、社区卫生诊断流程

社区卫生诊断的流程主要包括设计准备、资料收集、资料统计及分析报告 4 个步骤,具体工作流程见图 13-1。

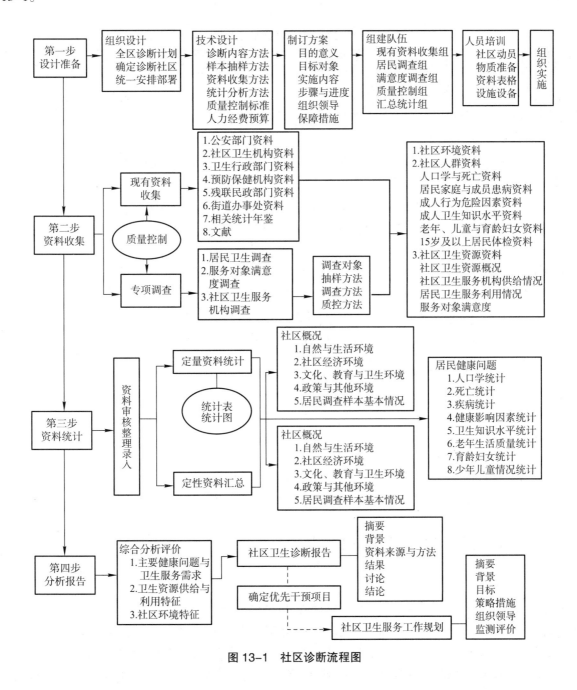

图 13-1　社区诊断流程图

(一)设计准备

社区卫生诊断工作需要进行周密的设计,明确调查目的,制订科学的实施方案,确定资料的收集、整理、分析的方法以及时间进度,并进行必要的组织准备和物资准备。

(二)资料收集

开展社区卫生诊断要尽可能全面地收集更多资料,力求资料翔实可靠,为社区卫生诊断提供较高利用价值的客观数据。资料收集方法包括收集现有资料和进行社区卫生专项调查。社区卫生诊断中的专项调查主要包括居民卫生调查、服务对象满意度调查和社区卫生服务机构调查。关于社区访谈调查视社区具体情况决定是否进行。

1. 现有资料的收集　包括统计报表、经常性工作记录和既往做过的调查等,可收集的现有资料归纳如表13-2。

表 13-2　现有资料来源及内容

资料来源	内容
政府行政部门	有关政策、组织、机构的文件
街道办事处、居委会	社区面积、文化设施、社区经济等社区环境资料
公安部门	出生、死亡等人口学指标
民政与残联部门	低保户、贫困人口、各类残疾人员的个人及家庭情况
财政部门	卫生投入、卫生事业拨款
统计局	总产值、人均收入、职业、文化等数据
卫生行政部门	社区医疗卫生保健机构数量,卫生人力资源等社区卫生资源资料;各种病发病率、患病率、卫生服务提供等资料
疾病预防控制中心	计划免疫、疾病监测等资料
妇幼保健机构	婴儿死亡、儿童死亡、儿童系统管理、孕产妇系统管理等
社区卫生服务机构	机构资源状况、卫生服务供给和利用情况、居民健康档案资料及相关健康资料
科研院所	疾病现患及危险因素的调查、研究结果
企事业单位、学校	健康体检记录

利用现有资料应首先对其进行资料质量评价,经确定为可靠、可用资料后再进行进一步的数据分析,得出项目所需的信息。

2. 定量资料的收集

(1)结构式封闭问卷调查的资料收集方式　①面访调查收集所需的信息和资料;②通过邮寄或互联网进行问卷调查;③电话调查;④自我管理式调查。就是由调查员集中发放问卷,解释调查目的,说明填表要求,由被调查对象自己填写,统一回收。

(2)问卷调查的实施　常采用以下调查方法进行。

1)抽样调查　从社区全体人群(总体)中抽取一定数量且具有代表性的人群(样本)进行调查,用调查得到的结果来推断全社区人群的状况。

2)普查　就是对项目社区的全体人群进行调查,以了解该社区的健康状况。这种调查方法可以获得比较全面的、可靠的信息,但是比较费时费力,因此,常用于范围较小,所辖人口较少的社区。

3. 定性资料的收集　多通过社会学调查技术以获得人们想法、感受等方面的较深层的信息。由于社区诊断的被调查对象主要是人,所以在社区诊断中定性研究与定量研究相结合运用,可对定量研究的结果进行补充,在有些情况下还可以解决定量研究不能解决的问题。常用于收集定性资料的方法有观察法、访谈法、小组讨论等。

(三) 资料统计

经过对资料审核、计算机录入后,利用统计软件进行统计分析。客观描述社区环境特征、社区人群特征以及社区卫生服务资源特征。

(四) 分析报告

根据统计结果,全面总结分析本社区人群的主要健康问题及其危险因素,评价卫生资源的供给与利用效率以及社区环境的支持保障能力,确定本社区优先干预项目。根据健康问题的普遍性、严重性、紧迫性、可干预性、效益性来确定解决具体健康问题的优先顺序。

确定重点卫生问题时,可根据对人群健康影响(造成损失)的程度、发病指标、发病人数、发病率、就诊人数(率)、住院人数(率)、平均住院天数、致残率、失能率、病死率、死因构成比、生活质量指标、经济损失指标、医疗保险费支出,以及个人、集体、社会因病损失的时间和经济收入等进行筛选。

主要健康问题一般包括:①可引起大量人口死亡的疾病,或死亡顺位中的前几位病种;②造成较大疾病负担(一般用一定人群损失的健康寿命年数的多少进行评价)的主要原因和疾病;③在本社区内流行情况较为严重,发病率、病死率高于全国平均水平的疾病;④与这些疾病和死亡相关的主要危险因素,包括行为和非行为危险因素。

社区卫生诊断报告的基本内容有以下几方面。

(1) 社区的基本情况,包括社区总面积、人口总数、家庭数、男女性别比、年龄分层、民族分布等;社区的经济文化情况,包括社区人均收入、低收入人数、医疗保险覆盖率、学历分布等;社区的环境状况。

(2) 调查的目的、内容、方法及调查人群。

(3) 调查的结果与分析,包括社区居民的健康情况,居民的卫生需求和服务利用情况;疾病的病死率与死因顺位,患病率与疾病顺位,孕产妇/新生儿死亡率,疫苗接种率;居民不良行为比例,健康知识知晓率等。

(4) 诊断出的主要卫生问题及其影响因素,可干预的高危人群。

(5) 确定解决主要卫生问题时社区可利用的资源,包括医院与卫生机构的数目、医护人员的数目、床位数、居委会或社会志愿人员数目、学校或大型企事业单位数目等。

(6) 提出解决问题的策略、方法和建议,包括对卫生政策的改进建议,对目前社区主要疾病的一、二、三级预防,与相关部门的合作,以及在目前社区背景下对社区居民健康的干预计划或干预措施等。

(钟朝晖)

数字课程学习

📥 教学 PPT　　　✍ 自测题

第十四章

卫生保健策略

人口健康是衡量一个国家社会进步的重要标志之一。在国家和政府层面制定和加强预防和控制疾病的卫生保健策略尤为重要,这有助于实现公平的全民健康覆盖,使人们有更多机会获得负担得起的预防、治疗、护理和康复等服务,全方位提高人类的健康素质,从而推动社会进步和经济的持续发展。本章以初级卫生保健与全球卫生战略为立足点,围绕卫生服务、疾病防治、人口环境、行为与生活方式、卫生资源等关键领域,在全球及我国卫生健康发展现状与挑战背景下,介绍和阐述了相关重点发展领域的卫生保健策略。

第一节　初级卫生保健与全球卫生战略

一、初级卫生保健

健康是人的基本权利和衡量生活质量的基本标准,同时也是社会经济发展的目的和衡量社会发展水平的重要指标。健康是一种在身体上、精神上的完好状态,以及良好的社会适应能力,而不仅仅是没有疾病、虚弱。决定人类健康的主要因素可包括生物学因素、环境因素、行为方式因素和卫生保健因素等。初级卫生保健(primary health care,PHC)作为卫生保健的首个接触点,其优势在于尽可能在接近人们居住和工作的社区场所提供服务,能够有序地改善所有人的全面卫生保健。初级卫生保健反映的核心价值观是"社会公平,人人公平享有",信奉的理论是"健康乃人类的基本权利",追求的目标是"人人享有健康",采用的技术是适宜技术,筹资以公共财政为主,受益对象是社会全体成员。世界卫生组织(WHO)和联合国儿童基金会(UNICEF)发布的《21世纪初级卫生保健愿景:迈向全民健康覆盖和可持续发展目标》指出,初级卫生保健是一种全社会参与卫生事业的方法,确保实现最高可能水平的健康和福祉及其公平分配;在从健康促进和疾病预防到治疗、康复和姑息治疗的连续过程中,应尽早关注个人、家庭和社区的需求,并尽可能贴近人们的日常环境。

(一)初级卫生保健的基本原则

1978年,WHO和UNICEF在哈萨克斯坦的阿拉木图联合召开了国际初级卫生保健会议。会上发表的《阿拉木图宣言》(Declaration of Alma-Ata)提出初级卫生保健基本原则如下。

(1)符合国家及其社区的经济条件、社会文化和政治特点,并建立在相关的社会学、生物医学及卫生服务研究结果和公共卫生经验的基础上。

(2)应对社区的主要卫生问题,提供相应的促进、预防、治疗及康复服务。

(3)除卫生部门外,还涉及所有相关部门、国家和社区发展的有关方面,特别是农业、畜牧、食品、工业、教育、住房、公共事务、交通及其他部门,并要求所有这些部门间进行协作。

(4) 最大限度地推动社区和个人自力更生并参与初级卫生保健的规划、组织、运行和控制,充分利用当地、本国及其他现有资源;为达到此目的而通过适宜的宣传教育从而提高社区参与能力。

(5) 通过经整合的、具备功能并相互支持的转诊制度得以持续,促进人人享有的综合性卫生保健的不断改善,并以最需要卫生保健的人群为服务重点。

(6) 在当地及转诊体系中,依靠包括医生、护士、助产士、助理人员、社区工作者,以及必要时的传统医生等在内的卫生工作者,经适当的社会及业务培训后,以团队的形式开展工作,以满足社区卫生需求。

(二) 初级卫生保健的特征

1. 首诊性 为患者提供首诊服务,并且在适当的时间内指导患者转诊,不仅应有较高的服务利用,同时应具有较好的可及性。初级卫生保健作为医疗卫生系统的"守门人",是整个卫生服务系统的基础。

2. 持续性 能持续提供长期延续的医疗服务资源,致力于与患者建立长期关系,更好地满足患者的期望和需要。通过与个人及其家庭建立的固定、长久、密切的关系,实现对服务对象的全生命周期的整体照顾。

3. 协作性 统筹整合各层次医疗卫生服务的协作开展,包括医疗、保健、护理、精神卫生等服务,让患者享有从生理到心理的全方位医疗卫生服务。

4. 综合性 能够提供综合全面的医疗卫生服务,包括但并不限于疾病防治、健康咨询、急性病与慢性病治疗、常见多发病、常见心理健康问题等,促进社区居民的身心健康。

5. 以家庭为中心 关注患者家庭成员的健康状况和疾病史等,会对患者自身带来的患病风险或健康促进的影响。

6. 以社区健康需要为导向 关注社区内医疗卫生服务需求未得到满足的居民群体,并努力优化社区卫生资源配置,促使社区内居民的医疗卫生服务需要得到满足。

7. 文化适应能力 文化及社会经济背景差异的应对能力,指提供的服务应适应不同文化、民族、社会经济背景下的居民健康信仰、态度、行为,以及人际沟通方式差异,全面考虑服务对象的生理、心理、社会、文化等环境背景,促进患者积极参与健康管理。

(三)《阿斯塔纳宣言》

2018 年,全球初级卫生保健会议通过的《阿斯塔纳宣言》(Declaration of Astana)指出,卫生体系的愿景之一是实现初级卫生保健,为所有居民提供高质量、安全、全面、整合、便利、可获得和负担得起的服务,建立有益于健康的环境,使个人和社区的能力得到增强并可参与维护和改善其健康与福祉。宣言重申,加强初级卫生保健是实现这一愿景的最全面、最有力和最有效的方法;同时也是卫生系统实现可持续发展目标,推动全民健康覆盖的基石。初级卫生保健取得成功的推动因素包括:①知识和能力建设;②初级卫生保健人力资源的教育、培训、招募、发展、激励和保持;③优质、安全、有效和可负担得起的药物、疫苗、诊断和其他技术;④初级卫生保健资金筹措。通过初级卫生保健协调各级医疗卫生部门及机构做出综合性应对,建立有效的转诊体系,避免服务碎片化。重视初级卫生保健下包括慢性疾病在内的疾病预防和健康促进,通过全面的预防、促进、治疗、康复服务和姑息治疗,满足所有人在全生命周期中的健康需求。

(四)《首尔宣言》

2018 年,世界家庭医生组织(WONCA)第 22 届世界大会发表了《首尔宣言》(Seoul Declaration),强调初级卫生保健是实现健康公平性的基石。初级卫生保健团队基于以人为本的途径,在生命周期的各阶段提供安全、高质量、有成本效益的社区全面照护,并能积极回应人口老龄化及慢性疾病带来的新增健康需求。

二、全球卫生战略

(一) 人人享有卫生保健

人人享有卫生保健(health for all),旨在使全世界人民都能享有基本卫生保健服务,并且通过控制和消除影响健康的各种有害因素,使人们都能享有在社会和经济生活方面均富有成效的健康水平,是一项重要的 WHO 全球卫生战略。WHO《21 世纪人人享有卫生保健》宣言,强调"人人享有卫生保健"不是一个单一的、有限的目标,而是促使民众健康状况不断改善的过程。宣言重申,健康是每个公民的一项基本人权,都应享有相同的权利、义务和责任来获得最大可能的健康;人类的健康水平提高和幸福,是社会经济发展的终极目标。

这一战略行动的政策基础包括两个方面,一是健康为人类发展的中心目标,个人健康是家庭、社会和国家实现社会和经济目标的前提,以健康为中心,重视躯体、精神健康和社会适应能力,将弱势人群的健康状况作为衡量健康公平性和卫生政策正确性的重要指标;二是卫生系统的可持续发展,包括基础建设和改制,要求卫生系统对人的一生健康和社会需求做出反应。21 世纪人人享有卫生保健的全球总目标是:①使全体人民增加期望寿命和提高生活质量;②在国家之间和国家内部改进健康的公平程度;③使全体人民享有可持续发展的卫生系统提供的服务。

(二) 预防和控制非传染病全球战略

非传染病的全球负担正在继续加重,解决这个负担已成为 21 世纪发展需面对的主要挑战之一。主要的非传染性疾病如心血管疾病、糖尿病、癌症和慢性呼吸道疾病,已约占全球总死亡人数的 60%,其中约 80% 发生在低收入和中等收入国家。在社会经济地位较低的人群中,这些疾病的发病率增加尤为明显,正促使国家间和国家内的卫生差距不断扩大。通过采取有效的预防措施,可以大幅度降低过早死亡人数。WHO(2008)预防和控制非传染病全球战略的目标是减少过早死亡和改善生活质量。

该战略包括六项目标:①在全球和国家层面,提高非传染病在发展工作中的优先程度,把防控此病纳入到所有政府部门的政策中去;②制定和加强国家非传染病防控政策和计划;③促进采取各种干预措施,以减轻非传染病共有的主要可变危险因素:使用烟草、不健康饮食、缺少体力活动和有害使用酒精;④促进预防和控制非传染病的研究;⑤促进非传染病预防和控制伙伴关系;⑥监测非传染病及其决定因素,评价国家、区域和全球层面的进展。

(三) 健康城市

健康是任何城市实现可持续发展的最有效标志之一。改善城市健康,支持创建健康的城市和社区,是 WHO 健康促进行动的重点领域之一。随着全世界日益城市化,城市对健康和福祉的贡献极为重要。健康城市计划不仅可以大力推动应对快速城市化的影响,而且可以确保整个城市的可持续发展,包括健康的产业发展,并为实施健康促进战略提供了一个极为重要的平台。WHO 指出,健康城市建设包括五大原则。

(1) 将健康作为所有政策的优先考虑 优先实施能够共同实现健康和城市其他发展目标的政策,在制定城市规划中鼓励所有社会各方的参与。

(2) 改善社会、经济、环境等所有健康决定因素 实施健康城市发展规划和政策,包括减少贫困和不公平,关注每个人的健康权益,加大社会投入,增进社会包容,促进城市资源可持续利用。

(3) 促进社区积极参与 采取综合措施促进学校、工作场所和其他单位的健康;提升人群健康素养;充分利用社会创新和交互技术,使各类人群能够掌握健康知识和技能。

(4) 推动卫生和社会服务公平化 确保公共服务公平可及,促进医疗卫生服务全覆盖。

(5) 开展城市生活、疾病负担和健康决定因素的监测和评估 根据评估结果改善各项政策,提高执行力度。重点关注不公平问题,增加透明度,强化问责。

(四) 世界卫生组织《烟草控制框架公约》

烟草是当今世界最大的可预防死亡原因。全球吸烟总人数超过 10 亿,约占全球人口的四分之一。烟草每年使世界各地 800 多万人失去生命,其中有 700 多万人由于直接使用烟草,有大约 120 万人属于接触二手烟雾的非吸烟者。世界卫生组织《烟草控制框架公约》(FCTC)旨在解决一些导致烟草流行的原因,包括跨境影响的复杂因素,如贸易自由化和外国直接投资,跨国界的烟草广告、促销和赞助以及烟草制品非法贸易。自 2005 年 2 月 FCTC 生效以来,全球已有 168 个国家签署了该公约,覆盖了全世界 90% 以上的人口。在该公约的基础上,WHO 进一步提出了 MPOWER 系列政策,包括六项措施:①监测烟草使用与预防政策;②保护人们免受吸烟危害;③提供戒烟帮助;④警示烟草危害;⑤禁止烟草广告、促销和赞助;⑥提高烟税。

(五) 饮食、身体活动与健康战略

饮食和身体活动是至关重要的非传染病危险因素。不健康饮食和缺乏身体活动是包括心血管疾病、2型糖尿病和某些种类癌症等在内的主要非传染病的最主要原因,其导致的残疾和过早死亡,与全球疾病负担的增加密切相关。能量密度高、营养素贫乏的高脂、高糖和高盐食物消耗量增加;在家中、在学校、在工作场所以及娱乐和交通方面身体活动量减少等,均可导致非传染性疾病风险的增加。

WHO 饮食、身体活动与健康全球战略(2004)的总目的,是通过指导发展个人、社区、国家和全球各级可持续行动的实施环境,促进和保护健康。该战略包括以下四个主要目标。

(1) 依靠基本公共卫生行动及促进健康和预防疾病的措施,减少由不健康饮食和缺乏身体活动造成的非传染病危险因素。

(2) 加强全面认识和理解饮食、身体活动对健康的影响及预防性干预措施的积极作用。

(3) 鼓励制定、加强和实施全球、区域、国家和社区政策和行动计划以改善饮食和增加身体活动,这些政策和行动计划是可持续的、综合的,并使包括民间社会、私立部门和媒体在内的所有部门积极参与。

(4) 监测关于饮食和身体活动的科学数据和主要影响,支持包括评价干预措施在内的一系列广泛相关领域的研究,加强在该领域发展和保持健康所需的人力资源。

(六) 减少有害使用酒精战略

在全球范围内,使用酒精是造成健康不良的第三大风险因素。15 岁及以上人口中,有 2.37 亿男性和4 600 万女性患有酒精使用障碍,占全球成人人口的 5.1%。酒精依赖作为一种最严重的酒精使用障碍,影响着全世界 2.6% 的成年人。有害使用酒精对健康和福祉的影响并不仅限于健康后果,还造成重大社会和经济损失。

针对这一现状,WHO 提出减少有害使用酒精全球战略(2010),具体包括五项目标:①提高全球对有害使用酒精所导致的卫生、社会和经济问题的严重程度和性质的认识,加强政府承诺以采取行动处理过度使用酒精问题;②加强有关酒精相关危害严重程度和决定因素以及有关减少和防止这类危害的有效干预措施的知识基础;③增加对会员国的技术支持并增强其能力,促进防止过度使用酒精现象并管理酒精使用导致的障碍及相关病症;④加强伙伴关系并更好地协调各利益攸关方,增加必要资源的筹集以促进采取适当和一致的行动,防止过度使用酒精;⑤在各级加强监督和监测系统,并为促进宣传、制定政策和开展评价而更有效地传播和应用信息。该战略的愿景是改善个人、家庭和社区的健康和社会结果,大大降低因过度使用酒精导致的发病率和死亡率并减少随后产生的社会后果。

(七) 老龄化与健康的全球战略

1.《2016—2020 年老龄化与健康全球战略和行动计划》

世界各地的人口正在迅速老龄化。2000 年至 2050 年期间,全球 60 岁及以上人口的占比将翻倍,从11% 增长至 22%。60 岁或以上人口的绝对数预计会由 2015 年的 9 亿增加到 2030 年的 14 亿和 2050 年的21 亿,并有望在 2100 年突破 32 亿。在 WHO《马德里老龄问题国际行动计划》和积极老龄化政策框架等老龄化与健康相关行动的国际政策工具基础上,WHO 提出《2016—2020 年老龄化与健康全球战略和行动计划》,以建设每个人都能健康长寿的世界为总体愿景,提出五项战略目标,每一项战略目标中又分别包括三个重点行动领域。

(1) 致力于在每个国家开展健康老龄化的行动　重点行动领域包括:①建立国家健康老龄化行动框

架;②加强国家制定循证政策的能力;③抵制年龄歧视并转变对老龄化与健康的了解。

(2) 发展和建立关爱老年人的环境　重点行动领域包括:①促进老年人的自主权;②促进老年人的参与;③促进多部门的行动。

(3) 使卫生系统适应老年人口的需求　重点行动领域包括:①围绕固有能力和人体功能确定卫生体系的方向;②发展和确保以经济上可负担的方式获取以老年人为中心的高质综合临床护理;③确保得到适当培训、部署和管理的可持续卫生人力。

(4) 建立可持续和公平的系统以提供长期照护(家庭、社区和专门机构)　重点行动领域包括:①建立和不断改进可持续和公平的长期照护系统;②开展人力能力建设并支持照护者;③确保以人为本的综合长期照护的质量。

(5) 提高健康老龄化的衡量、监测和研究水平　重点行动领域包括:①商定衡量、分析、描述和监测健康老龄化的方式;②加强研究能力和创新激励机制;③研究和总结关于健康老龄化的证据。

2.《2020—2030 年健康老龄化行动十年》计划

2020 年 5 月第七十三届世界卫生大会通过了 WHO《2020—2030 年健康老龄化行动十年》计划,在上述行动计划基础上,进一步以公平视角为基础,促进政府、民间社会、国际机构、专业人员、学术界、媒体和私立部门等众多利益相关者共同努力,优化所有老年人的健康。该计划涉及以下四个行动领域。

(1) 改变人们对年龄和衰老的认知、看法和行为方式　制定和实施规划以减少和消除包括卫生、就业和教育在内的各部门对年龄和衰老的偏见;促进代际团结,提高公众对健康老龄化的认识和了解。

(2) 确保社区提升老年人的能力　通过一系列政策和服务,创建关爱老年人的社区实体、社会和经济环境,提升老年人的内在能力,维持老年人的自主权、尊严、健康和福祉。

(3) 提供以人为本的综合照护和初级卫生保健服务　初级卫生保健是全民健康覆盖的基石。老年人应无歧视地获得高质量、安全、有效的综合卫生保健,包括疫苗接种,筛查、预防、宣教、治疗、康复、姑息疗法和临终关怀等,以应对老年人健康需求。

(4) 为有需要的老年人提供长期照护　满足老年人包括护理和社会支持在内的日常生活和个人照护需求,防止老年人遭受暴力和虐待,帮助老年人积极参与社区生活。

第二节　全球卫生面临的挑战与发展目标

一、全球卫生面临的主要挑战

(一)传染病流行形势依然严峻

自 2000 年以来,尽管世界各国致力于控制传染病的流行,HIV、结核与疟疾,仍旧是全球最重要的公共卫生问题之一。《世界卫生统计报告》(2020)指出,当前 HIV 感染率为 0.24‰,结核发病率为 132/10 万,高危人群中的疟疾发病率为 57‰。艾滋病、结核和疟疾每年分别导致全球 80 万、120 万和 40 万人死亡。而更重要的是,一系列新的和危害更大的传染病相继出现,如近年来,甲型 H_7N_9 禽流感病毒、甲型 H_1N_1 流感病毒、埃博拉病毒、冠状病毒,以及新型冠状病毒等更具传播力病毒的肆虐,对传染病的控制仍迫在眉睫。

(二)慢性非传染性疾病负担加重

当今世界,无论是发达国家还是发展中国家,慢性病的发病率和病死率都呈现上升趋势,慢性病是全球死亡的主要原因,造成的疾病负担不断增加。《2020 世界卫生统计报告》指出,全球估计有 4 100 万人死于非传染性疾病(non-communicable diseases,NCDs),占据总死亡人数的 71%。其中,主要的四大慢性病分别为心脑血管疾病、癌症、慢性呼吸系统疾病和糖尿病,分别造成 1 790 万、900 万、380 万和 160 万死亡。在高收入国家,癌症已成为过早死亡的主要原因;而在其他收入国家,尤其是低收入和中低收入国家,心脑血管疾病仍占据 NCD 的主要位置。与此同时,自 2000 年以来全球成人的年龄标化肥胖患病率增加了 1.5 倍,5~19 岁儿童的粗患病率从 2.9% 增加到 6.8%,而 5 岁以下儿童估计有 5.6% 超重。非传染性慢性疾病带来的高昂治疗费用,也严重制约了国家的发展。

(三)意外伤害与日俱增

在全球各地,每年有大约 135 万人死于道路交通事故,其中有 93% 发生在低收入和中等收入国家,而这些国家的车辆仅约占全世界总量的 60%。道路交通死亡者中超过一半是"弱势道路使用者",道路交通伤害也是 5~29 岁的儿童和年轻人的主要死因。全球道路交通死亡者中,约 75% 为 25 岁以下的年轻男性,他们死于道路交通事故的可能性是年轻女性的三倍。全球每年有近 80 万人自杀身亡,自杀是 15~29 岁人群的第二大死亡原因,也是 15~19 岁儿童的第三大死因。每年逾 80 万人死于自杀,平均每 40 秒就有一人死亡。自杀死亡数比战争和凶杀的总数还要多 57%。自杀事件中,75% 发生在低收入和中等收入国家。与此同时,恐怖事件在许多国家频频发生,伤亡人数居高不下。

(四)人口环境压力巨大

目前世界人口已超过 70 亿,预计到 2050 年可达 90 亿以上,60 岁以上的老龄人口总数将近 20 亿,占总人口 20%,并将超过 14 岁以下儿童人口的总数,全世界老年人的 80% 将生活在现在的低收入和中等收入国家,且多数生活在城市。与现在的高收入水平国家相比,中低收入国家在转变为高收入国家之前就已进入老龄化社会,老年人口比例的上升将造成严重的社会负担,加之目前不断恶化的环境条件以及不健康行为生活方式,将会导致更多的慢性病的发生,带来更加艰巨的挑战。

空气污染也是当今全球面临的共同健康威胁问题。WHO 统计表明,每年有近 400 万人因使用固体燃料和煤油烹饪造成的室内空气污染而过早死亡。室内空气污染可导致脑卒中、缺血性心脏病、慢性阻塞性肺疾病和肺癌等非传染性疾病。由肺炎导致的五岁以下儿童死亡中,近一半是因为吸入了室内空气污染带来的颗粒物。同时,室内空气污染与低出生体重、结核病、白内障、鼻咽癌和喉癌之间也存在显著关联。在环境(室外)空气质量和健康方面,2016 年全球有 91% 的人口住在没有达到 WHO 空气质量指南水准的地区,城市、郊区和农村地区的环境(室外)空气污染估计导致全世界 420 万人过早死亡。

(五)卫生人力资源短缺

全世界有 10 亿人无法获得高质量卫生服务,很大程度上是由于卫生工作队伍存在巨大短缺,技能组合不平衡且地理分布不均。据 WHO 估计,全球缺少约 430 万名医生、助产士、护士和护工。在面临卫生人力资源严重短缺问题的 57 个国家中,有 36 个是非洲国家。尽管许多国家一直在努力建设本国的卫生人力以提升医生、护士和助产士的整体数量和密度,但据估算,到 2030 年全球将面临高达 1 800 万的卫生人力资源缺口,其中绝大部分发生在中等收入和低收入国家。

(六)卫生费用增长过快,服务公平性和安全性等问题突出

在过去几十年间,很多国家在卫生领域取得了重大进步,但卫生成果的分配并不均衡。各国间以及国内各社会阶层间人群的健康差距正逐步扩大。全球化、城市化和老龄化引起的社会、人口以及流行病学变化,给健康服务公平性带来了前所未有的巨大挑战。目前对传统卫生体系有重大影响的令人担忧的典型趋势包括:①过分重视专科医师和三级保健,常称"以医院为中心";②卫生项目过多造成了卫生体系条块分割;③卫生体系管理不善与卫生保健逐渐商业化。对于医院和亚专科化的过度重视已经成为卫生服务效率低下和不平等的主要源头。

在卫生保健提供过程中,富裕的人群往往对卫生保健的需求较小,但却享受了较多的保健服务;反之,那些最贫穷的、存在健康问题最多的人享有的保健服务却最少。在所有国家,不论收入高低,卫生服务行业的公共支出通常使富人更多受益。对所有国家而言,缺乏社会保障和保健支付能力的人群均可能面对灾难性的巨额卫生费用。根据世界银行和 WHO 的统计数据,全球至少有半数人口仍无法获得基本卫生服务的全面覆盖,大约有 1 亿人因自费支付卫生服务而被迫陷入极端贫困,且超过 9.3 亿人(接近 12% 的世

界人口)用于医疗的支出占家庭预算支出的 10% 以上。

二、全球卫生重点发展领域目标及实施策略

(一)联合国 2030 年可持续发展目标

2015 年 9 月 25 日,联合国大会第 70/1 号决议通过的《2030 年可持续发展议程》,包括 17 项可持续发展目标,提出了构建一个人人平等享有优质卫生保健、社会保障、心身健康和社会福利世界的宏伟远景。可持续发展目标 3 确定为"确保健康的生活方式,促进各年龄段人群的福祉"(表 14-1);其余 16 个目标几乎全部直接或间接地与卫生相关。健康既是实现其他目标的组成部分,也是考察可持续发展目标总体进展的重要指标。

表 14-1 联合国 2030 年可持续发展目标 3——良好健康与福祉的具体目标

序号	内容
目标 3-1	到 2030 年,全球孕产妇每 10 万例活产的死亡率降至 70 人以下
目标 3-2	到 2030 年,消除新生儿和 5 岁以下儿童可预防的死亡,各国争取将新生儿每 1 000 例活产的死亡率至少降至 12 例,5 岁以下儿童每 1 000 例活产的死亡率至少降至 25 例
目标 3-3	到 2030 年,消除艾滋病、结核病、疟疾和被忽视的热带疾病等流行病,抗击肝炎、水传播疾病和其他传染病
目标 3-4	到 2030 年,通过预防、治疗及促进身心健康,将非传染性疾病导致的过早死亡减少三分之一
目标 3-5	加强对滥用药物包括滥用麻醉药品和有害使用酒精的预防和治疗
目标 3-6	到 2020 年,全球公路交通事故造成的死伤人数减半
目标 3-7	到 2030 年,确保普及性健康和生殖健康保健服务,包括计划生育、信息获取和教育,将生殖健康纳入国家战略和方案
目标 3-8	实现全民健康保障,包括提供金融风险保护,人人享有优质的基本保健服务,人人获得安全、有效、优质和负担得起的基本药品和疫苗
目标 3-9	到 2030 年,大幅减少危险化学品以及空气、水和土壤污染导致的死亡和病人数
目标 3-9a	酌情在所有国家加强执行《世界卫生组织烟草控制框架公约》
目标 3-9b	支持研发主要影响发展中国家的传染和非传染性疾病的疫苗和药品,根据《关于与贸易有关的知识产权协议与公共健康的多哈宣言》的规定,提供负担得起的基本药品和疫苗,《多哈宣言》确认发展中国家有权充分利用《与贸易有关的知识产权协议》中关于采用变通办法保护公众健康,尤其是让所有人获得药品的条款
目标 3-9c	大幅加强发展中国家,尤其是最不发达国家和小岛屿发展中国家的卫生筹资,增加其卫生工作者的招聘、培养、培训和留用
目标 3-9d	加强各国,特别是发展中国家早期预警、减少风险,以及管理国家和全球健康风险的能力

(二)预防和控制非传染性疾病全球行动计划原则

WHO《2013—2020 年预防和控制非传染性疾病全球行动计划》,旨在通过国家、区域和全球各个层面开展多部门协作,减少发病率、死亡率和残疾负担,从而使所有人群在各个年龄都能达到最高而能获致之健康和生产力标准,使非传染性疾病不再成为人类福祉或社会经济发展的障碍。该行动计划共包括 9 项原则。

1. 人权途径 能够享受并获得最高的健康标准是人的基本权利之一。这一权利不分种族、肤色、性别、语言、宗教、政治或其他见解、国籍或社会出身、财产、出生或其他身份等。

2. 基于公平途径 非传染性疾病在不同群体中造成不平等的负担,这一程度受健康的社会决定因素

影响。在弱势群体和全人群中针对这些决定因素开展行动,对于减少疾病总体负担,创建包容、公平、有经济生产力和健康的社会至关重要。

3. 国家行动及国际团结合作 政府在应对非传染性疾病带来的挑战中,具有首要作用与责任。国际合作也同等重要。

4. 多部门途径 非传染性疾病的有效预防和控制需要领导才能、多方利益相关者的协作参与,以及政府和多个不同行动部门的广泛参与。

5. 全生命历程途径 预防和控制非传染性疾病的机会遍布生命的多个阶段,而在生命早期阶段开展干预措施最为适宜。预防控制政策、计划和服务提供均应考虑生命历程各阶段的健康和社会需要。全生命历程可从孕产妇保健开始,至婴儿期正确的喂养,以及儿童、青少年和青年的健康促进,再至工作期间的健康促进、健康老龄期以及慢病患者晚年期的照顾和护理。

6. 个人和社区赋能 应赋予个人和社区参与非传染性疾病预防和控制工作的能力,包括参与宣传、政策、规划、立法、服务提供、教育和培训、监测、研究和评价等多方面的工作。

7. 循证策略 预防和控制非传染性疾病的策略和实践需要以最新的科学证据、最佳实践、成本效益、经济负担能力以及公共卫生原则为基础,同时也需考虑文化因素。

8. 全民健康覆盖 全体居民均应能够不受歧视地获取必要的促进性、预防性、治疗性和康复性以及姑息治疗方面的基本卫生服务,以及安全、可负担、有效和优质的基本药物和诊断试剂。同时应确保不会因服务利用而致经济困境,尤其是对于贫困人群和弱势群体。

9. 管理现实、已知或潜在的利益冲突 政府和非政府的多行动部门的参与才能有效应对非传染性疾病。应有效识别现实或潜在的利益冲突,保证公共卫生政策不受任何形式既得利益的不当影响。

(三) 全球综合监测框架与全球自愿目标

全球综合监测框架(第六十六届世界卫生大会;WHA66.10)围绕疾病趋势、危险因素及国家系统应对能力三个方面,共包括 9 类要素和 25 项具体监测指标,适用于在全球各国(地区)监测非传染性疾病预防和控制相关的国家战略和计划执行趋势及跟踪评估进展情况,可为宣传、制定政策和协作提供客观依据。自愿目标的制定基于当前可获得的关于干预措施有效性和成本效益的证据。在选用慢病防治干预措施时,应根据国情考虑措施的有效性、成本效益、经济可负担性、实施能力和可行性,以及对卫生公平性可能带来的影响。

1. 非传染性疾病导致的过早死亡 心血管疾病、癌症、糖尿病或慢性呼吸系统疾病总死亡率相对降低 25%。

2. 有害酒精使用 根据本国国情,有害使用酒精相对降低至少 10%。

3. 身体活动不足 身体活动不足流行率相对减少 10%。

4. 盐/钠的摄入 人群平均盐(钠)摄入量相对减少 30%;WHO 建议每人每日的食盐摄入量低于 5 g(或钠摄入量低于 2 g)。

5. 烟草使用 15 岁以上人群目前烟草使用流行率相对减少 30%。

6. 血压升高 根据本国情况,高血压患病率相对减少 25%,或遏制高血压患病率。

7. 糖尿病与肥胖 遏制糖尿病和肥胖的上升趋势。

8. 药物治疗预防心脏病发作和脑卒中 至少 50% 的符合条件者接受预防心脏病发作和脑卒中的药物治疗及咨询(包括血糖控制)。

9. 非传染性疾病治疗的基本药物和基本技术 80% 的公立和私营医疗卫生机构可提供经济、可负担的治疗主要非传染性疾病所需的基本技术和基本药物,包括非专利药物。

第三节　我国卫生健康事业改革发展现状及目标

一、概述

(一)我国卫生健康事业发展已取得的成就

当前,我国正全力推动实施以治病为中心向以健康为中心转变。"十三五"期间,我国人均预期寿命从 2015 年的 76.34 岁提高到 2019 年的 77.3 岁;孕产妇死亡率、婴儿死亡率、5 岁以下儿童死亡率分别从 20.1/10 万、8.1‰、10.7‰降至 17.8/10 万、5.6‰、7.8‰,主要健康指标总体上优于中高收入国家平均水平,个人卫生支出占卫生总费用比重持续下降。我国卫生健康事业发展已取得的成就主要体现在以下几个方面。

1. 共建共享水平逐渐提高　自"健康中国"行动部署实施以来,关注健康、追求健康的社会氛围初步形成。强化每个人是自己健康第一责任人的理念,我国居民健康素养水平明显提升,从 2015 年的 10.25% 提高到 2019 年 19.17%,健康素养平均水平翻番;2020 年居民健康素养水平达到 23.15%。

2. 医药卫生体制改革攻坚克难,中国特色基本医疗卫生制度框架基本建立　强化医疗、医保、医药"三医联动"改革,全面推开公立医院综合改革,取消药品和耗材加成。开展现代医院管理制度试点,全面推进以质量为核心、公益性为导向的绩效考核。完善医务人员在基层工作的薪酬、职称等激励机制。推进医联体建设和县域综合医改,推进优质医疗资源下沉。基本医保参保覆盖面稳定在 95% 以上。基本药物数量由 520 种增加到 685 种。改革完善行业综合监管制度。促进健康产业和社会办医规范发展,努力满足群众多样化、差异化健康需求。

3. 医疗卫生服务体系不断完善,服务可及性不断提高　优化医疗资源配置,完善县域医疗卫生服务体系,84% 的县级医院达到二级及以上医院水平。"十三五"期间,每万人全科医生数从 1.38 人增长到 2.61 人,每千人口医疗卫生机构床位数从 5.11 张增长到 6.3 张,执业(助理)医师数从 2.22 人增长到 2.77 人,注册护士数从 2.37 人增长到 3.18 人。近 90% 的家庭 15 min 内能够到达最近医疗点。

4. 围绕"基本医疗有保障"目标持续发力,健康扶贫成效显著　确定县医院能力建设、"县乡一体、乡村一体"机制建设、乡村医疗卫生机构标准化建设 3 个主攻方向,将符合条件的贫困县县医院纳入全民健康保障工程,组织三级医院"组团式"帮扶贫困县县医院,远程医疗服务覆盖所有国家级贫困县和边远地区。

5. 基本公共卫生服务均等化水平进一步提高,公共卫生整体实力再上新台阶　人均基本公共卫生服务经费补助标准从 2015 年的 40 元提高到 2019 年的 74 元,免费向全体城乡居民提供 14 大类国家基本公共卫生服务项目。优化重大传染病防控策略,实施职业病、地方病三年攻坚行动,实施扩大国家免疫规划,扩大癌症早诊早治覆盖人群,2019 年重大慢性病过早死亡率比 2015 年降低 10.8%。

6. 妇幼保健和计划生育服务管理继续加强,积极推进健康老龄化　有序调整完善生育政策,2019 年二孩及以上孩次占比为 59.5%,促进 3 岁以下婴幼儿照护服务发展。全面加强出生缺陷综合防治,开展五类残疾儿童筛查、诊断和康复试点工作。加强老年健康教育和预防保健,大力发展医养结合,为居家老年人提供医疗服务的机构达到 4 万多家,每年免费为 65 岁以上老年人进行健康体检。

7. 完善激发和释放活力的政策机制,中医药传承创新迈出新步伐　中医药服务体系建设、人才培养、科技创新和质量提升等全面推进。全国现有中医机构 6.5 万多个,年诊疗量约 11.6 亿人次,中西医优势互补,相互促进,共同维护人民健康。

(二)我国卫生健康服务体系存在的主要问题

1. 卫生资源总量不足,质量有待提高　每千人口执业(助理)医师数、护士数、床位数相对较低。执业(助理)医师中,大学本科及以上学历者所占比例仅为57.4%;注册护士中,大学本科及以上学历者所占比例仅为23.8%,而在偏远地区大学本科学历所占比例更低。

2. 卫生资源布局结构不合理,影响医疗卫生服务提供的公平与效率　东西部之间、城乡之间医疗卫生事业发展不平衡,资源配置不合理,医疗卫生质量差距较大,低收入人群获得医疗服务的机会往往比高收入的人群获得医疗服务的机会小。公立医疗机构所占比例过大,床位所占比例近78%。护士配备严重不足,医护比仅为1∶1.15。专科医院发展相对较慢,儿科、精神卫生、康复、老年护理等领域服务能力较为薄弱。公共卫生服务体系发展相对滞后。

3. 医疗卫生服务体系没有建立合理的分工协作机制　各级各类医疗、卫生机构合作不够、协同性不强,服务体系难以有效应对日益严重的慢性病高发等健康问题。

4. 不同性质医院发展极不平衡,机制尚未理顺　公立医院普遍存在追求床位规模、竞相购置大型设备、忽视医院内部机制建设等粗放式发展问题,部分公立医院规模过大,挤压了基层医疗卫生机构与社会办医院的发展空间,影响了医疗卫生服务体系整体效率的提升。另一方面,公立医院改革却不到位,以药养医机制尚未有效破除,科学的补偿机制尚未建立。

5. 政府对医疗卫生资源配置的宏观管理能力不强,资源配置需要进一步优化区域卫生规划实施过程中存在科学性和前瞻性不够、权威性与约束性不足等问题,规划的统筹作用和调控效力有待增强。

二、改革探索与"十四五"发展

(一) 健康中国行动(2019—2030年)

推进"健康中国"建设,是全面建成小康社会、基本实现社会主义现代化的重要基础,是全面提升中华民族健康素质、实现人民健康与经济社会协调发展的国家战略,是积极参与全球健康治理、履行2030年可持续发展议程国际承诺的重大举措。"健康中国"建设主要遵循四大原则。

1. 健康优先　把健康摆在优先发展的战略地位,立足国情,将促进健康的理念融入公共政策制定实施的全过程,加快形成有利于健康的生活方式、生态环境和经济社会发展模式,实现健康与经济社会良性协调发展。

2. 改革创新　坚持政府主导,发挥市场机制作用,加快关键环节改革步伐,冲破思想观念束缚,破除利益固化藩篱,清除体制机制障碍,发挥科技创新和信息化的引领支撑作用,形成具有中国特色、促进全民健康的制度体系。

3. 科学发展　把握健康领域发展规律,坚持预防为主、防治结合、中西医并重,转变服务模式,构建整合型医疗卫生服务体系,推动健康服务从规模扩张的粗放型发展转变到质量效益提升的绿色集约式发展,推动中医药和西医药相互补充、协调发展,提升健康服务水平。

4. 公平公正　以农村和基层为重点,推动健康领域基本公共服务均等化,维护基本医疗卫生服务的公益性,逐步缩小城乡、地区、人群间基本健康服务和健康水平的差异,实现全民健康覆盖,促进社会公平。

《"健康中国2030"规划纲要》提出,到2030年,促进全民健康的制度体系更加完善,健康领域发展更加协调,健康生活方式得到普及,健康服务质量和健康保障水平不断提高,健康产业繁荣发展,基本实现健康公平,主要健康指标进入高收入国家行列。到2050年,建成与社会主义现代化国家相适应的健康国家。"健康中国"建设涵盖健康水平、健康生活、健康服务与保障、健康环境和健康产业等多个领域,共包括13项主要指标(表14-2)。

(二) 全民健康保障工程建设

全民健康保障工程包括健康扶贫、妇幼健康保障、公共卫生服务能力、疑难病症诊治能力、中医药传承和创新、人口健康信息化等工程建设。

1. 健康扶贫工程　以集中连片特殊困难地区和国家扶贫开发工作重点县为重点,全面加强县级医院

表 14-2 "健康中国"建设指标

主要指标	2015 年	2030 年预期
• 人均预期寿命(岁)	76.3	79.0
• 婴儿死亡率(‰)	8.1	5.0
• 5 岁以下儿童死亡率(‰)	10.7	6.0
• 孕产妇死亡率(1/10 万)	20.1	12.0
• 城乡居民达到《国民体质测定标准》合格以上的人数比例(%)	89.6*	92.2
• 居民健康素养水平(%)	10	30
• 经常参加体育锻炼人数(亿人)	3.6*	5.3
• 重大慢性病过早死亡率(%)	19.1#	比 2015 年降低 30%
• 个人卫生支出占卫生总费用的比重(%)	29.3	25 左右
• 每千常住人口执业(助理)医师数(人)	2.2	3.0
• 地级以上城市空气质量优良天数比率(%)	76.7	持续改善
• 地表水质量达到或好于Ⅲ类水体比例(%)	66	持续改善
• 健康服务业总规模(万亿元)	–	16

注:* 2014 年指标;# 2013 年指标

业务用房建设,确保每个县(市、区)建好 1 至 2 所县级公立医院(含中医院),提升县域综合服务能力,力争使每千人口县级医疗机构床位数达到 1.8 张左右,医疗技术水平能够满足县域居民的常见病、多发病诊疗、相关专科危急重症抢救与疑难病转诊、突发事件现场医疗救援,以及常见肿瘤的规范化治疗和镇痛治疗的需要,为实现县域内就诊率达到 90% 的任务目标提供设施保障。

2. 妇幼健康保障工程 以广大妇女儿童公平享有基本医疗卫生保健为出发点,全面改善妇幼健康服务机构的基础设施条件,强化危重孕产妇救治与新生儿救治能力,提升妇幼保健服务水平。力争实现省、市、县三级都有一所政府举办设施齐全的妇幼健康服务机构,保障全面二孩政策顺利实施。

3. 公共卫生服务能力提升工程 坚持预防为主、关口前移,加强疾病预防控制机构基础设施建设,全面提升公共卫生服务能力。力争使省级疾病预防控制机构都有达到生物安全三级水平的实验室;严重威胁群众健康的职业病、传染病、地方病、结核病等得到有效防控,将各类传染病疫情维持在低流行水平;进一步完善血站服务体系,确保与经济社会发展和医疗卫生事业发展相适应;综合监督执法网络进一步完善;紧急医学救援能力得到加强。

4. 疑难病症诊治能力提升工程 针对严重危害健康的肿瘤、心脑血管疾病、呼吸系统疾病等重点病种,完善区域内学科建制,在全国范围内遴选约 100 所特色优势突出、医疗技术水平较高、有杰出的学科带头人及合理的人才梯队、辐射带动能力较强的省部级医院支持建设,显著提升省域内相关专科综合诊治能力和技术水平。

5. 中医药传承和创新工程 进一步完善中医医疗服务体系,发挥中医药防治特色优势,重点支持约 90 所重点中医医院(含少数中西医结合医院、民族医医院)和 10 所左右省级中医药科研机构(含民族医药科研机构)开展传承创新能力建设,推动中医药服务资源和临床科研有机结合,使中医药传承创新条件明显改善、能力显著提升、机制更加健全、成果不断涌现,促进中医药全面振兴发展。

6. 人口健康信息化平台建设 以省级为主体,按照区域人口健康信息化平台应用功能指引,充分整合现有信息系统和数据资源,充分利用云计算、大数据等新兴信息技术,实现公共卫生、计划生育、医疗服务、医疗保障、药品管理、综合管理六大业务应用系统的数据汇聚和业务协同。

(三) 公共卫生防控救治能力建设

全面做好公共卫生特别是重大疫情防控救治的补短板、堵漏洞、强弱项工作,加强公立医疗卫生机构建设,是保障人民群众生命安全和身体健康、促进经济社会平稳发展、维护国家公共卫生安全的一项紧迫任务。

1. 疾病预防控制体系现代化建设 全面改善疾控机构设施设备条件,实现每省至少有一个达到生物安全三级水平的实验室,每个地级市至少有一个达到生物安全二级水平的实验室,具备传染病病原体、健康危害因素和国家卫生标准实施所需的检验检测能力。

2. 全面提升县级医院救治能力 适应县城城镇化补短板需要,适度超前规划布局,重点改善一所县级医院(含县中医院)基础设施条件,充分发挥县级医院龙头作用,辐射带动县域内医疗服务能力整体提升,筑牢疫情救治第一道关口。

3. 健全完善城市传染病救治网络 以"平战结合、分层分类、高效协作"为原则,构建分级分层分流的城市传染病救治网络,直辖市、省会城市、地级市要建有传染病医院或相对独立的综合性医院传染病区,实现 100% 达标,作为区域内重大疫情中西医结合诊治、医护人员培训的主体力量。人口较少的地级市指定具备条件的三级综合性医院作为传染病定点收治医院。原则上不鼓励新建独立的传染病医院。

4. 改造升级重大疫情救治基地 依托综合实力强,特别是感染性疾病、呼吸、重症等专科优势突出的高水平医院(含中医医院),按照人口规模、辐射区域和疫情防控压力,结合国家应急队伍建设,每个省份建设 1 至 3 所重大疫情救治基地,承担危重症患者集中救治和应急物资集中储备任务,能够在重大疫情发生时快速反应,有效提升危重症患者治愈率,降低病死率。

5. 推进公共设施平战两用改造 借鉴方舱医院和人防工程改造经验,提高大型体育场馆、展览馆(会展中心)等公共设施建设标准,在相关设施新建或改建过程中充分考虑应急需求,完善场地设置、通风系统、后勤保障设计,预留管道、信息等接口和改造空间,具备快速转化为救治和隔离场所的基本条件。

(四) "互联网 +" 医疗健康建设

近年来,"互联网 +" 医疗健康服务新模式新业态不断涌现、蓬勃发展,健康医疗大数据加快了这一模式的推广和应用,为方便群众看病就医、提升医疗服务质量效率、增强经济发展新动能发挥了重要作用。

1. 发展"互联网 +"医疗服务 鼓励医疗机构应用互联网等信息技术拓展医疗服务空间和内容,构建覆盖诊前、诊中、诊后的线上线下一体化医疗服务模式。医疗联合体要积极运用互联网技术,加快实现医疗资源上下贯通、信息互通共享、业务高效协同,便捷开展预约诊疗、双向转诊、远程医疗等服务,推进"基层检查、上级诊断",推动构建有序的分级诊疗格局。

2. 创新"互联网 +"公共卫生服务 推动居民电子健康档案在线查询和规范使用。鼓励医疗卫生机构与互联网企业合作,加强区域医疗卫生信息资源整合,探索运用人群流动、气候变化等大数据技术分析手段,预测疾病流行趋势,加强对传染病等疾病的智能监测,提高重大疾病防控和突发公共卫生事件应对能力。

3. 优化"互联网 +"家庭医生签约服务 加快家庭医生签约服务智能化信息平台建设与应用,加强上级医院对基层的技术支持,探索线上考核评价和激励机制,提高家庭医生团队服务能力,提升签约服务质量和效率,增强群众对家庭医生的信任度。鼓励开展网上签约服务,为签约居民在线提供健康咨询、预约转诊、慢性病随访、健康管理、延伸处方等服务,推进家庭医生服务模式转变,改善群众签约服务感受。

4. 完善"互联网 +"药品供应保障服务 对线上开具的常见病、慢性病处方,经药师审核后,医疗机构、药品经营企业可委托符合条件的第三方机构配送。依托全民健康信息平台,加强基于互联网的短缺药品多源信息采集和供应业务协同应用,提升基本药物目录、鼓励仿制的药品目录的遴选等能力。

5. 推进"互联网 +"医疗保障结算服务　加快医疗保障信息系统对接整合,实现医疗保障数据与相关部门数据联通共享,逐步拓展在线支付功能,推进"一站式"结算,为参保人员提供更加便利的服务。继续扩大联网定点医疗机构范围,逐步将更多基层医疗机构纳入异地就医直接结算。大力推行医保智能审核和实时监控,将临床路径、合理用药、支付政策等规则嵌入医院信息系统,严格医疗行为和费用监管。

6. 加强"互联网 +"医学教育和科普服务　鼓励建立医疗健康教育培训云平台,提供多样化的医学在线课程和医学教育。实施"继续医学教育 + 适宜技术推广"行动,围绕健康扶贫需求,重点针对基层和贫困地区,通过远程教育手段,推广普及实用型适宜技术。建立网络科普平台,利用互联网提供健康科普知识精准教育,普及健康生活方式,提高居民自我健康管理能力和健康素养。

7. 推进"互联网 +"人工智能应用服务　研发基于人工智能的临床诊疗决策支持系统,开展智能医学影像识别、病理分型、多学科会诊以及多种医疗健康场景下的智能语音技术应用,提高医疗服务效率。加强临床、科研数据整合共享和应用,支持研发医疗健康相关的人工智能技术、医用机器人、大型医疗设备、应急救援医疗设备、生物三维打印技术和可穿戴设备等。

8. 完善"互联网 +"医疗健康支撑体系　加快实现医疗健康信息互通共享,健全"互联网 + 医疗健康"标准体系,提高医院管理和便民服务水平,提升医疗机构基础设施保障能力,及时制订完善相关配套政策。

9. 加强行业监管和安全保障　强化医疗质量监管,保障数据安全。

（王皓翔）

数字课程学习

📥 教学 PPT　　　　📝 自测题

第三篇 人群健康研究中的医学统计学方法

医学现象的一个重要特点就是普遍存在着变异。所谓变异(个体差异),是指同一种测量在总体中不同观察单位或个体之间的差别。例如,同种族、同地区、同年龄,同性别的健康人,在相同的条件下,测其身高、体重等指标均可能存在较大差异。引起客观现象差异的原因是多种多样的,归纳起来,一类原因是普遍的、共同起作用的主要因素,另一类原因则是偶然的、随机起作用的次要因素。这两类原因总是错综复杂地交织在一起,并以某种偶然性的形式表现出来。医学科学研究的任务就在于,要从错综复杂的偶然性中揭露出潜在的必然性,即事物的客观规律性。这种客观规律性是在大量现象中发现的,例如临床要观察某种疗法对某病的疗效时,如果观察的患者很少,便不易正确判断该疗法对某病是否有效;但当观察患者的数量足够多时,就可以得出该疗法在一定程度上有效或无效的结论。所以,医学统计学是医学科学研究的重要工具。

医学统计学是运用概率论与数理统计的原理及方法,结合医学实际,研究数字资料的收集、整理、分析与推断的一门学科。本篇的主要内容包括医学统计学方法的应用:①医学统计学方法概述,主要含医学统计学方法的基本概念和医学统计学方法的基本步骤;②统计描述,包括数值变量和分类变量的统计描述、统计列表和制图;③统计推断,包括总体参数估计、t检验、u检验、方差分析、χ^2检验和非参数检验;④直线相关与回归分析;⑤病例随访资料分析。

第十五章 医学统计学方法概述

第一节 医学统计学方法的基本概念

一、总体与样本

(一) 总体

在医学科学研究中需要根据研究目的确定观察单位(observation unit)。观察单位是统计研究中的最基本单位,它可以是一个人、一个家庭、一个地区、一个样品等。那么总体(population)就是指根据研究目的确定的性质相同的观察单位的全体。更确切地说,是同质的所有观察单位某项观察值(变量值)的集合。例如研究某地 2020 年正常成人白细胞数,观察对象是该地 2020 年全部正常成人,观察单位是每个人,观察值是每人测得的白细胞数,则该地 2020 年全部正常成人的白细胞数就构成了一个总体,它的同质基础是同一地区、同一年份、同为正常成人。该总体只包括有限个观察单位,称为有限总体(finite population)。有时总体是设想的或是抽象的,例如研究用某药治疗高血压患者的疗效,其总体的同质基础是用该药治疗的高血压患者,而总体为设想用该药治疗的所有高血压患者的治疗结果,这里没有确定的时间和空间范围的限制,因而观察单位无限,称为无限总体(infinite population)。

(二) 样本

从总体中随机抽取部分观察单位,其某项指标的实测值组成样本(sample),也就是说样本是总体中有代表性的一部分。从上述的某地 2020 年正常成人中随机抽取 150 人,这 150 个正常成人的白细胞数就是样本。医学研究很多总体是无限总体,要直接研究无限总体是不可能的,即使是有限总体,若包含的观察单位太多,也要花费大量人力、财力,因此可以从总体中用随机的方法抽取部分样本进行研究,目的是用样本的信息推断总体特征。从总体中抽取部分个体的过程称为抽样。抽样必须遵循随机化原则,即总体中每一个体有同等的机会被抽取,这样的样本对总体有较好的代表性。

二、抽样误差

由于总体中各观察单位间存在个体变异,抽样研究中抽取的样本,只包含总体的一部分观察单位,因而样本指标不一定恰好等于相应的总体指标。例如从某市 5 岁男童的总体中随机抽取 110 名儿童,测量得此样本的身高均数为 126.95 cm,这个数值不一定恰好等于该市 5 岁男童身高的总体均数。又如从某地随机抽取 1 000 人,查出乙型肝炎病毒携带率为 10%,这个数字不一定恰好等于该地人群乙型肝炎病毒携带率。这种样本指标与总体指标的差异称为抽样误差(sampling error)。显然,抽样误差愈小,用样本推断总体的准确性愈高;反之亦然。由于生物的个体变异是客观存在的,因而在抽样过程中抽样误差是不可避免的,但可以控制和估计其大小(详见第十六章)。

三、变量及其分类

研究某种医学现象时,一般需从掌握其具体的特征入手。这些特征称为观察指标。如人的年龄、体重、身高等。这些观察指标在统计学上统称为变量(variable),对变量的测定值称为变量值(value)。之所以称这些观察指标为变量,是因为测量同质的不同个体得到不同的结果值。如测量同为 5 岁男孩的身高,身高值有高有低。这种个体间的差异,称为变异(variation)。按变量值是定量还是定性,可将它们分成数值变量和分类变量两种类型。

(一) 数值变量

数值变量(numerical variable)值是用定量方法测量的,表现为数值的大小,一般有计量单位。例如调查 5 岁男童生长发育状况时,每位儿童的身高(cm)、坐高(cm)、体重(kg)等都是数值变量。

(二) 分类变量

分类变量(categorical variable)值是用定性方法得到的,表现为互不相容的类别或属性。根据类别是否有程度上的差别,其又可分为以下两种类型。

1. 无序分类变量(unordered categorical variable)　无序分类变量的各类别间无程度上的差别,包括:①二项分类,如某药治疗菌痢,治疗结果按治愈和未愈分为两类,两类间相互对立;②多项分类,如测量某人群的血型,结果分为 A 型、B 型、AB 型和 O 型,表现为多个互不相容的类别。

2. 有序分类变量(ordinal categorical variable)　有序分类变量的各类别间有程度上的差别。例如临床疗效按治愈、显效、好转和无效分为 4 级,每级治疗效果有程度上的差别。

不同类型变量的统计处理方法不同,对于初学者来说正确区分变量类型很重要。在实际应用中,根据分析的需要,各类型变量间可以互相转化。例如观察某人群 20 ~ 50 岁成人的血红蛋白量(g/L),属数值变量;若按血红蛋白正常与异常分为两类,属二项分类变量;若按血红蛋白量的多少分为 5 个等级:重度贫血、中度贫血、轻度贫血、正常、血红蛋白增高,又属有序分类变量。有时也可将分类变量数量化。如二项分类的治疗结果(治愈和未愈)用 1、0 表示,但不具有量的特征;有序分类的临床疗效(无效、好转、显效、治愈)用 0、1、2、3 表示,有序数据之间虽然可以比较大小,但不表示数量上的具体差异。

四、概率及频率

在一定条件下某一现象可能发生也可能不发生的事件称为随机事件。医学研究的现象绝大多数是随机现象,例如用相同方法治疗某病患者,治疗转归可能是治愈、好转、无效、死亡 4 种结果;但对一个正准备接受治疗的该病患者,治疗后究竟将会发生哪一种结果是不知道的。这里每一种可能的结果都是一个随机事件。概率(probability)是反映某一随机事件发生的可能性大小的量,用符号 P 表示,概率 P 的取值范围在 0 与 1 之间。概率越接近于 1,表明事件发生的可能性越大;概率越接近于 0,表明事件发生的可能性越小;概率为 1 的事件称为必然事件,概率为 0 的事件称为不可能事件。统计学上一般把 $P \leqslant 0.05$ 或 $P \leqslant 0.01$ 的事件称为小概率事件,表示某事件发生的可能性很小,在实际的一次抽样中可认为不会发生。

样本的实际发生率称为频率(frequency),如治疗 200 例某病患者,160 例治愈,治愈率 80% 就是频率。在现实中,概率是难以获得的,在观测单位数量足够多时,可以将频率作为率的估计值,但在观察单位数较少时,用频率估计概率是不可靠的。

五、参数与统计量

根据总体个体值计算出来的描述总体特征的指标称参数(parameter)。参数一般用希腊字母表示,如总体均数 μ、总体率 π 等。根据样本个体值计算出来的描述样本特征的指标称统计量(statistic)。统计量用拉丁字母表示,如样本均数 $\bar{X}$、样本率 p。总体参数一般是未知的或假设的,是固定不变的,而样本统计量是研究者从样本中计算得到的,且随样本不同而不同。

第二节　医学统计工作的基本步骤

统计工作一般分为统计设计(design)、收集资料(collection of data)、整理资料(sorting data)和分析资料(analysis of data)4个步骤。这4个步骤是相互联系、不可分割的。任何一个步骤的缺陷都会影响后续步骤,使最终的统计结果不可靠。

一、统计设计

在从事医学科学研究工作之前,要事先做好研究计划,即研究设计。一个完整的医学科研设计应包括研究目的、研究意义、研究对象、研究方法与研究内容以及研究进度和预期结果等基本内容,是对整个研究工作的全盘规划。所以统计设计是后3个步骤的依据,是统计工作最重要的一个环节。根据设计中是否对观察单位施加处理因素,医学科研设计分为调查设计和实验设计。这两种设计的具体内容将在第四篇的有关章节介绍。

二、收集资料

根据研究目的收集准确、完整的原始资料,这是统计分析的基础。医学统计资料主要来自以下4个方面:①统计报表:如疫情报表、医院工作报表等,这些都是根据国家规定的报告制度,由医疗卫生机构定期逐级上报的;②登记和报告卡(单):如出生报告单和出生登记、死亡报告单和死亡登记、传染病和职业病报告卡、肿瘤发病和肿瘤死亡报告卡等;③日常医疗卫生工作记录:如门诊病历、住院病历、健康检查记录等;④专题调查或实验:这是开展医学科研的主要资料来源。上述前3种医学统计资料的内容都有局限性,如需进行深入分析,常采用专题调查或实验。

三、整理资料

资料整理是对原始资料的加工处理过程,目的是使原始资料系统化和条理化,以便于下一步计算统计指标和统计分析。资料整理的过程包括:①首先对原始数据进行核对和检查。②设计分组。分组有两种,一是质量分组:将观察单位按其属性或类别(如性别、职业、疾病分类等)归类分组;二是数量分组:将观察单位按数值大小(如年龄大小、血压高低等)分组。两种分组常结合应用,一般是在质量分组基础上进行数量分组。如先按性别分组,再按体重的数值大小分组。③按分组要求设计整理表,汇总资料。

四、分析资料

统计分析是统计工作的核心内容,目的是计算有关指标,反映资料的综合特征,揭示资料的内在联系和规律。统计分析包括统计描述和统计推断。统计描述是指用统计指标和适宜的统计图表描述统计资料的分布规律及其数量特征,统计推断包含总体参数估计和假设检验两个方面内容。具体分析方法详见本篇的有关章节。

第三节　医学统计学方法在临床医学中的作用与意义

本篇的教学目的是为非预防医学专业医学生毕业后从事临床工作和医学科学研究,打下必要的医学统计学基础。作为临床工作者或从事医学科学工作者,学习和掌握一定的医学统计学知识是十分必要的。第一,在阅读医学书刊中会遇到一些统计学方面的名词概念,有了这方面的知识,有助于正确理解文章的含义;第二,医务工作者在实际工作中,经常要做登记工作,要填写各种报表,只有懂得了原始登记与统计结果的密切关系,并掌握了收集、整理与分析资料的基本知识与技能,才能自觉地、认真地把登记工作做好,积累有科学价值的资料;第三,参加医学科研工作时,从开始设计到数据整理分析与统计结果的表达,每一步骤都需要统计学知识;第四,在撰写临床科研论文时,有了医学统计学知识,才能使数据与观点密切结合,做出正确的结论。

　　学习医学统计学应注意如下问题:一是掌握医学统计学的基本理论知识、基本概念、基本原理和基本方法,培养医学统计学思维方法和能力。由样本信息推断总体特征时,应考虑抽样误差的问题。进行样本指标比较时,不能仅凭表面数字上的差异下结论,必须从概率角度出发,经过统计推断,判断该差异是仅仅产生于抽样误差,还是因为总体间存在本质差异。二是正确运用医学统计学可以帮助我们科学地认识客观事物,阐明事物固有的规律,但医学统计学不能创造规律。三是必须重视原始资料的完整性和准确性,以严肃认真的科学态度对待数据处理,绝对不允许伪造和篡改统计数据。四是应注重应用医学统计学的方法解决实际问题,正确理解各种统计学方法的意义、用途和适用条件,注重结果的解释,不必对统计学公式及其数学推导过程予以过多关注。

（吴思英）

数字课程学习

⬇ 教学 PPT　　　　📝 自测题

第十六章 数值变量的统计分析

第一节 集中趋势与离散趋势的统计描述

一、数值变量资料的频数分布表与频数分布图

人们在医学实践中所获得的大量资料如果仅是简单地罗列数据,难以观察出其内在的规律性。因此在对数值变量资料进行统计描述前,首先要通过频数分布表或频数分布图了解资料的分布特征和类型,才能选择和计算合适的统计指标,对数值变量资料的特征做出概括性描述。

(一)频数分布表的编制

当观察例数较多时,将分组的标志和相应的频数列表可通过资料的整理,编制频数分布表,简称频数表(frequency table)。

例 16-1 某市随机测量了 150 名 3 岁女孩身高(cm),资料如下,试编制频数分布表。

80.1	100.1	97.0	96.7	97.9	100.7	86.2	91.7	94.7	90.8	97.1	95.8	92.5
82.5	102.6	99.1	96.6	99.3	85.2	89.2	90.6	95.1	93.6	93.7	95.1	97.3
84.4	104.8	101.3	98.7	101.5	87.1	89.0	92.7	96.8	92.7	94.9	99.4	91.1
87.2	83.5	103.2	101.6	84.4	88.4	91.8	93.6	99.2	94.4	86.4	91.7	88.4
89.3	84.2	82.3	84.5	87.9	89.4	91.9	94.5	86.9	95.6	96.5	92.5	85.7
89.1	86.5	85.0	87.6	89.3	90.4	92.1	95.0	89.3	96.3	96.2	94.3	99.5
91.3	89.7	87.4	89.8	88.7	90.2	92.9	97.2	91.4	90.3	94.2	94.6	96.2
90.5	88.9	88.1	88.2	90.7	93.0	95.6	98.7	90.0	93.5	96.4	100.9	95.1
92.4	90.0	88.0	90.7	90.1	93.8	94.4	87.3	93.9	92.8	89.1	93.2	93.4
92.6	90.0	90.8	90.1	93.2	94.4	97.3	89.0	92.9	94.3	98.4	95.5	94.3
94.7	92.8	90.3	92.8	93.6	94.8	98.3	88.5	94.0	96.0	99.5	97.5	91.1
94.8	92.3	93.3	93.1	95.1	97.0	84.5						

编制频数表的步骤如下:

1. 求全距 找出观察值中的最大值(104.8)和最小值(80.1),它们的差值即全距(range),或称极差,常用 R 表示,本例 $R=104.8-80.1=24.7$(cm)。

2. 确定组段数、组距(class interval) 根据全距的大小、观察值个数的多少决定组段数。分组的目的是

反映数据分布的特征,因此组距应适中,一般设 8~15 个组段。一般以全距的 1/10 取整作组距(相邻两组段间的差距),常用 i 表示。本例全距的 1/10 为 2.47 cm,为方便整理汇总,取整为 2 cm。第一个组段要包括观察值中的最小值,最后一个组段要包括观察值中的最大值。每个组段的起点称"下限",终点称"上限"。各组段从本组段的"下限"开始,不包括本组段的"上限"。如表 16-1 的第(1)栏,第一组段"80~",以 80 为起点(下限),包括 80 至未到 82 的观察值,如此类推。最末一组段应同时写出其下限值和上限值。本例共划分 13 个组段。

3. 列表划记　将例 16-1 的 150 个观察值划记归入相应的组段,然后清点各组段内的观察值个数即得各组段频数,将各组段频数填入表 16-1 的第(2)栏。表 16-1 的第(1)栏和第(2)栏就构成了频数表。

表 16-1　某市 150 名 3 岁女孩身高(cm)的频数分布

组段(1)	频数 f(2)
80~	1
82~	3
84~	8
86~	10
88~	19
90~	23
92~	26
94~	24
96~	17
98~	10
100~	6
102~	2
104~106	1
合计	150

(二)频数分布的特征

从频数表可以看出频数分布的两个重要特征:集中趋势(central tendency)和离散趋势(tendency of dispersion)。由表 16-1 可见,3 岁女孩身高虽然有高有矮,但向中间集中,中等身高(92~94 cm)的人数最多,这就是集中趋势。而从中等身高向较矮或较高方向的频数逐渐减少,这就是离散趋势。

(三)频数分布的类型

频数分布的类型可根据集中趋势和离散趋势这两个特征确定。一般把频数分布分成对称分布和偏态分布两种类型。对称分布是指集中位置在频数分布的中间,左、右两侧频数大致对称,如表 16-1 第(1)栏和第(2)栏所示。如将其绘成直方图(图 16-1)则更为直观。偏态分布则是指集中位置偏向一侧,频数分布左右不对称。如集中位置偏向数值小的一侧,称为正偏态分布;如集中位置偏向数值大的一侧,称为负偏态分布。在对数值变量资料进行统计描述时,应针对资料的不同分布类型选择适当的统计描述。

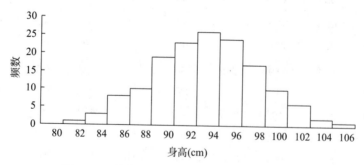

图 16-1　某市 150 名 3 岁女孩身高的频数分布

二、集中趋势的描述

通过频数分布表或频数分布图可对数值变量资料分布有一个直观的认识,但如果要进一步揭示资料分布的规律,还需用统计指标从数量上准确地描述资料的分布特征。

平均数(average)是描述数值变量资料常用的统计指标,说明一组观察值的集中位置或平均水平。它不仅能给人以简明概括的印象,而且便于进行事物间的比较。常用的平均数指标有算术均数、几何均数和中位数。

(一) 算术均数

算术均数(arithmetic mean)简称均数(mean)。习惯上以希腊字母 μ 表示总体均数,以 $\overline{X}$ 表示样本均数。均数用于描述一组同质定量资料的平均水平,适用于描述对称分布,特别是正态分布的数值变量资料的平均水平。算术均数常用的计算方法有直接法和加权法。

1. 直接法 当观察例数不多或观察例数虽多,但有计算机及统计软件时,都可用直接法计算均数。其公式为

$$\overline{X}=\frac{X_1+X_2+\cdots+X_n}{n}=\frac{\sum X}{n} \tag{式16-1}$$

式中,$\overline{X}$ 为均数,$X_1,X_2,\cdots,X_n$ 为观察值,$\sum$ 为求总和符号。

2. 加权法 当观察例数较多又缺乏计算机及统计软件时,如用直接法计算容易出错,又或资料为频数表述形式,无法运用直接法时,可用加权法求均数。加权法计算均数的步骤为:首先将各观察值编制频数表,然后算出各组段的组中值X。组中值X=(本组段的下限 + 下组段的下限)/2 [表16-2第(2)栏]。再计算各组段的频数与组中值的乘积 fX [表16-2第(4)栏]。最后应用式(16-2)计算均数。

$$\overline{X}=\frac{f_1 X_1+f_2 X_2+\cdots+f_k X_k}{f_1+f_2+\cdots+f_k}=\frac{\sum fX}{\sum f} \tag{式16-2}$$

式中,$f_1,f_2,\cdots,f_k$ 为各组段的频数,$X_1,X_2,\cdots,X_k$ 为各组段的组中值。

据表16-2,用加权法计算某市150名3岁女孩身高的均数如下:

表16-2 某市150名3岁女孩身高均数的加权法计算表

组段(1)	组中值(X)(2)	频数(f)(3)	fX(4)
80 ~	81	1	81
82 ~	83	3	249
84 ~	85	8	680
86 ~	87	10	870
88 ~	89	19	1 691
90 ~	91	23	2 093
92 ~	93	26	2 418
94 ~	95	24	2 280
96 ~	97	17	1 649
98 ~	99	10	990
100 ~	101	6	606
102 ~	103	2	206
104 ~ 106	105	1	105
合计		150($\sum f$)	13 918($\sum fX$)

本例 $\sum fX$=13 918,$\sum f$=150,代入式(16-2),得

$$\overline{X}=\frac{\sum fX}{\sum f}=\frac{13\ 918}{150}=92.79\text{(cm)}$$

即该市150名3岁女孩身高的均数为92.79 cm。

(二) 几何均数

几何均数(geometric mean)常用符号 G 表示,适用于原始数据呈偏态分布,但经过对数变换后呈正态分布或近似正态分布的资料;或观察值间成倍数或近似倍数关系的资料。医学上的血清抗体滴度和血清凝集效价等适宜用几何均数描述其集中趋势。几何均数的计算方法有两种:

1. **直接计算法** 当观察值个数 n 不多时,直接将 n 个观察值 $(X_1, X_2, \cdots, X_n)$ 的乘积开 n 次方。其计算公式为

$$G = \sqrt[n]{X_1 X_2 \cdots X_n} \qquad (式 16-3)$$

其对数形式为

$$G = \lg^{-1}\left(\frac{\lg X_1 + \lg X_2 + \cdots + \lg X_n}{n}\right) = \lg^{-1}\left(\frac{\sum \lg X}{n}\right) \qquad (式 16-4)$$

例 16-2 设有 5 人的血清抗体效价为 $(1:10)$、$(1:100)$、$(1:1\,000)$、$(1:10\,000)$、$(1:100\,000)$。求平均血清抗体效价。

将各抗体效价的倒数代入式(16-4),求平均效价的倒数。

$$G = \lg^{-1}\left(\frac{\lg 10 + \lg 100 + \lg 1\,000 + \lg 10\,000 + \lg 100\,000}{5}\right) = \lg^{-1} 3 = 1\,000$$

故 5 人的平均血清抗体效价为 $1:1\,000$。

2. **加权法** 当相同观察值较多时,采用以下公式计算:

$$G = \lg^{-1}\left(\frac{\sum fX}{\sum f}\right) \qquad (式 16-5)$$

例 16-3 35 人血清抗体滴度见表 16-3 第(1)、(2)栏,求平均滴度。

表 16-3 例 16-3 平均滴度的计算

抗体滴度(1)	人数 f(2)	抗体滴度的倒数 X(3)	$\lg X$(4)	$f\lg X$(5)=(2)(4)
$1:4$	2	4	0.602 1	1.204 2
$1:8$	5	8	0.903 1	4.515 5
$1:16$	6	16	1.204 1	7.224 6
$1:32$	2	32	1.505 1	3.010 2
$1:64$	7	64	1.806 2	12.643 4
$1:128$	10	128	2.107 2	21.072 0
$1:256$	1	256	2.408 2	2.408 2
$1:512$	2	512	2.709 3	5.418 6
	$\sum f = 35$			$\sum f\lg X = 57.496\ 7$

按式(16-5)求平均滴度,得

$$G = \lg^{-1}\left(\frac{\sum f\lg X}{\sum f}\right) = \lg^{-1}\left(\frac{57.496\ 7}{35}\right) = 44$$

35 人血清抗体平均滴度为 $1:44$。

(三) 中位数

中位数(median)是指将一组观察值由小到大顺序排列,位次居中的数值,用 M 表示。全部观察值中,大于和小于中位数的观察值个数相等。呈明显偏态分布(正偏态或负偏态)的资料、分布情况不明的资料

和分布的两端有不确切数值的资料,均不宜采用均数表示其平均水平,而宜用中位数。对于正态分布或对称分布的资料,理论上中位数等于均数,但中位数没有充分利用观察到的每个变量值的信息。中位数的计算方法有直接计算法和频数表法。

1. 直接计算法　当观察值个数较少时,应用此法。先将观察值由小到大顺序排列,再按式(16-6)或式(16-7)计算。

当观察值的个数 n 为奇数时,中位数为第 $(n+1)/2$ 个观察值,即

$$M=X_{(n+1)/2}$$ (式16-6)

当观察值的个数 n 为偶数时,中位数为第 $n/2$ 个观察值与第 $(n/2+1)$ 个观察值的平均数,即

$$M=(X_{n/2}+X_{n/2+1})/2$$ (式16-7)

例16-4 某病患者10人的潜伏期(日)从小到大排列为 1、3、8、9、15、19、20、23、25、30,求平均潜伏期。

$$M=(X_{n/2}+X_{n/2+1})/2=(X_{10/2}+X_{10/2+1})/2$$
$$=(X_5+X_6)/2=(15+19)/2=17(日)$$

2. 频数表法　当观察值个数较多时,先将资料编成频数表,按组段由小到大(即由上到下)计算累计频数和累计频率,然后找出中位数所在组段(累计频率为50%的组段),最后按式(16-8)求中位数 M。

$$M=L+\frac{i}{f_x}\left(\frac{n}{2}-\Sigma f_L\right)$$ (式16-8)

式中,f_x 为 M 所在组段的频数,i 为该组段的组距,L 为其下限,Σf_L 为小于 L 的各组段累计频数。

例16-5 某医师调查了181名食物中毒患者的潜伏期,见表16-4的第(1)和第(2)栏,试用中位数反映其平均水平。

表16-4 181名食物中毒患者的潜伏期

潜伏期(h)(1)	人数 f(2)	累计频数(∑f)(3)	累计频率(%)(4)
0~	30	30	16.57
12~	63	93	51.38
24~	47	140	77.35
36~	20	160	88.40
48~	12	172	95.03
60~	8	180	99.45
72~84	1	181	100.00

由表16-4可见,中位数 M 在12~组段内,累计频数首次超过 $n/2$,则 $L=12,i=12,f_x=63,n=181,\Sigma f_L=30$,按式(16-8)计算,得

$$M=L+\frac{i}{f_x}\left(\frac{n}{2}-\Sigma f_L\right)=12+\frac{12}{63}\left(\frac{181}{2}-30\right)=23.52(h)$$

即181例食物中毒患者的平均潜伏期为23.52 h。

三、离散趋势的描述

上文已论述,数值变量资料的频数分布有两个重要特征:集中趋势和离散趋势。因此对于一组观察值的描述,不仅需要用平均数表示其集中程度(集中趋势),而且需要用一些统计指标描述它们的离散程度(离散趋势),这样才能全面地反映观察值的分布特征。常用描述观察值离散程度的统计指标有:全距、四分位

数间距、方差、标准差和变异系数。

(一) 全距

全距(range)又称极差,是一组观察值中最大值与最小值之差,用 R 表示。全距越大,表示这一组观察值分布越离散。用全距反映观察值的离散程度,计算简单,意义明了。但全距的大小,仅由一组观察值中的最大值与最小值决定,故不能反映组内其他观察值之间的离散情况。例如,甲组观察值为 26,27,30,33,34;乙组观察值为 26,29,30,31,34。甲、乙两组的全距均为 34-26=8,但很显然,甲组其他三个观察值 27,30,33 的离散程度比乙组其他三个观察值 29,30,31 的要大。同时,全距容易受个别特大值或特小值的影响,样本例数越大,全距也可能越大,稳定性较差。

(二) 四分位数间距

1. 百分位数(percentile)　将 n 个观察值从小到大排列,与第 x 百分位次对应的观察值称为第 x 百分位数,用 P_x 表示。一个百分位数 P_x 将全部观察值分为两部分,理论上有 $x\%$ 的观察值比它小,有 $(100-x)\%$ 的观察值比它大。第 50 百分位数(P_{50})也就是中位数,所以,中位数是一个特定的百分位数。计算百分位数用式(16-9):

$$P_x = L + \frac{i}{f_x}(n \times x\% - \sum f_L)$$ (式 16-9)

式中,f_x 为 P_x 所在组段的频数,i 为该组段的组距,L 为其下限,$\sum f_L$ 为小于 L 的各组段的累计频数。

例 16-6　求表 16-4 数据的 P_{95}。

由表 16-4 可见,P_{95} 所在组段为 48~,则 $L=48$,$i=12$,$f_x=12$,$n=181$,$\sum f_L=160$,代入式(16-9),得

$$P_{95} = L + \frac{i}{f_{95}}(n \times 95\% - \sum f_L) = 48 + \frac{12}{12}(181 \times 95\% - 160) = 59.95(h)$$

2. 四分位数间距　第 75 百分位数(P_{75})称为上四分位数 Q_U,第 25 百分位数(P_{25})称为下四分位数 Q_L,则四分位数间距(inter-quartile range)$Q=Q_U-Q_L$。四分位数间距内包括了全部观察值的一半,可视为中间一半观察值的全距。四分位数间距和全距的意义相似,数值越大,说明离散程度越大。四分位数间距比全距稳定,但仍未考虑每个观察值的离散度。它适用于描述偏态分布资料,特别是分布末端无确定数据资料的离散度。

例 16-7　求表 16-4 数据的四分位数间距。

按式(16-9)可求得 $Q_L(P_{25})=14.90$ h,$Q_U(P_{75})=34.91$ h。

$$Q=Q_U-Q_L=P_{75}-P_{25}=20.01(h)$$

(三) 方差

为克服全距和四分位数间距不能反映每个观察值之间的离散情况的缺点,就总体而言,能否用每个观察值 X 与总体均数 μ 之差 $X-\mu$(称为离均差)来构成一个表示离散度的指标? 但很显然,由于正负相抵消,$\sum(X-\mu)=0$,故 $\sum(X-\mu)$ 不能反映离散程度。为避免正负离差相抵消,可将离均差平方后再相加,即 $\sum(X-\mu)^2$(称为离均差平方和)。$\sum(X-\mu)^2$ 虽然反映了观察值的离散程度大小,但其大小还与观察值的个数 N 有关,因此,为了消除这一影响,可采用离均差平方和的均数作为离散程度指标。这就是方差(variance)。总体方差用 σ^2 表示。

$$\sigma^2 = \frac{\sum(X-\mu)^2}{N}$$ (式 16-10)

$$S^2 = \frac{\sum(X-\bar{X})^2}{n-1}$$ (式 16-11)

在式(16-10)中总体均数 μ 在实际工作中是未知的,得到的往往是样本资料。这时可用样本均数 $\bar{X}$ 作为总体均数 μ 的估计值,得到的是样本方差 S^2,作为总体方差 σ^2 的估计值。式(16-11)中分母用 $n-1$ 而不用 n,因为数学研究证明,用 $n-1$ 作分母算得的样本方差是总体方差的无偏估计值。$n-1$ 在数学上称为自

由度（degree of freedom），常用 v 表示。

很显然，方差越大，表示观察值分布越离散；方差越小，表示观察值分布越紧密。

(四) 标准差

由于方差的度量单位变成了观察值单位的平方，为了用原单位表示观察值的离散程度，将方差开方，即为标准差（standard deviation）。总体标准差用 σ 表示，样本标准差以符号 S 表示。这是最常用的反映离散程度的指标。式（16-12）和式（16-13）分别是总体标准差和样本标准差的计算公式。

$$\sigma = \sqrt{\frac{\sum (X-\mu)^2}{N}} \qquad\qquad (式16-12)$$

$$S = \sqrt{\frac{(X-\overline{X})^2}{n-1}} \qquad\qquad (式16-13)$$

数学上可以证明离均差平方和 $\sum(X-\overline{X})^2 = \sum X^2 - (\sum X)^2/n$，故式（16-13）可演变为：

直接法
$$S = \sqrt{\frac{\sum X^2 - (\sum X)^2/n}{n-1}}$$

加权法
$$S = \sqrt{\frac{\sum fX^2 - (\sum fX)^2/\sum f}{\sum f - 1}}$$

标准差有以下 4 个方面的用途：

(1) 用于对称分布，特别是正态分布资料，表示观察值分布的离散程度。在两组（或多组）资料均数相近，度量单位相同的条件下，标准差大，表示观察值分布离散，即各观察值离均数较远，均数的代表性较差；反之，标准差小，表示观察值分布紧密，即各观察值离均数较近，均数的代表性较好。

(2) 结合均数描述正态分布的特征和估计正常参考值范围，详见本章第二节。

(3) 结合样本量 n 计算标准误，详见本章第三节。

(4) 用于计算变异系数，详见下文。

(五) 变异系数

采用不同计量单位的指标，不能直接用标准差比较离散程度，有时即使单位相同，在均数相差很大情况下，也不宜直接比较，这时可采用变异系数。

变异系数（coefficient of variance）为标准差与均数之比，用百分数表示。其计算公式为

$$CV = \frac{S}{\overline{X}} \times 100\% \qquad\qquad (式16-14)$$

CV 越大，表示观察值的离散程度越大；CV 越小，表示观察值的离散程度越小。

例 16-8　10 名小学生，胸围 $\overline{X}=67.1$ cm，$S=3.0$ cm；背肌力 $\overline{X}=37.0$ kg，$S=2.5$ kg，试比较胸围与背肌力的离散程度。

由于这两个指标度量单位不同，宜先计算变异系数再比较。

胸围
$$CV = \frac{S}{\overline{X}} \times 100\% = \frac{3.0}{67.1} \times 100\% = 4.5\%$$

背肌力
$$CV = \frac{S}{\overline{X}} \times 100\% = \frac{2.5}{37.0} \times 100\% = 6.8\%$$

即背肌力的离散程度大于胸围的离散程度。

例 16-9　某地 200 名 2 月龄女婴的身高 $\overline{X}=56.9$ cm，$S=2.3$ cm；而同年该地 150 名 5 岁女孩的身高 $\overline{X}=109.2$ cm，$S=3.1$ cm。比较不同年龄女童的身高的离散程度。

尽管两个指标度量单位相同，但两者的均数相差悬殊，宜先计算变异系数再比较。

2 月龄女孩的身高　$CV = (2.3/56.9) \times 100\% = 4.04\%$

5 岁女孩的身高　$CV = (3.1/109.2) \times 100\% = 2.84\%$

即 2 月龄女婴身高的离散程度大于 5 岁女孩身高的离散程度。

第二节 正态分布和医学参考值范围的估计

一、正态分布

(一) 正态分布的图形

把表 16-1 的 150 名 3 岁女孩身高频数分布资料,作频数分布直方图。从图 16-1 可见,频数分布以均数为中心,左、右两侧基本对称,形成一个中间多、两侧逐渐减少、基本对称的分布。假设不断增加观察例数,缩小组距,图中直条将变窄,其顶端逐渐接近一条光滑曲线(图 16-2)。这是一条两头低、中间高、左右对称的呈钟形的曲线,在统计学上称正态分布曲线(normal distribution curve)。

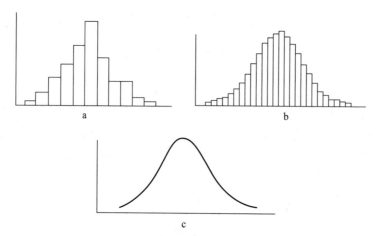

图 16-2 频数分布逐渐接近正态分布示意

正态分布曲线的函数式为

$$f(X) = \frac{1}{\sigma\sqrt{2\pi}}e^{\frac{-(X-\mu)^2}{2\sigma^2}} \qquad -\infty < X < +\infty \qquad (式16-15)$$

式中, $f(X)$ 称密度函数,是与 X 对应的正态曲线的纵坐标高度。式中有 4 个常数:e 为自然对数的底, π 为圆周率, μ 为总体均数, σ 为总体标准差,其中 e、 π 为确定常数,而 μ、 σ 为不确定常数,称为正态分布的参数,仅 X 为变量。因此,已知 μ、 σ 和变量值 X,就能按式(16-15),以 X 为横轴, $f(X)$ 为纵轴,绘制出正态分布曲线图形,如图 16-3a 所示。为了应用方便,对于任何一个均数为 μ、标准差为 σ 的正态分布,都可以通过变量的标准正态变换: $u=(X-\mu)/\sigma$, u 变换后,使原来的正态分布变换为 $\mu=0$、 $\sigma=1$ 的标准正态分布(standard normal distribution),亦称 u 分布。标准正态分布的函数式为

$$\varphi(u) = \frac{1}{\sqrt{2\pi}}e^{-u^2/2} \qquad -\infty < u < +\infty \qquad (式16-16)$$

式中, $\varphi(u)$ 为纵坐标高度,根据 u 的不同取值,就能按式(16-16)绘出标准正态分布的图形,如图 16-3b。

(二) 正态分布的特征

正态分布有如下特征:①正态分布曲线在横轴上方均数处最高。②正态分布以均数为中心,左右对称。③正态分布上有两个参数:均数 μ 和标准差 σ ,均数 μ 是位置参数,决定正态曲线的中心位置, μ 越大,曲线越向右移动; μ 越小,曲线越向左移动。标准差 σ 是形状参数,决定正态分布曲线的陡峭或扁平程度, σ 越小,表示数据越集中,曲线越陡峭; σ 越大,表示数据越分散,曲线越扁平。④正态分布曲线下的面积分布有一定的规律。

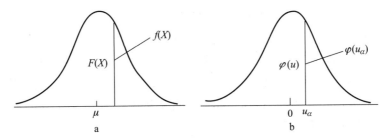

图 16-3 正态分布和标准正态分布的面积与纵高
a. 正态分布;b. 标准正态分布

(三) 正态分布曲线下面积的分布规律

无论 μ 和 σ 取何值,正态曲线与横轴间的总面积等于 100% 或 1。只要知道均数和标准差,正态分布和标准正态分布曲线下某一任意区间的面积可以通过对式(16-15)和式(16-16)积分求得。为了省去计算的麻烦,统计学家已经根据式(16-16)编制成了统计工具表"标准正态分布曲线下的面积"(详见统计学专著)。通过查该表可求出正态曲线下某区间的面积,进而估计该区间的观察例数占总例数的百分数或变量值落在该区间的概率。

在实际工作中经常需要应用图 16-4 的三个区间的面积分布规律,故必须熟记并理解其意义。

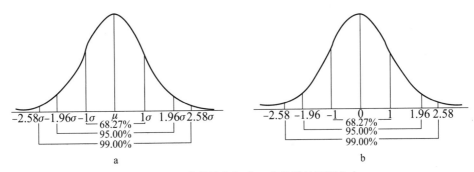

图 16-4 正态曲线与标准正态曲线的面积分布
a. 正态分布的面积规律;b. 标准正态分布的面积规律

二、医学参考值范围的估计

(一) 医学参考值范围的意义

医学参考值范围(reference range)是指绝大多数健康人(或动物)的人体形态、功能和代谢产物等的各种生理及生化常数。由于个体指标的变异使其常数不仅因人而异,而且同一个体还会随机体内外环境的改变而改变,因此需要确定其波动的范围,即医学参考值范围。参考值范围可作为评价个体某指标是否正常的依据。

(二) 制定医学参考值范围的基本原则

1. 抽取样本量足够大的"正常人" 所谓"正常人"不是指机体任何器官、组织的形态及功能都正常的人,而是指排除了影响所研究指标的疾病和有关因素的同质人群。例如,研究血清丙氨酸转氨酶活性的医学参考值范围,选取"正常人"的条件是:肝、肾、心、脑、肌肉等无器质性疾患,近期未使用损肝药物,测定前未做剧烈运动等。参考值范围是根据样本分布来确定的,样本分布愈接近总体分布,所得的结果愈可靠,因此必须有足够大的样本量。一般认为,每组的样本量应在 100 例以上,但应针对具体情况提出不同的要求。被研究指标的影响因素多、变异度大,样本量应多些,以取得一个比较稳定的样本分布为原则。

2. 对抽取的"正常人"进行准确而统一的测定,控制测量误差 测量的方法、仪器、试剂、精密度、操作熟练程度均要求统一,以便将测量误差控制在一定的范围内。

3. 判断是否需要分组制定参考值范围　当测定值在性别间、年龄组间等的差别明显并且这种差别有实际意义时,应分组制定参考值范围,否则应合并制定。考察组间差别是否明显的方法有假设检验法(详见第四节)和目测法。目测法是简便而有效的方法,它从频数分布表或分布图直接比较各组的分布范围、高峰位置、分布趋势等是否相近,如相近就合并,如差别明显就分组。

4. 决定参考值范围的单侧或双侧界值　根据专业知识,有些指标是过高、过低均为异常,如白细胞数无论过低或过高均属异常,故其参考值范围需确定下限和上限,即确定双侧界值。有些指标只以过低为异常(如肺活量)或只以过高为异常(如尿铅),此时只需确定正常参考值范围的下限或上限,即确定单侧界值。

5. 选择适当的百分界值　医学参考值范围的意义是指绝大多数健康人的测定值都在这个范围内,这个绝大多数习惯上是包括健康人的 80%、90%、95%、99% 等。如果参考值范围的百分界值采用 95%,则 95% 参考值范围仅说明 95% 健康人的测定值在此范围,而并非告知在此范围之内者都正常,也非告知在此范围之外者都异常。即应用参考值范围划分正常与异常时存在误诊和漏诊问题。因此,应根据使用该参考值范围的目的来确定合适的百分界值。若目的是减少误诊,选择较高的百分界值,如 95% 或 99%;若目的是减少漏诊,选择较低的百分界值,如 80% 或 90%。

6. 估计参考值范围　根据资料的分布类型选用恰当的方法估计参考值范围。

(三) 医学参考值范围的估计方法

估计参考值范围的方法很多,在实际工作中,较常用的有正态分布法和百分位数法。

1. 正态分布法　此法适用于正态或近似正态分布资料。对于正态分布资料,根据正态分布曲线下面积规律可知,其参考值范围可按下式估计。

双侧界值：$\overline{X} \pm uS$

单侧上限：$\overline{X} + uS$

单侧下限：$\overline{X} - uS$

式中,$\overline{X}$ 为均数,S 为标准差,常用 u 值则可根据要求由表 16-5 查出。

表 16-5　常用 u 值表

参考值范围(%)	单侧检验	双侧检验
80	0.842	1.282
90	1.282	1.645
95	1.645	1.960
99	2.326	2.576

例 16-10　试根据表 16-2 中 150 名 3 岁女孩身高资料,估计该市 3 岁女孩身高的 95% 参考值范围。

从图 16-1 可看出该资料基本服从正态分布,并根据专业知识,身高过高过低均属异常,应计算双侧界值。故其 95% 参考值范围的双侧界值为

$$\overline{X} \pm 1.96S = 92.8 \pm 1.96 \times 4.6$$

即该市 3 岁女孩身高的 95% 参考值范围为 83.8 ~ 101.8 cm。

有些呈偏态分布的资料,将原始数据取对数(对数变换)后,其对数值服从正态分布,称为对数正态分布。此类资料可先作对数变换,然后按正态分布法估计参考值范围,再把计算结果取反对数。

2. 百分位数法　当样本例数较多时,对于偏态分布或分布类型不明的资料都可以用百分位数法估计正常参考值范围。用百分位数法估计正常参考值范围的界值,也就是根据正常人样本,计算选定的百分界

值所对应的百分位数(表 16-6)。

表 16-6　常用的参考值范围所对应的百分位数 P_X

百分范围	单侧		双侧	
	下限	上限	下限	上限
80	P_{20}	P_{80}	P_{10}	P_{90}
90	P_{10}	P_{90}	P_5	P_{95}
95	P_5	P_{95}	$P_{2.5}$	$P_{97.5}$
99	P_1	P_{99}	$P_{0.5}$	$P_{99.5}$

第三节　均数的抽样误差与总体均数的估计

一、均数的抽样误差

在医学研究中,通常采用抽样研究的方法,即从总体中用随机抽取部分个体(样本)进行研究,目的是用样本的信息推论总体的特征,在统计学上称为统计推断(statistical inference)。例如,要了解某地 3 岁女孩身高的总体均数,抽取一个 150 名 3 岁女孩组成的样本,如例 16-1 资料,测得其身高均数为 92.79 cm(样本均数),可用此样本均数估计该地 3 岁女孩身高的总体均数。但由于总体中各观察单位间存在个体差异,而样本只是总体中的一部分,因此,样本均数通常不会刚好等于总体均数,即这 150 名 3 岁女孩的身高均数为 92.79 cm,而该地所有 3 岁女孩身高的均数(总体均数)不一定恰好等于 92.79 cm。即使再从该地 3 岁女孩中随机抽取都是 150 人的很多样本,所得的各个样本均数也往往不等于总体均数,而且各个样本均数之间也不一定相等。这种由于抽样而引起的样本均数与总体均数之间、样本均数与样本均数之间的差异称为均数的抽样误差。由于生物的个体变异是客观存在的,因此抽样误差在抽样研究中是不可避免的。但只要样本是随机抽取的,抽样误差是随机的,就可以用统计方法来计算或估计其大小。

二、标准误及其计算

假设从一个已知总体(均数为 μ,标准差为 σ)中进行抽样,抽取 100 个样本,样本量均为 n。每一个样本可计算样本均数,这样可得 100 个样本均数。对这 100 个样本均数求其均数,即是求样本均数的均数。数学上可以证明,当样本量 n 较多时(如 $n>30$),样本均数的均数近似等于总体均数 μ。如果把 100 个样本均数看做是 100 个"变量值",就可求其标准差,即是求样本均数的标准差。样本均数的标准差可以说明样本均数间的离散程度,即可表示样本均数的抽样误差。为了与前面所述的一般变量值与均数的离散程度的指标——标准差相区别,把样本均数的标准差称为标准误(standard error),用 $\sigma_{\bar{x}}$ 表示。标准误愈大,样本均数的抽样误差愈大;标准误愈小,样本均数的抽样误差愈小。如只有一个随机抽取的样本,如何估计均数抽样误差的大小? 经数理统计理论推导,标准误可按下式计算:

$$\sigma_{\bar{x}} = \frac{\sigma}{\sqrt{n}}$$

在实际工作中,研究者往往不知道总体标准差(σ),一般只掌握一个样本标准差(S),所以只能用样本标准差 S 来代替总体标准差 σ,得到标准误的估计值 $S_{\bar{x}}$,即

$$S_{\bar{x}} = \frac{S}{\sqrt{n}} \tag{式 16-17}$$

例 16-11　某地 150 名 3 岁女孩平均身高为 92.8 cm,标准差为 4.6 cm,求其标准误。

按式(16-17)计算,得标准误为:

$$S_{\bar{X}} = \frac{S}{\sqrt{n}} = \frac{4.6}{\sqrt{150}} = 0.38(\text{cm})$$

三、标准误的应用

1. 可用于反映样本均数的可靠性　标准误小表示样本均数与总体均数较接近,用样本均数代表总体均数的可靠程度较大;反之标准误大,则表示用样本均数代表总体均数的可靠程度较小。

2. 可用于估计总体均数的置信区间　详见下文。

3. 可用于均数的假设检验　详见本章第四节。

四、t 分布

t 分布是小样本统计推断的重要基础,将应用于后面的总体均数的区间估计及 t 检验等。为了应用方便,将变量值 X 与 μ 的离差以标准差 σ 为单位表示[即 $u=(X-\mu)/\sigma$],可以使任何一个均数为 μ,标准差为 σ 的正态分布,变换为 $\mu=0,\sigma=1$ 的标准正态分布(u 分布),这种变换称为 u 变换。在研究样本均数的抽样分布时,只要把样本均数 $\bar{X}$ 看作"变量值",同样也可以对它们作这种变换,即将这些"变量值" $\bar{X}$ 与 μ 的离差以它们的标准差(即标准误)为单位来表示,即

$$u = \frac{\bar{X} - \mu}{\sigma_{\bar{X}}}$$

这就可以使任何一个均数为 μ,标准差为 $\sigma_{\bar{X}}$ 的样本均数的正态分布,变换为 $\mu=0,\sigma_{\bar{X}}=1$ 的标准正态分布(u 分布)。由于实际工作中,$\sigma_{\bar{X}}$ 往往是未知的,常用其估计值 $S_{\bar{X}}$,这时对正态变量 $\bar{X}$ 采用的变换称为 t 变换,即

$$t = \frac{\bar{X} - \mu}{S_{\bar{X}}} \qquad\qquad (\text{式 16-18})$$

从均数为 μ,标准差为 σ 的正态总体中随机抽取含量为 n 的样本,算出样本均数 $\bar{X}$ 与其标准误 $S_{\bar{X}}$,假设总体均数 μ 已知,则每个样本可按式(16-18)算出一个 t 值,所有可能的含量为 n 的样本 t 值的分布,即为 t 分布(图 16-5)。

从图 16-5 可见,t 分布有以下特征:①以 0 为中心,左右对称的单峰分布;②t 分布曲线形态与自由度 ν 大小有关。与标准正态分布曲线相比,自由度 ν 愈小,t 分布曲线愈平坦,曲线中间愈低,曲线两侧尾部翘得愈高;自由度 ν 愈大,t 分布曲线愈接近正态分布曲线,当自由度 $\nu=\infty$ 时,t 分布曲线为标准正态分布曲线。

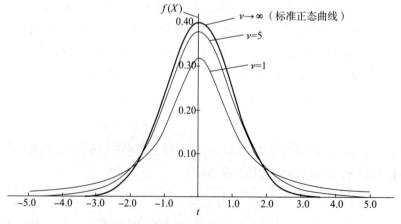

图 16-5　自由度分别为 1、5、∞的 t 分布

对应于一个自由度取值,就有一条 t 分布曲线(图 16-5)。因此,与标准正态分布不同,t 分布曲线下面积为 95% 或 99% 的界值不是一个常量,而是随自由度大小而变化的。统计学家根据自由度大小与 t 分布曲线下面积的关系,编制了 t 界值表(见附表 16-1),以方便应用。t 界值表左侧横标目为自由度 ν;纵标目为概率 P(t 分布曲线的尾部面积),一侧尾部面积称为单侧概率,两侧尾部面积称为双侧概率。单侧概率对应的 t 值用 $t_{\alpha,\nu}$ 表示,双侧概率对应的 t 值用 $t_{\alpha/2,\nu}$ 表示。表中数据是自由度 ν 和概率 P 确定后所对应的 t 值。因 t 分布是以 0 为中心的对称分布,故附表 16-1 只列出正值,如算得的 t 值为负值,可取其绝对值与查表所得的 t 界值比较。

五、总体均数的置信区间估计

统计推断的内容之一是用样本指标估计总体指标,如用样本均数估计总体均数。用样本均数估计总体均数,可用两种方法:①点估计(point estimation):即直接用样本统计量($\bar{X}$)估计总体参数(μ)。如例 16-1 抽样调查某地 150 名 3 岁女孩,平均身高为 92.79 cm,用这个样本均数来估计该地 3 岁女孩的平均身高(总体均数)。点估计虽然简单,但缺点是未考虑抽样误差。由于存在抽样误差,不同的样本可能得到不同的样本均数,因而就可能得到不同的总体均数的估计值。②区间估计(interval estimation):即按一定的概率(置信度)估计未知总体均数所在的范围。置信度用 $1-\alpha$ 表示。根据一定的置信度估计得到的区间称为置信区间。统计学上常用置信度为 95% 和 99% 估计未知总体均数所在的范围,即分别称为 95% 置信区间和 99% 置信区间。总体均数的置信区间估计可根据已知的条件选用以下不同的方法。

(一)σ 已知

按正态分布原理,分别用式(16-19)和式(16-20)估计 95% 置信区间和 99% 置信区间。

$$(\bar{X}-1.96\sigma_{\bar{X}},\bar{X}+1.96\sigma_{\bar{X}}) \qquad (\text{式 } 16\text{-}19)$$

$$(\bar{X}-2.58\sigma_{\bar{X}},\bar{X}+2.58\sigma_{\bar{X}}) \qquad (\text{式 } 16\text{-}20)$$

(二)σ 未知且 n 较小

按 t 分布的原理,分别用式(16-21)和式(16-22)估计 95% 置信区间和 99% 置信区间。

$$(\bar{X} - t_{0.05/2,\nu}S_{\bar{X}},\bar{X} + t_{0.05/2,\nu}S_{\bar{X}}) \qquad (\text{式 } 16\text{-}21)$$

$$(\bar{X} - t_{0.01/2,\nu}S_{\bar{X}},\bar{X} + t_{0.01/2,\nu}S_{\bar{X}}) \qquad (\text{式 } 16\text{-}22)$$

式中的 $t_{0.05/2,\nu}$ 和 $t_{0.01/2,\nu}$ 可根据自由度 ν 从本章的附表 16-1 t 界值表中查得。

(三)σ 未知但 n 较大(如 n>30)

这时 t 分布近似服从正态分布,式(16-21)和式(16-22)可分别简化为

$$(\bar{X} - 1.96S_{\bar{X}},\bar{X} + 1.96S_{\bar{X}}) \qquad (\text{式 } 16\text{-}23)$$

$$(\bar{X} - 2.58S_{\bar{X}},\bar{X} + 2.58S_{\bar{X}}) \qquad (\text{式 } 16\text{-}24)$$

例 16-12 随机抽查某地 10 名男孩出生体重,得其平均体重为 3.21 kg,标准差为 0.47 kg,试估计该地男孩出生体重均数的 95% 置信区间。

自由度 $\nu=n-1=10-1=9$,查 t 界值表得 $t_{0.05/2,9}=2.262$

$$S_{\bar{X}}=\frac{S}{\sqrt{n}}=\frac{0.47}{\sqrt{10}}=0.149$$

$$(\bar{X}-t_{0.05/2,\nu}S_{\bar{X}},\bar{X} + t_{0.05/2,\nu}S_{\bar{X}})$$

$$=(3.21-2.262 \times 0.149,3.21+2.262 \times 0.149)$$

$$=(2.87,3.55)(\text{kg})$$

即该地男孩出生体重均数的 95% 置信区间为 2.87~3.55 kg。

置信区间的含义为:从总体中做随机抽样,根据每个样本可计算出一个置信区间。如果做样本量相同的 100 次抽样,则可算得 100 个区间,理论上有 95 个置信区间包括总体均数(估计正确),有 5 个置信区间

不包括总体均数(估计错误),即为 95% 置信区间。对于实际应用的某次抽样而言,5% 是小概率事件,出现的可能性小,因此可认为总体均数就在所算得的置信区间之内,依此类推 99% 置信区间的意义。

第四节　t 检 验

一、假设检验的基本原理

统计推断主要的内容有两项:用样本指标估计总体指标(即总体参数的估计)和假设检验,本节将讨论假设检验(hypothesis testing)。现用例 16-13 说明假设检验的基本原理。

例 16-13　根据大量调查,已知一般健康成年男子的脉搏均数为 72 次 /min。某医生在某山区随机调查 100 名健康男子,得脉搏均数为 76.2 次 /min,标准差为 4.0 次 /min。能否认为该山区的健康成年男子脉搏均数高于一般健康成年男子的脉搏均数?

本例一般健康成年男子的脉搏均数可视为一个总体均数,山区健康成年男子的脉搏均数为样本均数。

故已知:μ_0=72(次 /min),$\overline{X}$=76.2(次 /min),S=4.0(次 /min),n=20

如上节所述,由于存在抽样误差,从总体中随机抽样所得的样本均数和总体均数之间会存在差异。因此,样本均数 $\overline{X}$ 与已知的或假设的总体均数 μ_0 之间的差别可能由两种原因所致:①由于抽样误差所致:山区健康成年男子脉搏的总体均数与一般健康成年男子脉搏的总体均数相同,也是 72 次 /min,现所得样本均数 76.2 次 /min,仅仅是由于抽样误差所致。②由于环境因素的影响,两均数间有本质差异:即山区健康成年男子的脉搏总体均数与一般健康成年男子的脉搏总体均数不同,现所得样本均数 76.2 次 /min 与总体均数 72 次 /min 有本质的差异,不完全是抽样误差的原因。如何判断是哪一种原因所造成的,这需要借助假设检验回答。

解决上述假设检验问题的思路(基本原理)是:首先对未知或不完全知道的总体提出一个假设,然后借助一定的分布,观察实测样本情况是否属于小概率事件。一般把概率 $P \leqslant 0.05$ 的事件称为小概率事件,如实测样本情况属于小概率事件,则认为原先的假设是错的,拒绝这个假设;如实测样本情况不属于小概率事件,则不拒绝原来的假设。当然,小概率事件在一次观察中还是可能发生的,若恰好碰上,则假设检验的结论就是错误的,不过因为小概率事件发生的概率小,所以犯这种错误的概率也小。

二、假设检验的一般步骤

下面以例 16-13 的样本均数 $\overline{X}$ 与总体均数 μ_0 比较的假设检验为例,介绍假设检验的基本步骤。

(一)建立假设和确定检验水平

检验假设有两种:一是无效假设(null hypothesis),用符号 H_0 表示,即假设两总体均数相等($\mu=\mu_0$),$\overline{X}$ 与 μ_0 的差别仅仅由于抽样误差所致;二是备择假设(alternative hypothesis),用符号 H_1 表示,它是 H_0 的对立假设,当 H_0 被拒绝,则接受 H_1。例 16-13 的无效假设 H_0 是山区健康成年男子脉搏的总体均数 μ 与一般健康成年男子脉搏的总体均数 μ_0 相等,备择假设 H_1 是山区健康成年男子脉搏的总体均数 μ 高于一般健康成年男子脉搏的总体均数 μ_0。

建立假设前,需根据研究目的和专业知识确定是双侧检验还是单侧检验。若目的是推断两总体是否不等(即是否 $\mu \neq \mu_0$),并不关心 $\mu > \mu_0$ 还是 $\mu < \mu_0$,应用双侧检验,此时 H_0:$\mu=\mu_0$,H_1:$\mu \neq \mu_0$;若从专业知识已知 $\mu > \mu_0$ 而不可能出现 $\mu < \mu_0$(或反之),或目的是推断是否 $\mu > \mu_0$(或 $\mu < \mu_0$),则用单侧检验,此时 H_0:$\mu=\mu_0$,H_1:$\mu > \mu_0$(或 $\mu < \mu_0$)。因双侧检验较常用,本书除采用单侧检验时做出说明外,双侧检验则略去说明。根据研究目的和专业知识,例 16-13 采用单侧检验。

检验水平(size of a test)也称显著性水平(significance level),符号为 α,是假设检验时发生第一类错误的概率(详见下文)。α 常取 0.05。

(二) 选定检验方法和计算检验统计量

根据研究设计的类型、资料类型及分析目的选用适当的检验方法,计算适合的检验统计量;不同的检验方法要用不同的公式计算现有样本的检验统计量值。例16-13应采用样本均数与总体均数比较的 t 检验,计算的检验统计量为 t 值。

(三) 确定 P 值,做出推断结论

用计算所得的检验统计量与相应的界值表的界值比较,确定 P 值。P 值是指在 H_0 所规定的总体中做随机抽样,获得等于及大于(或等于及小于)现有统计量的概率。如果 $P \le \alpha$,则按 α 水平拒绝 H_0,接受 H_1,说明在 H_0 成立条件下得到现有均数以及更极端的可能性小于 α,认为不太可能出现当前情况及更极端情形,因此拒绝 H_0,接受 H_1;如果 $P > \alpha$,则按 α 水平不拒绝 H_0,因为样本信息没有理由拒绝 H_0,只好接受它,但从本质上看不拒绝 H_0 是不等同于接受 H_0 的。

由此可见,假设检验所做出的结论是具有概率性质的,研究者只是在概率意义上从 H_0 与 H_1 两者中选择一个较为合理的判断,不论拒绝 H_0 或不拒绝 H_0 都有可能发生错误。

三、t 检验与 u 检验

假设检验的具体方法,通常是以选定的检验统计量来命名,如 t 检验要用特定的公式计算检验统计量 t 值,u 检验要用特定的公式计算检验统计量 u 值。应用时首先要了解各种检验方法的用途、应用条件和检验统计量的计算方法。

t 检验(t test)和 u 检验(u test)用于样本均数与总体均数的比较以及两样本均数的比较。t 检验的应用条件是:① σ 未知而且 n 较小时,要求样本来自随机独立的正态总体;②两小样本均数比较时,还要求两样本所属总体的方差相等。如在实际工作中与上述条件略有偏离,t 检验也可应用。u 检验的应用条件是:① σ 已知;② σ 未知,但样本量较大(如 $n > 100$)。

(一) 样本均数与总体均数比较

样本均数与已知总体均数(这里所说的总体均数是指理论值、标准值或大量调查所获得的稳定值)比较的目的,是推断样本所代表的未知总体均数 μ 与已知的总体均数 μ_0 是否相同。根据 σ 是否已知和样本量 n 的大小,选用 u 检验或 t 检验。

样本均数与总体均数 u 检验的应用条件是:①总体标准差 σ 已知;②当 σ 未知而 n 较大时,如 $n > 100$ 可用 S 代替 σ 估计 u 值。

u 值的计算公式

$$u = \frac{\overline{X} - \mu_0}{\sigma_{\overline{X}}} = \frac{\overline{X} - \mu_0}{\sigma / \sqrt{n}} \qquad (式 16-25)$$

样本均数与已知总体均数 t 检验的应用条件是:当 σ 未知而且 n 较小时。

t 值计算公式

$$t = \frac{\overline{X} - \mu_0}{S_{\overline{X}}} = \frac{\overline{X} - \mu_0}{S / \sqrt{n}} \qquad (式 16-26)$$

例 16-14　15 例长期服用某种避孕药的妇女,其血清胆固醇含量的均数为 6.5 mmol/L,标准差为 0.7 mmol/L,一般健康妇女血清胆固醇含量的均数为 4.4 mmol/L,问长期服用该种避孕药的妇女其血清胆固醇含量的均数与一般健康妇女有无差别?

1. 建立假设　$H_0 : \mu = \mu_0 = 4.4$ mmol/L,$H_1 : \mu \neq \mu_0$,$\alpha = 0.05$

2. 计算 t 值　$\overline{X} = 6.5$ mmol/L,$\mu_0 = 4.4$ mmol/L,$S = 0.7$ mmol/L,$n = 15$。代入式(16-26)。

$$t=\frac{\overline{X}-\mu_0}{S_{\overline{X}}}=\frac{\overline{X}-\mu_0}{S/\sqrt{n}}=\frac{6.5-4.4}{0.7/\sqrt{15}}=11.619$$

3. 确定 P 值和做出推断结论。

P 值可根据 t 值大小来确定,两者关系见表16-7。

表16-7　t 值、P 值与统计结论的关系($\alpha=0.05$)

$\mid t\mid$ 值	P 值	结论
$<t_{0.05}$	>0.05	不拒绝 H_0,差别无统计学意义
$\geqslant t_{0.05}$	$\leqslant 0.05$	拒绝 H_0,接受 H_1,差别有统计学意义

$t_{0.05}$ 可查本章附表16-1 t 界值表。$v=n-1=15-1=14$,查 t 界值表,$t_{0.05/2,14}=2.145$,本例 $t=11.619>t_{0.05/2,14}=2.145$,所以,$P<0.05$。

因 $P<0.05$,故在 $\alpha=0.05$ 水平上拒绝 H_0,接受 H_1。可认为长期服用该种避孕药的妇女其血清胆固醇含量的均数与一般健康妇女的差别有统计学意义,前者较高。

(二)配对设计的差值均数与总体均数0的比较

在医学研究中,配对设计资料主要有两种情形:①同源配对(存在三种情形):同一受试对象两个部位的数据;同一样品用两种方法(仪器等)检验的结果;同一受试对象处理前后的对比。②异源配对:配对的两个受试对象分别接受两种处理的数据。此类资料的假设检验方法是:首先求出各对差值(d)的均数($\overline{d}$)。理论上,如两种处理无差别时,差值 d 的总体均数 μ_d 应为0。此时的配对设计的均数比较可看成样本均数 $\overline{d}$ 与总体均数($u_d=0$)的比较。按式(16-27)计算检验统计量 t。

$$t=\frac{\overline{d}-0}{S_{\overline{d}}}=\frac{\overline{d}-0}{S_d/\sqrt{n}} \tag{式16-27}$$

式中,$\overline{d}$ 为差值的均数,$S_{\overline{d}}$ 为差值的标准误,S_d 为差值的标准差,n 为对子数。

例16-15　按性别相同、年龄相近、病情相近把16例某病患者配成8对,每对分别给予 A 药和 B 药治疗,现测得治疗后的红细胞沉降率(mm/h)结果如表16-8,问不同药物治疗后患者红细胞沉降率水平是否有差异?

表16-8　不同药物治疗后某病患者的红细胞沉降率值/(mm/h)

对子号(1)	A 药(2)	B 药(3)	$d(4)=(2)-(3)$	$d^2(5)$
1	10	6	4	16
2	13	9	4	16
3	6	3	3	9
4	11	10	1	1
5	10	10	0	0
6	7	4	3	9
7	8	2	6	36
8	8	5	3	9
总计			$\sum d=24$	$\sum d^2=96$

1. 建立假设　$H_0:u_d=0$,$H_1:u_d\neq0$,$\alpha=0.05$

2. 计算 t 值　　$n=8$，$\sum d=24$，$\sum d^2=96$

$$\bar{d} = \sum d/n = 24/8 = 3$$

$$S_d = \sqrt{\frac{\sum d^2 - (\sum d)^2/n}{n-1}} = \sqrt{\frac{96 - 24^2/8}{8-1}} = 1.852$$

$$t = \frac{\bar{d} - 0}{S_{\bar{d}}} = \frac{\bar{d}}{S_d/\sqrt{n}} = \frac{3}{1.852/\sqrt{8}} = 4.582$$

3. 确定 P 值和推断得出结论

$v=n-1=8-1=7$，查 t 界值表，$t_{0.05/2,7}=2.365$，本例 $t=4.582>t_{0.05/2,7}=2.365$，所以，$P<0.05$。

因 $P<0.05$，故在 $\alpha=0.05$ 水平上拒绝 H_0，接受 H_1，可认为不同药物治疗后患者红细胞沉降率水平不同。

(三) 完全随机设计的两个样本均数的比较

完全随机设计资料有两种类型：①选择一定数量的观察对象，将它们随机分成两组或多组，分别给予不同处理；②从两组或多组具有不同特征的人群中，分别随机抽取一定数量的样本，比较某一指标在不同特征人群中是否相等。完全随机设计两个样本均数比较的目的是推断两样本各自代表的总体均数 μ_1 和 μ_2 是否不同。根据样本量 n 的大小，两个样本均数的比较有 u 检验和 t 检验。

当两样本的含量均较大，如均大于100，可用式(16-28)作 u 检验。

u 值的计算公式为

$$u = \frac{\overline{X_1} - \overline{X_2}}{S_{\overline{X_1} - \overline{X_2}}} = \frac{\overline{X_1} - \overline{X_2}}{\sqrt{\dfrac{S_1^2}{n_1} + \dfrac{S_2^2}{n_2}}} \qquad \text{(式 16-28)}$$

式中，$S_{\overline{X_1} - \overline{X_2}}$ 为两样本均数之差的标准误。

t 检验用于两样本量 n_1、n_2 较小时，要求样本来自正态分布总体，且要求两总体方差相等(又称方差齐性 homogeneity of variance)，两样本均数比较的 t 检验公式为

$$t = \frac{\overline{X_1} - \overline{X_2}}{S_{\overline{X_1} - \overline{X_2}}} \qquad \text{(式 16-29)}$$

$$S_{\overline{X_1} - \overline{X_2}} = \sqrt{S_c^2 \left(\frac{n_1 + n_2}{n_1 n_2}\right)} \qquad \text{(式 16-30)}$$

$$S_c^2 = \frac{(n_1 - 1)S_1^2 + (n_2 - 1)S_2^2}{n_1 + n_2 - 2} \qquad \text{(式 16-31)}$$

式中，$S_{\overline{X_1} - \overline{X_2}}$ 为两样本均数之差的标准误，S_c^2 为两样本合并方差。

例 16-16　某医师分别抽取高血压患者25例和脑卒中患者27例，测定其尿酸的含量，结果见表16-9。问高血压患者和脑卒中患者的尿酸含量有无差别。

表 16-9　高血压患者与脑卒中患者的尿酸含量 /(mmol/L)

组别	例数	均数	标准差
高血压	25	221.7	86.1
脑卒中	27	246.5	96.9

1. 建立假设　　$H_0 : \mu_1 = \mu_2$，$H_1 : \mu_1 \neq \mu_2$，$\alpha = 0.05$
2. 计算 t 值　　$n_1=25$，$\overline{X_1}=221.7$，$S_1=86.1$

　　　　　　　　$n_2=27$，$\overline{X_2}=246.5$，$S_2=96.9$

$$S_c^2 = \frac{(n_1-1)S_1^2 + (n_2-1)S_2^2}{n_1+n_2-2} = \frac{(25-1)\times 86.1^2 + (27-1)\times 96.9^2}{25+27-2} = 8\,440.9$$

$$S_{\overline{X_1}-\overline{X_2}} = \sqrt{S_c^2\left(\frac{n_1+n_2}{n_1 n_2}\right)} = \sqrt{8\,440.9\times\frac{25+27}{25\times 27}} = 25.5$$

$$t = \frac{\overline{X_1}-\overline{X_2}}{S_{\overline{X_1}-\overline{X_2}}} = \frac{221.7-246.5}{25.5} = -0.973$$

3. 确定 P 值和推断得出结论

$v = (n_1-1)+(n_2-1) = (25-1)+(27-1) = 50$，查 t 值表得：

$t_{0.05/2,50} = 2.009$，$|t| = 0.973 < t_{0.05/2,50} = 2.009$，所以 $P>0.05$。

因 $P>0.05$，故按 $\alpha=0.05$ 水平，不拒绝 H_0，尚不能认为高血压患者和脑卒中患者的尿酸含量不同。

第五节　方差分析

组数为 2 的完全随机设计资料如满足正态性和方差齐性，可用 t 检验推断两总体均数是否相等。但当组数大于 2，要推断多个总体均数是否相等时，则不能用每两个样本作一次 t 检验的方法解决。若仍用上节的 t 检验对每两个样本作比较，会使犯第一类错误的概率增大，即可能把本无差别的两个样本均数判为有差别。这时可用本节介绍的方差分析解决。

方差分析(analysis of variance, ANOVA)用于两个或两个以上样本均数的比较，但通常用于两个以上样本均数的比较。应用时要求：①各样本是相互独立的随机样本。②各样本来自正态总体。③各处理组总体方差相等。方差分析的用途很广，本节只介绍多个样本均数比较时的完全随机设计的单因素方差分析和随机区组设计的两因素方差分析。

一、方差分析的基本思想

全部数据之间的总变异按研究目的、设计类型的不同，可分成两部分或更多部分，然后借助 F 分布做出统计推断。现以例 16-17 为例详细说明方差分析的基本思想。例 16-17 属于完全随机设计资料。从表 16-11 可见：①该资料全部 27 个数据不尽相同，其变异称为总变异；②三组的均数也不同，称为组间变异，其原因是处理因素(本例的处理因素是药物)作用与随机误差；③各组内的 9 个数据也不相同，称为组内变异，其原因仅是随机误差。这样完全随机设计资料总变异就被分解为组间变异和组内变异。用离均差平方和(记为 SS)与其自由度之比描述变异大小，在方差分析中称为均方(记为 MS)。如果处理因素不起作用，组间变异和组内变异的原因均仅为随机误差，组间均方与组内均方之比接近 1；如果处理因素起作用，则组间均方与组内均方之比远大于 1。数理统计研究表明，当处理因素不起作用，即无效假设(多个总体均数全相等)为真时，组间均方与组内均方之比服从 F 分布。故此能借助 F 分布对多个均数差别做出统计推断结论。由于检验统计量为 F 值，故方差分析又称 F 检验。

二、完全随机设计的多个样本均数比较

完全随机设计的多个样本均数比较仅涉及一个因素，故又称单因素方差分析，它把总变异分解为组间(处理间)变异和组内变异(误差)两个部分，目的是推断 k 个样本所分别代表的 $\mu_1, \mu_2, \ldots, \mu_k$ 是否相等，以便比较多个处理的差别有无统计学意义。现以例 16-17 为例，介绍完全随机设计的多个样本均数比较方差分析的检验计算步骤，其计算公式见表 16-10。

表 16-10　完全随机设计的多个样本均数比较的方差分析公式

变异来源	离均差平方和（SS）	自由度（v）	均方（MS）	F
总	$\sum X^2 - C$	$N-1$		
组间（处理）	$\sum \dfrac{(\sum X_i)^2}{n_i} - C$	$k-1$	$SS_{组间}/v_{组间}$	$MS_{组间}/MS_{组内}$
组内（误差）	$SS_{总} - SS_{组间}$	$N-k$	$SS_{组内}/v_{组内}$	

注：表中 $N=\sum n_i$，k 为处理组数，C 为校正数，且 $C=\dfrac{(\sum X)^2}{N}$。

例 16-17　某研究者将 27 只雄性大鼠随机分成三组（每组 9 只），给予不同处理 3 周后，测定血清中的 SOD（超氧化物歧化酶）活性。结果见表 16-11。问三组的 SOD 活性是否相同。

表 16-11　三组大鼠血清中 SOD 活性 /（mol/L）

	对照组	环孢素组	环孢素＋精氨酸组	合计
	365.1	348.3	360.5	
	394.2	355.2	368.0	
	373.3	319.9	386.4	
	375.2	354.4	369.4	
	358.6	352.7	352.1	
	370.8	356.8	371.5	
	350.2	324.4	374.1	
	410.2	356.2	368.4	
	360.5	350.2	372.1	
n_i	9	9	9	27
$\sum X_i$	3 358.1	3 118.1	3 323.1	9 799.3
$\overline{X_i}$	373.1	346.5	369.2	
$\sum X_i^2$	1 255 770.5	1 081 872.7	1 227 682.9	3 565 326.1

检验步骤：

1. 建立假设和确定检验水平

$H_0:\mu_1=\mu_2=\mu_3$

$H_1:\mu_1,\mu_2,\mu_3$ 不等或不全相等

$\alpha=0.05$

2. 计算统计量

$C=\dfrac{(\sum X)^2}{N}=\dfrac{9\,799.3^2}{27}=3\,556\,528.91$

$SS_{总}=\sum X^2-C=3\,565\,326.10-3\,556\,528.91=8\,797.19$

$SS_{组间}=\sum \dfrac{(\sum X_i)^2}{n_i}-C=\dfrac{3\,358.1^2+3\,118.1^2+3\,323.1^2}{9}-3\,556\,528.91$

$=3\,735.18$

$SS_{组内}=SS_{总}-SS_{组间}=8\,797.19-3\,735.18=5\,062.01$

$v_{总}=N-1=27-1=26$

$v_{组间}=k-1=3-1=2$

$v_{组内}=N-k=27-3=24$

$MS_{组间}=SS_{组间}/v_{组间}=3\,735.18/2=1\,867.59$

$MS_{组内}=SS_{组内}/v_{组内}=5\,062.01/24=210.92$

$F=MS_{组间}/MS_{组内}=1\,867.59/210.92=8.854$

3. 确定 P 值和做出推断结论 以 $v_{组间}$ 为 v_1，以 $v_{组内}$ 为 v_2，查附表中的 F 界值表（方差分析用），得 $F_{0.05(2,24)}=3.40$，本例 $F=8.854>F_{0.05(2,24)}=3.40$，故 $P<0.05$。按 $\alpha=0.05$ 检验水平，拒绝 H_0，接受 H_1，可认为总的来说三组 SOD 活性不全相同，但不能认为任何两组 SOD 活性均有差别。如果需要进一步明确哪些组均数间有差别，哪些组均数没有差别，还需作均数间的两两比较（详见本节下述）。

将上述计算结果列入方差分析表内，见表 16-12。

表 16-12 例 16-17 资料的方差分析表

变异来源	SS	v	MS	F	P
总	8 797.19	26			
组间	3 735.18	2	1 867.59	8.854	<0.05
组内	5 062.01	24	210.92		

三、随机区组设计的多个样本均数比较

随机区组设计（randomized block design）（或称配伍组设计）涉及处理因素和区组因素（配伍组因素），故随机区组设计的多个样本均数比较分析又称两因素方差分析。随机区组设计资料与本章第四节介绍的配对设计资料相似，配对设计资料是两个观察值组成一个个对子的资料，随机区组设计资料是多个观察值组成一个个区组（block）的资料，每一区组的数据个数等于处理组数。随机区组设计资料常见以下情况：①区组设计资料。先将全部观察对象按某种或某些特征分为若干个区组，每个区组的观察对象数等于处理组数 k，然后将同一区组的 k 个对象随机分配到 k 个不同的处理组，所得到的数据资料。②同一个对象的 k 个部位测定同一指标所得的数据资料。如同时在若干个教室的讲台边、中间、后面 3 个部位测得的粉尘数。③同一样品用多种不同方法测定同一指标所得的数据资料。如对每份血样用 A、B、C、D 4 种方法测量所得的数据资料。

随机区组设计的方差分析把总变异分解为处理间变异、区组间变异和误差三个部分。除推断 k 个处理所代表的总体均数 $\mu_1,\mu_2,\ldots,\mu_k$ 是否相等外，还可推断 b 个区组所代表的总体均数是否相等。也就是说，除比较多个处理的差别有无统计学意义外，还可比较区组间的差别有无统计学意义。因此，随机区组设计的方差分析的无效假设有两个，一个是关于处理因素的，另一个是关于区组因素的，检验统计量 F 也相应有两个。由于随机区组设计从总变异中多分解出区组变异，考虑了个体变异对处理的影响，因而提高了检验效率。

现以例 16-18 为例，介绍随机区组设计的多个样本均数比较方差分析的检验计算步骤，其计算公式见表 16-13 所列。

表 16-13　随机区组设计的多个样本均数比较的方差分析计算公式

变异来源	离均差平方和（SS）	自由度（v）	均方（MS）	F
总	$\sum X^2 - C$	$N-1$		
处理	$\dfrac{\sum_i \left(\sum_j X_{ij} \right)^2}{b} - C$	$k-1$	$SS_{处理}/v_{处理}$	$MS_{处理}/MS_{误差}$
区组	$\dfrac{\sum_j \left(\sum_i X_{ij} \right)^2}{k} - C$	$b-1$	$SS_{区组}/v_{区组}$	$MS_{区组}/MS_{误差}$
误差	$SS_{总} - SS_{处理} - SS_{区组}$	$(k-1)(b-1)$		

注：表中 N、k、C 的意义同表 16-10，b 为区组数。

📢 例 16-18　按性别相同、年龄相近、病情相近原则，把 33 例某病患者配成 11 个区组，每区组 3 个患者，分别给予 A 药、B 药和 C 药治疗。治疗后患者血浆中的 IgA 含量见表 16-14。问经 3 种不同药物治疗后该病患者血浆中 IgA 含量有无差别。

表 16-14　3 种不同药物治疗后某病患者血浆 IgA 含量 /（µmol/L）

区组号	A 药	B 药	C 药	$\sum_i X_{ij}$
1	1.67	1.77	2.10	5.54
2	2.04	2.03	2.07	6.14
3	1.38	1.45	1.48	4.31
4	1.02	1.09	1.07	3.18
5	1.29	1.15	1.92	4.36
6	1.32	1.05	1.28	3.65
7	1.17	1.26	1.08	3.51
8	2.12	1.87	2.07	6.06
9	1.64	1.72	1.65	5.01
10	1.75	1.85	2.45	6.05
11	1.65	1.56	1.38	4.59
$\sum_j X_{ij}$	17.05	16.80	18.55	52.40（$\sum X$）
n_i	11	11	11	33（N）
$\overline{X}_i$	1.55	1.53	1.69	
$\sum_j X_{ij}^2$	27.64	26.87	33.44	87.95（$\sum X^2$）

检验步骤：

1. 建立假设和确定检验水平

处理间：

H_0 :$\mu_1 = \mu_2 = \mu_3$，即 3 种不同药物治疗后 IgA 含量的总体均数相等

H_1 :μ_1, μ_2, μ_3 不等或不全相等

$\alpha = 0.05$

区组间：

$H_0 : \mu_1 = \mu_2 = ... = \mu_{11}$，即 11 个区组的 IgA 含量的总体均数相等

$H_1 : \mu_1, \mu_2, ..., \mu_{11}$ 不等或不全相等

$\alpha = 0.05$

2. 计算统计量

$$C = \frac{(\sum X)^2}{N} = \frac{52.40^2}{33} = 83.2048$$

$$SS_{总} = \sum X^2 - C = 87.9500 - 83.2048 = 4.7452$$

$$SS_{处理} = \frac{\sum_i (\sum_j X_{ij})^2}{b} - C = \frac{17.05^2 + 16.80^2 + 18.55^2}{11} - 83.2048 = 0.1629$$

$$SS_{区组} = \frac{\sum_j (\sum_i X_{ij})^2}{k} - C = \frac{5.54^2 + 6.14^2 + \cdots + 4.59^2}{3} - 83.2048 = 3.8706$$

$$SS_{误差} = SS_{总} - SS_{处理} - SS_{区组} = 4.7452 - 0.1629 - 3.8706 = 0.7117$$

$$v_{总} = N - 1 = 33 - 1 = 32$$

$$v_{处理} = k - 1 = 3 - 1 = 2$$

$$v_{区组} = b - 1 = 11 - 1 = 10$$

$$v_{误差} = (k-1)(b-1) = (3-1)(11-1) = 20$$

$$MS_{处理} = SS_{处理}/v_{处理} = 0.1629/2 = 0.0815$$

$$MS_{区组} = SS_{区组}/v_{区组} = 3.8706/10 = 0.3871$$

$$MS_{误差} = SS_{误差}/v_{误差} = 0.7117/20 = 0.0356$$

$$F_{处理} = MS_{处理}/MS_{误差} = 0.0815/0.0356 = 2.2893$$

$$F_{区组} = MS_{区组}/MS_{误差} = 0.3871/0.0356 = 10.8736$$

3. 确定 P 值和做出推断结论　对于 3 种药物，以 $v_{处理}$ 为 v_1，以 $v_{误差}$ 为 v_2，查 F 界值表（方差分析用），得：$F_{0.05(2,20)} = 3.49$，本例 $F_{处理} = 2.2893 < F_{0.05(2,24)} = 3.49$，故 $P > 0.05$。按 $\alpha = 0.05$ 检验水平，不拒绝 H_0，即尚不能认为 3 种不同药物治疗后该病患者血浆中 IgA 含量不同。

对于区组，以 $v_{区组}$ 为 v_1，以 $v_{误差}$ 为 v_2，查附表 16-2 F 界值表（方差分析用），得：$F_{0.05(10,20)} = 2.35$，本例 $F_{区组} = 10.8736 > F_{0.05(10,20)} = 2.35$，故 $P < 0.05$。按 $\alpha = 0.05$ 检验水平，拒绝 H_0，接受 H_1，可认为不同区组血浆中 IgA 含量不同。

将上述计算结果列入方差分析表内，见表 16-15。

表 16-15　例 16-18 资料的方差分析表

变异来源	SS	v	MS	F	P
总	4.745 2	32			
处理	0.162 9	2	0.081 5	2.289 3	>0.05
区组	3.870 6	10	0.387 1	10.873 6	<0.05
误差	0.711 7	20	0.035 6		

四、多个样本均数间的两两比较的 q 检验

经方差分析后，若按 $\alpha = 0.05$ 的检验水平不拒绝 H_0，通常就不再作进一步分析；若按 $\alpha = 0.05$ 检验水平拒绝 H_0，且需要了解任何两个总体均数间是否存在差别，可进一步作多个样本均数间的两两比较。两两比较

的方法较多,在此仅介绍较常用的 q 检验(Student-Newman-Keuls 法)。q 检验的计算公式如下:

$$q = (\overline{X}_A - \overline{X}_B) / \sqrt{\frac{MS_{误差}}{2}\left(\frac{1}{n_A} + \frac{1}{n_B}\right)} \qquad (式 16-32)$$

式中,$\overline{X}_A - \overline{X}_B$ 为两两对比中,任两个对比组的样本均数之差;n_A、n_B 分别为 A、B 两对比组的样本量;$MS_{误差}$ 为单因素方差分析中的组内均方($MS_{组内}$)或两因素方差分析中的误差均方($MS_{误差}$)。根据算得的统计量 q、误差自由度 v 和组数 a,查附表 16-3 q 界值表,做出统计推断结论。

例 16-19 对例 16-17 资料不同组的 SOD 活性的均数作两两比较。

检验步骤:

1. 建立假设和确定检验水平

H_0:任两组的 SOD 活性的总体均数相等,即 $\mu_A = \mu_B$

H_1:任两组的 SOD 活性的总体均数不等,即 $\mu_A \neq \mu_B$

$\alpha = 0.05$

2. 将 3 个样本均数从大到小排列,编上组次:

组次	1	2	3
均数	373.1	369.2	346.5
组别	对照组	环孢素 + 精氨酸组	环孢素组

3. 计算 q 值 列出两两比较的 q 检验计算表(表 16-16)。

表 16-16 3 个样本均数两两比较的 q 检验计算表

对比组 A 与 B(1)	均数之差 $\overline{X}_A - \overline{X}_B$(2)	组数 a(3)	q 值(4)	q 界值 P=0.05(5)	q 界值 P=0.01(6)	P 值(7)
1 与 2	3.90	2	0.80	2.95	4.02	>0.05
1 与 3	26.60	3	5.51	3.58	4.64	<0.01
2 与 3	22.70	2	4.71	2.95	4.02	<0.01

表中第(1)栏为所有对比组;第(2)栏为两对比组均数之差;第(3)栏 a 为排序后两对比组间(含两对比组)包含的组数;第(4)栏 q 值按式(16-32)计算;第(5)、(6)栏是以误差自由度 v(本例 v=24)和组数 a,查 q 界值表得出的 P=0.05 和 P=0.01 的界值;第(7)栏是用第(4)栏的 q 值与第(5)、(6)栏界值比较得出的 P 值。

4. 推断结论 由表 16-16 可见,按 α=0.05 水平,1 与 3 对比组,以及 2 与 3 对比组拒绝 H_0,接受 H_1,说明对照组与环孢素组的 SOD 活性有差别,环孢素 + 精氨酸组与环孢素组的 SOD 活性也有差别;但 1 与 2 对比即对照组与环孢素 + 精氨酸组对比不拒绝 H_0,尚不能认为有差别。

第六节 两类错误假设及假设检验的注意事项

一、Ⅰ类错误和Ⅱ类错误

假设检验是建立在小概率原理上的判断,因此无论拒绝或不拒绝无效假设 H_0 都有可能犯错误。统计学上,如拒绝了实际上成立的无效假设 H_0 所犯的错误称为Ⅰ类错误(type Ⅰ error),犯Ⅰ类错误的概率为 α;如不拒绝实际上不成立的无效假设 H_0 所犯的错误称为Ⅱ类错误(type Ⅱ error),犯Ⅱ类错误的概率为 β。

若确定检验水平 α=0.05,则犯Ⅰ类错误的概率为 0.05,故可以通过事先确定检验水平的方法来估计和控制犯Ⅰ类错误的概率。β 值的大小却很难确切地估计，只有在知道样本量 n、所比较的总体参数以及所规定的检验水平 α 的条件下，才能估算出 β 值的大小（具体估算方法见有关统计学书籍）。统计学将 $1-\beta$ 称为检验效能（power of test）或把握度，其意义是当两总体确有差别时，按 α 水平能检出其差别的能力，通常要求检验效能应该达到 0.8 左右。在样本量固定的前提下，α 越小，β 越大；反之，α 越大，β 越小。在实际工作中，可根据研究要求适当控制 α 和 β。若重点在于减少 α，一般取 $\alpha=0.01$；若重点在于减少 β，一般取 $\alpha=0.05$。同时减少 α 和 β 的唯一方法是增加样本量。

二、假设检验的注意事项

（一）假设检验应注意资料的可比性

所谓可比性是指各组间除了要比较的主要因素不同外，其他影响结果的因素应尽可能相同或基本相近。保证比较组间的可比性是假设检验的前提。为了保证资料的可比性，必须要有严密的抽样设计。

（二）要注意选用的假设检验方法的应用条件

资料的性质不同，设计类型不同，样本量大小不同，检验方法也不相同。例如，配对设计数值变量要用配对 t 检验，而不能用两样本均数的 t 检验；两样本均数比较，大样本可用 u 检验或 t 检验，但小样本只能用 t 检验；完全随机设计的两样本均数 t 检验或多个样本均数 F 检验，要求样本独立且来自正态总体，样本所代表的总体方差相等（判断资料正态性和方差齐性的方法详见有关统计学书籍）。

（三）结论不能绝对化

由于假设检验是根据抽得的样本资料对总体的某种特征做出判断，而样本只反映总体的部分特征，由它来推断总体的特征就不能有百分之百的把握，因此假设检验做出的判断有可能是错误的。拒绝 H_0 可能犯Ⅰ类错误，不拒绝 H_0 可能犯Ⅱ类错误。另外，是否拒绝 H_0 不仅决定于被研究事物有无本质差异，还决定于抽样误差的大小、检验水平 α 的高低以及单侧或双侧检验。在同一检验水平 α 和单双侧检验确定后，随着样本量 n 的增加，由于抽样误差的减少，推断结论有可能从不拒绝 H_0 到拒绝 H_0。检验水平 α 是根据分析目的人为规定的，对于同一资料，会出现检验水平 α 不同，推断结论不同。例如计算得到检验统计量 $u=2.0$，若按 $\alpha=0.05$，$u=2.0>u_{0.05/2}=1.96$，$P<0.05$，拒绝 H_0；若按 $\alpha=0.01$，$u=2.0<u_{0.01/2}=2.58$，$P>0.01$，不拒绝 H_0。在同一检验水平 α 下，有时用双侧检验不拒绝 H_0，而用单侧检验拒绝 H_0。例如，计算得到检验统计量 $u=1.8$，若在 $\alpha=0.05$，用双侧检验，$u=1.8<u_{0.05/2}=1.96$，$P>0.05$，不拒绝 H_0；若在 $\alpha=0.05$，用单侧检验，$u=1.8>u_{0.05}=1.645$，$P<0.05$，拒绝 H_0。因此，假设检验下结论不能绝对化，尤其当 P 与 α 接近时要慎重。同时还应指出，检验水平 α 的水平，使用单侧检验还是双侧检验，应在研究的设计阶段就根据研究目的确定下来，不能在看到计算结果以后才根据自己的需要确定或变动。

（四）正确区分差别有无统计学意义与有无专业上的实际意义

差别有统计学意义是指据这样的样本差别可拒绝无效假设，可认为相应的总体参数不同，但不说明差别的大小。至于相应总体参数相差多少，有何专业意义，那是另一个概念。例如，应用某药治疗高血压，平均降低舒张压 5 mmHg，经假设检验得出差别有统计学意义，认为该药有降压作用，但从医学专业上考虑，降低 5 mmHg 是无临床意义的，因此假设检验要结合医学专业知识做出恰如其分的结论。

（五）正确理解假设检验中概率 P 值的含义

P 值是指在 H_0 成立的前提下，出现现有样本统计量以及更极端情况的概率。P 值越小说明当前样本的证据越倾向于拒绝 H_0，当 P 值小于等于事先规定的检验水准 α 时，就拒绝 H_0。

P 值的大小不仅与总体参数间的差别有关，而且与抽样误差等有关。不能认为 P 值越小，总体参数间的差别越大。P 值越小，说明实际观测到的差异与 H_0 之间不一致的程度就越大，越有理由拒绝 H_0。假设检验只作出拒绝或不拒绝 H_0 的定性结论，但不能给出总体参数间差别大小的结论。

（吴思英）

附表 16-1　t 界值表

自由度 v	双侧：	概率 P				自由度 v	双侧：	概率 P			
		0.10	0.05	0.02	0.01			0.10	0.05	0.02	0.01
	单侧：	0.05	0.025	0.01	0.005		单侧：	0.05	0.025	0.01	0.005
1		6.314	12.706	31.821	63.657	21		1.721	2.082	2.518	2.831
2		2.920	4.303	6.965	9.925	22		1.717	2.074	2.508	2.819
3		2.353	3.182	4.541	5.841	23		1.714	2.069	2.500	2.807
4		2.132	2.776	3.747	5.841	24		1.711	2.064	2.492	2.797
5		2.015	2.571	3.365	4.032	25		1.708	2.060	2.485	2.787
6		1.943	2.447	3.143	3.707	26		1.706	2.056	2.479	2.779
7		1.895	2.365	2.998	3.499	27		1.703	2.052	2.473	2.771
8		1.860	2.306	2.896	3.355	28		1.701	2.048	2.467	2.763
9		1.833	2.262	2.821	3.250	29		1.699	2.045	2.462	2.756
10		1.812	2.228	2.764	3.169	30		1.697	2.042	2.457	2.750
11		1.796	2.201	2.718	3.106	40		1.685	2.021	2.423	2.704
12		1.782	2.179	2.681	3.055	50		1.676	2.009	2.403	2.678
13		1.771	2.160	2.650	3.012	60		1.671	2.000	2.390	2.660
14		1.761	2.145	2.624	2.977	70		1.667	1.994	2.381	2.648
15		1.753	2.131	2.602	2.947	80		1.664	1.990	2.374	2.639
16		1.746	2.120	2.583	2.921	90		1.662	1.987	2.368	2.632
17		1.740	2.110	2.567	2.898	100		1.660	1.984	2.364	2.626
18		1.734	2.101	2.552	2.878	200		1.653	1.972	2.345	2.601
19		1.729	2.093	2.539	2.861	500		1.648	1.965	2.334	2.586
20		1.725	2.086	2.528	2.845	∞		1.645	1.960	2.326	2.576

附表 16-2　F 界值表

（方差分析用，上行：$P=0.05$，下行：$P=0.01$）

v_2（较小均方的自由度）	v_1（较大均方的自由度）										
	1	2	3	4	5	6	7	8	12	24	∞
1	161.4	199.5	215.7	224.6	230.2	234.0	236.8	238.9	243.9	249.1	254.3
	4 052	4 999.5	5 403	5 625	5 764	5 850	5 928	5 982	6 106	6 235	6 366
2	18.51	19.00	19.16	19.25	19.30	19.33	19.35	19.37	19.41	19.45	19.50
	98.50	99.00	99.17	99.25	99.30	99.33	99.36	99.37	99.42	99.46	99.50
3	10.13	9.55	9.28	9.12	9.01	8.94	8.89	8.85	8.74	8.64	8.53
	24.12	30.82	29.46	28.71	28.24	27.91	27.67	27.40	27.05	26.60	26.13
4	7.70	6.94	6.59	6.39	6.26	6.61	6.09	6.04	5.91	5.77	5.63
	21.20	18.00	16.69	15.98	15.52	15.21	14.98	14.80	14.37	13.93	13.46

续表

v_2（较小均方的自由度）	v_1（较大均方的自由度）										
	1	2	3	4	5	6	7	8	12	24	∞
5	6.61	5.79	5.41	5.19	5.05	4.95	4.88	4.82	4.68	4.53	4.36
	16.26	13.27	12.06	11.39	10.97	10.67	10.46	10.29	9.89	9.47	9.02
6	5.99	5.14	4.76	4.53	4.30	4.28	4.21	4.15	4.00	3.84	3.67
	13.75	10.92	9.78	9.15	8.75	8.47	8.26	8.10	7.72	7.31	6.88
7	5.59	4.74	4.36	4.12	3.97	3.87	3.79	3.73	3.57	3.41	3.23
	12.25	9.55	8.45	7.85	7.46	7.19	6.99	6.84	6.47	6.07	5.65
8	5.32	4.46	4.07	3.84	3.69	3.58	3.50	3.44	3.28	3.12	2.93
	11.26	8.65	7.59	7.01	6.63	6.37	6.18	6.03	5.67	5.28	4.86
9	5.12	4.26	3.86	3.63	3.48	3.37	3.29	3.23	3.07	2.00	2.71
	10.56	8.02	6.99	6.42	6.06	5.80	5.61	5.47	5.11	4.73	4.31
10	4.96	4.10	3.71	6.48	3.33	3.22	3.14	3.07	2.91	2.74	2.54
	10.04	7.56	6.55	5.99	5.64	5.39	5.20	5.06	4.71	4.33	3.91
12	4.75	3.89	3.49	3.26	3.11	3.00	2.91	2.85	2.69	2.51	2.30
	9.33	6.93	5.95	5.41	5.06	4.82	4.64	4.50	4.16	3.78	3.36
14	4.60	3.74	3.34	3.11	2.96	2.85	2.76	2.70	2.53	2.35	2.13
	8.86	6.51	5.56	5.04	4.69	4.46	4.28	4.14	3.80	3.78	3.36
16	4.49	3.63	3.24	3.01	2.85	2.74	2.68	2.50	2.42	2.24	2.01
	8.53	6.23	5.29	4.77	4.44	4.20	4.03	3.89	3.55	3.18	2.75
18	4.41	3.55	3.16	2.93	2.77	2.66	2.58	2.51	2.34	2.15	1.92
	8.29	6.01	5.09	4.58	4.25	4.01	3.84	3.74	3.37	3.00	2.57
20	4.35	4.49	3.10	2.87	2.71	2.60	2.51	2.45	2.28	2.08	1.84
	8.10	5.85	4.94	4.43	4.10	3.87	3.70	3.56	3.23	2.86	2.42
30	4.17	3.32	2.92	2.69	2.53	2.42	2.33	2.27	2.09	1.89	1.62
	7.56	5.30	4.51	4.02	3.70	3.47	3.30	3.17	2.84	2.47	2.01
40	4.08	3.23	2.84	2.61	2.45	2.34	2.25	2.18	2.00	1.79	1.51
	7.31	5.18	4.31	3.83	3.51	3.29	3.12	2.99	2.66	2.29	1.80
60	4.00	3.15	2.76	2.53	2.37	2.25	2.17	2.10	1.92	1.70	1.39
	7.08	4.98	4.13	3.65	3.34	3.12	2.95	2.82	2.50	2.12	1.60
120	3.92	3.07	2.68	2.45	2.29	2.17	2.09	2.02	1.83	1.61	1.25
	6.85	4.79	3.95	3.48	3.17	2.96	2.79	2.66	2.34	1.95	1.38
∞	3.84	3.00	2.60	2.37	2.21	2.10	2.01	1.94	1.75	1.52	1.00
	6.63	4.61	3.78	3.32	3.02	2.80	2.64	2.51	2.18	1.79	1.00

附表 16-3　Student-Newman-Keuls 检验用 q 界值表
（上行：$P=0.05$，下行 $P=0.01$）

v	组数，a								
	2	3	4	5	6	7	8	9	10
5	3.63	4.60	5.22	5.67	6.03	6.33	6.58	6.80	6.99
	5.70	6.98	7.80	8.42	8.91	9.32	9.67	9.97	10.24
6	3.46	4.34	4.90	5.30	5.63	5.90	6.12	6.32	6.49
	5.24	6.33	7.03	7.56	7.97	8.32	8.61	8.87	9.10
7	3.34	4.16	4.68	5.06	5.36	5.61	5.82	6.00	6.16
	4.95	5.92	6.54	7.01	7.37	7.68	7.94	8.17	8.37
8	3.26	4.04	4.53	4.89	5.17	5.40	5.60	5.77	5.92
	4.75	5.64	6.20	6.62	6.96	7.24	7.47	7.68	7.86
9	3.20	3.95	4.41	4.76	5.02	5.24	5.43	5.59	5.74
	4.60	5.43	5.96	6.35	6.66	6.91	7.13	7.33	7.49
10	3.15	3.88	4.33	4.66	4.91	5.12	5.30	5.46	5.60
	4.48	5.27	5.77	6.14	6.43	6.67	6.87	7.05	7.21
12	3.08	3.77	4.20	4.51	4.75	4.95	5.12	5.27	5.37
	4.32	5.05	5.50	5.84	6.10	6.32	6.51	6.67	6.81
14	3.03	3.70	4.11	4.41	4.64	4.83	4.99	5.13	5.25
	4.21	4.89	5.32	5.63	5.88	6.08	6.26	6.41	6.54
16	3.00	3.65	4.05	4.33	4.56	4.74	4.90	5.03	5.15
	4.13	4.79	5.19	5.49	5.72	5.92	6.08	6.22	6.35
18	2.97	3.61	4.00	4.28	4.49	4.67	4.82	4.96	5.07
	4.07	4.70	5.09	5.38	5.60	5.79	5.94	6.08	6.20
20	2.95	3.58	3.96	4.23	4.45	4.62	4.77	4.90	5.01
	4.02	4.64	5.02	5.29	5.51	5.69	5.84	5.97	6.09
30	2.89	3.49	3.85	4.10	4.30	4.46	4.60	4.72	4.82
	3.89	4.45	4.80	5.05	5.24	5.40	5.54	5.65	5.76
40	2.86	3.44	3.79	4.04	4.23	4.39	4.52	4.63	4.73
	3.82	4.37	4.70	4.93	5.11	5.26	5.39	5.50	5.60
60	2.83	3.40	3.74	3.98	4.16	4.31	4.44	4.55	4.65
	3.76	4.28	4.59	4.82	4.99	5.13	5.25	5.36	5.45
120	2.80	3.36	3.68	3.92	4.10	4.24	4.36	4.47	4.56
	3.70	4.20	4.50	4.71	4.87	5.01	5.12	5.21	5.30
∞	2.77	3.31	3.63	3.86	4.03	4.17	4.29	4.39	4.47
	3.64	4.12	4.40	4.60	4.76	4.88	4.99	5.08	5.16

数字课程学习

📥 教学 PPT　　📝 自测题

第十七章　分类变量的统计分析

分类变量通常用来描述研究对象的某些性质和状态,可分为无序分类变量和有序分类变量。无序分类变量可分为二项分类变量和多项分类变量,前者如性别,分为男性、女性两类,后者如血型,分为 A、B、O、AB 型四类。有序分类变量也称为等级变量,是指各类别之间存在程度上的差异,如"疗效":治愈、显效、好转、无效四个等级。针对分类变量的统计分析,通常先计数每一类的例数,再采用常用率、构成比、相对比等来进行统计描述,最后通过假设检验的方法对两个(或多个)率或构成比进行比较,推断率或构成比是否存在差别,从而实现样本信息对相应总体特征的统计推断。本章将重点介绍分类变量的统计描述和无序分类变量的统计推断,有序分类变量的统计推断将在第十八章中介绍。

第一节　相　对　数

一、相对数的概念

相对数是描述分类变量的常用指标,是两个有联系的绝对数或统计指标之比,是针对绝对数而言的,表示相对大小。在调查和临床实验中,计算分类变量例数所得到的数据为绝对数。

例 17-1　2014 年甲、乙两城市人口总数分别为 20 万和 30 万,其中甲城市肿瘤新发病例 5 000 例,乙城市肿瘤新发病例 6 600 例,可否认为乙城市的肿瘤发病风险更大?

此例中,甲、乙两城市的人口总数和新发病例数都是绝对数。虽然乙城市的新发病例数比甲城市多了 1 600 例,但其人口总数比甲城市多了 10 万。为了便于比较,采用相对数(该处采用发病率)来说明肿瘤发病风险大小更为合适。

二、常用相对数

相对数通常用百分比、千分比或万分比等表示,是医学研究中最常用的统计指标之一,常用的指标有:率(rate)、构成比(constituent ratio/proportion)和相对比(relative ratio)。

(一)率

率又称频率指标,表示某现象实际发生数与可能发生的总数之比,用以说明该现象发生的频率或强度,常以百分率、千分率、万分率或十万分率表示,计算公式为:

$$率 = \frac{实际发生某现象的观察单位数}{可能发生某现象的观察单位总数} \times K \qquad (式 17-1)$$

式中,比例基数 $K=100\%$,$1\,000‰$,万 / 万,10 万 /10 万……

例 17-1 中,应采用的相对数为发病率(incidence rate):

$$发病率 = \frac{某期间某病的新病例数}{同期间平均人口数} \times 10\,万\,/10\,万$$

即 2014 年的新发病例数与城市人口总数的比值。

甲城市的肿瘤发病率:5 000/20 万 × 10 万 /10 万 =2 500/10 万。

乙城市的肿瘤发病率:6 600/30 万 × 10 万 /10 万 =2 200/10 万。

可见,甲城市的发病率更高。

除发病率外,在医学上常用的率有病死率、患病率和死亡率等。

(二) 构成比

构成比表示事物内部各个组成部分所占整体的比例,通常以 100% 为比例基数,强调局部和整体的比例关系。其计算公式为:

$$构成比 = \frac{事物内部某一部分的观察单位数}{同一事物各构成部分的观察单位总数} \times 100\% \qquad (式\ 17\text{-}2)$$

例 17-2 某医院某病患者的住院人数和死亡人数如表 17-1 所示:

表 17-1 某医院某病患者的住院人数和死亡人数

病情严重程度	住院人数(A)	死亡人数(B)	死亡构成 $B/45 \times 100\%$	病死率 $B/A \times 100\%$
轻	300	12	26.7	4.0
中	350	18	40.0	5.1
重	150	15	33.3	10.0
合计	800	45	100.0	5.6

该医院某病的死亡人数按照病情的严重程度分为三类,中度患者死亡所占的比例最大(占 40%),重度患者的病死率最高(10%)。从表 17-1 可见,构成比各组成部分的相对数之和为 100%,而病死率则不然。

(三) 相对比

相对比表示两个指标之比,用以描述两者的相对水平,说明一个指标是另一个指标的几倍或百分之几。两个指标性质可相同或不同。计算公式为:

$$相对比 = \frac{甲指标}{乙指标}(或 \times 100\%) \qquad (式\ 17\text{-}3)$$

上式中,分子不一定是分母的一部分,也不一定具有相同量纲,具有以下特点:

1. 甲、乙指标性质可相同　如某地男女比例 = 男性人口数 / 女性人口数。

2. 甲、乙指标性质可不同　如医院的门诊人次与床位数之比。体重指数 = 体重 / 身高 ^{2}(kg/m^2);变异系数 = 样本标准差 / 样本均数。

3. 甲、乙指标可为绝对数(如例数、测量值平均)和相对数(如率、比)　如甲、乙指标为率时,所得的相对比为相对危险度(relative risk,RR)。

例 17-3 甲、乙两地的肺癌死亡率分别为 23.1/10 万、12.33/10 万,则两地死亡率的相对比为 23.1/12.33=1.87,即甲地的肺癌死亡率是乙地的 1.87 倍,RR=1.87。

三、应用相对数的注意事项

（一）计算相对数应有足够大的分母

计算相对数时，观察例数应足够多，分母过小会造成计算出的相对数不稳定，分子每增加或减少 1 例会对计算结果的影响较大。如"10 例患者 8 例治愈"，不宜说成治愈率为 80%。在例数较少时（或不能够确定例数足够多）时，最好使用绝对数。若使用相对数，应该注明分子和分母，如上述所说治愈率为 80%(8/10)。

（二）正确区分构成比和率

构成比和率是两个不同的指标。构成比表示事物内部的各组成部分的比例和分布，是结构相对数；率反映某事物或现象发生的强度和频率，多是强度相对数。

率和构成比同为相对数，两者在使用过程中容易混淆。构成比有两个特点：①各组成部分构成比的总和为 100%；②某部分的比例增大时，其他部分的比例则相应减小。如例 17-2，若死亡的轻度患者所占比例增加，必然导致其他两型的比例减少。而某一部分率的变化则不影响其他部分的率。在医学研究中，利用住院患者的资料来分析疾病与年龄、性别、职业等因素的关系，这种资料所计算的相对数通常是构成比，不能当做率来分析。

（三）进行相对数比较时，资料要具有可比性

进行率或构成比的比较时，除了比较的因素外，其他影响因素应基本一致，如观察对象同质、观察时间相等、研究方法相同等。统计学上有许多方法可使得资料具有可比性，如率的标准化法（见下节）、分层比较等。

（四）样本率或构成比的比较需进行假设检验

计算率和构成比的资料大多是抽样后得到的样本数据，因而需考虑抽样误差。对"样本所对应总体的率或构成比之间是否存在差异"下结论需要进行假设检验。

（五）分母不同的率不能简单相加求平均

分组资料的率合并时，若分母不同，不能将各个率直接相加求平均值，而应该分别计算分子、分母的合计值。如表 17-1，合计的病死率为：总的死亡人数 / 总的住院人数 =45/800×100% =5.6%，而不是(4.0% +5.1% +10%)/3=6.37%。

第二节　率的标准化法

一、率的标准化意义

率的标准化（standardization）即采用统一标准，消除资料内部构成不同的影响，使率具有可比性，否则容易导致错误的结论。如表 17-2 为甲、乙两医院某传染病治愈率的比较。

例 17-4　甲、乙两医院针对某传染病普通型、中型和重型的治愈率如下，试比较两家医院的治愈水平。

表 17-2　甲、乙两医院针对某传染病的治愈率

类型	甲医院			乙医院		
	患病人数	治愈人数	治愈率（%）	患病人数	治愈人数	治愈率（%）
普通型	250	150	60.0	100	62	62.0
中型	150	60	40.0	250	110	44.0
重型	100	20	20.0	150	36	24.0
合计	500	230	46.0	500	208	41.6

从表17-2可看出,该传染病各型比较时,乙医院治愈率均高于甲医院;但合计比较时,乙医院的治愈率却低于甲医院。出现矛盾的原因是医院收治的患者在病情方面不均衡(内部构成不同),相对于乙医院,甲医院重型患者少,普通型患者多。可见,不分析各型患者数的分布比例,而直接对率进行比较是不正确的,容易导致错误的结论。解决这个矛盾的方法是对率进行标准化(简称标化)。

标准化法的基本思想即采用统一的标准对内部构成不同的各组频率进行调整,可在比较总率时消除年龄、性别、病情轻重等混杂因素的影响,使资料在统一标准下具有可比性。采用统一标准调整后的率为标准化率,简称为标化率(standardized rate),亦称调整率(adjusted rate)。

标准组的选择原则通常如下:①选一个具有代表性的、内部构成相对稳定的较大人群作为标准(如全国普查人口);②选两组资料各部分人口之和或构成比,作为共同标准;③选两组中任一组人口数或构成比作为标准。

二、率的标准化方法

计算标化率时,可采用直接法和间接法。直接法通常选定"标准人口"或"标准人口构成比"实现率的标准化,而间接法通常选定事件的"标准发生率"来实现率的标准化。这里,以表17-2为例,对甲、乙两医院患者的病情构成实现直接标准化法。

(一)直接法

直接法的应用条件为已知观测对象各病情组的治愈率(或患病率、发病率、病死率等)。选取的标准可为各组"标准人口"或各组"标准人口构成比",两种方式所得结果一致。

1. 按"标准人口"计算 首先确定一个标准人口。将各病情组患者的分布视为标准分布,即认为两家医院理论上各种病情患者人口分布状况相同,可将全省、全国该传染病入院患者人数分布作为标准组,也可将两家医院不同病情的患者数对应相加构造标准组。后者是在不能获得全省、全国具体数据时的做法。

这里,将两家医院各病情组的患者数对应相加构造出标准组,标准化率 P' 的计算公式为:

$$P' = \frac{\sum N_i P_i}{N} \tag{式17-4}$$

式中,N_i 为各组标准人口数,P_i 为医院各病情组的治愈率,N 为标准人口总和。其计算过程见表17-3。

表17-3 用标准人口数计算甲、乙两医院的标准化治愈率(直接法)

类型	标准人口数 N_i	原治愈率 P_i(%)		预期治愈人数 $N_i \times P_i$(%)	
		甲医院	乙医院	甲医院	乙医院
普通型	350	60.0	62.0	210	217
中型	400	40.0	44.0	160	176
重型	250	20.0	24.0	50	60
合计	1 000	46.0	41.6	420	453

甲医院标准化后的治愈率为:

$$P_甲' = \frac{甲医院预期治愈人数之和}{标准组的总人数} = 420/1\,000 \times 100\% = 42.0\%$$

乙医院标准化后的治愈率为:

$$P_乙' = \frac{乙医院预期治愈人数之和}{标准组的总人数} = 453/1\,000 \times 100\% = 45.3\%$$

2. 按"标准人口构成比"计算　计算公式为：

$$P' = \sum \frac{N_i}{N} P_i$$

（式 17–5）

其计算过程见表 17–4。

表 17–4　用标准人口构成比计算甲、乙两医院的标准化治愈率（直接法）

类型	标准人口构成比 N_i/N	原治愈率 P_i（%）		预期治愈人数（N_i/N）× P_i（%）	
		甲医院	乙医院	甲医院	乙医院
普通型	0.35	60.0	62.0	21.0	21.7
中型	0.40	40.0	44.0	16.0	17.6
重型	0.25	20.0	24.0	5.0	6.0
合计	1.0	46.0	41.6	42.0	45.3

$P_甲' = 42.0\%$　　$P_乙' = 45.3\%$

经标准化，乙医院的标准化治愈率高于甲医院，正确反映了两家医院治愈率的相对水平。若需对两家医院治愈率的高低下结论，则需做假设检验，具体方法参照第四节内容。

（二）间接法

间接法也要首先确定一个标准组，标准组的选择依据同直接标准化法。根据文献资料，给定标准组的各科别治愈率及总的治愈率。已知每家医院的各科别住院人数和总治愈人数，分别计算两家医院患者按标准组的治愈率水平所得的预期治愈人数。然后计算每家医院实际治愈人数与预期治愈人数的比值，乘标准化组的总治愈率，即得到间接法的标准化治愈率。此处计算从略，请参考相关文献。

本例是以"治愈率"为例阐述了治愈率的标准化的问题。其余如病死率、发病率等同理。

三、应用标准化法的注意事项

1. 标准化法是为消除混杂因素的影响，保证指标比较时的可比性。选择的参考标准不同，所得标准化率不同。标准化率仅适用于资料间相互比较，不再反映其实际水平。

2. 样本的标准化率仍然存在抽样误差。若利用样本标准化率之间的比较推断其代表的总体标准化率是否不同，则还需要做假设检验。

3. 可根据资料的特点选择直接标准化法或间接标准化法。

4. 若在按内部构成（如年龄、性别、病情轻重、病程长短等）分组时发现各亚组率出现明显交叉，或呈非平行变化趋势，则不适合采用标准化法。此时，应对相应变量做分层分析，在不同的层内再比较感兴趣组别间的差异。

第三节　率的抽样误差和总体率的估计

一、率的抽样误差

率与均数一样，也存在抽样误差。从同一总体中抽取若干样本量相同的样本，各样本率之间往往不同，且与总体率之间也存在差异，这种由于抽样所造成的差异称为率的抽样误差（sampling error of rate）。率的抽样误差用率的标准误 σ_p 来描述，计算公式为：

$$\sigma_p = \sqrt{\frac{\pi(1-\pi)}{n}} \qquad\text{（式 17-6）}$$

式中，σ_p 为率的标准误的理论值，π 为总体率，n 为样本量。当 π 未知时，通常用样本率 p 来代替，可得到标准误的估计值 S_p

$$S_p = \sqrt{\frac{p(1-p)}{n}} \qquad\text{（式 17-7）}$$

例 17-5　欲了解某种新药对慢性乙型肝炎的疗效，对 100 名患者进行治疗，其中 90 人有效，试计算其标准误。

已知 $n=100$，可计算样本率 $p=90/100=0.9$

$$S_p = \sqrt{\frac{p(1-p)}{n}} = \sqrt{\frac{0.9\times0.1}{100}} = 0.03 = 3\%$$

值得注意的是，率的标准误越小，表明抽样误差越小，样本率与总体率越接近，样本率的可靠性越高。

二、总体率的估计方法

样本的率能否真正地代表总体率，如何判断总体率之间有无差异，需对资料进行统计推断，包含对总体率进行估计和假设检验两方面内容。本节首先介绍总体率的估计方法。

与总体均数的估计相似，总体率估计也包括点估计和区间估计。点估计即直接采用样本率 p 来估计总体率 π，但未考虑抽样误差。采用区间估计能得到更完整的估计信息。根据样本量 n 和样本率 p 的大小，总体率的区间估计有两种方法：

1. 正态近似法　当 n 足够大，p 和 $1-p$ 均不太小时，如 np 和 $n(1-p)$ 均大于等于 5，p 近似服从正态分布。总体率的 $1-\alpha$ 置信区间为：

$$(p-u_\alpha S_p, p+u_\alpha S_p) \qquad\text{（式 17-8）}$$

式中，u_α 为标准正态分布 α 水平的双侧临界值，如 $\alpha=0.05$，估计总体率的 95% 置信区间时，双侧临界值 $u_\alpha=1.96$。

例 17-5 中，$n=100$，$p=90/100=0.9$，标准误 $S_p=0.03$，$np=100\times0.9=90$ 和 $n(1-p)=100\times0.1=10$ 均大于 5，若 $\alpha=0.05$，故按式（17-8）得到该新药有效率的 95% 置信区间为：

$$(0.9-1.96\times0.03, 0.9+1.96\times0.03)=(0.8412, 0.9588)，即(84.12\%, 95.88\%)$$

2. 查表法　当样本量 n 较小（如 $n\leq50$）时，需查附表 17-1（百分率的置信区间），得到总体率的置信区间。

例 17-6　某社区抽取 40 岁以上居民 30 人进行血压检查，查出高血压患者 10 名，试估计该社区 40 岁以上居民高血压患病率的 95% 置信区间。

$n=30$，阳性患者数 $x=10$。查附表 17-1，在 $n=30$，$x=10$ 的交叉处得到其 95% 置信区间为（17%，53%）。

附表 17-1 只给出了 $x\leq\dfrac{n}{2}$ 的部分，若 $x>\dfrac{n}{2}$，此例中若 $x=23>15$，则先查 $n-x=30-23=7$ 的置信区间（10，42），再用 100% 减去查得的数值，得到 $n=30$，$x=23$ 的 95% 置信区间（100%-42%，100%-10%）=（58%，90%）。

第四节　率的 u 检验

当 n 足够大，p 和 $1-p$ 均不太小时，如 np 和 $n(1-p)$ 均大于等于 5，样本率 p 近似服从正态分布。故可采用正态分布的原理对两个率的差异进行假设检验，从而判断样本所来自的总体和已知的某个总体两者的总体率是否相同。

率的 u 检验对两个率进行比较,以期得到所比较的两个率是否来自同一总体的结论。应用条件为:① n 足够大,如 $n>50$;② p 和 $1-p$ 均不接近 0 或 1 ;③ np 和 $n(1-p)$ 均大于等于 5。

一、单个样本率与已知总体率的比较

单个样本率与已知总体率比较的假设检验,其目的是推断样本率所代表的总体率 π 与某个已知的总体率 π_0 是否相同。总体率 π_0 一般为已知的理论值、标准值或经过大量观察所得到的稳定值。

样本率 p 和总体率 π_0 的 u 检验,公式为:

$$u = \frac{|p - \pi_0|}{\sigma_p} = \frac{|p - \pi_0|}{\sqrt{\dfrac{\pi_0(1 - \pi_0)}{n}}}$$ (式 17-9)

式中, σ_p 为由总体率 π_0 计算的标准误。

例 17-7 某地区一般人群中乙型肝炎的阳性率约为 15%,今对该地区 150 名流浪者进行检查,其中阳性 30 人,问当地流浪者的阳性率是否高于一般人群的阳性率。

本例 $n=150$,样本率 $p=30/150=20\%$, np 和 $n(1-p)$ 均大于 5,可认为样本率 p 近似服从正态分布,故可采用单侧 u 检验,此处 $\pi_0=0.15$。

1. 建立假设检验

$H_0: \pi=0.15$,当地流浪者的阳性率与一般人群相同

$H_1: \pi>0.15$,当地流浪者的阳性率高于一般人群

单侧 $\alpha=0.05$

2. 计算 u 值

$$u = \frac{|p - \pi_0|}{\sqrt{\dfrac{\pi_0(1 - \pi_0)}{n}}} = \frac{|0.2 - 0.15|}{\sqrt{\dfrac{0.15(1 - 0.15)}{150}}} = 1.715$$

3. 确定 P 值,做出推断结论 单侧界值 $u_{0.05}=1.645$, $u>u_{0.05}$,故 $P<0.05$,按 $\alpha=0.05$ 的水平拒绝 H_0,接受 H_1,认为当地流浪者的阳性率高于一般人群。

二、两样本率的比较

两样本率比较的假设检验,其目的是推断样本率 p_1 所代表的总体率 π_1 与样本率 p_2 所代表的总体率 π_2 是否相同,公式为:

$$u = \frac{|p_1 - p_2|}{S_{p_1-p_2}} = \frac{|p_1 - p_2|}{\sqrt{p_c(1 - p_c)\left(\dfrac{1}{n_1} + \dfrac{1}{n_2}\right)}}$$ (式 17-10)

$$p_c = \frac{x_1 + x_2}{n_1 + n_2}$$ (式 17-11)

式中, p_1 和 p_2 分别为样本率, $S_{p_1-p_2}$ 为两个样本率差的标准误, p_c 为合并样本率, x_1 和 x_2 分别为两个样本的阳性例数, n_1、 n_2 分别为两个样本的样本量。

例 17-8 欲了解从事工农业生产的 50 岁以上人群患高血压的情况,调查了首钢工人 1 281 人,高血压患者 386 人,患病率为 30.13%;石景山区农民 387 人,高血压患者 65 人,患病率为 16.80%,试问从事工农业生产的 50 岁以上人群高血压患病率有无差别?

本例 $n_1=1\,281$,样本率 $p_1=386/1\,281=0.301\,3$, n_1p_1 和 $n_1(1-p_1)$ 均大于 5 ; $n_2=387$,样本率 $p_2=65/387=0.168\,0$, n_2p_2 和 $n_2(1-p_2)$ 均大于 5,故可采用两样本率的双侧 u 检验。

1. 建立假设检验

$H_0:\pi_1=\pi_2$，从事工业生产和农业生产的 50 岁以上人群高血压患病率相同

$H_1:\pi_1\neq\pi_2$，从事工业生产和农业生产的 50 岁以上人群高血压患病率不同

双侧 $\alpha=0.05$

2. 计算 u 值

$$p_c=(386+65)/(1\ 281+387)=0.270\ 4$$

$$u=\frac{|p_1-p_2|}{\sqrt{p_c(1-p_c)\left(\dfrac{1}{n_1}+\dfrac{1}{n_2}\right)}}=\frac{|0.301\ 3-0.168\ 0|}{\sqrt{0.270\ 4(1-0.270\ 4)\left(\dfrac{1}{1\ 281}+\dfrac{1}{387}\right)}}=5.17$$

3. 确定 P 值，做出推断结论　双侧界值 $u_{0.05}=1.96,u>u_{0.05}$，故 $P<0.05$，按 $\alpha=0.05$ 的水平拒绝 H_0，接受 H_1，从事工业生产和农业生产的 50 岁以上人群高血压患病率不同。

第五节　χ^2 检验

χ^2 检验(chi-square test)的中文为卡方检验，是英国统计学家 Karl Pearson(1857—1936)于 1900 年提出的一种用于分类计数资料的统计方法，可用于检验：①两个或多个样本的总体率是否相同；②两个或多个样本的构成比是否相同；③配对资料两种属性间的阳性率是否相同。

一、χ^2 检验的基本思想

χ^2 检验的目的即检验实际频数与理论频数之间的差异，检验这种差异是否由抽样误差造成，如果仅仅由抽样误差引起，则实际频数与理论频数相差不大；相反，如果相差较大就不能用抽样误差来解释。

下面采用两样本率比较的 χ^2 检验，说明 χ^2 检验的基本思想。

例 17-9　某医生欲比较 A、B 两种药物治疗老年期抑郁症的效果，将病情相近的 60 名患者随机分成两组，分别用两种药物进行治疗，结果见表 17-5。

表 17-5　A、B 两种药物的疗效比较

分组	疗效		合计
	合计有效例数(%)	无效例数(%)	
A 药	19(63.33)	11(36.67)	30
B 药	15(50.00)	15(50.00)	30
合计	34(56.67)	26(43.33)	60

此研究的设计类型为完全随机设计，分类变量"疗效"取值为有效和无效，表中最基本的数据有 4 个，其余数据都可以用这 4 个数据推算。将这样的数据形式称为 2×2 列联表，也称为四格表(表 17-6)。

表 17-6　两组频数分布的四格表一般形式

处理	属性		合计
	阳性	阴性	
A	a	b	$n_1=a+b$
B	c	d	$n_2=c+d$
合计	$m_1=a+c$	$m_2=b+d$	$n=a+b+c+d$

χ^2 检验的基本思想可通过式(17-12)来理解：

$$\chi^2 = \sum_{i=1}^{k} \frac{(A_i - T_i)^2}{T_i} \sim \chi^2(v) \qquad \text{(式 17-12)}$$

式中，A_i 为实际频数，即四格表中每个格子的实际发生数，共有 k 个格子；T_i 为理论频数，是 H_0 为真的条件下推算出来的。$\chi^2(v)$ 是自由度为 v 的 χ^2 分布。

$$v = (\text{行数} -1) \times (\text{列数} -1)$$

可见，四格表资料的自由度为 1。

若两种药物的有效性相同，实际频数与理论频数相差不会太大，则不太可能出现较大 χ^2 值；反之，χ^2 值越大，越有理由拒绝零假设 H_0，接受 H_1。

理论频数可由下式求得

$$T_{RC} = \frac{n_R n_C}{n} \qquad \text{(式 17-13)}$$

式中，T_{RC} 为第 R 行第 C 列格子的理论频数，n_R 为 R 行的合计数，n_C 为 C 列的合计数，n 为总例数。

计算理论频数和 χ^2 值，确定检验水平 α 和自由度 v，即可通过查附表 17-3(χ^2 分布界值表)得到临界值 $\chi^2_{0.05(v)}$。若 $\chi^2 \geq \chi^2_{0.05(v)}$，则可按照 α 检验水平拒绝 H_0；反之，$\chi^2 < \chi^2_{0.05(v)}$，则不能拒绝 H_0。

二、四格表资料的 χ^2 检验

χ^2 检验的基本公式为式(17-12)，为了省去计算理论频数的步骤，四格表还有其专用公式。

$$\chi^2 = \frac{(ad-bc)^2 n}{(a+b)(c+d)(a+c)(b+d)} \qquad \text{(式 17-14)}$$

式中，a、b、c、d 分别为四格表中的实际频数，n 为总例数。

对于四格表而言，式(17-12)和(17-14)的计算结果相同。此外，式(17-12)和(17-14)也分别有连续性校正公式：

$$\chi^2 = \sum_{i=1}^{k} \frac{(|A_i - T_i| - 0.5)^2}{T_i} \qquad \text{(式 17-15)}$$

$$\chi^2 = \frac{(|ad-bc| - n/2)^2 n}{(a+b)(c+d)(a+c)(b+d)} \qquad \text{(式 17-16)}$$

四格表 χ^2 检验公式的使用遵循以下原则：①$n \geq 40$ 且所有 $T \geq 5$ 时，用基本公式或四格表专用公式；②任一格子 $1 \leq T < 5$，且 $n \geq 40$ 时，使用校正公式；③任一格子 $T < 1$ 或 $n < 40$ 时，需使用 Fisher 确切概率法。

下面以例 17-9 为例，介绍四格表 χ^2 检验的步骤。

1. 建立假设检验

$H_0 : \pi_1 = \pi_2$，两种药物的有效率相同

$H_1 : \pi_1 \neq \pi_2$，两种药物的有效率不同

$\alpha = 0.05$

2. 计算理论频数值

$$T_{11} = \frac{30 \times 34}{60} = 17 \quad T_{12} = \frac{30 \times 26}{60} = 13$$

$$T_{21} = \frac{30 \times 34}{60} = 17 \quad T_{22} = \frac{30 \times 26}{60} = 13$$

$n = 60$，且所有 $T \geq 5$，故可使用基本公式或四格表专用公式计算 χ^2 值。

3. 计算 χ^2 值　为了简化计算，这里采用四格表专用公式计算。

$$\chi^2 = \frac{(19 \times 15 - 11 \times 15)^2 \times 60}{30 \times 30 \times 34 \times 26} = 1.09, v = 1$$

该结果与用基本公式计算的结果一致。

4. 确定 P 值，做出推断结论　查附表 17-3，$\chi^2_{0.05(1)}$=3.84，$\chi^2 < \chi^2_{0.05(1)}$，故 P>0.05，按 α=0.05 的水平不拒绝 H_0，尚不能认为两种药物的有效率不同。

例 17-10　脑胶质瘤患者 43 人，28 例采用手术，15 例采用放射治疗方法进行治疗（表 17-7），试比较治疗后出现脑功能损伤的发生率有无差异。

表 17-7　两种治疗方法的患者脑功能损伤发生率的比较

治疗方法	脑功能损伤		合计
	有	无	
手术	22	6	28
放射治疗	7	8	15
合计	29	14	43

样本总数 n=43>40

1. 建立假设检验

$H_0 : \pi_1 = \pi_2$，两种治疗方法的脑功能损伤发生率相同

$H_1 : \pi_1 \neq \pi_2$，两种治疗方法的脑功能损伤发生率不同

α=0.05

2. 计算理论频数值

$$T_{11} = \frac{28 \times 29}{43} = 18.88 \quad T_{12} = \frac{28 \times 14}{43} = 9.12$$

$$T_{21} = \frac{15 \times 29}{43} = 10.12 \quad T_{22} = \frac{15 \times 14}{43} = 4.88$$

n=43，且 T_{22}<5，故使用校正公式计算 χ^2 值。

3. 计算 χ^2 值　采用四格表的校正公式计算。

$$\chi^2 = \frac{(22 \times 8 - 6 \times 7 - 43/2)^2 \times 43}{28 \times 29 \times 15 \times 14} = 3.19, v = 1$$

4. 确定 P 值，作出推断结论　查附表 17-3，$\chi^2_{0.05(1)}$=3.84，$\chi^2 < \chi^2_{0.05(v)}$，故 P>0.05，按 α=0.05 的水平不拒绝 H_0，尚不能认为两种治疗方法的脑功能损伤发生率不同。

如果不考虑 T_{22}<5，直接用未校正的四格表公式有：

$$\chi^2 = \frac{(22 \times 8 - 6 \times 7)^2 \times 43}{28 \times 29 \times 15 \times 14} = 4.528 > \chi^2_{0.05(1)}$$

就会得到"P<0.05，拒绝 H_0，认为两种治疗方法的脑功能损伤发生率不同"的相反结论。

三、配对资料的 χ^2 检验

配对设计的四格表资料，就是将同一份样本分别采用两种诊断或检验方法得到的交叉分类表（表 17-8）。

表 17-8 配对设计 2×2 列联表形式

甲属性	乙属性		合计
	+	−	
+	a	b	$n_1=a+b$
−	c	d	$n_2=c+d$
合计	$m_1=a+c$	$m_2=b+d$	$n=a+b+c+d$

配对设计 χ^2 检验即检验两种属性间的阳性率是否相同。当甲、乙属性同为 "+" 或 "−" 时,两种属性的检测结果相同,a 和 d 为两种检测结果一致的例数;当甲$_+$乙$_-$和甲$_-$乙$_+$时,两种属性的检测结果不同,b 和 c 为两种检测结果不一致的例数。故比较两种属性的阳性率是否相同,只需比较 b 和 c。计算公式为

$$\chi^2=\frac{(b-c)^2}{(b+c)} \tag{式 17-17}$$

自由度 $v=1$,其相应的校正公式为

$$\chi^2=\frac{(|b-c|-1)^2}{(b+c)} \tag{式 17-18}$$

配对设计 χ^2 检验公式的使用遵循以下原则:①当 $b+c\geq40$ 时,无须使用校正公式,使用式(17-17);②当 $b+c<40$ 时,使用校正公式,使用式(17-18)。

这一检验又称为 McNemar 检验。

🔍 **例 17-11** 有 50 份痰液标本,每份分别接种在甲、乙两种培养基中,观察结核分枝杆菌的生长情况,结果如表 17-9,试比较两种培养基的效果。

表 17-9 甲、乙两种培养基的培养效果比较

甲培养基	乙培养基		合计
	+	−	
+	27	12	39
−	3	8	11
合计	30	20	50

检验步骤如下:

1. 建立假设检验

$H_0:B=C$,两种培养基的阳性率相同

$H_1:B\neq C$,两种培养基的阳性率不同

$\alpha=0.05$

2. 计算 χ^2 值

$b+c=12+3<40$,故使用校正公式

$$\chi^2=\frac{(|12-3|-1)^2}{12+3}=4.27,v=1$$

3. 确定 P 值,做出推断结论 查附表 17-3(χ^2 分布界值表),$\chi^2_{0.05(1)}=3.84$,$\chi^2>\chi^2_{0.05(1)}$,故 $P<0.05$,按 $\alpha=0.05$ 的水平拒绝 H_0,接受 H_1,认为两种培养基的阳性率不同。

四、$R \times C$ 表资料的 χ^2 检验

$R \times C$ 表资料的 χ^2 检验,多用于多个率或构成比的比较,可采用基本式(17-12)及其专用公式计算 χ^2 值。为了计算简便,通常采用 $R \times C$ 表的专用公式:

$$\chi^2 = n\left(\sum_i \sum_j \frac{A_{ij}^2}{n_{Ri} n_{Cj}} - 1 \right), \quad v = (R-1) \times (C-1) \tag{式 17-19}$$

式中,A_{ij} 为第 i 行第 j 列对应格子的实际频数,n_{Ri} 为第 i 行的合计数,n_{Cj} 为第 j 列的合计数。$R \times C$ 表 χ^2 检验的应用条件为:样本量较大,理论频数 $1 \leq T < 5$ 的格子数不超过总格子数的 1/5,且不能有任意一个格子的理论频数 <1。

(一) 多个率的比较

$R \times C$ 表资料 χ^2 检验常用于独立的多组的二分类资料的比较,即多个率的比较。

例 17-12 某预防医学研究人员调查了 343 例离退休老年人的生活满意度和家庭关系,结果如表 17-10 所示,试分析家庭关系类型与老年人生活满意度的关系。

表 17-10 343 例离退休老年人的家庭关系与生活满意度

家庭关系	满意度		合计	满意率(%)
	满意	不满意		
和睦	174	60	234	74.36
一般	36	57	93	38.71
差	6	10	16	37.50
合计	216	127	343	62.97

1. 建立假设检验

$H_0 : \pi_1 = \pi_2 = \pi_3$,三种不同家庭关系类型的老年人满意率相同

H_1 :三种不同家庭关系类型的老年人满意率不同或不全相同

$\alpha = 0.05$

2. 计算理论频数值

$$T_{11} = \frac{234 \times 216}{343} = 147.36 \quad T_{12} = \frac{234 \times 127}{343} = 86.64$$

$$T_{21} = \frac{93 \times 216}{343} = 58.57 \quad T_{22} = \frac{93 \times 127}{343} = 34.43$$

$$T_{31} = \frac{16 \times 216}{343} = 10.08 \quad T_{33} = \frac{16 \times 127}{343} = 5.92$$

$n = 343$,且所有 $T \geq 5$,故可使用基本公式或 $R \times C$ 表专用公式计算 χ^2 值。

3. 计算 χ^2 值 为了简化计算,这里采用 $R \times C$ 表专用公式计算。

$$\chi^2 = 343 \times \left(\frac{174^2}{234 \times 216} + \frac{60^2}{234 \times 217} + \frac{36^2}{93 \times 216} + \frac{57^2}{93 \times 127} + \frac{6^2}{16 \times 216} + \frac{10^2}{16 \times 217} - 1 \right) = 40.94$$

$v = 2 \times 1 = 2$

4. 确定 P 值,做出推断结论 查附表 17-3(χ^2 分布界值表),$\chi^2_{0.05(2)} = 5.99$,$\chi^2 > \chi^2_{0.05(2)}$,故 $P < 0.05$,按 $\alpha = 0.05$ 的水平拒绝 H_0,接受 H_1,三种不同家庭关系类型的老年人满意率不全相同,家庭和睦的老年人生活满意率最高。

（二）多个构成比的比较

$R \times C$ 表资料 χ^2 检验也用于独立的多组多分类资料的比较,即多个构成比的比较。

例 17-13 某研究者欲研究汉族、回族和满族居民的职业分布情况,从三个民族居民中抽样,分别调查了 145,97 和 99 人,调查结果见表 17-11。

表 17-11 三个民族居民的职业分布

民族	职业				合计
	干部	工人	农民	其他	
汉族	20	56	62	7	145
回族	14	40	32	11	97
满族	18	28	45	8	99
合计	52	124	139	26	341

1. 建立假设检验

H_0:三个民族职业的构成比分布相同

H_1:三个民族职业的构成比分布不同或不全相同

$\alpha=0.05$

2. 计算理论频数值 计算所有格子中的最小 T 值:

$$T_{24} = \frac{97 \times 26}{12+3} = 7.40 > 5$$

$n=341$,且所有 $T \geq 5$,故可使用基本公式或 $R \times C$ 表专用公式计算 χ^2 值。

3. 计算 χ^2 值 为了简化计算,这里采用 $R \times C$ 表专用公式计算。

$$\chi^2 = \left(\frac{20^2}{145 \times 52} + \frac{56^2}{145 \times 124} + \frac{62^2}{145 \times 139} + \cdots + \frac{45^2}{99 \times 139} + \frac{8^2}{99 \times 26} - 1 \right) = 8.802$$

$v = (3-1) \times (4-1) = 6$

4. 确定 P 值,做出推断结论 查附表 17-3,$\chi^2_{0.05(6)}=12.59 > 8.802$,$\chi^2 < \chi^2_{0.05(6)}$,故 $P>0.05$,按 $\alpha=0.05$ 的水平不拒绝 H_0,尚不能认为三个民族居民的职业总体构成不同。

在对 $R \times C$ 表资料进行 χ^2 检验时,应注意以下几点:

(1) $R \times C$ 表资料的 χ^2 检验,要求不宜有超过 1/5 的格子理论数小于 5,或 1 个格子的理论数小于 1,否则所得结论的可靠性存疑。若出现上述情形,可采用四种方法解决:①在可能的情况下增加样本量;②将理论频数太小的行或列与性质相近的行或列进行合并;③删除理论数太小的行或列;④采用确切概率法。

(2) $R \times C$ 表资料的 χ^2 检验显示 $P<0.05$,不代表任意两组间都具有统计学差异,要继续做 $R \times C$ 表分割的 χ^2 检验,才能得到任意两组间是否存在统计学差异的结论。

(3) 若 $R \times C$ 表的两个属性均是等级分类的,不宜使用 χ^2 检验来比较结果的优劣和趋势关系。

（吴思英）

附表 17-1　百分率的置信区间(1)

上行:95% 置信区间　　下行:99% 置信区间

n	x													
	0	1	2	3	4	5	6	7	8	9	10	11	12	13
1	0~98													
	0~100													
2	0~84	1~99												
	0~93	0~100												
3	0~71	1~91	9~99											
	0~83	0~96	4~100											
4	0~60	1~81	7~93											
	0~73	0~89	3~97											
5	0~52	1~72	5~85	15~95										
	0~65	0~81	2~92	8~98										
6	0~46	0~64	4~78	12~88										
	0~59	0~75	2~86	7~93										
7	0~41	0~58	4~71	10~82	18~90									
	0~53	0~68	2~80	6~88	12~94									
8	0~37	0~53	3~65	9~76	16~84									
	0~48	0~63	1~74	5~83	10~90									
9	0~34	0~48	3~60	7~70	14~79	21~86								
	0~45	0~59	1~69	4~78	9~85	15~91								
10	0~31	0~45	3~56	7~65	12~74	19~81								
	0~41	0~54	1~65	4~74	8~81	13~87								
11	0~28	0~40	2~52	6~61	11~69	17~77	23~83							
	0~38	0~51	1~61	3~69	7~77	11~83	17~89							
12	0~26	0~38	2~48	5~57	10~65	15~72	21~79							
	0~36	0~48	1~57	3~66	6~73	10~79	15~85							
13	0~25	0~36	2~45	5~54	9~61	14~68	19~75	25~81						
	0~34	0~45	1~54	3~62	6~69	9~76	14~81	19~86						
14	0~23	0~34	2~43	5~51	8~58	13~65	18~71	23~77						
	0~32	0~42	1~51	3~59	5~66	9~72	13~78	17~83						
15	0~22	0~32	2~41	4~48	8~55	12~62	16~68	21~73	27~79					
	0~30	0~40	1~49	2~56	5~63	8~69	12~74	16~79	21~84					
16	0~21	0~30	2~38	4~46	7~52	11~59	15~65	20~70	25~75					
	0~28	0~38	1~46	2~53	5~60	8~66	11~71	15~76	19~81					
17	0~20	0~29	2~36	4~34	7~50	10~56	14~62	18~67	23~72	28~77				
	0~27	0~36	1~44	2~51	4~57	7~63	10~69	14~74	18~78	22~82				
18	0~19	0~27	1~35	3~41	6~48	10~54	13~59	17~64	22~69	26~74				
	0~26	0~35	1~42	2~49	4~55	7~61	10~66	13~71	17~75	21~79				
19	0~18	0~26	1~33	3~40	6~46	9~51	13~57	16~62	20~67	24~71	29~76			
	0~24	0~33	1~40	2~47	4~53	6~58	9~63	12~68	16~73	19~77	23~81			
20	0~17	0~25	1~32	3~38	6~44	9~49	12~54	15~59	19~64	23~69	27~73			
	0~23	0~32	1~39	2~45	4~51	6~56	9~61	11~66	15~70	18~74	22~78			

续表

n	0	1	2	3	4	5	6	7	8	9	10	11	12	13
21	0~16	0~24	1~30	3~36	5~42	8~47	11~52	15~57	18~62	22~66	26~70	30~74		
	0~22	0~30	1~37	2~43	3~49	6~54	8~59	11~63	14~68	17~71	21~76	24~80		
22	0~15	0~23	1~29	3~35	5~40	8~45	11~50	14~55	17~59	21~64	24~68	28~72		
	0~21	0~29	1~36	2~42	3~47	5~52	8~57	10~61	13~66	16~70	20~73	23~77		
23	0~15	0~22	1~28	3~34	5~39	8~44	10~48	13~53	16~57	20~62	23~66	27~69	31~73	
	0~21	0~28	1~35	2~40	3~45	5~50	7~55	10~59	13~63	15~67	19~71	22~75	25~78	
24	0~14	0~21	1~27	3~32	5~37	7~42	10~47	13~51	16~55	19~59	22~63	26~67	29~71	
	0~20	0~27	0~33	2~39	3~44	5~49	7~53	9~57	12~61	15~65	18~69	21~73	24~76	
25	0~14	0~20	1~26	3~31	5~36	7~41	9~45	12~49	15~54	18~58	21~61	24~65	28~69	31~72
	0~19	0~16	0~32	1~37	3~42	5~47	7~51	9~56	11~60	14~63	17~67	20~71	23~74	26~77
26	0~13	0~20	1~25	2~30	4~35	7~39	9~44	12~48	14~52	17~56	20~60	23~63	27~67	30~70
	0~18	0~25	1~31	1~36	3~41	4~46	5~50	9~54	11~58	13~62	16~65	19~69	22~72	25~75
27	0~13	0~19	1~24	2~29	4~34	6~38	9~42	11~46	19~50	17~54	19~58	22~61	26~65	29~68
	0~18	0~25	0~30	1~35	3~40	4~44	6~48	8~52	10~56	13~60	15~63	18~67	21~70	24~73
28	0~12	0~18	1~24	2~28	4~33	6~37	8~41	11~45	13~49	16~52	19~56	22~59	25~63	28~66
	0~17	0~24	0~29	1~34	3~39	4~43	6~47	8~51	10~55	12~58	15~62	17~65	20~68	23~71
29	0~12	0~18	1~23	2~27	4~32	6~36	8~40	10~44	13~47	15~51	18~54	21~58	24~61	26~64
	0~17	0~23	0~28	1~33	2~37	4~42	6~46	8~49	10~53	12~57	14~60	17~63	19~66	22~70
30	0~12	0~17	1~22	2~27	4~31	6~35	8~39	10~42	12~46	15~49	17~53	20~56	23~59	26~43
	0~16	0~22	0~27	1~32	2~36	4~40	5~44	7~48	9~52	11~55	14~58	16~62	19~65	21~68
31	0~11	0~17	1~22	2~26	4~30	6~34	8~38	10~41	12~45	14~48	17~51	19~55	22~58	25~61
	0~16	0~22	0~27	1~31	2~35	4~39	5~43	7~47	9~50	11~54	13~57	16~60	18~63	20~66
32	0~11	0~16	1~21	2~25	4~29	5~33	7~36	9~40	12~43	14~47	16~50	19~53	21~56	24~59
	0~15	0~21	0~26	1~30	2~34	4~38	5~42	7~46	9~49	11~52	13~56	15~59	17~62	20~65
33	0~11	0~15	1~20	2~24	3~28	5~32	7~36	9~39	11~42	13~46	16~49	18~52	20~55	23~58
	0~15	0~20	0~25	1~30	2~34	3~37	5~41	7~44	8~48	10~51	12~54	14~57	17~60	19~63
34	0~10	0~15	1~19	2~23	3~28	5~31	7~35	9~38	11~41	13~44	15~48	17~51	20~54	22~56
	0~14	0~20	0~25	1~29	2~33	3~36	5~40	6~43	8~47	10~50	12~53	14~56	16~59	18~62
35	0~10	0~15	1~19	2~23	3~27	5~30	6~34	8~37	10~40	13~43	15~46	17~49	19~52	22~55
	0~14	0~20	0~24	1~28	2~32	3~35	5~39	6~42	8~45	10~49	12~52	14~55	16~57	18~60
36	0~10	0~15	1~18	2~22	3~26	5~29	6~33	8~36	10~39	12~42	14~45	16~48	19~51	21~54
	0~14	0~19	0~23	1~27	2~31	3~35	5~38	6~41	8~44	9~47	11~50	13~53	15~56	17~59
37	0~10	0~14	1~18	2~22	3~25	5~28	6~32	8~35	10~38	12~41	14~44	16~47	18~50	20~54
	0~13	0~18	0~23	1~27	2~30	3~34	4~37	6~40	7~43	9~46	11~49	13~52	15~55	17~58
38	0~10	0~14	1~18	2~21	3~25	5~28	6~32	8~34	10~37	11~40	13~43	15~46	18~49	20~51
	0~13	0~18	0~22	1~26	2~30	3~33	4~36	6~39	7~42	9~45	11~48	12~51	14~54	16~56
39	0~9	0~14	1~17	2~21	3~24	4~27	6~31	8~33	9~36	11~39	13~42	15~45	17~48	19~50
	0~13	0~18	0~21	1~25	2~29	3~32	4~35	6~38	7~41	9~44	10~47	12~49	14~53	16~55
40	0~9	0~13	1~17	2~21	3~24	4~27	6~30	8~33	9~35	11~38	13~41	15~44	14~47	19~49
	0~12	0~17	0~21	1~25	2~28	3~32	4~35	5~38	7~40	9~43	10~46	12~49	13~52	15~54

n	0	1	2	3	4	5	6	7	8	9	10	11	12	13
41	0~9	0~13	1~17	2~20	3~23	4~26	6~29	7~32	9~35	11~37	12~40	14~43	16~46	18~48
	0~12	0~17	0~21	1~24	2~28	3~31	4~34	5~37	7~40	8~42	10~45	11~48	13~50	15~53
42	0~9	0~13	1~16	2~20	3~23	4~26	6~28	7~31	9~34	10~37	12~39	14~42	16~45	18~47
	0~12	0~17	0~20	1~24	2~27	3~30	4~33	5~36	7~39	8~42	9~44	11~47	13~49	15~52
43	0~9	0~12	1~16	2~19	3~23	4~25	5~28	7~31	8~33	10~36	12~39	14~41	15~44	17~45
	0~12	0~16	0~20	1~23	2~26	3~30	4~33	5~35	6~38	8~41	9~43	11~46	13~49	14~51
44	0~9	0~12	1~15	2~19	3~22	4~25	5~28	7~30	8~33	10~35	11~38	13~40	15~43	17~45
	0~11	0~16	0~19	1~23	2~26	3~29	4~32	5~35	6~37	8~40	9~42	11~45	12~47	14~51
45	0~8	0~12	1~15	2~18	3~21	4~24	5~27	7~30	8~32	9~34	11~37	13~39	15~42	16~44
	0~11	0~15	0~19	1~22	2~25	3~28	4~31	5~34	6~37	8~39	9~42	10~44	12~47	14~49
46	0~8	0~12	1~15	2~18	3~21	4~24	5~26	7~29	8~31	9~34	11~36	13~39	14~41	16~43
	0~11	0~15	0~19	1~22	2~25	3~28	4~31	5~33	6~36	7~39	9~41	10~43	12~46	13~48
47	0~8	0~12	1~15	2~17	3~20	4~23	6~26	6~28	8~31	9~34	11~36	12~38	14~40	16~43
	0~11	0~15	0~18	1~21	2~24	2~27	3~30	5~33	6~35	7~38	9~40	10~42	11~45	13~47
48	0~8	0~11	1~14	2~17	3~20	4~22	5~25	6~28	8~30	9~33	11~35	12~37	14~49	15~42
	0~10	0~14	0~18	1~21	2~24	2~27	3~29	5~32	6~35	7~37	8~40	10~42	11~44	13~47
49	0~8	0~11	1~14	2~17	2~20	4~22	5~25	6~27	7~30	9~32	10~35	12~37	13~39	15~41
	0~10	0~14	0~17	1~20	1~24	2~26	3~29	4~32	6~34	7~36	8~39	9~41	11~44	12~46
50	0~7	0~11	1~14	2~17	2~19	3~22	5~24	6~26	7~29	9~31	10~34	11~36	13~38	15~41
	0~10	0~14	0~17	1~20	1~23	2~26	3~28	4~31	5~33	7~36	8~38	9~40	11~43	12~45

附表 17-2　百分率的置信区间(2)

上行:95% 置信区间　　下行:99% 置信区间

n	14	15	16	17	18	19	20	21	22	23	24	25
26												
27	32~71											
	27~76											
28	31~69											
	26~74											
29	30~68	33~71										
	25~72	28~75										
30	28~66	31~69										
	24~71	27~74										
31	27~64	30~67	33~70									
	23~69	26~72	28~75									
32	26~62	29~65	32~68									
	22~67	25~70	27~73									

续表

n	14	15	16	17	18	19	20	21	22	23	24	25
33	26~61	28~64	31~67	34~69								
	21~66	24~69	26~71	29~74								
34	25~59	27~62	30~65	32~68								
	21~64	23~67	25~70	28~72								
35	24~58	26~61	29~63	31~66	34~69							
	20~63	22~66	24~68	27~71	29~73							
36	23~57	26~59	28~62	30~65	33~67							
	19~62	22~64	23~67	26~69	28~72							
37	23~55	25~58	27~61	30~63	32~66	34~68						
	19~60	21~63	23~65	25~68	28~70	30~73						
38	22~54	24~57	26~59	29~62	31~64	33~67						
	18~59	20~61	22~64	25~66	27~69	29~71						
39	21~53	23~55	26~58	28~60	30~63	32~65	35~68					
	18~58	20~60	22~63	24~65	26~68	28~70	30~72					
40	21~52	23~54	25~57	27~59	29~62	32~64	34~66					
	17~57	19~59	21~61	23~64	25~66	27~68	30~71					
41	20~51	22~53	24~56	26~58	29~60	31~63	33~65	35~67				
	17~55	19~58	21~60	23~63	25~65	27~67	29~69	31~71				
42	20~50	22~52	24~54	26~57	28~59	30~61	32~64	34~66				
	16~54	18~57	20~59	22~61	24~64	26~60	28~67	30~70				
43	19~49	21~51	23~53	25~56	27~58	29~60	31~62	33~65	36~67			
	16~53	18~56	19~58	21~60	23~62	25~65	27~66	29~69	31~71			
44	19~48	21~50	22~52	24~55	26~57	28~59	30~61	33~63	35~65			
	15~52	14~55	19~57	21~59	23~61	25~63	26~65	28~68	30~70			
45	18~47	20~49	22~51	24~54	26~56	28~58	30~60	32~62	34~64	36~66		
	15~51	17~54	19~56	20~58	22~60	24~62	26~64	28~66	30~68	32~70		
46	18~46	20~48	21~50	23~53	25~55	27~57	29~59	31~61	33~63	35~65		
	15~50	16~53	18~55	20~57	22~59	23~61	25~63	27~65	29~67	31~69		
47	18~45	19~47	21~49	23~52	25~54	26~56	28~58	30~60	32~62	34~64	36~66	
	14~19	16~52	18~54	19~56	21~58	23~60	25~62	26~64	28~66	30~68	32~70	
48	17~44	19~46	21~48	22~51	24~53	26~53	28~57	30~59	31~61	33~63	35~65	
	14~49	16~51	17~53	19~55	21~27	22~59	24~61	26~63	28~65	29~67	31~69	
49	17~43	18~45	20~47	22~50	24~52	25~54	27~56	29~58	31~60	33~62	34~64	36~66
	14~48	15~50	17~52	19~54	20~56	22~58	23~60	25~62	27~64	29~66	31~68	32~70
50	16~43	18~45	20~47	21~49	23~51	25~63	26~55	28~57	30~59	32~61	34~63	36~65
	14~47	15~49	17~51	18~53	20~55	21~57	23~59	25~61	26~63	28~65	30~67	32~68

附表 17-3 百分率的置信区间(50≤n≤100)

上行:95% 置信区间　　下行:99% 置信区间

k	n						k	n					
	50	60	70	80	90	100		50	60	70	80	90	100
1	0~11	0~9	0~8	0~7	0~6	0~5	26		31~57	26~49	22~44	20~39	18~36
	0~14	0~12	0~10	0~9	0~8	0~7			27~61	23~53	20~48	17~43	16~39
2	0~14	1~11	0~10	1~9	0~8	0~7	27		32~58	27~51	24~45	21~40	19~37
	0~17	0~14	0~13	0~11	0~10	0~9			29~62	24~55	21~49	18~44	16~40
3	1~17	1~14	1~12	1~11	1~10	1~8	28		34~60	29~52	25~46	22~42	20~38
	1~20	1~17	1~15	1~13	0~12	0~10			30~64	25~56	22~50	19~45	17~41
4	2~19	2~16	2~14	2~13	1~11	1~10	29		35~62	30~54	26~48	23~43	20~39
	1~23	1~20	1~17	1~15	1~14	1~12			32~65	27~57	23~51	20~46	18~42
5	3~22	3~18	3~16	2~14	2~13	2~11	30		37~63	31~55	27~49	24~44	21~40
	2~26	2~22	2~19	1~17	1~15	1~13			33~67	28~59	24~53	21~47	19~43
6	5~24	4~20	3~18	3~16	3~14	2~12	31			33~57	28~50	25~45	22~41
	3~29	3~24	2~21	2~19	2~17	2~14				29~60	25~45	22~49	20~44
7	6~27	5~23	4~20	4~17	3~15	3~14	32			34~58	29~51	26~46	23~42
	4~31	4~26	3~23	3~21	2~18	2~16				30~62	26~55	23~50	21~45
8	7~29	6~25	5~21	5~19	4~17	4~15	33			35~59	31~53	27~47	24~43
	6~33	4~29	4~25	3~22	3~20	3~17				32~63	27~56	24~51	21~46
9	9~31	7~26	6~23	5~20	5~18	4~16	34			36~61	32~54	28~48	25~44
	7~36	5~30	5~27	4~24	4~21	3~18				33~64	28~58	25~52	22~47
10	10~34	8~29	7~25	6~22	6~20	5~18	35			38~62	33~55	29~50	26~45
	8~38	7~32	6~28	5~25	4~22	4~19				34~66	30~59	26~53	23~48
11	12~36	10~30	8~26	7~23	6~21	5~19	36				34~56	30~51	27~40
	10~40	8~34	7~30	6~21	5~24	4~20					31~60	27~54	24~49
12	13~38	11~32	9~28	8~25	7~22	6~20	37				35~58	31~52	28~47
	11~43	9~36	7~32	6~28	6~25	5~21					32~61	28~55	25~50
13	15~41	12~34	10~30	9~26	8~23	7~21	38				36~59	32~53	29~48
	12~45	10~38	8~33	7~30	6~27	6~23					33~62	29~56	26~51
14	16~43	13~36	11~31	10~27	9~25	8~22	39				37~60	33~54	29~49
	14~47	11~40	9~35	8~31	7~28	6~24					34~64	30~57	27~52
15	18~44	15~38	13~33	11~29	10~26	9~24	40				39~61	34~55	30~50
	15~49	12~42	10~37	9~33	8~30	7~26					35~65	31~59	28~53
16	20~46	16~40	14~34	12~30	11~27	9~25	41					35~56	31~51
	17~51	14~44	11~38	10~34	9~31	8~27						32~60	29~54
17	21~48	14~81	15~36	13~32	12~28	10~26	42					36~57	32~52
	18~53	15~46	12~40	11~35	10~32	9~29						33~61	30~55
18	23~50	19~43	16~37	14~33	12~30	11~27	43					37~59	33~53
	20~55	16~47	14~41	12~37	10~33	9~30						34~62	30~56
19	25~53	20~45	17~38	15~34	13~31	12~28	44					38~60	34~54
	21~57	17~49	15~43	13~38	11~35	10~31						35~63	31~57
20	27~55	22~47	18~40	16~36	14~32	13~29	45					39~61	35~55
	23~59	19~51	16~44	14~39	12~36	11~32						36~64	32~58
21	28~57	23~49	20~41	17~37	15~33	14~30	46						36~56
	24~61	20~52	17~46	15~41	13~31	12~33							33~59
22	30~59	25~50	21~43	18~39	16~35	14~31	47						37~57
	26~63	22~54	18~47	16~42	14~38	12~34							34~60
23	32~61	26~52	22~45	19~40	17~36	15~32	48						38~58
	28~65	23~56	19~49	17~44	15~39	13~35							35~61
24	34~63	28~53	23~46	20~41	18~37	16~33	49						39~59
	29~67	24~58	21~50	18~45	16~41	14~36							36~62
25	36~64	29~55	25~48	21~43	19~38	17~35	50						40~60
	31~69	26~59	22~52	19~46	17~42	15~38							37~63

附表 17-4　χ^2 分布界值表

自由度 ν	概率 P（右侧尾部面积）												
	0.995	0.990	0.975	0.950	0.900	0.750	0.500	0.250	0.100	0.050	0.025	0.010	0.005
1					0.02	0.10	0.45	1.32	2.71	3.84	5.02	6.63	7.88
2	0.01	0.02	0.05	0.10	0.21	0.58	1.39	2.77	4.11	5.99	7.38	9.21	10.60
3	0.07	0.11	0.22	0.35	0.58	1.21	2.37	4.11	6.25	7.81	9.35	11.34	12.84
4	0.21	0.30	0.48	0.71	1.06	1.92	3.36	5.39	7.78	9.49	11.14	13.28	14.86
5	0.41	0.55	0.83	1.15	1.61	2.67	4.35	6.63	9.24	11.07	12.83	15.09	16.75
6	0.68	0.87	1.24	1.64	2.20	3.45	5.35	7.84	10.64	12.59	14.45	16.81	18.55
7	0.99	1.24	1.69	2.17	2.83	4.25	6.35	9.04	12.02	14.07	16.01	18.48	20.28
8	1.34	1.65	2.18	2.73	3.49	5.07	7.34	10.22	13.36	15.51	17.53	20.09	21.95
9	1.73	2.09	2.70	3.33	4.17	5.90	8.34	11.39	14.68	16.92	19.02	21.67	23.59
10	2.16	2.56	3.25	3.94	4.87	6.74	9.34	12.55	15.99	18.31	20.48	23.21	25.19
11	2.60	3.05	3.82	4.57	5.58	7.58	10.34	13.70	17.28	19.68	21.92	24.72	26.76
12	3.07	3.57	4.40	5.23	6.30	8.44	11.34	14.85	18.55	21.03	23.34	26.22	28.30
13	3.57	4.11	5.01	5.89	7.04	9.30	12.34	15.98	19.81	22.36	24.74	27.69	29.82
14	4.07	4.66	5.63	6.57	7.79	10.17	13.34	17.12	21.06	23.68	26.12	29.14	31.32
15	4.60	5.23	6.26	7.26	8.55	11.04	14.34	18.25	22.31	25.00	27.49	30.58	32.80
16	5.14	5.81	6.91	7.96	9.31	11.91	15.34	19.37	23.54	26.30	28.85	32.00	34.27
17	5.70	6.41	7.56	8.67	10.09	12.79	16.34	20.49	24.77	27.59	30.19	33.41	35.72
18	6.26	7.01	8.23	9.39	10.86	13.68	17.34	21.60	25.99	28.87	31.53	34.81	37.16
19	6.84	7.63	8.91	10.12	11.65	14.56	18.34	22.72	27.20	30.14	32.85	36.19	38.58
20	7.43	8.26	9.59	10.85	12.44	15.45	19.34	23.83	28.41	31.41	34.17	37.57	40.00
21	8.03	8.90	10.28	11.59	13.24	16.34	20.34	24.93	29.62	32.67	35.48	38.93	41.40
22	8.64	9.54	10.98	12.34	14.04	17.24	21.34	26.04	90.81	33.92	36.78	40.29	42.80
23	9.26	10.20	11.69	13.09	14.85	18.14	22.34	27.14	32.01	35.17	38.08	41.64	44.18
24	9.89	10.86	12.40	13.85	15.66	19.04	23.34	28.24	33.20	36.42	39.36	42.98	45.56
25	10.52	11.52	13.12	14.61	16.47	19.94	24.34	29.34	34.38	37.65	40.65	44.31	46.93
26	11.16	12.20	13.84	15.38	17.29	20.84	25.34	30.43	35.56	38.89	41.92	45.64	48.29
27	11.81	12.88	14.57	16.15	18.11	21.75	26.34	31.53	36.74	40.11	43.19	46.96	49.64
28	12.46	13.56	15.31	16.93	18.94	22.66	27.34	32.62	37.92	41.34	44.46	48.28	50.99
29	13.12	14.26	16.05	17.71	19.77	23.57	28.34	33.71	39.09	42.56	45.72	49.59	52.34
30	13.79	14.95	16.79	18.49	20.60	24.48	29.34	34.80	40.26	43.77	46.98	50.89	53.67
40	20.71	22.16	24.43	26.51	29.05	33.66	39.34	45.62	51.81	55.70	59.34	63.69	66.77
50	27.99	29.71	32.36	34.76	37.69	42.94	49.33	56.33	63.17	67.50	70.42	76.15	79.49
60	35.53	37.48	40.48	43.19	46.46	52.29	59.33	66.98	74.40	79.08	83.30	88.38	91.95
70	43.28	45.44	48.76	51.74	55.33	61.70	69.33	77.58	85.53	90.53	95.02	100.42	104.22
80	51.17	53.54	57.15	60.39	64.28	71.14	79.33	88.13	96.58	101.88	106.63	112.33	116.32
90	59.20	61.75	65.65	69.13	73.29	80.62	89.33	98.64	107.56	113.14	118.14	124.12	128.30
100	67.33	70.06	74.22	77.93	82.36	90.13	99.33	109.14	118.50	124.34	129.56	135.81	140.17

数字课程学习

⬇ 教学 PPT　　　✑ 自测题

第十八章　秩和检验

前面介绍的一些统计分析方法是基于总体分布是某个已知的分布(如正态分布),对总体参数(如正态分布的均值 μ)进行的检验,这种方法称为参数检验方法(parametric test),比如 t 检验、方差分析。但在实际研究中,总体分布形式通常都是未知的,或分布呈现偏态又无适当的正态转换方式,这种情形下,参数检验方法不适用。

本章将介绍非参数检验(nonparametric test)来解决这一问题。非参数检验也称为任意分布检验(distribution-free test),其对总体不作严格假定,不依赖于总体分布类型,也不对总体参数进行统计推断,其统计推断的基础是比较分布而不是比较参数。第十七章介绍的分类资料的 χ^2 检验就是一种非参数检验方法。

非参数检验无严格的条件限制,适用范围较广,方法简便易学。当资料符合参数检验条件时,非参数检验方法会损失部分信息,导致检验功效降低。即在零假设 H_0 不真时,非参数检验不及参数检验能较灵敏地拒绝 H_0,犯第Ⅱ类错误的概率更大。因此,当资料符合参数检验条件时,应首选参数检验方法。

在不知总体分布的情况下,非参数检验如何利用数据所包含的信息呢?

次序是一组数据的基本信息。将数值按大小次序排队,每个数值在整个数据中均有相应的位置和次序,称为该数据的秩(rank)。在一定的假设下,这些秩及其统计量的分布是可以求出来的,且与原来的总体分布形式无关,可进行所需要的统计推断。

非参数检验方法很多,本章仅介绍基于秩次的非参数检验:单样本和配对设计资料的 Wilcoxon 符号秩和检验、两个独立样本的 Wilcoxon 秩和检验和多个独立样本的秩和检验。

第一节　单样本和配对设计样本的符号秩和检验

符号秩和检验(Wilcoxon signed rank test)适用于单样本资料和配对设计资料,用以推断总体中位数是否等于某个指定值,还可推断配对样本的差值是否来自中位数为零的总体。

一、单样本资料的符号秩和检验

当单样本的数值变量不满足正态分布时,可采用符号秩和检验推断样本所来自的总体与某已知总体的中位数是否相等。其中,已知总体的中位数通常为标准值或大样本观察的稳定值。

　　✍ 例 18-1　已知某地健康人血铅值的中位数为 1.58 mg/L。今在该地某铅矿开采地随机抽取 13 名工人,测得血铅值见表 18-1。问该地铅矿开采工人与当地健康人的血铅值是否相同?

表 18-1 某铅矿 13 名工人与当地健康人的血铅值(mg/L)比较

血铅值 (1)	差值 (2)=(1)-1.58	$\lvert d\rvert$ 的秩次 (3)	符号秩次 (4)
1.55	-0.03	1	-1
2.83	1.25	7	7
5.21	3.63	10	10
2.21	0.63	4	4
2.34	0.76	6	6
5.61	4.03	12	12
6.21	4.63	13	13
3.01	1.43	9	9
1.32	-0.26	3	-3
1.45	-0.13	2	-2
2.95	1.37	8	8
2.33	0.75	5	5
5.51	3.93	11	11

本数据为单样本资料,可考虑用单样本的 t 检验。但对血铅值进行正态性检验,发现其不服从正态分布。故采用非参数的符号秩和检验。

1. 建立假设检验,确定检验水准

H_0:M=1.58,即该地工人的血铅值与健康人相同

H_1:$M\neq$1.58,即该地工人的血铅值与健康人不同

α=0.05

2. 计算统计量

(1) 计算数据的差值 d= 血铅值 -1.58,见表 18-1 第(2)列。

(2) 编秩 将差值绝对值从小到大排序进行编秩,见表 18-1 第(3)列,再给秩次冠以差值的正负,见表 18-1 第(4)列(注意:对差值为 0,舍去不计,样本数 n 减少;差值绝对值相等,取其平均秩次)。

(3) 求秩和 分别求正、负秩和,得到 T_+=85;T_-=6,取两者中绝对值较小者为统计量 T,如下式所示

$$T=\min(T_+,T_-) \tag{式 18-1}$$

本例 T=6,且有正、负秩和之和等于总秩和,即 $T_+ + T_- = \dfrac{(n+1)n}{2}$,$n$ 为差值不为 0 的样本个数。

3. 确定 P 值,做出统计推断结论 当 $n\leqslant50$ 时,根据 n 和 T 值查配对比较的符号秩和 T 界值表(附表 18-1)可得到 T 界值的范围。若计算所得 T 值在此范围内,则 $P>\alpha$;若 T 值在此范围外,则 $P<\alpha$;若 T 值等于此范围的上限或下限,则 $P=\alpha$。

当 $n>50$ 时,无法查表,可作正态近似检验:

$$u = \frac{\lvert T - n(n+1)/4 \rvert - 0.5}{\sqrt{n(n+1)(2n+1)/24}} \tag{式 18-2}$$

当相同秩次较多时,采用校正公式:

$$u = \frac{\left| T - n(n+1)/4 \right| - 0.5}{\sqrt{\dfrac{n(n+1)(2n+1)}{24} - \dfrac{\sum(t_i^3 - t_i)}{48}}}$$

（式18-3）

式中，t_i 为相同秩次的个数。如差值绝对值的秩次中有两个2、三个4，则 $t_1=2$，$t_2=3$。

本例 $n=13$，$T=6$，查附表18-1得到双侧0.05对应的界值范围为(17,74)，$T=6$，则 $P<0.05$，按 $\alpha=0.05$ 水平，拒绝 H_0，接受 H_1，可认为该地工人的血铅值与健康人不同。

二、配对设计资料的符号秩和检验

配对设计资料的符号秩和检验（Wilcoxon signed rank test）用于检验配对资料的差值是否来自中位数为0的总体。其应用条件为：配对资料的差值不满足正态分布。

该检验的基本思想为：若 H_0 成立，即差值总体的中位数为0，理论上样本的正负秩和应相等，为总秩和的一半，即 $T=\dfrac{(n+1)n}{4}$。由于抽样误差的存在，T 值应接近 $\dfrac{(n+1)n}{4}$。若统计量 T 值在该值附近范围，则认为差异是由于抽样误差造成，$P>\alpha$，不拒绝 H_0；反之，T 值超出该范围或等于此范围界值，表明 T 与 $\dfrac{(n+1)n}{4}$ 的差距较大，$P\leqslant\alpha$，拒绝 H_0。

例18-2 为了研究植物蛋白饮料中脂肪含量，采用哥特里－罗紫法与脂肪酸水解法进行脂肪含量的测定。检测结果见表18-2，问两种方法的测定结果是否有差别？

表18-2 植物蛋白饮料中脂肪含量（g/100 g）

配对号 (1)	哥特里－罗紫法 (2)	脂肪酸水解法 (3)	差值 d (4)=(2)-(3)	符号秩次 (5)
1	0.975	0.397	0.578	9
2	0.871	0.216	0.655	10
3	0.740	0.722	0.018	4
4	0.754	0.766	−0.012	−1.5
5	0.851	0.590	0.261	7
6	0.591	0.508	0.083	6
7	0.632	0.615	0.017	3
8	0.677	0.689	−0.012	−1.5
9	0.979	0.418	0.561	8
10	0.675	0.601	0.074	5

本数据为配对设计资料，目的在于哥特里－罗紫法与脂肪酸水解法测定脂肪含量有无差别，可考虑用配对设计的 t 检验。但对差值进行正态性检验，发现其不服从正态分布。故采用非参数的符号秩和检验。

1. 建立假设检验

H_0：$M_d=0$，差值总体中位数为0

H_1：$M_d\neq0$，差值总体中位数不为0

$\alpha=0.05$

2. 计算统计量

（1）计算各对数据的差值　见表18-2第（4）列。

（2）编秩　将差值绝对值从小到大排序进行编秩，见表18-2第（5）列。有两个差值为"-0.012"，本应编秩为1、2，取平均秩(1+2)/2=1.5。再分别冠以差值的正负号，因为两值均为负，都冠以负号。

（3）求秩和　分别求正、负秩和，得到$T_+=52$，$T_-=3.0$，取两者中绝对值较小者为统计量T，本例$T=3.0$。

3. 确定P值，做出推断结论　本例$n=10$，$T=3.0$，查附表18-1得到双侧0.05对应的界值范围为(10, 56)，$T=3.0$，则$P<0.05$，按$\alpha=0.05$水平拒绝H_0，认为哥特里-罗紫法与脂肪酸水解法测定脂肪含量的结果有差别。

第二节　两独立样本比较的秩和检验（Wilcoxon 法）

Wilcoxon秩和检验（Wilcoxon rank sum test）可对计量资料、等级资料和频数表资料的两独立样本进行假设检验，比较两总体的分布位置是否相同，即两总体的中位数是否相等。

一、数值变量两独立样本的秩和检验

两独立样本均数比较的t检验，要求样本资料的总体服从正态分布，当资料不满足该条件时，可采用两独立样本的秩和检验。

例 18-3　某医生随机抽取健康人和脑炎患者各10例，测定尿酸排出量(mg/dL)，结果如表18-3，问健康人和脑炎患者尿酸排出量有无差别。

表 18-3　健康人和脑炎患者尿酸排出量（mg/dL）检测结果

健康人		脑炎患者	
尿酸排出量（mg/dL）	秩次	尿酸排出量（mg/dL）	秩次
3.43	5	14.50	19
4.49	8	5.15	12
2.60	2	13.58	17
5.11	11	3.89	7
5.23	13	4.64	9.5
3.88	6	7.19	16
4.64	9.5	6.57	15
3.17	3	13.95	18
2.05	1	3.32	4
5.96	14	15.00	20

该例属成组设计，目的在于比较健康人和脑炎患者尿酸排出量有无差别，可考虑用成组设计的t检验。对两组尿中尿酸含量进行正态性检验，发现其不服从正态分布。可用非参数的两独立样本比较的秩和检验。

1. 建立假设检验，确定检验水准

H_0：健康人和脑炎患者尿中尿酸排出量总体中位数相同

H_1：健康人和脑炎患者尿中尿酸排出量总体中位数不同

$\alpha=0.05$

2. 计算统计量

(1) 编秩 将两组数据合起来由小到大统一编秩(表18-3)。若相同观察值在不同组,则取原来秩次的平均秩;若在同一组,则不用取平均秩。如:两组尿中酸含量各有一个 4.64 mg/dL,其秩次分别是 9、10,平均秩次为9.5。

(2) 求秩和 两独立样本的样本量分别为 n_1、n_2,相应的秩和分别为 T_1 和 T_2,取样本量小者的秩和作为统计量 T 值,即:若 $n_1<n_2$,则 $T=T_1$;若 $n_1=n_2$,可任意取一组的秩和作为统计量 T。两组秩和的合计等于总秩和,即 $T_1+T_2=\dfrac{(N+1)N}{2}$,$N=n_1+n_2$。

本例中,健康人组的秩和 $T_1=72.5$,$n_1=10$;脑炎患者组的秩和 $T_2=137.5$,$n_2=10$。选择脑炎患者组的秩和 $T_2=137.5$ 作为检验统计量。

3. 确定 P 值,做出统计推断结论 当 $n_1\le10$,$n_2-n_1\le10$ 时,查两样本比较的秩和 T 界值检验表(附表18-2),可得到 T 界值的范围。若计算所得 T 值在此范围内,则 $P>\alpha$;若 T 值在此范围外,则 $P<\alpha$;若 T 值等于此范围的上限或下限,则 $P=\alpha$。

当 n_1、n_2 超出 T 界值表范围时,可作正态近似检验:

$$u=\frac{|T-n_1(N+1)/2|-0.5}{n_1n_2(N+1)/12}\qquad(式18-4)$$

当相同秩次较多时,采用校正公式:

$$u=\frac{|T-n_1(N+1)/2|-0.5}{\sqrt{\dfrac{n_1n_2(N+1)}{12}\left[1-\dfrac{\sum(t_j^3-t_j)}{N^3-N}\right]}}\qquad(式18-5)$$

式中,t_1 为相同秩次的个数。

本例 $n_1=10$,$n_2-n_1=0$,双侧 0.05 对应的界值为 (78,132),$T=137.5$,则 $P<0.05$,按 $\alpha=0.05$ 水平拒绝 H_0,接受 H_1,可认为健康人和脑炎患者尿酸排出量有差别。

二、等级资料和频数表资料的秩和检验

当计量资料为频数表资料时,其观测值按照频率表区间进行分组,等级资料则按照有序分类的等级进行分组。现以等级资料为例,介绍这种类型两独立样本比较的秩和检验。

例18-4 某医院分别采用中药和西药治疗慢性胃炎患者215例。疗效见表18-4。问用中药和西药治疗慢性胃炎的疗效有无差别?

表18-4 采用中药和西药治疗慢性胃炎疗效比较

疗效 (1)	中药组 (2)	西药组 (3)	合计 (4)	秩次范围 (5)	平均秩次 (6)	秩和 中药组 (7)=(2)×(6)	秩和 西药组 (8)=(3)×(6)
控制	32	62	94	1~94	47.5	1 520	2 945
显效	44	39	83	95~177	136	5 984	5 304
好转	13	12	25	178~202	190	2 470	2 280
无效	5	8	13	203~215	209	1 045	1 672
合计	94	121	215	—	—	$T_1=12\,201$	$T_2=11\,019$

1. 建立假设检验

H_0：中药和西药治疗慢性胃炎疗效的总体中位数相同

H_1：中药和西药治疗慢性胃炎疗效的总体中位数不同

$\alpha=0.05$

2. 计算统计量

(1) 先确定各等级的合计频数[表18-4的第(4)列]、秩范围[表18-4的第(5)列]和秩范围的平均秩[表18-4的第(6)列]。

(2) 计算中药组和西药组的秩和，即各等级的频数与平均秩的乘积之和，见表18-4的第(7)列和第(8)列。

(3) 取样本量小者的秩和作为统计量 T 值。本例中，取中药组的秩和 $T=12\ 201$。

3. 确定 P 值，做出统计推断结论　本例 $n_1=94,n_2=121$，超出了两样本比较的秩和 T 界值表(附表18-2)范围，可作正态近似检验。因资料中相同秩次太多，由式(18-5)可得

$$\sum (t_i^3-t_i) = (94^3-94)+(83^3-83)+(25^3-25)+(13^3-13) = 1\ 419\ 978$$

$$n_1=94, n_2=121, N=215, T=12\ 201$$

$$u=\frac{|12\ 201-94\times(215+1)/2|-0.5}{\sqrt{\dfrac{94\times121(215+1)}{12}\left(1-\dfrac{1\ 419\ 978}{215^3-215}\right)}}=4.89$$

双侧界值 $u_{0.05}=1.96,u>u_{0.05}$，故 $P<0.05$，按 $\alpha=0.05$ 的水平拒绝 H_0，接受 H_1，中药和西药治疗慢性胃炎疗效的总体中位数不同。西药组疗效好于中药组，疗效由好到差排序，平均秩越小疗效越好。

本例中变量"疗效"为等级资料，对应频数表资料的区间范围，非参数的秩和检验方法充分利用等级顺序的信息，更适合单向有序资料的比较。

第三节　多样本的 H 检验(Kruskal-Wallis 法)

多个独立样本均数的比较，若样本资料总体服从正态分布且方差齐，应采用方差分析；当资料不满足上述条件时，可采用本节介绍的多样本比较的秩和检验方法(Kruskal-Wallis 法)。其目的是通过多个样本的秩和来推断多个样本所分别代表总体的分布位置是否相同。此法适用于不满足参数检验条件的数值变量资料和有序分类资料，亦称为 H 检验。

一、数值变量多组独立样本的秩和检验

例 18-5　某研究观察用三种药物对大鼠血液的影响，将大鼠随机分成 3 组，分别测其抗凝血酶活力(U)，结果见表18-5。问三种药物对抗凝血酶活力是否有差别？

表 18-5　三组大鼠抗凝血酶活力(U)比较

A 药组(1)	秩次(2)	B 药组(3)	秩次(4)	C 药组(5)	秩次(6)
102	1	133	6	156	14.5
132	5	145	9	155	13
122	3	136	7	179	21
140	8	154	11.5	188	24
146	10	160	18	180	22

A 药组(1)	秩次(2)	B 药组(3)	秩次(4)	C 药组(5)	秩次(6)
128	4	156	14.5	162	19
154	11.5	167	20	159	17
119	2	158	16	200	24
R_i	44.5	–	102	–	154.5
n_i	8		8		8
$\overline{R}_j$	5.56		12.75		19.31

1. 建立假设检验,确定检验水准

H_0:三组大鼠抗凝血酶活力总体分布相同

H_1:三组大鼠抗凝血酶活力总体分布不同或不全相同

$\alpha=0.05$

2. 计算统计量 H 值

(1) 编秩 多个样本观察值混合起来从小到大进行编秩。若相同观察值在不同组,则取原来秩次的平均秩;若在同一组,则不用取平均秩。如(1)、(3)栏各有一个154,均取原秩次11、12的平均秩为11.5。

(2) 求秩和 分别计算各个样本的秩和 T_i,可用 $\sum T_i = \dfrac{(N+1)N}{2}$ 检验 T_i 是否正确。

$$H=\frac{12}{N(N+1)}\sum\frac{R_i^2}{n_i}-3(N+1) \tag{式 18-6}$$

当相同秩次较多时(尤其是等级资料),采用校正公式:

$$H_c=\frac{H}{1-\sum(t_i^3-t_i)/(N^3-N)} \tag{式 18-7}$$

式中, t_i 为相同秩次的个数。

本例按式(18-6)得

$$H=\frac{12}{24(24+1)}\left(\frac{44.5^2}{8}+\frac{102^2}{8}+\frac{154.5^2}{8}\right)-3(24+1)=15.636$$

3. 确定 P 值,做出统计推断结论 当组数 $k=3$, $n_i \leq 5$ 时,可查 H 界值表(附表18-3),得出 P 值;当 $k>3$ 或 $n_i>5$, H 或 H_c 近似服从自由度 $v=k-1$ 的 χ^2 分布时,按 χ^2 界值表确定 P 值。

本例 $k=3$, $n_i=8$, $v=k-1=3-1=2$,由 χ^2 界值表(附表17-4, $P<0.05$,按 $\alpha=0.05$ 水平拒绝 H_0,接受 H_1,可认为三组大鼠抗凝血酶活力总体不同或不全相同。

此时,还需要对三组大鼠抗凝血酶活力进行多重比较,才能得到究竟哪些组别之间存在差异。这里采用 t 检验,公式为

$$t=\frac{\overline{T}_i-\overline{T}_j}{\sqrt{\dfrac{N(N+1)(N-1-H)}{12(N-K)}\left(\dfrac{1}{n_i}+\dfrac{1}{n_j}\right)}} \tag{式 18-8}$$

式中,平均秩 $\overline{T}_i=\dfrac{T_i}{n_i}$, H 如式(18-6)所示。 T 统计量的自由度 $v=N-k=21$。由 t 界值表(附表16-1),多重比较的结果见表18-6。

表18-6　三组大鼠抗凝血酶活力(U)多重比较

对比组	n_i	n_j	$\bar{R}_i$	$\bar{R}_j$	t	p
A 与 B	8	8	5.56	12.75	1.640	$0.1<P<0.2$
A 与 C	8	8	5.56	19.31	3.135	$P<0.05$
B 与 C	8	8	12.75	19.31	1.496	$0.1<P<0.2$

可见,按 $\alpha=0.05$ 水平,拒绝 H_0,接受 H_1,可认为 A 药组与 B 药组大鼠抗凝血酶活力有差别。

二、等级资料和频数表资料多组样本的秩和检验

例18-6　三种疾病患者尿蛋白检查结果见表18-7,问三种疾病患者尿蛋白等级分布有无差别?

表18-7　三种疾病患者尿蛋白等级分布比较

尿蛋白等级	例数			合计(4)	秩次范围(5)	平均秩次(6)	秩和		
	肾盂肾炎(1)	膀胱炎(2)	肾结石(3)				肾盂肾炎(7)	膀胱炎(8)	肾结石(9)
−	0	3	6	9	1~9	5	0	15	30
+	3	8	8	19	10~28	19	57	152	152
++	11	8	4	23	29~51	40	440	320	160
+++	8	3	2	13	52~64	58	464	174	116
合计	22	22	20	64	−	−	961	661	458

1. 建立假设检验

H_0:三种疾病患者尿蛋白总体分布相同

H_1:三种疾病患者尿蛋白总体分布不同或不全相同

$\alpha=0.05$

2. 计算统计量 H 值

(1) 编秩　编秩方法同两组的等级资料例18-4。各等级的合计频数、秩范围和平均秩见表18-7的第 (4)~(6) 列。

(2) 计算甲、乙、丙三组的秩和,即各等级的频数与平均秩的乘积之和,结果见表第(7)、(8)、(9)栏。

采用校正的 H_c 值

$$H=\frac{12}{64(64+1)}\left(\frac{961^2}{22}+\frac{661^2}{22}+\frac{458^2}{20}\right)-3(64+1)=13.634$$

$$H_c=\frac{13.634}{1-\dfrac{(9^3-9)+(19^3-19)+(23^3-23)+(13^3-13)}{64^3-64}}=14.876$$

3. 确定 P 值,做出统计推断结论　本例组数 $k=3$,各组的例数均大于 5,H_c 近似服从自由度 $v=k-1$ 的 χ^2 分布,按 χ^2 界值表确定 P 值。本例 $H_c=14.876$,$\chi^2_{0.05(2)}=5.99$,$\chi^2>\chi^2_{0.05(2)}$,$P<0.05$,按 $\alpha=0.05$ 水平拒绝 H_0,接受 H_1,可认为三种疾病患者尿蛋白等级分布有差别。多重比较的方法可参照式(18-8)。

(黎燕宁)

附表 18-1 T界值表（配对比较的符号秩和检验用）

n	单侧 0.05 双侧 0.10	0.025 0.05	0.01 0.02	0.005 0.010
5	1 ~ 15			
6	2 ~ 19	0 ~ 21		
7	3 ~ 25	2 ~ 26	0 ~ 28	
8	5 ~ 31	3 ~ 33	1 ~ 35	0 ~ 36
9	8 ~ 37	5 ~ 40	3 ~ 42	1 ~ 44
10	10 ~ 45	8 ~ 47	5 ~ 50	3 ~ 52
11	13 ~ 53	10 ~ 56	7 ~ 59	5 ~ 61
12	17 ~ 61	13 ~ 65	9 ~ 69	7 ~ 71
13	21 ~ 70	17 ~ 74	12 ~ 79	9 ~ 82
14	25 ~ 80	21 ~ 84	15 ~ 90	12 ~ 93
15	30 ~ 90	25 ~ 95	19 ~ 101	15 ~ 105
16	35 ~ 101	29 ~ 107	23 ~ 113	19 ~ 117
17	41 ~ 112	34 ~ 119	27 ~ 126	23 ~ 130
18	47 ~ 124	40 ~ 131	32 ~ 139	27 ~ 144
19	53 ~ 137	46 ~ 144	37 ~ 153	32 ~ 158
20	60 ~ 150	52 ~ 158	43 ~ 167	37 ~ 173
21	67 ~ 164	58 ~ 173	49 ~ 182	42 ~ 189
22	75 ~ 178	65 ~ 188	55 ~ 198	48 ~ 205
23	83 ~ 193	73 ~ 203	62 ~ 214	54 ~ 222
24	91 ~ 209	81 ~ 219	69 ~ 231	61 ~ 239
25	100 ~ 225	89 ~ 236	76 ~ 249	68 ~ 257
26	110 ~ 241	98 ~ 253	84 ~ 267	75 ~ 276
27	119 ~ 259	107 ~ 271	92 ~ 286	83 ~ 295
28	130 ~ 276	116 ~ 290	101 ~ 305	91 ~ 315
29	140 ~ 295	126 ~ 309	110 ~ 325	100 ~ 335
30	151 ~ 314	137 ~ 328	120 ~ 345	109 ~ 356
31	163 ~ 333	147 ~ 349	130 ~ 366	118 ~ 378
32	175 ~ 353	159 ~ 369	140 ~ 388	128 ~ 400
33	187 ~ 374	170 ~ 391	151 ~ 410	138 ~ 423
34	200 ~ 395	182 ~ 413	162 ~ 433	148 ~ 447
35	213 ~ 417	195 ~ 435	173 ~ 457	159 ~ 471
36	227 ~ 439	208 ~ 458	185 ~ 481	171 ~ 495
37	241 ~ 462	221 ~ 482	198 ~ 505	182 ~ 521
38	256 ~ 485	235 ~ 506	211 ~ 530	194 ~ 547
39	271 ~ 509	249 ~ 531	224 ~ 556	207 ~ 573
40	286 ~ 534	264 ~ 556	238 ~ 582	220 ~ 600
41	302 ~ 559	279 ~ 582	252 ~ 609	233 ~ 628
42	319 ~ 584	294 ~ 609	266 ~ 637	247 ~ 656
43	336 ~ 610	310 ~ 636	281 ~ 665	261 ~ 685
44	353 ~ 637	327 ~ 663	296 ~ 694	276 ~ 714
45	371 ~ 664	343 ~ 692	312 ~ 723	291 ~ 744
46	389 ~ 692	361 ~ 720	328 ~ 753	307 ~ 774
47	407 ~ 721	378 ~ 750	345 ~ 783	322 ~ 806
48	426 ~ 750	396 ~ 780	362 ~ 814	339 ~ 837
49	446 ~ 779	415 ~ 810	379 ~ 846	355 ~ 870
50	466 ~ 809	434 ~ 841	397 ~ 878	373 ~ 902

附表 18-2 T界值表（两样本比较的秩和检验用）

	单侧	双侧
1 行	$P=0.05$	$P=0.10$
2 行	$P=0.025$	$P=0.05$
3 行	$P=0.01$	$P=0.02$
4 行	$P=0.005$	$P=0.01$

n_1 较小 n	n_2-n_1										
	0	1	2	3	4	5	6	7	8	9	10
2				3~13	3~15	3~17	4~18	4~20	4~22	4~24	5~25
							3~19	3~21	3~23	3~25	4~26
3	6~15	6~18	7~20	8~22	8~25	9~27	10~29	10~32	11~34	11~37	12~39
			6~21	7~23	7~26	8~28	8~31	9~33	9~36	10~38	10~41
					6~27	6~30	7~32	7~35	7~38	8~40	8~43
							6~33	6~36	6~39	7~41	7~44
4	11~25	12~28	13~31	14~34	15~37	16~40	17~43	18~46	19~49	20~52	21~55
	10~26	11~29	12~32	13~35	14~38	14~42	15~45	16~48	17~51	18~54	19~57
		10~30	11~33	11~37	12~40	13~43	13~47	14~50	15~53	15~57	16~60
			10~34	10~38	11~41	11~45	12~48	12~52	13~55	13~59	14~62
5	19~36	20~40	21~44	23~47	24~51	26~54	27~58	28~62	30~65	31~69	33~72
	17~38	18~42	20~45	21~49	22~53	23~57	24~61	26~64	27~68	28~72	29~76
	16~39	17~43	18~47	19~51	20~55	21~59	22~63	23~67	24~71	25~75	26~79
	15~40	16~44	16~49	17~53	18~57	19~61	20~65	21~69	22~73	22~78	23~82
6	28~50	29~55	31~59	33~63	35~67	37~71	38~76	40~80	42~84	44~88	46~92
	26~52	27~57	29~61	31~65	32~70	34~74	35~79	37~83	38~88	40~92	42~96
	24~54	25~59	27~63	28~68	29~73	30~78	32~82	33~87	34~92	36~96	37~101
	23~55	24~60	25~65	26~70	27~75	28~80	30~84	31~89	32~94	33~99	32~104
7	39~66	41~71	43~76	45~81	47~86	49~91	52~95	54~100	46~105	58~110	61~114
	36~69	38~74	40~79	42~84	44~89	46~94	48~99	50~104	52~109	54~114	56~119
	34~71	35~77	37~82	39~87	40~93	42~98	44~103	45~109	47~114	49~119	51~124
	32~73	34~78	35~84	37~89	38~95	40~100	41~106	43~111	44~117	45~122	47~128
8	51~85	54~90	56~96	59~101	62~106	64~112	67~117	69~123	72~128	75~133	77~139
	49~87	51~93	53~99	55~105	58~110	60~116	62~122	65~127	67~133	70~138	72~144
	45~91	47~97	49~103	51~109	53~115	56~120	58~126	60~132	62~138	64~144	66~150
	43~93	45~99	47~105	49~111	51~117	53~123	54~130	56~136	58~142	60~148	62~154
9	66~105	69~111	72~117	75~123	78~129	81~135	84~141	87~147	90~153	93~159	96~165
	62~109	65~115	68~121	71~127	73~134	76~140	79~146	82~152	84~159	87~165	90~171
	59~112	61~119	63~126	66~132	68~139	71~145	73~152	76~158	78~165	81~171	83~178
	56~115	58~122	61~128	63~135	65~142	67~149	69~156	72~162	74~169	76~176	78~183
10	82~128	86~134	89~141	92~148	96~154	99~161	103~167	106~174	110~180	113~187	117~193
	78~132	81~139	84~146	88~152	91~159	94~166	97~173	100~180	103~187	107~193	110~200
	74~136	77~143	79~151	82~158	85~165	88~172	91~179	93~187	96~194	99~201	102~208
	71~139	73~147	76~154	79~161	81~169	84~176	86~184	89~191	92~198	94~206	97~213

附表 18-3　H 界值表（三样本比较的秩和检验用）

n	n_1	n_2	n_3	P 0.05	P 0.01
7	3	2	2	4.71	
	3	3	1	5.14	
8	3	3	2	5.36	
	4	2	2	5.33	
	4	3	1	5.21	
	5	2	1	5.00	
9	3	3	3	5.60	7.20
	4	3	2	5.44	6.44
	4	4	1	4.97	6.67
	5	2	2	5.16	6.53
	5	3	1	4.96	
10	4	3	3	5.73	6.75
	4	4	2	5.49	7.04
	5	3	2	5.25	6.82
	5	4	1	4.99	6.95
11	4	4	3	5.60	7.14
	5	3	3	5.65	7.08
	5	4	2	5.27	7.12
	5	5	1	5.13	7.31
12	4	4	4	5.69	7.65
	5	4	3	5.63	7.44
	5	5	2	5.34	7.27
13	5	4	4	5.62	7.76
	5	5	3	5.71	7.54
14	5	5	4	5.64	7.79
15	5	5	5	5.78	7.98

数字课程学习

⬇ 教学 PPT　　📝 自测题

第十九章

直线相关与回归分析

前面所介绍的统计学方法,讨论如何推断某个变量在不同组别是否存在差异。在医学研究中,常常还需要分析不同变量之间的关系,如身高与体重,年龄与血压等。两个变量之间的关系大致有两种:一种是两个变量是共同变化的,一个变量增大,另一个也随之增大或减小,可通过相关(correlation)分析的方法来刻画两变量之间的关系;另一种是两个变量中的一个变量依存于另一个变量,可用回归(regression)的方法去研究两个变量之间的关系。

相关和回归的方法很多,若两个变量之间呈线性共变或线性依存,则称为直线相关或直线回归。本章主要介绍这两种最基本的相关和回归方法。

第一节 直线相关

一、直线相关的概念

双变量之间线性的联系称为直线相关(linear correlation),如父亲身高与儿子身高的关系。直线相关用于双变量正态资料,可通过散点图来表示双变量之间的相关关系。

1. 散点图 将双变量分别对应坐标轴的横、纵坐标,所得的图形即为散点图。

2. 相关种类 散点图中点的分布形态和密集程度可直观说明双变量之间的直线关系和相关的密切程度,通常有以下几个种类。

(1)正相关(positive correlation) Y 变量随着 X 变量的增大而线性增大,各点排列越集中,则相关关系越密切[图19-1(a)]。

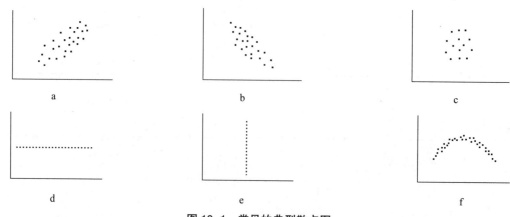

图19-1 常见的典型散点图

(2) 负相关(negative correlation) Y 变量随着 X 变量的增大而线性减小,各点排列越集中,则相关关系越密切[图 19-1(b)]。

(3) 零相关(zero correlation) Y 变量不随 X 变量的改变而改变,无直线相关性[图 19-1(c-e)]。

(4) 非直线相关(nonlinear correlation) 散点的趋势不呈直线而呈曲线[图 19-1(f)]。

二、直线相关系数的计算和假设检验

✍ 例 19-1 某大学随机抽取 15 名 18 岁女大学生,测量其身高与体重,测得数据如表 19-1,请问这些女大学生身高与体重之间是否有线性相关? 相关程度如何?

表 19-1 15 名 18 岁女大学生身高(cm)与体重(kg)数据

编号	身高 X	体重 Y	XY	X^2	Y^2
1	149	43	6 407	22 201	1 849
2	166	53	8 798	27 556	2 809
3	160	49	7 840	25 600	2 401
4	154	47	7 238	23 716	2 209
5	162	50	8 100	26 244	2 500
6	158	52	8 216	24 964	2 704
7	150	43	6 450	22 500	1 849
8	168	52	8 736	28 224	2 704
9	163	55	8 965	26 569	3 025
10	158	49	7 742	24 964	2 401
11	167	57	9 519	27 889	3 249
12	162	51	8 262	26 244	2 601
13	155	46	7 130	24 025	2 116
14	165	54	8 910	27 225	2 916
15	148	41	6 068	21 904	1 681
合计	2 385	742	118 381	379 825	37 014

具体分析步骤如下:

(一) 绘制散点图

以身高为横轴,体重为纵轴作散点图(图 19-2)。散点图可以简单而直观地表示两变量间的线性关系。图 19-2 中,各散点呈现上升的趋势,表明体重随身高增高而增高。

(二) 计算相关系数

双变量之间相关性的强度可用相关系数(correlation coefficient)来描述。Pearson 相关系数的计算公式为

$$r = \frac{l_{XY}}{\sqrt{l_{XX}l_{YY}}} = \frac{\sum(X-\bar{X})(Y-\bar{Y})}{\sqrt{\sum(X-\bar{X})^2\sum(Y-\bar{Y})^2}} \qquad (\text{式 19-1})$$

式中,l_{XX}、l_{YY}、l_{XY} 分别表示变量 X 的离均差平方和、Y 的离均差平方和、X 与 Y 的离均差乘积和。为便于计算,l_{XX}、l_{YY}、l_{XY} 可简化为

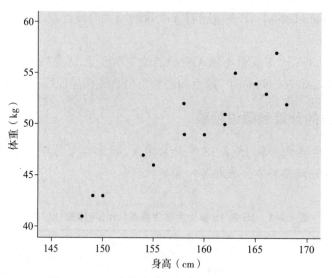

图 19-2　15 名女大学生身高和体重的散点图

$$l_{XX} = \sum (X - \overline{X})^2 = \sum X^2 - \frac{(\sum X)^2}{n} \qquad \text{(式 19-2)}$$

$$l_{YY} = \sum (Y - \overline{Y})^2 = \sum Y^2 - \frac{(\sum Y)^2}{n} \qquad \text{(式 19-3)}$$

$$l_{XY} = \sum (X - \overline{X})(Y - \overline{Y}) = \sum XY - \frac{(\sum X)(\sum Y)}{n} \qquad \text{(式 19-4)}$$

本例中,变量 X、Y 分别为女大学生的身高和体重,有

$\sum X = 2\ 385, \sum X^2 = 379\ 825, \sum Y = 742, \sum Y^2 = 37\ 014, \sum XY = 118\ 381$。由式(19-2)至式(19-4)可得到

$$l_{XX} = 610, l_{YY} = 309.73, l_{XY} = 403$$

代入式(19-1),得到女大学生身高与体重的相关系数为

$$r = \frac{403}{\sqrt{610 \times 309.73}} = 0.927\ 1$$

从上述计算公式,可总结出相关系数的特点如下:①相关系数 r 是个无单位的数值,$-1 \leqslant r \leqslant 1$;② $r > 0$ 表示正相关,$r < 0$ 表示负相关,$r = 0$ 表示零相关;③ $|r|$ 的大小描述双变量相关程度的大小,$|r|$ 越接近于 1 则相关性越好,反之,接近于 0 则相关性越差。

(三) 相关系数的假设检验

由于分析的数据通常是来自某总体的一个样本,故所得的相关系数 r 为样本相关系数,是总体相关系数 ρ 的一个点估计。由于抽样误差的存在,还应对总体相关系数 ρ 是否为 0 进行假设检验,判断两个变量 X 和 Y 之间是否真的存在相关关系,一般采用 t 检验法(也可直接用 r 检验,参照附表 19-1　 r 界值表确定 P 值,自由度 $v = n-2$),其公式为

$$t_r = \frac{r-0}{s_r}, v = n-2 \qquad \text{(式 19-5)}$$

$$s_r = \sqrt{\frac{1-r^2}{n-2}} \qquad \text{(式 19-6)}$$

本例中,还要对计算出的样本相关系数进行假设检验。检验步骤如下:

1. 建立假设检验

$H_0 : \rho = 0$,总体相关系数为 0

$H_1 : \rho \neq 0$,总体相关系数为不为 0

α=0.05

2. 由式(19-5)计算 *t* 统计量

$$t_r = \frac{0.927\ 1-0}{\sqrt{\dfrac{1-0.927\ 1^2}{15-2}}} = 8.921, v=13$$

3. 确定 *P* 值,得出结论

(1) 查 *t* 界值表 得双侧 $t_{0.05,13}=2.160, t_r > t_{0.05,13}$ 则 $P<0.05$,按 *α*=0.05 水平拒绝 H_0,可认为女大学生身高与体重相关系数不为 0,两者间具有正相关。

(2) 查 *r* 界值表(附表 19-1)得双侧 $r_{0.05,13}=0.514$,故 $r > r_{0.05,13}$,则 $P<0.05$,按 *α*=0.05 水平同样拒绝 H_0,可认为女大学生身高与体重具有相关性。

从上面的例子可以看出,直线相关是双变量之间最简单的关系,通常从以下几个方面进行分析:①统计描述:两变量间是否具有相关性,线性或非线性,正相关还是负相关;②统计推断:两变量间的线性关系是否有统计学意义,相关程度如何;③统计应用:相关系数大小和方向,需要结合专业知识进行解释。

三、直线相关分析中应注意的问题

直线相关分析中应注意的问题包括:①作直线相关分析前必须作散点图;②出现异常值时慎用相关,异常值对相关系数的影响较大;③ Pearson 相关系数的计算适用于双变量正态的资料;④相关关系不一定是因果关系,相关未必真有内在联系;⑤样本的相关系数接近零并不意味着两变量间一定无关;⑥分层资料盲目合并易出假象。

第二节 直 线 回 归

一、直线回归的概念

直线相关研究两个变量之间的线性关系的强度和方向,两者不分主次。但在医学研究中,通常需要调查易观测的变量,再对难观测变量的变化趋势进行预测。直线回归(linear regression)是研究一个变量(因变量)随一个或者多个变量(自变量)线性变化的统计学方法,如糖尿病患者的血糖(因变量)随胰岛素和生长素(自变量)变化的关系。最简单的情形就是一个因变量随着一个自变量线性变化的简单直线回归(simple linear regression)。本节将重点介绍这种直线回归方法。

二、直线回归系数的计算

这里以例 19-1 进行回归分析。研究女大学生体重 *Y* 随身高 *X* 变化的关系,通常可用一个直线方程来描述两变量之间的线性依存关系。这种直线方程称为直线回归方程(linear regression equation)。其表达形式为

$$Y=\alpha+\beta X+\varepsilon \tag{式 19-7}$$

在此直线回归模型中,自变量 *X* 又称为解释变量,是独立变量,可以是随机的,也可以是人为控制和选择的。因变量 *Y* 又称为反应变量,是非独立的,受 *X* 影响。*ε* 是随机误差,*α* 是回归直线的截距,*β* 是直线的斜率,即总体回归系数。由于在实际资料分析中,*α* 和 *β* 往往未知,故用样本数据来进行估计,设定 *a* 和 *b* 是 *α* 和 *β* 的估计值,可得样本资料的直线回归方程,如下式所示。

$$\hat{Y}=a+bX \tag{式 19-8}$$

式中,$\hat{Y}$是给定 X 时直线回归方程给出的 Y 的估计值,b 为回归系数(regression coefficient),a 为常数项。由最小二乘法给出的 a、b 的计算公式为

$$b = \frac{l_{XY}}{l_{XX}} = \frac{\sum (X - \bar{X})(Y - \bar{Y})}{\sum (X - \bar{X})^2} \tag{式 19-9}$$

$$a = \bar{Y} - bX \tag{式 19-10}$$

常数项 a 为回归直线在 Y 轴上的截距,其统计学意义为 X 取 0 时方程所估计的 Y 的平均水平,截距的解释一定要符合实际。如研究血压对血浆黏度的回归方程中,不能把截距解释为血压为 0 时的平均血浆黏度。可见,只有 X 能取到 0 时,a 才有意义。

回归系数 b 即为直线的斜率,其统计学意义是 X 每增加或减少一个单位,Y 平均改变 b 个单位。b 越大表示直线变化的趋势越陡。$b>0$,表示 Y 随 X 呈同向直线变化;$b<0$,表示 Y 随 X 呈反向直线变化;$b=0$,表示 Y 与 X 无线性回归关系,但可能有非线性回归关系。

本例中,可计算出女大学生身高(自变量 X)与体重(因变量 Y)的直线回归方程。具体步骤如下:

(一) 绘制散点图

根据表 19-1 的数据绘制散点图(图 19-2),考察两个变量之间是否存在线性趋势。

(二) 计算回归系数和常数项

$$n=15, \sum Y=742, \sum X=2\ 385$$

$$l_{XX}=610, l_{XY}=403$$

代入式(19-9)和式(19-10)得到 $b=0.66$,$a=-55.578$

则直线回归方程为

$$\hat{Y}=-55.578+0.66X$$

三、回归系数的假设检验

样本回归方程是 $\hat{Y}=a+bX$ 对总体回归方程 $Y=\alpha+\beta X$ 的估计,而 β 是否为 0 是直线回归方程是否存在的关键。由于抽样误差的存在,需要对总体回归系数 β 是否为 0 进行假设检验,可用方差分析和 t 检验。

1. 方差分析 总体的变异可认为是回归模型所解释的变异与剩下的残差变异的总和,即为

$$SS_{\text{总}}=SS_{\text{回}}+SS_{\text{残}} \tag{式 19-11}$$

式中,$SS_{\text{总}} = \sum (Y - \bar{Y})^2$ 是 Y 的离均差平方和,反映回归前 Y 的总变异,自由度 $v_{\text{总}}=n-1$;$SS_{\text{回}} = \sum (\hat{Y} - \bar{Y})^2$ 是 Y 的总变异中可用 X 解释的部分,即回归模型所作的贡献,$SS_{\text{回}}$ 越大说明回归效果越好,自由度 $v_{\text{回}}=1$;$SS_{\text{残}}=\sum (Y - \hat{Y})^2$ 为回归后的残差平方和,即在 Y 的总变异中无法用 Y 与 X 的回归关系解释的那部分变异,自由度 $v_{\text{残}}=n-2$。

建立假设检验,确定检验水平:

H_0:$\beta=0$,总体回归系数为 0

H_1:$\beta\neq0$,总体回归系数不为 0

$\alpha=0.05$

构建 F 统计量

$$F = \frac{MS_{\text{回}}}{MS_{\text{残}}} = \frac{SS_{\text{回}}/v_{\text{回}}}{SS_{\text{残}}/v_{\text{残}}} \tag{式 19-12}$$

查表确定 P 值,得出结论。

$F=79.587$,自由度 $v_{\text{回}}=1$,$v_{\text{残}}=13$。查表得到 $F_{0.05(1,13)}=4.67$,$F>F_{0.05(1,13)}$,故 $P<0.05$,按 $\alpha=0.05$ 的水平拒绝 H_0,接受 H_1,可认为女大学生体重与身高之间存在直线回归关系。

2. t 检验 检验统计量 t 计算如下:

$$t_b = \frac{b-0}{S_b} \qquad \nu = n-2 \tag{式 19-13}$$

$$S_b = \frac{S_{Y,X}}{\sqrt{l_{XX}}} \tag{式 19-14}$$

$$S_{Y,X} = \sqrt{\frac{SS_{残}}{n-2}} \tag{式 19-15}$$

式中 S_b 为样本回归系数 b 的标准误; $S_{Y,X}$ 为回归残差的标准误。查表确定 P 值,得出结论。

本例中,假设检验及检验水平如下:

$H_0:\beta=0$,18 岁女大学生体重与身高之间无直线关系

$H_1:\beta\neq0$,18 岁女大学生体重与身高之间有直线关系

$\alpha=0.05$

根据式 19-13 计算 t 统计量得到 $t=8.921$,自由度 $\nu=13$,查表得到双侧 $t_{0.05,13}=2.160$,$|t|>t_{0.05,13}$,故 $P<0.05$,按 $\alpha=0.05$ 的水平拒绝 H_0,接受 H_1,可认为女大学生体重与身高之间存在直线回归关系。

注意:对同一资料作总体回归系数是否为 0 的假设检验,方差分析和 t 检验是等价的。

这里,女大学生体重与身高的相关系数为 0.927 1,$t_r=8.921$,t_r 与 t_b 检验等价。

依照回归方程可在散点图上作回归直线,如图 19-3 所示。从图 19-3 可见,女大学生体重随着身高的增加而增加,女大学生身高每增加 1 cm,体重平均增加 0.66 kg。

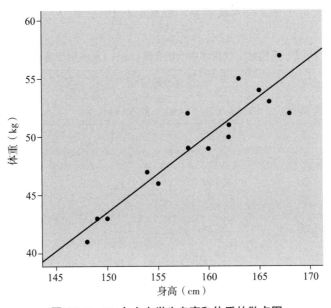

图 19-3　15 名女大学生身高和体重的散点图

四、直线回归分析中应注意的问题

直线回归分析中应注意的问题有:①简单线性回归是指只包含一个自变量,且呈线性变化趋势的回归模型。在实际应用中,两变量间的关系应有实际意义,不要把毫无关联的两种现象作回归分析。②在直线回归分析中,因变量必须服从正态分布。③在实际应用中,回归方程的适用范围一般以自变量的取值范围为限,预测或控制不宜超出此限。

五、直线回归与直线相关的联系和区别

直线回归与直线相关的相同点在于:对相关系数 r 和回归系数 b 的假设检验等价:$t_r=t_b$;相关系数 r 和

回归系数 b 同正同负,且 $r=0$ 时 $b=0$。

两者也有区别,区别在于:相关表示相互关系,回归表示依存关系,对资料的要求不同。当 X 和 Y 都是随机的时,可以进行相关和回归分析;当 Y 是随机的(X 是控制的),理论上只能作回归而不能作相关分析。

第三节　等级相关

一、等级相关的应用条件

如果两变量 X,Y 不服从双变量正态分布,不满足 Pearson 相关的条件时,可用秩相关(rank correlation),或称等级相关来刻画两个变量间相关的程度与方向。其应用条件为:①两变量 X,Y 不服从双变量正态分布。②总体分布类型未知。③数据本身有不确定值或为等级资料。

最常用的统计量为 Spearman 等级相关系数 r_s,又称为秩相关系数。类似于 Pearson 相关系数,等级相关系数 r_s 有以下特点:① r_s 是个无单位的数值,且 $-1 \leqslant r_s \leqslant 1$;② $r_s > 0$ 表示正相关,$r_s < 0$ 表示负相关,$r_s=0$ 表示零相关;③ r_s 是总体等级相关系数 ρ_s 的估计。

二、等级相关系数的计算和假设检验

例 19-2　某市疾控中心欲了解人群中氟骨症患病率(%)与饮用水中氟含量(mg/L)之间的关系。随机抽取氟骨症患病率与饮用水中氟含量做调查。数据见表 19-2 中(2)、(4)两列。

表 19-2　不同地区饮用水中的氟含量(mg/L)及氟骨症患病率(%)

| 地区编号 | 饮用水中氟含量 | | 氟骨症患病率 | | d | d^2 |
(1)	X(2)	秩次(3)	Y(4)	秩次(5)	(6)=(3)-(5)	(7)=(6)^2
1	0.34	1	19.81	2	−1	1
2	0.46	2	18.65	1	1	1
3	0.98	3	23.88	3	0	0
4	1.32	4	28.95	5	−1	1
5	1.66	5	27.89	4	1	1
6	2.78	6	34.02	6	0	0
7	3.42	7	46	7.5	−0.5	0.25
8	4.93	8	46	7.5	0.5	0.25

1. 编秩及计算 d 及 d^2　将成对的两组变量的观察值分别由小到大进行编秩,当遇到观察值相同时取平均秩,计算每对观察值秩次的差 d 及 d^2,$\sum d=0$,$\sum d^2=4.5$,见表 19-2。

2. 计算 Spearman 等级相关系数 r_s

$$r_s = 1 - \frac{6 \sum d^2}{n(n^2 - 1)}$$

（式 19-16）

3. 对 r_s 的假设检验及检验水平:

$H_0 : \rho_s=0$,总体相关系数为 0

$H_1 : \rho_s \neq 0$,总体相关系数不为 0

$\alpha=0.05$

代入式 19-16

$$r_s = 1 - \frac{6 \times 4.5}{8(8^2-1)} = 0.946$$

根据样本量 n 和检验水平 α 可直接参照 r_s 界值表(附表 19-2)。若 $|r_s| < r_{s(n,\alpha)}$,则 $P > 0.05$,按 $\alpha = 0.05$ 水平不拒绝 H_0,认为 r_s 无统计学意义;若 $|r_s| \geq r_{s(n,\alpha)}$,则 $P \leq 0.05$,拒绝 H_0,接受 H_1,认为 r_s 有统计学意义。

$n = 8$,双侧界值 $r_{s(0.05,8)} = 0.738$,$|r_s| > r_{s(0.05,8)}$,则 $P < 0.05$,按 $\alpha = 0.05$ 水平拒绝 H_0,接受 H_1,认为 r_s 有统计学意义。可认为不同地区饮用水中的氟含量与氟骨症患病率存在正相关关系。

(黎燕宁)

附表 19-1　r 界值表(双侧尾部面积)

自由度		概率 P								
	单侧:	0.25	0.10	0.05	0.025	0.01	0.005	0.002 5	0.001	0.000
v	双侧:	0.50	0.20	0.10	0.05	0.02	0.01	0.005	0.002	0.001
1		0.707	0.951	0.988	0.997	1.000	1.000	1.000	1.000	1.000
2		0.500	0.800	0.900	0.950	0.980	0.990	0.995	0.998	0.999
3		0.404	0.687	0.805	0.878	0.934	0.959	0.974	0.986	0.991
4		0.347	0.608	0.729	0.811	0.882	0.917	0.942	0.963	0.974
5		0.309	0.551	0.669	0.755	0.833	0.875	0.906	0.935	0.951
6		0.281	0.507	0.621	0.707	0.789	0.834	0.870	0.905	0.925
7		0.260	0.472	0.582	0.666	0.750	0.798	0.836	0.875	0.898
8		0.242	0.443	0.549	0.632	0.715	0.765	0.805	0.847	0.842
9		0.228	0.419	0.521	0.602	0.685	0.735	0.776	0.820	0.847
10		0.216	0.398	0.497	0.576	0.658	0.708	0.750	0.795	0.823
11		0.206	0.380	0.476	0.553	0.634	0.684	0.726	0.772	0.801
12		0.197	0.365	0.457	0.532	0.612	0.661	0.703	0.750	0.780
13		0.189	0.351	0.441	0.514	0.592	0.641	0.683	0.730	0.760
14		0.182	0.338	0.426	0.497	0.574	0.623	0.664	0.711	0.742
15		0.176	0.327	0.412	0.482	0.558	0.606	0.647	0.694	0.725
16		0.170	0.317	0.400	0.468	0.542	0.590	0.631	0.678	0.708
17		0.165	0.308	0.389	0.456	0.529	0.575	0.616	0.662	0.693
18		0.160	0.299	0.378	0.444	0.515	0.561	0.602	0.648	0.679
19		0.156	0.291	0.369	0.433	0.503	0.549	0.589	0.635	0.665
20		0.152	0.284	0.360	0.423	0.492	0.537	0.576	0.622	0.652
21		0.148	0.277	0.352	0.413	0.482	0.526	0.565	0.610	0.640
22		0.145	0.271	0.344	0.404	0.472	0.515	0.554	0.599	0.629
23		0.141	0.265	0.337	0.396	0.462	0.505	0.543	0.588	0.618
24		0.138	0.260	0.330	0.388	0.453	0.496	0.534	0.578	0.607

续表

自由度	单侧：	0.25	0.10	0.05	0.025	0.01	0.005	0.002 5	0.001	0.000
v	双侧：	0.50	0.20	0.10	0.05	0.02	0.01	0.005	0.002	0.001
25		0.136	0.255	0.323	0.381	0.445	0.487	0.524	0.568	0.597
26		0.133	0.250	0.317	0.374	0.437	0.479	0.515	0.559	0.588
27		0.131	0.245	0.311	0.367	0.430	0.471	0.507	0.550	0.579
28		0.128	0.241	0.306	0.361	0.423	0.463	0.499	0.541	0.570
29		0.126	0.237	0.301	0.355	0.416	0.456	0.491	0.533	0.562
30		0.124	0.233	0.296	0.349	0.409	0.449	0.484	0.526	0.554
31		0.122	0.229	0.291	0.344	0.403	0.442	0.477	0.518	0.546
32		0.120	0.225	0.287	0.339	0.397	0.436	0.470	0.511	0.539
33		0.118	0.222	0.283	0.334	0.392	0.430	0.464	0.504	0.532
34		0.116	0.219	0.279	0.329	0.386	0.424	0.458	0.498	0.525
35		0.115	0.216	0.275	0.325	0.381	0.418	0.452	0.492	0.519
36		0.113	0.213	0.271	0.320	0.376	0.413	0.446	0.486	0.513
37		0.111	0.210	0.267	0.316	0.371	0.408	0.441	0.480	0.507
38		0.110	0.207	0.264	0.312	0.367	0.403	0.435	0.474	0.501
39		0.108	0.204	0.261	0.308	0.362	0.398	0.430	0.469	0.495
40		0.107	0.202	0.257	0.304	0.358	0.393	0.425	0.463	0.490
41		0.106	0.199	0.254	0.301	0.354	0.389	0.420	0.458	0.484
42		0.104	0.197	0.251	0.297	0.350	0.384	0.416	0.453	0.479
43		0.103	0.195	0.248	0.294	0.346	0.380	0.411	0.449	0.474
44		0.102	0.192	0.246	0.291	0.342	0.376	0.407	0.444	0.469
45		0.101	0.190	0.243	0.288	0.338	0.372	0.403	0.439	0.465
46		0.100	0.188	0.240	0.285	0.335	0.368	0.399	0.435	0.460
47		0.099	0.186	0.238	0.282	0.331	0.365	0.395	0.431	0.456
48		0.098	0.184	0.235	0.279	0.328	0.361	0.391	0.427	0.451
49		0.097	0.182	0.233	0.276	0.325	0.358	0.387	0.423	0.447
50		0.096	0.181	0.231	0.273	0.322	0.354	0.384	0.419	0.443

附表 19-2　r_s 界值表

自由度		概率 P								
	单侧：	0.25	0.10	0.05	0.025	0.01	0.005	0.002 5	0.001	0.0005
v	双侧：	0.50	0.20	0.10	0.05	0.02	0.01	0.005	0.002	0.001
4		0.600	1.000	1.000						
5		0.500	0.800	0.900	1.000	1.000				
6		0.371	0.657	0.829	0.886	0.943	1.000	1.000		
7		0.321	0.571	0.714	0.786	0.893	0.929	0.964	1.000	1.000
8		0.310	0.524	0.643	0.738	0.833	0.881	0.905	0.952	0.976
9		0.267	0.483	0.600	0.700	0.783	0.833	0.867	0.917	0.933
10		0.248	0.455	0.564	0.648	0.745	0.794	0.830	0.879	0.903
11		0.236	0.427	0.536	0.618	0.709	0.755	0.800	0.845	0.873
12		0.217	0.406	0.503	0.587	0.678	0.727	0.769	0.818	0.846
13		0.209	0.385	0.484	0.560	0.648	0.703	0.747	0.791	0.824
14		0.200	0.367	0.464	0.538	0.626	0.679	0.723	0.771	0.802
15		0.189	0.354	0.446	0.521	0.604	0.650	0.700	0.750	0.779
16		0.182	0.341	0.429	0.503	0.582	0.635	0.679	0.729	0.762
17		0.176	0.328	0.414	0.503	0.582	0.635	0.679	0.729	0.762
18		0.176	0.328	0.414	0.485	0.566	0.615	0.662	0.713	0.748
19		0.170	0.317	0.401	0.472	0.550	0.600	0.643	0.695	0.728
20		0.161	0.299	0.380	0.447	0.520	0.570	0.612	0.662	0.696
21		0.156	0.292	0.370	0.435	0.508	0.556	0.599	0.648	0.681
22		0.152	0.284	0.361	0.425	0.496	0.544	0.586	0.634	0.667
23		0.148	0.278	0.353	0.415	0.486	0.532	0.573	0.622	0.654
24		0.144	0.271	0.344	0.406	0.476	0.521	0.562	0.610	0.642
25		0.142	0.265	0.337	0.398	0.466	0.511	0.551	0.598	0.630
26		0.138	0.259	0.331	0.390	0.457	0.501	0.541	0.587	0.619
27		0.136	0.255	0.324	0.382	0.448	0.491	0.531	0.577	0.608
28		0.133	0.250	0.317	0.375	0.440	0.483	0.522	0.567	0.598
29		0.130	0.245	0.312	0.368	0.433	0.475	0.513	0.558	0.589
30		0.128	0.240	0.306	0.362	0.425	0.467	0.504	0.549	0.580
31		0.126	0.236	0.301	0.356	0.418	0.459	0.496	0.541	0.571
32		0.124	0.232	0.296	0.350	0.412	0.452	0.489	0.533	0.563
33		0.121	0.229	0.291	0.345	0.405	0.446	0.482	0.525	0.554
34		0.120	0.225	0.287	0.340	0.399	0.439	0.475	0.517	0.547
35		0.118	0.222	0.283	0.335	0.394	0.433	0.468	0.510	0.539
36		0.116	0.219	0.279	0.330	0.388	0.427	0.426	0.504	0.533
37		0.114	0.216	0.275	0.325	0.382	0.421	0.456	0.497	0.526

续表

自由度 v	单侧： 双侧：	0.25 0.50	0.10 0.20	0.05 0.10	0.025 0.05	0.01 0.02	0.005 0.01	0.002 5 0.005	0.001 0.002	0.0005 0.001
					概率 P					
38		0.113	0.212	0.271	0.321	0.378	0.415	0.450	0.491	0.519
39		0.111	0.210	0.267	0.317	0.373	0.410	0.444	0.485	0.513
40		0.110	0.207	0.264	0.313	0.368	0.405	0.439	0.479	0.507
41		0.108	0.204	0.261	0.309	0.364	0.400	0.433	0.473	0.501
42		0.107	0.202	0.257	0.305	0.359	0.395	0.428	0.468	0.495
43		0.105	0.199	0.254	0.301	0.355	0.391	0.423	0.463	0.490
44		0.104	0.197	0.251	0.298	0.351	0.386	0.419	0.458	0.484
45		0.103	0.194	0.248	0.294	0.347	0.382	0.414	0.453	0.479
46		0.102	0.192	0.246	0.291	0.343	0.378	0.410	0.448	0.474
47		0.101	0.190	0.243	0.288	0.340	0.374	0.405	0.443	0.469
48		0.100	0.188	0.240	0.285	0.336	0.370	0.401	0.439	0.465
49		0.098	0.186	0.238	0.282	0.333	0.366	0.397	0.434	0.460
50		0.097	0.184	0.235	0.279	0.329	0.363	0.393	0.430	0.456

数字课程学习

📥 教学 PPT　　　✎ 自测题

第二十章 病例随访资料分析

在临床试验及其随访研究中,只考虑结局是否发生并不全面。例如恶性肿瘤、慢性病等情况的随访中,单纯的治愈率并不能敏感地反映出治疗效果,还需要考虑对象出现某种结局所经历的时间长短。另外,随访中的一部分研究对象可观察到死亡或者其他事件,即发生了终点事件,从而得到准确的生存时间,所获取的信息是完全的,此时所记录的数据称为完全数据;而另外有些研究对象,或中途失访,或到观察结束时仍存活,即终点事件没有发生,对这些人无法知道准确的生存时间,只知道其生存时间比观察截止的时间要长,这种现象称为截尾或删失,所得到的数据称为截尾数据,它提供不完全的信息,又称为不完全数据。对于这类随访资料,须采用生存分析方法来分析。

生存分析是将事件发生的结果和生存时间两个因素结合起来考虑的一类统计分析方法,能同时分析完全数据和不完全数据,因此,它充分利用了研究所得的信息,更加准确地评价和比较随访资料。生存分析的方法有很多,本章只介绍寿命表法、乘积极限估计法和 Log-rank 检验。

第一节 生存分析概述

一、常用术语

(一)起始事件与失效事件

起始事件是反映研究对象生存过程的起始特征的事件,起始事件可以是疾病确诊、某种疾病治疗开始等。失效事件(failure event)又称终点事件,是研究者确定的特定结局。失效事件可以是疾病的复发或死亡等。例如,表 20-1 为某医师 2003—2008 年间手术治疗的胃癌患者,其中起始事件为对胃癌患者进行手术治疗,失效事件为胃癌患者术后死亡。如果未特别说明,本章以死亡作为失效事件对概念进行说明和解释。

表 20-1 2003—2008 年间 150 例胃癌患者手术后的生存时间记录表

患者编号	性别	年龄(岁)	手术时间	终止随访时间	结局	生存时间(月)
1	女	65	2003.02.14	2005.04.12	死亡	26
2	男	54	2003.06.23	2006.11.30	死亡	41
3	男	73	2003.07.09	2005.12.16	死于其他	29+
4	女	35	2004.03.23	2007.01.01	失访	33+
5	男	68	2004.05.04	2008.12.01	存活	55+
⋮	⋮	⋮	⋮	⋮	⋮	⋮

(二) 生存时间

生存时间(survival time)用符号 t 表示。狭义的生存时间是指患某种疾病的患者从发病到死亡所经历的时间跨度。广义的生存时间可定义为从某种起始事件到终点事件所经历的时间跨度。例如,表 20-1 中终止随访时刻与手术治疗时刻之间的差值即为患者的生存时间。生存分析中最基本的问题就是计算生存时间,欲使生存时间准确,必须明确规定起始事件与失效事件,并考虑恰当的时间测量单位。

(三) 截尾值

随访研究中,某些对象在观察期内由于某种原因未能观察到失效事件,无法得知其确切生存时间,称为生存时间的截尾值(censored value)。它所提供的关于生存时间的信息是不完全的。

产生截尾值的原因有:①患者发生竞争事件而终止观察。如表 20-1 中 3 号患者死于车祸。②失访。由于患者中途退出治疗、拒绝访问或患者搬迁等而失去联系,未能观察到死亡结局。如表 20-1 中 4 号患者。③研究结束时失效事件尚未发生。如表 20-1 中 5 号患者直至随访研究结束时仍存活。无论截尾值的产生是何种原因,截尾生存时间的计算都规定为起点至截尾点所经历的时间,常在截尾值的右上角标记"+",表示真实生存时间未知。

(四) 死亡概率

死亡概率(mortality probability)表示某单位时间段开始时存活的个体到该时间段结束时死亡的可能性,记为 q。

某时期死亡概率 q= 某时期内死亡例数 / 期初观察例数。

若时期内有截尾,则分母用校正例数,校正例数 = 年初例数 − 截尾例数 /2。

(五) 生存函数

生存函数(survival function)又称为累积生存率,简称生存率,记为 $S(t_k)$,是指患者经历 t_k 个单位时间后仍存活的概率。其取值范围为 0 ~ 1,在观察起点即 t_1=0 时的生存率为 1;当观察期为无穷大时,其生存率为 0。根据不同随访资料的失效事件,生存率可以是缓解率、有效率等。

二、随访资料的收集

(一) 随访内容

1. 开始随访的时间 根据研究目的,确诊时间、采取处理措施(如开始治疗、手术)的时间、出院时间常作为随访开始时间。例如乳腺癌随访开始时间可规定为乳腺切除的第 1 日,或出院日;白血病患者化学治疗后缓解出院日为随访开始时间,也可规定开始治疗日为随访开始时间。

2. 随访的结局和终止随访的时间 随访的结局可能有以下几种:①"死亡":即出现失效事件。终止时间即为"死亡"时间。②失访:包括拒绝访问、搬迁或中途退出试验,终止随访时间为最后一次随访时间。③死于其他与研究疾病无关的原因:如乳腺癌患者死于心脏病、溺水或中毒,终止随访时间为死亡时间。④随访截止:随访研究结束时观察对象仍存活,终止随访时间为研究结束时间。

3. 影响生存的有关因素 如患者的年龄、性别、病程、术前健康状况、文化程度、职业等。

(二) 随访方式

1. 观察对象分别在不同时间接受处理措施,当完成一定数量随访病例后停止随访,也可以按事先规定的时间结束观察,这是临床试验最常见的形式,如图 20-1a(图中"×"表示"死亡","o"表示失访、退出研究或死于与本处理无关的其他原因)所示。如患者在不同时间接受肝切除手术,有的患者可能术后 10 年仍然存活,而随访难以持续那么长的时间,可根据不同的研究内容,按设计时的要求观察到预定时间,如 3 年即截止随访。

2. 全体观察对象同时接受处理措施,观察到最后一例出现结果,或者事先规定的随访截止时间,如图 20-1b 所示。

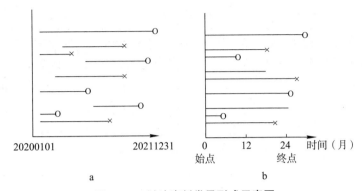

a   b

图 20-1　随访资料常见形式示意图
a. 以具体时间显示的随访；b. 以时间长度显示的随访

三、生存分析的基本方法

(一) 非参数法

非参数法不考虑资料的分布类型，即不针对分布类型及其参数做出推断。而是根据样本提供的顺序统计量对生存率做出估计，常用的方法有乘积极限法、寿命表法。两个或多个生存率曲线比较的无效假设是：假定两组或多组的总体生存时间分布相同。常用方法为 Log-rank 检验。

(二) 参数法

假定生存时间服从于特定的参数分布，根据已知分布的特点对生存时间进行分析，常用的方法有指数分布、Weibull 分布等。参数法通过估计参数的方法得到生存率的估计值，对于两组及以上的样本，可根据参数估计对其进行统计推断。

(三) 半参数法

半参数法兼有参数法和非参数法的特点，主要用于分析影响生存时间和生存率的因素，常用的方法有 COX 回归模型。

第二节　寿命表法

当样本较大时，随访对象的生存时间常可按年、月或日进行分组，得出若干个时间组段的频数表，此时可采用寿命表（life table）法进行生存率的计算，其基本原理是首先计算各时段的生存概率，然后根据概率乘法定理，将各时段的生存概率相乘，算出自观察开始到各时点的生存率。

一、生存率计算

将生存资料以经历时间的长短分成若干时间组段，将死亡和截尾的例数分别计入对应的时段内，并整理成表格的形式后计算生存率。

✍ **例 20-1**　收集 150 例喉癌患者的随访资料，经整理后列于表 20-2，其中生存时间是以年计算的，试计算其生存率与标准误。

计算步骤如下：

1. 生存时间 $[t_{i-1}, t_i)$　将生存时间数据从小到大排列，分成若干时间段，见表 20-2 第 2 列。

2. 期内死亡例数 d_i　表示死于区间 $[t_{i-1}, t_i)$ 的人数，见表 20-2 第 3 列。

3. 期内截尾例数 c_i　表示在区间 $[t_{i-1}, t_i)$ 内截尾的人数，包括死于其他疾病、失访或虽健在而中断观察的患者，见表 20-2 第 4 列。

表 20-2 150 例喉癌患者生存率及标准误计算分析表

序号(1)	确诊后 年数 t_i(2)	期内死亡 例数 d_i(3)	期内截尾 例数 c_i(4)	期初观察 例数 L_i(5)	期初有效 例数 N_i(6)	死亡概率 q_i(7)	生存概率 p_i(8)	生存率 $\hat{S}(t_i)$(9)	生存率标准误 $SE[\hat{S}(t_i)]$(10)
1	0 ~	8	0	150	150.0	0.053 3	0.946 7	0.946 7	0.018 3
2	1 ~	24	4	142	140.0	0.171 4	0.828 6	0.784 4	0.033 8
3	2 ~	5	9	114	109.5	0.045 7	0.954 3	0.748 6	0.035 8
4	3 ~	3	7	100	96.5	0.031 1	0.968 9	0.725 3	0.037 1
5	4 ~	2	0	90	90.0	0.022 2	0.977 8	0.709 2	0.038 0
6	5 ~	1	8	88					

4. 期初观察例数 L_i　指在时点 t_{i-1} 上生存的患者数,见表 20-2 第 5 列。第 1 个组段的期初观察例数 L_1 为总例数 150 例。

5. 校正观察人数 N_i　即期初有效例数,为期初观察例数减去期内截尾例数的一半,即 $N_i=L_i-c_i/2$,见表 20-2 第 6 列。

6. 死亡概率 q_i　表示 t_{i-1} 至 t_i 期间的死亡概率,即该时段的死亡人数除以校正观察人数,$q_i=\dfrac{d_i}{N_i}$,见表 20-2 第 7 列。

7. 生存概率 p_i　表示 t_{i-1} 至 t_i 期间的生存概率,$p_i=1-q_i$,见表 20-2 第 8 列。

8. 生存率 $\hat{S}(t_i)$　表示手术后活过 t_i 的概率,即 t_i 的生存率,见表 20-2 第 9 列。根据概率乘法原理其计算公式为

$$\hat{S}(t_i)=\prod_{i\geqslant 1} p_i=p_1 \cdot p_2 \cdot \cdots \cdot p_i \qquad (式 20-1)$$

9. 生存率标准误

$$SE[\hat{S}(t_i)]=\hat{S}(t_i)\sqrt{\sum_{i\geqslant 1}\dfrac{q_i}{p_i N_i}} \qquad (式 20-2)$$

二、生存曲线

生存曲线是以生存时间为横轴,生存率为纵轴,将各时间点对应的生存率连接成一条曲线图。其特点是曲线为折线,并且曲线连续,因此可估计任意时点的生存率。图 20-2 是根据表 20-2 中生存时间及生存率所绘制的生存曲线图。

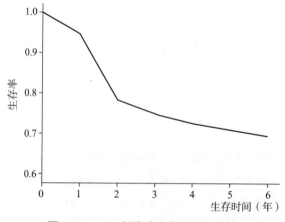

图 20-2　150 例喉癌患者的生存曲线

第三节 乘积极限估计法

乘积极限估计法(product limit estimator)又称 Kaplan-Meier 法,由 Edward L. Kaplan 和 Paul Meier 于 1958 年首先提出,简记为 K-M 法。该方法是一种非参数的估计生存率的方法。K-M 法一般用于观察对象数目较少的未分组资料,它能够充分利用每条记录的信息,估计不同生存时间点的生存率。该法的基本思想是将所有观察对象的生存时间(包括删失数据)由小到大依次排列,对每个时间点进行死亡概率生存概率和生存率的估计。

一、生存率计算

例 20-2 某临床研究者随访了 13 例结肠癌患者,存活时间(月数)为 2,4,5,6,7,8,12,13,15,17⁺,19,29,40⁺(表 20-3),试计算结肠癌患者的生存率。

表 20-3 13 例结肠癌患者生存率计算分析表

序号 i(1)	存活时间(月) t_i(2)	死亡人数 d_i (3)	期初观察人数 N_i(4)	死亡概率 q_i (5)	生存概率 p_i (6)	生存率 $\hat{S}(t_i)$ (7)	生存率标准误 $SE[\hat{S}(t_i)]$(8)
1	2	1	13	0.066 7	0.933 3	0.933 3	0.073 9
2	4	1	12	0.142 9	0.857 1	0.800 0	0.100 1
3	5	1	11	0.083 3	0.916 7	0.733 3	0.116 9
4	6	1	10	0.090 9	0.909 1	0.666 7	0.128 0
5	7	1	9	0.100 0	0.900 0	0.600 0	0.134 9
6	8	1	8	0.111 1	0.888 9	0.533 3	0.138 3
7	12	1	7	0.250 0	0.750 0	0.400 0	0.138 3
8	13	1	6	0.166 7	0.833 3	0.333 3	0.134 9
9	15	1	5	0.200 0	0.800 0	0.266 7	0.128 0
10	17⁺	0	4	0.000 0	1.000 0	0.266 7	0.128 0
11	19	1	3	0.333 3	0.666 7	0.177 8	0.119 6
12	29	1	2	0.500 0	0.500 0	0.088 9	0.094 0
13	40⁺	0	1	0.000 0	1.000 0	0.088 9	0.094 0

计算步骤如下:

1. 将数据列表 如表 20-3 第 2 列所示,将存活时间从小到大排列,其中有"+"者为截尾数据,表示仍生存或失访。如遇到非截尾值和截尾值数值相同时,则将截尾值排在后面;重复数据只列 1 次。

2. 计算各死亡时刻的死亡人数 d_i 见表 20-3 第 3 列。

3. 计算期初观察人数 N_i 见表 20-3 第 4 列。

4. 计算 t 时刻死亡概率 q_i 见表 20-3 第 5 列,$q_i = d_i N_i$。

5. 计算 t 时刻生存概率 p_i 见表 20-3 第 6 列,$p_i = 1 - q_i$。

6. 计算生存率和标准误 见表 20-3 第 7 列、第 8 列,计算公式见式(20-1)和式(20-2)。

二、生存曲线和中位生存时间

1. 生存曲线　将样本所有时点的生存率绘制在坐标轴上,以直线相连得到生存曲线图。其特点是:①曲线阶梯形,不能用直线或者曲线连接相邻的两个时点;②曲线左连接,每个台阶的右端为断点。例如,$\hat{s}(8)=0.53$,而不是 0.60。图 20-3 是根据表 20-3 中生存时间及生存率所绘制的生存率曲线图(图 20-3)。

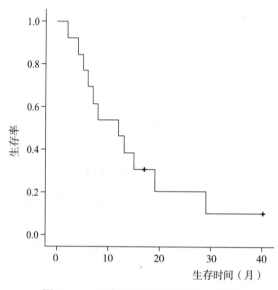

图 20-3　13 例结肠癌患者的生存曲线

2. 中位生存时间(median survival time)　又称半数生存时间,是指有 50% 个体存活的时间。因为生存时间一般为非正态,故作为描述某个人群生存过程的描述指标。可采用内插法计算。以例 20-2 为例,首先从表 20-3 找到与 50% 的生存率上、下相邻的两个生存率以及对应的生存时间,利用线性比例关系求出中位生存时间 t_m。

$$\frac{8-12}{8-t_m} = \frac{0.4-0.533\ 3}{0.4-0.5},\text{解得 } t_m=11.000\ 8$$

第四节　Log-rank 检验

Log-rank 检验又称为时序检验,适用于两组及多组生存率之间的比较。

✎ **例 20-3**　将 27 例乳腺癌患者随机分为两组,分别采用甲、乙两种方法治疗,其生存时间如表 20-4 所示。试比较两种疗法的生存率有无差别。其统计检验的基本步骤为:

H_0:两组患者的生存率相同

H_1:两组患者的生存率不相同

$\alpha=0.05$

1. 将两组资料混合后统一排序　用 n_{1i}、n_{2i} 表示各组期初观察人数,d_{1i}、d_{2i} 表示两组在各生存时间上的死亡人数,两组的截尾数据分别用 C_{1i} 和 C_{2i} 表示,则 $n_i=n_{i-1}-d_i-C_i$。$n_i=n_{1i}+n_{2i}$ 为合并组的患者总数,两组的合并死亡数为 $d_i=d_{1i}+d_{2i}$。

2. 计算预期死亡数　公式分别是 $T_{1i}=\dfrac{dn_{1i}}{N_i}$、$T_{2i}=\dfrac{dn_{2i}}{N_i}$,其中 T_{1i}、T_{2i} 分别表示第一组和第二组对应的

表 20-4　两组乳腺癌患者生存率计算分析表

序号 i	时间(天) t(1)	甲疗法组				乙疗法组				合计	
		n_{1i}(2)	d_{1i}(3)	C_{1i}(4)	T_{1i}(5)	n_{2i}(6)	d_{2i}(7)	C_{2i}(8)	T_{2i}(9)	n_i(10)	d_i(11)
1	6	15	1	0	1.111 1	12	1	0	0.888 9	27	2
2	8	14	0	0	0.560 0	11	1	0	0.440 0	25	1
3	11	14	2	0	1.750 0	10	1	0	1.250 0	24	3
4	14	12	0	0	0.571 4	9	1	0	0.428 6	21	1
5	15	12	1	0	1.200 0	8	1	0	0.800 0	20	2
6	16	11	1	0	1.222 2	7	1	0	0.777 8	18	2
7	17	10	0	0	1.250 0	6	2	0	0.750 0	16	2
8	18	10	1	0	1.428 6	4	1	0	0.571 4	14	2
9	19	9	2	0	1.500 0	3	0	0	0.500 0	12	2
10	20	7	0	0	0.700 0	3	1	0	0.300 0	10	1
11	21	7	1	0	0.777 8	2	0	1	0.222 2	9	1
12	22+	6	0	1	0.857 1	1	1	0	0.142 9	7	1
13	30	5	1	0	1.000 0	0	0	0	0.000 0	5	1
14	31	4	1	0	1.000 0	0	0	0	0.000 0	4	1
15	37	3	1	0	1.000 0	0	0	0	0.000 0	3	1
16	51	2	1	0	1.000 0	0	0	0	0.000 0	2	1
17	89	1	0	1	0.000 0	0	0	0	0.000 0	1	0
合计	–	15	13	2	16.928 3	12	11	1	7.071 7	27	24

某个生存时间上的预期死亡数。

3. 求各组的预期死亡人数之和　将第(5)和第(9)栏分别求和得各组的预期死亡人数之和,第一组总预期死亡数为 16.928 3,第二组总的预期死亡数为 7.071 7。对两组实际的死亡数统计可见,第一组实际死亡 13 例,第二组实际死亡 11 例。

4. 计算 χ^2 值　用公式 $\chi^2 = \sum \dfrac{(A-T)^2}{T}$ 计算 χ^2 值,在无效假设条件下,该统计量服从自由度为 v 的 χ^2 分布(v = 组数 –1)。

$$\chi^2 = \frac{(13-16.928\ 3)^2}{16.928\ 3} + \frac{(11-7.071\ 7)^2}{7.071\ 7} = 3.094$$

查 χ^2 界值表, $P > 0.05$,故不拒绝 H_0 ,尚不能认为两种治疗方式的生存率不同。

Log-rank 检验是常用的单因素生存分析方法,它还可以进行控制分层因素后,比较不同的生存率。当影响因素比较多的时候,可以考虑用 Cox 比例风险模型。

（罗剑锋）

数字课程学习

⤓教学 PPT　　　✎自测题

第二十一章 统计表与统计图

第一节 统　计　表

统计表（statistical table）是将研究指标或统计指标及其取值以特定表格形式列出，以简洁明了、条理清晰的方式表达数据，便于阅读、比较和计算。

一、统计表的结构与编制原则

编制统计表总的原则是结构简单、层次分明、内容安排合理、重点突出、数据准确，最好一个表只有一个中心内容，避免臃肿繁杂。以表 21-1 为例，说明统计表的结构特点和编制要求。

表 21-1　不同性别儿童幽门螺杆菌的检出率

性别	例数	阳性数	阳性率（%）
男	149	88	59.06
女	136	96	70.59
合计	285	184	64.56

（一）标题

标题是统计表的总名称，应简明扼要说明表格内容，必要时注明资料的时间、地点，列在表的上端中央或左对齐。另外，应当逐一编号为表 1、表 2……并列在标题的前面。

（二）标目

标目是表格内的项目，分为横标目和纵标目。纵横标目的排列要得当，顺序应按时间顺序、事物的重要性、数字的大小等有规律地排列，并注明单位。一般横标目列在表内的左侧，表示表中研究对象，如表 21-1 中的性别；纵标目列在表内的右上端，说明研究对象的各个统计指标，如表 21-1 中的例数、阳性数和阳性率。这样，统计表的标目从左向右读，可以构成一句完整的句子。如表 21-1，可解读成："男性共检查 149 例，检出阳性数是 88 例，阳性率是 59.06%"。

（三）线条

力求简洁，主要有 3 条线：稍粗的顶线和底线，以及稍细的隔开纵标目与数字的横线。部分表格可用横线隔开合计，或用短横线分割多重纵标目。其他竖线和斜线均可省去。

（四）数字

表内数字必须准确，用阿拉伯数字表示。位数要对齐，处于一列的数字，小数的位数要一致，表内不留空格,是"0"则填"0",暂缺或未记录可用"-"或"…"表示。

(五) 说明

表中数字区域不插入文字,特殊情况须用备注说明时,可用"*"号标出,写在表的下面。

二、常用统计表的种类

(一) 简单表

统计表的主语只有一个层次,称简单表。表 21-1 即属简单表。

(二) 复合表

统计表的主语有两个或两个以上层次,称组合表或复合表,如表 21-2 所示。

表 21-2 口腔溃疡患者与正常对照血型分布

血型	患者组		对照组	
	人数	构成比(%)	人数	构成比(%)
A	42	16.47	48	18.46
B	56	21.96	52	20.00
O	138	54.12	146	56.15
AB	19	7.45	14	5.38

第二节 统 计 图

统计图(statistical graph)是用图形将统计资料形象化,利用点、线、面表达研究对象的数量或变化动态。通俗易懂,比统计表更便于理解与比较。但从统计图不能获得确切数字,所以不能完全代替统计表,必要时可将统计表与统计图一起列出。

一、统计图的结构与制图原则

统计图的结构与制图原则包括:根据资料性质和分析目的选用适当的图形。标题应扼要地说明图的内容,必要时包含地点和时间,一般写在图的下端。有多张图时要将序列号写在标题前面。有坐标的图形(条图、散点图、线图及半对数线图、直方图),应有纵、横两轴的标目和标目单位,注意统计图的坐标轴没有箭头。横轴尺度自左至右,纵轴尺度自下而上,数值一律由小到大,纵横比例一般为 5 : 7(或 7 : 5)。图中用不同线条、颜色代表不同事物和对象的统计量时,需用图例说明,一般放在图的下方或右上方。

二、统计图种的选择及绘制

常用的统计图有线图、直条图、直方图、构成图、散点图等。一般要根据资料的性质和分析目的来选择适当的统计图。

(一) 普通线图

普通线图(line chart)适用于连续性资料,如同性别的儿童随着年龄的变化,其平均身高、体重或肺活量的变化资料;某地某种疾病的发病率或病死率随时间变动的资料等。它们反映某事物随时间变动的趋势或某现象随另一现象变迁的情况。

绘制要点为:①纵、横轴的尺度均为算术尺度,并且间距应各自相等,一般纵横比以 5 : 7 为宜。横轴表示连续性变量(如时间、年龄等),纵轴表示对应指标的数值(率、均数或频数等),如图 21-1 所示。②纵轴一般应从"0"开始。③同一图内不应有太多的曲线，以免观察不清。④绘制时相邻两点用直线连接，切勿任意修匀成光滑曲线。

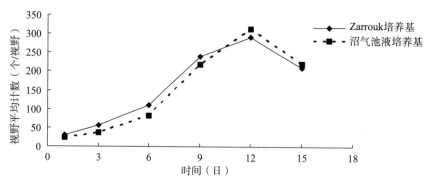

图 21-1　两种培养基内螺旋藻生长密度的普通线图

（二）半对数线图

半对数线图（semi-logarithmic linear chart）适用的资料同线图，它用来比较两种或两种以上事物随时间变化的速度（相对比），或者当事物数量间相差较大时，普通线图往往难以表达或相互比较，这时可用半对数图表示。

绘制要点为：因为同样的增长速度在对数尺度上的距离是相等的，所以便于比较两种或多种事物的相对变化速度。纵坐标的尺度为对数尺度，起点没有 0，如图 21-2 所示。若无半对数值，可将原始数据取对数值，在普通坐标纸上作图，结果是一样的。其他要求与普通线图相同。

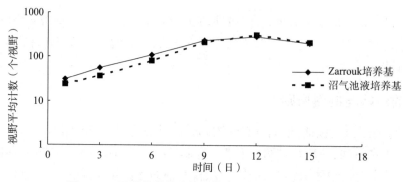

图 21-2　两种培养基内螺旋藻生长密度的半对数线图

例 21-1　相同条件下观察在沼气池液培养基和 Zarrouk 培养基内的螺旋藻生长密度，结果如表 21-3 所示。

表 21-3　两种培养基内螺旋藻生长密度（视野平均计数：个）

培养基种类	生长时间（日）					
	1	3	6	9	12	15
Zarrouk 培养基	31.0	55.3	110.2	239.2	291.4	210.5
沼气池液培养基	23.9	36.1	82.3	218.4	313.8	220.9

如图 21-1、图 21-2 所示,普通线图描述了沼气池液培养基和 Zarrouk 培养基内螺旋藻生长密度随时间变化的趋势,可见螺旋藻的生长密度在 1～12 日是逐渐增加的,之后生长密度逐渐降低。半对数线图则描述了两种培养基内螺旋藻随着时间变化的速度,两者的变化速度基本相同。

(三) 直条图

直条图(bar chart)适用于相互独立的资料(如表 21-4 和表 21-5 资料),用直条的长短比较数值的大小。它是以等宽直条的长短来表示各独立指标的数值大小和它们之间的对比关系,指标可以是绝对数,也可以是相对数。直条图有单式和复式两种,如图 21-3(根据表 21-4 绘制)、图 21-4(根据表 21-5 绘制)所示。

表 21-4　4 组动物的白细胞吞噬率

组别	白细胞吞噬率(%)
A 组	40.1
B 组	35.8
C 组	48.1
D 组	32.7

表 21-5　国产药与进口药对不同类型肿瘤的有效率

肿瘤类型	治疗有效率(%)	
	国产药	进口药
淋巴瘤	78.25	64.52
肺癌	52.88	32.51
肝癌	53.94	30.92
胃癌	10.70	22.00
乳腺癌	20.00	50.10
其他肿瘤	21.78	50.20

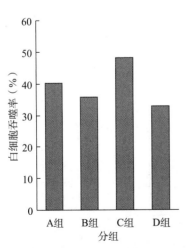

图 21-3　4 组动物的白细胞吞噬率

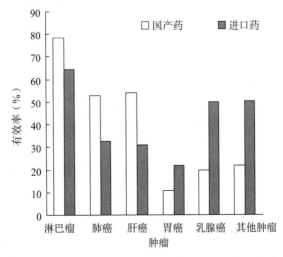

图 21-4　国产药与进口药对不同类型肿瘤的有效率

单式直条图的绘制要点为：①一般以横轴为基线,表示各独立指标(横标目),纵轴表示各项相应的指标数值。如果分析的事物较多时,可将直条横放,纵轴表示独立事物,横轴表示指标的数值大小。②纵轴尺度必须从 0 开始,中间不宜折断。③各直条的宽度应相等,直条间的间隙也应相等,其宽度与直条的宽度相等或为其一半。④直条的排列应按习惯顺序或长短排列,以便比较。

复式直条图的制图要求与单式相同,每组的直条最好不要过多,组内各直条图排列次序要前后一致。

(四) 直方图

直方图(histogram)适用于连续性变量频数分布的资料,如表 21-6 资料。直方图以面积大小表示连续性资料的频数或频率分布。

表 21-6 某年级中学生英语成绩分布

分数段	人数	%
40 ~	2	0.5
45 ~	3	0.7
50 ~	5	1.2
55 ~	10	2.4
60 ~	14	3.3
65 ~	23	5.5
70 ~	44	10.5
75 ~	46	11.0
80 ~	68	16.3
85 ~	102	24.4
90 ~	81	19.4
95 ~ 100	20	4.8
合计	418	100.0

绘制要点为：①横轴尺度表示研究对象的连续性指标,纵轴尺度表示频数并且应从"0"开始。如图 21-5 所示。②各直条间不留空隙。③各直条宽度等于组距,高度等于该组的频数或频率。如组距不等,应先换算成相等组距后再绘直方图。

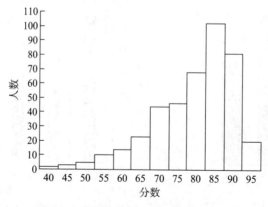

图 21-5 某年级中学生英语成绩分布

（五）百分条图和饼形图

百分条图（percent bar chart）和饼形图（pie chart）适用于构成比资料，如表21-7资料。百分条图和饼形图均用面积大小反映一组构成比各组成部分所占的比例。

表21-7 某大学教师职称构成

职称类别	人数	%
教授	125	7.9
副教授	337	21.3
讲师	587	37.1
助教	464	29.3
教员	70	4.4
合计	1 583	100.0

百分条图（构成条图）的绘制要点为：以总长度 L 为100%，将长度 L 乘以各类别的构成比得到各构成的长度，由大到小或按类别的自然顺序依次排序，"其他"项一般放最后，如图21-6所示。

饼形图的绘制要点为：以圆面积为100%，先将各构成百分比分别乘3.6°，得圆心角度数绘制扇形面积；圆内各部分按百分比的大小顺序或自然顺序排列，一般以时钟12点的位置为起点，顺时针方向排列。如图21-7所示。

（六）散点图

散点图（scatter diagram）适用于连续性成对数据资料（双变量资料），如表21-8资料。散点图用直角坐标上点的密集程度和趋势来反映两现象间的数量关系。

绘制要点为：一般横轴表示自变量，纵轴表示因变量，绘出各个坐标点 $P(X,Y)$，如图21-8所示。散点

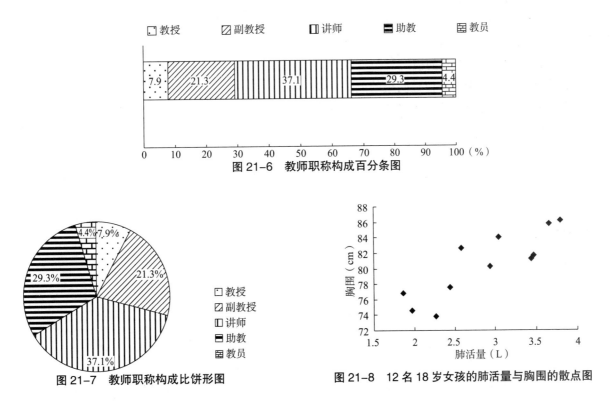

图21-6 教师职称构成百分条图

图21-7 教师职称构成比饼形图

图21-8 12名18岁女孩的肺活量与胸围的散点图

表 21-8　12 名 18 岁女孩的肺活量与胸围

编号	肺活量(L)	胸围(cm)
1	2.44	77.6
2	3.05	84.0
3	1.86	76.8
4	3.66	85.7
5	3.79	86.2
6	2.58	82.6
7	1.97	74.6
8	2.94	80.3
9	3.44	81.2
10	2.27	73.8
11	3.47	81.7
12	3.38	80.7

图与线图不同的是:对于横轴上的每个值,纵轴可以有多个点与其对应,所以点与点之间不能用直线连接。

(七) 箱式图

箱式图(box plot)适用于反映一组或多组连续性资料定量的分布特征。箱子越长,数据变异程度越大;箱子中心横线接近中点,说明数据分布对称。

绘制要点为:找出 5 个统计量:下四分位数(P_{25})、上四分位数(P_{75})、中位数(M)、除异常值外的最小值和最大值,绘制成一个箱子的形状,箱子中间的横线是中位数,箱子的上端是 P_{75},下端是 P_{25},方框为四分位数间距的范围。箱子上、下端连线分别是除异常值外的最小值和最大值。箱式图特别适合多组数据的比较,如图 21-9 所示。

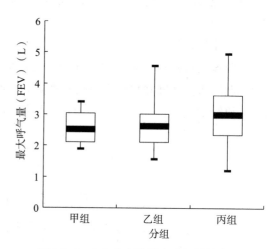

图 21-9　3 组患者的最大呼气量箱式图

（沈　恬）

数字课程学习

⬇ 教学 PPT　　　📝 自测题

第四篇 人群健康研究中的流行病学方法

　　流行病学是研究疾病与健康状况在人群中的分布及其影响因素,探索病因,制定疾病防制措施,并对防制措施效果进行评价的科学。流行病学作为一门医学应用性学科,应用领域不断扩大,从传染性疾病扩大到包括慢性病在内的所有疾病,再扩大到与健康相关问题甚至是某些社会现象。在过去的一百年里,流行病学在疾病防制和健康促进等方面发挥了巨大的作用,人类已经基本完成第一次流行病学(对传染性疾病的防制)革命,目前正在进行以慢性病防制为主要内容的第二次流行病学革命。随着医学的发展,流行病学已成为一门重要的医学方法性学科。流行病学的原理和方法已广泛应用于医学的各个领域之中。除了在预防医学领域外,流行病学在临床诊断、疗效评价和预后分析等方面也发挥着重要作用,临床流行病学已成为流行病学中一个重要分支学科,且是循证医学方法学的基础。本篇主要介绍流行病学的定义及发展,疾病分布、病因的概念和病因推断,重点介绍流行病学常见的研究方法,如描述性研究、病例对照研究、队列研究、实验性研究、筛检与诊断试验评价等。

第二十二章 流行病学概述

流行病学（epidemiology）是人类在与疾病特别是传染病的斗争中发展起的一门医学学科。流行病学从人群水平研究疾病的分布、影响因素和防制的策略与措施，属于预防医学学科范畴。随着医学的发展，流行病学不仅是一门应用性学科，而且还是一门重要的医学方法性学科，广泛应用于医学的各个领域之中。本章主要介绍流行病学的定义、发展简史、主要研究方法和应用等。

第一节 流行病学定义和发展

一、流行病学定义

Epidemiology 来源于希腊字，epi 表示在……之中或之上，demos 表示人群，ology 表示学科，意为"研究在人群中发生（事件）的学科"。在医学领域内，事件主要指疾病现象。在不同的历史时期，由于医学发展水平和人类面临的主要疾病和健康问题的差异，流行病学的含义也有所差异，具有明显的时代特征。现代流行病学的定义是"研究疾病与健康状况在人群中的分布及其影响因素，探索病因、防制策略和措施的科学"。这一定义反映了流行病学从人群（群体）出发，从研究疾病分布入手，以探索病因，提出疾病预防与控制的策略与措施。该定义包含以下几方面的内容。

1. 流行病学的研究内容 是疾病与健康状况。其研究内容广泛，不仅包括传染性疾病，还包括非传染性疾病，如肿瘤、心脑血管疾病、糖尿病等。除疾病外，流行病学还对健康状况，如儿童与老年保健、肥胖与超重、意外伤害及自杀等一些社会现象进行研究。

2. 流行病学的基本任务 包括三方面，即揭示现象、找出原因与制定措施。通过流行病学的调查研究，揭示某人群疾病或健康状况的流行水平与分布特征，探讨影响分布的因素，探索疾病病因，针对病因提供疾病防制的策略和措施。不同的任务由不同的流行病学方法来完成。

在流行病学的定义中，包括该学科的几个基本概念。

（1）人群（population） 流行病学以特定的人群为研究对象。人群可能包括某种疾病的患者和健康人，也可能是具有不同特征的患者，而不仅仅是临床单个患者，这是流行病学区别于临床医学和其他医学学科的一个重要特征。要完成流行病学，即揭示疾病现象、找出病因、制定疾病防制措施的基本任务，单靠观察少数个体或患者不能达到该目的，必须对足够样本的人群（包括健康人和患者）进行观察和比较，并排除随机误差，才能找到疾病发生的规律。

（2）分布（distribution） 是流行病学的一个基本概念，也是流行病学研究的一个主要切入点。疾病在人群中发生或存在往往是不平衡的，在不同的人群、时间和地区，疾病的分布都有所不同。这种不同是流行病学从群体上认识疾病的基础。对于病因不明的疾病，分布研究是疾病早期病因研究的重要途径，有时甚至是唯一途径。

（3）暴露（exposure）　在流行病学研究中，研究对象接触过某种待研究的物质，或具备某种待研究的特征、行为，称为暴露因素或简称为暴露。例如，研究年龄与疾病的关系，年龄就是暴露。暴露因素可以分为危险因素（risk factor）和保护因素（protective factor）。

（4）结局（outcome）　流行病学中常把研究者观察的终点事件称为结局，包括疾病的发病与死亡、各种检查的结果（正常或异常）、某种症状或体征。在流行病学研究中，每一种结局都要有明确的、统一的评价标准。

二、流行病学发展简史

任何一门学科都是随着社会实践的需要而产生和发展起来的，流行病学也是人类在长期与疾病斗争的过程中，随着医学的发展而逐渐发展起来的一门学科。从发展历程看，流行病学的发展经历了三个阶段，即学科形成前期、学科形成期和学科发展期。

（一）学科形成前期

学科形成前期也称为萌芽期，是指人类自有文明史以来至18世纪这段非常漫长的历史时期。在这一时期，人们逐渐认识到，疾病的发生不是由"神"或"上帝"来决定的，而与人类生存环境有关。古希腊希波克拉底（Hippocrates）（公元前460—前377）在《论空气、水和所在》（*On Airs, Waters and Places*）中比较系统地描述了自然环境与健康、疾病的关系。15世纪中期，意大利开始实施港口检疫。1662年，英国的John Graunt首次利用社区的死亡数据研究居民死亡的分布和规律，并创制了第一张寿命表，他还提出了设立比较组的思想，将统计学引入流行病学领域。到17世纪末期，流行病学学科雏形已形成。

（二）学科形成期

学科形成期是指18世纪末期至20世纪30或40年代，历时近二百年。在这一时期，随着工业化和城市化的发展，传染病大面积流行。为了控制传染病的流行，除了需要对患者进行诊治之外，更重要的是研究传染性疾病的发生、发展规律和控制手段，这些因素促使流行病学学科的形成，初步形成了流行病学的理论框架，并出现许多著名的流行病学研究范例。1747年，James Lind（1716—1794）在"Salisbury"号海船上将12名患维生素C缺乏病（坏血病）的海员分组进行对比试验，以探讨维生素C缺乏与维生素C缺乏病之间的关系，这个试验开创了流行病学实验研究的先河。1796年，英国医生Edward Jenner（1749—1823）给健康人接种牛痘以预防天花，首次以主动免疫控制传染病，使传染病得到有效控制。1854年，John Snow（1813—1858）利用标点地图法调查伦敦宽街霍乱的流行，并首次提出了"霍乱是经水传播"的理论，这一案例成为流行病学现场调查、分析与控制的经典案例。

（三）学科发展期

学科发展期是从20世纪40年代至今，也称为现代流行病学时期。在这一时期，由于威胁人类健康的主要公共卫生问题从传染病转向慢性病，流行病学的研究内容也相应扩大到慢性病。在这一时期，比较有代表性的案例是英国Doll和Hill关于吸烟和肺癌的关系研究。该研究采用了病例对照研究、队列研究等现代流行病学基本方法，首次把流行病学方法应用在慢性病领域得出了吸烟是肺癌的主要危险因素的结论。美国Framingham心脏病研究从1948年开始，建立了自然人群随访队列，观察行为与生活方式和心脑血管疾病的关系，确立了常见心脑血管疾病的重要危险因素。这一阶段，在疾病流行病学研究过程中，流行病学研究方法也得到了巨大的发展。1951年，Jerome Cornfield提出了相对危险度、比值比指标。Nathan Mantel和William Haenszel提出了著名的分层分析方法。20世纪60年代开始，生物统计学方法逐渐广泛应用于流行病学的数据分析之中。80年代开始，有学者比较系统地提出了偏倚、交互作用的概念，多因素分析也逐渐成为流行病学数据统计的重要方法。90年代开始，流行病学与其他学科逐渐交叉融合，产生了许多分支学科。如微观上与分子生物学、基因组学、蛋白质组学、代谢组学等交叉，形成了分子流行病学、基因组流行病学、蛋白质流行病学等;宏观上与生态学、管理学、社会学等交叉形成生态流行病学、社会行为流行病学及管理流行病学等。

三、流行病学与其他学科的关系

作为方法性学科,随着流行病学研究范围和应用领域的不断渗透,流行病学已广泛应用于医学各个领域和社会科学之中。流行病学研究环境相关危险因素,依赖于环境卫生学、职业医学、心理学等预防医学学科。随着医学基础学科(如微生物、免疫学、分子生物学)的发展,流行病学把相关的技术应用在流行病学研究之中,推动了流行病学宏观与微观结合,阐明环境与遗传以及它们之间的交互作用在疾病发生中的作用。流行病学研究需要准确的人群评估和合理分类以及结局判断,因此临床各学科是流行病学研究的基础。

总之,流行病学与预防医学、基础医学、临床医学及其他社会科学关系非常密切,相关学科相互渗透、相互依赖,产生了不同的流行病学分支学科。按研究学科分,可分为临床流行病学、环境流行病学、职业流行病学、生态流行病学等;按研究内容,可分为肿瘤流行病学、心血管病流行病学、艾滋病流行病学、糖尿病流行病学等;按流行病学研究中采用的技术,可分为遗传流行病学、血清流行病学、分子流行病学、地理流行病学等。

第二节　流行病学研究基本方法

流行病学既是一门应用性学科,更是一门科学研究的方法性学科。在流行病学的发展过程中,形成了比较完善的流行病学研究方法,分为观察性研究、实验性研究和理论性研究三类。

一、观察性研究

流行病学是在人群和现场中进行调查研究的一门科学。一般情况下,研究者不能或不能完全掌握或控制研究的条件,因此需要研究者用各种感觉器官去获得研究所需要的资料,即观察法。在观察性研究中,研究者客观收集研究对象的暴露或疾病资料,不人为地施加干预因素。根据研究目的和研究原理的不同,观察性研究又分为描述性研究和分析性研究两类。

(一) 描述性研究

描述性研究(descriptive study)主要研究疾病在不同人群、地区和时间上的分布,探讨影响分布的因素,为疾病病因研究提供线索或建立暴露因素与疾病关系的假说。

描述性研究主要的研究方法有以下三种。

1. 现况研究(prevalence study)　又称横断面研究(cross-sectional study),是指在特定时间和特定范围内的人群中,以个人为单位收集有关变量、疾病或健康状况的分布,分析暴露因素与疾病的关联。横断面研究包括普查(census)与抽样调查(sampling survey)。

2. 生态学研究(ecological study)　又称为相关性研究,以群体为观察和分析单位,描述不同人群中某暴露因素的分布(如暴露水平和频率)与疾病的频率,分析该暴露因素与疾病之间的关系。

3. 个案调查与病例报告(case report)　病例报告用来描述罕见的医学事件,临床医生可以识别疾病的异常特征或流行病学资料,有助于形成新的病因假设。病例报告成为临床医学和流行病学之间的重要纽带,但是由于缺乏对照人群的暴露信息,因此一般不作为病因关系推断的依据。

(二) 分析性研究

分析性研究(analytical study)的主要任务是检验描述性研究中提出的假设,检验某些暴露与疾病(结局)发生之间的关系。主要包括病例对照研究和队列研究两种基本方法。

1. 病例对照研究（case-control study）　从目标人群中选择一组患有某种疾病的人（病例组）和未患该病的人或健康人（对照组）为研究对象，调查两组人群过去暴露于某个危险因素的情况及程度，比较两组暴露史的差别，分析暴露因素与疾病有无关联以及关联程度的大小。

2. 队列研究（cohort study）　按照研究对象是否暴露于某暴露因素或该因素的不同暴露水平，分为暴露组（高暴露组）和非暴露组（低暴露组），然后随访一定时间，观察和比较组间某种结局的发生率（如发病率或病死率）的差别，以检验该暴露因素与疾病之间的关系及关联强度的大小。

二、实验性研究

实验性研究（experimental study）又称为干预研究（interventional study），把研究对象分成实验组和对照组，人为地施加或减少某种干预措施，在相同的条件下，随访一定时间，观察并比较实验组和对照组结局事件（如发病、死亡或有效等）发生情况，分析干预措施与这些效应的关系，以评价干预措施的效果。根据研究对象和研究目的的不同，实验性研究又分为临床试验（clinical trial）、现场试验（field trial）和社区干预试验（community intervention trial）三类。

三、理论性研究

理论性研究（theoretical study）是采用数学模型和电子计算机模拟，研究暴露与疾病的关系，研究疾病发生、发展与转归的规律。此外，理论性研究还包括流行病学理论和研究方法的研究。

流行病学研究常用方法的分类见图 22-1。各种方法的原理参见相关章节。

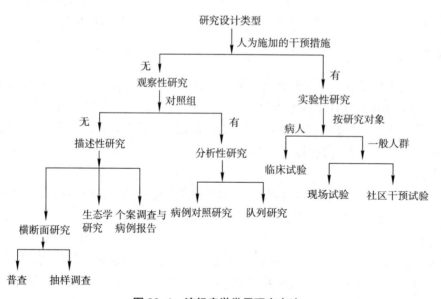

图 22-1　流行病学常用研究方法

第三节　流行病学的用途

流行病学是一门应用性和方法性学科，其研究范围包括传染病、非传染性疾病和其他与人类有关的健康问题。随着研究范围的不断扩展和研究方法的发展，其应用也不断扩展。流行病学可以用于以下几个方面。

一、描述疾病或健康状况的分布

应用描述性研究方法,可以描述某个人群中与疾病或健康相关问题的分布(时间、空间和人群)特征,如患病率、感染率、阳性率,以及某些计量指标的平均水平(如均数、标准差等)。分布特征的描述可以为认识疾病及疾病防制和健康促进研究提供重要基础性资料,也为疾病病因探索提供线索。分布的研究是流行病学研究的起点和特色。

二、探索病因和危险因素

疾病病因的探讨是医学研究的重要内容,也是流行病学的主要任务。只有了解了某种疾病的病因,才能有针对性地开展疾病的防制乃至消灭疾病。在医学史上,在传染病和非传染性疾病、突发公共卫生事件等病因调查中流行病学研究方法起到了非常重要的作用。一些著名的医学研究,如吸烟与肺癌关系的研究、沙利度胺与先天畸形关系的调查、青年女性阴道腺癌的病因研究、过敏性皮炎流行的调查等,主要是运用了流行病学方法来完成的。

三、用于临床诊断、疗效评价和预后分析

流行病学方法也可以应用于临床领域,形成临床流行病学(clinical epidemiology)学科。临床流行病学是以临床疾病和患者为基础,探索其所属人群中疾病分布的特征、可能的致病因素和预后因素、转归及评价防制措施的效果和效益,为改进医疗和保健措施等提供依据的科学。流行病学在临床领域的应用主要表现在下列三方面:①诊断方法的评价;②临床疗效的评价,治疗方案的选择;③疾病预后的估计。

四、制定疾病防制的策略与措施并进行效果评价

对疾病病因、分布和流行因素的研究是制定有针对性的疾病防制措施的前提。流行病学研究方法也应用于各种公共卫生措施(如健康教育、计划免疫)效果评价,同时也用于研究和促进卫生服务的实施和利用、卫生决策和评价。例如,对特定地区和人群需要进行卫生保健项目规划,确定优先发展项目以及卫生资源合理配置和使用等。卫生决策需要在流行病学调查研究的基础上,了解该地区居民疾病和健康状况的分布、重点疾病和影响居民健康的主要因素,确定易感人群和高危人群、现有的卫生资源和医疗保健服务需求等。卫生决策是否正确、各种卫生服务的效益与效果又需要用流行病学方法进行评价。

第四节　流行病学研究进展

随着医学的发展和疾病谱的改变,流行病学学科得到了很大的发展,主要表现在以下几方面。

一、研究范围

流行病学研究范围不断扩大,从单纯传染病研究扩展到慢性病,目前已到研究健康状况和其他一些社会现象,如伤害流行病学已成为流行病学的重要研究方向之一。作为方法性学科,流行病学已经渗透到医学各个学科之中,并出现许多分支学科,如临床流行病学、地理流行病学、遗传流行病学、药物流行病学、肿瘤流行病学、行为流行病学、管理流行病学、灾害流行病学等。在研究结局上,不仅仅限于发病和死亡的研究,还包括治疗的疗效、药物的敏感性以及生存与预后指标等。

二、研究方法

在传统流行病学研究方法(如横断面研究、病例对照研究和队列研究)的基础上,出现了新的流行病

学研究设计方法,包括巢式病例对照研究(nest case control study)、病例－队列研究(case cohort study)、单纯病例研究(case only study)、病例交叉研究(case-crossover study)和病例－时间－对照研究(case-time-control study)等。

流行病学研究从单因素研究向多因素研究发展。传染病由于致病因素较少,因而主要采用单因素研究,而肿瘤、糖尿病和心脑血管疾病等慢性病往往是多因素作用的结果,影响因素包括环境因素和遗传因素,因此需要采用多因素分析的方法来完成。生物统计学和电子计算机技术的发展为复杂多因素数据分析,以及流行病资料的收集和处理提供了支持。大数据和高速互联网的建成为全球流行病学数据的共享提供了可能。多因素线性回归模型、logistic 回归模型、COX 生存模型和新型多变量统计分析模型等已经在慢性病病因研究中起到了非常重要的作用。

随着生物化学、遗传学、分子生物学技术、基因组学技术的发展,相应技术已广泛应用于流行病学研究。通过宏观和微观研究,可以从生物学机制上阐明疾病的发生和发展机制,环境和遗传的作用及其交互作用对疾病的发生、预后的影响。流行病学分支学科日益丰富,分子流行病学、各种组学流行病学已成为流行病学领域内的热门学科,为实现精准预防创造了条件。

（蔡　泳　常睿捷）

数字课程学习

📥 教学 PPT　　　　📝 自测题

第二十三章　疾病分布

疾病具有两重性，即个体属性和群体属性。个体属性是指疾病的个体表现，每一种疾病都有相应的症状、体征、功能变化和实验室、仪器等各种检查的特征。个体属性是我们认识疾病的基础，临床医师根据疾病的个体属性进行诊断和治疗。群体属性是指疾病的群体表现，一种疾病的发生和存在具有不平衡性，在不同的时间、人群和地区，疾病出现的频率有所不同，有低发和高发现象。疾病的人群现象称为疾病的分布(distribution)，包括时间、空间和人群间分布，简称"三间分布"，流行病学根据疾病的分布特征进行病因假设和探索。

第一节　描述疾病分布的常用指标

流行病学定量描述疾病在不同人群、时间和地点的流行水平和分布特征，可以用绝对数和相对数表示。绝对数如发病和死亡人数，比较直观，但是某个人群发生发病、死亡人数与所观察人口数有关，因此，绝对数不能反映其发生的频度的高低。所以，在医学研究中，相对数指标更为常用。相对数指标分为率(rate)、比(ratio)和比例(proportion)三类。率、比和比例的概念和区别参见第十七章分类变量的统计分析部分。

一、疾病发生频度测量指标

(一) 发病率

发病率(incidence rate)是指在一定时期内(通常为一年)，某人群某病新病例出现的频率。

$$某病发病率 = \frac{某时期内某人群中某病新病例数}{同期平均暴露人口或人年数} \times K \tag{式23-1}$$

K=100%、1 000/‰、10 000/万或 100 000/10 万……

发病率可用于描述疾病的分布，探讨发病因素，提出病因假说，评价防制措施的效果。在计算发病率时，要考虑以下几个因素。

1. 分子为新发病例数　即在观察时间内某病新发生病例数。若在一个观察时间内，一个人多次发病，如一年内多次感冒，应重复计算病例数。

2. 发病时间　判断是否新发病例，首先要确定该病例的发病时间。对于感冒、急性心肌梗死等急性病，发病时间较易确定。但是对于高血压、冠心病和肿瘤等慢性病，准确的发病时间是很难确定的，一般以首次临床确诊时间为发病时间。

3. 观察时间　观察时间的长短与新病例发生数量有关，影响发病率水平的高低。因此，在计算发病率时，先要确定观察时间，通常以年为观察单位。

4. 暴露人口数　暴露人口也称危险人群，要满足下列条件：①是在观察时间和观察范围内的人群。

②是该病的易感人群,即有可能发生所要观察的疾病。因此暴露人口不应包括已患病或有免疫力人群。

可以按照不同的年龄、性别、民族、职业、病种、时间、地区等特征计算发病率,称为发病专率(specific incidence rate),如男性发病率、麻疹发病率、甲肝发病率等。不同人群、地区的发病率资料比较时,由于年龄等因素构成的不同,发病率不能直接比较,而应进行标准化处理,以标准化发病率进行比较。率的标准化方法参见第十七章第二节。

(二) 罹患率

罹患率(attack rate)也是衡量人群新病例发生频度的一个指标。不同的是罹患率的观察时间通常是日、周、月、一次流行或爆发期,即在短时期内新病例的发生情况,因此在使用时较发病率灵活,一般用于小范围和短时期的疾病流行。

$$罹患率 = \frac{观察期内的新病例数}{同期的暴露人口数} \times K \tag{式 23-2}$$

(三) 续发率

续发率(secondary attack rate,SAR)是指某些传染病在第一个病例发生后,最短潜伏期到最长潜伏期之间,在易感接触者中发病人数(续发病例、二代病例)占所有易感接触者总数的百分率。

$$续发率 = \frac{一个潜伏期内易感接触者中发病例数}{易感接触者总例数} \times 100\% \tag{式 23-3}$$

计算续发率时,应将原发病例数从分子和分母中去除。

续发率可以分析传染病传染性的强弱或评价防疫措施的效果。

二、疾病存在频度测量指标

(一) 患病率

患病率(prevalence rate)又称现患率,是指在特定时间内,某种疾病的病例数(新、旧病例数)与同期该人群平均人口数之比。根据特定时间不同,患病率可分为期间患病率(period prevalence rate)和时点患病率(point prevalence rate)。

$$期间患病率 = \frac{某人群某观察期间的病例数(新、旧病例)}{同期平均人口数} \times K \tag{式 23-4}$$

$$时点患病率 = \frac{某时点某人群中现患某病病例数}{该时点的人口数} \times K \tag{式 23-5}$$

患病率用以反映病程较长的疾病(如慢性病)在某一时点(或时期)存在频率高低的指标。患病率可用于研究这些疾病的流行因素、防治效果和为卫生行政部门在卫生资源配置时提供有价值的信息。

计算患病率公式中的分子是观察期间存在的所有病例数,包括新、旧病例。分母为同期平均人口数,可用该年年中即 6 月 30 日时的人口数或该人群年初人口数加年终人口数除以 2 表示。

患病率和发病率的区别见图 23-1。计算患病率时的分子是指在某时期内存在的病例数,包括调查起始日留下来的病例(A+B)以及在该时期新发生的病例(C+D)。而发病率的分子仅仅是新发生病例(C+D)。

患病率受发病水平和病程等因素的影响。当某地某病的发病率和该病的病程在相当长时间内保持稳定时,患病率、发病率和病程的关系为:

$$患病率 = 发病率 \times 病程 \tag{式 23-6}$$

应用上述公式可以推算疾病的平均病程。例如 1973~1977 年某地肺癌的年平均发病率为 46.0/10 万,年均患病率为 23.0/10 万,则:病程为:23.0/46.0=0.5 年。

与发病率相同,不同地区人群的患病率比较时也应标准化。

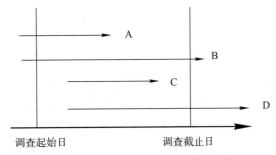

图 23-1 患病率和发病率区别示意图

（二）感染率

感染率（infection rate）是指在某个时间内所检查的人群中，有某病感染者人数所占的比例，可用于隐性感染较高的疾病研究。

$$感染率 = \frac{受检者中感染人数}{受检人数} \times 100\% \qquad （式23-7）$$

三、疾病死亡频度测量指标

（一）死亡率

死亡率（mortality rate，death rate）表示在一定时期内（通常指一年），在特定的人群中发生死亡的频率。

$$死亡率 = \frac{某时期某人群死亡总人数}{该人群同期平均人口数} \times K \qquad （式23-8）$$

死亡率是用于测量人群死亡危险的最常用指标。死亡率的高低是一个地区经济、文化、卫生水平的综合反映，是医学、政治、经济学研究中一个常用的指标。

与患病率计算类似，同期平均人口数可用该年 6 月 30 日时的人口数或该人群年初人口数加年终人口数除以 2 估计。死亡率也可按不同特征分别计算死亡专率。比较不同地区死亡率时因人口等因素构成不同，也需要先对死亡率进行标化。

婴儿死亡率是指某一年 1 周岁以内婴儿死亡人数与当年活产数之比。

$$婴儿死亡率 = \frac{某一年未满 1 周岁的婴儿死亡人数}{同年活产总数} \times 1\,000\text{‰} \qquad （式23-9）$$

活产是指分娩后的胎儿具有以下四项生命指征中的任一项者：①呼吸，②心搏，③脐带搏动，④随意肌抽动。

婴儿死亡率是反映社会经济及卫生状况的一项敏感指标，也是影响居民平均寿命的重要因素。与粗死亡率相比，婴儿死亡率不受人口构成影响，各国之间可以直接比较。但是，婴儿死亡的漏报程度影响婴儿死亡率的高低和预期寿命。

（二）病死率

病死率（fatality rate）是表示一定时期内因某病死亡数与患该病人数的比例。

$$病死率 = \frac{某时期内因某病死亡人数}{同期患某病的患病人数} \times 100\% \qquad （式23-10）$$

病死率反映疾病的严重程度和医疗机构诊治能力的高低。因此，当用病死率比较不同医院诊治水平时，应注意是否有可比性，如疾病严重程度、医疗设备条件等。

如果某种疾病的发病与死亡处于比较稳定状态，则病死率可由下式求得：

$$某病的病死率 = \frac{某病的死亡率}{某病的发病率} \times 100\%　\qquad\qquad (式 23\text{-}11)$$

(三) 生存率

生存率(survival rate)通常指随访满 n 年(通常为 1、3、5 年)后还生存的患者所占的比例。生存率是反映疾病治疗远期效果的一个指标,经常应用于恶性肿瘤、心脑血管疾病或其他慢性疾病的生存研究中。

$$n\text{ 年生存率} = \frac{随访满\,n\,年生存的病例数}{随访满\,n\,年的病例数} \times 100\%　\qquad (式 23\text{-}12)$$

(四) 潜在减寿年数

潜在减寿年数(potential years of life lost, PYLL)是指某人群因死亡所造成的人群寿命损失的大小,即人群预期寿命与死亡者实际死亡年龄之差的总和。PYLL 综合了死亡水平和发生死亡时寿命损失大小这两方面因素,是反映人群疾病负担的一个指标,计算方法见第九章式(9-3),此处不再重复。

(五) 伤残调整生命年

伤残调整生命年(disability adjusted life year, DALY)是指从发病到死亡所损失的全部寿命年,包括因早死所致的寿命损失年(years of life lost, YLL)和因疾病所致伤残引起的寿命损失年(years lived with disability, YLD)两部分。DALY 定量测定因病所造成的早死和残疾对健康寿命损失,计算方法见第九章式(9-3)。

四、描述疾病流行强度的术语

疾病流行的强度是指某病在某地、某人群中一定时期内发病数量的变化及其特征,常用散发、暴发、流行、大流行表示。

(一) 散发

散发(sporadic)是指某病在某一地区的发病率呈历年的一般水平(一般为当地前三年该病的平均发病水平),病例间无明显的相互传播关系。散发适用于范围较大的地区。疾病呈散发分布的原因主要有以下几种。

1. 该病常年流行,人群有一定的免疫力或因疫苗接种维持着人群的免疫水平,如麻疹。
2. 隐性感染为主的传染病易散发,例如脊髓灰质炎,流行性乙型脑炎等。
3. 传播机制较难实现的传染病,例如虱传回归热。
4. 潜伏期长的疾病。

(二) 暴发

暴发(outbreak)是指在短时间、小范围(如集体单位、幼儿园)的人群中突然出现许多相同病例的现象。暴发往往是由共同病因(传染源)或传播途径引起的,大多数患者集中在疾病的最长潜伏期内,如食物中毒、流感、麻疹、水痘的暴发。

(三) 流行

流行(epidemic)是指某病在某地区、某时期的发病率显著超过当地历年该病散发水平(3～10 倍)。如果某地某病发病率达到流行水平,意味着有促使该病发病率升高的因素存在。

(四) 大流行

如果某病蔓延迅速,涉及地区广,人口比例大,其发病率远远超过流行水平,在短期内流行范围越过省界、国界甚至洲界而波及许多国家,形成世界性流行,称为大流行(pandemic)。历史上曾发生鼠疫、流感、霍乱、流感、新冠肺炎等疾病的大流行。例如在 1346—1353 年期间,欧洲暴发鼠疫流行,几乎席卷整个欧洲大陆,这次流行有近 1/3 的人口 2 500 余万人死于鼠疫。

第二节　疾病分布的形式

疾病的分布是指疾病在不同的时间、地点和人群的发病率、患病率、死亡率的差异。疾病分布是流行病学从群体上认识疾病的基础,也是流行病学研究的起点。分布资料的分析与比较可为疾病的病因、流行因素提供线索。

一、地区分布

地区分布是指描述不同地区某病的发病频率。地区分布的差异与环境因素有关,反映环境致病因子的作用。因此,地区分布研究可为探索病因及流行因素提供线索。在研究疾病地区分布时,有两种划分地区的方法:

1. 按行政区域划分　按行政区域可以把地区分为不同洲或国家,在一个国家内分为省、自治区、直辖市、县、乡(街道)、行政村或居民区等单位。这种划分方法容易得到人口、疾病监测、医疗卫生服务等基本资料,容易计算各种疾病相关指标。但是,疾病的分布往往受到自然地理条件、病因的影响,与行政区域并不完全一致,因此这种划分法有时会掩盖病因联系。

2. 按自然地理条件、环境特征划分　按自然地理条件、环境特征可以把地区分为山区、丘陵、平原、海岛等。由于不同自然地理环境可能有不同的疾病病因分布特征,因此这种划分方法有利于揭示环境因素对疾病分布的影响,但资料收集往往比较困难。研究疾病的地区分布可以用标点地图以及统计表等。

(一) 疾病在不同国家及一个国家内不同地区的分布

有些疾病只出现在某些地区,如黄热病分布于非洲和南美洲地区。因为黄热病的传播流行与埃及伊蚊有关。有些疾病遍布全世界,但分布不均匀,其发病率和死亡率差别很大。表 23-1 示全球不同国家或地区癌症患病率的分布情况。欧美、大洋洲等经济发达地区癌症患病率较高,而亚非国家患病率较低,高

表 23-1　2018 年全球不同国家或地区癌症的发病率和死亡率(世界人口标化,1/10 万)

国家或地区	发病率		死亡率	
	男性	女性	男性	女性
东部非洲	112.4	150.7	87	107.6
中部非洲	101.8	109.2	79.5	80.9
北部非洲	138.9	137.3	102.1	76.9
南部非洲	230.5	196.1	142.4	98.3
西部非洲	95.6	122	72.1	83.6
加勒比海地区	213.1	182.9	117.4	89.5
中美洲	139.3	149.7	67.4	64.2
南美	220	195.2	107.3	81.1
北美	387.6	322.1	104.2	80.7
东亚	238.4	192	159.6	89.7
中国	223	182.6	166.6	95.2
东南亚	156.1	142.5	113.8	79.7
中亚	97.5	95.9	70.9	60.6
印度	89.8	90	65.8	57.5

续表

国家或地区	发病率		死亡率	
	男性	女性	男性	女性
西亚	190.1	154.6	120.5	74.3
东欧	280.1	216.5	171	92
北欧	344.6	295	118.4	88.7
南欧	319.5	247	131.5	76.2
西欧	363.5	292.1	130	84.4
澳大利亚/新西兰	571.2	362.2	109.8	78.4
全球	218.6	182.6	122.7	83.1

［数据来源：Bray F, Ferlay J, Soerjomataram I, et al. Global Cancer Statistics 2018：GLOBOCAN Estimates of Incidence and Mortality Worldwide for 36 Cancers in 185 Countries：Global Cancer Statistics 2018［J］. CA A Cancer Journal for Clinicians, 2018, 68（suppl 8）.］

低之间相差 3 倍以上。单病种女性乳腺癌的调整患病率地区差别也很大（表 23-2），以北美洲、北欧、西欧患病率高，而亚洲和非洲较低，最高的是阿拉美达白人，其调整患病率为 76.1/10 万，是日本大阪（12.1/10 万）的 6 倍左右。胃癌的患病率以日本为最高，男性调整患病率为 100.2/10 万。

表 23-2　世界不同地区女性乳腺癌的调整患病率（1/10 万）

地区	患病率	地区	患病率
阿拉美达（白人）	76.1	新墨西哥（美国）	32.4
夏威夷（夏威夷人）	66.2	萨拉哥撒（西班牙）	30.6
撒咯其万（加拿大）	62.8	古巴	28.0
以色列	60.8	波多黎各（海地）	25.4
萨尔区（德国）	50.6	孟买	20.1
爱沙尔（苏格兰）	50.1	克拉科	19.6
挪威	49.6	布拉瓦约（南非黑人）	13.8
丹麦	49.1	大阪	12.1

（资料来源：MD. Anderson："The Prevention of Cancer", 1982）

在一个国家内某些疾病分布也可能有很大差别，因为我国疆域辽阔，东西与南北自然地理环境、气候相差悬殊，居民生活条件和卫生文化水平相差明显。我国血吸虫病主要分布在长江中下游地区，因为这些地区有钉螺孳生繁殖的基本条件。我国食管癌主要分布在华北太行山、陕豫鄂秦岭和鄂豫皖大别山地区。华北太行山高发区以河南、陕西、湖北三省交界的太行山南段为中心，包括河南林县（131.79/10 万）、河北磁县（142.19/10 万）、山西阳城（169.22/10 万）等县市。鼻咽癌多见于广东，肝癌以江苏启东为高发地区。原发性高血压北方地区高于南方。

（二）疾病的城乡分布

由于生活条件、卫生状况与居民卫生意识、人口密度、交通条件、动植物分布的差别、经济、文化、卫生条件以及环境、个人习惯等方面存在较大的差别，城市和农村之间的疾病分布也存在城乡差异。一般来说，城市由于人口密度大、交通方便、社会交往频繁，因此呼吸道传染病容易传播。水痘、百日咳、流行性脑脊髓膜炎、流行性感冒等疾病经常在城市居民中流行。城市中工业相对集中，空气污染比较严重，城市居民肺癌死亡率比农村高,见表23-3。农村的特点跟城市刚好相反,呼吸道传染病不容易流行,但是肠道传染病、寄生虫病以及农药中毒等发病显著高于城市。农村胃癌、宫颈癌的死亡率高于城市。但近二十年来,由于乡镇企业的发展和城市工业结构的调整,局部农村的环境污染比较严重,居民的疾病谱也发生相应的改变。

(三) 疾病的地方性

由于自然环境和社会环境因素等影响,使一些疾病在某一地区的发病率经常高于其他地区,或仅在某地区存在,这种现象称为地方性(endemic)。常见地方性的类型有以下几种。

1. 自然疫源性　某些野生动物的传染病,其病原体在自然界野生动物宿主和传播媒介中生存繁殖,在一定的条件下,也可传染给人类,称为自然疫源性疾病,如鼠疫、流行性出血热、钩端螺旋体病和森林脑炎等。

2. 自然地方性　若某病发生与自然环境密切有关,称为自然地方性,分为两类:自然地方性传染病和地方病。自然地方性传染病的病原体、传播媒介受自然地理环境条件制约,只在一定地区生存、繁殖,而使疾病呈地方性分布,如疟疾、血吸虫病、丝虫病等。

表23-3　中国20个城市及其郊县的男性肺癌标化死亡率(1/10万)

城市	市区	近郊县	远郊县	城市	市区	近郊县	远郊县
上海	29.32	24.5	16.21	沈阳	18.85	10.36	9.51
延吉	26.15	12.7	9.46	无锡	18.64	11.42	9.7
宁波	26.12	15	9.11	广州	17.26	11.55	5.69
大连	24.27	17	13.69	太原	17.05	14.09	9.08
长沙	23.09	7.14	3.09	南京	15.58	8.55	5.29
杭州	22.64	10.6	8.38	北京	14.85	10.67	8.3
烟台	20.14	8.5	7.25	南昌	12.48	4.12	3.88
合肥	20.1	6.86	4.07	郑州	12.25	7.55	2.62
哈尔滨	19.29	8.31	6.86	福州	10.17	5.3	3.78
济南	19.02	7.4	7.26	贵阳	9.88	5.14	4.88

(资料来源:卫生部肿瘤防治研究办公室.中国恶性肿瘤死亡调查研究.北京:人民卫生出版社,1979.)

地方病是由于在该地区自然地理环境中一些微量元素的缺乏或增多引起的,如地方性甲状腺肿、地方性氟中毒、大骨节病等。

3. 统计地方性　由于某地区人群的生活习惯、卫生条件或宗教信仰等社会因素导致某种疾病在该地区高发或长期存在,与当地的地理环境条件关系不大,如由于卫生条件差、卫生习惯不良而导致伤寒、痢疾、霍乱等疾病在某些地区发病率较高。

此外,凡是本国或本地区没有的,而从国外传入的疾病,称为输入性疾病,如在我国艾滋病是输入性疾病。

二、时间分布

疾病时间分布反映致病因素的动态变化。研究疾病时间分布的特征有助于预测疾病的发生和提供病因线索。时间分布特征有下列四种类型:短期波动(暴发)、季节性、周期性和长期变异等。

(一) 短期波动或暴发

一个小范围的人群如一个集体单位、社区居民或幼托机构在短时间内某种疾病的发病人数突然大量增加的现象称为暴发(outbreak),如食物中毒、麻疹流行等。暴发常因许多人在短期内暴露同一致病因素而引起,其流行曲线呈单峰分布,图23-2反映某护理院居民流感样病例流行过程。这次流行呈单峰分布,说明是由一个暴露因素,一次接触引起的。如多次暴露,则可能呈双峰或多峰分布。由于致病因素的特性不同,疾病潜伏期长短不一,接触致病因素的数量和时间各异,病例发病的时间就有先后,但大多数病例发生在该病的最短和最长潜伏期之间,发病高峰与该病的平均潜伏期一致。因此根据传染病的平均潜伏期,从发病高峰向前推算一个平均潜伏期,即为该病的暴露时间,由此分析疾病暴发的原因。

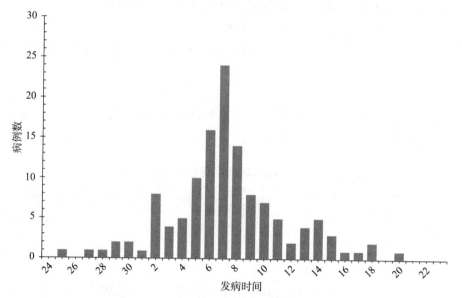

图23-2　某护理院居民流感样病例发病情况

(二) 季节性

季节性(seasonality)是指疾病的发病率随季节而变化的现象,在一年中有某个月或几个月份发病频率升高,而在其他季节中发病频率较低的现象。疾病的季节性反映某季节内一些疾病相关的自然和社会因素如温度、湿度、生活习惯、人群社会交往程度等变化对疾病发病的影响。季节性表现为两种形式:

1. 季节性升高　指一年四季均有发病,但在某几个月份发病频率明显增加,多见于呼吸道传染病和肠道传染病。冬春季呼吸道传染病如流行性感冒发病率升高,夏秋季肠道传染病高发,但是这些疾病一年中均有病例发生,见图23-3。

2. 严格的季节性　某种疾病的发生集中在某几个月份,如某些地区虫媒传播的传染病疟疾和流行性乙型脑炎主要发生在有蚊子活动的夏秋季节,而冬春季节没有病例发生。

在不同地区由于媒介昆虫(如蚊子等)活动特点的不同,同一种疾病(如乙脑)可能表现出不同的季节性特点,见图23-4。

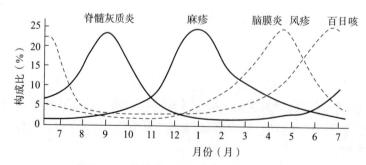

图23-3　急性呼吸道传染病的季节性分布

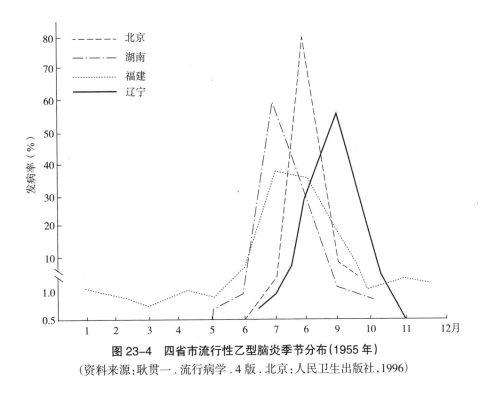

图 23-4　四省市流行性乙型脑炎季节分布(1955 年)

(资料来源:耿贯一.流行病学.4 版.北京:人民卫生出版社,1996)

(三) 周期性

周期性(periodicity)是指一些疾病的发生频率经过一个时间间隔后,有规律地发生变动的状况,例如在未实行计划免疫之前,呼吸道传染病如白喉(间隔 2~4 年)和麻疹(间隔 1~2 年)的时间分布呈周期性流行的特点,而实行计划免疫后,改变了其周期性流行的特征,见图 23-5。

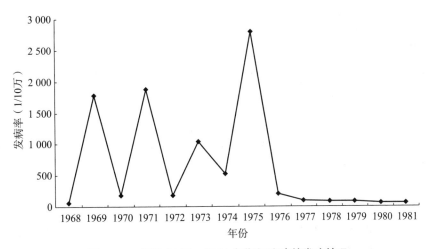

图 23-5　某地 1968—1981 年期间麻疹的发病情况

(四) 长期变异

长期变异(secular change)也称长期趋势(secular trend),是指在相当长的时间内(几年或几十年),疾病的临床特征、发病率、死亡率、病原体的型别、毒力等方面发生较大的变化。如猩红热在 20 世纪初期,发病率高,临床表现较重,病死率高,但现在发病率与病死率都非常低,病例以轻型为主。霍乱、流感都表现出相应的长期变异趋势。

非传染性疾病如恶性肿瘤等也有这种趋势,见图 23-6。美国男性肺癌死亡率 50 多年中呈现直线上升

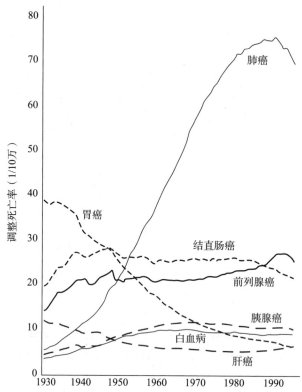

图 23-6　美国 1930—1995 年男性常见恶性肿瘤调整死亡率(1/10 万)
(资料来源:美国生命统计,1998)

的趋势,胃癌死亡率则下降颇明显,肝癌死亡率也有比较稳定的下降趋势,而其他的恶性肿瘤升降趋势不明显。

三、人群分布

不同的人群特征如年龄、性别、职业、种族、社会阶层、婚姻状况、家庭和行为方式等均可影响疾病的发生。对疾病的人群分布研究可以探讨病因和流行因素,确定高危人群。

(一) 年龄

年龄是人群分布中最重要的因素,不同年龄人群的免疫水平、生活和行为方式,以及危险因素的接触机会均不同。因此,几乎各种疾病的发病率或死亡率均与年龄有关。一般来说,随年龄增长,慢性病发病率有增加的趋势。

不同年龄阶段的人群有不同的高发疾病。图 23-7 反映四种急性传染病的年龄分布,发病的高峰年龄有差别。脑炎、麻疹、腮腺炎等传染病在儿童期易高发,青壮年中流行性出血热、血吸虫病发病率较高,老年人高发肿瘤、心脑血管和慢性呼吸系统疾病。

年龄对死亡率有影响,年龄 – 死亡率曲线呈“V”形曲线,见图 23-8。影响疾病年龄分布的主要因素是机体的免疫力、致病因子的接触机会和程度等。

研究疾病年龄分布的目的:①分析疾病不同年龄分布的差异,有助于探索疾病的致病因素和流行因素,为病因研究和疾病防治提供线索;②确定疾病的高危人群,采取相应的预防措施;③了解人群的免疫状态。

分析疾病年龄分布有两种方法:①横断面分析(cross-sectional analysis),主要分析不同年龄组的发病率、患病率和死亡率,多用于短潜伏期和短病程的急性疾病分析;②出生队列分析(birth cohort analysis),利用同

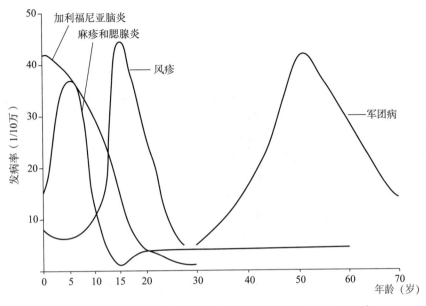

图 23-7　几种急性传染病发病率年龄曲线（Mausner 1985）

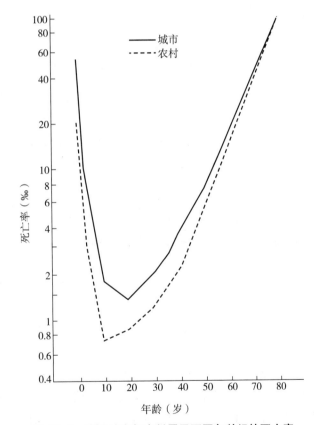

图 23-8　我国城市与农村居民不同年龄组的死亡率

一年代出生的一组（队）人,前瞻性地观察他们在不同年龄时的发病、死亡或患病情况。出生队列法适用于潜伏期长,致病因子的强度在不同时间有变化的慢性病研究。对这类慢性病如用横断面法分析可能会得出错误的结论,见图 23-9 和图 23-10。图 23-9 是横断面分析的结果,从该图中可以看出肺癌的死亡率随时间的变化而增加,另外也显示死亡水平随年龄的增加而增加,但是到了 60~70 岁时有一个高峰,然后又

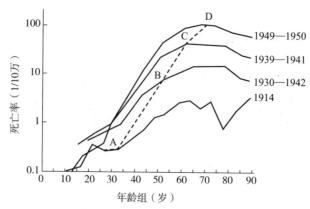

图 23-9　某地 1914—1950 年男性肺癌年龄死亡率
（资料来源：Mac Mahon 和 Pugh，1970）

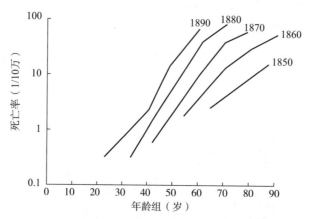

图 23-10　某地 1850—1890 年间出生者男性肺癌队列死亡率
（资料来源：Mac Mahon 和 Pugh，1970）

下降，这未能反映真实情况。而应用出生队列法分析可以弥补这一缺点，按同一出生队列的人群分析年龄与肺癌死亡率的关系，结果发现肺癌死亡率随着年龄的增加而增加，见图 23-10。

（二）性别

许多疾病在男、女性发病和死亡的危险性上有差别。分析疾病的性别差异可以用性别比（sex ratio）表示。图 23-11 描述美国男、女性常见死因调整死亡率的性别比。在常见死因中，男性的调整死亡率均高于女性，但不同疾病死亡性别比差别较大，从糖尿病的 1.2 左右到 HIV 感染的 4.5 左右。男、女性疾病分布差异的原因主要有以下三种。

1. 男、女性致病因素接触机会差异　因为男女生活方式、习惯与体力等方面的差别，导致常见疾病危险因素的频率和强度在男女性别之间有明显差别。例如，男性的吸烟率、饮酒率要高于女性，男性肺癌、胃癌、冠心病、脑卒中等发病率高于女性。传染性疾病的性别差异主要与不同性别致病因素接触机会的不同有关，如血吸虫病和钩端螺旋体病存在发病性别差异。

2. 男、女性解剖、生理特点和内分泌代谢的差异　乳腺癌、胆囊炎、胆结石以女性多发，可能与女性生理与解剖特点有关。在 45 岁前，男性血压水平和高血压的患病率高于女性，而女性过了更年期后，高血压患病率上升较快，超过男性，这可能与女性雌激素水平的变化有关。

3. 男女性职业特点差异　一般男性从事危险性高的职业机会高于女性，而导致相应疾病的性别分布差异。在云南个旧锡矿地区，肺癌的男女性别比例为 13.23∶1，而宣威地区为 0.91∶1。这两个地区性别

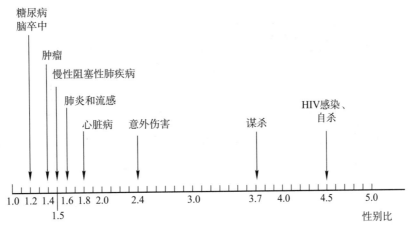

图 23-11 美国常见疾病男女调整死亡率的性别比

（资料来源：美国生命统计报告，47 卷，1998）

比例差异的原因在于，个旧地区男性从事锡矿开采相关的职业为主，因此男性肺癌的发病危险性较高，而宣威地区主要因家庭生活燃煤污染引起，家庭妇女接触污染的程度比男性高。因此，职业相关疾病往往表现出明显的性别分布差异。

性别差异还与不同性别人群对健康的重视程度有关，探索疾病的性别差异有助于探索病因。

（三）职业

许多疾病的发生与职业有联系，在劳动生产环境中接触有害的致病因子（物理因子、化学因子、生物因子和社会、心理因素）而导致职业病和职业相关疾病，如从事牲畜饲养、皮革加工的职业人群，易患布鲁菌病、炭疽、钩端螺旋体病等。煤矿工人长期暴露于高浓度二氧化硅粉尘环境中易患硅肺，石棉作业工人易患间皮瘤，从事生产联苯胺等染料作业工人中膀胱癌多发，脑力劳动者易患冠心病。

（四）种族与民族

不同民族、种族的遗传因素、生活风俗习惯、经济文化发展水平以及自然地理和社会环境的不同，造成不同民族或种族之间的疾病种类及发病率存在差异。例如美国黑人的高血压、心脏病、脑血管疾病、结核、梅毒的发病率和死亡率高于白人，而白人的冠状动脉粥样硬化性心脏病和白血病死亡率较高。黑人宫颈癌死亡率明显地高于白人，而白人乳腺癌死亡率明显地高于黑人。在马来西亚的三个民族中，马来人患淋巴瘤较多，印度人患口腔癌多，而华人患鼻咽癌较多。

（五）不良行为、生活方式

许多行为生活方式与疾病的发生有关，常见的不良行为有吸烟、酗酒、吸毒、不洁性行为、长期静坐生活方式等。在恶性肿瘤、冠心病、脑卒中、高血压、糖尿病等慢性非传染性疾病的病因中，45% 左右与不良的行为生活方式和社会因素有关，对传染性疾病，也有约 15.9% 与生活方式与行为有关。

表 23-4　我国前 8 类死因与 4 种主要因素的关系（1 岁以上男女合计，%）

死因	生活方式和行为	人类生物学	环境	保健服务制度
心脏病	47.6	28.6	15.1	5.7
脑血管意外	43.2	36.1	14.8	6.0
恶性肿瘤	45.2	45.2	7.0	2.6
意外死亡	18.8	3.4	67.6	10.3

续表

死因	生活方式和行为	人类生物学	环境	保健服务制度
呼吸系统	39.1	30.5	17.2	13.3
消化系统	23.8	28.4	19.5	28.4
传染病	15.9	8.8	18.9	56.5
其他	8.7	52.9	19.6	18.9
合计	37.3	32.1	19.7	10.9

(资料来源:梁浩材,1988)

(六) 其他

家庭成员的患病或死亡、夫妻不和、生活规律重大改变、工作学习压力大、子女教育问题等负性生活事件对健康有明显影响。不同社会阶层的人群因为工作压力、生活条件、经济水平等差异,表现出疾病分布的差别。近年来,我国流动人口对疾病分布的影响逐渐引起社会的关注,流动人口是传染病暴发流行的高危人群,是传染病疫区与非疫区间的传播纽带,对性病的传播有很大作用,也给儿童计划免疫的落实增加难度。

四、疾病分布的综合描述

在实际工作中需要对时间分布、空间分布和人群间分布(即"三间分布")三个方面进行综合描述和分析,以获得更详尽的病因和流行因素的信息。

移民流行病学是通过观察某种疾病在移民人群、移居国(地)人群及原居住国(地)人群的疾病发病率或死亡率差别,以探索遗传和环境因素在该病病因中的作用,这是疾病在时间、空间和人群间分布的综合描述。在肿瘤、心脑血管疾病和一些遗传性疾病的病因研究中得到运用,见表23-5。

表23-5　日本居民、在美日本移民、美国白人一些死因标化死亡比(1959—1962)

疾病	日本居民	在美日本移民		美国白人
		非美国出生	美国出生	
食管癌(男)	100	132	51	47
胃癌(女)	100	55	48	18
肠癌(男)	100	374	288	489
乳腺癌(女)	100	166	136	591
宫颈癌(女)	100	52	33	48
脑血管疾病(男)	100	32	24	37
冠状动脉粥样硬化性心脏病(男)	100	226	165	481

(资料来源:Mac Mahon B,Epidemiology,1970)

移民流行病学的基本原则是:①若某病发病率和死亡率的差别是由环境因素造成,则该病在移民人群中发病率或死亡率与原居住国(地)的人群不同,而接近于移居国(地)的发病率或死亡率;②若该病的发病率或死亡率是由遗传因素起作用,则移民与原居住国(地)人群的发病率或死亡率相同,而不同于移居国(地)。

　　在实际应用时,应考虑移民环境因素的改变情况以及变化的程度、原住国(地)和移居国(地)的医疗条件等因素的影响。

(朱益民)

数字课程学习

⬇ 教学 PPT　　　✑ 自测题

第二十四章 描述性研究

描述性研究（descriptive study）又称描述流行病学，是流行病学最基本的研究方法。通过描述性研究可以了解疾病或健康状况"三间"（空间、时间、人群间）分布的特点，建立病因假设，为病因研究提供线索，因此描述性流行病学研究往往是病因探索的起点。

第一节 概 述

一、描述性研究的概念

描述性研究利用已有的资料或专门调查的资料，按不同地区、不同时间及不同人群特征分组，描述疾病或健康状态的分布情况。描述性研究的基本原理是测量或调查研究对象疾病或健康状况、暴露因素分布情况，按某暴露因素、特征或疾病状况分组，初步分析存在分布差异的可能原因，提供病因的线索或建立病因假设。描述性研究是探索因果关系过程中最基础的步骤，病因关系研究大多始于描述性研究。例如，当对某病了解不多的时候（病因不明疾病），可从描述性研究着手，取得该病的分布特征，从而获得病因的线索，进而逐步建立研究假设，为分析性研究提供线索。

描述性研究的主要类型有病例报告和个案调查、暴发调查、生态学研究和现况研究等。

二、描述性研究的应用

描述性研究所收集的往往是比较原始或初级的资料，受到多种因素的影响，因此，所获得的结论只能提供病因线索和进一步研究的方向。描述性研究仅是对人群疾病或健康状况及其相关因素的客观描绘和叙述，一般不涉及暴露－疾病链因果关系的检验或验证。描述性研究所获得的主要是疾病或健康状态及其相关因素在人群、时间和空间分布及变动趋势的信息，主要用于以下几方面。

1. 描述疾病或健康状态在人群中的分布及其特征 如对一个社区的某种或某些疾病进行调查和评价，为制定疾病防治或健康促进的对策和措施提供科学依据，即所谓社区诊断（community diagnosis）。

2. 描述和分析某些因素与疾病或健康状态之间的关联 为进一步的疾病病因研究和危险因素研究提供线索或建立假设。

3. 通过比较实施疾病防治或控制对策与措施前后的资料 为评价该对策与措施的效果提供基础信息。

第二节　病例报告和个案调查

一、病例报告

病例报告通过对单个或少数特殊病例的症状、体征和检查结果进行描述,为疾病的临床表现、发病机制、诊断、治疗和不良反应等提供第一手资料(线索),由此可以初步形成假说。

二、个案调查

个案调查是指在疾病防治工作中对个别病例、病例的家庭及其周围环境进行流行病学调查,调查该患者发病的"来龙去脉",主要内容包括核实诊断,确定发病时间、地点、方式,追查传染源、传播途径或发病因素,确定疫源地的范围和接触者。采取隔离消毒、检疫接触者和宣传教育等措施以防止或减少类似病例发生。个案调查一般无对照,因而在病因研究方面作用不大。个案调查是卫生防疫实践中一项常规性工作。

个案调查实例:1859 年冬,德国医生 Zenker 诊治了一位"伤寒"患者,该患者 20 岁,女性,旅馆服务员,圣诞节发病,元旦即卧病不起,1860 年 1 月 20 日到医院就诊,一周后不治身死。尸检时 Zenker 在患者的肌肉里发现许多旋毛虫,他即到该女服务员的旅馆调查,发现该旅店老板娘几乎与该女青年同时发病。详细询问得知,1859 年 12 月 21 日该店曾宰杀过一头猪。Zenker 从剩下的猪肉取样检查,发现许多旋毛虫囊。进一步调查发现,旅馆老板和屠宰者后来也发生了同样的疾病。Zenker 从一个病例的调查开始,通过其流行病学实践,首先发现了人是怎样感染上旋毛虫的,为医学做出了贡献。

第三节　生态学研究

生态学研究又称为相关性研究。生态学研究是在群体的水平上研究某种因素与疾病之间的关系,以某人群亚群体为观察和分析的单位,通过描述不同人群中某因素的暴露状况与疾病的频率,采用相关分析方法分析该暴露因素与疾病之间的关系。反映疾病的指标可以是发病率、病死率等。暴露也可以用人群相关指标来测量,如人均烟草消耗量、人均脂肪摄入量等。生态学研究可分为生态比较研究(ecological comparison study)和生态趋势研究(ecological trend study)两种类型。生态比较研究比较在不同人群中暴露水平与某疾病的发病率或死亡率的关系,见图 24-1。生态趋势研究系指在不同时间内,连续观察同一人群平均暴露水平的改变和某疾病的发病率、死亡率变化的关系,见后文图 29-8。

生态学研究以人群亚群为单位(如国家、城市、学校等)收集疾病和健康状况以及某暴露因素的资料,不是以个体为单位,这是生态学研究的基本特征。该类研究虽然能通过描述不同人群中某因素的暴露与疾病频率来分析该因素与疾病的关系,但无法得知个体的暴露与效应(疾病)。生态学研究是从许多因素中探索病因线索的一种方法,然而其提供的信息是不完全的,只是一种粗线条的描述性研究。

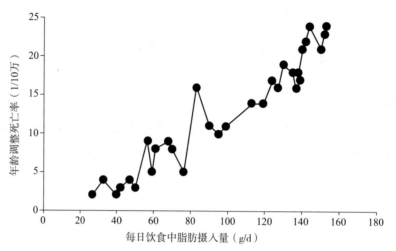

图 24-1　不同国家或地区（黑圆点）居民饮食中脂肪摄入量（g/d）与女性乳腺癌死亡率（1/10 万）的关系

（资料来源：Armstrong B, Doll R. Environmental factors and cancer incidence and mortality in different countries, with special reference to dietary practices. Int J Cancer 1975; 15: 617-631.）

第四节　现　况　研　究

一、现况研究概念

现况研究是指在特定时间内，对特定范围内的人群，以个人为单位收集和描述人群的有关变量（因素）与疾病或健康状况分布特征的方法。

由于现况研究在某一时点或某一较短时间内收集人群的暴露或疾病情况，故又称为横断面研究（cross-sectional study）。现况研究一般调查疾病的患病情况，以患病率作为结果分析指标，因此又称为患病率研究（prevalence study）。

（一）现况研究的类型

现况研究有两种类型，即普查（census）和抽样调查，见图 24-2。

1. 普查　即全面调查，是指在特定时间对特定范围内的人群中每一个成员都进行调查或检查。特定时间应该较短，甚至指某个时点。特定范围是指某个地区或某种特征的人群。一次普查可以同时调查多种疾病或异常特征。一般要求有比较简易的检测方法，对检查发现的异常者或患者有进一步的诊治措施。由于普查所花的人力、物力和财力较大，因此还需考虑可行性。

（1）普查的优点　①通过疾病普查，理论上能找出目标人群中的全部病例，因此可以做到疾病的早期发现和早诊断；②没有抽样误差；③给普查对象普及医学卫生知识。

（2）普查局限性　①由于工作量大，不易细致而影响工作质量，可能有漏诊和误诊发生；②不适用于患病率低、无简便易行诊断手段的疾病，如果设备、人力、财力等不足会影响速度与精确性；③需要耗费较大的人力物力，成本较高；④只能获得患病率资料，无法得到发病率数据。

2. 抽样调查　如果现况研究的目的只是了解疾病的流行水平和分布特征，而不是为了发现全部患者，这时没有必要对所有人群都进行调查。抽样调查是指从某个目标人群中抽

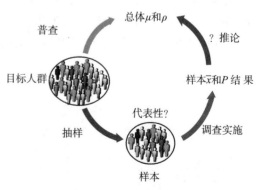

图 24-2　现况研究的两种类型

取一部分有代表性的人群作为调查对象,组成样本人群,对样本人群进行调查,并以该人群调查的结果来反映目标人群的特征,即以样本人群信息来推断总体特征的方法。

要以样本信息推论总体特征的前提是样本要有代表性。随机抽样和足够的样本含量是保证样本代表性的基础。随机抽样是指总体或目标人群中每一个对象都有同等机会被选入作为研究对象。例如,如果目标人群有 N 个人群,设计样本含量为 n,按照随机方法进行抽样,则总体中每一对象被抽中的概率均为 n/N。与普查相比,抽样调查的调查人数较少,可以节省时间、人力和物力,调查工作可以做得更细致。但是,抽样调查仅适合患病率较高、变异程度低的疾病调查,否则所需的样本含量很大,如果一项抽样调查的样本含量大于总体的 75%,还不如直接进行普查。另外抽样调查的设计、实施与资料分析均比普查要复杂。

(二) 现况研究的作用

1. 了解目标人群中疾病的流行水平和分布特征　通过现况研究来揭示目标人群中某种疾病的患病率水平,以及在时间、空间和人群的分布特征和规律,评价某人群的健康状况和卫生保健需求。例如,通过对某一人群进行糖尿病流行病学调查,可以了解该人群目前糖尿病患病率的高低,以及在人群中的分布特征,为糖尿病的防治提供基本资料。

2. 提供疾病病因线索　通过描述疾病的分布特征以及分析影响分布的因素,可以为病因研究提供线索,建立病因假设。这是病因不明疾病病因探索中非常重要的一步。例如,通过分布特征分析发现,吸烟者肺癌患病率高于非吸烟人群,根据这一研究结果,可以建立吸烟可能是肺癌的危险因素这一假设。

3. 疾病的早期发现、早期诊断和早期治疗(二级预防)　通过普查和筛检等方法,可以发现疾病的早期患者,以便进行诊断和治疗,以达到疾病二级预防的目的,二级预防是疾病预防的一项重要措施。例如,通过血糖和糖耐量检查,可以找出糖尿病前期和早期患者,对这些患者或异常者进行早期防治,可以改善预后。

4. 评价疾病监测、防治效果　对某特定人群开展多次(如干预前后)现况研究,通过患病水平比较,可以评价防治措施的效果。

5. 确定某些生理指标的参考值范围　例如测定某个健康人群的血红蛋白含量,采用统计学方法,确定该人群血红蛋白的参考值范围。

二、现况研究的设计与实施

现况研究一般涉及较多的研究对象和工作人员,因此,良好的设计方案是现况研究成功的关键。在现况研究设计中,样本代表性是样本结果能推论总体结果的前提,足够样本量和避免各类偏倚是研究成功的重要条件。

(一) 明确研究目的、选择研究类型

根据研究所提出的问题,明确该次调查所要达到的目的,然后根据研究目的选择研究类型。如为了对某种疾病进行早期发现和早期诊断,需用普查。如仅需了解某疾病或健康状况的分布特征,可以采用普查或抽样调查。

(二) 选择研究对象

根据研究目的,确定目标人群或总体的特征,包括人口学特征、地区和时间范围,如某地区年龄18岁以上的成年人,同时应该建立研究对象的入选标准和排除标准。

(三) 确定样本大小和抽样方法

如采用抽样调查,需要确定调查所需的样本含量,样本量过多或过少都不合适。样本含量太大,造成资源的浪费并增加系统误差,降低调查质量。样本含量过小,缺乏代表性,抽样误差偏大,研究结果不能很好反映总体特征。

影响抽样调查样本含量的主要因素有：①预期现患率(p)：一般现患率越高，样本含量就越小；②对调查结果精确性的要求：容许误差(d)越大，所需样本含量就越小；③要求的显著性水平(α)：α 值越小，即显著性水平要求越高，样本含量要求就越大。

1. 样本含量估计

(1) 对患病率调查时，当患病率不是太小或太大，即 $n \times p > 5$ 或 $n \times (1-p) > 5$ 时，样本含量可用以下公式估计：

$$s_p = \sqrt{\frac{pq}{n}}$$

（式 24-1）

则：

$$n = \frac{pq}{s_p^2}$$

（式 24-2）

令：$s_p = \dfrac{d}{z_\alpha}$，则有：

$$n = \frac{pq}{\left(\dfrac{d}{z_\alpha}\right)^2} = \frac{z_\alpha^2 \times pq}{d^2}$$

（式 24-3）

n 为样本含量，P 为预期患病率，$q = 1-p$，d 为容许误差，一般用 p 的比例表示，如 $d = 10\% p$，当 $\alpha = 0.05$ 时，$z = 1.96 \approx 2$，则式 24-3 可转化成：

$$n = 400 \times \frac{q}{p}$$

（式 24-4）

式(24-4)表明，预期患病率越大，抽样所需样本含量越小；容许误差越小，所需样本量越大。

(2) 患病率比较低时，不符合二项分布，宜采用 Poisson 分布的原理估计样本含量，计算公式如下：

$$n = \frac{z_\alpha^2}{4\left(\sin^{-1}\sqrt{p'} - \sin^{-1}\sqrt{p}\right)^2}$$

（式 24-5）

p' 是样本患病率。

(3) 计量资料样本含量的估计可以用下式表示：

$$n = \left(\frac{U_\alpha \sigma}{\delta}\right)^2$$

（式 24-6）

σ 为总体标准差，δ 为容许误差。

$$\delta = \bar{X} - \mu$$

（式 24-7）

μ 为总体均数。

如从有限总体中抽样，则按式(24-8)校正计算样本含量 n_c

$$n_c = \frac{n}{1 + \dfrac{n}{N}}$$

（式 24-8）

N 为总体观察单位数。

样本量估计时，还应考虑实际调查时的失访率。

2. 抽样方法　抽样可分为非随机抽样和随机抽样，前者如典型调查，一般常用在社会学和新闻学调查，对特殊人群进行调查，其结果不能推论到总体。随机抽样要求遵循随机化原则，即保证总体中每一个对象都有同等机会被选入作为研究对象，以保证样本的代表性。若样本含量足够大，调查数据可靠，分析正确，则可以把调查结果推论到总体。在流行病学研究中一般采用随机化抽样方法。

常见的随机抽样方法有单纯随机抽样、系统抽样、分层抽样、整群抽样和多级抽样。

(1) 单纯随机抽样(simple random sampling)　单纯随机抽样也称简单随机抽样，是最简单、最基本的抽样方法。从总体 N 个对象中，利用抽签或其他随机方法(如随机数字)抽取 n 个对象，构成一个样本。它的基本原则是总体中每个对象被抽到的概率相等(均为 n/N)。

单纯随机抽样的标准误按资料性质根据式(24-9)和(24-10)计算。

均数的标准误:

$$s_{\bar{X}} = \sqrt{\left(1 - \frac{n}{N}\right)\frac{s^2}{n}}$$

(式24-9)

率的标准误:

$$s_{\bar{p}} = \sqrt{\left(1 - \frac{n}{N}\right)\frac{p(1-p)}{n-1}}$$

(式24-10)

式中 s 为样本标准差,p 为样本率,N 为总体含量,n 为样本含量,其中 n/N 为抽样比,如 <5% 可以忽略不计。

单纯随机抽样一般用于总体数量不大时。在现场调查时,由于目标人群数量大,编号、抽样麻烦以及抽到个体分散而导致资料收集困难等原因而用的不多。但它是其他各种抽样方法的基础。

(2) 系统抽样(systematic sampling) 系统抽样又称机械抽样,是按照一定顺序,机械地每隔若干单位抽取一个单位的抽样方法。具体抽样过程如下。

设总体单位数为 N,需要调查的样本数为 n,则抽样比为 n/N,抽样间隔为 $k=N/n$,将每 k 个单位组成一抽样单位,因此总体 N 被分成 n 个抽样单位。然后在第一个抽样单位(样本从 $1,2,...,k$ 中用随机方法抽取一个研究对象,如 i 作为样本。然后分别间隔 k 个单位抽取下一个抽样单位的样本,如 $i,i+k,i+2k,\cdots,i+(n-1)\times k$。

例如,某镇有居民 10 000 户,拟抽 1 000 户,则抽样比为 1 000/10 000=1/10;$k=10\,000/1\,000=10$。以随机数字方法在第一组 10 户($1,2,\cdots,10$)中抽取样本户,假如为 6,以后则每隔 10 户抽取一户,组成的样本为 $6,16,26,\cdots,999\,6$ 样本户。

1) 系统抽样的优点:①事先不需要知道总体内的单位数。例如想抽取一年中所有新生儿的一个样本,不必准确了解一年中新生儿数量,可以根据估计而确定抽样间隔(k);②在人群现场易进行,例如可按户或按门牌号,调查员可以间隔 k 户调查一户,这比单纯随机抽样要容易;③样本是从分布在总体内部的各部分的单元中抽取的,分布比较均匀,代表性较好。

2) 系统抽样的缺点:假如总体各单位的分布有周期性趋势,而抽取的间隔恰好是其周期或其倍数,则可能使样本产生偏性,如疾病的时间分布、季节性调查因素的周期性变化等,如果不能注意到这种规律,就会使结果产生偏倚。

(3) 分层抽样(stratified sampling) 先将总体的单位按某种特征分为若干层,然后再从每一层内分别进行单纯随机抽样,组成一个样本。分层可以提高总体指标估计值的精确度,它可以将一个内部变异较大的总体分成一些内部变异较小的层(次总体)。在选择分层特征变量时,使层内个体变异越小越好,层间变异则越大越好。分层抽样比单纯随机抽样所得到的结果准确性更高,组织实施也更方便,而且它能保证总体中每一层都有个体被抽到。分层抽样除了能估计总体的参数值,还可以估计各个层内的情况,因此在人群研究经常采用分层抽样技术。

(4) 整群抽样(cluster sampling) 将总体分成若干群组,抽取其中部分群组作为观察单位组成样本,这种抽样方法称为整群抽样。若被抽到的群组中的全部个体均作为调查对象,称为单纯整群抽样(simple cluster sampling);若再在样本群内进行单纯随机抽样,称为二阶段抽样(two stages sampling)。

整群抽样的特点:①易于组织、实施方便,可以节省人力、物力;②如群间差异越小,抽取的群越多,则精密度越好;③抽样误差较大,故样本量比其他方法要增加 1/2。

(5) 多级抽样(multistage sampling) 在大型流行病学调查中,常常结合使用上面几种抽样方法。常把抽样过程分为不同阶段,即先从总体中抽取范围较大的单元,称为一级抽样单位(如省、自治区、直辖市),再从每个抽得的一级单元中抽取范围较小的二级单元(县、乡、镇、街道),依次类推,最后抽取其中范围更小的单元(如村、居委会)作为调查单位。

每个阶段的抽样可以采用单纯随机抽样、系统抽样或其他抽样方法。多级抽样可以充分利用各种抽样方法的优势,克服各自的不足,并能节省人力、物力。多级抽样需要在抽样之前掌握各级调查单位的人口资料及特点。在我国开展的慢性病抽样调查就是采用此方法。例如,要调查某城市初中生的吸烟情况,将全市中学按质量分成好、中、差三层,每层抽出若干学校,再在抽中的学校中,按年级分成三层,每个年级按整群抽样抽取若干班进行全部调查。在这个抽样设计中采用了单纯、分层、整群抽样技术。

(四) 确定研究内容和资料收集方法

根据研究目的,确定研究内容。现况研究需要收集有关研究对象的人口学特征、各种暴露资料和疾病患病资料。资料收集的方法主要有:①问卷调查法,流行病学研究中常用调查员上门访问法收集资料。调查表是现况研究询问调查收集资料的主要工具。要设计合理的问卷表,各个调查因素都要有明确的标准,对调查员进行统一培训以及建立质量控制方法。其他的方法还有信函调查、电话访问以及网络调查等。②体格检查,按照统一标准对每个研究对象进行体格检查,可以测定身高、体重、腰围、臀围、收缩压和舒张压等指标。③生化指标检测,采集研究对象的血液或尿液等标本,可以测定血糖、肝功能、HBsAg、胰岛素等指标。在各项指标的检测或检查时,要用统一的方法和相同的评价标准。如果应用一些新调查方法,事先需要对方法进行评价,不同的调查方法对调查人群条件有不同要求。

三、现况研究资料整理与分析

将现况研究所获得的原始资料进行整理和分析,描述疾病或健康状况和暴露因素的分布特征,在此基础上提出病因假设。可按以下步骤进行资料整理分析。

(一) 原始资料的检查与核对

原始资料可能存在差错,因此,应该对原始资料进行核查,确保完整性和准确性,填补缺、漏项,删除重复,纠正错误。将数据录入电子计算机,建立数据库。

(二) 原始数据整理和归类

原始数据的转化,如血糖是计量资料,可以按照标准转化成计数资料:高血糖、正常血糖和低血糖。按照暴露或疾病的不同特征进行分组和归纳。

(三) 计算各种指标

计数资料可以计算各种率的指标如患病率、阳性率、检出率等。计量资料如身高、体重、血压、腰围等可以用集中趋势(如均数、几何均数或中位数等)和离散趋势(如标准差、四分位间距、极差等)描述。计量资料需根据数据分布的不同类型,采用不同指标描述,例如正态分布一般采用均数和标准差,而偏态分布可用中位数和四分位间距。

将疾病或健康状况按不同人群、地区和时间进行描述,通过三间分布的描述,分析上述指标的差异及其影响因素。

为了便于不同地区、人群之间的比较,消除年龄、性别等构成差别的影响,需要对被比较指标进行标准化,标准化方法见相关统计学书籍。

(四) 暴露与疾病关系的分析

现况研究可以根据研究对象的不同特征进行分组比较,分析暴露与疾病的关系,为病因提供线索或建立病因假设。根据研究对象是否暴露于某因素分为暴露组和非暴露组,比较不同暴露状况下患病水平的差别,见表24-1。也可根据是否患病分为患病组与非患病组,比较患病与非患病人群暴露水平的差别,见表24-2。

表 24-1 不同暴露特征人群的患病率

	患病	非患病	合计	患病率
暴露组	a	b	$a+b=n_1$	$a/a+b$
非暴露组	c	d	$c+d=n_0$	$c/c+d$
合计	$a+c=m_1$	$b+d=m_0$	n	

表 24-2 不同患病人群的暴露状况

	暴露	非暴露	合计	暴露率
患病组	a	b	$a+b=n_1$	$a/a+b$
非患病组	c	d	$c+d=n_0$	$c/c+d$
合计	$a+c=m_1$	$b+d=m_0$	n	

判断两组患病率是否有差别,可以用 χ^2 检验。

当 $n \geqslant 40$,且 $T \geqslant 5$ 时,

$$\chi^2 = \frac{(ad-bc)^2 \times n}{n_1 n_0 m_1 m_0}$$

(式 24-11)

当 $n \geqslant 40$ 且 $1 \leqslant T \leqslant 5$ 时,

$$\chi^2 = \frac{(|ad-bc|-n/2)^2 \times n}{n_1 n_0 m_1 m_0}$$

(式 24-12)

如果 $\chi^2 > 3.84$,则 $P < 0.05$。

如果两组患病率的差别具有统计学意义,说明暴露与疾病之间存在统计学关联。关联强度的大小估计可用现患比(prevalence ratio,PR)指标。

$$PR = \frac{\frac{a}{a+b}}{\frac{c}{c+d}}$$

(式 24-13)

现患比表示有暴露因素的人群某种疾病的患病频率与没有暴露因素人群的患病率之比,反映暴露与疾病关系。

两组人群暴露率的比较也可以用 χ^2 检验。

关联强度可用现患优势比(prevalence odds ratio,POR)

$$POR = \frac{ad}{bc}$$

(式 24-14)

现患优势比可以用来估计现患比。

四、现况研究的特点

1. 现况研究开始时不设有对照组　与其他研究方法不同,现况研究开始时,根据研究目的选择某一代表性人群作为研究对象,没有进行分组,调查每一个研究对象在某一特定时点上的暴露(特征)和疾病的状态。但是在资料处理与分析时,则根据暴露(特征)的状态或是否患病的状态来分组并比较。

2. 特定时点或时期　现况研究关心的是某一特定时点上或时期内某一群体中暴露和疾病的联系。理论上,具体调查的时点应该越集中越好,如人口普查的时点定在 11 月 1 日零点。一般地,时点患病率较时期患病率要精确。

3. 现况研究在确定因果联系时受到限制　一般而言,现况研究所揭示的暴露与疾病之间的统计学联系,仅为建立因果联系提供线索,是分析性研究(病例对照研究和队列研究)的基础,而不能以此作因果推论。其理由有二:①现况调查得到的患者大多是存活期长的患者。存活期长与存活期短的患者,在许多特

点上可能会很不一样,而且很可能将影响存活的因素当作影响发病的因素。②现况研究一般揭示的是某一时点或时期暴露(特征)与疾病的关系,而不能决定暴露(特征)与疾病的时间顺序关系。例如现况研究发现,大肠癌患者比非患者的血清胆固醇水平要低,且有统计学上的显著意义,但仍很难解释是低血清胆固醇水平增加了患大肠癌的风险,还是大肠癌导致了低血清胆固醇水平。

4. 对不会发生改变的暴露因素(如性别、种族、血型等不会因是否患病而发生改变的因素)与疾病的关系,现况研究可以提供相对真实的暴露(特征)与疾病的时间先后顺序的联系。

5. 现况研究用现在的暴露(特征)来替代或估计过去情况的条件　在现况研究的结果解释时,常常会以研究对象的目前暴露状态或特征来替代或估计其过去的暴露状况,以便对研究结果作出专业上更有意义的推论。此时应符合如下几个前提条件:①现在的暴露或暴露水平与过去的情况存在着良好的相关关系,或已证明变化不大。如某些环境性或职业性的暴露因素在近若干年来或更长时间内稳定不变,则可用此来估计其与研究群体中是否患病的联系强度。②已知研究因素的暴露水平的变化趋势或规律,以此趋势或规律来估计过去的暴露水平。③回忆过去的暴露或暴露水平极不可靠,而现在的暴露资料可以用来估计过去的暴露情况。例如,营养调查中常采用 24 h 或一周食物的摄入量来估计过去的摄入情况,因为饮食回忆常不可靠。

6. 现况研究定期重复进行可以获得发病率资料　对同一个目标人群重复某病的现患调查,则第二次调查新发现的现患病例应是上一次现患调查后新出现的病例,据此可计算该病的发病率。但要求两次现况研究之间的时间间隔不能太长,在该时间范围内该病的发病率变化不大,且疾病的病程稳定。

（朱益民）

数字课程学习

📥 教学 PPT　　📝 自测题

第二十五章 病例对照研究

病例对照研究(case-control study)是流行病学研究中最常用的方法之一。按照研究时是否患病,分成病例组和对照组,调查过去某种因素的暴露情况。病例对照研究适合于病因不明的疾病和发病率较低甚至是罕见疾病的研究,主要用于探索病因和检验病因假设。

第一节 概　述

一、病例对照研究的基本原理

病例对照研究是在目标人群中选择一组患有某种疾病的人(病例组)和未患该病或健康人(对照组)为研究对象,调查两组人群过去暴露某种或某些因素的情况及程度,比较两组暴露史的差别,分析该暴露因素与疾病有无关联以及关联程度的大小。病例对照研究的基本模式见图25-1。

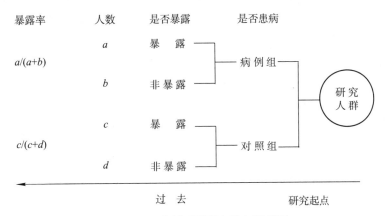

图 25-1　病例对照研究基本模式图

例如,用病例对照研究分析吸烟与肺癌的关系,调查肺癌患者(病例组)和非肺癌人群(对照组)过去的吸烟情况,如是否吸烟、吸烟时间、开始吸烟年龄等。通过比较两组吸烟史的差别,分析吸烟是否与肺癌有关联。如果肺癌组的吸烟率 $a/(a+b)$ 大于对照组 $c/(c+d)$,并且该差异具有统计学意义,说明吸烟与肺癌有关,而且吸烟可能是肺癌的危险因素,吸烟增加患肺癌的危险性。对于一个有统计学意义的关联,还可以分析关联强度的大小。如果两组的暴露率差别没有统计学意义,则说明该暴露因素与疾病无关。

二、病例对照研究的基本特点

病例对照研究具有以下几个基本特点。

1. 属于观察性研究方法　在病例对照研究中,所调查的暴露因素是客观存在的,研究过程中没有人为干预因素,因此病例对照研究属于观察性研究方法。

2. 属于回顾性研究(retrospective study)　病例对照研究是调查过去(一般指病例组发病之前)而非目前的暴露情况。在时间顺序上,病例对照研究是逆向的;在因果关系的顺序上,是由果推因的研究,因此,病例对照研究又称为回顾性研究。

3. 研究对象分组标准　病例对照研究按研究时是否患病分为病例组和对照组。

4. 以暴露率为分析指标　通过比较病例组和对照组的暴露率或暴露水平分析暴露与疾病的关系和关联强度。

对病例对照研究结果进行推论时,需要考虑上述特点。一般地,病例对照研究结果可以检验某暴露因素与疾病的关系,但是难以证实暴露与疾病的因果关系。

第二节　设 计 与 实 施

一、明确研究目的

病例对照研究的主要作用是检验病因假说,筛选病因。根据在病例对照研究前是否存在假设,可分为以下两种类型。

(一)检验性病例对照研究

一般在描述性研究的基础上,初步形成一个或多个病因假设之后,再用病例对照研究方法来检验这个(些)假设是否成立。例如,在横断面研究中,发现吸烟者肺癌患病率高于非吸烟者,以此建立吸烟可能是肺癌的危险因素这一假说,可以进一步用病例对照研究方法检验这一假说是否正确。

(二)探索性病例对照研究

在某些研究中,事先没有形成明确的假设,如病因不明疾病、新发疾病的病因研究,全基因组水平上遗传变异标志物的筛选等。可以对与疾病可能有关的内、外环境因素和遗传易感性因素进行调查,最后筛选有统计学关联的因素。例如,对一次食物中毒的调查,可以从有关的食物种类或生活方式等方面逐一筛选可能与疾病发病有关的因素。全基因组关联分析往往利用基因芯片,检测几十万甚至是百万个单核苷酸多态标志物的基因型分布,从中筛选出与疾病相关的遗传标志物。在探索性病例对照研究中,由于涉及候选因素较多,因此在统计分析中需要进行多重校正,否则易出现假阳性错误。

二、选择研究对象

病例对照研究的研究对象包括病例和对照两组人群。选择的基本原则是病例样本能代表总体中该病的病例,对照能代表产生病例的源人群。

(一)病例的选择

病例是指研究时已经患病或出现研究结局的人。如研究疾病,需要有统一的、明确的诊断标准,以减少错误分类的偏倚。该标准尽可能采用国内或国际统一标准,以便将研究结果与他人的结果进行比较,而且要考虑病例的患病部位、病理学类型、疾病分期以及年龄、性别、种族、职业等因素分布特点。病例也可以是出现某种研究结局的人,如发生交通事故的司机等,因此病例对照研究不仅仅用于医学研究,也可以对其他社会现象产生的原因进行探讨。

1. 病例的来源　主要有两种来源,即医院病例和社区病例。

(1) 医院病例　以一家或多家医院的住院或门诊中已明确诊断的患者组成病例组。其优点是简便易行,节省经费。缺点是代表性差,易产生选择偏倚。

(2) 社区病例　从一项现况调查结果或该地区疾病发病或死亡监测资料中获得病例,也可以是其中的一个随机样本。社区病例的优点是代表性好,研究结果容易推论到总体。但前提是该地区需具有完善的疾病监测系统或近期已开展过该疾病的现况调查,能发现患病的人群。

2. 病例类型　根据病例的存在情况,通常有以下三种类型的病例。

(1) 新发病例　是指最近确诊的病例。由于从发病到诊断而进入研究的时间短,新发病例不易受存活因素的影响,暴露史的回忆比较容易且可靠,因此新发病例是病例对照研究首选的病例类型。但是要获得足够的新发病例样本,所需时间可能较长。

(2) 现患病例　是指过去发病,但现在还存活的病例。现患病例易受生存因素的影响,而且有些暴露可能不断发生改变,而导致不能得到发病前准确的暴露资料。但是由于现患病例数量多,资料易获取,因此常被利用。

(3) 死亡病例　死亡病例的暴露信息只能通过调查死者家属或亲戚、朋友而获得,因此,资料准确性差,一般不建议使用。但是如果可以查阅死亡病例的历史资料(如职业与病历等记录)而获得暴露史,其准确性还是比较好的。

(二) 对照的选择

对照是指研究时不患所研究疾病或未出现研究结局的人,包括其他患者和健康人。如采用其他患者作为对照,要求"其他疾病"与所研究疾病没有病因联系。如研究肝癌时,肝硬化患者不能作为对照。对照人群要有代表性和可比性。

对照的来源要求与病例来自同一人群。一般地,对照的来源取决于病例的来源。因此根据病例和对照的来源,病例对照研究分为以下两种类型。

1. 以人群为基础的病例对照研究(population-based case-control study)　以某个自然人群中的全部病例或其中一个代表性样本组成病例组,在同一个人群未患该病的人群中选择对照。其优点是代表性高,不易发生选择偏倚。

2. 以医院为基础的病例对照研究(hospital-based case-control study)　以一家或多家医院中的某病患者作为病例组,以医院内其他疾病的患者作为对照组。采用这种方法选择病例和对照比较方便,但是代表性可能较差。需要注意,对照人群所患的疾病与所研究疾病不能有病因联系或有共同病因。

(三) 病例与对照的匹配

作为对照组,与病例组相比要有可比性。要获得有可比性的对照,通常采用匹配(matching)的方法。匹配是指根据病例的主要非研究因素的分布,选择相应的对照人群,使得对照组人群在这些因素(匹配因素)上的分布与病例组一致,即均衡。通过匹配,可以增加病例组与对照组的可比性,控制外部因素,消除非研究因素的作用,也可以提高研究效率。常见的匹配因素有年龄、性别、居住地、出生地、社会经济状况等。匹配因素的选择要慎重。一旦某因素作为匹配因素后,就无法分析该匹配因素与疾病的关系。匹配因素的数量不宜过多,一般≤4 个,每个因素的匹配条件不宜太严格,否则会造成对照选择困难。匹配的类型有两种,即群体匹配和个体匹配。

1. 群体匹配　又称为成组匹配或频数匹配。在选择对照时,要求对照中匹配因素上的分布与病例中的分布整体上一致。例如病例组中男性患者为 65%,则选择的对照组中,男性比例也要求 65%。这种设计方法称为成组的病例对照研究(grouped case-control study)。

2. 个体匹配　即根据每一个病例的匹配因素分布情况,选择与该病例匹配因素分布相同或相近的对照(1 个或 R 个),组成对子。病例和对照以个体为单位进行匹配,如(1∶1)、(1∶2)、(1∶3)、(1∶4)、…、(1∶R)

比例匹配,这种设计方法又称为匹配病例对照研究(matched case-control study),其中(1∶1)匹配又称为配对(paired)。R 与统计学功效呈正相关(表 25-1)。当 R 大于 4 以后,所增加的统计功效已不明显,样本量却很大,因此一般取 $R \leqslant 4$。扩大对照组的数量或增大 R 值,可以在同样病例数的条件下(如病例数量受限),提高研究效率。因此,对于发病率较低的疾病甚至是罕见病,可以采用匹配病例对照研究方法。

表 25-1 R 值与统计学功效的关系

R	1	2	3	4	5	6	$+\infty$
统计学功效	1.00	1.33	1.50	1.60	1.67	1.71	2

三、估计样本量

一般地,病例对照研究也是样本研究,也需要有足够的样本量。病例对照研究的样本量主要取决于以下因素:①统计学检验假设所允许犯假阳性错误的概率(α),即检验的显著性水平;②统计学假设所允许的假阴性错误的概率(β),($1-\beta$)为检验效能或检验把握度;③所研究因素在对照人群中的估计暴露率(P_1);④所要研究因素在病例组中的估计暴露率(P_2)或该因素的估计联系强度,如相对危险度(RR)或比值比(OR)值。样本量还与设计类型(如成组设计和配对设计)、病例与对照的比例等有关。

对于成组设计,病例与对照数量相等时的样本量可以采用下式计算:

$$n = \frac{(Z_\alpha\sqrt{2\overline{P}\,\overline{Q}} + Z_\beta\sqrt{P_1Q_1 + P_2Q_2})^2}{(P_2-P_1)^2} \qquad \text{(式 25-1)}$$

式中,Z_α 与 Z_β 分别为 α 与 β 对应的标准正态分布临界值,可查表 25-2 获得。α 和 β 是由研究设计所要求的精确度和把握度来决定,一般取 $\alpha = 0.05$,$\beta = 0.2$。

P_1 和 P_2 分别为对照组与病例组的估计暴露率:

$$Q_1 = 1-P_1 \qquad Q_2 = 1-P_2 \qquad \text{(式 25-2)}$$
$$\overline{P} = (P_1 + P_2)/2 \qquad \overline{Q} = 1-\overline{P} \qquad \text{(式 25-3)}$$

实际工作中,P_1 和 P_2 值则可通过查阅文献或预调查获得。

其中,P_2 也可通过 OR 和 P_1 用下式计算而求得:

$$P_2 = (OR \times P_1)/(1-P_1 + OR \times P_1) \qquad \text{(式 25-4)}$$

表 25-2 正态分布的分位数表(正态离差)

α 或 β	Z_α(单侧检验)/Z_β(双侧检验)	Z_α(双侧检验)
0.001	3.090	3.290
0.002	2.878	3.090
0.005	2.576	2.807
0.010	2.326	2.576
0.020	2.058	2.326
0.025	1.960	2.242
0.050	1.645	1.960
0.100	1.282	1.645
0.200	0.842	1.282

例 25-1 一项关于母亲围孕期被动吸烟与子代先天性心脏病的病例对照研究,由文献得 $P_1=0.078$,即一般或对照组中孕妇围孕期的被动吸烟率,被动吸烟者子代先天性中心脏病的比值比(OR)为 3.66,要求 $\alpha=0.05$(双侧),$\beta=0.10$,求样本量 n。

计算如下:

$$P_2 = (3.66 \times 0.078)/(1-0.078 + 3.66 \times 0.078) = 0.236$$

$$Q_2 = 1-0.236 = 0.764$$

$$Q_1 = 1-0.078 = 0.922$$

$$\overline{P} = (0.078 + 0.236)/2 = 0.157$$

$$\overline{Q} = 1-0.157 = 0.843$$

查表 25-2 得 $Z_\alpha=1.96$,$Z_\beta=1.282$。

将上述各项数值代入式(25-1),求 $n=109$,即病例组与对照组分别约需 109 人。

对于其他类型设计的病例对照研究样本量的估计方法,可参照相应的统计学书籍。

四、收集资料

病例对照研究实施时,除了收集姓名、年龄、性别、住址、民族、职业等一般人口学资料外,更重要的是收集可疑的暴露因素如吸烟、饮酒、饮食、其他生活习惯、疾病史、家族史等资料。应根据研究目的选择相应的研究因素或变量,研究内容力求精简扼要,研究因素并不是越多越好。确定的研究因素和变量都应有明确和统一的标准。

病例对照研究主要调查过去(患者发病前)的暴露史资料,可以采用问卷表访问调查、信函与电话调查、查询相关医疗记录等形式收集资料。病例与对照需采用相同的调查方法(如相同的问卷表)进行调查,调查实施时要进行质量控制。

第三节 资料整理与分析

一、病例对照研究数据分析的一般步骤

经过原始数据的核查、编码、数据录入、数据库建立后,可以进行数据分析。病例对照数据分析的一般步骤如下。

(一)描述性统计

对研究对象包括病例和对照人群的一般特征(如年龄、性别、职业以及疾病类型等)分布进行描述。

检验病例组和对照组除了研究因素之外的非研究因素的分布是否一致,以分析两组间的均衡性。可以采用相应的统计学显著性检验方法来完成。

(二)病例组与对照组暴露史差别的比较

比较病例组与对照组之间有关的暴露因素或程度分布的差别,如存在统计学差别,则说明该暴露与疾病有关联。

(三)联系强度的估计

如果暴露因素与疾病存在关联,计算关联强度的大小。

由于不同的设计类型,资料分析方法也不同。以下分别就成组设计和配对设计介绍病例对照研究资料分析方法。

二、成组设计的病例对照研究数据分析

成组设计的病例对照研究资料,如果暴露因素是计数资料,结果可以整理成表 25-3 的形式。

表 25-3 病例对照研究资料整理表

组别	暴露	非暴露	合计
病例组	a	b	$a+b=n_1$
对照组	c	d	$c+d=n_0$
合计	$a+c=m_1$	$b+d=m_0$	$a+b+c+d=n$

(一) 病例组和对照组暴露率差别的显著性检验

对于计数资料,一般可用四格表的成组 χ^2 检验或校正的 χ^2 检验公式进行统计学检验,以此来分析病例组与对照组间的暴露率是否有统计学差别。

$$\chi^2 = \frac{(ad-bc)^2 \times n}{n_1 n_0 m_1 m_0} \tag{式 25-5}$$

如果 $\chi^2 > 3.84$,则 $P < 0.05$。

如果两组暴露率的差别有统计学意义,说明该暴露因素与疾病的关联不是由于抽样误差造成的,该暴露与疾病有关。

如果暴露因素是计量资料,按照数据条件,采用 t 检验、方差分析或秩和检验进行统计学检验。

(二) 联系强度的计算

描述暴露与疾病的联系强度指标通常用相对危险度(RR)。RR 是指暴露人群的发病率或死亡率与非暴露人群的发病率或死亡率之比。但是,RR 一般在队列研究才能计算,在病例对照研究中,因不能计算发病率而无法直接计算 RR,故用比值比(odds ratio,OR)来估计相对危险度。

OR 是指病例组和对照组的两个暴露比值之比,即暴露优势比。比值(odds)是指某事件发生(暴露)与未发生(非暴露)的概率之比。因此,病例组和对照组的比值分别为:

病例组的比值:

$$\frac{a}{a+b} \bigg/ \frac{b}{a+b} \tag{式 25-6}$$

对照组的比值:

$$\frac{c}{c+d} \bigg/ \frac{d}{c+d} \tag{式 25-7}$$

因此,OR 值可由下式计算

$$OR = \frac{\dfrac{a}{a+b} \bigg/ \dfrac{b}{a+b}}{\dfrac{c}{c+d} \bigg/ \dfrac{d}{c+d}} = \frac{ad}{bc} \tag{式 25-8}$$

OR 的 95% 置信区间估计可用 Miettinen 法采用下式计算:

$$OR^{(1 \pm 1.96/\sqrt{\chi^2})} \tag{式 25-9}$$

式中,χ^2 为不作连续性校正的 χ^2 值。

OR 值的意义为:当 $OR=1$ 时,表示暴露与疾病危险无关联;$OR>1$,说明该暴露因素是一个危险因素,

OR 值越大,危险度也越高;当 $0 < OR < 1$,说明该暴露因素是一个保护因素,OR 值越小,保护作用越高。

例 25-2　Doll 和 Hill 在 1950 年报告吸烟与肺癌关系的病例对照研究,结果见表 25-4。根据表中数据解答相关问题。

表 25-4　吸烟与肺癌的成组病例对照研究结果

组别	吸烟	不吸烟	合计
肺癌组	688	21	709
对照组	650	59	709
合计	1 338	80	1 418

问题(1):用 χ^2 检验比较肺癌组和对照组吸烟率差异有无统计学意义。

$$\chi^2 = \frac{(688 \times 59 - 650 \times 21)^2 \times 1\ 418}{1\ 338 \times 80 \times 709 \times 709} = 19.13$$

自由度 $v = 1$,$P < 0.01$。

问题(2):计算比值比 OR。

$$OR = \frac{688 \times 59}{650 \times 21} = 2.97$$

问题(3):计算 OR 值的 95% 置信区间。

可用 Miettinen 法计算。

$$2.97^{(1 \pm 1.96/\sqrt{19.13})} = (1.83, 4.90)$$

上述研究结果表明,吸烟与肺癌发病有关,吸烟者患肺癌的危险性是非吸烟者的 2.97 倍,95% 置信区间为 1.83 ~ 4.90。

(三) 分层分析

如果在设计时,病例组和对照组在某个混杂因素上分布不同,在资料分析阶段,可以采用分层分析方法控制这个因素引起的混杂偏倚。所谓分层,就是把研究样本按照一个或多个混杂因素的暴露情况分成若干层,在每一个层内分别分析暴露与疾病的关联,并计算每一层内的 OR 值(表 25-5)。

表 25-5　病例对照研究分层分析步骤

组别	暴露	非暴露	合计	
病例组	a	b	$a + b = n_1$	$OR = \dfrac{ad}{bc}$
对照组	c	d	$c + d = n_0$	
合计	$a + c = m_1$	$b + d = m_0$	$a + b + c + d = n$	

↓ 按某因素分层(如分两层)

组别	第一层			第二层		
	暴露	非暴露	合计	暴露	非暴露	合计
病例组	a_1	b_1	$a + b = n_{11}$	a_2	b_2	$a + b = n_{12}$
对照组	c_1	d_1	$c + d = n_{01}$	c_2	d_2	$c + d = n_{02}$
合计	$a + c = m_{11}$	$b + d = m_{01}$	$a + b + c + d = n_1$	$a + c = m_{12}$	$b + d = m_{02}$	$a + b + c + d = n_2$
	$OR = \dfrac{a_1 d_1}{b_1 c_1}$			$OR = \dfrac{a_2 d_2}{b_2 c_2}$		

例 25-3 以口服避孕药与心肌梗死关系为例（表 25-6），说明分层分析方法。

表 25-6 口服避孕药与心肌梗死关系的病例对照研究结果

组别	服药	未服药	合计
心肌梗死组	39	114	153
对照组	24	154	178
合计	63	268	331

$$\chi^2 = 7.70, P < 0.01$$
$$OR = 2.20$$

结果说明，病例组与对照组的服药率差异有统计学意义，服用口服避孕药与心肌梗死有关，服药者患心肌梗死危险性是不服药者的 2.20 倍。但是考虑到年龄与服药有关，也与心肌梗死有关，可能是一个混杂因素。因此，为了消除年龄的影响，将人群分为<40 岁和≥40 岁两层，分别在每一层内计算 χ^2 值和 OR 值（表 25-7）。

表 25-7 按年龄分层后口服避孕药与心肌梗死的病例对照研究结果

组别	<40 岁			≥40 岁		
	服药	未服药	合计	服药	未服药	合计
心肌梗死组	21(a_1)	26(b_1)	47(m_{11})	18(a_2)	88(b_2)	106(m_{12})
对照组	17(c_1)	59(d_1)	76(m_{01})	7(c_2)	95(d_2)	102(m_{02})
合计	38(n_{11})	85(n_{01})	123(n_1)	25(n_{12})	183(n_{02})	208(n_2)
χ^2		6.67			5.03	
OR		2.80			2.78	

当两层的 OR 值比较接近时，说明两个层的 OR 值是同质的（是否同质，可用 Woolf 的齐性检验法，具体过程参见统计学书籍），此时可以计算总 χ^2 值和合并 OR 值。

计算总的 χ^2 值，采用 Mantel-Haenszel 提出的公式：

$$\chi^2_{MH} = \frac{\left[\sum a_i - \sum E(a_i)\right]^2}{\sum V(a_i)} = 11.79 \qquad (式 25-10)$$

其中，i 为层数，$\sum E(a_i)$ 为 $\sum a_i$ 的理论值，$\sum V(a_i)$ 为 $\sum a_i$ 的方差：

$$\sum E(a_i) = \sum m_{1i} n_{1i}/n_i \qquad (式 25-11)$$

$$\sum V(a_i) = \sum \frac{\sum m_{1i} m_{0i} n_{1i} n_{0i}}{n_i^2(n_i-1)} \qquad (式 25-12)$$

自由度 v＝分层数 $-1=1$，查 χ^2 界值表，$P<0.01$。

计算总的 OR 值，采用式（25-13）计算：

$$OR_{MH} = \frac{\sum\left(\dfrac{a_i d_i}{n_i}\right)}{\sum\dfrac{b_i c_i}{n_i}} = 2.79 \qquad (式 25-13)$$

OR 值 95% 置信区间：

$$OR_{MH}^{(1 \pm 1.96/\sqrt{\chi^2_{MH}})} = (1.55, 5.01)$$

分析结果表明,服用口服避孕药与心肌梗死的危险性为 2.79,95% 的置信区间为 1.55～5.01。

如果分层后 OR 不同质,就不能直接合并,而是采用标准化的方法或按不同层分开报告结果,此时可能存在交互作用。

(四) 暴露分级资料的分析

在病例对照研究调查时,如暴露资料是定量资料或分级资料,可以按照不同暴露水平分成多个有序的暴露等级,这种资料可以分析不同暴露水平与疾病的关联程度,以分析剂量 - 反应关系。剂量 - 反应关系是因果关系推断的重要依据。病例对照研究的分级暴露资料可以整理成表 25-8 的形式。

表 25-8 病例对照研究分级暴露资料整理表

组别	暴露分级						合计
	0	1	2	3	…	i	
病例组	a_0	a_1	a_2	a_3	…	a_i	n_1
对照组	b_0	b_1	b_2	b_3	…	b_i	n_0
合计	m_0	m_1	m_2	m_3	…	m_i	n

以例 25-4 说明病例对照研究分级资料分析的过程。

例 25-4 1956 年 Doll 和 Hill 调查了男性吸烟与肺癌的关系,结果见表 25-9 及表 25-10。以未暴露或暴露程度最低的为参照组,分别与其他各组组成四格表,计算 χ^2 值、OR 值及其 95% 置信区间 (CI)。

表 25-9 男性每日吸烟支数与肺癌的关系(1)

组别	每日吸烟支数				合计
	0~	1~	5~	15~	
病例组	2	33	250	364	649
对照组	27	55	293	274	649
合计	29	88	543	638	1 298
χ^2	-	9.74	17.17	28.18	
OR	1	8.10	11.52	17.93	
OR 值 95% CI	-	2.18 ~ 30.13	3.62 ~ 36.68	6.00 ~ 48.90	

本例结果显示,随着吸烟量的增加,OR 值也随之增加,呈现剂量 - 反应关系。这种剂量 - 反应关系也存在抽样误差,有无统计学意义需要采用趋势 χ^2 检验。要注意,病例组和对照组分布的 χ^2 检验,即 $R \times C$ 的 χ^2 检验不能代替趋势 χ^2 检验。趋势 χ^2 检验方法如下：

$$\chi^2 = \frac{N(N\sum tZ - T\sum nZ)^2}{T(N-T)\left[N\sum nZ^2 - (\sum nZ)^2\right]} \qquad (式 25-14)$$

式中,N 为总人数；n 为各组人数；T 为阳性数总数；t 为各组阳性数；Z 为各组的分数。

表 25-10 男性每日吸烟支数与肺癌的关系(2)

组别	每日吸烟支数				合计
	0~	1~	5~	15~	
病例组(t)	2	33	250	364	649(T)
对照组	27	55	293	274	649
合计(n)	29	88	543	638	1 298(N)
分数(Z)	−2	−1	1	2	
tZ	−4	−33	250	728	941($\sum tZ$)
nZ	−58	−88	543	1 276	1 673($\sum nZ$)^2
nZ^2	116	88	543	2 552	3 299($\sum nZ^2$)

按式(25-14)计算得:

$$\chi^2 = \frac{1\ 298 \times (1\ 298 \times 941 - 649 \times 1\ 673)^2}{649 \times (1\ 298 - 649) \times (1\ 298 \times 3\ 299 - 1\ 673^2)} = 38.23$$

自由度为 $v = 1$，$P < 0.001$。

经趋势 χ^2 检验，有统计学意义，说明随着吸烟量的增加，肺癌的危险性呈现增加的趋势。

三、配对设计的病例对照研究数据分析

配对病例对照研究设计中，按照匹配的条件，每个病例与其相应的对照组成对子，在数据分析时，以对子而不是个人形式出现。根据每对对子中病例和对照的暴露情况(有或无)，就有 4 种形式的对子：①病例和对照均有暴露的对子数为 a；②病例无暴露，对照有暴露的对子数为 b；③病例有暴露，对照无暴露的对子数为 c；④病例和对照均无暴露的对子数为 d。根据上述结果，可以把资料整理成表 25-11。

表 25-11 配对病例对照研究资料结果整理表

组别	病例		合计
	暴露	非暴露	
暴露	a	b	$a+b$
非暴露	c	d	$c+d$
合计	$a+c$	$b+d$	n

(一) 显著性检验

采用配对检验，即 McNemar 公式：

$$\chi^2 = \frac{(b-c)^2}{b+c} \qquad \text{(式 25-15)}$$

当 $b+c < 40$ 时，应采用校正公式：

$$\chi^2 = \frac{(|b-c|-1)^2}{b+c} \qquad \text{(式 25-16)}$$

(二) 计算比值比 OR 值

$$OR = \frac{c}{b} \qquad \text{(式 25-17)}$$

(三) OR 值的 95% CI

$$OR^{(1 \pm 1.96/ \sqrt{\chi^2})} \qquad (式\ 25\text{-}18)$$

例 25-5　调查 696 对腮腺炎组和对照组的腮腺炎疫苗接种情况,结果见表 25-12。

表 25-12　696 对腮腺炎患者和对照人群的接种疫苗史

对照	腮腺炎		合计
	未接种疫苗	接种疫苗	
未接种疫苗	250 (a)	16 (b)	266
接种疫苗	215 (c)	215 (d)	430
合计	465	231	696

$$\chi^2 = \frac{(b-c)^2}{b+c} = \frac{199^2}{231} = 171.43$$

自由度 $\nu = 1, P < 0.001$。

$$OR = \frac{c}{b} = \frac{215}{16} = 13.44$$

$$OR^{(1 \pm 1.96/ \sqrt{\chi^2})} = 9.11 \sim 19.82$$

本例研究结果表明,未接种腮腺炎疫苗者患腮腺炎的危险性是接种者的 13.44 倍,95% 的置信区间范围为 9.11 ~ 19.82。

值得注意的是,配对设计的病例对照研究资料一般不能按成组资料分析,否则会降低研究效率。

第四节　病例对照研究的特点

病例对照研究是疾病病因研究中最常用的方法。在病因研究中,与其他方法相比,有优点,也有局限性。在结果推论时,应注意这些特点。

一、优点

(1) 病例对照研究所需的时间短,人力、财力、物力均较节省,较易组织实施。

(2) 适用于少见病甚至是罕见疾病的病因研究。通过扩大对照的数量,在同样病例数的条件下,可以提高研究的效率,因此适合病例数较少的疾病的病因研究。例如青年女性阴道腺癌的病因学研究采用 1∶4 配比的方法,通过对 8 例阴道腺癌病例和 32 例对照的调查,发现母亲妊娠期服用己烯雌酚与青年女性阴道腺癌有关。

(3) 适用于潜伏期较长疾病的研究。从致病因素作用于人体(致病)到在临床上出现症状、体征(发病)的整个时期为潜伏期。如潜伏期很长,无法采用前瞻性研究方法设计。但是病例对照研究可以从现在已患病的病例出发,回顾性地调查过去的暴露情况,来探讨有关暴露因素与疾病的关系。

(4) 一次病例对照研究可以分析多个因素与一种疾病的关系。一次病例对照研究可以调查多个暴露因素,分析这些因素与疾病之间的关系,因此可用于病因筛选。病例对照研究在恶性肿瘤、心脑血管疾病、糖尿病等慢性病、病因不明疾病、公共卫生事件的调查中有非常重要的作用。

二、局限性

(1) 样本代表性差,易产生选择偏倚,特别是医院为基础的病例对照研究。

(2) 暴露资料准确性差,易产生回忆偏倚。病例对照研究中要调查的暴露资料是过去的暴露状况,准确性可能不高。

(3) 不适合暴露率很低的人群研究。

(4) 一般无法计算发病率和 RR 值,只能用 OR 值来估计关联强度。一般不能确定某因素与疾病的因果关系,因此不能直接做出因果关系的推论。

三、常见偏倚及其控制

病例对照研究常见的偏倚有选择偏倚(selection bias)、信息偏倚(information bias)和混杂偏倚(confounding bias)。其中,选择偏倚包括入院率偏倚(admission rate bias)、现患病例 – 新发病例偏倚(prevalence–incidence bias),信息偏倚包括回忆偏倚(recall bias)、调查偏倚(investigation bias)。这些偏倚可以在设计阶段、实施和分析阶段加以识别和控制,具体可参见本书第二十九章。

(戴江红)

数字课程学习

⬇ 教学 PPT   ✍ 自测题

第二十六章 队列研究

队列研究(cohort study)又称随访研究(follow-up study)、纵向研究(longitudinal study),属于分析流行病学研究的一种,是由因到果的研究方法,主要用于病因探索。

第一节 概 述

一、队列研究的基本原理

将研究对象按照是否暴露于某个因素及其暴露程度分为暴露组(或不同的暴露水平)和非暴露组(对照组),然后进行随访观察,比较不同暴露组和对照组中出现结局(如死亡或发病)频率的差异,分析暴露因素与该结局的关联,以检验病因假设(图 26-1)。

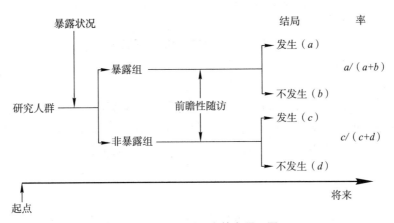

图 26-1 队列研究基本原理图

1. 队列(cohort) 原意是指古罗马军团中的一个分队,在流行病学中表示一组有共同经历或共同状态的特定研究人群。根据随访开始后是否有新人员加入或原有人员退出,可分为固定队列(fixed cohort)和动态队列(dynamic cohort)。

2. 暴露(exposure) 指研究对象曾经接触过某些因素,或具备某些特征,或处于某种状态。暴露因素即为这些因素、特征或状态。如果暴露因素能使某种不良结局发生或使其发生概率增加,则为危险因素(risk factor);相反,如果暴露因素能使不良结局发生的概率降低,则为保护因素(protective factor)。危险因素和保护因素均可作为研究因素,统称为决定因素。

二、队列研究的特点

1. 属于观察性研究　队列研究中的暴露因素是自然存在的,没有干预因素,其本质是一种观察性研究,而非实验性研究。

2. 属于从因到果的研究　在研究开始时,暴露因素已经存在,而结局是在随访期间发生的。

3. 能够直接计算结局发生的频率　如疾病的发病率、病死率等指标,又称为发病率研究(incidence study)。

4. 设立对照组　在研究设计阶段设立对照组(非暴露组),然后进行随访观察和比较。

5. 检验因果关联的能力较强　相对于现况调查和病例对照研究,队列研究检验因果关联的能力更强。

三、队列研究的种类

依据研究对象进入队列的时间及观察终止时间不同,分为前瞻性队列研究、历史性队列研究(又称回顾性队列研究)和双向性队列研究(图 26-2)。

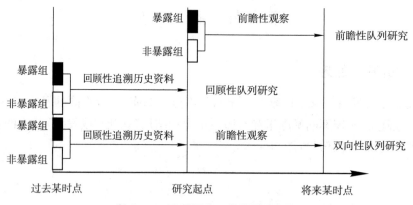

图 26-2　队列研究三种类型示意图

(一) 前瞻性队列研究

前瞻性队列研究(prospective cohort study)是在研究开始时,根据研究对象的暴露状况进行分组,前瞻性地随访观察结局出现的情况,又称为即时性队列研究(concurrent cohort study)。这是队列研究设计的基本形式。由于研究者可以直接获取暴露与结局资料,信息偏倚较小,但是往往观察时间很长,花费大,有时会影响其可行性。

(二) 历史性队列研究

历史性队列研究(historical cohort study)又称为回顾性队列研究、非即时性队列研究(non-concurrent cohort study)。研究对象在过去某个时点进入研究队列,研究者根据研究对象的历史暴露状况,将其分为暴露组和非暴露组,然后收集从该历史时刻到现在时刻这一期间研究对象的结局发生情况。暴露与结局资料的搜集是回顾性的,但是结局是在暴露因素接触后发生的,因此仍是从因到果的研究方法。历史性队列研究具有省时、省力、出结果快的特点,但是受到历史资料的完整性、准确性等因素影响,现有资料不一定能满足要求。

(三) 双向性队列研究

双向性队列研究(ambispective cohort study)也称混合性队列研究,是指在回顾性队列研究之后,继续前瞻性观察一段时间,即将回顾性队列研究与前瞻性队列研究结合起来的一种设计模式,兼有两者优点,并可弥补两者的不足。

第二节 设计与实施

一、明确研究目的

队列研究实施前一般需要先有假设,其假设可来源于横断面研究或病例对照研究等。

二、选择研究因素

队列研究应谨慎选择研究因素,除了确定主要暴露因素外,还应收集其他非暴露因素资料及人口学特征,同时还要明确研究因素的定义和测量方法。如有可能,应对暴露水平进行分级或定量,以便分析剂量－反应关系。

三、选择研究对象

队列研究的人群包括暴露组和非暴露组,两组要尽量具有可比性,即对照组除了暴露因素之外,其他条件与暴露组人群分布应一致。

(一) 选择暴露组

暴露组人群是指在研究开始时已经处在某种暴露因素之中或过去已有某种特殊的暴露史,能提供可靠的暴露史资料,并且便于追踪观察。一般暴露组有以下来源。

1. 特殊暴露人群 是指由于特殊原因暴露于某种因素的人群,如原子弹爆炸后的幸存者、接受放射线治疗的患者等,在研究辐射暴露与癌症发生风险的关系时作为辐射暴露人群。

2. 职业人群 以暴露于某种职业因素的职业人群为研究对象,探讨职业暴露因素与疾病或健康的关系。以职业人群为对象开展队列研究时要考虑健康工人效应(healthy worker effect)带来的偏倚。

3. 一般人群 选择一个地区的全部人口中的暴露者作为暴露人群。以一般人群为研究对象,代表性高,结果易推论,但要求所研究的暴露因素在一般人群中有比较高的暴露率(如吸烟、饮酒等生活行为因素)。例如美国 Framingham 心脏病研究项目,以 Framingham 镇的居民为队列研究对象。

4. 有组织的人群团体 该人群是一般人群的特殊形式,如医学会会员、工会会员、机关、社会团体、学校或部队士兵等。选择此类人群作为研究对象的主要目的是利用其组织系统,便于收集随访资料。他们的职业和经历往往是相同的,可比性较好。例如,Doll 和 Hill 选择英国医师协会的医师为研究对象开展吸烟与肺癌的队列研究。

(二) 选择非暴露组

设立非暴露组是为了比较,因此,基本要求是与暴露组要有可比性,即非暴露组除暴露因素外,其他影响因素或人群特征(年龄、性别、民族、职业、文化程度等)与暴露组分布一致或相近,即均衡。常见的非暴露组类型有。

1. 内对照 选择一组研究人群,将其中暴露于所研究因素的对象作为暴露组,其余为非暴露组(对照组)。即一群研究对象中既包含暴露组,也包含非暴露组。当所研究的暴露因素是定量变量时,可按暴露剂量分成若干等级,以最低暴露水平的人群为对照组。例如,研究饮用水中的氟含量、蔬菜中的硝酸盐含量、血压、胆固醇水平与疾病的关系时,可以把该因素水平最低的人群作为对照组。

2. 外对照 在暴露人群之外寻找对照组。如研究射线致病作用时,以放射科医生为暴露人群,以不接触射线或接触射线极少的五官科医生作为对照人群。选用外对照的优点是随访观察时可免受暴露组的影响,即暴露组的"污染",缺点是需费力气去另外组织一项人群的招募工作。设立外对照时应注意可比性。

3. 总人口对照 以某个地区全人口发病或死亡水平为对照,可认为是外对照的一种,也可认为没有单独设立对照,因为它实际上并未与暴露组平行地设立一个对照组。全人群资料容易获得,但是资料可比性差,对照中可能包含暴露人群。

在实际应用时,由于暴露组的样本数或年龄、性别等构成的差异,一般不将暴露组的发病率与总人口的发病率直接比较,而是采用标准化死亡比或标准化发病比等指标。在用总人口作对照时,应尽量选用与暴露人群在时间、地区及人群构成上相近的人群为对照,以减少偏倚。

4. 多重对照　也称多种对照,即用上述两种或两种以上形式的人群同时作对照,以减少单独使用一种对照所带来的偏倚,增加结果的可靠性。

(三) 估计样本量

队列研究往往不可能纳入全部的暴露和非暴露人群,设计者通常从实际人群中抽取部分样本进行研究。因此应该考虑样本大小和抽样方法。抽样方法不同,样本含量的估算也存在差异。

队列研究中,影响样本量大小的因素主要有:①一般人群中所研究疾病的发病率 p_0, p_0 越接近 0.5,所需样本量越大。②暴露组与对照组人群发病率之差 d, $d=p_1-p_0$, p_1 为暴露组人群发病率, p_0 为一般人群的发病率(对照组人群发病率)。d 值越大,所需的样本量越小。③显著性水平,即 α 值(假设检验时的第一类错误),该值越小,所需样本量越大,一般 α 取 0.05 或 0.01。④效力(power),即假设检验时能够避免假阴性结果的能力,又称把握度 $(1-\beta)$, β 为假设检验时第二类错误出现的概率。要求的效力越高,所需样本量越大。一般 β 取 0.1 或 0.2。

在估计样本含量时还需考虑以下两个问题:①暴露组与非暴露组的比例,要求对照组的样本量不少于暴露组,一般取 1 : 1 的比例。②研究对象的失访率,队列研究需要随访,研究对象的失访难以避免,因此应适当增加样本含量。一般在公式计算估计出的样本含量基础上加 10% 作为实际研究的样本量。

在暴露组与对照组样本等量的情况下,结局变量为定性指标时,可用式(26-1)估算出各组所需的样本量。

$$n=\frac{(z_\alpha\sqrt{2\,\bar{p}\,\bar{q}}+z_\beta\sqrt{p_0q_0+p_1q_1})^2}{(p_1-p_0)^2}\tag{式26-1}$$

其中 $q_1=1-p_1$, $q_0=1-p_0$, $\bar{p}=(p_0+p_1)/2$, $\bar{q}=1-\bar{p}$。

z_α 和 z_β 分别为在不同 α 或 β 水平时的标准正态分布临界值,可查阅正态分布表获得。

例 26-1　拟采用队列研究设计研究孕妇暴露于某种药物与新生儿先天性心脏病之间的关系。已知非暴露组发病率为 $p_0=0.008$,估计 $RR=2$,当取 $\alpha=0.05$, $\beta=0.1$ 时,求调查所需的样本量。

$\alpha=0.05$, $z_\alpha=1.96$, $\beta=0.1$,则 $z_\beta=1.282$(单侧), p_1 可由下式计算:

$$p_1=\frac{RR\times p_0}{1+p_0\times(RR-1)}=\frac{2\times0.008}{1+0.008\times(2-1)}=0.016$$

$$\bar{p}=\frac{0.008+0.016}{2}=0.012$$

$$\bar{q}=1-0.012=0.988$$

$$n=\frac{(1.96\times\sqrt{2\times0.012\times0.988}+1.28\times\sqrt{0.008\times0.992+0.016\times0.984})^2}{(0.016-0.008)^2}\approx3\,887$$

即每组样本量为 3 887 人。考虑失访的影响,尚需增加 10% 的样本量。

四、确定研究结局

结局变量是随访中将出现的预期结果事件,是队列研究的观察终点。常见结局有疾病发生或因某病死亡,也可以是某种指标检测的异常。

确定研究结局应全面、具体、客观。结局不仅限于发病、死亡,也可以是健康状况和生命质量的变化,或中间改变,如分子或血清水平的变化。结局变量可以是定性的,也可以是定量的。

结局应有明确、统一的标准,并在研究全过程中严格遵守。尽可能采用国内外公认的标准,以便研究结果与同类研究作比较。队列研究中可以设立多种结局指标。

五、随访与资料收集

队列研究在开始阶段要收集基线资料,在随访阶段收集结局等资料。

(一) 基线资料的收集

选定队列人群之后,要详细收集每个研究对象在研究开始时的基本情况,包括人口社会学信息、暴露因素、疾病与健康状况等信息,这些资料一般称为基线资料或基线信息。

1. 研究对象的人口学资料　如年龄、性别、职业、文化程度、婚姻状况、个人生活习惯、经济收入、疾病史、家族史等。

2. 有关暴露因素的资料　收集研究对象的暴露信息,包括是否暴露以及暴露水平。队列研究需要根据基线的暴露情况进行分组。

3. 与结局相关的其他信息　收集与研究结局有关的其他资料,以便在资料分析时进行调整。如果研究对象在研究开始时已经发生结局或早期症状应予以排除。

基线资料可以通过查阅档案记录、问卷调查、医学检查以及环境监测等方式收集。

(二) 随访

随访是队列研究中非常重要的工作。

1. 随访内容　包括暴露与其他因素的变化情况以及结局。

2. 随访方法　包括上门访问、电话访问、自填问卷、定期体检、环境与疾病监测、查询医院医疗记录等。随访方法应根据随访内容、随访对象及人力、物力、财力等确定,可以采用多种方式相结合。

3. 终点事件　根据研究目的设定,指在一定随访期内队列人群出现的预期结局,如发病、死亡等。

4. 随访终点　研究对象在随访期内出现了预期结局(包括死亡、发病等)或者失访,即为随访终点。一旦研究对象出现结局,就不需再对该研究对象继续随访。研究对象退出研究、移居外地、死于意外等均可定义为失访。

5. 观察终止时间　指整个研究的截止时间,观察终止时间决定了随访时间的长短。观察期长短以暴露导致疾病的潜伏期为依据,观察时间过短可能预期结果还未出现,观察时间太长则失访率高。

第三节　资料整理与分析

一、率的计算

结局事件发生率的计算是队列研究资料分析的关键,根据观察资料的特点,可选择不同指标。

(一) 累积发病率

当观察期队列人群比较稳定,可以观察开始时的人口数作分母,以整个观察期内的发病人数为分子,计算某病的发病率,称为累积发病率(cumulative incidence),计算方法见式(26-2)。累积发病率表示队列人群在观察期内结局发生的频率。累积发病率的大小与观察时间有关,因此报告累积发病率时应同时报告观察时长。

$$累积发病率 = \frac{观察期内发病人数}{观察开始时的人数} \times K \qquad (式26-2)$$

K 为比例系数,可以是 100%、1 000‰、100 000/10 万等。

(二) 发病密度

当队列研究观察时间比较长,观察人口经常发生变动,如迁入和迁出、退出、死亡等,不适合计算累积发病率。此时应以观察人时(person time)为分母计算发病率,称为发病密度(incidence density),见下式:

$$发病密度 = \frac{观察期内发病人数}{观察人时数} \times K \qquad (式26-3)$$

人时是将观察人数和观察时间相结合产生的,是有单位的,如人年、人月等。

(三) 人时的计算

人时的计算可采用精确计算法、近似法或寿命表法。

1. 精确计算法 以个体为观察单位来计算人年,按照进入队列和终止观察的时间计算人时数。优点是结果精确,如样本量不太大时,可用此法计算。

2. 近似法 适用于队列内每个成员进出队列的时间不太确定,对暴露人年的计算精度要求不高的情况。计算方法是以平均人口数乘观察年数得到总人年数。

3. 寿命表法 适用于研究对象较多,用精确法难以计算,但又要求有一定精度的情况,可以用计算机软件实现。

(四) 标准化率比

当研究对象数目较少,结局事件的发生率较低时,不宜直接计算率,而应以全人口的发病率或死亡率为标准,计算预期发病(或死亡)数,再用实际发病(死亡)数与预期发病(死亡)数相比,从而得到标化发病(死亡)率比。以死亡为观察结局为例,常用标化死亡比(standardized mortality ratio, SMR)和标化比例死亡比(standardized proportional mortality ratio, SPMR)来衡量某特殊暴露人群(如某职业人群)中接触某些因素的危害程度,表示某暴露人群的死亡数与一般人群的死亡水平相比的情况。如果计算所得比值大于1,说明暴露于某因素后的死亡风险比一般人群高,提示该因素为危险因素;如果比值小于1,则说明暴露组的死亡风险比一般人群低,该因素为保护性因素。虽然两指标的意义相近,但是对于预期死亡数的计算方法不同。SMR以全人口的死亡率为标准计算观察人群的理论(期望)死亡数,而SPMR则以全人口中待研究疾病占全死因死亡中的比例乘以观察人群的实际死亡总数获得理论死亡数,也就是说,当不易得到人群历年的人口资料,而仅有死亡数字、日期和年龄时,则可以用SPMR。

$$SMR = \frac{观察人群中的实际死亡数}{预期死亡数} \times 100\% \qquad (式26-4)$$

例26-2 某队列人群在观察期内某病实际死亡391人,各年龄组的人口分布见表26-1。以该地全人口该病死亡率为标准,计算标化死亡比SMR。

表26-1 某队列人群的人口构成和标准人群的死亡率及预期死亡数

年龄组(岁)	标准死亡率(1/10万)	人口数(万)	预期死亡数(人)
0 ~	0.10	323.6	3.2
30 ~	0.50	56.8	2.8
40 ~	6.53	42.4	27.7
50 ~	17.41	30.5	53.1
60 ~	35.94	21.3	76.6
70 ~	71.85	16.3	117.1
80 ~	65.56	2.8	18.4
合计	6.56	493.7	298.9

$$SMR = \frac{观察人群中的实际死亡数}{预期死亡数} = \frac{391}{298.9} = 1.31$$

结果说明，该队列人群该病的死亡危险性是标准人群的 1.31 倍。1.31 仅是点估计值，需要进一步计算其 95% 的置信区间（confidence interval, CI）。

二、率差别的显著性检验

当研究样本量较大，样本率的分布近似正态分布，可用 u 检验法进行显著性检验，也可以用卡方检验。如果率比较低，样本量较小，可改用直接概率法或泊松分布检验，可参阅有关统计学书籍。

三、暴露与疾病关联强度的计算

简单的队列研究资料通常整理成如下四格表形式（表 26-2）。

表 26-2 队列研究资料整理表

暴露	发病	未发病	合计
暴露组	a	b	$a+b=n_1$
非暴露组	c	d	$c+d=n_0$
合计	$a+c=m_1$	$b+d=m_2$	$a+b+c+d=t$

设暴露组的发病率 $I_e=a/n_1$，非暴露组的发病率 $I_0=c/n_0$。

1. 相对危险度（relative risk, RR） 是反映暴露与疾病关联强度的最主要的指标，其本质为率比（rate ratio），即暴露组与非暴露组发病率或死亡率的比，说明暴露组人群发病率或死亡率是非暴露组的多少倍。如果 $RR>1$，表示暴露组的发病率或死亡率高于非暴露组，说明该暴露因素具有危险效应；如果 $RR<1$，表示暴露组的发病率或死亡率低于非暴露组，说明该暴露因素具有保护效应；如果 $RR=1$，表示两组的发病率或死亡率没有差别，说明该暴露因素与研究结局无关联。

$$RR = \frac{I_e}{I_0} = \frac{a/n_1}{c/n_0} \tag{式 26-5}$$

由式 26-5 计算而得的 RR 值仅代表了一次抽样调查所得到的点估计值，考虑到抽样误差的存在，需要进一步计算其 95% 置信区间，用以推断暴露与研究结局关联强度的总体范围。计算 RR 的 95%CI 的方法有很多，常用的有 Woolf 法和 Miettinen 法，式 26-6 为 Woolf 法公式。

$$Var(\ln RR) = \frac{1}{a} + \frac{1}{b} + \frac{1}{c} + \frac{1}{d} \tag{式 26-6}$$

因此，$\ln RR$ 的 95% $CI = \ln RR \pm 1.96\sqrt{Var(\ln RR)}$，求其反自然对数即为 RR 的 95%CI。

2. 归因危险度（attributable risk, AR） 又称危险度差（risk difference, RD）。其本质为率差（rate difference），即暴露组人群的发病率或死亡率与非暴露组人群的发病率或死亡率的差值，说明单纯由于暴露因素引起研究结局发生可能性的大小，或理解为危险性特异地归因于暴露因素的程度。

$$AR = I_e - I_0 = a/n_1 - c/n_0 \tag{式 26-7}$$

由 $RR = I_e/I_0$，进一步推出：

$$AR = RR \times I_0 - I_0 = I_0(RR-1) \tag{式 26-8}$$

RR 和 AR 均是表示暴露因素与结局事件关联强度的指标，两者关系密切，但前者更具病因学意义，后者更具公共卫生学意义。以表 26-3 为例说明两者的区别。从 RR 上来看，吸烟对肺癌的作用较大，病因学联系较强;从 AR 上看,吸烟对心血管疾病的危害更广,控烟所带来的公共卫生学意义更大。

表 26-3　吸烟者与非吸烟者死于不同疾病的 RR 与 AR

疾病	吸烟者 (1/10 万人年)	非吸烟者 (1/10 万人年)	RR	AR (1/10 万人年)
肺癌	48.33	4.49	10.8	43.84
心血管疾病	294.67	169.54	1.7	125.13

3. 归因危险度百分比(attributable risk percent,ARP 或 $AR\%$)　又称病因分值(etiologic fraction,EF)或归因分值(attributable fraction,AF),说明暴露组人群中归因于暴露的发病或死亡占全部发病或死亡的百分比,公式如下:

$$AR\% = \frac{I_e - I_0}{I_e} \times 100\% \tag{式 26-9}$$

或

$$AR\% = \frac{RR-1}{RR} \times 100\% \tag{式 26-10}$$

4. 人群归因危险度(population attributable risk,PAR)　指总人群的发病(或死亡)中归因于暴露的部分。

$$PAR = I_t - I_0 \tag{式 26-11}$$

式中 I_t 代表全人群的率,I_0 代表非暴露组的率。

5. 人群归因危险度百分比(population attributable risk percent,$PAR\%$)　也叫人群病因分值(population etiologic fraction,PEF),指 PAR 占总人群全部发病(或死亡)的百分比。

$$PAR\% = \frac{I_t - I_0}{I_t} \times 100\% \tag{式 26-12}$$

或

$$PAR\% = \frac{P_e(RR-1)}{P_e(RR-1)+1} \times 100\% \tag{式 26-13}$$

式中 P_e 表示人群中暴露于某因素者的比例。

RR 和 AR 说明的是暴露的生物学效应,即暴露因素的效应强度;而 PAR 和 $PAR\%$ 说明的是暴露因素对某一特定群体的危害程度,以及消除这个因素后可能使发病率或死亡率减少的程度,它既与 RR 和 AR 相关,又与该群体中暴露者的比例相关。

人群暴露率越高,相对危险度越大,人群归因危险度百分比也越大(表 26-4)。

表 26-4　人群归因危险度百分比与相对危险度(RR)和人群暴露率(P_e)的关系

P_e	RR			
	1.5	2	5	10
0.01	0.5	1	4	8
0.05	2	5	17	31
0.10	5	9	29	47
0.25	11	20	50	69
0.50	20	33	67	82
0.90	31	47	78	89

6. 剂量反应关系　对暴露因素与结局之间剂量反应关系的探讨是研究两者是否存在因果关联的又一有力证据。如果暴露剂量越大,关联强度越强,则暴露是病因的可能性就越大。其分析方法是首先计算不同暴露水平下的发病率或死亡率,然后以最低暴露水平组作为参照,计算各暴露水平的相对危险度。必要时,通过率的趋势性检验,判断剂量反应关系是否存在。

第四节　队列研究的特点

一、优点

队列研究的优点:①可以获得暴露组和非暴露组人群的发病率或死亡率,能够计算出 RR 和 AR 等反映暴露与疾病关联强度的指标;②研究对象的暴露史资料较准确,无回忆偏倚;③暴露与结局的时间先后顺序明确,检验病因假说的能力强;④有助于了解疾病的自然史;⑤一次队列研究能分析一个暴露因素与多种疾病的关联。

二、局限性

队列研究的局限性:①不适合发病率很低的疾病病因研究,因为所需的样本量极大;②观察时间长,易出现失访偏倚;③所需的人力、物力、财力较高。

三、常见偏倚及其控制

队列研究常见的偏倚有选择偏倚(selection bias)、信息偏倚(information bias)和混杂偏倚(confounding bias)。其中,选择偏倚包括失访偏倚(follow-up bias)、健康工人效应(healthy woker effect)。如果在研究中不能很好地控制偏倚,则所调查的结果就不可靠,也就达不到调查的目的。这些偏倚可以在设计阶段、实施和分析阶段加以识别和控制,具体可参见本书第二十九章。

(王建明)

数字课程学习

📥教学 PPT　　　📝自测题

第二十七章　实验性研究

第一节　概　述

一、实验性研究的概念

医学科学研究的基本方法就是观察和实验。所谓的"观察"(observation),是利用一些方法,在不干预、自然的情况下,对自然现象或过程的本来面目进行描述、分析;而"实验"(experiment)则是采用一些人为方法改变自然现象,从而使一些本来在自然情况下并不显露的现象显示出来,也就是在一定的条件下,研究者改变一个或者多个因素,并前瞻性地观察其效应的研究。观察性研究并不刻意改变研究对象的自然暴露,而在实验性研究中,为了达到研究者的目的,对研究对象刻意安排了特殊暴露。例如,为了观察经常食用坚果与心脑血管疾病之间的关系,可以通过调查经常食用坚果和不常吃坚果的人的心脑血管事件发生情况从而获得结论。在上述研究中,被观察者没有受到研究者的干预,属于观察性研究,然而考虑到经常吃坚果的人的健康意识比较强,观察性研究的结论可能受到影响。如果研究者把人群随机分为可比两组,一组按照研究者要求每日摄入适量坚果,另外一组不摄入坚果,经过一段时间后,再比较两组心脑血管事件发生率,这种情况下,新的分配改变了人群原有的自然选择,这就是实验性研究。

在医学研究中,根据研究对象不同,可把实验性研究分为基础性实验(分子、细胞、器官等)、动物实验和人群试验。其中人群试验又称为实验流行病学(experimental epidemiology)研究,或称干预研究(intervention study),是通过比较给予干预措施后的实验组人群与对照组人群的结局,从而判断干预措施效果的一种前瞻性研究方法。人群试验因由于实验条件的控制不可能像实验室和动物研究那么严格,故称试验(trial)。实验流行病学研究多用于验证病因假设、评价各种干预措施的效果。

二、基本特征

在实验流行病学研究中,将来自同一总体的研究人群随机分为实验组和对照组,研究者对实验组人群施加某种干预措施后,随访并比较两组或多组人群的结局,从而评价干预措施效果(图 27-1)。

实验流行病学研究有以下几个基本特征。

1. 前瞻性　实验流行病学研究干预在前,效应在后,必须直接追踪随访研究对象,直至出现研究结局或实验终止。

2. 随机化　严格的实验流行病学研究采用随机方法将同一总体的样本人群,随机分配到实验组和对照组,以控制研究中的偏倚和混杂。

3. 均衡性　实验流行病学研究中的对象均来自同一总体的人群,要求实验组和对照组除干预措施以外的其他方面(如基本特征、自然暴露因素和预后因素等)应相似,做到均衡可比,这点与观察性研究不同。

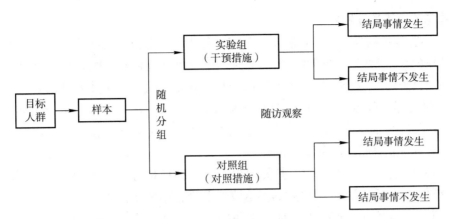

图 27-1 实验性研究的原理示意图

4. 干预措施 这是实验性研究与观察性研究的本质区别,即必须对实验对象施加一种或者多种干预措施,如接种疫苗、服用新药或者使用新的治疗方法等。由于实验流行病学研究的干预措施是研究者为了实现研究目的而施加于研究对象,因此容易产生医学伦理学问题。

关于实验流行病学研究中的伦理问题:实验流行病学研究以人作为对象开展研究是一项严肃谨慎的工作。为了确保研究对象的人身安全,防止在实验中自觉或者不自觉地发生不道德行为,研究者必须在实验中,遵循伦理道德(problem of ethics),必须以不损害受试者身心健康为前提,必须符合《赫尔辛基宣言》和国际医学科学组织委员会颁布的《人体生物医学研究国际道德指南》的道德原则,即公正、尊重人格、力求使受试者最大限度受益和尽可能避免伤害。一般情况下,研究者应将试验的目的、方法、预期效果及一级危险告知受试者及其家属,征得其同意,即知情同意。

三、主要类型

关于实验流行病学研究的类型,一般地,根据研究目的和研究对象不同,通常把实验流行病学研究分为临床试验(clinical trial)、现场试验(field trial)和社区试验(community trial)。根据实验过程中有无对照或者是否随机分配,可分为真实验和类实验(quasi-trial)。

(一) 按研究对象划分

1. 临床试验 是指在医院或其他医疗环境下进行的试验。接受处理或某种干预措施的基本单位是患者,包括住院和未住院的患者。常用于对某种药物或治疗方法的效果研究。

临床试验是实验流行病学研究方法在临床研究中的应用与发展。在临床试验时,将研究对象随机地分为试验组和对照组,试验组给予某种干预措施(新药或者新疗法),对照组给予安慰剂或者传统疗法,然后观察两组的临床过程及转归,比较两组的治愈率、好转率、病死率等指标,从而评价干预措施的效果。

2. 现场试验 是以尚未患病的人作为研究对象,按照随机分配原则将研究对象分为试验组和对照组,试验组给予某种干预措施(要研究的因素),对照组不给予干预措施或者给予安慰剂。接受处理因素或某种预防措施的基本单位是个人而不是亚人群,现场试验主要用于病因研究和疫苗及预防措施的效果评价。

3. 社区试验 又称社区干预试验(community intervention trial),是以自然人群作为整体进行试验观察,常用于对某种预防措施或方法进行考核或评价。社区试验接受干预的基本单位可以是整个社区,有时也可以是某一人群的各个亚群,如某学校的班级、某工厂的车间或者某城市的街道等。如评价食盐加碘预防地方性甲状腺肿的效果,将碘统一加到食盐中,使整个研究地区的人群食用,而不是分组授予每个个体,这类研究即可采用社区试验方法观察干预措施的效果。

（二）按所具备的基本特征划分

1. 真实验　实验流行病学研究是指研究人群随机分为试验组和对照组,研究者对试验组人群施加某种干预措施后,随访并比较两组人群的结局,从而判断干预措施效果的一种前瞻性、实验性研究方法。一个完全的实验必须具备前瞻、随机、均衡、干预这四个基本特征,具备这些基本特征的实验称为真实验。

2. 类试验　又称半试验(semi-trial)或自然试验(natural experiment)。一个完全的实验流行病学研究必须同时具备上述的四个基本特征,如果一项试验研究缺少一个或者几个基本特征,这种试验研究称为类实验。类实验按是否设立对照组分为如下两类。

（1）不设平行对照组　虽未设立平行对照组,但不等于没有对比,主要通过:①自身前后对照,即同一受试者在接受干预措施前后比较;②与已知的不给该项干预措施的结果比较。

（2）设对照组　虽然设立了对照组,但研究对象的分组不是随机的。如在社区试验中,并不是都能获得随机对照,有时只能对整个居民区人群实行预防,而选择具有可比性的另一个社区人群作为对照组,这就不是随机分组。

四、实验性研究设计的基本要素

实验流行病学研究包括三个基本组成部分,即受试对象、处理因素和实验效应。例如,观察某抗高血压药的效果,高血压患者为受试对象,某抗高血压药是处理因素,其变化的血压值是实验效应,这三部分内容构成了实验基本要素,缺一不可。因此任何一项实验研究在进行设计时,首先应明确这三个要素,再根据它来制订详细的研究计划。

（一）研究人群 / 受试人群

受试人群(population)是处理因素作用的客体,是接受处理因素的基本单位,亦称为实验对象。受试对象的选择十分重要,对实验结果有极为重要的影响。医学科研一般不允许在人体上直接进行试验,需要先进行动物实验,在确定无害的前提下再应用于人体。在实验进行前必须对受试对象作严格的规定,以保证同质性和代表性,从而使所得研究结果具有普遍性和推广价值。选择研究对象的主要原则包括:①选择对干预措施有效的人群;②选择预期发病率较高的人群;③选择干预对其无害的人群;④选择将试验进行到底的人群;⑤选择依从性好的人群。

（二）处理因素

处理因素(treatment)一般是指研究者根据研究目的施加于受试对象,在临床实验中需要观察并阐明其效应的因素,亦称干预因素。处理因素可以是生物的、化学的,还可以是物理的。处理因素可以是主动施加的某种外部干预措施,如某种降压药物(试验性研究),也可以是客观存在的某种因素,如婴儿的母乳喂养或人工喂养(观察性研究)。

与处理因素同时存在、能使受试对象产生效应的其他因素称为非处理因素。非处理因素干扰处理(研究)因素与效应间关系的观察与分析,常常又被称为混杂因素(confounding factor)。如在肺癌发生与吸烟关系的研究中,若吸烟与不吸烟组人群的年龄分布不同,则年龄可能会干扰肺癌与吸烟相关程度的分析,成为一个混杂因素。

（三）实验效应

实验效应(experimental effect)是处理因素作用于受试对象的反应和结局,也是实验研究的核心内容。实验效应一般通过观察指标来表达,如果指标选择不当,未能准确反映处理因素的作用则获得的研究结果就缺乏科学性,因此选好观察指标是关系整个研究成败的重要环节。此外,指标的观察应避免带有偏性或偏倚,选择观察指标的几个原则如下。

1. 客观性　有主观指标和客观指标之分。主观指标是受试对象的主观感觉、记忆、陈述或者实验者的主观判断结果,而客观指标则是借助测量仪器和检验等手段获得的观察结果。一般来说,主观指标易受受试对象心理因素影响,具有随意性和偶然性;而客观指标具有较好的真实性和可靠性。

2. 特异性和灵敏性 指标的特异性反映该指标鉴别真阴性的能力,特异度高的指标能较好地揭示处理因素的作用,不易受混杂因素的干扰,可减少假阳性率。指标的敏感性反映该指标检出真阳性的能力,敏感性高的指标对外界的反应灵敏,能将处理因素的效应更好地显示出来,可降低假阴性率。

3. 精确性 包括准确度和精密度两层含义。准确度是观测值与真实值的接近程度,主要受系统误差影响;精密度指重复观察时,观察值与其均数的接近程度,其差值主要受抽样误差影响。

五、实验性研究设计的核心内容

(一)设立对照

1. 影响干预措施效果的因素 实验流行病学研究必须设立对照,设立对照是为了将干预措施的真实效应识别出来,因为干预措施效果常常受到多种因素因素的影响,通常包括以下几种因素。

(1)向均数回归(regression to the mean) 这是临床上见到的一种现象,即一些极端的临床症状或体征有向正常回归的现象,称为向均数回归。例如血压水平处于特别高的患者中有 5% 的人,即使不治疗,过一段时间再测量血压时,也可能会降低一些。

(2)安慰剂效应(placebo effect) 使用安慰剂的对照组也存在表现出超过了完全不给药所表现的好转情况,是依赖医药产生的一种心理反应 / 结果,而不是安慰剂具有的治疗作用。

(3)霍桑效应(Hawthorne effect) 是指当人们知道自己成为观察对象,而会改变行为的倾向,与他们接受的干预措施的特异性作用无关,这是一种患者的心理、生理效应。

(4)不可预知的结局(unpredictable outcome) 由于个体生物学差异,往往导致同一个疾病在不同个体上表现出不同的发生、发展和结局,因此大部分治疗决策的临床结局都是不易预测的。如某医生用中草药治疗结肠炎,经随访 18 个月,发现疾病控制率高达 70%,由于没有对照组,对其疗效难以下结论,因为这种"疗效"也许是疾病的自然史,也有可能是该组患者中大部分患者为轻型病症。

2. 对照组的形式 此外,人类的认知总是有局限的,很可能有一些影响干预效应的因素目前尚未被人类认知。因此,需要设置合理的对照来将干预措施的真实效应客观充分地识别出来,对照组的形式有多种,常用的有以下几种:

(1)标准对照 用现有标准方法或者常规方法,或者现有标准或参考值作为对照。这种对照组临床试验中多用,因为很多情况下不给患者做任何治疗是不道德的。另外,在实验室研究中常用于检验某种新方法是否能代替传统方法。

(2)安慰剂对照 安慰剂的外观如剂型、大小、颜色、质量、气味及口味等与试验药物一致,不含有试验药物的有效成分,不能为受试对象所识别。设置安慰剂的目的在于克服研究者、受试对象、评价者由于心理倾向所造成的偏倚。安慰剂对照以不损害患者健康为前提。

(3)平行对照 实验对象随机分组后,分别给予干预措施和对照措施。例如,碘添加实验中,实验组居民使用加碘的食盐,对照组使用不加碘的食盐。

(4)空白对照 即对照组不接受任何处理因素。常用来评定测量方法的准确度,观察实验是否处于正常状态。在临床试验中,因涉及伦理道德问题,不宜用空白对照,但空白对照可用于以下两种不适用安慰剂对照的情况:一是由于处理手段非常特殊,安慰剂盲法试验无法执行,或者执行起来非常困难。例如,试验组为放射治疗或者外科手术等。二是试验药的不良反应非常特殊,以至于无法使研究者处于盲法状态。

(5)自身对照 对照与实验在同一受试对象身上进行,如对身体对称部位或实验前后比较,一个为对照,一个为实验,比较其差异。

此外,还有交叉对照、历史对照等,可根据研究目的和内容加以选择。

（二）随机化分组和分组隐匿

随机化是采用随机的方式,使每个受试对象都有同等机会被分配到实验组和对照组,即研究对象进入实验组和对照组的机会均等,以提高两组的可比性或均衡性。另外,统计推断的对象是随机变量,研究者应通过随机的方法获得相应的数据。常用的随机化分组方法:简单随机分组、区组随机分组、分层随机分组和整群随机分组。

1. 简单随机分组(simple random allocation)　将研究对象以个人为单位用投硬币、抽签、使用随机数字表,或者采用系统随机化法,即用现成的数据(如研究对象顺序号、身份证号、病历卡号、工号、学号等),交替随机分配到实验组和对照组。

简单随机分组的优点是简单易行,随时可用,不需要采用专门的工具;缺点是要求在随机分组前抄录全部研究对象的名单并编号,当研究对象数量大时,工作量相当大,有时甚至难以做到。另外,当研究对象数量少时,难以达到两组人数数量和特征的均衡。

2. 区组随机分组(block random allocation)　当需要两组样本量相等,并且影响实验结果的因素又较多,简单随机化不易使得两组具有较好可比性时,可以采用区组随机进行分组。其基本方法是将条件如年龄、病情等相近的一组受试对象作为一个区组,每一个区组内研究对象数量相等,然后每个区组内研究对象进行简单随机分组。

区组随机的优点是分组过程中实验组和对照组样本量保持相对一致,并可根据试验要求设计不同的区组;缺点是设计复杂,当研究对象数量大时,工作量大。

3. 分层随机分组(stratified random allocation)　按研究对象特征,即可能产生混杂作用的某些因素(如年龄、性别、种族、文化程度、经济状况、居住条件、病情等)先进行分层,然后在每层内随机地把研究对象分配到实验组和对照组。例如,将研究对象按年龄可分为 < 20 岁、≥20 岁两层;或者按性别分为男、女两层,按病情分为轻、重两层。

分层随机分组可增加处理的组间均衡性,提高检验效率;缺点与简单随机分组相同,在分组前需要一个完整的研究对象名单,样本大时工作量大。

4. 整群随机分组(cluster random allocation)　按社区或较大的群组分配,即一个家庭、一个学校、一个医院、一个村庄或者居民区等为单位随机分组。这种方法实施时比较方便,但必须保证实验组、对照组的资料可比性。

整群抽样的优点是便于组织,节省经费,容易控制调查质量;缺点是样本例数一定时,一般抽样误差大于单纯随机抽样。

随机分配方法的成功实施,除了随机分配以外,还需要对产生的分配方案进行完善的分配隐藏(allocation concealment),即受试对象和研究者不能预先知晓分配方案,目的在于避免选择性偏倚。最常用的隐藏随机分配方案的方法有密封信封法和中心随机系统,前者适用于单中心研究,后者适用于多中心研究。

（三）盲法

除了随机化外,盲法(blinding 或 masking)是临床试验中另一项减少偏倚的重要措施,在研究中使用盲法是为了避免观察者主观因素对结果评定的影响。根据设盲程度的不同,临床试验分为非盲即开放(open label),单盲(single blind)、双盲(double blind)和三盲(triple blind)四种情况。我们将研究者分为参与试验效应评价的研究人员(对受试者进行筛选的人员、方案实施人员、终点评价人员质控人员等)和数据管理人员和统计分析人员,将受试对象及其亲属和监护人称为被观察者。在开放临床实验中,所有参研人员均知晓处理分组信息;在单盲临床实验中,仅被观察者处于盲态;在双盲临床实验中试验效应的评价及研究人员和被观察者均处于盲态;在三盲实验中所有研究者和被观察者均处于盲态,仅有研究的组织者知道分组状态。设盲状态要根据研究目的和内容具体对待,但双盲随机对照试验较常用。

第二节　临 床 试 验

临床试验(clinical trial)是最常见的实验流行病学研究类型,以患者为研究对象。常用于试验药品或新疗法效果的医学研究。其基本类型有随机对照试验(randomized controlled trial,RCT)、非随机同期对照试验(non-randomized concurrent controlled trial)、历史性对照试验(historical control study)、前后对照试验(before-after study)、交叉对照试验(cross-over stucly)、序贯试验(sequential trial),其中随机对照试验是临床试验中应用最广的一种。

一、定义及基本特征

(一)定义

随机对照试验(RCT)是在患者中进行的,通过比较治疗组与对照组的结果而确定某项治疗或预防措施效果的一种前瞻性研究。

随机对照试验是选定患有某种疾病的患者,可以是住院患者,也可以是非住院患者,将他们随机分为两组,即试验组和对照组,对试验组患者施加某种预防或治疗的干预措施后,随访并观察一段时间,比较两组患者的发病结局,从而评价干预措施的预防或治疗效果。

为确保新药临床试验的科学性、严谨性和规范性,药品临床试验严格遵守《中华人民共和国药品管理法》《新药审批办法》《药品临床试验管理规范》(Good Clinical Practice,GCP)以及《化学药品和生物制品临床试验的生物统计学指导原则》等相关规定。在进入临床试验前,新药一般要经过实验室和动物实验阶段,细胞培养、动物实验虽然为有关疾病发病机制、疾病控制提供了较深入的认识,但决不能取代临床试验。动物实验结果的有效,并不意味对人体一定有效。新药的有效性和安全性需要由临床试验加以确认,其结论必须以统计学原理为基础。新药的研制和开发中,药物临床试验一般分为以下四期。

1. Ⅰ期临床试验　初步的临床药理学及人体安全性评价试验。观察人体对于新药的耐受程度和药物代谢动力学,为制定给药方案提供依据。

2. Ⅱ期临床试验　正式临床试验。通过盲法的随机对照试验,对新药的有效性和安全性做出初步评价,为Ⅲ期临床试验设计和给药剂量方案的确定提供依据。

3. Ⅲ期临床试验　扩大的多中心临床试验。通过盲法的随机对照试验,进一步验证药物的有效性和安全性。一般成立专门的委员会或小组,对各试验点的执行情况进行质量监控。

4. Ⅳ期临床试验　新药上市后的监测。考察在广泛使用条件下的药物治疗和不良反应,一般在试生产后2年内进行,应注意罕见的不良反应。

二、设计与实施

(一)明确研究的目的

医学的干预措施是多样的,有药物、疫苗、医疗器械、手术治疗、诊断、卫生政策等,而临床试验的研究目的就是用于评估医学干预措施的效果。如研究某一新药或新的治疗措施与旧药或常规措施对照的结果差异,以评价试验药物或措施的有效性和安全性,也可以应用于疾病的群体预防和干预性研究,如评价低钠盐对高血压患者的降压效果。

(二)选择研究对象

研究对象的范围由入选标准和排除标准来界定,入选标准界定了将来该干预措施的患者范围,排除标准排除了疾病的严重程度,有无并发症和伴发症,患者的性别、年龄、病史等。

(三) 确定研究结局

临床试验的效应就是以结局变量来衡量的,研究设计初始就要明确主要结局(primary outcome)和次要结局(secondary outcome),主要结局的确定不仅仅是为了估算样本含量,也是为了估计干预效果必须收集的资料,在研究干预效果时要注意一种干预措施往往不会只影响一种临床结局,会有多种相关结局,而往往相关结局也具有非常重要的决策价值。如一种降血脂药物只能降低血脂,但不能降低心脑血管疾病的发病和死亡风险,那么该药预防心脑血管病的用途将会受限,又如该药能降低心脑血管疾病的发病和死亡风险,但却严重增加肾代谢负担,诱发肾衰竭,从而增加了总死亡风险,那么该药的有益作用将大打折扣。此外,选择结局变量时还要规定测量的方法和判断的标准,否则会导致测量偏倚。例如,结局变量为肥胖,肥胖的测量标准之一是腰臀比,而腰围和臀围如何测量,必须要明确规定,否则将导致严重的结果偏差。

(四) 估计样本含量

1. 样本量的估计　决定样本量大小的因素包括以下几种。

(1)试验组和对照组的结局指标的数值差异的大小。

(2)检验的显著性水平 α(Ⅰ类错误的概率)和检验效能 $1-\beta$(β 为Ⅱ类错误的概率)。

(3)单侧检验或双侧检验影响样本量的大小。

(4)研究对象的分组数,分组越多,样本量越大。

2. 样本量的计算公式　由于资料的性质不同,计算公式也不相同。

(1)定性资料样本量大小的计算　包括各种率,如生存率、死亡率、病死率、发病率等。按照下列公式计算每组的样本量:

$$n=(z_\alpha\sqrt{2\bar{p}\bar{q}} \pm z_\beta\sqrt{p_0q_0+p_1q_1})^2/(p_0-p_1)^2 \qquad \text{(式 27-1)}$$

式中 n 为样本量,z_α 与 z_β 分别为 α 与 β 对应的标准正态分布的临界值,p_1 为实验组某因素发生率,p_0 为对照组某因素发生率。

$$q_0=1-p_0, q_1=1-p_1, \bar{p}=(p_0+p_1)/2, \bar{q}=1-\bar{p}$$

(2)定量资料样本量大小的计算公式　按照下列公式计算每组的样本量:

$$n=2(z_\alpha+z_\beta)^2\sigma^2/d^2 \qquad \text{(式 27-2)}$$

式中 σ 为估计的标准差,d 为两样本均数之差,z_α 与 z_β 分别为 α 与 β 对应的标准正态分布的临界值。

(五) 资料收集

资料收集前,应根据研究方案设计不同的病例报告表(case report form,CRF),CRF 是临床试验中临床资料的记录方式。它是按试验方案所规定设计的一种表格文件,用以记录每一名受试者在试验过程中的数据。CRF 一式三份,用不同颜色标示,使用无碳复写纸复写。CRF 按照研究设计方案进行设计,其探寻、研究的项目对药物临床试验的评价有重要的意义,CRF 数据将是药物临床试验评价的统计学依据之一。

CRF 内容和格式应力求简明确切,其中观察项目应包括试验中的主要变量和相关信息;表中的病例必须符合试验的纳入和排除标准。CRF 应由经过事先培训,对效应的判断有统一认识、理解并直接接触受试对象的研究者来填写,其原始数据的效应指标应按试验设计时的定义,准确而清晰地逐项记入。CRF 上的内容不应涂改,如需更正,应将原始数据划去,填上更正数据,并保证能看清,还需要更正者签字并注明日期。临床试验中各种实验数据均应记录或者将原始数据粘贴在 CRF 上,在参考范围内的数据,也应记录。对明显偏离或在临床可接受范围以外的数据须加以核实,由研究者做出必要的说明。

(六) 资料分析及报告

资料收集后,首先要核对资料进行整理、核查、录入和保存。然后按照统计分析计划进行统计分析,并给出统计分析报告。

1. 资料整理与分析　整理资料时要把不合格的研究对象剔除出去,包括不符合纳入标准者或一次也没有接受干预措施或没有任何数据者,但随机分组后,不遵守试验所规定的要求(如不依从、失访、不合格),

一般不能剔除,而是采用以下三种结局分析方法。

(1)意向性分析(intention-to-treat analysis,ITT) 一项随机对照干预试验有四种结果,①未完成 A 治疗或转向 B 治疗,②完成 A 治疗,③未完成 B 治疗或转向 A 治疗,④完成 B 治疗。为了反映原来试验意向干预的效果,可采用比较①+②与③+④的方法。此种方法有可能低估处理效应,但避免了选择偏倚,使各组间保持了随机化分组的可比性,在实际分析中是最常用的一种分析方法。

(2)符合方案分析(per-protocol analysis,PP) 只对试验依从的人进行分析,比较②和④,不分析①与③。此种方法剔除了不依从者,会高估干预的效果。

(3)接受干预措施分析 对接受了实际干预措施者进行分析,比较①+④与②+③的方法。此种方法因比较对象非随机分组,会有选择偏倚。

2. 报告研究结果 近年来,如何有效地报告随机对照试验结果备受重视,众多的期刊和编辑社要求实验报告应遵循实验报告统一标准(Consolidated Standards of Reporting Trials,CONSORT)指南,以提高实验报告质量。该指南可从 CONSORT 网站下载,遵循该指南可保证研究的准确性、完整性和透明性。

三、设计时应注意的问题

(一)临床依从性

临床依从性(clinical compliance)是指患者执行医嘱的程度。完全执行医嘱的,为依从性好;反之为不依从或依从性不好。很明显,依从性不好是达到防治目的的障碍。了解患者的依从性,分析依从性不好的原因,研究如何提高依从性是提高临床疗效和科研水平的重要环节,已日益为医学界所重视。患者对治疗是否有较好的依从性,对提高疗效、改善预后均有重要影响。在临床科研中,患者的依从性好,其结果就比较真实可靠,代表性好。良好的依从性是保证良好的科研设计或获得有价值的科学结论的重要条件之一。

(二)沾染和干扰

这两种是干预性研究中经常遇到的现象。沾染(contamination)是指对照组人群额外接受了实验组干预措施,造成人为夸大对照组疗效的现象,干扰(co-intervention)是指实验组人群额外接受了与试验效应一致的其他措施,从而造成人为夸大实验组疗效的现象。沾染和干扰的控制办法就是使用盲法,并严格按照研究方案进行。

四、应用实例

多中心临床试验是指有多名研究者在不同的研究机构内参加并按同一试验方案要求用相同的方法进行的临床试验。多中心临床试验能在较短的时间内收集较多的受试者,涵盖的面广,可以避免单一研究机构可能存在的局限性,因而所得结论有较广泛的意义,是一种更加有效的评价新药的方法。

例 27-1 奈法唑酮片治疗抑郁症的随机、双盲、对照的多中心临床试验。

1. 目的 评价奈法唑酮治疗抑郁症的疗效及其安全性。

2. 对象 240 例门诊或住院患者,来自首都医科大学附属北京安定医院、天津安定医院、中南大学精神卫生研究所、湖北省武汉大学人民医院精神科和昆明医学院第一附属医院。试验于 2002 年 2 月 21 日开始,至 11 月 16 日结束。均符合中国精神疾病分类方案与诊断标准第 3 版(CCMD-3)中各型抑郁发作诊断标准;年龄 18~60 岁;汉密尔顿抑郁量表(HAMD)17 项评分≥18 分;排除双相情感障碍、严重自杀倾向、试验药物过敏、重大躯体疾病或癫痫、酒精或药物依赖、哺乳或妊娠的妇女、入选前 1 个月内参加过其他药物临床试验、同时接受心理治疗者等。受试者或其合法代理人在试验前签署知情同意书。

3. 方法 采用随机双盲双模拟对照的临床试验方法。240 例符合中国精神疾病分类方案与诊断标准第 3 版中各型抑郁发作的患者,分为奈法唑酮组 120 例、氟西汀组 120 例,疗程 6 周。疗效评估为汉密尔顿抑郁量表(HAMD)、汉密尔顿焦虑量表(HAMA)和临床总体印象量表(CGIS)。安全性评估包括治疗伴发症状量表(TESS)、血常规、尿常规、血生化(包括肝、肾功能等)、心电图以及生命体征。

4. 药品　试验药奈法唑酮片,规格为每片 50 mg;对照药氟西汀片,规格为每片 10mg。

5. 治疗方案　受试患者按进入试验的先后顺序编号,奈法唑酮和氟西汀均为口服给药。疗程 6 周。第 1 周为加药期,从第 8 日开始以固定剂量治疗至试验结束。一般情况下,奈法唑酮每日剂量为 400 mg 或氟西汀每日剂量为 20 mg。对于那些疗效确实不明显的受试者,可以在随后的治疗中把奈法唑酮或氟西汀加至 500 mg 或 40 mg。奈法唑酮剂量范围 300~500 mg/d,氟西汀剂量范围 20~40 mg/d,伴有失眠的患者可合用小剂量佐匹克隆、唑吡坦,以及水合氯醛,也可以使用劳拉西泮及小剂量艾司唑仑,禁止合并使用其他抗精神病药或电抽搐治疗。

6. 疗效和安全性评估指标　疗效评估主要指标为 HAMD,次要指标为 HAMA 和 CGIS,基线和治疗后 1,2,4,6 周末或中止出组时评定。按 HAMD 总分及减分率划分总体疗效,≤7 分为临床痊愈;减分率≥50% 为显著进步,减分率 30%~50% 为好转,减分率<30% 为无变化/恶化;有效率 = 临床痊愈 + 显著进步,减分率 =(治疗前总分 − 治疗后总分)/治疗前总分 ×100%。同时采用 TESS 进行安全性评估,并于基线和治疗 6 周末检查血常规、尿常规、血生化(包括肝、肾功能等)以及心电图检查、生命体征。

7. 结果

(1) HAMD 测量结果　治疗后两组 HAMD 总分的得分经过校正后,对比各个时点的得分情况,两组间比较结果均显示无统计学意义($P>0.05$),说明对于评定量表的时间、地点及医生不同,不足以导致两组在治疗后疗效方面的差异性。治疗后各个时点 HAMD 总分减分率两组比较,统计学检验均提示无统计学意义($P>0.05$),说明两药对抑郁症状均具有总体疗效,在治疗后各个时点,其痊愈率、显效率、好转率和无效率均显示无统计学意义($P>0.05$),其各个时点的总显效率也显示无统计学意义($P>0.05$),说明两药在治疗抑郁症方面疗效无统计学意义。服药 1 周后逐渐起效,随着治疗的延长,疗效日益显著。

(2) CGIS 测量结果　治疗前后 CGIS 的疾病严重度比较,两组治疗后每一个时点的疾病的严重度评分均明显低于治疗前,差异有显著性($P<0.000\ 1$),但两组之间在基线以及治疗后每个时点治疗后的疾病的严重度评分比较无统计学意义($P>0.05$),疾病改善值评分两组比较没有统计学意义。总的进步和治疗指数在治疗后各时间点两组比较均无统计学意义($P>0.05$)。

(3) 安全性比较　无论根据 TESS 还是根据医生临床观察到的不良反应,都显示两种药物安全性是较好的。两组均只有 1 例患者出现较严重的不良反应,但经过停药和对症治疗后,在 1 周内均获得恢复。两组出现的不良反应症状的严重程度多为轻度,个别有中度或中度以上。两组均未见有明显肝、肾功能损害的病例报道。综上所述,两种药物不良反应均较轻而少,安全性较好。

8. 结论　奈法唑酮的抗抑郁疗效与氟西汀相似,不良反应均轻而少,是一种有效、安全的抗抑郁药。

（蔡　泳　乔永霞）

数字课程学习

📥 教学 PPT　　　✏️ 自测题

第二十八章 筛检试验与诊断试验

预防与控制疾病,促进健康和延长寿命,这是医学的最终任务。在疾病发展的早期,如果能通过一些简单、安全和经济的方法进行筛检,将筛检中发现的疑似患病个体进行临床检查,对其中真正的患病个体实施有效临床干预,这将有可能延缓疾病的进展和改善预后。随着医学科学技术的飞速发展,筛检试验和诊断试验不断推陈出新,这需要临床医疗工作者具备对试验的真实性和可靠性做出评价的能力,能够把概率论的思维带到临床实践中,正确认识试验的临床应用价值,进而提升临床诊断水平。

第一节 概　　述

一、筛检与筛检试验

筛检起源于 19 世纪初的结核病防治,之后逐渐应用于慢性病的早期发现、早期诊断和早期治疗("三早"措施),20 世纪中期以后扩展到对高危人群的筛查,实施病因预防。

(一) 概念

筛检(screening)是指通过快速的检验、检查或其他措施,将可能有病但表面上健康的人,同那些可能无病的人区分开来。用于筛检的各种检查方法称为筛检试验(screening test),可以是问卷调查、体格检查、内镜与X线等物理检查,也可以是血清学、生化等实验室检查,甚至是基因组测序等。然而,筛检试验不是诊断试验,仅是一种初步检查,对筛检试验阳性者或可疑阳性者,必须进行进一步的临床检查,才能做出是否患病的诊断,在此基础上对真正确诊的患者采取必要的措施。

筛检和诊断试验的流程如图 28-1 所示。首先将受检人群根据筛检试验结果分为两部分:健康人群(结果阴性者)和可疑患病(结果阳性者)。根据筛检方案,建议可疑患者进一步开展临床检查(即诊断试验),如果诊断试验结果也为阳性则判定为患者,需接受相应的临床治疗或预防性干预。

(二) 筛检试验的选择原则

一般认为一项好的筛检试验应具备以下五个方面的特征。

1. 简便　即易学习、易操作,即便是非专业人员经过适当的培训也会操作。

2. 价廉　成本效益是评价筛检项目的重要标准之一,筛检试验的费用越低,筛检项目的成本越低,成本效益也越好。

3. 快速　指能够在相对较短的时间内获得检测结果。

4. 安全　筛检试验针对的受试人群中可能绝大部分都是健康者,因此筛检试验应尽可能不给受试者带来任何身体和心理的伤害。

5. 易接受　指易于被目标人群接受。

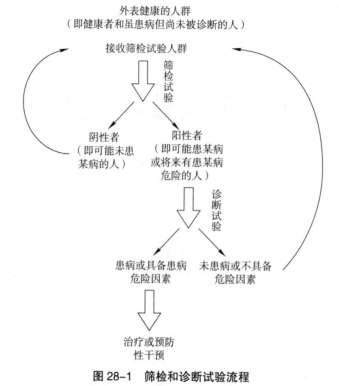

图 28-1 筛检和诊断试验流程

（Nauaner,1985 年）

(三) 筛检的类型

按照筛检人群选择的不同,可分为整群筛检(mass screening)、选择性筛检(selective screening)和机会性筛检(opportunistic screening)。筛检的对象是整个目标人群(例如,社区 50 岁及以上人群进行高血压筛检),称为整群筛检,通常适用于人群中具有较高患病率的疾病或健康状态,整群筛检本质上属于普查。选择性筛检(亦称为目标筛检)是以具有某种特征的人群作为筛检对象,例如在具有乳腺癌家族史的人群中开展乳腺癌筛检。机会性筛检也称为病例搜索(case-finding),指局限在因其他原因找临床医生或卫生医师诊治或咨询的人,医生对其加用其他筛检试验,以发现与主诉无关的疾病,如性病患者中的 HIV 筛检。

按照筛检目的不同,可分为治疗性筛检(therapeutic screening)和预防性筛检(preventive screening)。前者是为了实现"三早",即早期发现、早期诊断、早期治疗某种疾病,从而达到二级预防的目的,如宫颈癌的筛检。后者则是在目标人群中通过筛检识别疾病的高危人群,拟对其实施预防性干预(如健康教育)或必要的临床干预,从而达到预防疾病发生的目的。例如在社区人群中筛检高血压人群,对其实施健康教育(如减少盐摄入量)和药物降压等干预措施,从而预防脑卒中的发生。

此外,按照筛检中使用方法的多寡,又分为使用单一筛检试验的单项筛检(single screening)和联合使用多种筛检试验的多项筛检(multiple screening)。利用胸透、痰中结核菌培养和结核菌素试验等方法联合筛检结核病就属于多项筛检。

(四) 筛检的目的

筛检不等同于临床诊断,筛检阳性者需要通过进一步的临床检查,从而确诊或排除疾病。实施筛检的主要目的:①疾病的早期发现、早期诊断和早期治疗(如宫颈癌筛查);②识别某种疾病的高危人群(如筛查高胆固醇血症预防冠心病);③了解疾病的自然史,识别疾病的早期阶段,从而开展流行病学监测;④传染性疾病和医学相关事件的预防和控制(如在静脉吸毒人群中开展 HIV 检测)。

(五) 筛检的实施原则

实施筛检的一般原则包括:①筛检的疾病或健康状态在人群中有较高的流行率,是该地区重大的公共卫生问题,严重影响人群健康,给社会及家庭带来严重经济负担,对卫生资源造成巨大损耗的疾病;②对所筛检的疾病或健康状态的自然史有较清楚的了解;③有可识别的早期临床症状、体征,有足够长且可识别临床前期和可识别的临床前期标志物;④有可检测出早期临床症状、体征及生物标志物等的方法,且该方法易于被群众接受,安全、简单和快捷;⑤对筛检试验结果阳性者,有相应的进一步诊断和治疗方法,或者有有效的预防措施;⑥开展筛检的资源投入有较好的社会经济效益,筛检项目的成本效益合理。

实施筛检之前需全面考虑是否满足实施筛检的条件。较为理想的筛检是每一项标准都能达到,满足的标准越多说明筛检项目越成熟,然而实际情况总会有一项或多项标准不能满足。最基本的条件是:适当的筛检方法、确诊方法和有效的治疗手段,三者缺一不可,否则将导致医疗卫生资源浪费,也会给筛检试验阳性者带来不良的生理和心理上的伤害。此外,在实施筛检时,必须遵循尊重个人意愿、有益无害、公正等伦理学原则。

二、诊断与诊断试验

(一) 概念

诊断(diagnosis)是指从医学角度对人们的精神和体质状态做出的判断。诊断的本质是将患者和非患者区分出来,是临床干预和评估预后的基础。用于诊断的试验方法称为诊断试验(diagnostic test),包括病史和体格检查所获得的临床资料、实验室检查(如生化、血清学、病毒学、免疫学、病理学等)、影像学检查(如超声诊断、计算机断层扫描、磁共振成像和放射性核素检查等)、器械诊断(如心电图、内镜等)以及各类临床诊断标准(如诊断系统性红斑狼疮的 Jones 诊断标准等)。诊断试验主要用于疾病的诊断,诊断过程中医生利用不同诊断试验所提供的信息不断修正其诊断(如排除某个疾病,或倾向于某个疾病),从而形成最终的临床诊断,以便给确诊患者及时有效的治疗,延缓疾病发展及改善预后。此外,诊断试验也可以用于病例的随访、预后评估、疗效判断的监测等。

(二) 筛检试验与诊断试验区别

筛检试验或诊断试验在方法学和评价方面具有相似性,在某些情况下,一个试验既可以用于筛检也可以用于诊断。但两者侧重点不一样,筛检试验侧重于评价成本收益,同时要求方便、快捷、敏感性高;诊断试验则更侧重于有较高的特异性,具体见表 28-1。

表 28-1　筛检试验与诊断试验的区别

项目	筛检试验	诊断试验
对象	健康人或无症状的患者	患者或筛检阳性者
目的	发现可疑患者,把患者、可疑患者与可能无病者区分开	进一步把患者与可疑有病但实际无病的人区分开
要求	快速,简便,安全,高敏感性	复杂,特异性高,诊断结果具有更高的准确性和权威性
费用	经济,廉价	一般花费较高,常使用实验室、医疗器械等手段
处理	筛检阳性者需做进一步诊断试验予以确诊	试验阳性者需进行严密观察和及时治疗

第二节　筛检试验和诊断试验的评价

随着科学技术的迅速发展,试验方法不断推陈出新,临床医疗工作者在运用这些试验之前,需要对试验的真实性和可靠性进行客观评估,正确认识试验的临床应用价值,才能合理选择筛检试验或诊断试验,不断提高诊疗水平,从而实现预防与控制疾病,改善健康和延长寿命的医学目的。筛检试验和诊断试验的评价主要包括三个方面,即真实性评价、可靠性评价和效益性评价。

一、真实性评价

真实性是指待评价试验的测量值和金标准的诊断结果符合程度,又称效度(validity)或准确性(accuracy)。这里所谓的"金标准"(gold standard)是指当前临床医学界公认最好的、可以明确肯定或排除某种疾病的最可靠的诊断方法,又称为标准诊断(standard diagnosis)或参考标准(reference standard)。真实性评价的本质是将待评价试验与诊断疾病的"金标准"进行盲法比较,通过计算各种指标从而评价筛检试验或诊断试验对目标疾病诊断的准确性。

(一)"金标准"

目前临床上,"金标准"既可以是病理学检查(如组织活检或尸体解剖)、外科手术探查、影像检查(X线、B超、CT等),也可以是由该领域的专家制定并得到同行公认的临床诊断标准(如2019年欧洲抗风湿病联盟和美国风湿病学会联合发布的系统性红斑狼疮诊断分类标准)。真实性评价中如果金标准选择不当,将造成研究对象错误划分"有病组"和"无病组",从而影响对待评价试验的正确评价。有的时候,公认的金标准诊断方法价格昂贵,技术要求高,而且对受试者带来一定的安全风险和心理负担,这时也可以考虑应用其他公认的比较好的诊断方法。

此外,使用统一金标准在某些筛查项目或临床实践中(尤其是针对癌症和慢性退行性疾病)有时不符合伦理或难以实施,此时也可以将其长期随访的结果作为金标准。以乳腺癌筛检为例,只有筛检试验(如乳腺X线照相术或乳腺超声检查)阳性的女性,才能被转诊接受进一步检查,最终使用病理学检查结果作为金标准进行乳腺癌诊断;对于阴性患者,推荐其做活检不符合伦理,也难以被受试者接受,更可行的方法是通过当地肿瘤登记系统或医院信息系统,观察这些女性在一定随访时间内是否被诊断为乳腺癌,以长期随访的结果作为乳腺癌的金标准。尽管采取不同的金标准测量会引起潜在的偏倚,但有时也是唯一可行的选择。

(二)研究设计

从研究设计的角度,病例对照研究或横断面研究的方法都可用于真实性评价。用于筛检试验或诊断试验的真实性评价的病例对照研究,按照招募研究对象的方法不同可以划分为:①病例 – 参照法 / 金标准参照法(case-referent approach):即首先按照金标准选择一组患病人群(即病例组)和一组未患此疾病的人群(即对照组),然后对每一个研究对象用待评价试验进行检查,通过比较两组间结果的差异,进而评价估计该方法的准确性;这种方法更适用于临床上已经存在一些用金标准确诊或排除患有某疾病的受试人群。②试验检查招募法(test-based enrolment):即根据待评价试验的结果招募研究对象,将其按试验结果的阳性和阴性划分为"病例组"和"对照组",随后对每一个研究对象用金标准进行检查,通过比较两组结果的差异,进而评价试验的真实性;这种方法适用于待评价的试验很容易实行,而金标准较昂贵或很难进行的研究。采用病例对照设计的方法开展筛检试验或诊断试验真实性评价,所需人力物力较少,更适用于疾病患病率较低的罕见疾病;或者适用于在评价研究的早期阶段,评价的目的是探讨该试验是否值得进一步研究。值得注意的是:①病例对照研究的设计中如果对照组选择不当,或者研究中招募的研究对象与待评价试验目标人群特征不同,则会给评价结果带来偏差;②如果金标准检查方法有创伤性、危险大,对试验结果阴性"对照组"实施金标准的检查,会受到包括伦理学在内的种种限制。用于真实性评价的横断面研究设计,是指在特定时点或时期,将符合纳入标准的研究对象,同时进行待评价的试验和金标准的测量,进而比较试验结果与"金标准"诊断之间的差异。在横断面研究中,往往采用连续招募的方法,将特定时期内符合纳入条件的个体全部纳入研究,此时研究人群疾病谱的特征与未来该方法将实际应用的目标人群疾病谱特征相近似,故具有较好的代表性,可以用于评估试验方法的临床效益(即预测值)。此外,横断面研究方法可同时观察和比较多个筛检试验或诊断试验,但并不适用于患病率较低的疾病。

真实性评价中对研究对象实施待评价的试验与金标准检查时,也需要采用独立实施的盲法评价。所谓"独立"是指所有研究对象都要同时进行待评价的试验和金标准方法的测定,不能根据待评价的试验结果有选择地进行金标准方法测定,否则容易产生偏倚。所谓"盲法"是指判断待评价试验结果的人与判定金标准结果的人,都不应该知道该受检者另外一种检查/诊断的结果,从而尽量减少两类结果相互参照造成的偏倚。

(三) 研究对象的选择

真实性评价中,研究对象被金标准判定为"有病"的病例组和"无病"的对照组,但对照组的"无病"是指未患所研究的目标疾病,既可以是正常的健康人,也可以是患其他疾病的人群。考虑到评价结果的代表性和外推性,研究对象的选择应满足随机化的要求,尽可能地代表试验可能实际应用的人群,这是研究对象选择的基本原则。一方面,病例组应尽可能涵盖各种临床病例类型,如不同病情严重程度(轻度、中度和重度)、不同病程阶段(早期、中期和晚期)、不同症状或体征(典型与不典型)、有无并发症的病例。如果病例组样本量充足,也可将这些病例按照疾病的特性进行分层分析,进一步提升评价结果的真实性和推广性。另一方面,对照组最好选择确实不患目标疾病但患其他疾病的人群,而且所患的其他疾病与目标疾病可能有相似的临床表现,这样不仅可以评价待评价试验的鉴别诊断能力,也使试验结果具有代表性。此外,对照组在其他可能会影响试验结果的因素方面(性别、年龄等)应与病例组保持均衡。

(四) 样本量估计

样本量估计是保证研究结论具有一定可靠性的前提下所确定的最小样本数。真实性评价研究中样本量的估计,通常根据待评价试验的敏感性和特异性,使用总体率的样本量计算方法,分别估计研究中所需要"有病"人数和"无病"人数。样本量与显著性水平 α 值(通常取 0.05)、容许误差 δ(敏感性或特异性置信区间宽度的一半,通常取 0.05 ~ 0.10)、试验的敏感性和特异性(p)有关。

当敏感性和特异性都接近 50% 时,样本量(n)估计公式为:

$$n = \left(\frac{u_\alpha}{\delta}\right)^2 \times p \times (1-p) \tag{式 28-1}$$

当待评价试验的敏感性或特异性≤20% 或≥80% 时,资料呈偏态分布,需对率进行平方根反正弦转换,样本量估算公式为:

$$n = \left[\frac{57.3 \times u_\alpha}{\sin^{-1}(\delta/\sqrt{p(1-p)})}\right]^2 \tag{式 28-2}$$

例 28-1　待评价试验的敏感性约 70%,特异性约 60%,设定显著性水平 α 为 0.05,容许误差 δ 为 0.05,若想评价该试验的临床使用价值,预计需要纳入的病例和对照组至少各需要多少例?

假设 α=0.05,则 u_α=1.96,

$$病例组样本量:n_1 = \left(\frac{1.96}{0.05}\right)^2 \times 0.70 \times (1-0.70) \approx 323(例)$$

$$对照组样本量:n_2 = \left(\frac{1.96}{0.05}\right)^2 \times 0.60 \times (1-0.60) \approx 369(例)$$

即评价该试验的样本量病例组人数约为 323 例,对照组人数约为 369 例。

这里需要注意的是,如果研究者拟采用横断面研究设计的方法,由于研究对象入组时并不知晓其是否患有目标疾病,因此设计时研究者需要根据该目标人群的患病率,进一步估算需要多少样本量才能最终满足这些受试者中至少有323例患病者,369例非患病者。

(五) 主要评价指标

试验的检测结果包括分类(计数)和定量(计量)两类数据。前者又分为二分类(如正常/异常、阳性/阴性、疾病/健康等)和多分类(如肿瘤分化程度)。许多生理指标(如心率、血压值、血糖值等)均为定量资料。

假定待评价试验的检测结果为"阳性"或"阴性",金标准的检测结果为"有病"或"无病",此时根据金标准和待评价试验的检测结果,对同一批研究对象进行检测,可能出现以下四种情况:真阳性(实际患病且试验结果阳性)、假阳性(实际无病但试验结果阳性)、真阴性(实际无病且试验结果阴性)、假阴性(实际有病但试验结果阴性),整理成如下四格表(表28-2)。

表28-2 筛检试验和诊断试验评价的资料整理表

筛检或诊断试验	金标准		合计
	患者	非患者	
阳性	a(真阳性)	b(假阳性)	$a+b(n_1)$
阴性	c(假阴性)	d(真阴性)	$c+d(n_2)$
合计	$a+c(m_1)$	$b+d(m_2)$	N

反映真实性的常用指标有敏感性、漏诊率、特异性、误诊率、约登指数、似然比等。

1. **敏感性与漏诊率** 敏感性(sensitivity)也称真阳性率(true positive rate),是指被金标准确诊为有病且按待评价试验被正确判断为有病的百分比。它仅与病例组有关,反映待评价试验发现患者的能力,不受患病率影响。

$$敏感性 = \frac{a}{a+c} \times 100\% \qquad (式28-3)$$

漏诊率又称假阴性率(false negative rate),是指实际有病但被待评价试验判定为"无病"的百分比,反映待评价试验漏诊患者的情况。

$$漏诊率 = \frac{c}{a+c} \times 100\% = 1 - 敏感性 \qquad (式28-4)$$

2. **特异性与误诊率** 特异性(specificity)也称真阴性率(true negative rate),是指实际无病且被待评价试验正确判断为无病的百分比。它仅与非病例组有关,反映待评价试验确定非患者的能力,不受患病率影响。

$$特异性 = \frac{d}{b+d} \times 100\% \qquad (式28-5)$$

误诊率又称假阳性率(false positive rate),是指实际无病但被待评价试验判断为"有病"的百分比。

$$误诊率 = \frac{b}{b+d} \times 100\% = 1 - 特异性 \qquad (式28-6)$$

3. **约登指数(Youden index)** 也称正确指数,是反映试验正确判断有病和无病能力的综合性指标(公式如下),常用于不同的筛检试验或诊断试验间的比较。约登指数取值范围是0~1,指数越大,真实性越高。

$$约登指数 = (敏感性 + 特异性) - 1 \qquad (式28-7)$$

4. 似然比(likelihood ratio,LR)　是指待评价试验的某种结果(如阳性或阴性)在有病组中出现的概率与无病组中出现的概率之比,反映有病者出现该诊断结果的可能性是无病者多少倍。它也是反映评价试验真实性的一个复合指标,能全面反映试验的诊断价值,且不受患病率影响,非常稳定。

当待评价的试验结果为二分类变量(阳性或阴性)时,似然比分为阳性似然比(positive likelihood ratio,$+LR$)和阴性似然比(negative likelihood ratio,$-LR$),计算公式如下:

$$阳性似然比 = \frac{真阳性率}{假阳性率} = \frac{敏感性}{1 - 特异性} \qquad (式28-8)$$

$$阴性似然比 = \frac{假阴性率}{真阴性率} = \frac{1 - 敏感性}{特异性} \qquad (式28-9)$$

阳性似然比越大,诊断试验结果为阳性时患病的概率越大;阴性似然比越小,诊断试验结果阴性时为无病的概率越大。

当待评价的试验结果为连续变量时,可以计算某个区间的似然比,以血清肌酸激酶(CK)值诊断急性心肌梗死的似然比计算为例(表28-3)。

表 28-3　急性心肌梗死患者和非患者不同血清 CK 值的似然比

血清 CK 值(U/L)	心肌梗死金标准		似然比
	患者	非患者	
≥240	97(0.421 8)	1(0.007 7)	0.4218/0.0077=54.78
80 ~ 239	118(0.513 0)	15(0.115 4)	0.513 0/0.115 4=4.45
40 ~ 79	13(0.056 5)	15(0.200 0)	0.056 5/0.200 0=0.28
1 ~ 39	2(0.008 7)	88(0.676 9)	0.008 7/0.676 9=0.01
合计	70	120	190

注:表格数据摘自唐金陵,循证医学基础.2011.最后一列数据进行了加工。

此外,似然比对疾病诊断非常有帮助,根据试验前研究对象的患病率(即验前概率),计算验前比(pre-test odds),结合该试验方法的似然比估算验后比(post-test odds),进而用其估计研究对象患病可能性有多大(即验后概率),计算公式如下:

$$验前比(pre-test\ odds) = \frac{验前概率}{1 - 验前概率} \qquad (式28-10)$$

$$验后比(post-test\ odds) = 验前比 \times 似然比 \qquad (式28-11)$$

$$验后概率 = \frac{验后比}{1 + 验后比} \qquad (式28-12)$$

此时似然比的含义是试验的结果使验前概率提高或降低了多少。似然比 >1 表明试验后疾病诊断的概率增大;似然比 <1 则表明试验后疾病诊断概率减小。临床实践中若似然比 >10 或 <0.1,使验前概率到验后概率发生决定性的变化,基本可确定或排除诊断。

例 28-2　为评价某种诊断试验对某疾病的诊断价值,某研究者收集了 70 例病例和 120 例非病例,诊断试验结果整理见表28-4,请计算反映该诊断试验真实性的各项指标。

表 28-4　某人群某病诊断试验的结果

诊断试验	金标准		合计
	患者	非患者	
阳性	60	30	90
阴性	10	90	100
合计	70	120	190

$$敏感性 = \frac{60}{60+10} \times 100\% = 85.7\%；漏诊率 = 1-85.7\% = 14.3\%$$

$$特异性 = \frac{90}{30+90} \times 100\% = 75.0\%；误诊率 = 1-75.0\% = 25.0\%$$

约登指数 $=0.857+0.750-1=0.607$

$$阳性似然比 = \frac{85.7\%}{1-75.0\%} = 3.4；阴性似然比 = \frac{1-85.7\%}{75.0\%} = 0.2$$

(六) 截断值

1. 概念　临床实践中当试验测量值是连续型变量时,患者与非患者的试验测量值常会重叠。图 28-2 中 H 为患者的最低点,X 为正常人的最高点,$H \sim X$ 之间的重合区域既有患者又有非患者。此时,就需要一个临界点作为标准来正确地将患者与非患者分开,这个值称为截断值(cut-off value),又称临界点、界值或参考值(reference value)。如果把截断值定在 H 点,降低了漏诊率,但提高了误诊率;如果把截断值定在 X,降低了误诊率,但提高了漏诊率。但不管放在 H 点还是 X 点,诊断试验的敏感性和特异性都不能达到100%。在 H 点和 X

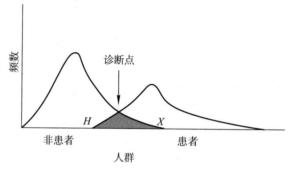

图 28-2　患者与非患者观察值分布类型
(资料来源:曾光,1994 年)

点之间,界值点向右移时,特异性升高,敏感性降低;向左移时结果相反。筛检或诊断试验临界点的选择应根据具体的实际情况来定,一般筛检试验要求较高的敏感性,诊断试验要求较高的特异性。

2. 确定截断值的原则　截断值的确定需要遵循的一般原则有:①对于治疗效果不理想,确诊和治疗费用很昂贵的疾病,或疾病预后不严重且现有的治疗方法不理想;或将非患者误诊为患者时后果很严重,对患者心理、生理和经济造成严重影响时,需要将临界点可适当右移,以提高特异性,降低敏感性,最大限度地排除非患者。②对于预后差,漏掉患者可能带来很严重的后果,有效的治疗手段,尤其是早期治疗可获得较好治疗效果的疾病,则应该将临界点适当向左移,提高敏感性,尽可能诊断出所有患者。但需要注意的是,由于此时特异性降低,假阳性增多,这将导致需要进一步诊断的可疑病例增多,从而会增加检查成本。③如果敏感性和特异性同等重要,一般可以将临界点选在患者和非患者的分布曲线的交点上。

3. 连续变量的截断值判定方法　对于连续变量的截断值判定,通常采用的方法包括以下几种。

(1) 统计学方法　主要包括正态分布法和百分位数法。①正态分布法:当测量值为正态分布时,双侧常用 "$\bar{x} \pm 1.96\,s$"($\bar{x}$ 为均数,s 为标准差),表示其双侧正常值范围,在此范围之内为正常(无病),此范围之外为异常(有病);②百分位数法:当测量值为偏态分布或分布不明的数据,将试验测量结果按照大小的顺序进行排列,根据百分位数制定正常和异常的界值。

(2) ROC 曲线法　当检测结果为有序变量或连续变量,根据选择的截断值不同,可能有多个敏感性和特异性。当截断值调整,敏感性和特异性也随之发生变化,且两者呈现此消彼长的变化关系,即随着敏感性升高,特异性下降,反之亦然。因此,敏感性和特异性指标不能反映待评价试验的全貌。此时,可以采用受试者操作特征曲线(receiver operator characteristic curve,ROC 曲线)来评价试验的准确性。此外,ROC 曲线也是目前最为常用的确定界值方法。

ROC 曲线是以假阳性率(即 1- 特异性)作为横坐标,以真阳性率(即敏感性)作为纵坐标,在坐标系中将不同截断值下假阳性率和真阳性率的对应点描绘出来并连接成线,从而综合反映敏感性与特异性的关系。ROC 曲线下面积用于评价筛检试验或诊断试验的准确性,曲线下面积越接近 1.0(理想的检验),诊断试验的准确性越高,当曲线下面积等于 0.5(无意义的检验)时,试验无诊断价值。实际工作中,通常将最接近 ROC 曲线左上角的那一点定位为最佳截断值,此时满足试验的敏感性和特异性相对最优,漏诊率和误诊率相对最低。例如图 28-3 血糖筛检试验的 ROC 曲线,曲线上 A 点值可定为血糖筛检试验的最佳截断值,该点对应的试验敏感性为 85%,特异性为 88%。此外,ROC 曲线下面积也可以用于不同筛检试验或诊断试验之间的准确性比较。

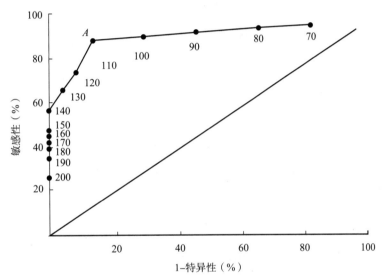

图 28-3 糖尿病血糖筛检试验的 ROC 曲线
(资料来源:李立明,2002 年)

(3) 临床判断法 诊断试验的测定值达到什么水平才需要治疗,临床上通常也需要结合长期随访观察人群中疾病的进展情况,评估不同截断值下实施临床干预后疾病时预后等情况。以高血压的诊断为例,世界卫生组织在不同时期对高血压的诊断标准予以修订,由原来收缩压≥160 mmHg 和(或)舒张压≥95 mmHg 的高血压诊断标准,到 1999 年参照美国 JNC6 重新修订为:血压≥140/90 mmHg 为高血压;2003 年 5 月与 6 月美国和欧洲先后发表了美国高血压指南(JNC7)和欧洲高血压指南(ESH/ESC)对其诊断标准进行了修改,根据血压与心血管疾病的风险关系,新增加高血压前期(血压在 120/80 ~ 139/89 mmHg)的分类。

二、可靠性评价

可靠性(reliability)是指在相同的试验条件和设备情况下,对同一批受试者进行重复试验得到相同结果的稳定程度,也称精确度(precision)、可重复性(repeatability)或信度。可靠性越好,其稳定程度越高,受随机误差的影响就越小。评价可靠性的指标主要用来反映测量结果变异大小,包括标准差和变异系数、符合率、kappa(κ)值等。

(一) 连续性变量资料使用标准差和变异系数

当筛检试验或诊断试验的测量结果为连续性变量时,可以用反映离散程度的标准差(standard deviation,SD)和变异系数(coefficient of variance,CV)作为衡量测量结果可靠性的指标。标准差和变异系数越小,其可靠性越好。标准差和变异系数的关系如下:

$$变异系数(CV) = \frac{标准差}{均数} \times 100\% \qquad (式28-13)$$

(二) 分类变量资料使用符合率和 kappa 值

当筛检试验或诊断试验的测量结果为二分类或多分类变量时,可靠性的评价指标可以采用符合率或 kappa 值。例如:假设甲乙两名医生分别独立地依据某项诊断试验的结果对受检人群进行冠心病诊断,结果见表 28-5。以下将结合该表的数据,分别介绍符合率和 kappa 值的计算。

表 28-5　甲、乙两医生对某人群进行冠心病诊断的结果

乙医生	甲医生		合计
	患者	非患者	
患者	$A(87)$	$C(14)$	$R_1(101)$
非患者	$B(16)$	$D(362)$	$R_2(378)$
合计	$C_1(103)$	$C_2(376)$	$N(479)$

1. 符合率　又称为一致率,当用于可靠性评价时,指两名观察者对同一事物的观察,或同一观察者对同一事物两次观察结果一致的百分比,包括观察者间符合率和观察者内符合率。本例中(表 28-5)符合率的计算公式为:

$$符合率 = \frac{A+D}{N} \times 100\% \qquad (式28-14)$$

根据公式,上述例子中符合率计算:符合率 =(87+362)/479=93.7%

2. kappa 值　上述例子中不同医生对受试者冠心病诊断结果符合率,并不完全取决于其各自的临床经验和诊断能力,也可能是由于机遇因素的作用,致使不同研究者得出相同的诊断结论。kappa 值就是要在观察得到的符合率的基础上剔除机遇因素的影响,从而综合衡量试验的可重复性。

计算 Kappa 值时,首先需要计算机遇所致的符合率,公式如下:

$$机遇所致的符合率 = \frac{\dfrac{R_1 \times C_1}{N} + \dfrac{R_2 \times C_2}{N}}{N} \times 100\% \qquad (式28-15)$$

上述例子(表 28-5)中,假设两位医生使用的是完全不同的诊断标准,他们得到的一致结论均由机遇因素导致,这种机遇导致的符合率就是机遇所致的符合率。即:机遇所致的期望符合率 $= \dfrac{\dfrac{101 \times 103}{479} + \dfrac{378 \times 376}{479}}{479} \times$ 100%=66.48%

假设不同的研究者在一项试验中的所有诊断结论都是一致的,那么他们的观察符合率在理论上应该为 100%,但由于存在不可忽视的机遇因素的作用,他们符合率的最大值应为:100%- 机遇符合率。考虑机遇因素的作用,kappa 值是指校正机遇因素后的实际符合率与最大可能符合率(非随机符合率)之比,即:

$$kappa\ 值 = \frac{观察的符合率 - 期望符合率}{1 - 期望符合率} \times 100\% \qquad (式28-16)$$

根据 kappa 值计算公式,kappa 值范围应介于 $-1 \sim 1$ 之间,kappa 值越大符合率越高,结果可靠性越好,kappa 值不同取值的含义详见表 28-6。

表 28-6 kappa 值不同取值的含义

kappa 值	含义
-1	判断结果完全不同
$-1 < \kappa < 0$	机遇符合率大于观察符合率,无意义
$\kappa = 0$	观察符合率完全由机遇导致
$0.01 \sim 0.39$	符合率较差
$0.40 \sim 0.74$	符合率一般
> 0.75	符合率很好

上述例子(表 28-5)中,kappa 值计算应为实际观察的一致率(即 93.7%)与机遇所致的期望符合率(即 66.48%)的差值占最大可能的符合率(即非随机符合率)的比值,即:(93.7%-66.48%)/(1-66.48%)=0.81。

(三) 可靠性的影响因素

影响试验结果可靠性的因素主要包括:①受试者自身的生物学变异:即在不同的时期或不同条件下,受试者生理、生化指标都可能会发生波动(如夜间和晨起血压的波动);②观察者的变异:由于观察者之间的技术水平不同、认知程度不一、生物学感觉差异等因素导致观察者间的变异,或者同一观察者在不同的时间和条件下重复测量同一受试对象所得结果的变异(例如同一份影像学资料,不同的观察者可能会得出不一致的结论);③试验的条件和方法变异:即重复试验时环境温度和湿度不同、试验试剂的批次和纯度不同、设备的稳定性及操作的熟练程度不同,这些都可能影响研究结果的可靠性。

三、效益性评价

筛检试验或诊断试验除了要求有较高的真实性和可靠性之外,也要具有良好的效益性,而效益性评价指标涉及预测值和卫生经济学评价两方面内容。

(一) 预测值

预测值(predictive value,PV)是指根据试验结果判断受试者有无疾病的概率。当待评价试验的检测结果为阳性或阴性时,预测值则包括阳性预测值和阴性预测值。

1. 阳性预测值(positive predictive value,PV+) 指受试者中真阳性人数占试验结果阳性人数的百分比,反映试验结果为阳性时诊断为"有病"的可能性有多大。根据四格表(表 28-2),阳性预测值的计算公式表示为:

$$阳性预测值(PV+) = \frac{a}{a+b} \times 100\% \qquad (式28-17)$$

2. 阴性预测值(negative predictive value,PV-) 指受试者中真阴性人数占试验结果阴性人数的百分比,反映试验结果为阴性时诊断为"无病"的可能性有多大。根据四格表(表 28-2),阴性预测值的计算公式表示为:

$$阴性预测值(PV-) = \frac{d}{c+d} \times 100\% \qquad (式28-18)$$

例28-3 某医院收治了 470 例疑似心肌梗死的患者,其中经过心电图等检查手段确诊了 260 例,再用肌酸激酶(CK)含量测定法对这批疑似心肌梗死的患者进行测定。结果判断标准为:CK 含量≥80 U/L 为阳性,CK 含量<80 U/L 为阴性。资料整理见表 28-7,试计算肌酸激酶(CK)含量测定法诊断心肌梗死的

表 28-7　CK 含量测定法的试验结果

CK 含量结果	心肌梗死患者	非心肌梗死患者	合计
阳性	245	20	265
阴性	15	190	205
合计	260	210	470

预测值。

根据式(28-17)计算阳性预测值:

$$阳性预测值(PV+) = \frac{245}{245+20} \times 100\% = 92.5\%$$

根据式(28-18)计算阴性预测值:

$$阴性预测值(PV-) = \frac{190}{15+190} \times 100\% = 92.7\%$$

CK 含量测定法的阳性预测值为 92.5%,其含义是试验结果为阳性的人群患有心肌梗死的可能性为 92.5%;阴性预测值为 92.7%,其含义是试验结果为阴性的人群不患有心肌梗死的可能性是 92.7%。

预测值作为评价诊断试验效益性的一个重要的指标,受敏感性、特异性和该病的患病率影响。人群患病率一定时,试验的敏感性越高,其阴性预测值就越大,当试验结果为阴性时被诊断为"无病"的可能性就越大;试验的特异性越高,其阳性预测值就越大,当试验结果为阳性时被诊断为"有病"的可能性就越大。当试验的敏感性和特异性保持一定时,如果受试人群的患病率越高,那么阳性预测值就越大,阴性预测值就越小。表 28-8 说明了预测值和患病率之间的变化关系。

表 28-8　不同患病率时心电图运动试验的预测值

患病率(%)	阳性预测值(%)	阴性预测值(%)
90	97	29
80	92	48
70	88	61
60	82	71
50	75	79
40	67	85
30	57	90
20	43	94
10	2	97

利用 Bayes 的概率理论,可以推算出敏感性、特异性和患病率三者的数量关系为:

$$阳性预测值(PV+) = \frac{患病率 \times 敏感性}{患病率 \times 敏感性 + (1-患病率) \times (1-敏感性)} \times 100\% \qquad (式 28-19)$$

$$阴性预测值(PV-) = \frac{(1-患病率) \times 特异性}{(1-患病率) \times 特异性 + 患病率 \times (1-特异性)} \times 100\% \qquad (式 28-20)$$

需要注意的是,当患病率很低时,即使在诊断试验的敏感性和特异性很高的情况下,仍然会出现许多的假阳性,降低其阳性预测值。由于不同的医院诊疗技术不一,不同地区人群的患病率不同,不同级别医院就诊者的患病率也不同,故筛检试验或诊断试验的预测值外推到其他医院或地区时要谨慎。

(二)卫生经济学评价

筛检或诊断试验需要花费一定的费用和医疗卫生资源,人们总希望用最小的消耗取得最大的效益,因此,需要对其取得的效果进行卫生经济学评价。卫生经济学的效果评价分析包括三方面:①成本效果分析(cost-effectiveness analysis,CEA)是指分析试验投入的成本与获得的健康产出,这些健康产出表现为健康的结果,用非货币单位表示。通常可估计每个病例平均筛检成本(直接与间接成本)及在健康改善方面所获得的效果(临床指标的改善和生存期的延长等),并以此计算成本效果的比率(每延长一年生存期所消耗的成本)。②成本效用分析(cost-utility analysis,CUA)是把生命数量和质量的结果加以综合研究,分析实施试验投入的成本与经质量调整的健康产出,它是成本效果分析的一种发展。这里的“效用”指在卫生领域中,人们对不同健康水平和生活质量的满意程度,一般采用质量调整寿命年(quality adjusted life years,QALYs)和伤残调整寿命年(disability adjusted life years,DALYs)等生命质量指标来表示。③成本效益分析(cost-benefit analysis,CBA)是指分析试验投入的成本与获得的经济效益的比值。成本效益分析将投入与产出均以货币单位来衡量,是卫生经济评价的最高境界,可用直接和间接投入的成本与直接或间接获得的效益进行比较。

第三节　提高筛检与诊断试验效率的方法

考虑到筛检和诊断试验需要投入成本和占用卫生资源,研究者总是希望能够在最短的时间里用最少的成本得到最及时有效的试验结果,这涉及效率问题。提高筛检试验和诊断试验效率的方法包括以下两种。

一、选择患病率较高的人群

在高危人群(如老年人、职业暴露者、专科门诊就诊者、常见病及多发病者)中开展要比在一般人群中开展的效率高。这是由于高危人群中,目标疾病的患病率相对较高,在试验的敏感性和特异性不变的情况下,试验的阳性预测值是随着患病率增加而增加的,即人群患病率越高,诊断出的病例数越多,医生诊断疾病的把握度也增加。

二、采用联合试验

联合试验(multiple test)是指为了提高诊断试验的效率,将两种或以上的试验方法联合起来应用,并对受试者的试验结果进行综合的判断。根据试验的组合方式不同,分为串联试验和并联试验。

(一)串联试验

串联试验(series test)是指只有当所有的试验结果均为阳性时,才能最终判定结果为阳性,只要其中任意一个试验出现了阴性结果,则本诊断试验的结果为阴性。实践中通常只要出现了阴性结果,为了节省成本,后面的试验可以终止。本法的特点是降低了敏感性,但提高了特异性,有利于确诊疾病。

(二)并联试验

并联试验(parallel test)是指其中任意一个试验出现了阳性结果,便判定该诊断试验为阳性,只有所有的试验结果均为阴性时才能判定其最终结果阴性。本法的特点是降低了特异性,但提高了敏感性,有利于排除疾病。

例28-4　某医院医生用两种试验方法联合对一批疑似某病的就诊者进行诊断,资料整理结果如表28-9。试分别计算串联试验和并联试验的联合敏感性、特异性。

表 28-9　某医生对疑似某病的就诊者采用两种试验方法诊断的结果

试验结果		患者	非患者
方法 1	方法 2		
+	+	320	15
+	−	50	25
−	+	80	30
−	−	90	5 960
合计		540	6 030

$$方法一：敏感性 = \frac{320+50}{540} \times 100\% = 68.5\%；$$

$$特异性 = \frac{30+5\ 960}{6\ 030} \times 100\% = 99.3\%$$

$$方法二：敏感性 = \frac{320+80}{540} \times 100\% = 74.1\%；$$

$$特异性 = \frac{25+5\ 960}{6\ 030} \times 100\% = 99.3\%$$

$$串联试验：联合敏感性 = \frac{320}{540} \times 100\% = 59.3\%；$$

$$联合特异性 = \frac{25+30+5\ 960}{6\ 030} \times 100\% = 99.8\%$$

$$并联试验：联合敏感性 = \frac{320+50+80}{540} \times 100\% = 88.3\%；$$

$$联合特异性 = \frac{5\ 960}{6\ 030} \times 100\% = 98.8\%$$

上述联合试验的结果表明,串联试验的特异性提高,但牺牲了部分敏感性;并联试验的敏感性提高,但牺牲了部分特异性。在进行联合试验时,应先考虑做特异性高的试验,后做敏感性高的试验,以减少受试者人数和检查费用。

第四节　筛检和诊断试验中的偏倚及其控制

一、筛检中的偏倚及其控制

(一)志愿者偏倚

志愿者偏倚(volunteer bias)又称自我选择偏倚(self-selection bias),它是筛检项目评价性研究中的一种选择偏倚。参加筛检的人群与不参加筛检的人群,某些特征可能存在不同(如文化程度较高、平时注重健康问题、不吸烟酗酒、有较好的治疗依从性等),使得通过筛检发现的病例,与临床期确诊的病例相比,具有较好的预后。筛检项目评价时,如果可能,采用随机化试验设计可有效控制患者自我选择偏倚。

(二)病程长短偏倚

病程长短偏倚(length time bias)也称预后偏倚(prognostic bias),也是筛检项目评价研究中的一种选择偏倚。通常恶性程度低的肿瘤患者常有较长的临床前期,而恶性程度高的同类肿瘤患者的临床前期较短。因此,前者被筛检到的机会较后者大,而前者的生存期又比后者长,从而可能产生筛检者要比未筛检者生存时间长的假象。筛检项目评价时,可以考虑采用随机化试验的方法,资料分析阶段应用生存分析,有可能会控制病程长短偏倚。

(三) 领先时间偏倚

领先时间偏倚(lead time bias)是指筛检诊断时间和临床诊断时间之差被解释为因筛检而延长的生存时间。这种表面上延长的生存时间,实际是筛检导致诊断时间提前所致的偏倚。控制领先时间偏倚的方法有两种:一种用年龄别死亡率代替生存率进行筛检组和未筛检组的对比分析;一种如果可以估计出领先时间,则可去除领先时间后再进行比较。

(四) 过度诊断偏倚

过度诊断偏倚(overdiagnosis bias)指的是经由筛检检测出的疾病可能并不具临床重要性,不至于对患者的生存期产生影响,这些患者中有些并不需要治疗,为了早期诊断而对其进行的筛检将导致过度诊断偏倚。过度诊断会导致不必要的医疗资源浪费,由此引发的检测和治疗可能会对患者造成心理、生理伤害和经济方面的损失。

二、诊断试验中的偏倚及其控制

(一) 病情检查偏倚

病情检查偏倚(work-up bias)又称工作偏倚,是指只有对诊断试验出现阳性结果者才使用金标准方法加以确诊,除非有充分的理由,试验结果阴性者通常不再做进一步检查就简单地认定无病,这将会造成假阴性资料的缺乏,无法获得全面的真实性评价数据。这种偏倚在癌症诊断试验中非常普遍,如应用甲胎蛋白(alpha fetoprotein, AFP)检测诊断肝癌,AFP 阴性者常会被认为无癌,但实际上原发性肝癌中 AFP 敏感性只有 60% 左右,这样会出现很大一部分假阴性患者,造成敏感性虚高,特异性假降低。

(二) 疾病谱偏倚

诊断试验研究对象要求能很好地代表诊断试验所应用的目标临床人群,包括该病的各种临床类型(包括不同病情严重程度、不同病程阶段、有无并发症)以及那些虽然确实无该病但易与该病相混淆的其他疾病等。如果诊断试验采用明确的健康者与诊断明确的患者进行比较,由于没有纳入与该病混淆的其他疾病,也没有纳入检查结果呈"灰色带"(grey zone)的患者,将高估该诊断试验的各项性能参数(如敏感性、特异性等),产生疾病谱偏倚(spectrum bias)。

(三) 参考试验偏倚

参考试验偏倚(reference test bias)是指由于金标准不够准确,会造成错分,即将有病者判为"无病",而将无病者判为"有病",影响诊断试验评价的准确性,从而产生偏倚。

(四) 缺乏无患者群试验结果的信息造成的偏倚

如果诊断试验的评价只在病例组中进行,缺乏非患者组试验结果的信息,就会造成这种偏倚。例如,评价利用磁共振成像(MRI)诊断腰背痛患者病因的研究中,如仅在有腰背痛的患者中进行评价,发现有许多患者有椎间盘膨出,故以此结果来解释腰背痛的原因,并给予治疗。而事实上,有研究者利用 98 例无腰背痛症状的志愿者作 MRI,结果发现 2/3 无症状者也有椎间盘膨出,其发生率仅略低于有症状者,两者在统计学上差异无显著性,由此说明前者结论存在偏倚。

(王艳红)

数字课程学习

📥 教学 PPT　　📝 自测题

第二十九章 偏倚控制与病因探索

第一节 流行病学研究常见偏倚

一、概述

偏倚(bias)属于系统误差,是一种非随机误差。偏倚是影响流行病学研究真实性的重要问题,可以由研究设计的失误、资料获取失真或分析推断不当所引起,从而错误地估计暴露与疾病之间的联系。

在流行病学中产生了很多关于偏倚的重要讨论。最著名的早期偏倚研究系由 Berkson 所开展,他在 1946 年证实了采用医院患者作为研究对象的病例对照研究容易产生潜在的选择偏倚,这种偏倚源于患者入院机会同患者的多种状况有关联,又称为 Berkson 偏倚或入院率偏倚。

20 世纪 60—80 年代是流行病学分析方法长足发展的一个时期。在此阶段,包括混杂和偏倚的区分、交互作用以及病例对照研究设计等均得到实用性发展。20 世纪 70 年代,Murphy 和 Sackett 均提出了偏倚的分类学。1976 年,Murphy 提出,偏倚可以出现在以下几种情况:①没有控制的研究;②测量方法的不同;③在处理自发疾病时的对照研究;④不同时间的比较;⑤估计的偏倚;⑥分析假设中的偏倚;⑦假设检验中的偏倚;⑧报告中的偏倚。1979 年,Sackett 等列举了 35 种偏倚,并将其简化为以下 6 种:①在阅读相关领域资料时的偏倚;②在分类和选择研究样本时的偏倚;③在实施试验过程中的偏倚;④在测量暴露和结局时的偏倚;⑤在分析数据时的偏倚;⑥在解释分析结果时的偏倚。在 Sackett 描述过的这些偏倚中,诸如现患病例 – 新发病例偏倚、入院率偏倚、检出症候偏倚、无应答偏倚、回忆偏倚等至今仍为人们所熟知。

历史上对于偏倚的定义主要包含三个层面:①观察者的偏见;②器械错误造成的偏差;③错误的研究设计造成的结果。现代关于偏倚的定义则一般采用 Miettinen 和 Cook 的观点,即偏倚是实验性研究与其他流行病学研究相比真实性的差别。"一般来说,一个非实验性研究设计成功的关键是要仿效实验性研究。"作为金标准的随机对照试验有三大特点:①安慰剂的使用,即效应的可比性;②随机化的应用,即人群的可比性;③盲法的应用,即信息的可比性。由此,1985 年 Hence 和 Miettinen 提出将偏倚分为比较偏倚、选择偏倚和信息偏倚。现代流行病学则将偏倚归纳为选择偏倚、信息偏倚和混杂偏倚三种类型。

在本书中,偏倚是指从研究设计与实施到数据处理和分析的各个环节中产生的系统误差,以及结果解释、推论中的片面性导致研究结果与真实情况之间出现的倾向性的差异,进而导致对暴露与疾病之间联系的错误描述。

二、常见偏倚及其控制

在各种类型的流行病学及临床研究(如现况研究、病例对照研究、队列研究和临床试验)中,无论是设计、实施、分析乃至推断的过程中均可能发生偏倚。常见的偏倚类型包括选择偏倚、信息偏倚和混杂偏倚。

（一）选择偏倚

由于研究一般不可能包括所有的患病或暴露个体，所以必须选取样本来进行研究。在研究对象的选取过程中，由于选取的方式不当，导致入选对象与未入选对象之间存在系统差异，由此造成的偏倚称为选择偏倚（selection bias），如研究对象采用志愿者，采用方便抽样选取样本，研究对象的无应答或失访等。常见的选择偏倚主要包括以下几种。

1. 入院率偏倚（admission rate bias）　又称伯克森偏倚（Berkson's bias），即在选择医院就诊或住院患者作为研究对象时，由于入院率或就诊机会的差异所造成的偏倚。例如，在基于医院的病例对照研究中，由于卒中并伴有癌症的患者比不伴有癌症者有较高的入院率，因而错误地认为癌症与卒中之间存在因果关联（实际上，在人群中未发现癌症与卒中的因果关联）。在实际工作中，应尽可能在社区人群中选择病例和对照，以保证较好的代表性。如开展基于医院的病例对照研究，最好在多个不同级别、不同种类的医院中选取一定期间内某种疾病的全部病例或其随机样本，在与病例相同的多个医院的多个科室、多病种的患者中选取对照，以避免或减少入院率偏倚。

2. 现患病例–新发病例偏倚（prevalence-incidence bias）　又称奈曼偏倚（Neyman bias），即如果调查对象选自现患病例，即存活病例，特别是病程较长的病例，所得到的一些暴露信息可能只与存活有关，而未必与该病的发病有关，从而错误地估计了这些暴露因素的病因作用；另一种情况是，某病的幸存者由于疾病而改变了原有的一些暴露特征（如生活习惯），而当他们被调查时误将这些改变了的暴露特征当作疾病前的状况，或是夸大或缩小了病前生活习惯上的某些特征，从而导致某一因素与疾病的关联误差。选择新发病例作为研究对象可避免或减少此类偏倚。

3. 检出症候偏倚（detection signal bias）　也称暴露偏倚（unmasking bias）。某因素虽然不是所研究疾病的病因，但有该因素的个体容易出现某些症状或体征，并常常因此而就医，从而提高了所研究疾病早期病例的检出率。在病例对照研究中，如果病例组过多地纳入这些早期病例，便会过高估计病例组的暴露程度，由此而产生的系统误差即为检出症候偏倚。一个典型的例子是 1975 年 Ziel 所做的妇女服用复方雌激素与子宫内膜癌关系的病例对照研究。服用复方雌激素的妇女因阴道流血而就医，故她们被发现有早期子宫内膜癌的机会增多，研究者因此得出复方雌激素与子宫内膜癌有关联的错误结论。持反对意见的人对同一所医院肿瘤科和妇科中患子宫内膜癌的病例重新做了调查，发现服用雌激素的病例中有 79% 为早期病例，而在未服用雌激素的病例中只有 58% 为早期病例。因此，在医院收集病例时，最好包括不同来源的早、中、晚期患者，以便减少这种偏倚。

4. 时间效应偏倚（time effect bias）　对于肿瘤、冠心病等慢性疾病，从开始暴露于危险因素到出现病变，往往经历一个较长的时间过程。因此，在开展病例对照研究时，那些暴露后即将发生病变的人、已发生早期病变而没有检出的人而被错误地认为是非病例的人，都可能被选入对照组，由此而产生了有误差的结论。这种偏倚将降低暴露和疾病的联系程度。在实际工作中，应尽量采用敏感的疾病早期检查技术，或开展观察期充分长的纵向调查，从而尽可能地控制时间效应偏倚。

5. 无应答偏倚（non-response bias）　是指研究对象因各种原因对研究的内容不予回答而产生的偏倚。无应答者的某些特征或暴露因素与应答者存在系统误差，若无应答者超过一定比例，将会影响研究结果的真实性，由此产生的偏倚即为无应答偏倚。无应答的原因很多，有对敏感问题避而不答者，有因种种原因未在调查现场而漏查者，更不乏有因惧怕检查而故意逃避者。一般而言，在一项研究中应答率的低限应为80%，否则会产生严重的偏倚。

6. 失访偏倚（lost to follow-up bias）　在随访过程中，选定的研究对象中总会有些人或对参加研究不感兴趣，或因身体不适不便继续参加研究，或因移居外地、死亡等原因而退出研究，这种退出称为失访（loss of

follow-up)。如果暴露组和对照组的失访人数相等,而且各组中失访者和未失访者的发病率相同,则可认为通过该研究获得的各组发病率可以反映该研究人群的实际情况,失访对研究结果没有影响。否则,暴露和结果之间的关系可能因失访而被歪曲,这种歪曲被称为失访偏倚。队列研究观察人数多,随访时间长,失访是不可避免的,因此应慎重考虑结果的解释和推论。

对于失访偏倚,可供选择的补救办法有2种:①查询失访者是否已经死亡及其死亡原因。如果失访者与未失访者所研究疾病的死亡率相同,则可推测他们之间的发病率可能也相近。②比较失访者和未失访者基线调查时获得的某些特征的资料,两者的基线特征越相似,则出现不同疾病发病率的可能性越小。应该注意的是,上述两种方法只是对失访者和未失访者间发病率差异的一种推测,而不是测量。控制失访偏倚的最好方法还是尽可能地减少失访。

预防失访偏倚的发生,主要靠尽可能提高研究对象的依从性。因此,在选择研究现场和研究对象时就应考虑此问题。如果失访率达到20%以上,则本次研究的真实性存疑。

7. 易感性偏倚(susceptibility bias) 指在观察性研究中,由于样本人群与总人群之间或对比组人群之间对所研究疾病的易感性不同而引起的偏倚。观察对象可能因各种主客观原因不同,暴露于危险因素的概率不同,使得各比较组对所研究疾病的易感性有差异,从而可能夸大或缩小了暴露因素与疾病的关联强度。常见于传染病研究或职业毒物危害研究。

健康工人效应(healthy worker effect)就是一种典型的易感性偏倚。当研究某种职业毒物对机体的危害时,常以接触毒物作业的工人为暴露组,以不接触毒物的工人或一般人群为非暴露组。鉴于工作性质的需要,如许多对接触毒物不适应者已调离此类工种或职业禁忌,接触毒物作业工人的健康水平可能本就高于非暴露组,其对毒物的易感性也可能较低。此时,即便所研究的毒物对人体有害,职业暴露队列的死亡率或某些疾病的发病率也会低于非暴露组,从而得出该毒物对人体无害甚至有保护作用的结论。传染病研究中亦可见易感性偏倚,如儿童对麻疹的易感性高,而中青年对麻疹的易感性低,故无论观察何种暴露因素,都会出现婴儿组发病率高的现象,这便是易感性偏倚造成的误差。

控制选择偏倚的关键在于研究者应充分了解研究工作中各种可能的选择偏倚的来源,并在研究设计工作中尽量避免。具体的控制方法包括严密掌握对象选取的各个环节,采取正确的抽样方法,尽可能遵守随机化的原则;严格掌握对象的纳入与排除标准,注意调查的方式方法,尽量提高研究对象的应答率和依从性,减少失访等。在进行历史性队列研究时,要求目标人群的档案资料齐全,丢失或不全的记录必须在一定的限度之内,否则应谨慎选用。如果有志愿者加入或有选定的研究对象拒绝参加,则应在了解他们的基本情况后,与正常选择参加的人群进行比较,如果两者之间在一些基本特征上没有差异,则可认为导致的选择偏倚可能很小,否则,其引起的选择偏倚不能忽视。

(二)信息偏倚

选取研究对象后,就要进行信息采集。信息偏倚(information bias)又称测量偏倚(measurement bias)或观察偏倚(observation bias),是指在获取暴露、结局或其他信息时由于测量或资料收集方法的缺陷而出现的系统误差。信息偏倚常常源于使用的仪器不精确、测量方法不稳定、询问技巧不佳、检验技术不熟练、医生诊断水平不高或标准不明确等,也可来源于记录错误,甚至造假等。信息偏倚同样影响着描述性研究和分析性研究的结果。

1. 错误分类偏倚 因流行病学的暴露或疾病多为分类测量,所以信息偏倚有时又可称为错误分类偏倚(misclassification bias)。错误分类偏倚若以同样的程度发生于观察的各组,则结果只会影响诊断的准确性而不太影响两组或多组之间的相对关系,它们的相对危险度一般会比实际情况更趋近于1。错误分类偏倚若发生于一组而不发生于另一组,或两组错分的程度不同,则结果可能比实际的相对危险度高或低。通常将前者称为无差异性错误分类,将后者称为差异性错误分类。

无差异性错误分类和差异性错误分类的示例见表29-1和表29-2。

表 29-1　无差异性错误分类

组别	研究真实数据		错误分类数据	
	高脂肪膳食	低脂肪膳食	高脂肪膳食	低脂肪膳食
心肌梗死	60	40	48	52
对照	40	60	32	68

注：研究真实数据的 $OR=(60\times60)/(40\times40)=2.3$，错误分类数据的 $OR=(48\times68)/(52\times32)=2.0$。

表 29-2　差异性错误分类

组别	研究真实数据		错误分类数据	
	高脂肪膳食	低脂肪膳食	高脂肪膳食	低脂肪膳食
心肌梗死	60	40	60	40
对照	40	60	32	68

注：研究真实数据的 $OR=(60\times60)/(40\times40)=2.3$，错误分类数据的 $OR=(60\times68)/(40\times32)=3.2$。

在表 29-1 的无差异性错误分类示例中，20% 的摄入高脂肪膳食的病例和对照都低报了脂肪摄入量，导致 OR 值低估；表 29-2 的差异性错误分类的例子中，所有的病例正确回忆了膳食脂肪摄入情况，而只有 80% 的对照正确报告了他们的膳食脂肪摄入情况，该例中 OR 值被高估。

流行病学研究中造成错误分类的原因主要包括以下几个方面：①问卷的问题：不准确的回忆、不明确的问题、过分热情或冷淡的调查员。②生物标本的问题：标本采集、处理或保存过程中的问题、检测方法固有的限制、仪器故障。③数据管理的问题：编码问题。④设计或分析的问题：测量时间不合适、不适当的汇总变量。

2. 其他常见信息偏倚　除错分偏倚外，其他常见信息偏倚还包括回忆偏倚、调查偏倚、报告偏倚、测量偏倚、诊断怀疑偏倚、暴露怀疑偏倚、发表偏倚等。

（1）回忆偏倚（recall bias）　由于研究对象对暴露史或既往史回忆的准确性和完整性存在系统误差而引起的偏倚。由于所调查的因素发生于过去，其准确性必然受回忆间期长短的影响。而且既往经历对病例和非病例的意义往往不同，病例组对既往暴露情况的记忆深度和详细程度通常超过对照组，特别是有严重疾病的病例会努力回忆暴露情况来理解为什么会患病，而没患病的对照则可能不太记得暴露情况，因为暴露对他们来说没多大意义或不重要。由于病例对照研究主要是调查研究对象既往的暴露情况，因此回忆偏倚是病例对照研究中最常见的信息偏倚。

回忆偏倚的产生与调查时间和事件发生时间的间隔长短、事件的重要性、被调查者的构成以及询问技术有关。充分利用客观记录资料，问卷调查时重视提问方式，适当采用一些调查技巧，如选择一个与暴露史有联系的、不易被人们所忘记的重要指标进行调查来帮助研究对象联想回忆，有助于减少回忆偏倚。选择新发病例作为调查对象也可减少回忆偏倚的发生。

（2）报告偏倚（reporting bias）　指研究对象因某种原因有意夸大或缩小某些信息而导致的偏倚。如调查一些隐私问题时，被调查者未能如实报告情况，或调查职业危害时被调查者可能会夸大暴露因素。

产生报告偏倚的因素主要包括：①主观意愿，病例组往往试图表明得病并非是他们自己的过错，因此会故意隐瞒某些与自身行为有关的因素，而强调与工作或环境有关的因素。例如，病例对照研究中病例往往将自己的疾病归咎于某些特定因素如职业暴露等，而对照则不会特意强调这些因素。②暴露因素涉及生活方式或隐私，如饮酒、收入水平、婚姻生育史和性行为时，研究对象会因种种原因而隐瞒或编造有关信息,导致报告偏倚发生。③研究对象遇到某些敏感问题或社会不认同行为,如调查青少年的吸烟史,性病患者的性接触史等,会因种种顾虑故意歪曲或隐瞒实情。调查员需要向被调查者清楚地阐明调查的目的,尽量取得他们的信任与合作,可以减少报告偏倚。

(3) 测量偏倚(detection bias) 指在资料收集过程中测量仪器或量具不准确、方法不一致,或在测量过程中因操作失误所导致的偏倚。例如,同一调查过程的不同调查点使用的仪器型号,或使用年限不同,或精确度差异较大;各调查点对同一研究指标采用不同的实验室检测方法,或尽管使用同一检测方法,但其检测试剂的供货商、品牌或批号不同,均可能得到不一致的结果。此外,资料收集时所用调查表设计的科学性、记录的完整性,调查人员的熟练程度、认真程度及调查方式、态度等均可影响测量信息的可靠性,导致测量偏倚。

控制测量偏倚较常见的方法有:尽可能采用盲法收集资料,尽量采用客观指标或记录,以及利用其他来源的信息加以核查。此外,调查前校正仪器设备,认真做好调查员培训,统一标准,对减少测量偏倚也十分重要。

(4) 诊断怀疑偏倚(diagnostic suspicion bias) 由于研究者事先了解研究对象对研究因素的暴露情况,怀疑其已患某病,或在主观上倾向于应该出现某种阳性结果,于是在作诊断或分析时,倾向于自己的判断。如对暴露组或实验组进行非常细微的检查,而对非暴露组或对照组则不然,从而使研究结果出现偏差,由此而造成的偏倚称为诊断怀疑偏倚。诊断怀疑偏倚多见于队列研究和临床试验。例如,在口服避孕药与下肢血栓性静脉炎关系的队列研究中,研究者对服用口服避孕药的妇女进行下肢血栓性静脉炎的检查比对照组的检查更仔细。

(5) 暴露怀疑偏倚(exposure suspicion bias) 研究者若事先了解研究对象的患病情况或某种结局,主观上认为某病与某因素有关联时,可能会对病例组以与对照组不可比的方法探寻认为与某病或某结局有关的因素,如多次认真的调查和询问病例组某因素的暴露史,而对对照组的调查和询问则较不认真,从而产生的偏倚即为暴露怀疑偏倚。暴露怀疑偏倚易发生于病例对照研究中。

(6) 发表偏倚(publication bias) 指阳性结果的研究比阴性结果的研究更易得到发表,使人们从公开发表的刊物上获得的信息与真实情况不符而产生的系统误差。一般来讲,阴性结果的研究者一般不愿投稿,或投稿后不容易获得发表,因而造成对某种结论的歪曲,即发表偏倚。因为存在发表偏倚,即使具备周密的检索策略和手段(如与研究者个人联系),也不可能完全地纳入所有相关研究。

信息偏倚主要发生在研究设计和资料收集阶段,如对调查表设计、指标设置和检测方法选择等方面缺乏科学性和合理性,以及资料收集和解释过程中的不准确的信息等。估计信息偏倚的常用办法是通过对一个随机样本进行重复的调查与检测,将两次检测的结果进行比较,以估计信息偏倚的可能与大小。控制信息偏倚的常用方法包括:选择精确、稳定的测量方法,调准仪器;严格实验操作规程;同等地对待每个研究对象;提高临床诊断技术;明确各项标准;严格按规定执行等。此外,还应认真做好调查员培训,调查方法和检查条件一致,提高询问调查技巧,统一标准,并进行有关责任心和诚信度的教育。

(三) 混杂偏倚

当我们研究某个暴露因素与某种疾病的关联时,由于某个既与疾病有关系,又与所研究的暴露因素有联系的外来因素的影响,掩盖或夸大了所研究的暴露因素与疾病的联系,从而使两者之间真正的联系被错误地估计,所造成的偏倚即混杂偏倚(confounding bias)。引起混杂偏倚的因素称为混杂因素(confounding factor)。混杂因素一定是疾病的一个影响因素,也必然与所研究的因素有联系,但并不是所研究的暴露因素与研究疾病因果关系链上的中间变量,它在暴露组(或病例组、干预组)与对照组之间的分布是不均衡的。混杂偏倚的判定原则为:比较混杂因素调控前后的暴露因素效应估计值,如果存在专业上有意义的差异(注意不是统计学意义上的差异),则认为产生了混杂偏倚。

在流行病学研究中,性别、年龄是最常见的混杂因素。在不同的研究阶段,可采取不同的方法来控制混杂因素。在研究设计阶段,可采用下列方法来控制混杂偏倚:①限制法:即限定在具有一定特征的研究对象中进行观察,以排除其他因素干扰;②匹配或配对:就一个或几个可能的混杂因素(如年龄、吸烟)进行匹配或配对,以控制混杂;③随机化:在临床试验研究中,用随机分组的方法使两组间混杂因子分配均衡,以排除混杂的干扰。在资料分析阶段,可采用下列方法控制混杂:①分层法:把可能的混杂因子作为分层的因子,将资料分成不同的层,再进行分析(如用 Mantel-Haenszel 法);②标准化法:用同一标准人口构成来消除两组对象内部构成不同而对结果的影响;③多因素分析方法:如 logistic 回归模型、Cox 模型和对数线性模型等。

(四) 混杂偏倚的分层分析

分层分析法(Mantel-Haenszel 法,M-H 法)的步骤为:①对可能的混杂因素进行分层;②具备 M-H 方法应用条件的前提,即判定层间 RR 或 OR 是否相等或相近;③可以将各层的 RR 或 OR 综合起来,即得到控制混杂后的调整 RR 或 $OR(aRR$ 或 $aOR)$;④再将 aRR 或 aOR 与分层前的粗 RR 或粗 $OR(cRR$ 或 $cOR)$ 进行比较,一般而言,如果差值有 0.5 以上的改变(RR 或 $OR > 1$ 时)或者有 0.1 以上的改变(RR 或 $OR < 1$ 时),就可以下"存在混杂偏倚"的结论。

1. 队列研究

(1) 累计发病率资料　资料格式参见表 29-3,各变量有一个代表所在层的下标 i。调整的 RR 及其假设检验 χ^2 值计算如下:

表 29-3　以累计发病率为研究指标的队列研究

组别	新病例	未发病	合计
暴露组	a_i	b_i	N_{1i}
非暴露组	c_i	d_i	N_{0i}
合计	M_{1i}	M_{0i}	T_i

$$RR_{MH} = \frac{\sum (a_i N_{0i}/T_i)}{\sum (c_i N_{1i}/T_i)} \tag{式 29-1}$$

$$\chi^2_{MH} = \frac{[\sum (a_i d_i - b_i c_i)/T_i]^2}{[N_{0i}N_{1i}M_{0i}M_{1i}/(T_i - 1)T_i^2]} \quad (\nu \text{ 为 } 1) \tag{式 29-2}$$

(2) 发病密度资料　资料格式参见表 29-4,各变量有一个代表所在层的下标 i。调整的 RR 及其假设检验 χ^2 值计算如下:

表 29-4　以发病密度为研究指标的队列研究

组别	新病例	合计人时
暴露组	a_i	N_{1i}
非暴露组	c_i	N_{0i}
合计	M_{1i}	T_i

$$RR_{MH} = \frac{\sum (a_i N_{0i}/T_i)}{\sum (c_i N_{1i}/T_i)} \tag{式 29-3}$$

$$\chi^2_{MH} = \frac{[\sum a_i - \sum (N_{1i}M_{1i}/T_i)]^2}{\sum [N_{0i}N_{1i}M_{1i}/T_i]} \quad (\nu \text{ 为 } 1) \tag{式 29-4}$$

2. 病例对照研究　资料格式参见表 29-5,各变量有一个代表所在层的下标 i。调整的 OR 及其假设

检验值 χ^2 值计算如下：

表 29-5 非配比的病例对照研究

组别	有暴露	无暴露	合计
病例组	a_i	b_i	m_{1i}
对照组	c_i	d_i	m_{0i}
合计	n_{1i}	n_{0i}	t_i

$$OR_{MH} = \frac{\sum(a_i d_i / t_i)}{\sum(c_i b_i / t_i)} \qquad (式29-5)$$

$$\chi^2_{MH} = \frac{\left[\sum(a_i d_i - b_i c_i)/t_i\right]^2}{\sum\left[n_{0i} n_{1i} m_{0i} m_{1i}/(t_i-1)t_i^2\right]} \qquad (式29-6)$$

例 29-1 饮酒与肺癌的病例对照研究(吸烟为可能的混杂因素)，表 29-6、29-7 为假设资料。

表 29-6 饮酒与肺癌的病例对照研究

组别	饮酒	不饮酒	合计
肺癌病例	24	10	34
对照	26	40	66
合计	50	50	100

(1) 按可能的混杂因素吸烟分层(表 29-7)。

表 29-7 饮酒与肺癌病例对照研究分层分析

组别	吸烟($i=1$)			不吸烟($i=2$)		
	饮酒	不饮酒	小计	饮酒	不饮酒	小计
肺癌病例	21	6	27	3	4	7
对照	9	4	13	17	36	53
合计	30	10	40	20	40	60

(2) 判定层间关联效应水平是否同质(否则不能应用 M-H 方法)。

$$OR_1 = \frac{21 \times 4}{6 \times 9} = 1.56$$

$$OR_2 = \frac{3 \times 36}{4 \times 17} = 1.59$$

$$OR_1 \approx OR_2$$

按是否吸烟分层后，两层内的吸烟与饮酒的关联效应大小是同质的，可以应用 M-H 方法计算综合 OR。

(3) 计算综合或调整的 OR，并与粗 OR 比较：

$$\chi^2_{MH} = \frac{\left(\dfrac{21 \times 4 - 6 \times 19}{40} + \dfrac{3 \times 36 - 4 \times 17}{60}\right)^2}{\dfrac{27 \times 13 \times 30 \times 10}{(40-1) \times 40^2} + \dfrac{7 \times 53 \times 20 \times 40}{(60-1) \times 60^2}} \approx 0.650$$

$P > 0.25$

$$OR_{MH} = \frac{21 \times 4/40 + 3 \times 36/60}{6 \times 9/40 + 4 \times 17/60} = 1.57$$

$$cOR = \frac{21 \times 40}{10 \times 26} = 3.69$$

$$cOR \neq OR_{MH}$$

(4) 得出结论:吸烟对饮酒与肺癌的关联($cOR = 3.69$)有混杂作用($cOR \neq OR_{MH}$),控制吸烟的混杂作用后,饮酒与肺癌无关联($\chi^2 = 0.650, P > 0.25$)。

注意:针对 OR_{MH} 的 χ^2 检验是在排除了混杂偏倚的基础上再排除随机误差,而针对 cOR 的 χ^2 检验是建立在没有排除混杂偏倚基础上的。

虽然我们可以按照一个以上混杂因素分层进行分层分析,但当混杂因素很多时,分层较多,每层内研究样本可能会很少,不能满足统计分析的需要,故分层分析在实际应用上受到一定限制。随着计算机技术及流行病学理论与方法的发展,目前许多多因素分析模型如多元线性回归、logistic 回归等被广泛应用于流行病学研究的资料分析,以探讨多个因素与疾病间的关系以及控制混杂因素,操作简单,结果可靠。

第二节　病　因　概　述

一、病因的定义及其发展

(一)定义

病因(cause of disease)是公共卫生与预防医学的重要概念。公共卫生与预防医学的主要研究内容之一就是寻找和控制疾病发生的原因。如果能准确了解疾病发生的原因,就有可能对疾病做出正确的诊断和有效的防治,也就有可能采取特异性的干预策略和措施。认识病因是预防的前提,没有病因研究就没有预防的可能,因此病因研究是预防医学发展的前提,也是公共卫生发展的前提。

什么是病因? 美国病因理论专家默文·苏瑟(Meryn Susser)认为,病因就是可以引起变化的因素。《现代流行病学》作者肯尼斯·罗斯曼(Kenneth Rothman)认为,病因就是那些在疾病发生中起着核心作用的事件、特征和条件。美国约翰霍普金斯大学流行病学教授 Lilienfeld 从流行病学角度出发,将病因定义为能使人群发病概率增加的因素,当其中的一个或多个因素不存在时,人群中发生该种疾病的概率就下降。在预防医学中,病因就是引起疾病发生的原因,即能够影响未来疾病发生概率的因素或事件,包括物理、化学、生物、精神心理及遗传等。

从本质上而言,病因和疾病的关系,属于哲学上的因果关系(causal association)。18 世纪英国哲学家大卫·休谟(David Hume)对因果关系进行过重要的系统论述。他认为,因果关系是一个事件(果)在时间上总是随着另一个事件(因)发生而发生的规律性关系;而且,假如因事件没有发生,果事件一定不会发生。因果关系对人类的重要性在于因对果的可预测性和可干预性。休谟的分析是现代因果关系理论的转折点,是后续很多重要相关工作的基础,包括穆勒的因果关系推理法则和判定传染病病原体的科赫法则。

总之,因是果发生的先决条件,没有因的存在,果就不会发生。因必须在时间上发生在果之前且引起果的发生,果必须随因的变化而变化。因此,因果关系必须同时满足以下三个基本条件,缺一不可:①时间顺序;②关联关系;③因变性。

(二)病因概念的发展

随着社会的进步、科学的发展以及人们对病因认识和理解的加深,病因概念的发展主要经历了以下几个阶段。

1. 特异病因学说　意大利的 Fracastoro(1478—1533)最早提出,特异的疾病与特异的"传染物"有关。1557 年 Carclano 指出,"疾病的种子是繁殖其本身的微小动物"。

19 世纪末,随着微生物学的创立和发展,Pasteur 和 Koch 证实了任何动物的某些疾病都是由微生物引起的。1884 年 Henle 和 Koch 提出了确定这些微生物是致病因子的 Koch 法则,即:①该传染因子在每个病例均存在;②此微生物必须能够分离并生长出纯培养物;③将此微生物接种于易感动物,应当引起此种特异疾病;④从被接种的动物体内能够分离出该微生物并加以鉴定。虽然用现代流行病学思维方式来衡量,这个原则存在不少的缺陷:因为并不是所有疾病都符合这 4 条原则(如某些传染病病情发展后,病原微生物可能从身体消失,导致在患者身上不能发现此病原微生物),但它在病因发展史上具有重大作用。由此形成的特异病因学说或单病因学说即认为,每一种疾病一定是由某一种特异的病原微生物所引起。以该学说为思想指导,可将病因归纳为:①生物因素:主要是各种致病微生物;②物理因素:如声、热、光、损伤等;③化学因素:如农药、化学药品等。

2. 多病因学说　通过长期的疾病防治实践,人们对病因的认识不断深入,"多病因学说"逐步形成,即疾病是由来自环境和宿主本身多方面的因素综合作用所致。其中,环境因素主要包括生物环境、物理环境和社会环境三个方面;宿主因素主要包括肉体和精神两个方面。宿主的核心是遗传,同时也受环境因素的影响。例如,暴露于结核分枝杆菌的人并不都会发生结核病,只有在免疫力低下、居住拥挤和遗传等因素共同作用下才会发病。又如,吸烟是公认的肺癌的危险因素,但不是所有吸烟者都会罹患肺癌,一些不吸烟者也会患上肺癌,这说明在肺癌的发生发展过程中,除吸烟外还有其他的危险因素作用。这些例子说明,疾病的发生是多种因素共同作用的结果。

3. 现代流行病学的病因定义　流行病学从群体观点出发,从疾病预防和控制的策略出发,认为当其他因素在某人群中不变时,某因素在该人群中增加或减少后,某疾病在该人群中的发生率也增高或降低,则该因素可被认为是该疾病的病因。根据流行病学的病因概念,凡能促使疾病发生的因素均应视为病因。流行病学一般将病因称为危险因素(risk factor),其含义是指能使疾病发生概率升高的因素。这里的危险是指不利事件发生的概率。危险因素可能是疾病发生的原因或条件,也可能是疾病发生的一个中间环节。例如,在分析冠心病的病因时,常把肥胖、吸烟、运动过少、高血脂、高血压和糖尿病等称为危险因素。

流行病学的病因观在疾病预防控制上有着重要的意义。疾病肆虐时,即使我们不知道该疾病明确的病因是什么。但依然可以通过控制该疾病的危险因素使人群疾病的发病率下降,从而达到控制疾病的目的。例如,发现霍乱弧菌前 30 年,人们还不知道霍乱是由霍乱弧菌引起的,但依然可以通过改善饮水供应来控制霍乱的流行。

二、病因模型

病因模型(causal models)是现代医学里用来区分不同病因以及阐述它们与疾病的关系、它们彼此之间的关系以及它们作用机制的理论框架。病因模型用简洁的概念关系模式图来表达病因与疾病之间的关系,为我们提供了探讨因果关系的思维框架。需要注意的是,病因模型是根据人们在不同时期对疾病病因的认识所提出的,因此一个模型的提出具有一定的时代性,新模型往往是旧模型的延续和改进。在预防医学发展历程中,有代表性的病因模型包括三角模型、轮状模型、生态病因模型、病因链、病因网等。

1. 三角模型(triangle model)　也称为流行病学三角(triangle of epidemiology)。该模型认为疾病的产生是由宿主(host)、病原体(causative agent)和环境(environment)三大因素相互作用的结果。三个因素各占等边三角形的一个角,当三者处于相对平衡状态时,人体保持健康;若模型中某一因素发生变化,三者平衡状态被打破,就会导致疾病发生(图 29-1)。

由于该模型是在研究传染性疾病的过程中提出的,因此更适用于传染性疾病的病因研究。相较于 19

世纪末期提出的单一病因观,三角模型充分考虑到了宿主和环境因素在疾病发生中的重要作用,揭示了在病原体之外存在可以用来预防和控制传染性疾病的因素,是人类用来控制传染病的重要理论基础。如在环境因素和宿主不变的情况下,病原体毒力增加(如 A 型流感病毒发生变异出现新亚型时,病毒的毒力和致病性增加),则平衡遭到破坏,将使更多的人发病,造成人群中患者数量的增加,形成暴发或流行。同理,即使其他因素不变,如果宿主抵抗力下降(如发生饥荒),则更多的人会罹患流感。当然,该模型中三大因素等量齐观,有失偏颇,也不适用于多病因的慢性非传染性疾病的病因研究。

2. 轮状模型(causation wheel) 为了更好地描述病因之间及其与疾病之间的关系,在三角模型的基础上,Mausner 和 Kramer 于 1985 年提出了病因的轮状模型。轮状模型把宿主放到中心位置,其核心是遗传物质;围绕着宿主周围的是其生活的生物、理化和社会环境,而传染病的致病因子只是生物环境的一个部分(图 29-2)。该模型用新的方式描述了宿主、致病因子和环境的关系,认为环境、宿主和病原体不是对等和分离的关系,它们的重要性也有主次分别,并提示了直接病因和间接病因的存在,以及远端病因和近端病因的区别。同时,轮状模型也扩充了环境的概念,提示更多的环境因素可以致病,指出了更多的干预靶点,为疾病预防和控制提供了更多的选择。轮状模型着眼于宿主与环境中多种与疾病有关的因素,而不单独强调某一致病因素的致病作用,比三角模式更接近实际,因而更有利于探讨疾病的病因及防治。

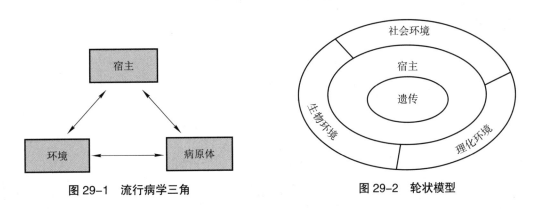

图 29-1 流行病学三角

图 29-2 轮状模型

3. 生态病因模型(ecological model of causation) 上述的三角模型和轮状模型的提出都是以个体为基础,并不完全符合现代流行病学病因观的群体性特点。随着健康生态学模型的提出,人们进一步认识到预防医学的研究对象显然不是个体的简单叠加,而是更高层次上的有机整体。1991 年,Dahlgren 和 Whitehead 从社会的角度提出了健康决定因素的生态模型。该模型是轮状模型的进一步发展,也被称为生态病因模型(图 29-3)。该模型的中心是个体的性别、年龄、遗传等特征,其他病因则由内向外归纳为不同的层次,包括个体行为及生活方式、社会和社区网络、社会结构性因素、宏观社会经济文化和环境因素等,各种因素相互作用,对个体和群体的健康产生影响。健康决定因素的生态模型的提出,意味着那些可影响健康但不影响发病的因素也可以被利用,从而进一步拓宽了"病因"的范围和领域,揭示了更多可用于提高健康,预防疾病的因素。

4. 疾病因素模型(disease factor model) 该模型将疾病的危险因素分为内、外两个层次,即外围的远因(remote cause)和致病机制的近因(immediate cause)。内因是指与疾病发病直接相关的医学生物学因素,如致病基因、生理性缺陷和病理性改变等;而外因则是内因以外的包括社会经济、生物学、环境、心理行为和卫生保健在内的五大因素(图 29-4)。基础或临床医学的病因主要是致病机制的近因,预防医学的危险因素主要是指外围的远因。近因对疾病诊断和治疗的意义较大,而远因对疾病预防的意义较大。各种因素的作用可以是独立的,也可以是相互影响的。疾病因素模型在病因分类上可操作性强,具有较好的实践指导意义。

5. 病因链(chain of causation) 疾病的发生并非单个孤立的病因所致,而是一连串病因相互联系、相互

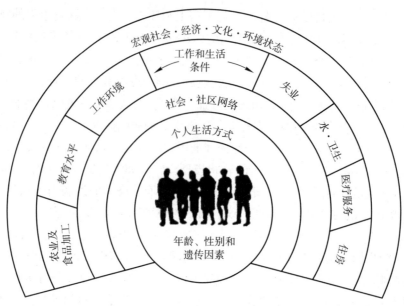

图 29-3 生态病因模型

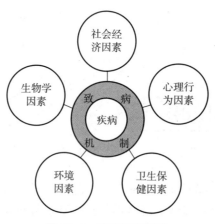

图 29-4 疾病因素模型

作用的结果,把这些病因按时间先后顺序连接起来就构成一条病因链(图29-5)。例如,一些因素对发病的作用是直接的,一些是间接的;一些因素的作用可能是独立的,而更多的是相互协同(或拮抗)的;各因素之间互为因果,即有些是原始病因,有些是继发病因因素,它们相继发生作用,最终导致疾病的发生。

6. 病因网(web of causation) 很少疾病只有一个单一的病因链,事实上一个疾病往往存在多个独立作用或相互关联的病因链,同一疾病的不同病因链相互连结、相互交错,形成一个更为复杂的完整的病因关系网,麦克马洪(McMahon)把这个从病因到发病的联系的整体网状结构称为病因网。如果说轮状模型指出了更广泛的病因的存在,病因网则试图更详尽地描述它们之间的关系。该模型可以提供因果关系的完整路径,其优势在于系统性强,能很好地阐述复杂的因果关系。以烟酸缺乏症(俗称糙皮病)的病因为例:

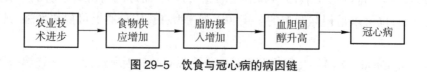

图 29-5 饮食与冠心病的病因链

以玉米为主食者易发生烟酸缺乏症,因为玉米所含烟酸大部分是结合型,未经分解释放,不能为机体所利用,且玉米蛋白质缺乏色氨酸,其含量不能满足人体合成烟酸的需要。食物的匮乏导致植物蛋白和动物蛋白摄入不足,也会引起烟酸和色氨酸缺乏,从而发生烟酸缺乏症。另外,农活的增多导致过度劳累,对烟酸的需求增加,而过度劳累引起的局部摩擦,加上日晒增加易诱发皮炎,均可引起烟酸缺乏症。这些因素相互作用、相互联合,共同形成了烟酸缺乏症的病因网(图29-6)。在这个病因网中,某因素可同时为几条病因链上的节点,各病因链交错连接汇至总节点"烟酸和色氨酸缺乏",导致烟酸缺乏症发生。

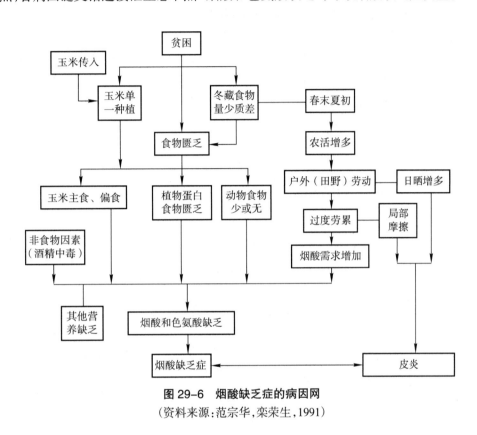

图 29-6　烟酸缺乏症的病因网
(资料来源:范宗华,栾荣生,1991)

三、病因的类型

(一) 直接病因与间接病因

1. 直接病因(direct cause)　在病因链或病因网中,所有与疾病发生直接相关的病因称为直接病因,对应于疾病因素模型中的近因,没有任何中间环节。这种病因常见于物理化学因素对人体的直接伤害,如触电、化学烧伤等。

2. 间接病因(indirect cause)　指某因素在导致疾病发生的过程中,中间经过若干环节,即该因素需通过作用于一个或多个其他病因来间接引起疾病的发生。例如,在"静脉注射吸毒→共同使用注射器→注射器污染 HIV→HIV 感染→艾滋病"这条病因链中,HIV 感染称为直接病因,而它之前的因素都称为间接病因。需要注意的是,直接病因与间接病因的区别是相对的,如在上述病因链中,HIV 感染与艾滋病的发生之间还可以插入 CD4+ T 细胞被破坏这个中间因素,此时 HIV 感染则成了间接病因。

(二) 充分病因和必要病因

1. 充分病因(sufficient cause)　是疾病发生的充分条件,即该病因的存在必定导致疾病的发生。充分病因是由一个或多个组分病因(component cause)组成,且缺一不可。一般而言,组分病因是充分病因的一个组成成员或亚单位,充分病因是疾病发生所需要的最低条件或需要的组分病因的最少组合。通常情况下,能引起某疾病发生的病因往往不止一个,或者说,疾病的发生可以通过多个不同的病因实现。充分病因就是指与疾病发生有关的所有因素的集合。例如,结核病的发生除与结核分枝杆菌的感染有必然的关系外,还与机体的免疫状况、营养不良、精神紧张、过度疲劳、遗传背景等因素有关,这些因素的集合就是结核病发生的充分病因。

2. 必要病因(necessary cause) 是指引起某种疾病发生必须具备的条件,即没有该病因存在,相应疾病就不会发生。例如,结核分枝杆菌感染是结核病发生的必要病因,没有结核分枝杆菌感染,就不会发生结核病。但是,有该病因存在,却不一定会导致疾病的发生。例如,不吸烟或没有被动吸烟时,也会发生肺癌,说明吸烟不是肺癌的必要病因。对于乙型肝炎患者,必定有乙肝病毒感染,而有乙肝病毒感染不一定就会发生乙型肝炎。因此,乙肝病毒感染是乙型肝炎的必要病因。绝大多数传染病、地方病和职业病都有一个比较明确的必要病因(如各种传染病的病原体)。

根据病因的必要性和充分性,可将病因分为以下 4 种组合:①既必要又充分;②必要但非充分;③充分但非必要;④既非必要又非充分(表29-8)。

表 29-8　病因的分类和举例

病因分类	必要性	充分性	举例和注解
必要且充分	+	+	天花病毒与天花,这类病因很少
必要非充分	+	–	所有传染病的病原体
充分非必要	–	+	飞机失事与死亡,但死亡有多种原因
非必要非充分	–	–	高血脂和冠心病,以及绝大多数慢性非传染性疾病的病因

需要指出的是,大多数人类疾病几乎找不到充分病因。概率论的因果观抛弃的正是充分原因,取而代之的是"原因是使结果发生概率升高的因素"。因此,预防医学的病因研究不需要追求充分病因,而是测量某因素使疾病发生率升高的程度。另外,许多慢性非传染性疾病都没有明确的"必要病因"。在预防医学研究中,可以测量病因的必要性或必要程度,也不必刻意追求"必要病因"。

四、因果关联的方式

因果关联的方式可分为单因单果、单因多果、多因单果、多因多果 4 种类型(图 29-7)。

1. 单因单果　即一种因素仅可引起一种疾病或结局,而且该疾病或结局只能由该因素引起。这是传统的简单化的因果观,现代病因理论认为,单因单果的病因关系几乎是不存在的。

2. 单因多果　即一种因素可引起多种疾病或结局,如吸烟可引起肺癌、慢性支气管炎和冠心病等多种

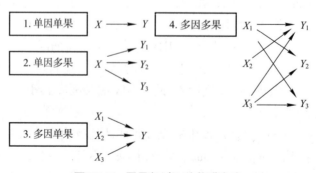

图 29-7　因果(X 与 Y)关联方式

疾病。单因多果的关系揭示了病因的多效应性,但需要认识到的是,许多疾病并非仅由某一因素所导致。如上述的肺癌、慢性支气管炎和冠心病并不是仅仅由吸烟这一个因素所引起。

3. 多因单果 即多种因素可引起一种疾病或结局。如服毒、车祸、疾病等均可以引起死亡,吸烟、饮酒、高脂饮食、肥胖、缺乏运动等都可引起心肌梗死。多因单果的关系可有如下几种形式:多种因素都可独立引起一种疾病或结局;多种因素协同作用引起一种疾病或结局;多种因素因果相连引起一种疾病或结局。多因单果的关系揭示了疾病的多因性,指出了控制某种疾病的发生和发展可多管齐下的可能性。

4. 多因多果 多种因素可以引起多种疾病或结局。如高血压、高血脂、吸烟等均可引起冠心病,同时也会导致脑卒中等其他疾病。多种疾病的多个病因,可以是完全共同的,也可以是部分共同的。多因多果的病因现象全面反映了事物发生发展的本质,增加了病因研究的复杂性和不确定性,同时也揭示了多种途径预防疾病的可能性。

五、疾病发生的条件

疾病发生的条件也称诱因(incentive),是影响疾病发生发展的机体内外的各种因素,如温度、湿度、机体自身的原因等。这些条件不直接引起疾病,而是通过降低个体的功能活动与防御适应性,或通过加强外因的作用来促使疾病的发生。例如,夏季气温高,病原微生物易繁殖,因而易引起消化道疾病;在寒冷的冬季,机体易受寒,抵抗力下降,因而易患感冒。

当人群感染结核分枝杆菌时,只有少数具备营养不良、免疫功能减弱或过劳等条件的个体才会发生结核病,而大多数人因为不具备上述条件,虽有结核分枝杆菌侵入机体,也不会发生结核病。可见,在结核病是否发生的问题上,条件起着极为重要的作用。但是无论条件怎么重要,如果没有原因的作用,相应的疾病就不可能发生。而且条件之间是可以互相转换的。例如,没有过劳,那么营养不良也足以成为结核病发生的条件。必须强调的是,疾病发生发展中原因与条件是相对的。同一个因素可以是某一个疾病发生的原因,也可以是另一个疾病发生的条件。例如,寒冷是冻伤的原因,但也是感冒、肺炎、关节炎等疾病发生的条件。

第三节 病因推断的原则

一、病因研究的程序和方法

(一) 收集基础资料

预防医学的病因研究有自身完善而独立的方法体系,包括描述性研究、分析性研究和实验性研究。通过现况研究、生态学研究、病例报告及病例系列分析等方法可以为形成病因假设提供基础资料。

1. 现况研究 通过对特定时点(或期间)和特定范围内人群中的疾病或健康状况和有关因素的分布状况的资料收集、描述,从而为进一步的研究提供病因线索。从时间上来说,现况研究收集的是某特定的时间断面的资料,故又称为横断面研究(cross-sectional study)。从观察分析指标来说,由于这种研究所得到的频率指标一般为特定时间内调查群体的患病率,故也称之为患病率研究(prevalence study)。例如,为了解1991 年以来我国结核病的流行状况,2000 年我国进行了第四次全国结核病流行病学抽样调查,调查发现活动性肺结核患病率为 367/10 万,菌阳肺结核患病率为 160/10 万,涂阳肺结核患病率为 122/10 万。结核病流行的地区分布如表 29-9 所示。

2. 生态学研究(ecological study) 又称相关性研究(correlational study),它是在群体的水平上研究某种暴露因素与疾病之间的关系,以群体为观察和分析的单位,通过描述不同人群中某因素的暴露状况与疾病

表 29-9 2000 年我国结核病流行的地区分布

因素	活动性肺结核(例)	涂阳肺结核(例)	菌阳肺结核(例)
地理位置			
东部地区	245	93	120
中部地区	436	148	178
西部地区	451	137	199
城乡分布			
城市	211	68	117
城镇	319	101	129
农村	393	116	169
地区			
项目地区	328	110	150
非项目地区	429	143	180

的频率,分析该暴露因素与疾病之间的关系,提供与疾病发生有关的线索,从而产生病因假设。

生态学研究包括生态比较研究和生态趋势研究。生态比较研究(ecological comparison study)是观察不同人群或地区某种疾病的分布,然后根据疾病分布的差异,提出病因假设(表 29-10);生态趋势研究(ecological trend study)是连续观察人群中某因素平均暴露水平的改变与某疾病的发病率、病死率变化的关系,了解其变动趋势,通过比较暴露水平变化前后疾病频率的变化情况,来判断某因素与某疾病的联系(图 29-8)。

3. 病例报告(case report) 是对临床上某种罕见病的单个病例或少数病例的详细介绍,报告涉及临床表现、诊断、治疗、转归、病理或病因线索等某方面内容,属于定性研究的范畴。判断一个病例是否为罕见病例需要进行全面的文献检索,不能轻率地把个别现象当做一般结论。

表 29-10 1958—1962 年沙利度胺销售量与短肢畸形数的关系

国家	沙利度胺销售量(kg)	短肢畸形数(例)
奥地利	207	8
比利时	258	26
英国	5 769	349
荷兰	140	25
挪威	60	11
葡萄牙	37	2
瑞士	113	6
联邦德国	30 099	5 000
美国	25	10+7*

注:* 沙利度胺从外国买来。

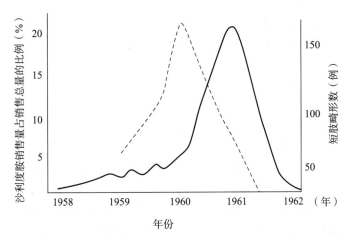

图 29-8　1958—1962 年联邦德国沙利度胺销售量(虚线)与短肢畸形数(实线)的时间分布

4. 病例系列分析(case series analysis)　是临床医生最熟悉的一类研究方法。它是对一组(几例、几十例、几百例或几千例等)相同疾病的患者临床资料进行整理、统计、分析、总结,通过分析患者的暴露特征而从中获得可能的病因线索,并得出结论。一般用来分析某种疾病的临床表现特征,评价预防、治疗措施的效果。

例如,1973 年日本京都大学的高月发现了一名 50 岁的妇女患淋巴细胞白血病,其他国家的淋巴细胞白血病多为 B 细胞型,此例竟是 T 细胞白血病。他联想起自己曾听说在九州和冲绳等西南地区此病较多见,于是询问患者出生地,果然是九州南端的鹿儿岛。由此,T 细胞、成年人(40 岁以上)、西南地区这几个特征萦回在他脑海。他历时 3 年共积累了 16 例同类患者的报告,其中 13 例出生于九州。这些患者的白细胞核呈梅花状分叶,他认为这是未被识别的特殊类型的白血病。1977 年,他以"成人 T 细胞白血病"的病名作了报道,立即引起医学界的注意并开展了广泛研究。1981 年发现其病因是 HTLV-1 病毒。

5. 历史资料分析　历史资料即既有资料,是研究疾病的三间分布特征、疾病危险因素和评价疾病防治措施效果的重要资料和信息来源。它在研究者开展研究前便已客观存在,属于流行病学研究中的基础资料范畴。研究者需通过回顾性调查,提取和利用相关机构的日常工作的记录、登记、各类日常报告、统计表格、疾病记录档案等历史资料,进一步开展统计分析,最终获得研究结果。历史资料分析属于描述性流行病学研究的常规方法。

6. 随访研究(follow-up study)　通过定期随访,观察疾病或健康状况随着时间推移的动态变化情况。随访研究可用于研究疾病的自然史,为该疾病的病因研究提供线索,或用于提出或检验某些病因学假设。可对研究对象进行连续多次的随访,随访间隔和方式根据具体的研究内容有所不同。

(二)形成病因假设

通过整理和分析收集的大量临床和流行病学材料,描述疾病的三间分布,对其可能的病因做出假设性的解释和推断,即形成病因假设。医学研究的方法包括非逻辑思维法和逻辑思维法。前者主要有想象、联想等方法,后者主要有类比、归纳、演绎、比较和分析等方法。在实际工作中,常应用英国哲学家约翰·穆勒(John Stuart Mill)的 5 种逻辑归纳方法,即穆勒法则(Mill's canons)来建立病因假设。

1. 求同法(method of agreement)　如果多种不同情况与某疾病的发生存在联系,在这多种情况中均有一个共同的因素,而其他因素都不同,则这个因素很可能为该病的病因。例如,在某学校发生的一次学生集体腹泻事件调查中,发现所有的患者均在该学校的食堂进餐,虽然每个病例进食的食物不尽相同,但都喝了食堂免费提供的紫菜蛋汤,由此,可以初步认为紫菜蛋汤可能是引起这次腹泻事件的病因。该法的特点是"异中求同",是一种寻找因果联系的初步方法。求同法的逻辑形式可表示如下:

```
        相关因素        某疾病
      A,B,C ——      a
      A,D,E ——      a
      A,F,G ——      a
         ⋮             ⋮
```

求同法：A 是 a 的病因

　　然而,由于该法则中"其他因素都不同"的假设在现实中很难成立(患同一疾病的患者共有的因素很多,它们绝大多数不是某疾病的病因),因此,不能依此一项法则就确定因果关系的存在。例如,腹泻的学生当日在同一食堂都还吃过另外 2 种食品,因此并不能肯定紫菜蛋汤是学生腹泻的原因。

　　2. 求异法(method of difference)　如果某疾病发生的情况与该病不发生的情况只有一个因素是不同的,其他因素完全相同;这个唯一不同的因素,在疾病发生时存在,疾病不发生时不存在,则该因素可能是某疾病发生的病因。例如,饮水中碘含量较低的地区,地方性甲状腺肿的发病率较高,而碘含量正常的地区则很少有该病发生,则饮水中碘含量可能与地方性甲状腺肿有关。求异法的逻辑形式可表示如下：

```
        相关因素        某疾病
      A,B,C ——      a
      B,C   ——      无 a
         ⋮             ⋮
```

求异法：A 是 a 的病因

　　同样,求异法中患者和非患者之间"其他因素都相同"的假设在现实中也很难成立。例如,饮水中碘含量较低的地区和碘含量正常的地区,在很多其他方面可能都不一样,因此单纯使用求异法还不能排除这些因素而肯定饮水中碘含量较低是地方性甲状腺肿的病因。

　　3. 同异共求法(joint methods of agreement and difference)　如果某被考察的现象出现的各种场合只有一个共同的因素(求同),而这个被考察的现象不出现的各个场合都没有这个共同的因素(求同),那么,这个共同的因素(多次求异)就是被考察现象的原因。

　　在病因研究中,当患病个体中均具有而且只具有一个共同因素,非患病个体中均没有该因素,即患病组和非患病组相比,唯一区别就是该因素,那么该因素有可能是该病的病因。例如,调查发现腹泻的学生都喝过酸奶,而在同一食堂就餐但没发生腹泻的学生都没有喝酸奶,则酸奶可能是腹泻的病因。

　　需要注意的是,同异共求法并非求同法和求异法的简单联合使用,它是围绕同一个可疑因素的两次求同和多次求异的联合使用。同异共求法是在同一个研究中引入对照的逻辑基础,大大提高了求同法或求异法初步锁定的原因的可能性。同异共求法的逻辑形式可表示如下：

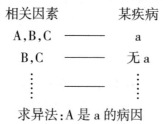

```
        相关因素          某疾病
    A,B,C,F ——        a
    A,D,E,G ——        a
    A,F,G,C ——        a
         ⋮               ⋮
              +
      B,C,G  ——        无 a
      D,E,F  ——        无 a
      F,G,D  ——        无 a
```

⋮　　　———　　⋮

同异共求法:A 是 a 的病因

4. 共变法(method of concomitant variations)　当某一因素存在一种变异或发生一种变化时,另一种现象相应存在变异或随之发生变化,那么两者间可能存在因果关系。例如,美国人均烟草消费量较高的州,其冠心病的死亡率也较高,反之则较低,由此可形成假设:吸烟是冠心病的危险因素。我国对南方几个省、自治区和直辖市进行血吸虫病与大肠癌关系的生态学研究发现,血吸虫病发病率与大肠癌死亡率高度相关,从而提示大肠癌与血吸虫感染之间的关系。共变法的逻辑形式可表示如下:

相关因素　　　　　某疾病

A_1,B,C,D ——— a_1

A_2,B,C,D ——— a_2

A_3,B,C,D ——— a_3

⋮　　　———　　⋮

共变法:A 是 a 的病因

5. 剩余法(method of residue)　如果确定由因素 A、B、C、D 组成的复合因素 M 是由疾病 a、b、c、d 组成的复合疾病 N 的病因,且 M 中的部分因素 B、C、D 分别是 N 中疾病 b、c、d 的病因,则可推断出 M 的剩余部分 A 是 N 的剩余部分 a 的病因。例如,1972 年上海发生大量皮炎患者,当时提出了很多可能因素,如受污染的水、废气、真菌、花粉、桑毛虫等,经过对患者的调查及可能因素的逐一排除,最后证实该病是由桑毛虫引起。剩余法的逻辑形式可以表示为:

相关因素　　　　某疾病

A,B,C,D ——— a,b,c,d

B 　——— 　b

C 　——— 　c

D 　——— 　d

剩余法:A 是 a 的病因

(三) 检验病因假设

通过对收集的大量临床和流行病学的基础资料进行描述性研究,可初步形成某因素与某疾病之间存在因果关系的病因假设。但这个病因假设是否与实际情况相符,需要通过分析性研究来加以检验。在预防医学研究中,最常用的分析性研究方法是通过病例对照研究进行反复多次的检验,然后应用论证病因假设的能力较强的队列研究进一步检验某因素与某疾病之间的因果关系。

(四) 验证病因假设

实验性研究是验证病因假设的方法,主要包括临床试验、现场试验和社区干预试验。三种试验类型分别是以患者、自然人群和社区人群为研究对象,通过干预减少危险因素的暴露水平,从而验证危险因素的致病作用。实验性研究是验证病因假设最为可靠的手段之一。

例如,在吸烟与肺癌的病因研究过程中,研究者先后在香烟的烟雾和焦油里证实有苯并(a)芘、砷和一氧化碳等几十种致癌物的存在。同时研究还发现,暴露于烟草吸入的雌性大鼠和小鼠出现了鼻腔和肺部的肿瘤。这些研究结果都强有力地支持了吸烟导致肺癌的假设。

二、病因推导

（一）因素与疾病关联的形式

统计学关联是指通过假设检验等统计学方法排除了随机误差后暴露因素与疾病存在的关联。暴露因素与疾病存在统计学关联，只能说明两者的关联排除了随机误差的干扰，并不意味着两者之间存在因果关联。要确定因果关联，还需排除偏倚的干扰，以及确定暴露在疾病发生之前。只有在排除或控制了虚假关联和间接关联后，才能用因果判定标准进行病因推断。

1. 虚假关联（spurious association） 是由于在研究过程中的各种偏倚（选择/信息/混杂偏倚），使得本来无关联的两事件表现出统计学上的关联。例如，应用某种药物治疗慢性支气管炎，从春天开始治疗直至夏天，因为该病到夏天自然缓解，于是显示出长期服用该药物对慢性支气管炎有疗效的假象。在某中药治疗白喉的研究中，将多数重症患者放到抗毒素治疗组，而将多数轻症患者放在中药治疗组，得出该中药治疗白喉的效果与抗毒素效果相当的结论。上述例子都有统计学关联，但与真实情况不符，是虚假关联。

2. 间接关联（indirect association） 是指两种事件（A、B）本不存在关联，但由于它们都与某因素（C）有关联，导致这两种事件之间表现出统计学上的关联，这种关联即为间接关联（如图 29-9）。例如，白发与年龄有关，高血压患病率也随年龄而增加，于是发现，与非白发的人相比，白发的人高血压患病率高，并且差异有统计学意义。又如，冠心病和肺癌都与吸烟有关，于是冠心病与肺癌的发病率也出现了相关。但是，上述例子中的白发与高血压、冠心病与肺癌之间无因果关联，治疗冠心病并不会降低肺癌的发病率，白发的减少也不会影响高血压的现患率。白发与高血压、冠心病与肺癌两者的关联均属于间接关联。这种关联的出现，是由于与两种事件都有关的混杂因素的存在。此混杂因素在前面的例子中是年龄，在后面的例子中则是吸烟。

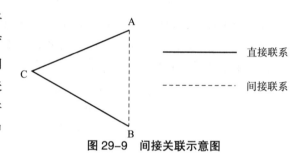

图 29-9 间接关联示意图

直接联系
间接联系

3. 因果关联（causal association） 若某因素 A 的发生频率或性质改变时能引起某疾病 B 发生频率的变化，且先有 A 的存在而后出现 B，则 A 与 B 之间存在因果关联。在确定某因素与某疾病的因果关系时，必须排除虚假关联和间接关联，然后才能推断两事件之间的关联是否为因果关联。目前进行因果关联的判断，多遵循希尔（Hill）提出的 9 条病因推断标准。

（二）因果关系的判断标准

随着流行病学对疾病病因研究的不断加深，病因判断的标准也处于不断发展之中。Henle-Koch 原理作为病因推断标准的第一个里程碑，由 Henle（1840 年）首先提出，并由 Koch 随后扩展而形成。

第二个具有里程碑意义的病因推断标准是 1964 年美国"吸烟与健康报告"委员会提出的。包括：①关联的时间顺序；②关联的强度；③关联的特异性；④关联的一致性和可重复性；⑤关联的连贯性或合理性。1962 年，Doll 和 Hill 提出了用流行病学方法判断病因的 5 条标准。1965 年，Hill 将标准扩展为 9 条，即希尔准则（Hill's criteria）（表 29-11）。

1. 关联的时间顺序（temporality） 指因必须先于果发生的时间关系，是判断因果关系的必要条件。以幽门螺杆菌感染与十二指肠溃疡关系的随访研究为例，223 例幽门螺杆菌感染者在 8 年中有 10.2% 发生十二指肠溃疡，而 118 例非感染者仅有 0.75% 发生十二指肠溃疡。说明感染在前，发病在后。

关联的时间顺序是任何一项病因研究必须提供的证据，它寓于研究设计之中。在时间顺序的可信度上，临床试验、队列研究、病例对照研究和横断面研究依次降低。

在病例对照研究或横断面研究中，病因 X 和疾病 Y 是同时进行测量的，不能显示两者在时间上的先后。例如，在一次关于肝癌的横断面研究中，发现肝癌患者 HBsAg 阳性者明显高于非肝癌患者，但该结果并不能提示是先有乙肝病毒感染后有肝癌,还是先有肝癌后有乙肝病毒感染。因此,无法明确乙肝病毒感染和肝癌之间的因果关联。另外,对于潜伏期较长的慢性病,还应该存在一个必要的潜伏期。例如,从石棉暴露到发生肺癌至少需要15年甚至20年,如果石棉暴露2年后就发生了肺癌,则显然不能将其归因于石棉暴露。

2. 关联强度(strength of association) 是一个相对性指标,某因素与疾病之间的关联强度越大,说明由混杂因素导致此明显关联的可能性就越小,因果关联的可能性就越大。实际中,我们不能确定关联达到哪个程度即是因果关联或者排除因果关联,但是,可以认为强关联比弱关联更可能是因果关联。值得注意的是,弱关联很可能是未识别的偏倚所致,但并不能排除因果关系,因为关联的程度不是生物学上一种恒定的特性,而是取决于其他病因相对出现的频率特性。例

表 29-11 希尔准则的 9 条标准
1. 时间顺序
2. 关联强度
3. 剂量 – 反应关系
4. 结果的一致性
5. 实验证据
6. 生物学合理性
7. 生物学一致性
8. 特异性
9. 相似性
[预测力(Susser,1991)]

如,吸烟与心血管疾病有弱关联但是存在因果关联;唐氏综合征与产次有强关联,但可能为母亲年龄混杂所致。

关联强度的测定,根据资料的来源和研究的性质可以分为:①反映分类资料的关联可用比值比(OR)、相对危险度(RR)、预防分数或功效比例等指标。②针对等级或连续性变量的资料,可用等级 OR 或 RR、等级相关系数及积差相关系数等指标来反映。③生态学相关。利用群组资料来计算相关系数,反映分布的一致性。如各地区(群组)乙肝病毒携带率与肝癌病死率的相关系数。

3. 剂量 – 反应关系(dose-response relationship) 指疾病的发生率随可疑病因的强度或数量的变化而变化的现象。若存在剂量 – 反应关系,则成为因果关联的可能性就大。例如,吸烟量越大,吸烟年限越长,肺癌的病死率就越高;吸烟与肺癌呈现出明显的剂量–反应关系有助于得出吸烟是肺癌病因的推论。当然,即便不存在剂量 – 反应关系,也不能否认因果关系的存在。

4. 结果的一致性(consistency) 指同类研究结果的一致性。一致性越高,因果关系的可能性就越大。评估一致性需要比较不同的研究,不能在一个研究内得出一致性的结论。一致性又叫可重复性(repeatability),是不同时间、不同地点、不同人群、不同研究者使用类似的研究方法可重复获得相同或类似结果的可能性。被重复的次数越多,一致性越高,因果关系存在的可能性就越大。以吸烟与肺癌的关联为例,不同国家的研究人员在 29 次病例对照研究中有 28 次获得吸烟是肺癌重要危险因素的一致结论,在 7 次著名的队列研究中亦均得到同样的结论,这增强了吸烟与肺癌因果关联的论证。

当然,某些研究结果之间的差异,有可能是背景条件(其他危险因素)的差异所致,因此,当缺乏重复性时,排除因果关联的可能性要慎重。多数研究的可重复性使因果关联的可能性增加,而少数或个别研究的不同甚或相反的结果并不能简单拒绝因果假设,需要仔细探究结果差异的缘由。

5. 实验证据(experimental evidence) 若观察到的两事件之间的联系可得到实验流行病学或实验室研究的支持,则其因果关联成立的可能性较大。实验证据主要是指通过人群的干预试验或动物实验来验证因果关系。例如,用随机对照试验证明在人群中减少吸烟可以降低肺癌的发病率,就是实验证据。又如,病例对照研究发现进食霉变花生与肝癌存在关联,同时实验室研究发现从霉变花生中可分离到黄曲霉毒素 B1,而已知黄曲霉毒素 B1 具有强致癌性,这有助于论证霉变花生与肝癌发病的因果关系。

6. 生物学合理性(plausibility) 指某病因假设与该疾病有关的事实、知识和理论相符合或一致的程度,或前者与后者不相悖的程度。即医学上的"言之有理",包括两个方面:①对于关联的解释与现有理论知识不矛盾,符合疾病的自然史和生物学知识,这相当于客观评价。例如,病例对照研究发现,食用鱼露与长乐

地区胃癌的发生存在强联系。后经实验研究发现,鱼露含有亚硝酸胺且具有致突变、致畸和致癌作用。因此,食用鱼露导致长乐胃癌就言之有理了。②研究者或评价者从自身的知识背景出发,支持因果假设的把握度,这相当于主观评价,即科学家的团体意见。例如,吸烟与肺癌的因果关联,假想烟里的化学物质随着烟雾吸入,沉积在呼吸系统的组织和细胞上,引起癌变是不无道理的。生物学合理性越高,因果关系的可能性就越大。

7. 生物学一致性(coherence)　指暴露因素与疾病的关联与该病已知的自然史和生物学原理一致。生物学一致性越高,因果关系的可能就越大。有人认为,生物学合理性和生物学一致性十分近似,可以合二为一。

8. 特异性(specificity)　严格的特异性是指病因与疾病有严格的对应关系,即某因素只能引起某疾病,而某疾病只能由某因素引起,这种严格的特异性一般只适用于传染病。随着人们对病因认识的深入,该标准的意义扩展为当多因素均与某病有关联,或当一个因素与多种疾病有关联时,如果某因素与某疾病的联系强度最大,则可认为该因素与该病的特异性高。特异性越高,因果关系的可能就越大。

9. 相似性(analogy)　指存在已知的类似的病因和疾病的因果关系,由于可以类比的因果关系的存在,将增强新的因果关系的可能性。例如,若已知某化学物有致癌作用,当发现另一种类似的化学物与同一种癌症也存在关联时,类似的化学物质也可致癌的可能性将加大。

10. 预测力(predictive performance)　在希尔准则的基础上,1991年美国流行病学家Mervyn Susser增加了这一标准,使该准则扩充为10项标准。这是一项十分重要的补充。在科学上,对一个理论检验最有力的方法就是评估它的预测能力,即利用该理论提出一个对未来或是过去的预测,然后再收集数据评估预测的正确性。例如,观察性研究发现高血压可能是心血管病的病因,依此可以预测降低血压可以减少心血管病的发生,这个预测确实得到了抗高血压药物随机对照试验的支持,更进一步证明了高血压是心血管病的病因的假说。

综上所述,病因推断的整个过程自始至终遵循着严密的逻辑思维。在因果推断过程中,并不一定要求完全符合上述9条标准,但存在关联(包括剂量 – 反应关系)及关联的时间顺序是必要条件和特异条件;且满足的条件越多,研究所发现的关联为因果关联的可能性越大。

(周小军)

数字课程学习

⬇ 教学PPT　　✐ 自测题

第三十章 循证医学

循证医学(evidence-based medicine,EBM)是一门新兴的学科,产生于20世纪90年代,因注重遵循证据评价及医学实践,受到广大医学工作者的重视,在全世界临床医学领域蓬勃兴起并迅速发展,这是社会和科学不断发展的趋势和需要。从循证医学产生背景看,首先是人们对传统医学局限性的认识;长期以来,人们认为医学是一门以临床经验为主的实践学科,因而形成了以小范围或小规模临床研究为临床指导原则的传统医学模式;以传统经验和推论为基础的医学方式,会导致错误的认识和结果,对患者预后产生不良结局。其次是人们对随机对照试验(randomized controlled trial,RCT)的重视和认可;据统计,1992年全世界关于心血管疾病研究的大型RCT有200多个,到1998年增加至2 300多个。随着医学科学的发展,医学文献的发展也十分迅速,但存在良莠不齐现象。有学者对同一研究课题的72篇论文进行分析,其中52篇无对照试验的成功率是85%,另外20篇有对照试验的成功率仅为25%,可见有些论文的研究结果可信程度不高,这为临床医生作出正确选择带来了一定的困难。再次是Meta分析的发展;Meta分析是基于多个同类研究结果的再次总结分析,所得到的结果能有效指导临床实践;一方面,医生需要掌握科学的评估原则和方法,选择那些质量较高、结论可靠且对工作有益的文献进行阅读,另一方面,可以借鉴Meta分析再次提炼有效结论,极大扩展了医学循证空间。循证医学能较好地帮助解决上述问题,因此,循证医学的兴起与发展成为必然趋势。

第一节 概　　述

一、循证医学的概念与内涵

(一)概念

循证医学是遵循科学证据的医学,是指临床医生根据自己娴熟的临床经验和知识技能,分析并抓住患者的主要临床问题,应用最佳的和最新的科学证据,做出科学的诊治决策,联系具体的医疗环境,并取得患者的接受和合作,以实践这种诊治决策的具体医疗过程。因此,这种决策是建立在科学证据的基础之上的,同时在患者的合作下来接受和执行,从而尽可能地取得最好的临床效果。这种临床的医疗实践,就称为循证医学(EBM)。循证医学的主要创始人、国际著名临床流行病学家David Sackett给循证医学下的定义为:"慎重、准确和明智地应用目前可获取的最佳研究证据,同时结合临床医师个人的专业技能和长期临床经验,考虑患者的价值观和意愿,完美地将三者结合在一起,制订出具体的治疗方案。"根据这一定义,循证医学要求临床医师合理应用现有最好的证据来决定具体患者的医疗处理,做出准确的诊断,选择最佳的治疗方法,争取最好的效果和预后。

基于循证医学的概念,其实践应包括以下要素:

1. 患者 找医生医治的患者,能与医生合作,共同努力期望能获得最好的医疗服务而恢复健康。

2. 医生 医生要正确地诊疗患者,首先要正确、全面地了解与掌握病史和体征以及相关的临床资料,然后要充分地应用自己的临床经验和已掌握的医学理论知识,准确地抓住患者的临床关键问题进行科学诊治,以便卓有成效地解决患者的问题。如果面临的临床问题超出自己的知识范围,不能得出合理的对策,就需要不断地发掘和更新自己的知识以及掌握新技能。

3. 证据 要去发掘和掌握当前最新的医学研究成果并精选出最佳证据,用于解决临床问题,这些证据可来源于基础医学研究的成果,但更多的是来源于临床的研究成果和临床观察总结的真知灼见,它们一定是真实可靠并具有重要的临床实用价值。

4. 医疗环境 患者就医的医院即临床医生的工作环境,其硬件设施、技术条件和人员的结构组合是任何医疗决策实施的物质基础,如果医院医疗环境差,技术水平落后,实践 EBM 就受限制。

可见,具备循证医学四大要素,并有效地结合,方能实现 EBM 正确的决策,从而可能取得临床最佳效果。

(二)内涵

循证医学是临床医生将最新临床医学研究成果与临床实践结合起来,有效诊治患者的一个实践过程。其目的是不断解决临床医疗实践中的问题,推动临床医学的发展,主要有以下四个方面。

1. 找出疾病的病因或危险因素 弄清有关疾病的病因或危险因素的证据,有利于指导疾病的一、二、三级预防,减少发病,控制并发症,降低病死率或伤残率。

2. 找出促进患者预后的保护因素 应用促进患者预后的保护因素,改善患者预后,提高患者生活质量。

3. 提高正确的疾病早期诊断 循证医学的特点是要对有关疾病特别是严重危害健康或预后较差的疾病(如心脑血管疾病或肿瘤)尽早地进行正确的诊断,为疾病的正确合理治疗提供可靠诊断依据。

4. 有效利用最佳证据 将最佳证据用于药品的规范化管理和医疗卫生管理,促进合理用药和卫生管理与决策的科学化。

二、循证医学的基本特征

(一)临床证据

临床证据强调科学性、真实性、适用性、最优性。科学的临床证据是循证医学与传统医学的重要区别。传统医学主要根据个人的临床经验,遵从上级或高年资医师的意见,参考来自教科书和医学刊物等资料为患者制订治疗方案。而循证医学强调证据来源客观真实,强调证据的适合度,在各种临床证据中筛选出最优的证据(表 30-1)。

表 30-1 传统医学与循证医学的区别

类别	传统医学	循证医学
治疗依据	个人的临床经验	确凿的临床证据
证据来源	动物实验和体外试验,零散的临床研究,过时的教科书	以患者为中心的临床研究,不断更新的系统评价
收集证据	不系统全面	系统全面
评价证据	不重视,主要取决于个人意识	重视,有专门的方法学指导
判效指标	实验室指标的改变,仪器或影像学结果	患者的最终结局和生存质量
医学模式	以疾病和医生为中心	以患者为中心

(二)临床决策

临床决策注重各要素的整合性与方法的合理性。循证医学的核心要素包括证据、经验和患者实情;证据必须是科学的,如可靠的诊断方法、可行的治疗方案、真实的资料、客观评价等;经验必须基于临床实践、丰富且成熟;患者实情强调意愿、适合与个性化;整合是上述三个核心要素的有机统一,而不是简单堆积;临床决策强调依据的可靠性与方法的合理性,如备选方案是否齐全、各事件的概率估计是否准确、结局的定量是否合情合理、决策模型的选择是否科学。

三、循证医学的证据分级

证据是循证医学的基石,遵循证据是循证医学的本质所在。循证医学的关键是临床研究者和应用者要尽可能提供和应用当前最可靠的临床研究证据。循证医学中证据分级先后经历以下四个阶段(图 30-1),前三者关注设计质量而对过程的质量监控和转化的需求重视不够,而"GRADE"关注转化质量,从证据分级出发,整合了分类、分级和转化标准,它代表了当前对研究证据进行分类分级的国际最高水平,意义和影响重大。目前,包括 WHO 和 Cochrane 协作网等在内的 60 余个国际组织、协会已采纳 GRADE 标准,GRADE 同样适用于制作系统评价、卫生技术评估及指南。

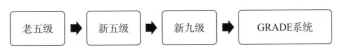

图 30-1　循证医学证据分级的发展阶段

GRADE 系统将证据质量分为"高、中、低、极低"四个等级,将推荐强度分为"强推荐和弱推荐"两个等级,并提供了用以描述的符号、字母或者数字(表 30-2,表 30-3)。目前,可以通过 GRADE pro 软件生成 SoF、GRADE 证据概要表(evidence profile,EP)和评价概观表(overview of reviews table),对结局进行结果总结,对证据质量进行清晰评价;该软件可在 Cochrane 协作网上免费下载并安装使用。

表 30-2　GRADE 证据质量分级的详情表

证据级别	具体描述	研究类型	总分	表达符号 / 字母
高级证据	我们非常确信真实的效应值接近效应估计	• RCT • 质量升高二级的观察性研究	≥0 分	⊕⊕⊕⊕/A
中级证据	对效应估计值我们有中等程度的信心:真实值有可能接近估计值,但仍存在两者大不相同的可能性	• 质量降低一级的 RCT • 质量升高一级的观察性研究	-1 分	⊕⊕⊕○/B
低级证据	我们对效应估计值的确信程度有限:真实值可能与估计值大不相同	• 质量降低二级的 RCT • 观察性研究	-2 分	⊕⊕○○/C
极低级证据	我们对效应估计值几乎没有信心:真实值很可能与估计值大不相同	• 质量降低三级的 RCT • 质量降低一级的观察性研究 • 系列病例观察 • 个案报道	≤-3 分	⊕○○○/D

表 30-3　GRADE 证据推荐强度分级

证据质量	推荐强度	具体描述	表达符号 / 数字
高级证据	支持使用某项干预措施的强推荐	评价者确信干预措施利大于弊	↑↑/1
中级证据	支持使用某项干预措施的弱推荐	利弊不确定或无论高低质量的证据均显示利弊相当	↑?/2
低级证据	反对使用某项干预措施的弱推荐		↓?/2
极低级证据	反对使用某项干预措施的强推荐	评价者确信干预措施弊大于利	↓↓/1

四、循证医学的实施方法

1. 提出问题（ask）　针对具体患者提出临床问题。

2. 查询最佳证据（acquire）　通过检索文献及查阅原文等方法,高效率收集解决问题的最好研究依据。

3. 严格评价临床证据（appraise）　评价研究依据的真实性、可靠性和适用性等。如果收集的合格文献有多篇,则可以进行系统评价和 Meta 分析,使评价结论更为可靠。

4. 指导临床决策（apply）　结合临床经验,将研究结果用于指导具体患者的诊治。

5. 效果评价（assess）　对进行的临床实践做出后效评价。

循证医学的实施方法如图 30-2 所示。

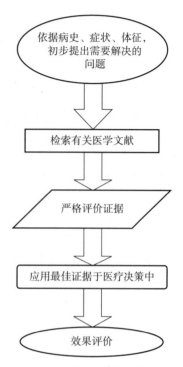

图 30-2　循证医学的实施方法

五、Cochrane 协作网

Cochrane 协作网（The Cochrane Collaboration,CC）是以英国著名流行病学家和内科医生 Archie Cochrane（1909—1988）的姓氏而命名。Archie Cochrane 曾经提出,由于资源有限,在医疗实践中应使用已被证明有明显效果的措施,并特别强调随机对照试验的重要性,要求广大医务工作者、科研人员和卫生决策者学会如何从浩瀚的信息海洋中迅速获取当前最好的证据。1992 年底,世界上第一个 Cochrane 中心即英国 Cochrane 中心成立,1993 年正式成立了国际 Cochrane 协作网。目前,Cochrane 协作网在全世界包括中国在内的 130 余个国家和地区应用。

Cochrane 协作网是一个非营利性国际组织,在英国以有限责任公司形式注册,其宗旨是通过制作、保存和传播有关卫生保健措施的系统评价,提高医疗保健干预措施的效率,帮助用户制定遵循证据的医疗决策。为确保系统评价的质量,协作网成立了由临床流行病学家、生物医学统计学家和医学编辑专家组成的 8 个方法学工作组,Cochrane 协作网成员在 Cochrane 统一的手册指导下,在相应 Cochrane 评价组编辑部的指导和帮助下完成系统评价,其结果发表在 Cochrane Library 上。Cochrane 协作网的主要任务是为医疗保健各领域提供高质量和最新的系统评价,促进 Cochrane 系统评价的产生,在协作网内发展高效率、高透明度的组织机构和管理机制,争取协作网之间的相互理解与协作。

六、循证医学在临床医学发展中的作用

循证医学是一场以人为本的大革命,是一项人类共建共享医学成果的壮举。在临床医学发展中的主要作用有以下三方面。

1. 促进临床医学发展科学化　循证医学的核心是强调证据,要求在严格的科学证明的基础上开展医疗工作,尤其是强调将国际公认的大样本随机对照试验、系统评价的结果作为评价某种治疗有效性和安全性的依据,这将对医学发展的科学化和规范化起重要作用。

2. 促进临床医生业务素质的提高,使医疗卫生工作处于同一知识技能平台上　在日常的医疗卫生工作中,医务人员知识和技能上的参差不齐往往是各级医疗管理机构要面对和解决的问题,同时医务人员也常常为不能及时更新知识和掌握最新的技术与方法而烦恼。在现代化的进程中,医疗服务整体水平的提高,除了卫生资源的有效整合和综合利用外,还有赖于医务人员在同一知识技能平台上工作。循证医学的重要作用就在于,在理论和实践的结合方面,利用现代化技术（如计算机网络）来研究各种各类标准,确定和更新标准,从而不断提高医学活动的整体水平,循证医学为医务人员在同一知识技能平台上工作

创造了条件。

3. 促进医学的整体发展　尽管循证医学发源于临床问题的研究,解决临床问题是循证医学的重点,但循证医学涉及的问题和领域并不仅仅局限于临床医学,而是关系到医学的诸多学科和领域,如从基础医学研究结果到临床转化应用,从疾病的预防、诊治、康复到健康教育和健康促进等。循证医学进一步强化了基础医学与临床医学、预防医学、康复医学的内在联系,加快了医学整体化步伐。

第二节　系统评价与 Meta 分析方法

一、系统评价

(一) 系统评价的含义

系统评价(systematic review,SR)是一种全新的文献综合方法,指针对某一具体临床问题(如疾病的病因、诊断、治疗、预后),系统、全面地收集全世界所有已发表或未发表的临床研究结果,采用临床流行病学严格评价文献的原则和方法,筛选出符合质量标准的文献,进行定性或定量合成,得出综合可靠的结论,并随着新的临床研究的出现及时更新。

系统评价可为某一领域或专业提供大量的新信息和新知识。但是,由于是对原始文献的二次综合分析和评价,受原始文献的质量、系统评价的方法及评价者本人的认识水平和观点的制约。因此,在阅读系统评价的观点和结论时,一定要持谨慎的态度,不能盲目被动地接受。

系统评价与叙述性文献综述的区别和联系为:系统评价与叙述性文献综述均是对临床研究文献的分析和总结,目前多为回顾性的,也可为前瞻性系统评价。确定一篇综述为叙述性文献综述还是系统评价以及其质量、价值如何,主要取决于是否采用科学的方法以减少偏倚、确保研究结果真实性。叙述性文献综述常常涉及某一问题的多个方面,如糖尿病的病理学、病理生理学、流行病学、诊断方法及预防、治疗、康复的措施,也可仅涉及某一方面的问题(如诊断、治疗等)。系统评价为集中研究某一具体临床问题的某一方面,如糖尿病的治疗或康复,具有一定的深度。因此,叙述性文献综述有助于了解某一疾病的全貌,而系统评价则有助于某一具体疾病的诊治(表 30-4)。

(二) 系统评价的分类

1. 按研究设计方案分类　分为观察性研究的系统评价、病例对照研究的系统评价、队列研究的系统评价、非随机临床对照试验的系统评价、随机对照试验的系统评价等。

2. 按研究类型分类　分为定量的系统评价和定性的系统评价。

3. 按临床问题分类　分为病因学研究的系统评价、诊断性试验的系统评价、治疗性研究的系统评价、预后研究的系统评价、卫生经济学研究的系统评价。

4. 按纳入原始研究的方式分类　分为回顾性系统评价、前瞻性系统评价、单个病例资料的系统评价、累积性系统评价等。

(三) 系统评价的过程与步骤

系统评价一方面能够通过对多个有争议或相互矛盾的小型临床研究采用严格、系统的方法进行评价、分析和合成,解决纷争或提出建议,为临床实践、医疗决策和今后的研究做导向;另一方面,如果系统评价的方法不恰当,也可能提供不正确的信息,造成误导。因此,系统评价的方法和步骤的正确与否,对其结果和结论的真实性、可靠性起着决定性的作用。下面简述其基本方法和步骤。

1. 确立题目,制订系统评价计划书　系统评价是为医疗保健措施的管理和应用提供决策的依据,特别适用于某些干预措施的利弊根据单个临床研究结果难以确定,或在临床应用过程中存在较大差异时。因此,系统评价的题目主要来源于临床医疗实践,涉及疾病防治方面不确定、有争论的重要临床问题,以帮助

表 30-4　叙述性文献综述与系统评价的区别

特征	叙述性文献综述	系统评价
研究的问题	涉及的范围常较广泛	常集中于某一临床问题
原始文献来源	常未说明,不全面	明确,常为多渠道
检索方法	常未说明	有明确的检索策略
原始文献的选择	常未说明,有潜在偏倚	有明确的选择标准
原始文献的评价	评价方法不统一或未评价	有严格的评价方法
结果的综合	多采用定性方法	多采用定量方法
结果的推断	有时遵循研究依据,较主观	多遵循研究依据,较客观
结果的更新	未定期更新	定期根据新试验进行更新

临床医师进行医疗决策。

为了避免重复,在确定进行某一临床问题的系统评价前,应进行全面、系统的检索,了解针对同一临床问题的系统评价是否已经存在或正在进行。如果有,其质量怎么样? 是否需要进行更新或重新做一个新的系统评价?

题目确立后,需要制订计划书,内容包括系统评价的题目、背景资料、目的、检索文献的方法及策略、选择合格文献的标准、评价文献质量的方法、收集和分析数据的方法等。

例 30-1　小剂量阿司匹林和硫酸镁治疗妊娠高血压综合征的疗效与安全性评价。

研究对象:被诊断患有妊娠高血压的患者。

干预措施:实验组使用硫酸镁联合小剂量阿司匹林治疗,对照组仅用硫酸镁治疗。

研究结果:①主要结果,临床有效率;②次要结果,血细胞比容、血液黏稠度、24 h 尿蛋白、不良反应等。

设计方案:随机对照试验。

2. 检索文献　系统、全面地收集所有相关的文献资料是系统评价与叙述性文献综述的重要区别之一。为了避免出版偏倚和语言偏倚,应围绕要解决的问题,按照计划书中制订的检索策略,采用多种渠道和系统的检索方法。除发表的原著之外,还应收集其他尚未发表的内部资料及多语种的相关资料。如例 30-1,通过参考 Cochrane 评价小组的检索策略,全面检索了以下数据库:

— Pubmed

— EMbase

— Cochrane Library

— Web of Science

— China National Knowledge Infrastructure (CNKI)

— WanFang

— the Chongqing VIP Chinese Science and Technology Periodical Database

3. 选择文献　指根据事先拟定的纳入和排除标准,从收集到的所有文献中检出能够回答研究问题的文献资料。因此,选择标准应根据确立的研究问题及构成研究问题的四要素(研究对象、干预措施、主要研究结果及研究的设计方案)进行拟定。拟定排除标准为:①排除以摘要或会议论文形式发表且无法通过联系作者提取数据的文章;②消除了重复发表的文章,但输入了信息最完整的研究项目;③删除原始数据不完整或错误的文章;④排除随机错误明显的文章。研究者首先独立选择,如意见分歧则采用讨论解决。

文献资料的选择应分三步进行:①初筛:根据检索出的引文信息(如题目、摘要等),删除明显不合格的文献,对肯定或不能肯定的文献应查出全文再进行筛选;②阅读全文:对可能合格的文献资料,应逐一阅读和分析,以确定是否合格;③与作者联系:如果文中提供的信息不全面而不能确定,或者有疑问和有分歧的文献应先纳入,通过与作者联系获得有关信息后再决定取舍或在以后的选择过程中进一步评价。

4. 评价文献质量 指评估单个临床试验在设计、实施和分析过程中防止或减少系统误差(或偏倚)和随机误差的程度,以作为纳入原始文献的阈值、解释不同文献结果差异的原因、进行系统评价敏感性分析和定量分析时给予文献不同权重值的依据。为此,对于入选的文献,需要应用临床流行病学或循证医学评价文献质量的原则和方法,进一步分析评价。

文献的质量评价应包括三方面内容:①内在真实性(internal validity):指单个研究结果接近真值的程度,即指各种偏倚因素的影响情况;②外在真实性(external validity):指研究结果是否可以应用于研究对象以外的其他人群,即结果的实用价值与推广应用的条件,主要与研究对象的个体特征、环境条件(是否具有实施证据所需的设备与技术等)、患者价值观等相关;③影响结果解释的因素:如研究对象的纳入及排除标准、样本依从性、研究设计的科学可行性、观察结果的选择等因素。

临床研究文献质量评价工具一般分为评价量表(对每个条目给予评分并赋权重,最终以总分形式评价其质量)与评价清单(不给予总体评分)。当前,较常用的质量评价工具有:Cochrane 偏倚风险评估工具、NOS 量表、CAPS 清单、AHRQ 清单等。在质量评价时,尤其要考虑文献研究中出现的各种偏倚,如选择偏倚、实施偏倚、失访偏倚等,重点关注研究分组的可比性、干预过程中外变量的影响、盲法使用、失访的数量等及其对结果的影响。

5. 提取数据 根据制定的调查表和需要收集的内容,收录有关的数据资料,其中包括:①一般资料:如评价的题目、评价者的姓名、原始文献编号和来源、评价的日期等;②研究特征:如研究的合格性、研究对象的特征和研究地点、文献的设计方案和质量、研究措施的具体内容和实施方法等;③结果测量:如随访时间、失访和退出情况,分类资料应收集每组总人数及事件发生率,连续资料应收集每组研究人数、均数和标准差或标准误等。所有的数据资料均要输入系统评价管理软件,以进行文献结果的分析和报告。

6. 分析资料和报告结果 对收集的资料,可采用定性或定量的方法进行分析,以获取相应的结果,通常应用 Meta 分析进行统计学处理。

7. 解释系统评价的结果 在解释数据分析结果时应力求客观,对其论证的强度、实用范围和价值等要进行说明,以帮助和指导临床实践。

8. 更新系统评价 系统评价完成后,还需要在实际工作中不断更新和补充新的信息,使系统评价更完善。方法是定期收集新的原始研究文献,按前述步骤重新进行分析和评价。

二、Meta 分析方法

在循证医学临床实践过程中,Meta 分析是获取最佳证据的有效手段之一。小样本临床研究很常见,但检验效能低。在条件允许的情况下,可考虑将具有相同研究目的的同类研究综合在一起,进行 Meta 分析,从而增大样本量,提高检验效能,有助于发现最佳证据,服务于循证医学实践。

(一) Meta 分析的来源、含义及作用

1. 来源 Meta 分析的前身源于 1920 年 Fisher "合并 P 值"的思想,1955 年由 Beecher 首次提出初步的概念,1976 年心理学家 Glass 进一步按照其思想发展为"合并统计量",并首次将其运用于教育学研究领域,称之为 Meta 分析。后来,这一研究方法被应用于医学领域,尤其是循证医学的系统评价中,并日益受到重视。20 世纪 80 年代末,该方法被引入我国。

2. 含义 Meta 的意思是 more comprehensive,即进一步全面综合。Meta 分析(又称荟萃分析)是对具有相同研究题目的多个医学研究进行综合分析的一系列过程,包括提出研究问题、制定纳入和排除标准、检索相关研究、汇总基本信息、综合分析并报告结果等,目的在于增大样本量,减少随机误差,增大检验效能。

3. 作用

（1）提高统计检验效能 单个研究常常由于样本例数少,对某些作用较弱的处理因素效果难以确定,而这些因素对研究结果又可能是重要的。若要从统计学角度判断,则需要增大样本量。增加样本量必然增加人力、物力和财力,如果进行 Meta 分析,将他人的结果进行合并分析,可以达到所需样本量,从而提高统计检验效能,明确处理因素的作用。

（2）评价结果的一致性,解决单个研究之间的矛盾 例如有研究表明,长期口服避孕药可降低卵巢癌的发病危险性,但也有文献报道的结果与其不一致,此时可考虑用 Meta 分析的方法,对有关研究进行综合分析,获取口服避孕药与卵巢癌关系的信息。所以当文献报道不一致时,用 Meta 分析可以得到对该问题的全面认识。

（3）提高对作用效应的估计 单个临床试验或流行病学研究,由于多种因素的影响,获得的总体参数估计置信区间往往较大。Meta 分析可获得研究因素总的效应估计,其综合效应的置信区间较窄,说服力更强。

（4）解决单个研究未明确的问题 由于 Meta 分析建立在多个独立研究的基础上,因此其结论有可能解决单个研究未明确的问题。

（二）Meta 分析的基本步骤

所有类型的文献评价,不论定性还是定量,在实施过程中均遵循相同的分析步骤。①提出需要解决的临床问题,问题可大可小,既可以为一个临床诊治问题,也可为其中的某一方面;②建立检索策略,收集所有相关的研究文献和资料;③制定纳入与排除标准,筛选原始研究文献,并逐一进行严格评价;④收集与提取必要的数据信息,包括原文的数据、图表等;⑤建立一览表,对纳入原始文献进行汇总和统计描述;⑥制定效应量综合分析与评价内容的框架图;⑦异质性检验,根据其结果,选择合并效应量估计模型与方法;⑧估计合并效应量及统计推断;⑨敏感性分析,用于评价 Meta 分析结果的真实性与稳健性。

由于合并分析的统计学方法的不断简化、实用化及循证医学的不断发展,Meta 分析已被越来越多的临床医生所接受,并逐渐应用到临床实践中,这使其在近十年来发展迅速。

（三）文献检索、筛选与资料提取

医学文献是生命科学重要的信息载体,由于生命科学的飞速发展,医学文献的数量迅速猛增,所以要找到最佳证据,就必须学会查阅医学文献,这是每位循证医学工作者必须具备的基本素质。在此就 Meta 分析过程中如何查找文献做一简述。

1. 医学文献的分类

（1）根据文献的来源分类 ①原著:由作者总结自己的直接经验或体会撰写而成;②综合评述论文:主要是取自他人的研究成果加以综合评述,并结合自己的认识整理而成。

（2）根据文献的性质分类 ①一次文献:指医学论著,习惯上称为原著;②二次文献:是将多种期刊图书中大量散乱的一次文献,按设计要求加工整理、精炼简化而成为有科有目、便于查阅的检索工具书;③三次文献:是以二次文献提供的信息为线索,有目的地收集一次文献。

2. 检索工具与检索方式

（1）检索工具 国内主要有《中文科技资料目录》《中国医学文摘》《国外科技资料目录》《国外医学》《中国生物医学文献数据库（CBM disc）》等,国外的主要有美国《医学索引》（Index Medicus,IM）、美国《化学文摘》（Chemical Abstracts）、美国《生物学文摘》（Biological Abstracts）、荷兰《医学文摘》（Excerpta Medica,EM）、美国《科学引文索引》（Science Citation Index,SCI）等。

（2）检索方式 有联机检索、光盘检索、自建数据库检索、手工检索等。根据制定的检索策略,全面广泛地收集随机对照试验或者其他设计严谨的文献,注意限定词不宜太多,以提高文献的查全率。

同时,为了减少偏倚,做 Meta 分析时应注意收集尚未发表的研究结果（含阴性结果）,及其他语种的文献,多参加每年国内外相应领域的学术交流会议,对本学科的进展、研究方向和正在进行的研究进行了解。

3. 文献的筛选 ①确定纳入标准,纳入符合要求的文献;②制定排除标准,剔除不符合标准的文献。这两项工作做得好坏,将会直接影响到 Meta 分析资料的同质性,进而影响到结果的准确性。需要注意的是,以上标准一旦制定,就不能轻易更改,如果是因为筛选得到的文献过多或过少而确实需要调整标准时,一定要说明改动的具体原因。

4. 资料的提取 需要收集的一般项目:包括系统评价的题目及标识符,评价者的姓名,原始研究的标识符、发表的年代以及作者,期刊名、卷、期、页码、标题等。需要收集的数据有:二分类变量(生或死、有病或无病)和连续性变量。二分类变量需收集每组发生某种事件的例数,每组研究对象的例数,分组情况、干预措施、暴露、发病的例数等;连续性变量需收集每组研究对象的例数,每组某种结局的均数和标准差等,将提取的资料制成电子表格并录入数据库。

(四) 异质性的识别与处理

由于纳入同一个 Meta 分析的所有研究都存在差异,因此将 Meta 分析中不同研究间的各种变异,称为异质性。这些变异主要是研究对象、研究设计、干预措施、结果测量上的变异。Meta 分析资料变异的来源有两类:一类是研究内变异,即使两个研究的总体效应相同,不同的研究由于样本量不同,各观察单位可能存在差异,可得到不同的结果,但与实际效应相差不会很大。另一类是研究间变异,指研究对象来自不同的总体以及偏倚的控制等诸多方面存在差异,造成实际效应的不相同。

按统计原理,只有同质的资料才能进行多个研究的统计量的合并,若研究间差异过大,就不能合并在一起。因此,Meta 分析必须进行异质性检验。Meta 分析有固定效应模型、随机效应模型可供选择。如果异质性检验(Q 检验)结果 $P > 0.1$,则选择固定效应模型,否则应该选择随机效应模型。

若存在异质性,可以应用随机效应模型、亚组分析、Meta 回归、混合效应模型等处理;若异质性过大,则应放弃 Meta 分析,只做一般的统计描述。

(五) Meta 分析结果评价

Meta 分析是一把双刃剑,有效真实的结果可以作为重要的证据,为卫生决策和临床实践服务;而错误的结果则又会引起误导,对个体治疗与卫生决策造成失误,因此,应用 Meta 分析的结论要非常慎重,必须进行效度分析。

1. 发表偏倚 是指有统计学意义的研究结果比无统计学意义的研究结果容易投稿和被发表。对于无统计学意义的研究,研究者可能认为意义不大,不发表或推迟发表;作为杂志编辑则更有可能对这类论文退稿。发表偏倚可使 Meta 分析过分夸大治疗效应量或危险因素的关联强度,导致临床个体治疗与卫生决策的失误。发表偏倚的类型较多,常见的有:①当完成的临床试验得到阴性结果时,因研究者缺乏信心向国际知名的医学杂志投稿,而转投地方性杂志。②非英语国家研究者得到阴性结果时,可能倾向于在本国的地方性杂志发表;但当得到阳性结果时,则更愿意在国际性杂志上用英文发表,这种发表偏倚被称为语言性偏倚。③一些论文不能发表。④一些研究结果可能违背了经费提供方的利益,被迫搁浅不能发表;⑤一些作者为提高知名度而一稿多投,或者作为多中心研究的参研单位,同时报告各自部分的结果,造成多重发表偏倚。在试图获取未发表的研究结果时出现矫枉过正,走向另外一个极端,则出现补救性偏倚。

若发表偏倚较大,需进一步收集相关资料信息,如与原文作者或研究组联系,查询有无阴性结果的研究,若有,则请他们尽可能地提供相关资料等。但有时因论文发表年代久远,不易与原作者联系;若不能将发表偏倚减少到一定程度,则应放弃 Meta 分析。

2. Meta 分析结果应用及个体化过程 Meta 分析的结果在推广应用时,应注意干预对象特征及生物学或文化变异、干预场所、干预措施及依从性、有无辅助治疗等。不能推荐没有 Meta 分析证据支持的建议。在无肯定性结论时,应注意区别两种情况,一是证据不充分而不能定论,一是有证据表明确实无效。Meta 分析的结论不是一成不变的,它只是对现有资料综合分析的结果,随着新的研究资料不断地收集,其结论应加以更新。

（六）应用实例

例 30-2　口服双磷酸盐治疗成骨不全(OL)功效评价的 Meta 分析。

1. **临床问题**　评价口服双磷酸盐在增加骨密度(BMD)、减少骨折和改善成骨不全(OL)患者的临床功能方面的有效性和安全性。

2. **检索策略**　计算机检索 Medline、Cochrane Central Register of Controlled Trials、EMBASE、CINAHL、AMED、ISL Web of Science 以及 European Journal of Pediatrics、Journal of Pediatric Orthopaedics、The Journal of Bone and Joint Surgery(Am or Br version)、The Journal of Clinical Endocrinology and Metabolism、Clinical Orthopaedics and Related Research、the Journal of Bone and Mineral Research 等数据库与期刊,收集比较口服双磷酸盐影响所有类型成骨不全的随机对照试验。

3. **纳入排除标准**　①研究类型:随机对照试验。研究文献为全文文献,不受语种限制;研究各治疗组随访研究人群不低于70%。②研究对象:基于临床和(或)实验室检测结果,使用公认的诊断标准,确认受到所有类型 OL 影响的 0~18 岁儿童及成人,其种族、国籍和性别不限;排除静脉注射双磷酸盐患者。③干预措施:口服双磷酸盐治疗与安慰剂比较。④结局指标:通过 DEXA 测得的骨矿物质密度,骨折发生率,骨和矿物质代谢的生化标志物,骨组织学,骨生长,骨痛,生活质量等(表30-5)。

表 30-5　PICOS 纳入和排除研究的标准

参数	纳入标准	排除标准
患者(Patients)	基于临床和(或)实验室结果,使用公认的诊断标准,确认受到所有类型 OL 影响的 0~18 岁儿童及成人	在随机对照试验中,任何接受静脉注射双磷酸盐治疗的入选患者
干预方式(Intervention)	口服双磷酸盐	—
比较组(Comparator)	安慰剂	—
结局(Outcomes)	通过 DEXA 测得的骨矿物质密度、降低的骨折发生率、骨和矿物质代谢的生化标志物、骨组织学、骨生长、骨痛、生活质量及其他	没有明确临床结果的研究
研究设计(Study Design)	随机对照试验	非随机对照试验;回顾性、前瞻性或同期队列研究;横断面研究

4. **资料提取和质量评价**　阅读文献题目和摘要,排除明显不符合纳入标准的试验后,对可能符合的全文阅读,以最终确定其是否符合。对符合纳入标准的研究按统一的资料提取表提取以下信息:文献题目、作者、发表时间、文献来源、研究对象的一般情况、各组患者的基线、干预措施、结局指标、研究的随机方法、盲法、失访或退出情况等。

5. **Meta 分析**　采用 Cochrane 系统评价员手册中的文献质量评价标准评价纳入研究质量,用 RevMan5.0 软件进行 Meta 分析。目前,Meta 分析森林图还可通过 STATA、R 等软件实现。

6. **森林图结果解读**　森林图是 Meta 分析中最常用的结果表达形式,它简单、直观地描述 Meta 分析的统计结果,本文仅以传统的二分类变量及连续性变量为例对森林图进行解读。森林图标题栏(横线上方)一般包括单个研究的命名(Study or Subgroup)、两组基本情况(Events 和 Total;或 Mean、SD 和 Total)、每项研究的权重(Weight)、效应量与其置信区间(Odds Ratio/M-H,Fixed,95% CI)及图形表达。各项研究名一般用第一作者和发表年份表示(如 Bishop 2013)。此外,森林图下方展示部分统计检验和 P 值,其中 Heterogeneity Chi^2、I^2 为异质性检验结果,Test for overall effect Z 为效应检验结果。如图 30-3,Heterogeneity

Chi^2=1.65，P=0.44>0.05，I^2=0%，认为研究间不存在异质性，可采用固定效应模型，即 Fixed；而图 30-4 中异质性检验 P<0.05 和（或）I^2>50%，则选用了随机效应模型，即 Random。关于合并效应量，图 30-3 中 Test for overall effect Z=2.39，P=0.02<0.05，认为合并后有统计学意义。

森林图中的图形表达是以一条垂直的无效线条（OR=1/RR=0）为中心，以平行于横轴的各直线表示被纳入研究的效应量及其 95% 置信区间，若某个研究 95% 置信区间的横线与中心无效线条交叉，则认为所研究因素和结局无统计学关联；若该横线在无效线条左侧，认为所研究因素是结局的有利因素或保护因素；若该横线在无效线条右侧，认为所研究因素是结局的危险因素。各横线中间的小方块或其他图形为 OR/RR 值的点估计，小方块大小反映该研究的权重大小。用菱形描述合并的效应量及其置信区间，菱形的中心表示合并 OR/RR 的点估计，菱形越大表示置信区间越大。若菱形和无效线有交叉，可认为所研究因素和结局无统计学关联；若菱形落在无效竖线的左侧，可认为所研究因素有利于结局的发生，为保护因素；若菱形落在无效竖线的右侧，可认为所研究因素不利于结局的发生，为危险因素（图 30-3，图 30-4）。

亚组研究	双磷酸盐 事件	双磷酸盐 总数	安慰剂 事件	安慰剂 总数	权重	*OR*值及其95%置信区间
Bishop 2013	29	94	24	49	54.7%	0.46[0.23,0.95]
Sakkers 2004	8	16	14	18	16.5%	0.29[0.06,1.26]
Ward2011	71	109	21	30	28.8%	0.80[0.33,1.92]
总数（95%置信区间）		219		97	100.0%	0.53[0.32,0.89]
总事件数	108		59			

异质性检验：Chi²=1.65, df=2(P=0.44), I²=0%

合并效应量：Z=2.39(P=0.02)

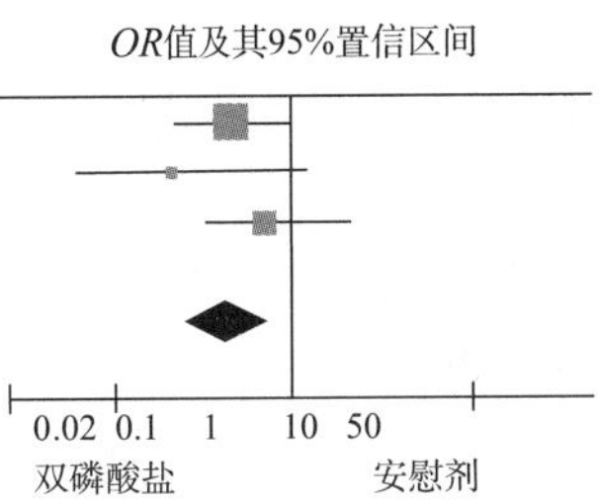

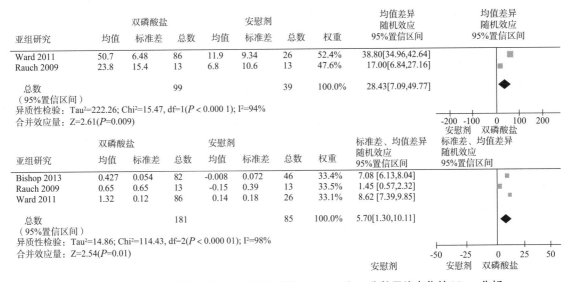

图 30-3　比较口服双磷酸盐与安慰剂的至少一处骨折患者数量的 Meta 分析

亚组研究	双磷酸盐 均值	双磷酸盐 标准差	双磷酸盐 总数	安慰剂 均值	安慰剂 标准差	安慰剂 总数	权重	均值差异 随机效应 95%置信区间
Ward 2011	50.7	6.48	86	11.9	9.34	26	52.4%	38.80[34.96,42.64]
Rauch 2009	23.8	15.4	13	6.8	10.6	13	47.6%	17.00[6.84,27.16]
总数（95%置信区间）			99			39	100.0%	28.43[7.09,49.77]

异质性检验：Tau²=222.26; Chi²=15.47, df=1(P < 0.000 1); I²=94%

合并效应量：Z=2.61(P=0.009)

亚组研究	双磷酸盐 均值	双磷酸盐 标准差	双磷酸盐 总数	安慰剂 均值	安慰剂 标准差	安慰剂 总数	权重	标准差、均值差异 随机效应 95%置信区间
Bishop 2013	0.427	0.054	82	-0.008	0.072	46	33.4%	7.08 [6.13,8.04]
Rauch 2009	0.65	0.65	13	-0.15	0.39	13	33.5%	1.45 [0.57,2.32]
Ward 2011	1.32	0.12	86	0.14	0.18	26	33.1%	8.62 [7.39,9.85]
总数（95%置信区间）			181			85	100.0%	5.70[1.30,10.11]

异质性检验：Tau²=14.86; Chi²=114.43, df=2(P < 0.000 01); I²=98%

合并效应量：Z=2.54(P=0.01)

安慰剂

图 30-4　比较口服双磷酸盐与安慰剂的脊柱 BMD % 和 Z 分数平均变化的 Meta 分析

（周小军）

数字课程学习

教学 PPT　　　自测题

参考文献

［1］施榕.预防医学.3版.北京:高等教育出版社,2016.

［2］傅华.预防医学.7版.北京:人民卫生出版社,2019.

［3］郑建中,吕嘉春.预防医学.3版.北京:科学出版社,2021.

［4］邹飞.预防医学导论.2版.北京:人民卫生出版社,2021.

［5］杨维中.中国卫生应急十年:2003—2013.北京:人民卫生出版社,2014.

［6］刘剑君.卫生应急物资保障.北京:人民卫生出版社,2013.

［7］黄敬亨,邢育健.健康教育学.5版.上海:复旦大学出版社,2011.

［8］马骁.健康教育学.2版.北京:人民卫生出版社,2012.

［9］吴群红,杨维中.卫生应急管理.北京:人民卫生出版社,2013.

［10］吕兆丰,郭爱民.全科医学概论.北京:高等教育出版社,2010.

［11］于晓松、路孝琴.全科医学概论.5版.北京:人民卫生出版社,2018.

［12］李鲁.社会医学.5版.北京:人民卫生出版社,2017.

［13］董燕敏,陈博文.社区卫生诊断技术手册.北京:北京大学医学出版社,2008.

［14］中华医学会糖尿病学分会.中国糖尿病运动治疗指南.北京:中华医学电子音像出版社,2012.

［15］耿贯一.流行病学.4版.北京:人民卫生出版社,1996.

［16］林果为,沈福民.现代流行病学.上海:上海医科大学出版社,2000.

［17］李俊.临床药理学.6版.北京:人民卫生出版社,2018.

［18］詹思延.临床流行病学.2版.北京:人民卫生出版社,2015.